老年麻醉学（第三版）

Geriatric Anesthesiology 3rd

主编

［美］J. G. 里夫斯
J. G. Reves

［美］希拉·瑞安·巴尼特
Sheila Ryan Barnett

［美］朱莉·R. 麦克斯温
Julie R. McSwain

［美］G. 亚历克·鲁克
G. Alec Rooke

主译　李金宝　陈莲华

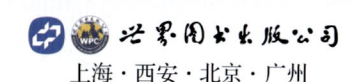

世界图书出版公司
上海·西安·北京·广州

图书在版编目(CIP)数据

老年麻醉学:第三版/(美)J. G. 里夫斯等主编;李金宝,陈莲华译. —上海:上海世界图书出版公司,2023.2

ISBN 978-7-5192-9778-7

Ⅰ.①老⋯ Ⅱ.①J⋯ ②李⋯ ③陈⋯ Ⅲ.①老年医学-麻醉学 Ⅳ.①R614

中国版本图书馆CIP数据核字(2022)第242408号

First published in English under the title
Geriatric Anesthesiology
edited by J. G. Reves, Sheila R. Barnett, Julie McSwain and G. Alec Rooke, edition: 3
Copyright © Springer International Publishing AG, 2018*
This edition has been translated and published under licence from
Springer Nature Switzerland AG.
Springer Nature Switzerland AG takes no responsibility and shall not be made liable for the accuracy of the translation.

书　　名	老年麻醉学(第三版) Laonian Mazuixue (Di-san Ban)
主　　编	(美)J. G. 里夫斯　(美)希拉·瑞安·巴尼特　(美)朱莉·R. 麦克斯温　(美)G. 亚历克·鲁克
主　　译	李金宝　陈莲华
责任编辑	胡　青
装帧设计	南京展望文化发展有限公司
出版发行	上海世界图书出版公司
地　　址	上海市广中路88号9-10楼
邮　　编	200083
网　　址	http://www.wpcsh.com
经　　销	新华书店
印　　刷	杭州锦鸿数码印刷有限公司
开　　本	889 mm × 1194 mm　1/16
印　　张	36
字　　数	900千字
印　　数	1-2700
版　　次	2023年2月第1版　2023年2月第1次印刷
版权登记	图字09-2020-680号
书　　号	ISBN 978-7-5192-9778-7/R·643
定　　价	350.00元

版权所有　翻印必究
如发现印装质量问题,请与印刷厂联系
(质检科电话:0571-88855633)

主译简介

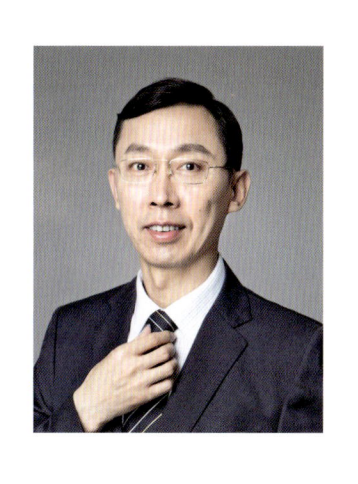

李金宝

主任医师，博士生导师，上海交通大学附属第一人民医院麻醉科主任。目前担任上海市医学会麻醉专科分会秘书长兼老年麻醉学组组长，中华医学会麻醉学分会危重病学组副组长，中华医学会麻醉学分会老年麻醉学组委员，上海市医师协会麻醉科医师分会委员，中国高等教育学会医学教育委员会麻醉学教育学组秘书长，中国药理学会麻醉药理专业委员会委员，中国研究型医院学会麻醉专业委员会常委，中国研究型医院学会休克与脓毒症专业委员会常委，中国心胸血管麻醉学会围手术期器官保护学会常委。

擅长各类疑难危重症麻醉及围手术期处理。担任《中华麻醉学杂志》《临床麻醉学杂志》《国际麻醉学与复苏杂志》等杂志编委/通讯编委。近5年以项目负责人获国家自然科学基金面上项目及省部级项目共5项，发表SCI（Science Citation Index）收录论文30余篇，主编（译）专著3部，获军队医疗成果二等奖2项以及上海市医学科技奖二等奖1项。

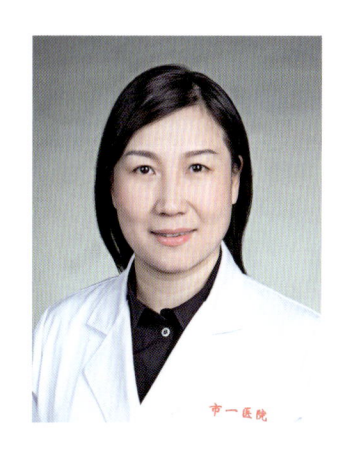

陈莲华

医学博士，主任医师，博士研究生导师，上海交通大学附属第一人民医院麻醉科南部执行主任。目前担任中国心胸血管麻醉学会疼痛学分会常务委员、中华医学会麻醉学专科分会神经外科学组委员、上海市医学会麻醉学分会委员、上海市医学会麻醉学专科分会麻醉药理学组副组长。国家自然科学基金项目评议人、国家留学基金评审专家、上海市科学技术专家库成员。长期从事临床麻醉工作，对各类手术麻醉和危重患者围手术期处理均有丰富临床经验。主要研究方向为麻醉与气道管理、麻醉与脑保护、肌松药药理、麻醉在ERAS中的作用。主持国家自然科学基金面上项目3项，以第一或通讯作者发表SCI期刊论文28篇，核心期刊论文50余篇。

副主译简介

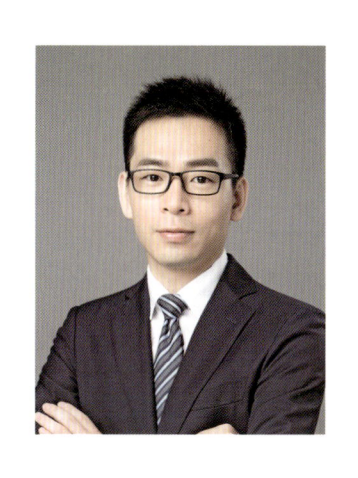

张建海

副主任医师，麻醉学博士，上海交通大学附属第一人民医院疼痛科副主任。目前担任中国老年医学会麻醉学分会委员、上海医学会麻醉科专科分会疼痛学组委员、上海市抗癌协会癌症康复与姑息治疗专业委员会委员、中国心胸血管麻醉学会围手术期器官保护分会青年委员、中国心胸血管麻醉学会胸科麻醉分会青年委员、中国医疗保健国际交流促进会区域麻醉与疼痛医学分会青年委员。

从事麻醉及慢性疼痛10余年，对危重病患者、老年患者、重大手术患者的围手术期麻醉管理以及超声引导周围神经阻滞具有丰富的经验，擅长带状疱疹性神经痛、糖尿病性周围神经病变、骨关节炎、颈肩腰腿痛、癌痛等慢性疼痛治疗，对慢性疼痛微创介入手术治疗具有丰富经验。主持及参加多项市局级以上课题，发表论文10余篇，副主编专著2部。

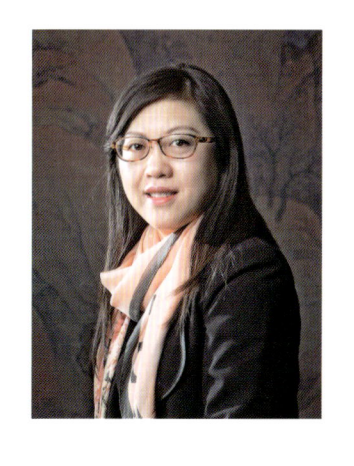

姚俊岩

主任医师，上海交通大学附属第一人民医院麻醉科副主任。上海交通大学、南京医科大学硕士生导师。2005年于四川大学华西临床医学院获得麻醉学博士学位。2015—2016年美国哈佛大学麻省总院 Research fellow、2010年美国宾夕法尼亚大学宾大医院及佛罗里达大学 Shands 医院访问学者。目前担任中华医学会麻醉学分会中西医结合学组委员、中国中西医结合学会麻醉专业委员会青年委员、中国心胸血管麻醉学会胸科麻醉分会、疼痛治疗分会委员。上海市医学会青年委员兼秘书、上海市中西医结合学会麻醉与疼痛专业委员会委员。

主要研究方向为围手术期神经功能损伤与保护、术后认知功能障碍的发生机制。主持包括国家自然科学基金2项、上海市自然科学基金、上海市卫生局面上项目等多项课题的研究工作。发表中英文论著40余篇，研究论文曾获上海市医学会麻醉专业委员会中青年论文比赛一等奖。入选上海市"浦江人才"计划获上海交通大学附属第一人民医院"卓越医师"和"优秀青年医师"称号。

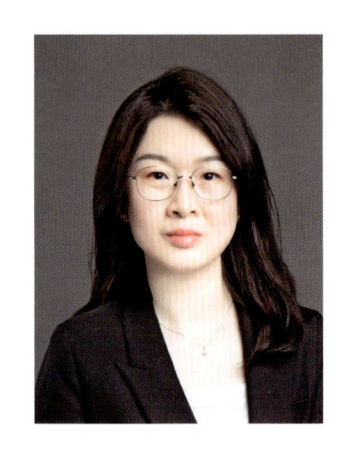

黄丽娜

副主任医师，上海市第一人民医院麻醉科南部执行副主任。上海交通大学、南方医科大学硕士生导师。2012年毕业于上海交通大学获麻醉学博士学位。先后赴德国雷根斯堡医学院及美国罗格斯医学院进修学习。临床上主攻老年危重患者、心胸外科麻醉、危重产科麻醉等。主要研究方向为急慢性疼痛的分子机制和临床研究。先后主持国家自然科学基金等各级别科研项目多项。国内外期刊发表临床及基础研究论文10余篇。先后获得"院优秀带教老师""院优秀共产党员""院三八红旗手""院先进工作者"等称号。

译者名单

主　译

李金宝　陈莲华

副主译

张建海　姚俊岩　黄丽娜

译　者

李金宝　陈莲华　张建海　姚俊岩　黄丽娜　裘毅敏　张　莹　马皓琳
彭中美　黄施伟　王　宏　吴　洁　周雅春　朱　慧　张劭博　黄小静
江继宏　朱佳丽　邹　云　陈　峰　唐李隽　连　明　邢怡安　杨美蓉

译者序

> "夕阳无限好,只是近黄昏"。在枯叶即将落地之前,用专业和执着去给以呵护和支撑,延续枯叶的生命是我们的初心和使命。

社会经济的快速发展,使人均寿命不断增加,老年患者乃至高龄患者的比例也在不断增加。中国老龄化速度十分迅速,至2017年底,65岁以上老年人口比例已经超过11%。伴随人口的快速老龄化,具有手术适应证的老年人群也迅速攀升。据统计,到2050年,中国老年人口约占中国总人口的30%以上。功能细胞减少或萎缩、器官组织自然老化、器官功能逐渐衰退、新陈代谢过程变慢是老年患者的主要生理特点,加之老年患者常伴有心肺基础疾病等并发症,无疑会给麻醉医师在术前评估、术中管理、术后苏醒等各个环节带来巨大的挑战;同时,老年患者对麻醉药物的药效和药代动力学有其自身鲜明的特点,如何合理、正确地选择麻醉方式和麻醉药物,也是我们值得思考的问题。因此,在围手术期医学成为现代麻醉学未来发展方向的今天,围手术期老年医学也将成为老年麻醉学未来的发展趋势。我们需要在老年患者围手术期管理中形成共识,共同推动老年患者围手术期管理的快速发展,造福正在快速老龄化的中国亿万老年患者。

《老年麻醉学》(*Geriatric Anesthesiology*)从基础知识、系统功能变化、老年患者药理学特点、围手术期特别关注点、术后护理等全面深入系统地介绍了老年人各器官、系统的变化以及麻醉对各器官系统的影响,并就老年人围手术期处理及关注点、麻醉后护理等问题做了详细阐述。本书对于专科医师来说是一部良好的指南,可以从中把握老年患者麻醉的基本原则,帮助读者在不同情况下进行很好的老年麻醉决策,提高老年麻醉质量,很大限度保证安全。

在此,我衷心感谢 J. G. 里夫斯、希拉·瑞安·巴尼特、朱莉·R. 麦克斯温和 G. 亚历克·鲁克教授及其团队给我们奉献了这本好书,感谢世界图书出版上海有限公司引进了此书,给我们提供了翻译的机会,也感谢我的同事们的辛勤工作。由于时间仓促和水平有限,译文中会存在不足和谬误之处,敬请广大读者和专家指正。

李金宝
2021年5月

编者名单

詹姆斯·H. 阿伯内西三世（James H. Abernathy Ⅲ），医学博士，公共卫生学硕士，美国马里兰州巴尔的摩市约翰·霍普金斯医院心脏麻醉科，麻醉科和重症医学科（Department of Anesthesiology and Critical CareMedicine, Division of Cardiac Anesthesia, Johns Hopkins Medicine, Baltimore, MD, USA）

沙姆苏丁·阿赫塔尔（Shamsuddin Akhtar），全科医学学士，美国康涅狄格州纽黑文耶鲁大学医学院麻醉与药理学系（Department of Anesthesiology and Pharmacology, YaleUniversity School of Medicine, New Haven, CT, USA）

丹尼尔·A. 安纳亚（Daniel A. Anaya），医学博士，美国佛罗里达州坦帕市李·莫菲特癌症研究中心研究所胃肠肿瘤科（Department of Gastrointestinal Oncology, H. Lee Moffitt Cancer Center & Research Institute, Tampa, FL, USA）

迈克尔·安德森（Michael Anderson），医学博士，美国纽约州纽约市芒特西奈医院伊坎医学院麻醉科（Department of Anesthesiology, Icahn School of Medicine at Mount Sinai Hospital, New York, NY, USA）

希拉·瑞安·巴尼特（Sheila Ryan Barnett），医学博士，美国马萨诸塞州波士顿哈佛医学院贝斯·伊斯雷尔女执事医学中心麻醉科、重症监护和疼痛医学科（Department of Anesthesiology, Critical Care and Pain Medicine, Beth Israel Deaconess Medical Center, Harvard Medical School, Boston, MA, USA）

凯瑟琳·A. 贝内特（Katherine A. Bennett），医学博士，美国华盛顿州西雅图华盛顿大学老年病学和老年医学系（Department of Medicine, Division of Gerontology and Geriatric Medicine, University of Washington, Seattle, WA, USA）

伊塔伊·本托夫（Itay Bentov），医学博士，博士，美国华盛顿州西雅图市哈伯维尤医学中心/华盛顿大学麻醉学和疼痛医学系（Department of Anesthesiology and Pain Medicine, Harborview Medical Center/University of Washington, Seattle, WA, USA）

杰克·M. 伯杰（Jack M. Berger），理学硕士，医学博士，博士，美国加利福尼亚州洛杉矶南加州大学凯克医学院麻醉学系（Department of Anesthesiology, Keck School of Medicine of USC, Los Angeles, CA, USA）

迈尔斯·伯杰（Miles Berger），医学博士，博士，美国北卡罗来纳州达勒姆杜克大学医学中心和认知神经科学中心麻醉学系（Department of Anesthesiology and Center for

Cognitive Neuroscience, Duke University Medical Center, Durham, NC, USA）

纪尧姆·布斯凯-迪翁（Guillaume Bousquet-Dion），医学博士，加拿大魁北克蒙特利尔麦吉尔大学健康中心麻醉科（Department of Anesthesia, McGill University Health Center, Montreal, QC, Canada）

罗伯托·卡维萨（Roberto Cabeza），博士，美国北卡罗来纳州达勒姆杜克大学认知神经科学中心（Center for Cognitive Neuroscience, Duke University, Durham, NC, USA）

弗朗西斯科·卡利（Francesco Carli），医学博士，研究型硕士，加拿大蒙特利尔麦吉尔大学健康中心麻醉科（Department of Anesthesia, McGill University Health Center, Montreal, QC, Canada）

罗德里戈·卡丁-塞瓦（Rodrigo Cartin-Ceba），医学博士，美国亚利桑那州斯科茨代尔市梅奥临床医学院麻醉科（Department of Anesthesiology, Mayo Clinic College of Medicine, Scottsdale, AZ, USA）

林恩·辛特龙（Lynn Cintron），医学博士，理学硕士，美国加利福尼亚州奥兰治加州大学欧文分校麻醉和围手术期护理系（Department of Anesthesia and Perioperative Care, University of California, Irvine, Orange, CA, USA）

卡罗尔·A. 克劳福德（Carol A. Crawford），科学学士，药学博士，美国华盛顿州西雅图市华盛顿大学-哈伯维尤医学中心药学系（Department of Pharmacy, University of Washington-Harborview Medical Center, Seattle, WA, USA）

史黛西·G. 戴纳（Stacie G. Deiner），医学博士，美国纽约州纽约市芒特西奈伊坎医学院麻醉学、神经外科、老年病学和姑息治疗系（Departments of Anesthesiology, Neurosurgery, Geriatrics, and Palliative Care, Icahn School of Medicine at Mount Sinai, New York, NY, USA）

安纳哈特·迪隆（Anahat Dhillon），医学博士，美国加利福尼亚州洛杉矶加州大学洛杉矶分校麻醉学系（Department of Anesthesiology, University of California Los Angeles, Los Angeles, CA, USA）

阿努希瑞·多西（Anushree Doshi），医学博士，学士，美国北卡罗来纳州杜克大学医学中心麻醉学科（Department of Anesthesiology, Duke University Medical Center, NC, USA）

乔治·A. 杜马（George A. Dumas），医学博士，美国阿拉巴马州伯明翰市阿拉巴马大学伯明翰分校麻醉学和围手术期医学系（Department of Anesthesiology and Perioperative Medicine, University of Alabama at Birmingham, Birmingham, AL, USA）

托马斯·J. 埃伯特（Thomas J. Ebert），医学博士，博士，美国威斯康星州密尔沃基市威斯康星医学院和扎布洛茨基退伍军人医疗中心麻醉学科（Department of Anesthesiology, Medical College of Wisconsinand Zablocki VA Medical Center, Milwaukee, WI, USA）

克特林·埃扎鲁（Catalin Ezaru），医学博士，美国宾夕法尼亚州匹兹堡市匹兹堡大学和弗吉尼亚退伍军人医院麻醉科（Department of Anesthesiology, University of Pittsburgh and VA Hospital Pittsburgh, Pittsburgh, PA, USA）

尼尔·S. 费达科（Neal S. Fedarko），博士，美国马里兰州巴尔的摩约翰·霍普金斯大学医学系（Department of Medicine, Johns Hopkins University, Baltimore, MD, USA）

安娜·费尔南德斯-巴斯塔曼特（Ana Fernandez-Bustamante），医学博士，美国科罗拉多州奥罗拉科罗拉多大学医学院麻醉学系（Department of Anesthesiology, University of Colorado School Of Medicine, Aurora, CO, USA）

帕梅拉·弗勒德（Pamela Flood），医学博士，美国加利福尼亚州帕洛阿尔托斯坦福大学麻醉学、围手术期和疼痛医学系（Department of Anesthesiology, Perioperative and Pain Medicine, Stanford University, Palo Alto, CA, USA）

维贾雅·格图穆卡拉（Vijaya Gottumukkala），全科医学学士，医学博士（麻醉学），英国皇家麻醉师学院研究院，美国得克萨斯州休斯顿得克萨斯大学安德森癌症中心麻醉学和围手术期医学系（Department of Anesthesiology and Perioperative Medicine, The University of Texas MD, Anderson Cancer Center, Houston, TX, USA）

乔治·约瑟夫·古尔丹三世（George Jospeh Guldan III），医学博士，美国南卡罗来纳州查尔斯顿市南卡罗来纳医科大学麻醉学和围手术期医学系（Department of Anesthesiology and Perioperative Medicine, Medical University of South Carolina, Charleston, SC, USA）

小艾伦·N. 古斯廷（Allen N. Gustin Jr.），医学博士，美国临床药学学院研究员，美国伊利诺伊州芝加哥洛约拉大学医学中心斯特里奇医学院（Stritch School of Medicine, Loyola University MedicalCenter, Chicago, IL, USA）

加里·R. 海恩斯（Gary R. Haynes），理学硕士，博士，医学博士，美国洛杉矶新奥尔良杜兰大学医学院麻醉学系（Department of Anesthesiology, Tulane University School of Medicine, New Orleans, LA, USA）

蒂莫西·L. 海因克（Timothy L. Heinke），医学博士，美国南卡罗来纳州查尔斯顿医科大学麻醉学和围手术期医学系（Department of Anesthesiology and Perioperative Medicine, Medical University of South Carolina, Charleston, SC, USA）

保罗·J. 赫纳（Paul J. Hoehner），医学博士，文学硕士，博士（博士研究生），美国马里兰州巴尔的摩约翰·霍普金斯医疗机构麻醉学和重症监护医学科（Department of Anesthesiology and Critical CareMedicine, The Johns Hopkins Medical Institutions, Baltimore, MD, USA）

梅丽莎·A. 霍诺（Melissa A. Hornor），医学博士，持续质量改进，美国伊利诺伊州芝加哥市美国外科医师学院（Continuous Quality Improvement, American College of Surgeons, Chicago, IL, USA）

乔·C. 黄（Joe C. Huang），医学博士，美国华盛顿州西雅图市华盛顿大学药学系，老年病学和老年医学系（Department of Medicine, Division of Gerontology and Geriatric Medicine, University of Washington, Seattle, WA, USA）

米歇尔·休梅丹（Michelle Humeidan），医学博士，博士，美国俄亥俄州哥伦布市俄亥俄州立大学韦克斯纳医学中心麻醉科（Department of Anesthesiology, The Ohio State University Wexner Medical Center, Columbus, OH, USA）

尼古拉斯·凯尼格（Nicholas Koenig），科学学士，美国俄亥俄州哥伦布市俄亥俄州立大学医学院（The Ohio State University College of Medicine, Columbus, OH, USA）

杰奎琳·M. 莱昂（Jacqueline M. Leung），医学博士，公共卫生学硕士，美国加利福尼亚州旧金山市加州大学旧金山分校麻醉和围手术期护理系（Department of Anesthesia and Perioperative Care, University of California, San Francisco, San Francisco, CA, USA）

迈克尔·C. 刘易斯（Michael C. Lewis），科学学士（荣誉学士学位），全科医学学士，美国密歇根州底特律市亨利·福特卫生系统麻醉科、疼痛管理科和围手术期医学科（Department of Anesthesiology, Pain Management, and Perioperative Medicine, Henry Ford Health System, Detroit, MI, USA）

辛西娅·A. 利恩（Cynthia A. Lien），医学博士，美国纽约州纽约市威尔康奈尔医学院麻醉学系（Department of Anesthesiology, Weill Cornell Medical College, NewYork, NY, USA）

琳达·刘（Linda Liu），医学博士，美国加利福尼亚州旧金山市加州大学旧金山分校麻醉和围手术期护理系（Department of Anesthesia and Perioperative Care, University of California, San Francisco, San Francisco, CA, USA）

加里·E. 劳埃德（Gary E. Loyd），医学博士，医疗管理硕士，美国密歇根州底特律市亨利·福特卫生系统麻醉科（Department of Anesthesiology, Henry Ford Health System, Detroit, MI, USA）

詹姆斯·D. 麦克唐纳（James D. McDonald），医学博士，美国佛罗里达州坦帕市南佛罗里达大学莫尔萨尼医学院普通外科（Department of General Surgery, University of South Florida, Morsani College of Medicine, Tampa, FL, USA）

马修·D. 麦克沃伊（Matthew D. McEvoy），医学博士，美国田纳西州纳什维尔范德比尔特大学医学中心麻醉科（Department of Anesthesiology, Vanderbilt University Medical Center, Nashville, TN, USA）

特雷西·乔宾·麦格雷恩（Tracy Jobin McGrane），美国田纳西州纳什维尔范德比尔特大学医学中心麻醉科（Department of Anesthesiology, Vanderbilt University Medical Center, Nashville, TN, USA）

罗德尼·K. 麦基弗（Rodney K. McKeever），医学博士，美国加利福尼亚州洛杉矶市，

LAC+南加州大学医学中心/南加州大学凯克学院麻醉科（Department of Anesthesiology, LAC+USC Medical Center/USCKeck School, Los Angeles, CA, USA）

朱莉·R. 麦克斯温（Julie R. McSwain），医学博士，公共卫生学硕士，美国南卡罗来纳州查尔斯顿医科大学麻醉和围手术期医学系（Department of Anesthesia and Perioperative Medicine, Medical University of South Carolina, Charleston, SC, USA）

图安·翁（Thuan Ong），医学博士，公共卫生学硕士，美国华盛顿州西雅图市华盛顿大学老年病学和老年医学系（Department of Medicine, Division of Gerontology and Geriatric Medicine, University of Washington, Seattle, WA, USA）

罗纳德·波尔丁（Ronald Pauldine），医学博士，美国华盛顿州西雅图市华盛顿大学麻醉学和疼痛医学系（Department of Anesthesiology and Pain Medicine, University of Washington, Seattle, WA, USA）

梅·J. 里德（May J.Reed），医学博士，美国华盛顿州西雅图市华盛顿大学医学院哈伯维尤医学中心医学部（Department of Medicine, Harborview Medical Center/University of Washington School of Medicine, Seattle, WA, USA）

J. G. 里夫斯（J. G. Reves），医学博士，美国南卡罗来纳州查尔斯顿南卡罗来纳医科大学麻醉学与围手术期医学系（Department of Anesthesia and Perioperative Medicine, Medical Universityof South Carolina, Charleston, SC, USA）

G. 亚历克·鲁克（G. Alec Rooke），医学博士，博士，美国华盛顿州西雅图市华盛顿大学麻醉学和疼痛医学系（Department of Anesthesiology and Pain Medicine, University of Washington, Seattle, WA, USA）

鲁尼·安·罗森塔尔（Ronnie Ann Rosenthal），理学硕士，医学博士，美国康涅狄格州西海文耶鲁大学医学院外科-退伍军人联络医疗保健系统（Department of Surgery, Yale University School of Medicine-VA Connect Health Care System, West Haven, CT, USA）

丹尼尔·I. 塞斯勒（Daniel I. Sessler），医学博士，美国俄亥俄州克利夫兰市克利夫兰诊所结果研究部（Department of Outcomes Research, Cleveland Clinic, Cleveland, OH, USA）

史蒂文·L. 谢弗（Steven L.Shafer），医学博士，美国加利福尼亚州帕洛阿尔托斯坦福大学麻醉学、围手术期和疼痛医学系（Department of Anesthesiology, Perioperative and Pain Medicine, Stanford University, Palo Alto, CA, USA）

索纳里·沙（Sonalee Shah），骨科博士，美国密歇根州底特律市亨利·福特卫生系统麻醉科、疼痛管理和围手术期医学科（Department of Anesthesiology, Pain Management and Perioperative Medicine, Henry Ford Health System, Detroit, MI, USA）

B. 布赖斯·斯皮尔（B. Bryce Speer），骨科博士，美国得克萨斯州休斯顿德克萨斯大学MD·安德森癌症中心麻醉学和围手术期医学科（Department of Anesthesiology and

Perioperative Medicine, The University of Texas MD Anderson Cancer Center, Houston, TX, USA）

朱拉·斯普朗格（Juraj Sprung），医学博士，博士，美国明尼苏达州罗切斯特市梅奥临床医学院麻醉科（Department of Anesthesiology, Mayo Clinic College of Medicine, Rochester, MN, USA）

塔玛斯·A. 绍博（Tamas A. Szabo），医学博士，博士，美国南卡罗来纳州查尔斯顿拉尔夫·约翰逊弗吉尼亚医疗中心麻醉科（Department of Anesthesiology, Ralph H. Johnson VA Medical Center, Charleston, SC, USA）

劳拉·塔洛（Laura Tarlow），工商管理硕士，注册医疗执业主管，私人执业医师，美国新泽西州萨默塞特新泽西有限责任公司麻醉顾问（Anesthesia Consultants of New Jersey, LLC, Somerset, NJ, USA）

戴维·O. 沃纳（David O. Warner），医学博士，美国明尼苏达州罗切斯特市梅奥临床医学院麻醉科（Department of Anesthesiology, Mayo Clinic College of Medicine, Rochester, MN, USA）

R. 戴维·沃特斯（R. David Warters），医学博士，美国南卡罗来纳州查尔斯顿拉尔夫·约翰逊弗吉尼亚医疗中心麻醉科（Department of Anesthesiology, Ralph H. Johnson VA Medical Center, Charleston, SC, USA）

托比·N. 魏因加登（Toby N. Weingarten），医学博士，美国明尼苏达州罗切斯特市梅奥临床医学院麻醉科（Department of Anesthesiology, Mayo Clinic College of Medicine, Rochester, MN, USA）

斯蒂芬妮·怀特纳（Stephanie Whitener），医学博士，美国南卡罗来纳州查尔斯顿南卡罗来纳医科大学麻醉学系（Department of Anesthesiology, Medical University of South Carolina, Charleston, SC, USA）

约翰·P. 威廉斯（John P. Williams），医学博士，美国宾夕法尼亚州匹兹堡市匹兹堡大学麻醉学系（Department of Anesthesiology, University of Pittsburgh, Pittsburgh, PA, USA）

西尔维亚·H. 威尔逊（Sylvia H. Wilson），医学博士，美国南卡罗来纳州查尔斯顿南卡罗来纳医科大学麻醉学和围手术期医学系（Department of Anesthesia and Perioperative Medicine, Medical University of South Carolina, Charleston, SC, USA）

前言(第一版)

目前,美国大约有14%的人口年龄超过65岁。据预测,到2020年,65岁以上的老年人占比将达到20%,人数将达到6 000万。而且,根据目前的统计数据,其中至少有一半会在临终前接受麻醉和手术。对全世界的麻醉医师而言,老年群体意味着巨大且不断增长的挑战。我对老年患者麻醉管理的兴趣是15年前在鲍曼格雷(Bowman Gray)学院工作时激发的。当时我们的一位外科医师让我给他72岁的父亲麻醉,老人术前身体康健。术中、术后情况良好,且按常规时间出院。然而,我的同事后来告诉我说,他观察到他父亲在术后持续7周的时间内,表现出轻度的精神运动改变。我突然意识到,老年患者可能不仅仅表现在年龄上,对于生理上也存在其特殊性。老年患者接受外科手术后心理状态延迟恢复较常见,这是什么原因呢?正是这个问题和其他关于老年人麻醉管理的疑惑激发了本书的创作。

《老年麻醉学》(Geriatric Anesthesiology)旨在成为一本综合性的著作,在强调临床麻醉重要注意事项的同时,系统地论述了衰老过程。正文前两部分界定了美国人口老龄化的人口统计学特征,并描述了人体各主要器官系统发生的与年龄相关的生理变化。第三部分讨论了多种有助于安全、成功实施麻醉的方法,并提出了改善老年人麻醉管理技术的建议。主要内容涉及从术前评估和风险评估到各种药效的改变,并进一步讨论体位、体温调节、围手术期监测和术后恢复。此外,还阐述了诸如慢性疼痛、麻醉门诊、法医学意义以及老年患者特殊的心肺复苏技术等问题。第四部分列出了老年人最常做的10种手术,并为每种手术提供推荐的麻醉技术。最后对该领域未来的研究方向包括衰老的分子机制等进行了有趣的探索。

有很多人为本书的创作投入了相当大的精力。我感谢所有撰稿人所做的巨大努力,尤其感谢威廉斯(Williams)和威尔金斯(Wilkins)为编辑本书所做的贡献。如果没有塔尼娅·拉扎尔(Tanya Lazar)女士和卡罗尔·卡恩(Carroll Cann)先生坚定的决心、专业精神及鼓励,本书是不可能完成的。在这个项目最初的设计和制定过程中,蒂姆·格雷森(Tim Grayson)提供了创新和支持。

我希望本书能够提高大家对老年患者群体的真实临床差异性的认识。通过参考本书的相关章节,麻醉医师将对衰老的生理变化和麻醉技术的选择有更好的理解,并最终有利于提高老年外科患者的预后。

查尔斯·H. 麦克莱斯基(Charles H. McLeskey)

前言（第二版）

> 不要温和地走进那个美好的夜晚，老年应该在白昼结束时燃烧咆哮、怒叱，怒叱那光明的消逝。
>
> ——迪伦·托马斯（Dylan Thomas）

我们一直希望变老只是年龄的增大。不幸的是，随着年龄的增长，大多数老年患者都会患上一种或多种慢性疾病，即使一个完全健康的老年患者接受手术，他的应激能力也会减弱，包括来自手术的打击。在所有外科手术中，近一半的患者年龄在65岁以上，而且随着美国人口的老龄化，这一比例可能还会上升。因此，老年患者的围手术期管理是未来麻醉的临床实践的主要前沿之一。尽管老年人和普通人群的围手术期死亡率已经下降，但越来越多的病例表明，围手术期发病率和死亡率对患者和医疗系统都是一个重要问题。第一版提出的愿景（即将这一专业领域不断增长的知识能服务于麻醉学的临床实践）仍然是第二版的使命和愿景。编者认为，此版本基于1997年以来研究结果的知识更新将更好地服务于当前的麻醉学临床。

第一部分包含了一些新的章节，这些章节可能并不总是与麻醉管理直接相关，但是对未来的医疗和麻醉学发展很重要。对衰老过程的理解可能会提供延缓衰老的方法，或至少改善其一些后果，包括慢性病的发展。大多数麻醉专业住院医师的正式教材中关于老年麻醉的内容有限。编者们相信在麻醉学课程中加入相关的子专业教材对改善这一人群的医疗管理是必要的。所有为老年患者提供医疗服务的麻醉医师还需注意医疗保险或其他付款人向老年患者提供服务报销的现实。本版还增加了老年患者治疗的伦理问题。这一人群的医疗管理常常因为一些问题而变得复杂，比如患者的目标与医师的期望不同，医师的"年龄歧视"，患者的认知障碍以及医师未能真正认识到手术的风险和随后的恢复时间。第一部分的最后一章回顾了现有的知识，并提出了可能对患者预后最有影响的研究领域。

第二部分和第三部分回顾了老年患者的衰老生理机制和基础麻醉管理。第四部分探讨了老年患者经常进行的一些外科手术。并不是所有的章节都是专门针对麻醉管理的。老年医学是一个广泛的领域，涉及许多相关的课题。伤口愈合就是一个很好的例子。现实情况是，麻醉医师可能会对患者的治疗产生积极的影响，因为他们能够更好地识别可能损害皮肤的情况，而其他医疗专业人员可能做不到这一点。因此，特别是在长时间的手术中，麻醉医师可以加强皮肤的保护。相比之下，与麻醉管理有直接关系的老年医学的主要话题是复方用药和药物的相互作用。心脏手术章节叙述了一个关于年龄如何影响特定类型手术后结果的例子。心脏手术的麻醉管理的特殊之处主要是围绕患者的潜在疾病状态,而不是相较于第二部分和第三部分所描述的基础原则,老年患者的心脏麻醉有何特别之处。

相较于第一版的内容,本版已经努力更新相关研究结果。此类研究的结果有助于我们挑战传统,有时还已经被证明是有益的新颖想法。当然,很多读者也会发现我们现有知识存在相当大的不足。在做临床麻醉管理决策时,我们常常被迫仅从衰老生理机制相关的信息中得出有关麻醉管理的结论。编者们希望未来能提供更好的研究结论以推动老年麻醉学领域的发展。再次感激本书的诸多作者。除了辛勤的工作,他们还以令人钦佩的耐心和及时性回应了对修订和更新的要求。他们的贡献不仅拓宽了我们的知识面,并将改善对老年患者的医疗管理。

最后,感谢斯普林格的斯泰西·黑格(Stacy Hague)和伊丽莎白·科拉(Elizabeth Corra)。没有他们的远见和决心,这本书就不会问世。

杰弗里·H. 西尔弗斯坦(Jeffrey H. Silverstein)

G. 亚历克·鲁克(G. Alec Rooke)

J. G. 里夫斯(J. G. Reves)

查尔斯·H. 麦克莱斯基(Charles H. McLeskey)

前言（第三版）

全世界人口寿命普遍延长。事实上，65岁以上人群是全世界增长最快的年龄群体。根据美国人口普查局（U.S. Census Bureau）的数据，到2030年，年龄在65岁及以上人口将占总人口的近20%。考虑到人口不断增长，65岁及以上的患者接受手术的人数与年轻患者不成比例的事实，麻醉医师必须准备面对越来越多的老年患者。因此，以循证医学为基础的老年患者围手术期护理对执业麻醉医师的重要性将继续增加。

本版的任务与前两版相同：汇集日益增长的老年麻醉知识，提供给麻醉医师用于日常麻醉实践。然而，随着我们对老年外科患者围手术期护理知识的增长，问题也随之增多。在这一版中，我们要求所有作者在每一章中加入一节，标题为"我们知识的差距"。这些部分突出了需要研究的领域，并希望能够启发读者开始解决其中的一些问题。

这个版本建立在前两个版本的坚实基础之上。然而，随着老年麻醉学领域的迅速发展，我们也在关注重要的新进展。第一部分包括几个新的章节，反映了老年患者围手术期多学科管理的演变。我们着重介绍了围手术期之家的发展演变及不断增长的阐述与康复相关的文献。此外，在多学科合作的内容中，还增加了关于外科医师和老年病学专家对老年人群外科手术看法的章节。这一点很重要，因为随着患者年龄的增长和病情的加重，医疗护理必将成为一项更具协作性的工作。第二部分和第三部分回顾了与衰老相关的系统的生理变化以及老年患者接受手术时的药理学考虑。这些章节是任何有关老年麻醉学的综合教材的必要组成部分，尽管许多材料与前两个版本相似，但已尽力更新与老年麻醉实践变化有关的任何信息。例如，在关于老年人长期用药的一章中，特别着重于某些迅速发展的影响临床医疗的药物，如新的抗抑郁药和新的抗凝剂。

有关特殊问题的内容也发生了重大变化。有更多的微创手术在手术室外或混合手术室中进行，这对老年患者来说是一个特殊的挑战。我们在本节中强调了临床实践中的变化，包括与微创瓣膜手术相关的心血管手术的扩展章节，以及监测麻醉护理和NORA手术。此外，我们还专门介绍了植入心脏起搏器和植入式除颤器，因为这些装置出现在围手术期和心血管手术的麻醉管理中都不断增多。对接受癌症手术的患者进行麻醉时需要特别考虑，并且由于老年人通常要接受此类手术，因此增加了有关该主题的章节。老年人也容易受到创伤，针对老年人的创伤护理知识也越来越多。本节还包括关于接受心胸/血管外科手术和骨科手术的老年患者的管理的章节。老年人的骨科手术知识尤其丰富，其中许多来自美国以外的国家。

最后，在本版本中，我们增加了第五部分，重点关注针对老年人群的术后护理，囊括了关于急性疼痛管理、ICU管理、谵妄和术后认知功能障碍的最新证据和最新实践以及姑息治疗等。随着麻醉医师在手术室之外的作用不断扩大，我们必须继续在这些环境中对老年患者实施基于循证医学的治疗管理。

J. G. 里夫斯（J. G. Reves）
希拉·瑞安·巴尼特（Sheila Ryan Barnett）
朱莉·R. 麦克斯温（Julie R. McSwain）
G. 亚历克·鲁克（G. Alec Rooke）

目录

第一部分　基本知识

1. 老年麻醉学：过去和未来 ... 3
2. 衰老的理论和机制 ... 19
3. 老年医学的伦理和法律问题 ... 27
4. 老年患者的基本术前评估和术前管理 ... 55
5. 老年人外科围手术期医疗模式 ... 71
6. 改善围手术期功能水平：一个预康复病例 ... 79
7. 老年外科患者的护理：外科医师的观点 ... 93
8. 老年科医师对老年患者手术的观点 ... 107
9. 老年患者的医疗保险、行政管理和财务问题 ... 127

第二部分　系统变化

10. 老年麻醉：中枢神经系统和外周神经系统的年龄依赖性变化 ... 157
11. 心血管系统 ... 175
12. 老年患者的呼吸功能：减少术后肺部并发症的策略 ... 195
13. 老年人的肾功能、代谢与内分泌功能 ... 215
14. 肌肉骨骼和皮肤系统 ... 223
15. 老年人围手术期的体温调节 ... 235

第三部分　药理学

16. 吸入麻醉药 ... 257
17. 静脉镇静药物和麻醉药物 ... 281
18. 静脉阿片类药物的药理作用 ... 311
19. 局部麻醉药和区域麻醉 ... 333
20. 神经肌肉阻滞剂和拮抗剂 ... 353
21. 慢性疾病治疗用药物对麻醉的影响 ... 367

第四部分　特别关注

22. 老年患者常用的手术室外麻醉方式 391
23. 心胸和血管手术 413
24. 起搏器及植入式心律转复除颤器的围手术期管理 423
25. 骨科手术中的管理要点 439
26. 老年创伤和急诊外科手术 461
27. 老年癌症患者的围手术期管理 473

第五部分　术后护理

28. 疼痛管理 485
29. ICU管理 505
30. 老年患者术后认知功能障碍 519
31. 麻醉提供者的姑息治疗 537

第一部分
基本知识

1. 老年麻醉学：过去和未来

朱莉·R. 麦克斯温（Julie R. McSwain），J. G. 里夫斯（J. G. Reves），希拉·瑞安·巴尼特（Sheila Ryan Barnett），G. 亚历克·鲁克（G. Alec Rooke）

引言

麻醉学是一门横跨科学和艺术的完整临床学科。麻醉学不仅涵盖了基础医学和临床科学，还包括了引起疼痛敏感性下降、意识丧失和肌肉松弛等特定药物在内的药理学内容[1]。老年麻醉学是一个新兴的重要领域，侧重于研究老年患者麻醉的艺术性、科学性及其相关的药理学和生理学。年龄因素不能完整地描述老年麻醉的特点，因为年龄本身并不能凸显出老年患者比正常成人更具挑战性和与众不同的重要变化。然而，目前年龄≥65岁的人群即被笼统地定义为老年人*。

老年医学已经从20世纪五六十年代的经验性学科发展到今天的循证医学[2]。《指尖上的老年医学》（Geriatrics at Your Fingertips）是一本简洁的优秀参考指南，有口袋书和网络版两种版本[3]。围手术期老年麻醉临床一线提供了大量的原始资料，从而为制定临床指南提供数据基础。然而，只有少数随机对照试验提供了关于老年患者围手术期处理的I类证据，很多情况下临床医师只能根据其他同类老年患者相关文献结果中做出推断。

本绪章介绍了老年医学的一些基本概念和老年手术患者的基本处理方法。在面对老年患者时，麻醉医师必须认识到，无论是全身还是单个器官的衰老都存在着巨大的差异性或变异性。因此，本书中所描述的只是可能出现在老年手术患者身上的常见变化，但每个患者表现这些变化的程度是不同的。我们鼓励读者通过专业知识和判断来确定需要改进的方面，从而促进围手术期老年医学循证实践的发展。为了达成该目的，我们会在每一章列出现有认识的不足之处，以期通过未来的研究来拓展老年麻醉学的知识体系。

老年麻醉史

人们对老年麻醉的研究兴趣可追溯到20世纪40年代中期的期刊论文[4]和20世纪50年代的教科书[5]，但此后几乎消失，直到20世纪80年代中期出现了5本相关教科书[6-10]。除华盛顿大学举行的老年麻醉研讨会以外，美国麻醉师协会（American Society of Anesthesiologists, ASA）年会等医学会议直到20世纪80年代中期才有具体的老年麻醉内容。麻醉科主任C. 罗纳德·斯蒂芬（C. Ronald Stephen）博士认为老年麻醉没有得到应有的重视，于是指派威廉·欧文斯（William Owens）博士，从1974年到1994年[11]，在密苏里州圣路易斯市每年组织为期数天的会议。

---

* 译者注：依据《老年人权益保障法》，凡年满60周岁的中华人民共和国公民都属于老年人。本书确认年龄65岁以上者为老年人，是全世界老龄化后的发展趋势，也是本书的采集依据。

从20世纪90年代初开始，人们逐渐认识到老年麻醉的重要性。ASA在1991年成立了老年麻醉分会，并于1992年7月举行了第一次会议。但后经证实，老年医学正式成为ASA的一个分支是出于偶然，因为不久之后，美国老年学学会（American Geriatrics Society, AGS）即开始联系10个相关的外科专业组成协会。AGS需要各专科参与策略制定会议，其中麻醉医师来自ASA的老年麻醉分会。同时，从1992年到1994年，美国老年研究联合会赞助了两个独立的为期两年的研究项目。

ASA的老年麻醉委员会一直致力于为医师提供教学机会。从1998年起，除有一年例外，委员会每年会为ASA会议组织至少一次小组讨论。多年来，委员会还开发了多种教育产品。第一个是2002年在线公布了老年麻醉教学大纲[12]。此后，ASA相继出版了"老年麻醉学课程"[13]和"常见问题汇总"[14]。这些工作都是为帮助忙碌的医师及麻醉科住院医师和其他医务工作者而开发的。

为了提高老年麻醉学的地位并确立老年医学在麻醉学中的重要性，该委员会于2013年1月制定并向ASA董事会提交了一份白皮书。其主要的建议是为一年一度的ASA会议创建一个老年麻醉教育通道。该建议被采纳后，老年麻醉教育小组委员会随即成立，并从门诊麻醉学领域独立出来。该通道于2016年ASA年会成功"上线"，通过该通道，使在会议上提交的关于老年麻醉教育材料翻了近一倍。这是老年医学委员会和整个老年麻醉学领域的重大成就。

老年医学委员会一直与其他医学协会保持联络，提供了多项正式和非正式的专家建议。例如，美国矫形外科医师学会希望麻醉医师为老年患者髋部骨折的管理指南提供意见时，与该委员会进行联系并获得了有效反馈[15]。同时，委员会成员会向其他协会，如普通外科、胸外科、老年医学以及其他多个麻醉亚专科协会，提供关于老年麻醉的讲座和小组讨论。

到20世纪90年代末，对老年麻醉感兴趣的ASA成员数量已明显超出老年麻醉委员会的额定人员数量。为了给更多的ASA成员提供参与机会和开展更多的交流，老年麻醉促进会（SAGA）在2000年成立了。从一开始，SAGA和ASA老年麻醉委员会的活动就有交集。SAGA对委员会项目的支持，很大程度是由于他们的领导人员在两个组织同时担任重要职务。此外，对委员会出版文献和教育项目做出贡献的大多数非委员会成员都是SAGA成员[11]。SAGA拥有一个活跃的网站[16]（www.sagahq.org），其中有许多教育材料、会议和资助项目的链接。SAGA还在ASA全国会议期间举行了年度会议，在会议期间开展社会业务并提供科普演示。自2007年以来，SAGA每年都向麻醉教育和研究基金会提供资金，支持老年医学相关项目。SAGA与纽约特种外科医院和休斯敦MD安德森癌症中心的麻醉科合作举办了会议。SAGA规模虽然很小，但对老年麻醉有重大影响，因为它的成员在ASA领导层、整个麻醉界、教育、出版物和研究方面都非常活跃。老年麻醉中最重要的研究课题是术后谵妄和术后认知功能障碍。

ASA老年麻醉委员会和SAGA都与AGS会有密切合作[17]。AGS认为，面对人口老龄化，老年医学医师将会严重不足。因此，所有的医学专业都需要有相关老年医学专业知识，老年医学的培训也应成为住院医师培训的一部分。这一概念也延续到了非内科专业[18]。老年专科培训项目始于1994年，最初与5个专业合作，并于1997年扩大到10个专业（包括麻醉学）。在约翰·A. 哈特福德（John A. Hartford）基金会的支持下，这10个专业的教育补助金于1998年开始发放。2001年，这一项目变得更加成熟，自那时以来，麻醉专业已获得9项教育发展资助计划，用于加强住院医师在老年医学方面的培训。

直到2000年，参与AGS赞助会议的AGS老年医师和分别来自10个非内科专业的代表都是临时组织的，主要是制定计划和策略。这一情况随着AGS的一个部门的创建而改变,该部门称为SEGUE,用于提高外科和医学专家对老年医学的理解和专业知识。SEGUE领导委员会由上述领导人组成,SEGUE在AGS年度会议上提出教育计划。专科协会也开始负责支持SEGUE理事会的会议,并且麻醉学也得到了很好的支持。SAGA的创始人之一杰弗里·西尔弗施泰因(Jeffrey Silverstein)博士也是2007年至2009年理事会主席。

SEGUE理事会还鼓励探讨非医学专业的老年护理。为了实现这一目标,AGS首先出版了一本专著,其中每个专业都贡献了最新的知识总结和未来研究方向的建议[19]。理事会还意识到,如果在每个专业建立一个核心研究小组和领导人,就会使其对老年医学产生更大的研究兴趣。这一目标促进了Jahnigan奖的设立,该奖项不仅为老年医学和专科患者的护理提供了充足的科研经费,还提供了教育经费支持。从2002年开始,每年大约有10个新的奖项在非内科专业中颁发[20]。由于哈特福德基金会资助的时间有限,因此,国家老年研究所于2011年设立了GEMSSTAR[21]奖项,以资助获奖者的研究活动。该奖项教育方面的财政支持(以Jahnigan奖为代表)来自各个专科,麻醉、教育和研究基金会往往各自为麻醉学获奖者提供支持。从2002年到2015年,麻醉学科共获得11个奖项。从2001年到2009年,AGS除了支持研究外,还资助了学术部门中用于培训计划共享的教材制作项目[22]。其中麻醉学科获奖9项。在美国老年医学会网站的老年医学专项部分可以找到该教材[23]。

麻醉的前景是光明的。ASA和欧洲麻醉学会的会议均设有讨论老年医学的专属单元。SAGA[16]和英国老年麻醉协会[24]致力于发展老年麻醉学。最近已有几本教科书涉及这一领域[2,25,26],而且有很多主要与老年患者相关的研究课题正在开展,例如术后谵妄和认知功能障碍。然而,具有老年专业知识的麻醉医师的角色仍有待进一步界定。当然,这些人员仍然为其他专科的患者工作,但老年患者是否需要由受过专门培训的麻醉医师进行麻醉?目前的答案是否定的,但显然大多数麻醉医师需要更好地了解老年患者,特别是体弱老年患者的管理。本文试图提供更多这方面的知识。

人口统计

全世界的人口都在增长,预计美国的人口将从2012年的3.14亿增长到2050年的4亿,增幅为27%[27]。此轮人口增长中,65岁及以上的人口增幅特别大[27,28](图1-1)。1900年,65岁以上的美国人口不到5%,2000年,65岁以上的美国人口占13%。然而,根据美国人口普查数据,到2030年大约20%的人口可能超过65岁[28]。到2050年,预计美国65岁以上的人口将达到8 370万,几乎是2012年(4 310万)的两倍。美国男性和女性的平均预期寿命将从2017年的82.5岁提高到2050年的86.6岁。虽然预期寿命因种族和性别而异,但到65岁和85岁时,各人群组的累积预期寿命均有所增加。这意味着,如果每个人都达到了这些高龄,老年人群的预期寿命就会增加[29]。女性的预期寿命大于男性,但随着年龄的增长,这种差异变得不那么显著。65岁以上人群是美国增长最快的年龄组[30]。值得注意的是,人口中增长最快的部分是90岁以上的老年人,这将对临床医师和医疗设施提出进一步挑战。

相对于总人口而言,老年患者比例显著增加的原因涉及多个方面。对其简单的解释是死亡率和生育率均在下降,这不可避免地增加了老年人的比例。长寿的根本原因涉及遗传因素及社会经济和地理因素。基因决定了疾病的发生,是否存在特定药物决定了能否有效治疗特定人群的疾病。针对白种人和优越经济条件的人群的相关研究发现,种族和社会经济因素的优势往往有助于延长人群寿命。65岁以上人口增长迅速的另一个原因是婴儿潮。婴儿潮的定义是指1946年至1964年出生的人群。随着婴儿潮人群年龄的增长,65岁以上的人口比例会在2030年稳定下来

（图1-1）。其他促成老龄化的因素包括医学的进步，表现在缺血性心脏病和许多癌症导致的早期死亡显著减少。知识体系、诊断能力、药物和医疗手段的进步已大大提高了这些慢性病患者存活率。公共卫生在延长预期寿命方面也发挥了重要作用。更好的水源、食物、免疫、卫生和治疗传染病的方法，所有这些都提高了生存率。最重要的是，生活方式的改变带来了长寿，例如，戒烟、定期锻炼、改善饮食和饮酒习惯。

在美国，65岁以上人口的分布并不均匀。图1-2[31]显示了美国每个州的65岁以上人口占比存在很大差异。1999年至2009年，部分州的老年人口增长率远高于其他州，例如阿拉斯加州（50.0%）、亚利桑那州（32.1%）、科罗拉多州（31.8%）、佐治亚州（31.4%）、爱达荷州（32.5%）、内华达州（47.0%）、南卡罗来纳州（30.4）和犹他州（31.0%），这些州的老年人口十年间都经历了超过30%的增长。在2010年人口普查中发现，超过半数（56.5%）65岁以上的老年人居住在11个州：加利福尼亚州（430万）、佛罗里达州（330万）、纽约州（260万）、得克萨斯州（260万）、宾夕法尼亚州（200万）以及俄亥俄州、伊利诺伊州、密歇根州、北卡罗来纳州、新泽西州和佐治亚州，这些州都有超过100万老年人[31]。

和美国的各州一样，世界上老年人口的分布也有很大的差异。图1-3[32]显示了65岁以上人口预计的全球分布变化。欧洲和北美以超过65%的比例居首。2010年美国65岁以上人口占13.1%，与德国、意大利、日本和摩纳哥等65岁以上人口占20%的国家相比相对较年轻[32]。由于预期寿命的增加和生育率的下降，发达国家人口趋于老龄化。然而，预计到2050年，100个国家将有超过20%的65岁人口。世界人口结构预计将在2015年至2020年发生转变，届时65岁以上人口占比将首次超过5岁以下人口。预计欠发达国家老年人群的增长，会对其所需的医疗和社会保障能力造成负担。美国人口普查局（U.S. Census Bureau）准确地总结了美国和世界老年人口增长即将出现的情况："个人和社会都需要为人口老龄化做好准备；即将耗费的财政和社会成本可能是相当巨大的"[32]。显然，医学界需要为人口结构的重大变化做好准备。

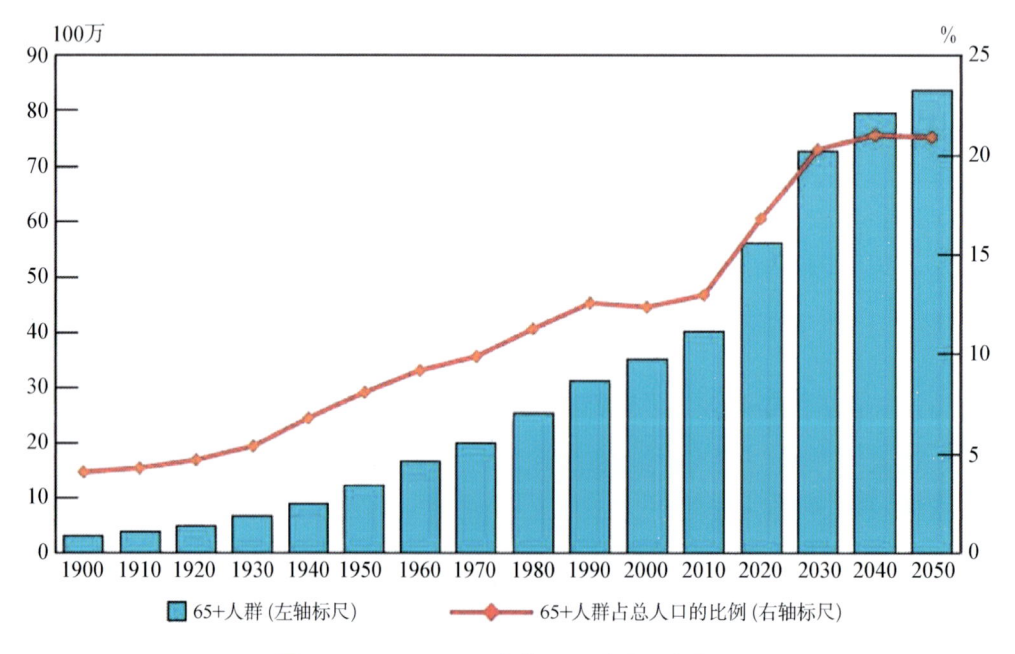

图1-1　1900—2050年美国65岁及以上人口

注意在2030年之前老年人群比例显著增长（曲线），之后稳定在22%左右。（资料的机密保护性、非抽样误差及定义请参见www.census.gov/prod/cen2010/doc/sf1.pdf）（转载自美国人口普查局等[32]）。

2014年全国及各州超过65岁人群百分比

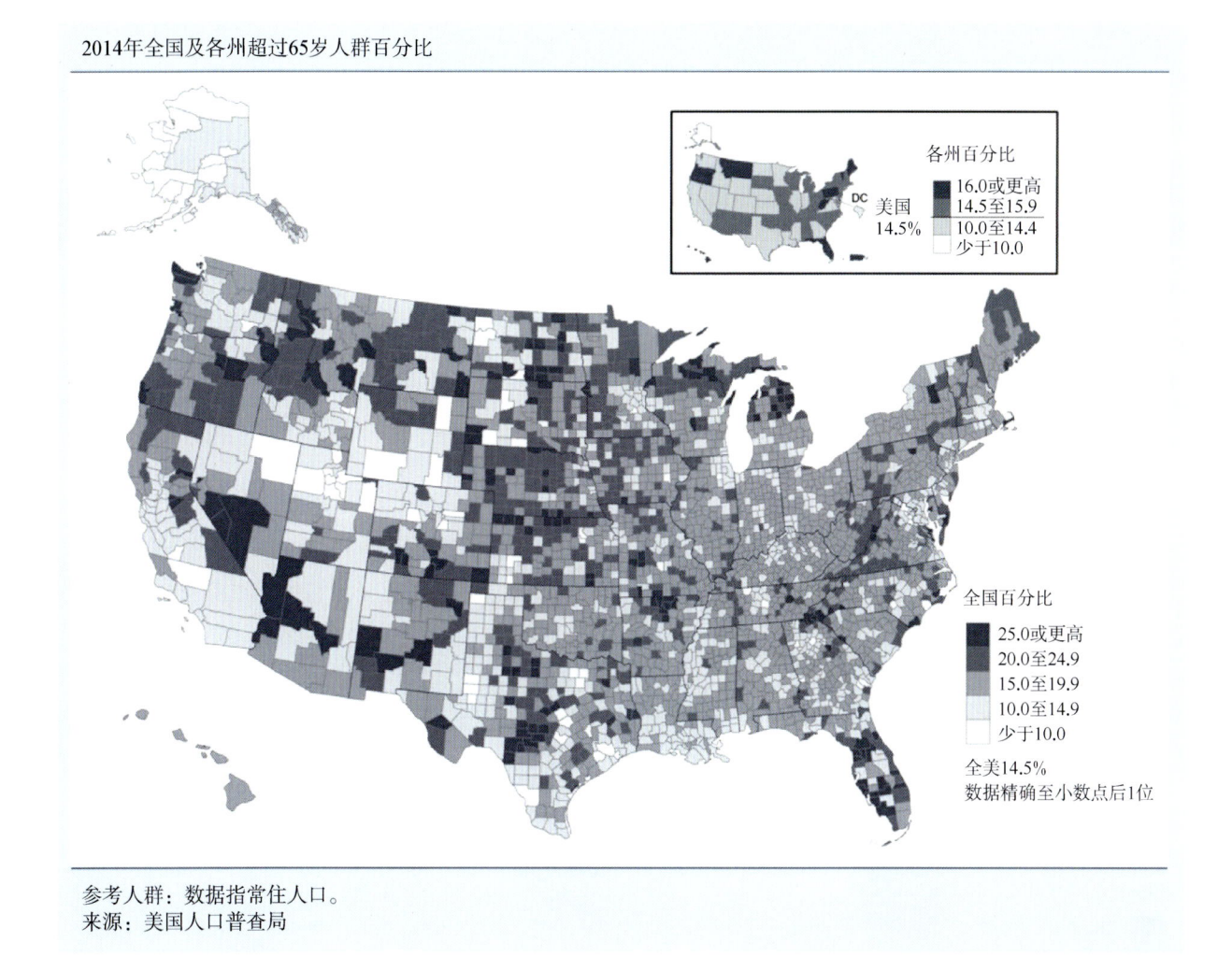

图1-2 65岁以上人口占比的州际分布

65岁以上人口分布存在较大差异,其中更多地集中在南部、西南部、东北部和中西部较低地区。(颜色越深,表明老年人口比例越高)(转载自联邦机构论坛中的老年相关统计[66])

人口老龄化对健康的影响

65岁以上的人群通常有一种或多种慢性疾病[32]。这些疾病需要特殊药物甚至手术进行治疗,并可能限制患者的体力活动。限制老年患者体力活动的常见慢性病如图1-4所示。值得注意的是,虽然所有疾病都有随着年龄的增长而增加的趋势,但视力、听力和衰老的问题在85岁时均会变得更加普遍。关节炎是一种很常见的疾病,即使经过适当的治疗也会发展。65岁以上的人群中约50%患有关节炎,女性比男性受影响更大。

老年患者可能罹患多种慢性心血管疾病。典型的例如冠心病,它在男性中发病更为常见。缺血性心脏病可导致围手术期心肌梗死的风险增加,其发病率和死亡率均较高。瓣膜疾病在老年人中也很普遍,以主动脉瓣和二尖瓣瓣膜受累常见。总体而言,每1 000人中有96人患有严重影响其活动的心血管疾病[32]。这一数字在85岁以上增加至约204人每1 000人,男女受到同样的影响。动脉粥样硬化的过程还会影响体内的其他血管,从而危及血管本身及相关器官的功能。例如,卒中是导致长期严重残疾的主要原因,并且影响美国老年人更为多见。在65岁以上的人群中,约有75%的人罹患卒中,55岁以后每10年发生卒中

2015

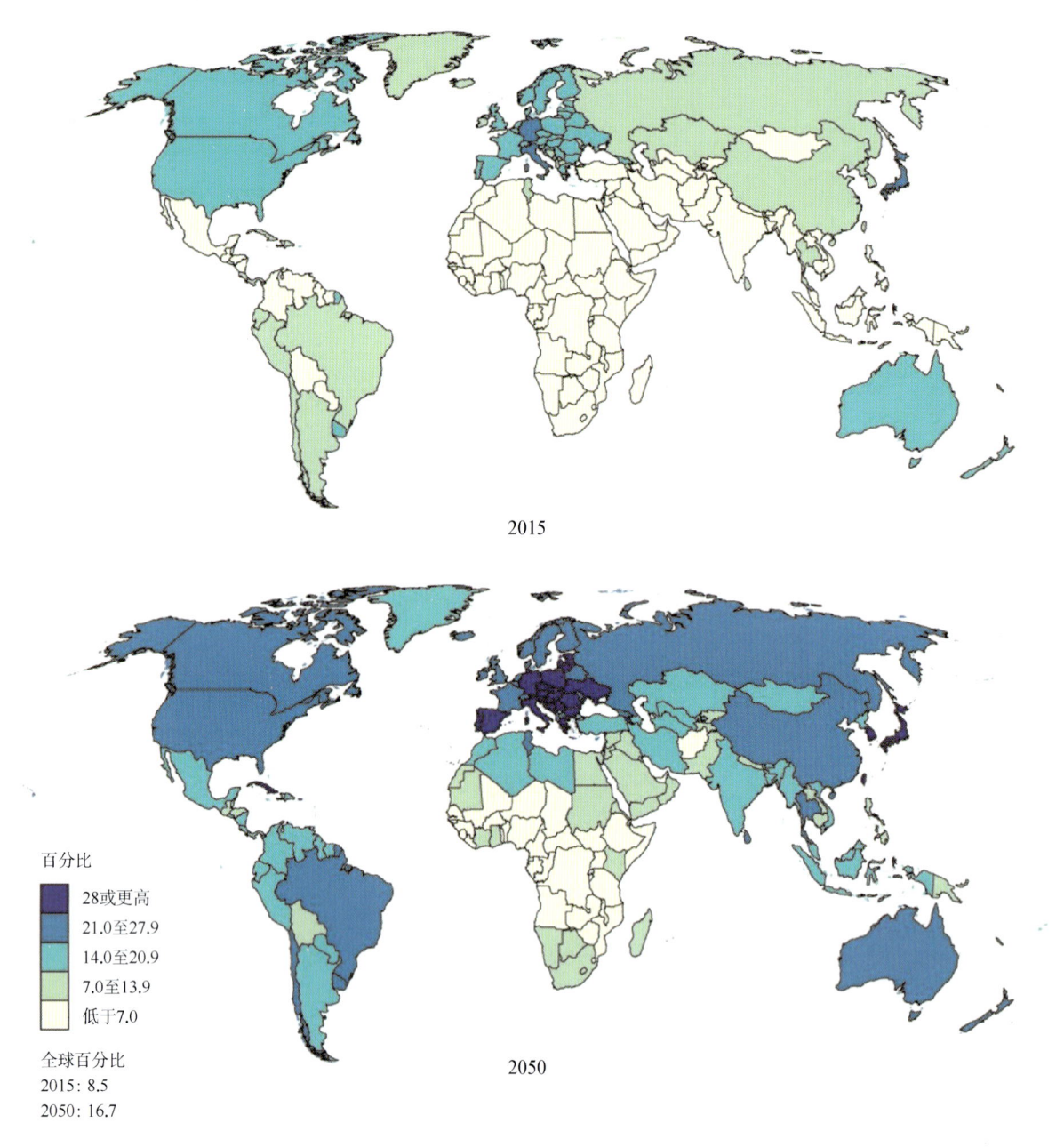

百分比
- 28或更高
- 21.0至27.9
- 14.0至20.9
- 7.0至13.9
- 低于7.0

全球百分比
2015: 8.5
2050: 16.7

2050

来源：美国人口普查局，2013，2014；国际数据库，美国人口预测。

图1-3　2015年和2050年65岁及以上人口百分比

老龄化是一个全球性问题。从2015到2050年，全球人口超过65岁的国家数量大幅增加（转自He等[67]）。

风险加倍。卒中的一个重要危险因素是高血压。65岁以上人群中约有一半患有高血压，女性高血压发病率相对略高。积极治疗和预防心脏病和卒中，有助于维持围手术期患者血流动力学平稳。

影响老年人的常见代谢性疾病是糖尿病和骨质疏松症。2型糖尿病是困扰绝大多数老年人的疾病之一，但令人惊讶的是，它并没有随着年龄的增长而增加。因此，糖尿病很可能是一种在65岁之前发展起来的慢性疾病[32]。对糖尿病的严格控制至关重要，因为它是许多其他严重疾病的前兆，包括缺血性心脏病和卒中。骨质疏松使老年人的骨骼更脆弱，更容易发生骨折，且女性比男性更容易患上这种疾病。最容易受骨质疏松影响的骨骼是脊柱、髋部和腕部。骨质疏松会导致骨折

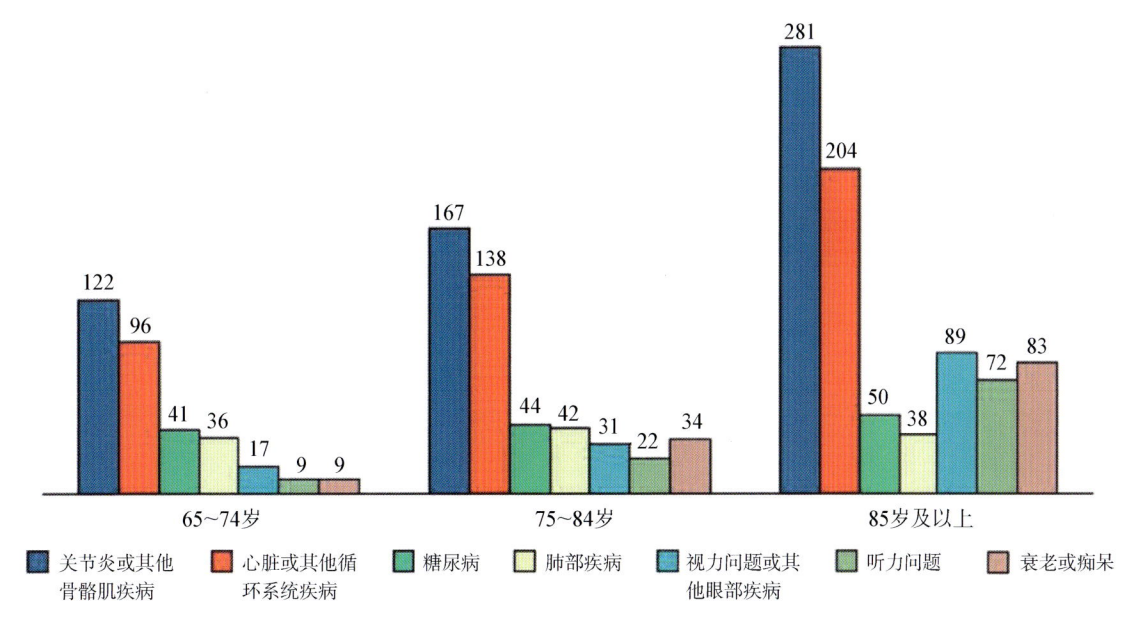

图 1-4　按年龄划分的慢性疾病引起的活动限制（2006—2007年）

该图显示了每1 000人的疾病和健康问题，并且随着年龄的增长，这些疾病负担的分布发生变化（转载自美国人口普查局，P，等[32]）。

注：数据来自2006—2007年全球卫生健康调查，覆盖非收容机构的人群。

并需要手术治疗。事实上，髋部骨折很常见并有较高的发病率和死亡率。髋部骨折的老年人在3个月内死亡的可能性是没有髋部骨折的老年人的3～4倍[34,35]。

诊断患有癌症的人中有一半年龄在65岁及以上[32,36]。这是人类寿命增加的结果，老年人中某些癌症的发病率也会增加。对于麻醉医师来说，癌症的主要影响在于许多患者需要做根治或姑息性手术。前列腺癌和乳腺癌目前的5年生存率≥90%。这与肺癌16%的低存活率形成鲜明对比。在多种类型的癌症中，老年人的手术治疗效果与年轻患者大致相同，但并发症发生率略高[36]。因此可以预计，伴随人口老龄化将会有更多的肿瘤相关外科手术开展。

大脑的衰老会带来几个潜在问题。认知障碍是指与人类高级情感相关的功能丧失。其中最主要的功能是记忆，也有其他如设计、思考和计算能力。随着年龄的增长，所有功能都会恶化，这对处理老年麻醉的麻醉医师来说是一个挑战（见第10和30章）。认知功能障碍分为轻度认知功能障碍和痴呆症两大类。轻度认知障碍较常见，但可发展为更严重的失智症，如阿尔茨海默病，其在70岁以上人群中发病率约为23‰[32]。所有认知功能的丧失都是令人沮丧的，严重时会使个人丧失活动能力，给家庭带来灾难。

视力和听力的损害也与衰老有关，并可进一步导致运动能力削弱（图1-4）。男性的听力丧失更为严重，并随着年龄的增长而增加，但随着女性年龄的增长，她们在听力损伤方面往往与男性持平[37]。视力障碍在女性中更常见，但在男女中均随年龄增加而加重。抑郁症是老年人群的主要情绪障碍，女性比男性更为常见：据报道，65岁以上的女性和男性患抑郁症的比例分别为16%和11%[32]。这在男女中都是相对较高的发病率，需要早期认识到抑郁症，因为除了自杀之外，抑郁症还与其他许多导致死亡的原因有关。

老龄化和手术风险对围手术期的影响

迅速增长的老年人口对麻醉医师和外科医师的工作带来很大影响。随着麻醉和外科知识技能的日渐发展，老年患者相比过去能够接受更为积极的手术治疗。此外，适合手术治疗的老年病种也比过去增多。年龄较大的患者手术率（58%）高于年龄较小的患者，预计2000年至2020年，手术率将增加14%～47%[30]（图1-5）。2010年，大约有13%的美国人口年龄在65岁以上，然而在所有的住院手术中，37%的患者年龄在65岁以上。换言之，大部分的外科手术都是在老年人身上进行的。例如，超过一半的心血管系统手术是在超过65岁的患者身上进行的。而在老年患者中较少见的是耳鼻喉科和辅助生殖科手术。一旦患者达到85岁，手术率就会下降，尽管这一年龄段的住院率在增加[38,39]。然而，随着这个年龄段人群的增长及手术适应证的放宽，85岁以上患者的手术可能会增加。

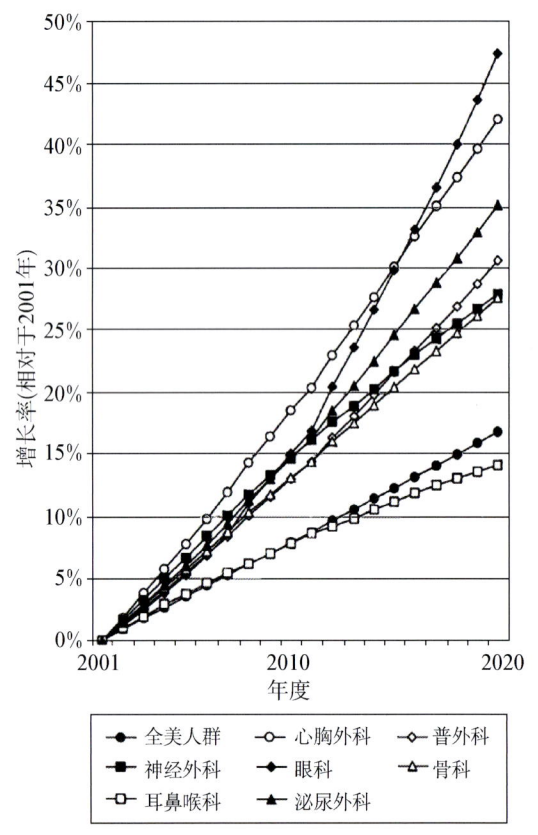

*手术类别包括血管、乳房、疝、腹部、胃肠道和儿科手术。

图1-5 各专科工作量预测增长值

本图表明，随着时间的推移（2000—2020年），老年患者数量增加。其直接结果是，除耳鼻喉科外，预计各外科专科65岁以上患者都显著增加（转载自 Etzioni 等[68]，获得 Wolters Kluwer Health, Inc. 的许可）

总体而言，老年患者手术的并发症发病率、死亡率和恢复时间均比年轻患者有所增加[36,40-43]。老年患者门诊手术率的增加部分原因是老年患者更倾向于待在熟悉的环境中。最近的两篇综述总结了老年患者门诊手术的许多问题[44,45]。有数据显示，老年患者门诊手术后意外导致的入院率有增加趋势[46]。227例高危手术患者中，老年患者（≥65岁）的死亡率约为年轻患者的两倍（6%对3%），这意味着老年患者承受高危手术的能力较低[47]。因此，有大量数据表明风险与年龄有关，尽管全面的风险建模发现，并发症和其他因素较年龄因素能够更好地预测风险[48]。此外，通常的高龄和真正的衰老之间的区别显示了老年学中的一个主要现象：衰老在个体之间存在着巨大差异。尽管按年龄区分患者甚或是对患者分类是非常方便的，但实际年龄并不能很好地预测生理衰老。因此，不应单独使用它来预测外科手术的风险。年龄本身并不一定会带来额外风险，由于个体差异性，有些人的衰老生理储备较多而能够在衰老过程中保持健康，另一些人可能因疾病或生活压力而导致在衰老过程中变得虚弱，所以解释衰老个体差异性的一个理论是稳态和生理储备的概念。

稳态系统是一个开放的生物系统，它通过相互依赖的调节机制严格控制多种动态平衡来维持其结构和功能[49]。系统通过一系列大小相同和方向相反的反应来应对变化，做出反应，目的是维持内部平衡。术语"内稳态"（homeostenosis）用于描述稳态储备能力的逐渐降低。这一观点的另一种表达方式是，老龄化会导致储备能力的逐步下降。其储备能力的降低可以表现在细胞、器官、系统或全身水平上。例如，肾小球滤过率（GFR）随着年龄的增长而逐渐降低，从而限制了这种排泄机制承受压力的能力，包括液体负荷、药物或其他有毒物质的排泄。与年龄相关差异性是生理功能降低的关键因素。因此，尽管总体上GFR每年减少1 mL，但在定义这种变化的大型研究中，30%的参与者的GFR没有变化，而其他人的GFR降低

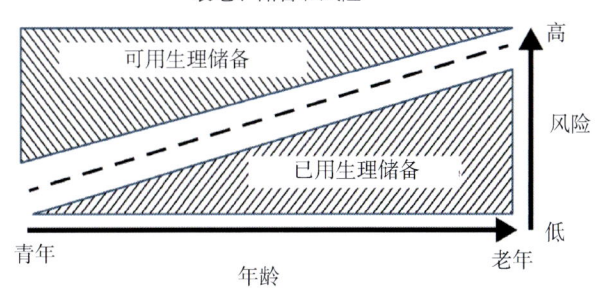

图1-6 这是一个动态平衡的示意图,显示了随着年龄的增长,需要更多的生理储备来维持动态平衡。这意味着面对类似手术这样较大压力时,可用的生理储备减少,风险增加(引自:Silverstein[2],Taffet[69])

幅度要大得多[50]。生理储备的概念也被用来描述认知功能[51]。塔费(Taffet)拓展了生理储备减少的一般概念,强调储备能力不是无形的器官能力,而是老年人最大限度地利用器官功能维持体内稳态平衡的能力。当需求超过器官或机体的反应能力时,随之而来的是疾病和高风险(图1-6)。衰老降低了所有系统的反应能力,这种风险越来越大。手术应激使老年患者体内稳态失衡而增加风险的原因,至少可能是由于耗尽了生理储备。

麻醉医师处理患者的方法

全面循证为基础的老年患者围手术期处理正在迅速发展,但远未完成。术前评估已成为老年患者处理的关键(见第4章)。麻醉医师至少应评估患者的各脏器功能状态,辨别器官因年龄或因疾病而发生的变化,尝试评估其储备能力,并发现手术前必要检查中的潜在问题。术前访视是向患者和家属获得对术后恢复期切合实际的期望和目标的理想时机。术后恢复预期的理想时机,也是记录患者提出任何治疗要求和医疗意见代理人的时机。美国外科医师学院国家外科质量改进项目(ACS NSQIP)和美国老年医学学会(AGS)制定了老年患者常规术前评估的步骤[52,53](框1-1[52])。获取患者信息是具有挑战性的,并可能涉及与患者、他们的直接护理者和其他家庭成员的讨论,以及参考先前多个医疗记录。老年外科患者的综合

框1-1 老年患者最佳术前评估表

除了对患者进行完整的病史采集和体检外,强烈建议进行以下评估

- 评估患者的认知能力和了解手术预期的能力
- 评估患者抑郁程度
- 评估患者发生谵妄的危险因素
- 评估患者酒精和其他药物滥用/依赖情况
- 根据美国心脏病学会/美国心脏协会的方法评估非心脏手术患者的心功能
- 评估患者发生术后肺部并发症的危险因素,并给予适当的预防措施
- 记录患者跌倒史及功能状态
- 确定虚弱评分基础
- 评估患者的营养状况,如果患者存在严重的营养问题,考虑术前干预
- 详细和准确地采集药物史,并考虑围手术期适当调整用药。监测复合用药
- 根据可能的治疗结果确定患者的治疗目标和期望
- 确定患者的家庭和社会支持系统
- 安排针对老年患者的术前诊断测试

转载自 Chow 等[52]并获得 Elsevier 许可

治疗方案也可将术前任务分配给多位医师,包括老年医师、麻醉医师或外科医师,这要求有良好的处理协调能力。

2009年,麦戈里(McGory)等人公布了超过90项关于75岁以上患者围手术期质量的评价指标[54]。5项术中指标已得到验证,并列在表1-2中。此外,上述许多措施被认为是特定针对老年患者的,因为围手术期对老年患者的处理可能与非老年患者的处理有很大不同(表1-3)。确定处理流程及措施,特别是针对不断增多的老年患者的措施,可能有助于提高医疗质量以及成本的控制。

最近,美国外科医师学院国家外科质量改进项目(ACS NSQIP)与美国老年医学学会(AGS)

框 1-2 老年患者术中处理经质量评价有效的措施

1. 如果老年患者接受择期或非择期住院手术,且需要备皮,不应使用剃刀进行备皮
2. 如果老年患者接受择期或非择期住院手术,术中应维持高于 36℃ 的正常体温
3. 如果老年患者接受择期或非择期住院手术,术中体温低于 36℃,则应采取额外措施纠正过低体温
4. 如果老年患者接受择期或非择期住院手术,并在腹腔镜下开始手术,则手术应在 6 小时内完成,即使转换为开放式手术也应如此
5. 如果老年患者接受择期或非择期住院手术,应确保在手术台上正确摆放体位,以防止周围神经损伤并保持皮肤完整性

转自 McGory 等[54],经 Wolters Kluwer Health 许可

表 1-3 针对进行手术的老年患者的特定措施

项　目	措　施
伴随疾病评估	• 按照 ACC/AHA 指南完成标准化心血管风险评估 • 估算肌酐清除率
衰老问题的评估	• 筛查营养、认知、谵妄、压疮风险 • 评估功能状态,包括行走、视力/听力损伤和 ADLs/IADLs • 转诊进一步评估认知障碍或受损的功能状态、谵妄或复合用药的风险
用药情况	• 住院患者肠道准备的适应证 • 药物治疗方案和复合用药的评估 • 避免使用诱导谵妄的药物和其他可能不适当的药物(如 Beers 标准)
患者支持讨论	• 评估患者的决策能力 • 讨论具体的预期功能结果、生命支持意愿和代理人
术后管理	• 预防营养不良、谵妄、失用退化、压疮 • 术后谵妄的每日筛查和谵妄发作的标准化检查 • 了解听力/视力是否受损 • 为患者提供眼镜、助听器、假牙 • 为造口术后家庭护理提供帮助 • 每日评估中心导管使用指征、早期拔除导尿管和进行标准化发热检查预防感染
排放规划	• 告知患者或护理者药物的用途、服用方法以及所有门诊用药的不良反应 • 手术前评估社会支持和家庭护理需求 • 出院前评估营养、认知、活动和 ADLs

转载自 McGory 等[54],经 Wolters Kluwer Health 许可

联合发布了最新的老年患者围手术期处理指南。"老年患者的最佳围手术期处理:最佳实践指南"目前可在美国外科医师学院(ACS)网站[55]上找到。这份有价值的指南侧重于 9 种对老年患者的处理具有重要意义的具体围手术期处理措施:认知和行为障碍、心脏评估、肺评估、功能/表现状态、虚弱、营养状态、药物管理、患者咨询和术前测试。本书的后续章节完全涵盖这 9 项内容。

在老年患者的围手术期处理中,衰弱是一个新兴的重要概念。对应激的协调反应依赖于多种生理和分子机制,它使得老年患者能够承受麻醉和手术的刺激。其中涉及免疫/炎症、内分泌、骨骼肌和神经系统,这些都和遗传学、自然衰老及疾病有关[56]。如果这些多重因素失调,那么衰弱将导致机体无法承受应激[56-58](图 1-7)。因此,衰弱会导致一种脆弱状态,这种状态与强烈应激下(如围手术期)的不良后果有关[59,60]。衰弱与较高的围手术期不良结局发生率有关,包括住院时间延长、术后疼痛和死亡率增加[59,60]。虚弱的状态可能很容易治愈,但通常很难进行系统诊断,治疗则更加困难。虽然目前对衰弱的概念进行了大量的研究[56],但医师对于改善衰弱状态以最终改善围手术期结局的能力所知甚少。事实上,越来越多的文献中提到"预处理"的概念,并将其视为可能改善衰弱状态的手段。预处理措施包括术前营养优化、减轻焦虑和体能锻炼。一项针对接受结直肠癌手术患者的预处理计划显示出令人欣慰的结果[61]。本书第 6 章提及了衰弱和预处理这两个不断演变的概念。

围手术期药物管理也是麻醉医师的一项重要工作。老年患者复合用药较常见。此外,与认知障碍有关的新药如阿尔茨海默病、帕金森病和其他神经系统疾病用药可能与常用的麻醉药物产生相互作用。最后,不同口服抗凝剂的广泛应用为围手术期出血和区域麻醉的使用带来独特挑战。本书第 21 章针对老年患者常用慢性病药物对麻醉的影响进行了讨论。

与年轻患者一样,老年患者的术中处理也存

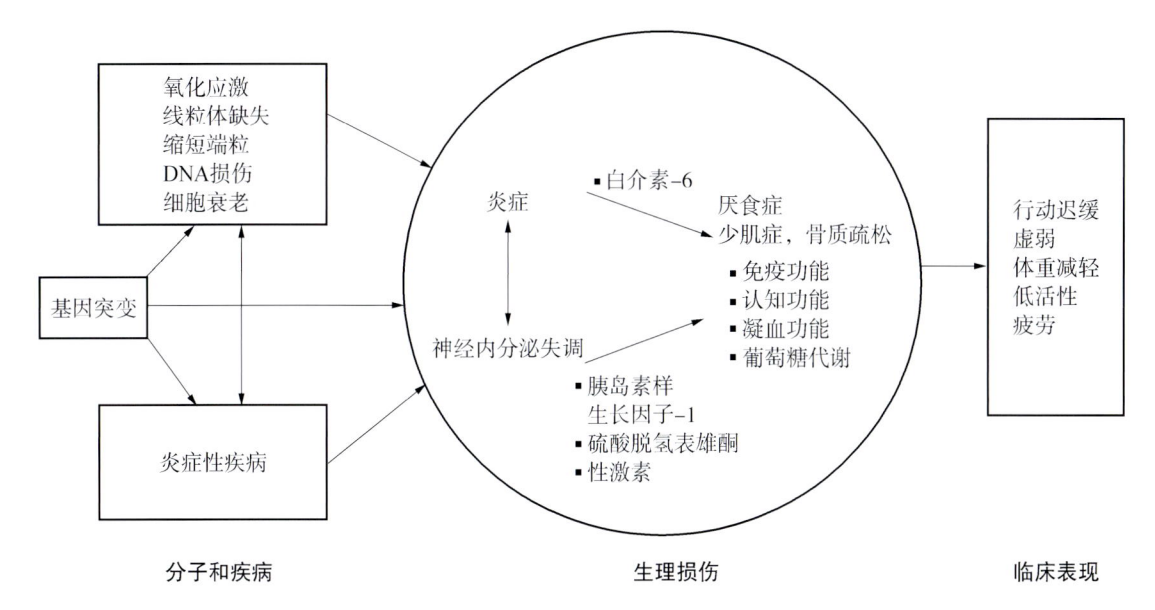

图 1-7 不同分子、疾病及生理功能的失调,导致虚弱的临床表现

(转载自 Walston[56],经 John Wiley and Sons 许可)

在相当大的差异性。对于接受手术的老年患者尚无统一最佳计划的推荐。然而,当设计这些患者的术中麻醉管理方案时,应当考虑到系统器官衰老时发生的自然生理变化。迄今为止,尚无确凿证据表明某种麻醉方法在避免术后功能障碍(包括谵妄和术后认知功能障碍)方面优于其他方法[62]。然而,当前的 NSQIP/AGS 指南强调采用区域麻醉和多模式镇痛,以减少阿片类药物和其他全身麻醉药物的非肠道途径使用,并改善术后疼痛管理[58]。关于老年患者区域麻醉和急性疼痛管理的详细描述,见本书第 19 章和第 28 章。

患者的体位摆放对于老年患者来说也是一项挑战。随着年龄的增长,皮肤和肌肉骨骼系统会发生巨大的变化。事实上,2007 年的一项全国性研究报告称,高达 8.5% 的老年患者在手术中出现皮肤损伤[63]。皮肤完整性的丧失也使患者周围神经更易损伤。显然,对于患有严重关节炎、活动受限或接受过关节置换手术的患者,在麻醉诱导前将其妥善安置于手术台上,并尽可能使其感到舒适。第 14 章中更深入地讨论了与年龄相关的肌肉、骨骼和皮肤系统的变化。

老年患者术后常见的并发症包括谵妄、功能减退、跌倒和营养不良。谵妄很难诊断;术前认知障碍、视力障碍、听力障碍和急性感染都会增加老年患者术后谵妄的风险。此外,谵妄与术后并发症的发病率与死亡率升高相关,并可导致住院费用的增加和住院时间的延长。最后,对于术后谵妄的治疗方法有限,预防可能是最佳治疗方法。第 30 章讨论了谵妄和术后认知功能障碍的内容。

由老年医学专家领导的跨学科团队在围手术期老年医学中发挥很重要的作用。从 20 世纪 80 年代开始,老年医学开始提出全面老年评估(CGA)的概念。CGA 是一个多维、跨学科的诊断过程,用于确定治疗需求、治疗计划和改善虚弱老年人的预后[64]。CGA 的目标是提高诊断准确性,优化医疗,改善医疗结局,包括功能状态和生活质量。在基于 CGA 的住院模型中,患者通常被送入专科病房,该病房医疗决策由具有老年医疗专业知识的医务人员掌控。这种 CGA 模型的良好建立,有助于改善老年患者的整体治疗水平。相比之下,CGA 的团队模式通常让患者接受非老年专业为主的管理(例如外科专业管理),但有老年专业咨询团队参与患者的管理[65]。这些老年专业咨询小组(IGCT)包括,可能受过专门培训的老年医师、麻醉医师以及辅助支持治疗服务人员,如物理治疗、言语治疗、营养师等。在围手术期，以IGCT为特色的合作计划已经实施。最值得注意的是围手术期外科之家（PSH）正开始进入围手术期的许多领域。PSH将在第5章中进一步描述。最后，虽然有证据表明IGCT可以降低死亡率[65]，但各医院之间的咨询服务模式可能有很大差异，使适用性和结果分析变得困难。此外，对咨询服务给出建议的执行情况也不相同，研究中常不提及此情况。这些团队的最终目标是提高生活质量和恢复术后功能状态。由于老年人口的增长将增加外科治疗的需求，如果老年麻醉学医师愿意，他们将有机会带头发展和实施老年围手术期循证医学。

教育

近年来，老年麻醉的教育机会大幅增加；然而，随着该领域的不断发展，仍有许多问题需要解决。如前所述，外科专业老年医学教育的一些最重要的倡导者是美国老年医学学会、约翰·A.哈特福德基金会和雷诺兹基金会，它们经常与美国麻醉学会合作。这些机构通过与学术机构和专业协会的合作，在包括麻醉专业在内跨外科专业建立了优秀的多学科教育项目。许多麻醉医师与外科医师和老年医学医师合作，获得了支持老年医学创新教育项目发展的教育资助。与许多赠款支持的计划类似，超过供资期的可持续性可能带来挑战。幸运的是，始于2016年的美国麻醉学会全国会议上制定的老年医学教育项目发挥了重要作用。如前所述，这为麻醉医师提供了一个展示老年医学问题的重要机会，并加强了我们在培训和继续教育方面的需求。

本章和全书所概述的人口结构和老年人群医疗并发症的变化情况表明，我们对于强调老年医学诊疗能力，并将与年龄有关的问题纳入各级麻醉课程的重要性并没有足够重视。具有讽刺意味的是，仅仅因为接诊老年患者数量的增加就常会使麻醉医师在工作中产生自满情绪。而在有机会接受老年医学教育培训时，麻醉医师（像其他专家一样）经常会说："我已经在处理老年患者了。"然而，在老年麻醉中有许多可能被忽视的问题与麻醉医师有关——尤其是作为新兴的围手术期医师的角色。谵妄、术后认知功能障碍和最近提出的衰弱是证明重要的老年临床综合征与麻醉医师相关的极好例子。这些领域也是基础和临床麻醉研究的重点。其他的老年医学疾病也在发展成为重要的焦点问题，特别是在围手术期外科学的框架内。例如，共享决策和高级指导正逐渐成为麻醉术前会诊的焦点，以及复合用药的潜在风险和术前用药的管理。这几个方面是麻醉教育计划中应该包括的例子。本书将深入讨论这些话题。

在过去的几年里，越来越多的管理和监督针对包括麻醉在内的医学研究生培养。在美国，ACGME与ABA已经建立了麻醉学所需能力的全面课程。所有住院医师必须证明范围内所需能力的熟练程度，并定期审查培训计划，以确保满足合适的教育标准。基于能力培养的住院医师采用基于结果的考核方法。对受训人员以能力为基础的评估是课程的核心部分。相对较新的成果转化给教育计划带来了新的挑战。老年麻醉的一个优势是老年患者的数量，这些患者可以参与这类临床强化教育项目。有关老年麻醉的教育课程已为麻醉医师制定完成（表1-4）[13]。ACGME和ABA都要求关于老年生理学、药理学和老年患者管理的基本知识。然而，对老年麻醉教育的实际需求是有限的。实质上，ACGME要求住院医师接受适当的教学指导和管理老年患者的临床经验。ABA公布了培训项目的内容大纲，其中包括老年病理学、药理学和生理学。

尽管人们认识到老年医学在学科内部的培训的重要性，但仍有很多困难。幸运的是，像这样的教科书可以帮助提高老年相关知识深度和广度，而这些知识是成为一名合格麻醉医师所必需的。不管实际的情况如何，我们都有机会审视当前的指南，并提出建议，将老年病学设为麻醉研究的必要领域。关键问题是将老年医学确立为一个重要学科。

表 1-4 老年麻醉学课程

背景

1. 定义和人口统计学
2. 了解与老年患者有关的保健/经济问题
3. 老年患者的伦理问题

器官系统

4. 了解麻醉和衰老对中枢以及周围神经系统的影响
5. 了解麻醉和衰老对心血管系统的影响
6. 了解麻醉和衰老对上呼吸道和肺部的影响
7. 了解麻醉和衰老对内分泌和代谢功能的影响
8. 了解麻醉和衰老对体温调节的影响

把它们结合在一起

9. 老年患者的评估/评价：老年科医师的观点
10. 老年患者术前评估：来自麻醉医师的评估
11. 生理损伤的非典型表现
12. 老年创伤患者

麻醉药物的选择

13. 区域麻醉与全身麻醉
14. 门诊手术
15. 液体和输血管理
16. 操作技能

药物

17. 了解衰老的药理学问题
18. 吸入麻醉药
19. 静脉麻醉药
20. 局部麻醉药

术后管理

21. 术后/PACU 问题
22. 谵妄和术后认知功能障碍
23. 急性疼痛管理

亚专业领域

24. ICU 问题
25. 慢性疼痛综合征

修改自：Barnett 等[70]，获得 Sheila R. Barnett 的许可

未来的研究领域

未来的研究领域包括：与年轻患者相比，导致老年患者发病率和死亡率增加的特定和可变的因素；谵妄的预测、预防和治疗；麻醉医师在老年延续护理模型中的作用；在老年人群中围手术期外科之家和术后加速康复（ERAS）的应用；对接受择期和急诊手术（骨科手术、腹部大手术）患者的长期随访措施；以及评估减少衰弱的介入方法。

参考文献

[1] Reves JG, Greene N. Anesthesiology and the academic medical center: place and promise at the start of the new millennium, vol. 38. Philadelphia: Lippincott Williams & Wilkins; 2000.

[2] Silverstein JH. In: Silverstein JH, Rooke GA, Reves JG, McLeskey CH, editors. Geriatric anesthesiology. 2nd ed. New York: Springer; 2008. p. 3–14.

[3] American Geriatrics S. Geriatrics-at-your fingertips. http://geriat-ricscareonline.org/ProductAbstract/geriatrics-at-your-fingertips/B005. 2016. Accessed 19 June 2016.

[4] Rovenstine EA. Geriatric anesthesia. Geriatrics. 1946; 1: 46–53.

[5] Lorhan PH. Geriatric anesthesia. Springfield: Charles C. Thomas; 1955.

[6] Krechel SW. Anesthesia and the geriatric patient. Orlando: Grune & Stratton, Inc.; 1984.

[7] Stephen CR. Geriatric anesthesia: principles and practice. Oxford: Butterworth-Heinemann Ltd.; 1986.

[8] Felts JA. Anesthesia and the geriatric patient. Philadelphia: W. B. Saunders; 1986.

[9] Davenport HT. Anaesthesia in the elderly. Oxford: Butterworth-Heinemann Ltd.; 1986.

[10] Davenport HT. Anaesthesia and the aged patient. Oxford: Blackwell Science Ltd.; 1988.

[11] Rooke GA. The history of geriatric anesthesia in the United States and the society for the advancement of geriatric anesthesia. Anesthesiol Clin. 2015; 33(3): 427–37.

[12] Anesthesia ASoACoG. Syllabus on geriatric anesthesiology. 2002. http://www.sagahq.org/images/Syllabus.pdf. Accessed 11 Aug 2016.

[13] Anesthesiology ASoACoGAatSftAoG. A geriatric anesthesiology curriculum. 2009. http://sagahq.org/images/GeriCurric.pdf. Accessed 11 Aug 2016.

[14] Anesthesiology ASoACoGAatSftAoG. Frequently asked questions about anesthetic considerations for elderly patients. 2009. http://sagahq.org/images/FAQs.pdf. Accessed 11 Aug 2016.

[15] Surgeons AAoO. Management of hip fractures in the elderly, evidence- based clinical practice guideline. 2014. http://www.aaos.org/cc_files/aaosorg/research/guidelines/hipfxguideline.pdf. Accessed 11 Aug 2016.

[16] Anesthesia SftAoG. http://www.sagahq.org/. Accessed 11 Aug 2016.

[17] Society AG. Home page. http://www.americangeriatrics.org/. Accessed 11 Aug 2016.

[18] Solomon DH, Burton JR, Lundebjerg NE, Eisner J. The new frontier: increasing geriatrics expertise in surgical and medical specialties. J Am Geriatr Soc. 2000; 48(6): 702–4.

[19] Society AG. New frontiers in geriatric research: an agenda for surgical and related medical specialties. http://newfrontiers.americangeriatrics.org/. Accessed 11 Aug 2016.

[20] Katz PR, Burton JR, Drach GW, et al. The Jahnigen scholars program: a model for faculty career development. J Am Geriatr Soc. 2009; 57(12): 2324–7.

[21] Aging NIo. Grants for Early Medical/Surgical Specialists' Transition to Aging Research (GEMSSTAR). https://www.nia.nih.gov/research/dgcg/grants-early-medical-surgical-specialists-transition-aging-research-gemsstar. Accessed 11 Aug 2016.

[22] Society AG. Research agenda. http://www.americangeriatrics.org/health_care_professionals/research__funding/research_agenda/. Accessed 11 Aug 2016.

[23] Society AG. Education of medical specialties. http://www.americangeriatrics.org/gsi/who_is_gsi/gsi_mission_goals. Accessed 11 Aug 2016.

[24] Association AA. Home page. http://www.ageanaesthesia.com/. Accessed 11 Aug 2016.

[25] Barnett SH. Manual of geriatric anesthesia. New York: Springer; 2013.

[26] Dodds C, Kumar CM, Veering BT. Oxford textbook of anaesthesia for the elderly patient. New York: Oxford University Press; 2014.

[27] United States Department of Commerce U.S. Census Bureau, West LA, Cole S, Goodkind D, He W. 65+ in the United States: 2010. *U.S. Census Bureau Publication* [government statistical report]. 2014. https://www.census.gov/content/dam/Census/library/publications/2014/demo/p23–212.pdf. Accessed 20 June 2016.

[28] Ortman J, Velkoff VA, Hogan H. An aging nation: the older population in the United States. Population estimates and projections. *United States Department of Commerce U.S. Census Bureau* [statistical report]. Available at: https://www.census.gov/prod/2014pubs/p25–1140.pdf (2014). p. 1–28. Accessed 20 June 2016.

[29] United States Department of Commerce U.S. Census Bureau Ortman J, Velkoff VA, Hogan H. An aging nation: the older population in the United States, Population estimates and projections 2014.

[30] Etzioni DA, Liu JH, O'Connell JB, Maggard MA, Ko CY. Elderly patients in surgical workloads: a population-based analysis. Am Surg. 2003; 69(11): 961–5.

[31] United States Department of Health and Human Services AfCL. A profile of older Americans: 2011. 2016. http://www.aoa.acl.gov/Aging_Statistics/Profile/2011/8.aspx. Accessed 19 June 2016.

[32] U.S. Census Bureau Publication, West, LA, Cole, S, Goodkind, D, He, W. 65+ in the United States: 2010. *U.S. Census Bureau Publication* [government statistical report]. 2014. https://www.census.gov/content/dam/Census/library/publications/2014/demo/p23–212.pdf. Accessed 20 June 2016.

[33] Mozaffarian D, Benjamin EJ, Go AS, et al. Heart disease and stroke statistics-2016 update: a report from the American Heart Association. Circulation. 2016; 133(4): e38–60.

[34] Magaziner J, Simonsick EM, Kashner TM, Hebel JR, Kenzora JE. Survival experience of aged hip fracture patients. Am J Public Health. 1989; 79(3): 274–8.

[35] Cameron ID, Chen JS, March LM, et al. Hip fracture causes excess mortality owing to cardiovascular and infectious disease in institutionalized older people: a prospective 5-year study. J Bone Miner Res Off J Am Soc Bone Miner Res. 2010; 25(4): 866–72.

[36] Monson K, Litvak DA, Bold RJ. Surgery in the aged population: surgical oncology. Arch Surg (Chicago, Ill: 1960). 2003; 138(10): 1061–7.

[37] Gopinath B, Schneider J, Hartley D, et al. Incidence and predictors of hearing aid use and ownership among older adults with hearing loss. Ann Epidemiol. 2011; 21(7): 497–506.

[38] Weiss AJ, Elixhauser A, Andrews RM. Characteristics of operating room procedures in U.S. hospitals, 2011: statistical brief #170. In: Healthcare cost and utilization project (HCUP) statistical briefs. Rockville: Agency for Health Care Policy and Research (US); 2006.

[39] Manski RJ, Moeller JF, Chen H, Schimmel J, St Clair PA, Pepper JV. Patterns of older Americans' health care utilization over time. Am J Public Health. 2013; 103(7): 1314–24.

[40] Tiret L, Desmonts JM, Hatton F, Vourc'h G. Complications associated with anaesthesia–a prospective survey in France. Can Anaesth Soc J. 1986; 33(3 Pt 1): 336–44.

[41] Pedersen T. Complications and death following anaesthesia. A prospective study with special reference to the influence of patient-, anaesthesia-, and surgery-related risk factors. Dan Med Bull. 1994; 41(3): 319–31.

[42] Khuri SF, Daley J, Henderson W, et al. The Department of Veterans Affairs' NSQIP: the first national, validated, outcome-based, riskadjusted, and peer-controlled program for the measurement and enhancement of the quality of surgical care. National VA Surgical Quality Improvement Program. Ann Surg. 1998; 228(4): 491–507.

[43] Fleisher LA, Pasternak LR, Herbert R, Anderson GF. Inpatient hospital admission and death after outpatient surgery in elderly patients: importance of patient and system characteristics and location of care. Arch Surg (Chicago, Ill: 1960). 2004; 139(1): 67–72.

[44] White PF, White LM, Monk T, et al. Perioperative care for the older outpatient undergoing ambulatory surgery. Anesth Analg. 2012; 114(6): 1190–215.

[45] Aurini L, White PF. Anesthesia for the elderly outpatient. Curr Opin Anaesthesiol. 2014; 27(6): 563–75.

[46] De Oliveira GS Jr, Holl JL, Lindquist LA, Hackett NJ, Kim JY, McCarthy RJ. Older adults and unanticipated hospital admission within 30 days of ambulatory surgery: an analysis of 53,667 ambulatory surgical procedures. J Am Geriatr Soc. 2015; 63(8): 1679–85.

[47] Schwarze ML, Barnato AE, Rathouz PJ, et al. Development of a list of high-risk operations for patients 65 years and older. JAMA Surg. 2015; 150(4): 325–31.

[48] Mathis MR, Naughton NN, Shanks AM, et al. Patient selection for day case-eligible surgery: identifying those at high risk for major complications. Anesthesiology. 2013; 119(6): 1310–21.

[49] Rosnay d. Homeostasis. Principia Cybernetica Web. 1997. http://cleamc11.vub.ac.be/homeosta.html. Accessed 20 June 2016.

[50] Lindeman RD. Renal physiology and pathophysiology of aging. Contrib Nephrol. 1993; 105: 1–12.

[51] Whalley LJ, Deary IJ, Appleton CL, Starr JM. Cognitive reserve and the neurobiology of cognitive aging. Ageing Res Rev. 2004; 3(4): 369–82.

[52] Chow WB, Rosenthal RA, Merkow RP, et al. Optimal preoperative assessment of the geriatric surgical patient: a best practices guideline from the American College of Surgeons National Surgical Quality Improvement Program and the American Geriatrics Society. J Am Coll Surg. 2012; 215(4): 453–66.

[53] Bilimoria KY, Liu Y, Paruch JL, et al. Development and evaluation of the universal ACS NSQIP surgical risk calculator: a decision aid and informed consent tool for patients and surgeons. J Am Coll Surg. 2013; 217(5): 833–42.e1–3.

[54] McGory ML, Kao KK, Shekelle PG, et al. Developing quality indicators for elderly surgical patients. Ann Surg. 2009; 250(2): 338–47.

[55] Mohanty S RR, Russell MM, Neuman MD, Ko CY, Esnaola NF. Optimal perioperative management of the geriatric patient: best practices guideline from ACS NSQIP/American geriatrics society. 2016. https://www.facs.org/~/media/files/quality%20programs/geriatric/acs%20nsqip%20geriatric%202016%20guidelines.ashx.

[56] Walston J, Hadley EC, Ferrucci L, et al. Research agenda for frailty in older adults: toward a better understanding of physiology and etiology: summary from the American Geriatrics Society/National Institute on Aging research conference on frailty in older adults. J Am Geriatr Soc. 2006; 54(6): 991–1001.

[57] Amrock LG, Deiner S. The implication of frailty on preoperative risk assessment. Curr Opin Anaesthesiol. 2014; 27(3): 330–5.

[58] Mohanty S, Rosenthal RA, Russell MM, Neuman MD, Ko CY, Esnaola NF. Optimal perioperative management of the geriatric patient: a best practices guideline from the American College of Surgeons NSQIP and the American Geriatrics Society. J Am Coll Surg. 2016; 222(5): 930–47.

[59] Clegg A, Young J, Iliffe S, Rikkert MO, Rockwood K. Frailty in elderly people. Lancet. 2013; 381(9868): 752–62.

[60] Hubbard RE, Story DA. Patient frailty: the elephant in the operating room. Anaesthesia. 2014; 69(Suppl 1): 26–34.

[61] Gillis C, Li C, Lee L, et al. Prehabilitation versus rehabilitation: a randomized control trial in patients undergoing colorectal resection for cancer. Anesthesiology. 2014; 121(5): 937–47.

[62] Strom C, Rasmussen LS, Sieber FE. Should general anaesthesia be avoided in the elderly? Anaesthesia. 2014; 69(Suppl 1): 35–44.

[63] Aronovitch SA. Intraoperatively acquired pressure ulcers: are there common risk factors? Ostomy Wound Manage. 2007; 53(2): 57–69.

[64] Rubenstein LZ, Joseph T. Freeman award lecture: comprehensive geriatric assessment: from miracle to reality. J Gerontol A Biol Sci Med Sci. 2004; 59(5): 473–7.

[65] Deschodt M, Flamaing J, Haentjens P, Boonen S, Milisen K. Impact of geriatric consultation teams on clinical outcome in acute hospitals: a systematic review and meta-analysis. BMC Med. 2013; 11: 48.

[66] Federal Interagency Forum on Aging-Related Statistics. *Older Americans 2016: key indicators of well-being.* Federal Interagency Forum on Aging-Related Statistics. Washington, DC: U.S. Government Printing Office; August 2016. Retrieved 31st Jan 2017, from: https://agingstats.gov/docs/LatestReport/Older-Americans-2016-Key-Indicators-of-WellBeing.pdf.

[67] He W, Goodkind D, Kowal P, U.S. Census Bureau. An

aging world, international population reports, P95/16-1. 2016. Retrieved 21 June 2016, from http://www.census.gov/content/dam/Census/library/publications/2016/demo/p95-16-1.pdf.

[68] Etzioni DA, Liu JH, Maggard MA, Ko CY. The aging population and its impact on the surgery workforce. Ann Surg. 2003; 238(2):170-7.

[69] Taffet GE. Physiology of aging. In: Cassel CK, Leipzig RM, Cohen HJ, Larson EB, Meier DE, Capello CF, editors. Geriatric medicine. New York: Springer Science + Business Media; 2003. p. 27-35.

[70] Barnett SA, Jankowski CJ, Ahktar S, editors. A geriatric anesthesiology curriculum. American Society of Anesthesiologists (ASA) committee on geriatric anesthesia: October 14th 2007. Retrieved from: http://sagahq.org/images/GeriCurric.pdf.

2. 衰老的理论和机制

尼尔·S. 费达科（Neal S. Fedarko）

引言

衰老的常见印象是头发变稀疏和发色变浅，皮肤皱纹增多和色素沉着，身高、肌肉和骨量减少以及听力、视力和记忆力下降。虽然这些身体变化大部分确实发生在老年人身上，但它们并不是同时出现的，也不是以同样的程度出现。即使在一个人体内，成对存在的器官（眼睛、耳朵、肾脏）也存在差异性，它们随年龄变化的程度并不同步。衰老变化中的差异性反映了内部和外部刺激因素的多元性以及影响复杂稳态机制的随机性。

引起外表衰老的内在变化是发生在分子和细胞水平。衰老可以被定义为功能特性的渐进性变化，从分子水平的生化变化开始，最终扩展到细胞、组织和器官系统水平。功能能力的缺失会导致生理储备的下降——对内部或外部刺激做出适当反应的能力降低。身体细胞、组织和器官的渐进性和累积性变化导致体内稳态控制能力降低，并且增加了发病率和死亡率。

我们为什么会衰老？衰老仅仅是随着时间推移累积消耗的结果吗？不同生理系统与年龄有关的变化是如何相互作用的？在科学上，提出理论是为了能够系统地研究可回答的问题。如果提出一个理论来解释生物为什么会衰老以及衰老是否是一个进化过程，那么这就是一个关于衰老的进化理论。如果一个理论试图解释随着年龄的增长结构和功能的变化是如何产生的，那么这就是衰老的生理学理论。

我们为什么会衰老

进化论的重点是自然选择在维持物种繁殖健康方面的作用。增强繁殖健康（适应性）的特征和基因被选择，并在群体中变得更普遍。适应性差的性状对生物体的健康有害，在群体中被选择变得不常见。不影响生物体生存的非适应性性状通常处于较小的选择压力下。从历史上看，衰老有时被视为适应性特征（释放老年生物原本会争夺的资源而促进了年轻人的生存），或者被视为非适应性特征（因为老年生物不繁殖，所以对老年时期表达的特征选择压力最小）。目前，关于衰老的理论主要有两种，突变积累理论和对抗性多效性理论[1,2]。

在突变积累理论中，产生衰老表型的性状既不被选择也不被反对，因为其结果不影响繁殖。在这一理论中，后生殖年龄生物体表现出的突变（对健康影响最小）几乎没有选择压力。这些突变随时间积累并产生引起衰老表型的生理学改变。相反，衰老是对抗型多效性衰老理论中的适应性特征。自然选择的基因对年轻时期的健康产生有益影响。这些基因可能对老年时期的健康产生有害影响，但自然选择的力量随着年龄的增长而减弱，从而使这些基因在人群中保持表达。了解衰老是一种进化的特征还是物质的随机积累，与当下的我们戚戚相关,因为在生命晚期试图修复的干预措施可能会对早期健康产生负面影响。实验室中针对多个物种延长寿命的干预措施包括减少后代数量和/或降低代谢率。类似地,恢复衰老细胞的繁殖能力会增加癌症发生的风险。尽管突变积累理论和对抗性多向性理论是在20世纪中期才提出的,但对这些理论的验证和对结果的解释仍然存在争议[3-7]。

我们是如何变老的

衰老的生理学理论阐述了衰老是如何发生的。要了解衰老是如何从分子到细胞再到器官系统的,就需要了解人是如何活得长久的。也就是说,可以将衰老的生理学理论看作是关于维持内环境平衡所涉及的哨兵途径、系统和机制。主要的生理理论可归类为涉及特定分子、大分子系统、细胞器或系统信号传导的理论(表2-1)。例如,DNA及其编码的基因是生命的核心,有5种不同的衰老理论涉及DNA代谢和调节的不同方面。下文简要介绍了这些理论,并对支持证据的水平进行了总结。

衰老的DNA/遗传理论

基因为RNA、蛋白质以及合成和分解代谢核酸、氨基酸、碳水化合物和脂质的酶提供蓝图。基因组的完整性是生殖健康和生存所必需的。DNA序列可通过自发脱嘌呤反应和错误合成(内部应激源)以及电离辐射、黄曲霉毒素和烷化剂(环境应激源)进行修饰。生物体已经进化出依赖于DNA编码酶的检查和修复错误的机制。DNA损伤理论认为,基因容易受到损伤,DNA突变会产生改变的序列,进而改变RNA和蛋白质序列。这些突变改变了结构、信号和/或修复分子的功能,具有功能改变能力的分子积累产生了衰老表型。支持这一理论的证据包括:全身照射缩短了寿命[8,9],一些细胞中的体细胞突变随年龄增

表2-1 衰老生理学理论

关于DNA的理论

DNA损伤

mtDNA损伤

端粒缩短

转座元件激活

表观遗传修饰

错误突变

积累理论

残渣理论

 脂褐素

 交叉链接

 高级糖基化终产物

 错误折叠的蛋白质聚集体

陈旧理论

 线粒体

 过氧化物酶体

 溶酶体

系统信号理论

内分泌

免疫

干细胞

加[10,11],染色体异常随年龄增加[12,13],DNA代谢相关的基因突变与许多早衰综合征有关(Werner、Hutchinson-Gilford、共济失调和Cockayne)[14]。虽然有证据表明衰老与DNA损伤之间有很强的相关性,但两者之间的因果关系仍不明确[15]。

线粒体DNA损伤理论认为对该特定细胞器的DNA的损伤会随着时间的推移积累,损害线粒体的功能(能量产生),产生更具破坏性代谢产物(活性氧,一种含有高能自由基的分子)。细胞核有一套健全的、进化的机制来修复核DNA,而线粒体DNA却没有。导致线粒体DNA损伤和功能

异常的其他独有特征包括线粒体DNA接近产生活性氧的位点,异常线粒体有时比未损伤的线粒体复制得更快,虽然每个细胞仅翻译其核DNA的7%,但几乎其所有线粒体DNA都被翻译(没有多余的"垃圾DNA"来吸收损伤)。最终结果是能量产生减少,对其他细胞过程的控制减弱,活性氧种类增加,受损有害分子和细胞器的积累逐渐产生衰老表型。支持这一理论的证据包括:线粒体功能障碍是衰老的标志[16],线粒体功能异常与加速的衰老表型有关[17,18],线粒体DNA突变积累与年龄相关的快速(Ⅱ型)肌纤维丧失有关[19],受损的线粒体可引发细胞凋亡[20]。

衰老的端粒理论认为衰老是端粒缩短和细胞增殖受限的结果。复制失败会导致细胞置换和组织/器官更新的缺陷。因为DNA复制机制在物理上占据了DNA的空间,所以它不能在它复制的染色体上复制DNA的"最终"序列。端粒位于染色体末端,由重复序列组成。每次DNA复制,在多聚酶机制下的DNA片段不会被复制,端粒长度逐渐缩短。虽然有一种特殊的酶——端粒酶,它能维持干细胞的端粒长度,但体细胞中这种酶的含量很低。当端粒达到临界大小时,就会出现细胞或复制衰老。支持证据包括:端粒长度与细胞年龄成正比[21],患有早衰症的人端粒较短[22],癌症和其他永生细胞保持恒定的端粒长度[23],体外恢复体细胞中的端粒酶可延长这些细胞的复制寿命[24]。此外,细胞衰老与促炎状态细胞表达模式的改变有关,促炎状态是一种与老年生活改变和发病率有关的慢性状态[25]。不支持的证据包括观察到端粒长度与寿命无关,因为小鼠的端粒比人类的端粒长得多[26]。端粒酶可以防止复制衰老,但不能防止由其他途径(DNA损伤、活性氧化物和癌基因激活的反应)引起的细胞衰老。

转座元件激活理论描述了一种特殊的机制,这种机制可能导致体细胞突变随年龄增长而增加。DNA的某些序列(转座元件)具有从基因组中的一个位置移动到另一个位置的能力,它们插入到DNA不同片段中可以导致突变。这种随机插入产生的突变可以意外地改善生物体的适应性,有利于进化进程。相反,它会导致DNA损伤、复制错误和基因不稳定性。与上述DNA的修复机制一样,精细的机制已经进化为抑制转座子活性。支持证据包括:哺乳动物的转座频率随年龄增加而增加[27];转座元件的激活(失抑制)与衰老细胞的进行性功能障碍、诱导细胞衰老和细胞减少有关[28];果蝇脑中转座子激活的上调导致进行性记忆损害和寿命缩短[29]。

衰老的表观遗传理论认为表观遗传修饰改变基因表达模式和细胞功能,从而产生衰老表型。表观遗传学是指改变细胞和生理表型特征但不涉及遗传密码的改变。表观遗传学通过使外部和/或环境因素调节表型而在稳态中起作用。人体中的大多数细胞是体细胞,它们分化成特定组是表观遗传修饰的结果。分化的表型在一定程度上是通过核酸和蛋白质的相互作用、DNA甲基化和组蛋白乙酰化来维持。包括microRNA、短干扰RNA、piwi-interacting RNA和长链非编码RNA(LncRNA)等非编码RNA(ncRNA)在转录和转录后水平上调节基因的表达。这些表观遗传变化可能受到年龄、生活方式和环境的影响[30]。支持这一理论的证据包括:DNA甲基化随年龄增加[31],抑制转录因子的表观遗传沉默可导致细胞表达衰老表型[28],线粒体DNA和线粒体非编码RNA的表观遗传变化不仅影响线粒体结构、功能和动力学,而且还调节多种稳态途径,包括衰老、凋亡和能量代谢[32]。

错误突变理论并不直接涉及DNA,而是涉及参与DNA编码信息传递的RNA和蛋白质。通常存在一个稳定状态,其中出现低水平的随机误差,但几乎不造成危害。这些错误可能是RNA转录、校对、拼接和运输中的不准确以及氨基酸序列或蛋白质的多肽折叠和构象错误。错误突变理论认为,当生物合成机制随着年龄的增加而超过临界阈值出现不稳定时,会使得错误率增加并损害大分子功能。该理论预测,衰老细胞应该含有显著水平的异常蛋白,而降低合成保真度的突变将加速衰老。对这两个预测的检验得出了模棱两可的结果[33]。最近,错误突变理论被应用于线粒体突变[34]、肿瘤生长动力学[35]和病毒复制[36,37]的病理环境。

积累理论

这组理论侧重于衰老,由于细胞成分或特定细胞类型累积的结果,这些改变产生的损害导致组织功能丧失和稳态失衡。残渣衰老理论涉及特定的大分子,通常是代谢过程产生的废物,随着时间的推移,这些产物会破坏功能。脂褐素是由分解代谢反应产生的含脂质的氧化产物,积累在长期存活的有丝分裂后细胞(如神经元和心肌细胞)的溶酶体中。不能进一步降解脂褐素或通过胞吐将其排出会降低溶酶体的功能(大分子分解力、自噬性、受体再循环和胞质运输)。皮肤和骨骼中的胶原交联作用随着年龄的增长而增加,并导致这种支架蛋白的特性发生改变:皮肤弹性丧失,关节和骨骼僵硬柔韧性变差。同样,高级糖基化终末产物的含量在多器官系统中随着正常老化而增加,通过这种非酶修饰改变分子成分的生物力学和功能特性。此外,高级糖基化终末产物结合特定受体导致促炎免疫反应。错误折叠的蛋白质聚集体,如大脑中的神经纤维缠结、心脏中的淀粉样蛋白沉积和眼睛中的晶状体蛋白堆聚都被认为是导致正常衰老和病理变化的原因。很难确定受损分子成分的累积是老化的原因还是结果。虽然直觉上不溶性物质的聚集最终会损害其功能[38],但错误折叠的原蛋白聚集也可能是一种保护性反应[39,40]。

衰老的陈旧理论涉及细胞器,例如线粒体、溶酶体、过氧化物酶体和细胞核膜,它们由于年龄相关的组成、结构和/或代谢的变化而丧失了功能。线粒体异常在衰老中的作用最初集中于线粒体DNA损伤的积累,其产生更多的活性氧物质,进而导致进一步的损伤(参见上述线粒体DNA损伤理论)。这一原始理论的有效性受到以下观察的质疑:抗氧化剂治疗或对活性氧物质产生的关键酶调节因子表达不足或过表达对寿命的影响不明确[41],活性氧物质似乎促进了新陈代谢和长寿[42]。这改写了线粒体老化理论,其重点已从活性氧的产生和线粒体DNA转移到线粒体的其他活性,包括生物发生和转换[43]、钙动员[44]、细胞衰老[25]、细胞凋亡[45]和线粒体DNA以及非编码线粒体RNA的表观遗传学变化[32]。在这一新的线粒体老化理论中,线粒体功能障碍导致关键稳态途径(凋亡、衰老和能量代谢)的改变,这些改变导致细胞减少,并改变了衰老相关表型的表达和能量代谢。

过氧化物酶理论认为这些细胞器的累积损伤损害了这些细胞器的多种功能,导致细胞衰老和死亡。过氧化物酶体与线粒体一样,是一种细胞器,可通过分裂而增殖,参与活性氧的代谢和抗病毒的先天免疫(检测胞质病毒)[46]。过氧化物酶体通过β-氧化分解长链脂肪酸,合成醚磷脂和胆汁酸,并向线粒体补充代谢(三羧酸循环)中间产物。支持细胞器过氧化物酶体调节和细胞衰老的证据包括过氧化物酶体通过抗氧化酶[47]使活性氧失活,响应热量限制和各种轻度应激(延长寿命的治疗)将烟酰胺转化为烟酸(一种NAD+补救途径)[48],并作为非酯化脂肪酸水平的调节剂发挥作用,促进年龄相关的[50,51]细胞凋亡[49]和坏死。

溶酶体最初被克里斯蒂安·德迪韦(Christian de Duve)描述为在细胞死亡中发挥作用的"自杀袋"水解酶。衰老的溶酶体理论认为,该细胞器的功能障碍导致了衰老表型。溶酶体是核内质溶酶体系统的主要降解室。它们还在其他细胞过程中起作用,包括营养感应、细胞发育、分化和凋亡以及抗应激。溶酶体是细胞成分被分解以再循环利用(自噬)的地方,受损的、有缺陷的细胞器也经历细胞成分分解(例如,有丝分裂、吞噬)的地方。支持这一理论的证据包括溶酶体进行自噬,分解大分子以保证在暂时饥饿期间存活[52],去除受损的蛋白质和细胞器[43]作为维持正常细胞功能的一部分。而且溶酶体是脂褐素的潜在来源,当溶酶体功能失调并损伤蛋白质和细胞器(线粒体、过氧化物酶体)时,会导致它们自身的累积功能障碍并导致错误的级联反应,从而导致细胞功能障碍[54]。溶酶体功能的丧失提供了一个潜在的机制,即随着年龄增长细胞和组织功能丧失的程度会增加。

系统信号理论

衰老的内分泌理论认为,当激素水平和信号传导随年龄变化时,体内系统性地稳态失衡,衰老表型是由激素信号传导失调引起的。激素构建了生物体内的信号系统。激素的活性取决于合成、分泌和与靶受体结合。许多激素的产生随着年龄的增长而变化。它们的分泌模式(例如搏动性的、昼夜性的)也发生改变。此外,靶器官中传递信号的激素受体数量减少和功能减低。例如,许多器官随着年龄的增长而缩小;生长激素或性激素水平的年龄相关性会对靶器官的大小及修复和维持功能产生负面影响。支持这一理论的证据包括生长激素-胰岛素样生长因子轴的变化和体重减少的衰老表型[55]、下丘脑-垂体-肾上腺轴、皮质醇调节失调和应激反应[56]。衰老的免疫理论认为,系统防御和修复反应的减弱会对其他器官系统的功能产生负面影响,并导致衰老表型。免疫系统已经进化,使生长缓慢的机体能够对生长迅速的病原体/寄生虫做出反应并加以控制,以及处理伤口修复和特定的组织重塑。由体液(凝血级联反应、补体)和免疫细胞(自然杀伤细胞、中性粒细胞、巨噬细胞)组成的先天免疫机制和涉及体液(抗体)和细胞(T和B淋巴细胞)的获得性免疫机制提供了高度进化的稳态系统。年龄增长与"免疫衰老"有关,"免疫衰老"是获得性免疫力的逐渐下降,与老年发病率和死亡率的增加有关。"炎症"是先天性免疫活动增加与老化相关的推论,可能是后天性免疫力下降的补偿机制。先天免疫系统增强的特征是细胞因子(例如白细胞介素-6)水平增加和巨噬细胞活化,维持慢性促炎状态。

慢性炎症修复和重塑程序的作用导致蛋白酶和生长因子水平、组织结构和细胞组织的改变,从而对器官系统功能产生负面影响。支持衰老免疫理论的证据包括免疫衰老与衰老中功能改变的联系,如幼稚淋巴细胞数量的减少和记忆细胞的克隆扩张影响对新免疫挑战的反应能力[57],多种免疫细胞类型的功能改变[58-61],免疫与衰老的关联,以及年龄相关疾病和老年综合征的炎症反应[62-64]。

衰老的干细胞理论假设,随着年龄的增长,全能干细胞的再生能力降低,无法补充细胞的供应导致衰老表型的产生。骨髓中的造血干细胞和许多组织中的成体干细胞以及循环中的成体干细胞通过补充耗尽的储备来维持稳态。有助于肌肉质量和肌肉组织修复的卫星细胞、补充成骨细胞和形成骨骼的骨细胞、产生神经元的神经干细胞及大脑中的星形胶质细胞和神经胶质细胞是介导再生和修复的成体干细胞的实例。随着年龄的增长,前体细胞逐渐耗尽。这种再生能力的缺失具有多种潜在的原因,包括表型漂移、前体停滞或损伤、疾病和环境挑战,消耗祖细胞导致细胞衰竭。支持这一观点的证据包括年龄相关的累积DNA损伤,导致造血干细胞和毛囊干细胞的丢失[65,66],以及骨髓和肌肉中的脂肪含量增加与骨量减少[67],骨间充质干细胞从成骨细胞或成肌细胞向脂肪细胞谱系的转变。

我们知识的重大差距

已经提出的许多关于衰老的理论反映了我们目前对个体维持通路和体内稳态机制的理解,这些机制使我们能够长寿。有统一的衰老理论吗?虽然没有单一的理论可以完整解释衰老,但许多理论是相互关联的,而且衰老很可能反映了不同理论的组合。正如前面所指出的,各种理论的主要组成部分之间存在着相互影响。随着年龄增长,转座因子、表观遗传学、突变积累和衰老都会对细胞功能产生影响。干细胞的再生能力受新陈代谢、端粒长度和线粒体功能的影响。细胞凋亡受线粒体活性和溶酶体的调节,过氧化物酶体功能影响细胞衰老。经活性氧或非酶糖基化修饰的蛋白质产生炎症。蛋白质糖基化和交联反应可触发衰老,激素调节细胞凋亡、衰老和炎症。

相关理论对衰老相关的特定生理变化是如何解释的?衰老表型(受损分子和细胞器,细胞减少和衰老,组织结构改变,特定器官的重量减少和功能缺失)与各种理论强调的稳态通路之间的关联仍在定义过程中,并且可能取决于细胞类型(体细胞、全能干细胞),能量使用,器官环境和组成。在简化的衰老模型中,稳态通路之间的串扰已成为主要特征。串扰是否产生可预测的集成和分级信号?有些通路似乎是矛盾的(例如衰老与凋亡),决定走向哪个终点(持续或受控死亡)的因素尚不清楚。这些理论是否提供了有针对性的机制或途径,可以延长寿命,更重要的是提高老年生活质量?最近的研究表明,一些延长秀丽线虫寿命的突变也增加了线虫虚弱的时间[68]。对衰老理论的理解提高了我们对随着年龄增长而发生的事件复杂性和相互关联性的理解,并强调了其进步性和在提高老年人的功能能力方面的挑战。

参考文献

[1] Medawar PB. An unsolved problem of biology. London: H.K. Lewis; 1952.

[2] Williams GC. Pleiotropy, natural selection and the evolution of senescence. Evolution. 1957; 11: 398–411.

[3] Kaya A, Lobanov AV, Gladyshev VN. Evidence that mutation accumulation does not cause aging in Saccharomyces cerevisiae. Aging Cell. 2015; 14(3): 366–71.

[4] Jasienska G, Ellison PT, Galbarczyk A, Jasienski M, Kalemba-Drozdz M, Kapiszewska M, et al. Apolipoprotein E (ApoE) polymorphism is related to differences in potential fertility in women: a case of antagonistic pleiotropy? Proc Biol Sci. 2015; 282(1803): 20142395.

[5] Lin CH, Chen J, Ziman B, Marshall S, Maizel J, Goligorsky MS. Endostatin and kidney fibrosis in aging: a case for antagonistic pleiotropy? Am J Physiol Heart Circ Physiol. 2014; 306(12): H1692–9.

[6] Chen X, Zhang J. Yeast mutation accumulation experiment supports elevated mutation rates at highly transcribed sites. Proc Natl Acad Sci U S A. 2014; 111(39): E4062.

[7] Giaimo S, d'Adda di Fagagna F. Is cellular senescence an example of antagonistic pleiotropy? Aging Cell. 2012; 11(3): 378–83.

[8] Andersen AC, Rosenblatt LS. The effect of whole-body x-irradiation on the median lifespan of female dogs (beagles). Radiat Res. 1969; 39(1): 177–200.

[9] Lindop PJ, Rotblat J. Shortening of lifespan of mice as a function of age at irradiation. Gerontologia. 1959; 3: 122–7.

[10] Grist SA, McCarron M, Kutlaca A, Turner DR, Morley AA. In vivo human somatic mutation: frequency and spectrum with age. Mutat Res. 1992: 266(2): 189–96.

[11] Trainor KJ, Wigmore DJ, Chrysostomou A, Dempsey JL, Seshadri R, Morley AA. Mutation frequency in human lymphocytes increases with age. Mech Ageing Dev. 1984; 27(1): 83–6.

[12] Wojda A, Zietkiewicz E, Mossakowska M, Pawlowski W, Skrzypczak K, Witt M. Correlation between the level of cytogenetic aberrations in cultured human lymphocytes and the age and gender of donors. J Gerontol A Biol Sci Med Sci. 2006; 61(8): 763–72.

[13] Pincheira J, Gallo C, Bravo M, Navarrete MH, Lopez-Saez JF. G2 repair and aging: influence of donor age on chromosomal aberrations in human lymphocytes. Mutat Res. 1993; 295(2): 55–62.

[14] Fossel M. The progerias. J Anti Aging Med. 2003; 6(2): 123–38.

[15] Soares JP, Cortinhas A, Bento T, Leitao JC, Collins AR, Gaivao I, et al. Aging and DNA damage in humans: a meta-analysis study. Aging (Albany NY). 2014; 6(6): 432–9.

[16] Lopez-Otin C, Blasco MA, Partridge L, Serrano M, Kroemer G. The hallmarks of aging. Cell. 2013; 153(6): 1194–217.

[17] Sevini F, Giuliani C, Vianello D, Giampieri E, Santoro A, Biondi F, et al. mtDNA mutations in human aging and longevity: controversies and new perspectives opened by high-throughput technologies. Exp Gerontol. 2014; 56: 234–44.

[18] Peterson CM, Johannsen DL, Ravussin E. Skeletal muscle mitochondria and aging: a review. J Aging Res. 2012; 2012: 194821.

[19] Wanagat J, Cao Z, Pathare P, Aiken JM. Mitochondrial DNA deletion mutations colocalize with segmental electron transport system abnormalities, muscle fiber atrophy, fiber splitting, and oxidative damage in sarcopenia. FASEB J. 2001; 15(2): 322–32.

[20] Jeong SY, Seol DW. The role of mitochondria in apoptosis. BMB Rep. 2008; 41(1): 11–22.

[21] Guan JZ, Maeda T, Sugano M, Oyama J, Higuchi Y,

Makino N. Change in the telomere length distribution with age in the Japanese population. Mol Cell Biochem. 2007; 304(1−2): 353−60.

[22] Decker ML, Chavez E, Vulto I, Lansdorp PM. Telomere length in Hutchinson-Gilford progeria syndrome. Mech Ageing Dev. 2009; 130(6): 377−83.

[23] Allen ND, Baird DM. Telomere length maintenance in stem cell populations. Biochim Biophys Acta. 2009; 1792(4): 324−8.

[24] Hornsby PJ. Telomerase and the aging process. Exp Gerontol. 2007; 42(7): 575−81.

[25] Wiley CD, Campisi J. From ancient pathways to aging cellsconnecting metabolism and cellular senescence. Cell Metab. 2016; 23(6): 1013−21.

[26] Calado RT, Dumitriu B. Telomere dynamics in mice and humans. Semin Hematol. 2013; 50(2): 165−74.

[27] De Cecco M, Criscione SW, Peterson AL, Neretti N, Sedivy JM, Kreiling JA. Transposable elements become active and mobile in the genomes of aging mammalian somatic tissues. Aging (Albany NY). 2013; 5(12): 867−83.

[28] De Cecco M, Criscione SW, Peckham EJ, Hillenmeyer S, Hamm EA, Manivannan J, et al. Genomes of replicatively senescent cells undergo global epigenetic changes leading to gene silencing and activation of transposable elements. Aging Cell. 2013; 12(2): 247−56.

[29] Li W, Prazak L, Chatterjee N, Gruninger S, Krug L, Theodorou D, et al. Activation of transposable elements during aging and neuronal decline in Drosophila. Nat Neurosci. 2013; 16(5): 529−31.

[30] Christensen BC, Houseman EA, Marsit CJ, Zheng S, Wrensch MR, Wiemels JL, et al. Aging and environmental exposures alter tissuespecific DNA methylation dependent upon CpG island context. PLoS Genet. 2009; 5(8): e1000602.

[31] Jung M, Pfeifer GP. Aging and DNA methylation. BMC Biol. 2015; 13: 7.

[32] D'Aquila P, Bellizzi D, Passarino G. Mitochondria in health, aging and diseases: the epigenetic perspective. Biogerontology. 2015; 16(5): 569−85.

[33] Johnson TE, McCaffrey G. Programmed aging or error catastrophe? An examination by two-dimensional polyacrylamide gel electrophoresis. Mech Ageing Dev. 1985; 30(3): 285−97.

[34] Hoopes LL. Error catastrophe in mutant mitochondria. Sci Aging Knowl Environ. 2002; 2002(45): vp6.

[35] Sole RV, Deisboeck TS. An error catastrophe in cancer? J Theor Biol. 2004; 228(1): 47−54.

[36] Hart GR, Ferguson AL. Error catastrophe and phase transition in the empirical fitness landscape of HIV. Phys Rev E Stat Nonlinear Soft Matter Phys. 2015; 91(3): 032705.

[37] Summers J, Litwin S. Examining the theory of error catastrophe. J Virol. 2006; 80(1): 20−6.

[38] Bjorksten J. The crosslink theory of aging. J Am Geriatr Soc. 1968; 16(4): 408−27.

[39] Derham BK, Harding JJ. Effect of aging on the chaperone-like function of human alpha-crystallin assessed by three methods. Biochem J. 1997; 328(Pt 3): 763−8.

[40] Ventura S. Protein misfolding diseases. Future Sci OA. 2015; 1(2): FSO38.https://doi.org/10.4155/fso.15.38.

[41] Sanz A, Stefanatos RK. The mitochondrial free radical theory of aging: a critical view. Curr Aging Sci. 2008; 1(1): 10−21.

[42] Gonzalez-Freire M, de Cabo R, Bernier M, Sollott SJ, Fabbri E, Navas P, et al. Reconsidering the role of mitochondria in aging. J Gerontol A Biol Sci Med Sci. 2015; 70(11): 1334−42.

[43] Knuppertz L, Osiewacz HD. Orchestrating the network of molecular pathways affecting aging: role of nonselective autophagy and mitophagy. Mech Ageing Dev. 2016; 153: 30−40.

[44] Rizzuto R. Calcium mobilization from mitochondria in synaptic transmitter release. J Cell Biol. 2003; 163(3): 441−3.

[45] TeSlaa T, Setoguchi K, Teitell MA. Mitochondria in human pluripotent stem cell apoptosis. Semin Cell Dev Biol. 2016; 52: 76−83.

[46] Dixit E, Boulant S, Zhang Y, Lee AS, Odendall C, Shum B, et al. Peroxisomes are signaling platforms for antiviral innate immunity. Cell. 2010; 141(4): 668−81.

[47] Beach A, Burstein MT, Richard VR, Leonov A, Levy S, Titorenko VI. Integration of peroxisomes into an endomembrane system that governs cellular aging. Front Physiol. 2012; 3: 283.

[48] Ghislain M, Talla E, Francois JM. Identification and functional analysis of the Saccharomyces cerevisiae nicotinamidase gene, PNC1. Yeast. 2002; 19(3): 215−24.

[49] Jungwirth H, Ring J, Mayer T, Schauer A, Buttner S, Eisenberg T, et al. Loss of peroxisome function triggers necrosis. FEBS Lett. 2008; 582(19): 2882−6.

[50] Feng H, Ren M, Chen L, Rubin CS. Properties, regulation, and in vivo functions of a novel protein kinase D: Caenorhabditis elegans DKF-2 links diacylglycerol second messenger to the regulation of stress responses and life span. J Biol Chem. 2007; 282(43): 31273−88.

[51] Goldberg AA, Bourque SD, Kyryakov P, Boukh-Viner T, Gregg C, Beach A, et al. A novel function of lipid droplets in regulating longevity. Biochem Soc Trans. 2009; 37(Pt 5): 1050−5.

[52] Takagi A, Kume S, Maegawa H, Uzu T. Emerging role of mammalian autophagy in ketogenesis to overcome starvation. Autophagy. 2016; 12(4): 709−10.

[53] Gray DA, Woulfe J. Lipofuscin and aging: a matter of toxic waste. Sci Aging Knowl Environ. 2005; 2005(5): rel.

[54] Zhang J. Autophagy and mitophagy in cellular damage control. Redox Biol. 2013; 1(1): 19–23.

[55] Sherlock M, Toogood AA. Aging and the growth hormone/insulin like growth factor-I axis. Pituitary. 2007; 10(2): 189–203.

[56] Gupta D, Morley JE. Hypothalamic-pituitary-adrenal (HPA) axis and aging. Compr Physiol. 2014; 4(4): 1495–510.

[57] Weng NP. Aging of the immune system: how much can the adaptive immune system adapt? Immunity. 2006; 24(5): 495–9.

[58] Linton PJ, Thoman ML. Immunosenescence in monocytes, macrophages, and dendritic cells: lessons learned from the lung and heart. Immunol Lett. 2014; 162(1 Pt B): 290–7.

[59] Mocchegiani E, Malavolta M. NK and NKT cell functions in immunosenescence. Aging Cell. 2004; 3(4): 177–84.

[60] Pawelec G, Wagner W, Adibzadeh M, Engel A. T cell immunosenescence in vitro and in vivo. Exp Gerontol. 1999; 34(3): 419–29.

[61] Rawji KS, Mishra MK, Michaels NJ, Rivest S, Stys PK, Yong VW. Immunosenescence of microglia and macrophages: impact on the ageing central nervous system. Brain. 2016; 139(Pt 3): 653–61.

[62] Fulop T, McElhaney J, Pawelec G, Cohen AA, Morais JA, Dupuis G, et al. Frailty, inflammation and Immunosenescence. Interdiscip Top Gerontol Geriatr. 2015; 41: 26–40.

[63] Fulop T, Larbi A, Witkowski JM, Kotb R, Hirokawa K, Pawelec G. Immunosenescence and cancer. Crit Rev Oncog. 2013; 18(6): 489–513.

[64] Martorana A, Bulati M, Buffa S, Pellicano M, Caruso C, Candore G, et al. Immunosenescence, inflammation and Alzheimer's disease. Longev Healthspan. 2012; 1: 8.

[65] Matsumura H, Mohri Y, Binh NT, Morinaga H, Fukuda M, Ito M, et al. Hair follicle aging is driven by transepidermal elimination of stem cells via COL17A1 proteolysis. Science. 2016; 351(6273): aad4395.

[66] Rossi DJ, Bryder D, Seita J, Nussenzweig A, Hoeijmakers J, Weissman IL. Deficiencies in DNA damage repair limit the function of haematopoietic stem cells with age. Nature. 2007; 447(7145): 725–9.

[67] Kim M, Kim C, Choi YS, Kim M, Park C, Suh Y. Age-related alterations in mesenchymal stem cells related to shift in differentiation from osteogenic to adipogenic potential: implication to age-associated bone diseases and defects. Mech Ageing Dev. 2012; 133(5): 215–25.

[68] Bansal A, Zhu LJ, Yen K, Tissenbaum HA. Uncoupling lifespan and healthspan in Caenorhabditis elegans longevity mutants. Proc Natl Acad Sci U S A. 2015; 112(3): E277–86.

3. 老年医学的伦理和法律问题

保罗·J. 赫纳（Paul J. Hoehner）

引言

医学首先是一种道义上的付出，而医师与患者之间每一次的临床交流也都是道义上的碰撞。这是一项伦理事业，因为医学首先是一种伦理关系。可惜并不尽然，在当今许多人看来，医学更像是一门生意、一门科学或一门实体知识。患者是从众多"医疗保健服务提供者"那里购买商品、信息、建议或治疗的"医疗保健服务消费者"。交易一旦完成，义务便已履行，没有套路之外的潜在承诺。当然，这是许多哲学家、企业管理者和政府官僚们研究和描述医患关系的结论。然而，出于这种心态，就意味着医务人员不再是一个完全意义上的专业人士团队[1-4]。

有关麻醉医师在围手术期作用越发重要的讨论有很多[5-8]。随着现代医疗趋于向保健性质的演变，麻醉医师在围手术期越来越多地担任起初级保健医师的角色，其任务是从更大的层面评估患者的整体医疗状况，而不仅仅是对择期手术的评估。然而，鲜有文献报道，这种超乎以往的医疗角色在围手术期给麻醉医师带来的不仅是程序上能否手术的选择问题，而是更为复杂的伦理难题。麻醉医师不仅要充当传统的"手术室内科医师"以保障患者的医疗安全，而且还要充当患者的首席伦理辩护律师。

显然，为围手术期患者提供有效的伦理支持必然会遭遇许多障碍。工作量压力和手术室周转时间的缩短限制了麻醉医师与患者建立适当的医患关系。同时，越来越多的医师沦为大型医疗服务系统的雇员，该系统在医师、患者（或医疗消费者）、人群和雇主的经济利益之间强加了一个"双重（或多重）代理"[9,10]。多个服务商互相竞争可以增加大多数手术中心的有效"出入院患者数"，进一步促进了现代医学的客观发展。全面普及和共享电子病历（EMR）也必将以微妙而又戏剧化的方式改变医患关系的性质[11-14]。术前程序化和模板化的"数据录入"会大大减少人与人之间面对面建立信任和理解的机会，这是医学伦理实践的核心问题[14-16]。麻醉医师不应让经济、效率和外部机构的压力阻碍他们将患者个人的伦理和医疗利益作为首要职责。

人口老龄化日趋严重

美国商务部基于2012年人口普查发布的2012年国家预测报告预测，到2050年，美国65岁及65岁以上的人口将达到8 370万，几乎是其2012年估计人口（4 310万）的两倍[17]。婴儿潮时期出生的人（即1946年年中至1964年年中）是老年人口增加的主要原因，因为他们从2011年开始年满65岁。

随着美国老年人口的不断增加，老年医疗保健逐渐发展成为一门独特的医学专业。医学科学的进步和影响老年人护理的医疗服务体系的变化伴随着无数的伦理难题，不仅可能发生在医师和患者之间，而且发生在社会工作者、疗养院工作人员和患者亲属之间。涉及极端年龄和疾病情况下在伦理道德舆论中极为复杂。尽管麻醉医师可能会遇到各种伦理问题，例如患者的隐私、基督教派耶和华信徒的护理、药物成瘾等，但本章将重点介绍老年患者所特有的和可能遇到的问题。

老龄化的社会观点

在任何需要应用伦理原则处理的涉及老年人的伦理问题的案例，老龄化的社会观点都是固有且被广泛接受的。因此，我们要明白，个人对衰老的看法将会影响临床决策以及伦理原则在个别具体情况中的应用。尽管当代的老龄化观点复杂多样，但加多（Gadow）[18]综述了一系列观点，每一种观点都有助于凸显老年患者的社会道德价值以及伦理问题的解决。首先，衰老可以看作是健康和活力的对立面。这种对衰老过程的消极解释表现为对衰老的临床变化的"客观"描述，即从心理水平到细胞生理水平的"恶化"、"紊乱"和"崩溃"。然而，加多指出，除非人们"不加批判地接受年轻人所表现出的状态是健康的唯一理想状态"，否则衰老的变化并不存在必然的退化。此外，认为老年人普遍存在衰弱和功能障碍的观点也是错误的。帕特丽夏·荣格（Patricia Jung）指出："很显然，公开那些观念的错误，诸如将老年人描述为不可避免且逐渐加重的体格衰弱、精神衰退、无性生活需求、最适合在疗养院隔离等，辨清这些错误对于正确认识老年的含义迈出了重要的第一步"[20]。对许多人来说，老年不是残疾或疾病时期的到来。相反，这是一个非常健康的时期。根据一项官方研究，非住院老年人中有72.3%的人称自己的健康状况为"优秀"、"非常好"或"好"，仅有27.6%的老年人称其健康为"一般"或"差"[21]。然而，这项研究也表明，在1990年，65岁以上老年人由于急性和慢性疾病而活动受到限制的天数是年龄在25～44岁人群的2.5倍以上，在65岁以上人群中，37.5%由于慢性疾病而使活动受到某种程度的限制。医护人员在服务老年人的过程中自然对罹患急性或慢性病的老年患者产生认识上的误区，因此容易受到"衰退模式"负面表述的影响，而这种说法在我们对衰老的文化解释中占据着主导地位。

第二，衰老可以看作是不受欢迎的死亡提醒。医学，至少有点像雪莱描述的现代普罗米修斯[22]，倾向于以无视自身了解下一步行动能力的方式在人类环境中寻求并取得进步。在我们无处不在的治疗文化[23]的影响下，出于逃避痛苦的渴望和对死亡的恐惧，医疗工作者和他们的患者对长生不老的兴趣和追求远远超出了学术范畴。在我们的治疗文化中，衰老使我们渴望永葆青春，并赋予我们为之奋斗的力量（在某种程度上是成功的，至少在美容方面），但也迫使我们追问自己究竟想要活到多大年纪。随着年龄的增长，我们关心自己的时间和方式又是怎样的呢？医学的进步给老年人和那些与他们生活在一起并照顾他们的人带来了新的心理和伦理方面的挑战。例如，人们认为对于老年人来说，越自然、越容易接受的死亡率，对于非老年人来说，就越难以想象。这种观点可以避免老年人成为不可思议的象征。

关于老龄化的医学和社会观点可以反映从一个极端到另一个极端的完全多样性：从认为老年人具有比其他个人更少的社会和道德价值到认为具有比其他个人更大价值。在所有的认知中，最积极的态度认为老年人是文化瑰宝、智慧宝库和历史的化身。加多[18]还观察到另一个新出现的观点，即把老年人视为弱势公民。这一观点回避了老年人对社会的内在价值问题，把他们"带出隔离所"，且被视为"受压迫"群体成为我们施以仁慈的接受者。这种观点的潜在危险在于，将老年人认定为"残障人士"，从而将其指定为需要照顾的特殊群体，受益人仍然从属于捐助者，甚至可能成为极端的家长式照顾的受害者。

老年医学作为一种专业的兴起，其固有的发展是将衰老本身视为一种临床实体。从积极意义上说，衰老被视为一种独特的人类现象，值得特别关注。衰老不是健康问题，但存在特殊问题以及其他人群未见的特点。当然，这是一种广受欢迎的观点，它将而且已经极大地有助于理解和关注这一人口不断增长人群所特有的许多问题（本教科书的关注就是一个例子）。从消极方面说，将老年医学作为亚专科的方法可能成为更广泛应用的社会学方法的一种模式，据此老龄化将成为"非常特殊的一类不寻常现象，与所有年龄段的人所共有的更普遍的经验特征几乎没有关系"[18]。衰老可能有意无意间不被看作是一个正常的生命过程，而其本身即是一种疾病。然而，许多被误认为是老年人的"困境"的东西实际上是与衰老没有恰当联系的特定病理学结果。慢性疾病和退行性疾病往往与衰老相关，通常是生活方式选择的结果。尽管年龄增长可能与一定程度的记忆丧失有关，但最近有研究一再表明，老年人的基本认知能力并不随年龄增长而降低。有证据表明，某些更复杂的，更具综合性的心理能力会出现正增长。彼得·梅耶（Peter Mayer）在他的论文《衰老的生物学理论》（*Biological Theories about Aging*）中指出，即使是生理学方面的变化，如绝经后妇女的骨质疏松和免疫系统衰退等，以前被认为是衰老的必然结果，现在被认为是特定医疗条件或营养不良等其他因素的结果[24]。

道德原则

现代社会的是非范畴或关于"善"的认定常常是以狭隘的理性哲学理论为特征（如道义论、功利主义、自然法，不管是规范的还是不规范的相对的还是普遍的），作为依赖于文化和传统的产物，或源于个人主义或相对主义动机而产生。现代医学伦理学的经典模式，通常被称为"原则主义"，起初源于一种务实的尝试，旨在克服这些相互竞争的伦理学理论的僵局，从而得出共同的、不言自明的"原则"，用于指导生物医学伦理决策的共同语言/范式。这一几乎被普遍接受的现代医学伦理学模式围绕着尊重个人自主性、慈善性、非营利性和公正性（以及其他价值观，如诚实或说实话、隐私、保密和忠诚，但这些是"四大价值观"）为原则[25]。医学伦理学一直被视为应用伦理学的一个分支，是一个依赖于多视角、有时甚至是多元文化的方法来做出艰难的医疗决策。因此，尽管"原则主义"方法有其局限性，但它仍然为临床医学伦理学提供了良好的工作准则，并且通常被许多基本医学伦理学文本所采用。

基于"美德伦理"、"叙事生活"和"人格"等概念的替代框架为传统方法提供了替代或补充的模式。这些概念可以克服传统方法的一些哲学局限，并提供更坚实的理论基础，从而更适合用于老年人群。一种典型的方法是斯皮尔曼（Spielman）[26]采用霍尔瓦斯（Hauerwas）的道德人类学来建立一种更为适当的老年伦理原则方法。霍尔瓦斯强调一种道德观，这种道德观源于他的信念："一个人做什么或不做什么取决于拥有一个足以对自己的行为负责的'自我'"[27]。自我的3个方面，即时间维度、社会维度、悲剧或有限维度，都与霍尔瓦斯作品的应用有关。

与后康德伦理学的标准描述不同，在后康德伦理学中，道德生活被看作是对一系列理性的、永恒的原则的服从，而霍尔瓦斯则表现出在特定故事或叙事背景下发展起来的品格，作为道德生活的关键。根据这个时间维度，生活不是一系列不连续的决定，而是忠实于真实故事或历史的挑战。当代伦理理论倾向于把理想的人看作是一个自给自足的、没有社会联系的独立道德主体。霍尔瓦斯的社会维度强调了这样一个事实，即我们都是历史的存在，不可避免地成为更大社区的一部分。我们的思考能力和行动能力根植于一个社会结构中，在这个社会结构中，语言是一种公共财产，我们的行为描述也依赖于语言。人类的存在也有其必然的悲剧性或局限性。医学不能根除我们生活中的痛苦和死亡。麦金太尔（MacIntyre）通过特征将医学描述为一个悲剧职业，霍尔瓦斯提出医学伦理学不能局限于对特定问题的因果分析。他指出医学提出的这类问题与我们余生生活之间的连续性，并提出了与老年人有关的医学实践中涉及的重要问题，例如有限资源的分配。霍尔瓦斯表明，不仅历史和人际关系的自我意义重大，而且老年人医疗中固有的局限性也不容忽视[28]。

图 3-1 说明了人类生存的时间、社会和悲剧性或有限性维度是如何根据斯皮尔曼的观点被用来制定更适合于老年伦理发展的原则。时间性和社会性维度随着年龄的增长，对他人依赖程度的日益增强中得到认识。比自律更有用的原则是连续性原则。这一原则可以表述为"采取行动，避免破坏老年人社会生活中过去、现在和未来的价值观、承诺和关系的连续性。"该原则是防止随着年龄的增长而丧失的生命统一感。平衡局限性和社会性有助于重新审视而不是忽视老年患者的社会需求，并保持一定程度独立性的愿望。这样可以避免老年人在无法独立生活的情况下，家庭护理人员倾向于依赖慈善机构的照料。西尔弗斯通（Silverstone）[29]指出，医师倾向于以生物医学疾病为导向的框架来看待慢性病患者，这有助于像医院一样解决患者的问题。这一原则可以表述为："寻求对老年患者适当水平的支持和护理"，即最大限度地提高独立生活能力并保持最高水平功能的护理水平。因为完全独立通常既不可能也不可取，所以更恰当地对这一原则的描述是与朋友、亲戚和护理机构之间的"相互依赖"。最后，从时效性和时间性两个方面提出了规范性原则。衰老不必被视为是一种疾病或是一种异常情况。这一原则将反对把每一个与年龄相关的变化都当作有待解决的疾病或问题来对待。相反，考虑到衰老进程的局限性，其价值是作为人类生活进程的一个正常部分。

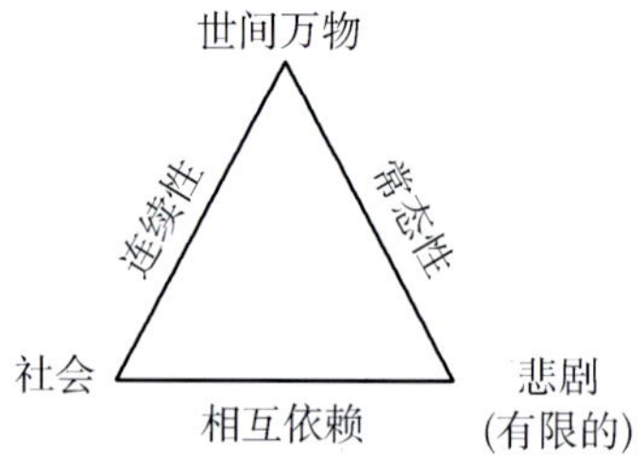

图 3-1 从人类本性的角度得出的老年伦理原则

注：引自参考文献[26]。

老年人的知情同意——尊重个人自主权

医学伦理学中的许多伦理难题是特定原则在特定情况下发生冲突的结果。个人自主权通常被理解为成为自己的能力，按照自己的愿望和动机来生活，而不是被外部力量操纵或扭曲的产物。尊重个人自主权的原则，至少在大多数西方文化中，有时被认为是现代伦理考量的首要原则。然而，尊重个人自主权不会也不应该只进行道德考量。其他原则也很重要，不仅仅是在自主权达到极限时。奇尔德雷斯（Childress）指出，单单注重尊重个人自主权的原则会助长漠不关心的态度，即使在讨论知情同意问题时，关心和仁慈的原则也很重要。尊重个人自主权原则所起的作用是有设定限制的，"如果没有尊重自主权原则所设定的限制，这些原则（仁慈、无害和正义）可能会支持强制为他人实施'善'"[30]。然而，尊重自主权原则并不具有绝对约束力，也不凌驾于所有其他原则之上。伦理学家使用了两种不同的方法来解决竞争原则之间的冲突或明显的矛盾。第一是构造一个原则的先验序列排序，使得一些原则比其他原则具有绝对的优先权。第二，原则可以被视为具有初确约束力，在特定情况下与其他初确原则平等竞争。这种观点要求人们更密切地关注个案的复杂性和特殊性，并且在上下文语境中更具有情境性。当满足以下条件时，尊重自主权的初确原则可以被合理地推翻或违反：① 当存在更强的竞争原则（比例性）时；② 当违反尊重个人自主权原则时，可能会保护相互竞争的原则（有效性）；③ 当违反尊重个人自主权原则是保护竞争原则所必须时（不得已）；④ 违反尊重个人自主权原则的行为受到的干扰最少或受限制的程度最低，与保护竞争原则（最少侵犯）相一致[30]。

共同决策

除了法律要求和不正之风之外，最近有关"知情同意"的讨论集中在"共同决策"的概念以及知情同意过程在改善患者护理方面的临床治疗作用。这些讨论认识到，医师和患者之间应该进行协作以做出恰当的治疗决策。医师为这一过程带来知识和经过训练的临床判断，而患者则带来个体化的优先事项、需求、关注、信念和恐惧。关注知情同意的过程，而不是赤裸裸的法律要求，可以增加患者对其自身护理的参与度，具有增加患者依从性和自我监测的实际益处。作为"教学"的知情同意（实际上，"医师"一词来源于"教师"）进一步减少了患者因为对其处境和前景的误解或不准确认识所产生的恐惧，并且可以通过更好地理解所提供的护理来改善患者的康复或舒适度。目前还没有很好的关于知情同意"治疗"效果的数据，因此有必要进行进一步的研究。尽管在理论上有这些积极的方面，但从法律和道德的角度来看，在许多临床情况下，围绕着知情同意的问题仍然困扰着医师。甚至"共享决策"的理想模型也不能解决医学实践中的许多现实问题，包括紧急情况、利益冲突和无效治疗问题。

通过强调知情同意是一个暂时的"过程"，可以避免陷入将知情同意视为单一事件的误区。知情同意不能简化为同意书上的签名。"关于知情同意的最基本和最普遍的认识是，患者签署同意书时已获得知情同意。正如许多法院对那些过于愿意相信这个神话的医师所指出的那样，没有什么比这更不符合事实的了。"虽然在许多机构中知情同意书是例行公事，因为它们被视为可以提供免责保护，但知情同意书实际上提供的很少。对500多份知情同意书的审查显示，这些文件的教育价值有限，大多未被阅读，经常被患者误解[32]。知情同意书的确具有价值，因为它为患者提供了阅读表格上信息的机会，并为适当的医患讨论创造了一个场所，这是关键要素。知情同意书仅仅记录了知情同意的"过程"已经发生。

过去传统上，麻醉同意书是在外科手术同意书中加上麻醉同意书的内容。麻醉医师是从正式知情同意程序中被移除的一个步骤。今天，麻醉需要单独的专用同意书。在麻醉程序方面，麻醉医师必须与患者齐心协力，适当时候包括患者家人一起充分完成这一过程。这应该有充分的文件记录，可能包括一个额外的有患者同意意见的知情同意表或麻醉记录的附加说明。

博尚（Beauchamp）和奇尔德雷斯[25]将知情同意的过程分为7个要素（表3-1）。这些要素包括阈值要素或前提条件，其中包括：① 患者做出决策的能力；② 决策自由或自愿，包括没有凌驾于法律或国家利益之上。信息要素包括③ 充分披露重要信息；④ 建议和⑤ 了解以上内容。同意要素包括：⑥ 患者决定支持治疗计划和⑦ 患者授权该治疗计划。其中一些因素可能对老年人群构成特别的挑战。

表3-1 知情同意过程的要素

阈值要素或前提条件

1. 患者的决策能力

2. 决策自由或自愿，包括没有凌驾于法律或国家利益之上

信息要素

1. 充分披露重要信息

2. 建议

3. 了解以上内容

同意要素

1. 患者决定支持该治疗计划

2. 授权该治疗计划

阈值要素——决策能力

医师经常面临替不再具有决策能力的老年患者做出治疗决策的问题。许多疾病和使生命得以延续的支持治疗会破坏或严重损害一个人的决策能力，而且这种情况更有可能发生在老年人身上。此外，阿尔茨海默病和其他形式的痴呆更有可能出现在老年人群中。据估计，5%～7%的65

岁以上人群和25%的84岁以上人群患有严重痴呆[33]。即使在轻度痴呆的情况下，对决策能力的评估也可能特别困难[34]。决策能力要求具有：① 理解和沟通的能力；② 推理和深思熟虑的能力；③ 拥有一套价值观和目标[35-37]。尽管对这3个要求存在普遍共识，但并没有一个统一的、普遍被接受的决策能力标准。这是因为决策能力不是一个全或无的概念。决策也是一个与任务相关的概念，所需的技能和能力根据具体的决策或任务而变化。相应的标准也应该根据患者的风险而变化。基本上，我们必须询问以下问题：患者是否了解他或她的健康状况？患者是否了解他或她的决定的选择和结果？患者是否有能力进行合理的考虑？患者是否能够传达他或她的决定？患者是否拥有一套连贯的价值观和/或目标？一些综述对这些背景下老年患者"决策能力"的临床评估提供了有益的讨论[38-40]。诸如麦克阿瑟能力评估工具-治疗（MacCAT-T）之类的工具可以提供一种灵活而结构化的方法，医师和其他护理人员可以使用该方法来评估和报告有关患者的治疗决策能力[41]。其他标准的认知评估量表，如Folstein简易智力状况检查法（MMSE 1-20）[42]、阿尔茨海默病评估认知量表（ADAS-cog 1-76）[43]和全球恶化量表（Global Deterioration Scale）[44]已被证明有助于半量化提供与能力相关的认知状态背景。就推理的法律标准而言，单词流畅度是能力的最佳单一预测因子，但MMSE、记忆测试和语言推理不是良好的多变量预测因子[45]。

老年患者的知情同意还呈现出其他独特的方面[46]。休格曼（Sugarman）等人[47]对已发表的关于老年人（60岁及以上）知情同意实证研究进行了结构式文献回顾。对知情同意信息理解的减弱与年龄的增长和受教育年限的减少有关。尽管老年人的推理质量有所下降，但他们与年轻人一样能够做出合理的承担风险的决定[48,49]。

患者必须在多大程度上"了解"自己的病情、治疗方案和风险？[50]如果完全"知情"意味着完全"被教育"[51]，那么"知情"的获得可能成为不可能完成的标准。然而，知情同意的主要目的是方便患者的护理，而不是提供一系列可能发生的并发症以避免诉讼。知情同意并不是目的本身，而是一种扩展患者自身病情理解的手段，从而满足他们个性化的优先事项、需求、关注、信念和恐惧，从而使他们能够以他们或其他人做出类似选择的方式来决定他们的医疗护理。这将因为患者和所涉及的手术风险而有所不同。假设一个患者必须像一个理疗师，甚至是一个受过良好教育的外行一样，以同样的程度和方式理解信息是错误的。这可能确实被视为不允许患者参与决策家长式作风[31]。

老年患者的视觉和听觉障碍以及记忆力和理解力的减退要求临床医师在获得知情同意时应该特别谨慎[52]。我们还必须小心避免把回忆等同起来的了解和理解错误，回忆是许多关于知情同意是否充分的研究中的一个标准终点，但在老年人中可能是一个问题。迈塞尔（Meisel）和库齐夫斯基（Kuczewski）[31]指出："虽然可能有人在几秒钟内无法保留信息，但人们可能不会说他理解这些信息，人们通常会做出合理的决策，但事后却无法回忆起支持推理的前提或导致结论的过程。"对知情同意过程的遥远回忆可能是患者理解是否充分的一个指标，但它的缺失并不能说明患者在同意时理解了什么。医师还倾向于低估患者对信息和讨论的渴望，同时又高估了患者进行决策的渴望[53-55]。老年患者及其医师通常在对与临床决策有关的对患者生活质量的评估方面存在差异[56]。这些研究和其他研究都低估了老年人在获得充分知情同意方面的对清晰沟通，个性化和同情心的需要。最大限度地理解知情同意信息（如故事书、视频等）的新策略可能有用[47]。

评估患者理解知情同意程序或做出合理医疗决策的能力是一个复杂的问题。关于确定个人能力的标准和法律定义的"能力"特征，已有很多论述[37,57-60]。与决策能力不同，能力是法律术语，是特定于某一特定任务的全或无概念。因此，能力不是一个单一的概念：在特定的任务中有多种能力,必须适合需要能力的特定领域或任务来评价[61,62]。如果没有明确的医学诊断,如谵妄或无意识,则必须在精神科、伦理咨询服务和/或法律顾问的协助下做出有关胜任能力的判定。通常,代理同意书必须在有或没有帮助的情况下,通过"替代判断"(基于患者想要的决定,假设自己对患者的意愿会有一些了解)来代表患者做出决定,或根据患者的"最大利益",基于"利益与负担"比率的平衡做出的决定。例如,《弗吉尼亚卫生保健法案》(Virginia Health Care Decisions Act)(《弗吉尼亚法典》(Code of Virginia)第54.1-2981条)规定将代理决策者的适当层级划分如下:① 法定监护人或委员会;② 未提起离婚诉讼的患者配偶;③ 患者成年后的儿子或女儿;④ 患者的父母;⑤ 患者的成年兄弟或姐妹;⑥ 患者的任何其他亲属,按关系的降序排列。必须牢记,医护人员有道德义务评估代理人在以下方面的决策能力:① 无利益冲突;② 代理人所依据的患者愿望证据的可靠性;③ 代理人对患者自身价值体系的了解;④ 代理人对决策过程的责任承诺[63]。所有这些情况都涉及复杂的问题,并且可能再次需要医院伦理委员会或咨询服务的帮助。

阈值要素——自愿性

第二阈值要素是自由或自愿。这里存在一个患者的决定是否受到外部因素制约的问题。这些制约因素可能包括各种各样的社会、家庭、甚至财务因素,这些因素很难解决。然而,尊重自主权的原则与所有形式的他律、权威、传统等并不一致。有能力的个人可以自主地选择向专业人员、家庭、配偶或宗教机构做出初级决定(即他们对特定行为模式的正确性和错误性的决定)。在这些情况下,患者在选择其治疗所属的专业、专业人员及机构时行使二级自主权。在这些情况下,二级自主权成为中心[64]。二级自主权是否是自由、自愿的成为二级决策的显著特征。通常,老年患者根据家庭成员的意见或他们的心理、身体和/或财务状况来决定具体的治疗方案。正如韦马克(Waymack)和泰勒(Taler)所言,"通常情况下,由于长期护理的性质,医护人员会发现他们自己经常要求或被要求扮演需要照顾老年患者家庭中的重要角色"[65]。对于老年患者来说,考虑所爱的人的偏好是完全合适的,不应出于纯粹自私的原因而鼓励他们做出关于治疗方案,特别是延长生命的治疗的决定。此外,虽然过分的压力和影响显然是不适当的,但如果认为来自家庭成员的任何意见和建议都会产生不适当的压力或影响也是错误的。然而,当老年患者具有决策能力时,通常只有他们具有道德权威来决定给予家庭成员的偏好和利益多大的权重。诚然,老年患者确实对影响治疗决策的家庭成员负有道德义务,家庭成员的利益可以是"伦理上相关的,无论患者是否愿意考虑他们"[66],即使医师认为他们未能恰当考虑家庭成员的利益[67],他们通常也应该保留决策权。

信息要素——充分披露

知情同意的第一个信息要素是充分披露。这是向患者正确告知其诊断、预后、治疗方案选择、风险和可能结果的过程。麻醉医师应揭示每种麻醉方法的具体风险和益处,气道器械会造成的并发症,有创性监测的风险和益处,应急计划的存在和使用,以及麻醉医师提供建议的基础[68]。"透明度"是描述麻醉医师与患者讨论治疗计划时的开放性的有用术语。通过"说出"各种方案和计划,麻醉医师传达了给予患者建议的思考过程,从而使患者了解并参与这一过程。大多数患者和患者的父母希望获得有关麻醉方面的保证和解释,而不一定是详尽的信息。

在理论和实践中,对诊断或治疗方案的风险和危害,以及关于预期疼痛或痛苦的信息的讨论是知情同意中最麻烦的方面。根据生物医学和行为研究伦理研究委员会的说法,"充分的知情同意需要医师方面的努力以确保理解;它所涉及的不仅仅是可能出现的复杂情况清单底部的签名。这样的并发症是如此之多，以至于患者无法理解真正重要的信息并做出正确的决定。"[37]法律并不要求列出计划方案中所有可能的并发症（这可能会造成不必要的情绪困扰），而只是列出"合理"数量的信息。医疗过失既不是未能取得好的结果，也不是没有披露所有远期风险[69]。

但如何定义"合理"呢？法院也很难评估什么是"合理的"披露标准。引用最多的标准是专业实践标准[70]。本标准将合理披露定义为在相同或类似情况下，同一领域中有能力且合理的医疗从业者向患者披露的信息。一些法院忽视了这一普遍的披露标准，将焦点从制定标准的专业团体转移到了患者本身。它着重于关注医疗服务中的"新消费主义"，这是患者自决权的延伸，在这种情况下，患者被视为医疗服务的消费者，而医师被视为医疗服务的提供者[71]。"合理的患者标准"要求通情达理的患者在决定是否同意要实施的治疗操作时考虑什么是合理的和重要的因素。然而，对于一个假定的"通情达理的"来说，确定什么是合理的、什么是重要的仍然是医师的责任。这标志着同意法的重大转变。随着法律标准的不断演变，合理的患者标准可能会越来越普遍地被接受，并最终取代专业实践标准成为美国知情同意权法的主流观点。这种思路的进一步延伸是"主观的人的标准"。该标准承认所有患者都是不同的，没有假定的"通情达理的人"，因此披露的标准不仅必须承认当地的医疗服务标准，而且还必须承认个体患者的需要和特质。上述所有重要因素之一是"因果关系"的概念，即额外的信息是否会影响该特定患者的决定？无论有哪些具体的、个人的顾虑会对患者的决定产生最大的影响，这些顾虑是否属于当地的公开的医疗服务标准的一部分？ 常规气管插管对声带造成损伤的风险可能很小，以至于在正常情况下无须提及（尽管这值得商榷）。但是，对于一个专业歌手而言，在区域麻醉和全身麻醉之间进行选择可能非常重要。

信息要素——推荐与理解

提供建议和患者理解是知情同意过程中的另外两个信息要素。患者自主原则并不要求医师以完全中立的方式提供信息，即使这是可能的[4]。事实上，知情同意过程的一部分是以支持医师建议的方式向患者提供信息。说服是教育患者的一种合理方式。这与操纵不同，操纵被定义为不恰当地引起某种行为，而胁迫则实际上是用貌似合理的惩罚来威胁患者，使患者以某种方式行事。

评估患者对预先提供的信息的理解可能是一个困难的问题，尤其是在依赖"标准"知情同意表格的情况下。在一项研究中，27%的签署同意书的术后患者不知道对哪个器官进行了手术，44%的患者不知道手术的性质[72]。卡思乐（Cassileth）等人[73]表明，55%的癌症患者在签署同意书后的1天内只能列出一项化疗的主要并发症。其他研究表明，针对特定风险的知情同意书对记忆毫无帮助[74]，而且决策者经常签署他们不理解的知情同意书[75]。必须尝试根据患者的个人需要对其进行教育，并且如前面所述，不要假定患者必须完全理解，而仅仅假定他们有必要根据自己的具体情况来做出合理的决定。这将因患者和情况不同而不同，并且无论多么详细，都不能依赖同意书来提供这些信息。

同意元素：决策和自主授权

最后，有两个同意元素：决策和自主授权。患者必须能够做出决定并授权医师提供其所决定的医疗服务。医师必须记录同意使用的技术以及要使用的侵入性监测。患者可以口头或书面形式同意，无论在道德上还是法律上都同样有效。但是，事后提供口头同意的证据可能更加困难，在病历中充分记录患者的回应就显得尤为重要。尽管缺乏异议并不等同于授权，但通常在没有明确的口头授权的情况下，在执行过程中患者的合作通常被认为等同于默认同意，并且足够用于具体解

3. 老年医学的伦理和法律问题

决这些问题的情况[76]。

预先指示

预先指示是患者在没有能力做出治疗决策时，尽管仍然保留决策权力，但应如何做出治疗决策的声明。加州于1976年成为第一个将"生前遗嘱"合法化的州；到1985年，已有35个州和哥伦比亚特区颁布了类似的法律。1991年，"患者自主决定行为"（Patient Self-Determination Act, PSDA）成为涉及所有医疗保险和医疗服务提供者的联邦法律。PSDA规定，所有卫生医疗服务提供者必须在入院时向所有患者提供书面信息，告知他们有权拒绝任何治疗并获得预先指示。预先指示必须记录在患者的病历中，并且禁止因为某人有或没有预先指示而对其进行讨论。

预先指示一般有两种通用形式。"生前遗嘱"是陈述患者对治疗替代方案愿望的文件，通常是"自然"死亡，而不是通过先进的生命支持措施来维持生命。在许多州，患者还可以规定在持续植物状态的情况下中止给予液体和营养的愿望。"生前遗嘱"对于确定"绝症"或当死亡即将来临时（例如6个月内）或当两名医师做出持续植物状态的诊断时生效。表3-2列出了"生前遗嘱"的优缺点。"生前遗嘱"有几个缺点，包括经常缺乏具体的指示以及任何人不可能预见到未来疾病的所有突发情况[77]。因此，许多人主张采用另一种形式的预先指示，即"医疗服务授权书"（Power of Attorney for Healthcare, PAHC）。当患者不再有能力时，PAHC规定任命一个人担任医疗服务决定代理人或替代者以做出治疗决定。PAHC允许患者添加特定的指令，例如，授予指定代理人权限以保留或撤除营养管。当两名医师，或者一名医师和一名心理学家确定患者不再具有决策能力时，大多数PAHC就会生效。然而，此要求不是通用的，各个州的法规可能会有所不同。表3-3列出了PAHC的优势，使其可能成为一个比生前遗嘱更好的选择。关于某些组成部分（例如证人和需要公证），各个州的法规可能有所不同。无论患者选择使用哪种形式的预先指示，如果设计和实施得当，两者都可在预防道德困境方面发挥重要作用。

在许多情况下，缺乏决策能力的老年患者既没有执行预先指示，也没有事先讨论过他们对治疗选择的偏好。即使有代理人，各方（尤其是既得利益的家庭成员）之间的分歧，法律或法规上的障碍或其他问题也可能会阻碍明确的决策过程。美国老年医学会伦理委员会发表了一份立场声明，概述了应对这些情况的策略[78]。他们建议医疗卫生服务提供者和机构制定适当的政策和程序，以便为无行为能力的人做出决定，并建立道德冲突解决机制。例如伦理委员会，以调解冲突情况。替代性的决策法律和政策不应妨碍患者自然而舒适地死亡。在类似情况下，来自有能力的患者提

表3-2 生前遗嘱（LW）

优势

- 允许医师理解患者的愿望和建议
- 扩展患者的自主性、自控能力和自主能力
- 缓解患者对不必要治疗的焦虑
- 缓解医师对法律责任的焦虑
- 缓解家庭冲突和负罪感
- 改善患者和医师之间的沟通和信任

劣势

- 仅适用于持续植物状态（PVS）或绝症患者（患有无法治愈的疾病且无论治疗与否都会死亡的患者）
- 死亡即将来临（例如可以从统计上定义为可能在6个月内发生）
- 歧义术语可能难以在以后解释
- 没有代理决策者，因此：
  - 需要预测最终疾病场景和可用的治疗方法
  - 要求医师在解读文件的基础上做出决定

注：鉴于这些缺点，强烈建议患者完成PAHC并放弃LW，基于Derse和Schiedermayer[204]的数据。

表3-3 医疗服务委托书(PAHC)

PAHC的激活

缺乏决策能力必须由两名医师或一名医师和一名对患者进行检查的心理学家证明,在那之前,患者做所有的决定

优势

- 医师有一个可以交谈的人——一个代理人,一个知识渊博的代理人——他可以提供关于患者会如何选择的替代判断。如果代理人无法提供替代判断,代理人和医师可以共同使用最佳利益标准(理性的人如何在考虑到利益负担比例概念的情况下进行选择)
- 提供灵活性;这减少了模糊性和不确定性,因为无法预测所有可能的情景
- 代理人的权限可根据个人需要进行限制
- 避免合法代理人的家庭冲突
- 为遵守指令的医师提供法律豁免权
- 允许委托非亲属代理(对可能与家人疏远的人尤其有价值)
- 大多数表格都可以在没有律师的情况下填写
- 委托人可向代理人添加具体说明,例如:"我看重的是完整的生命,而不是长久的生命。如果我的痛苦是强烈和不可逆转的,或者如果我已经失去了与他人互动的能力,即使我没有绝症,我也没有恢复这种能力的合理希望,我不想延长我的生命。然后,我要求不要接受手术或复苏程序,或接受特护服务或其他延年益寿措施,包括施用抗生素或血液制品或人工营养和输液。"

数据来源:Derse和Schiedermayer[204]和Bok[205]。

供的证据不能表明患者的意愿会有所不同的情况下,可以制定特定患者的医疗服务计划[78]。其他策略包括"优先胜任选择"标准,该标准强调患者在有选择能力时所持的价值观。"最佳利益标准"将焦点转移到考虑治疗时患者的主观体验上[39]。

关于预先制定医疗指示在临床决策中的重要作用、消除立法和机构方面的障碍,及给临终患者及其家属提供优质医疗服务的必要性方面,医师们仍然需要对患者、相关机构和立法机关进行教育。尽管预先指示在特殊情况下发挥着重要作用,但预先指示并不能替代医师、患者和家人之间关于临终决策的充分沟通,也不能实质性地增强医患之间的沟通或决策[79]。

电子病历与患者自主权

综合电子病历(electronic medical record, EMR)正在成为现代医学实践的普遍特征。EMR可降低差错风险、改善医疗服务协调、监控医疗服务质量,使患者更充分地参与医疗服务管理,并提供研究、合规性和监测所需的数据。政府已经为"卫生信息技术体系架构的开发提供了大量资金,该架构将以安全、私有和准确的方式支持全国范围内的电子信息的交换和卫生信息的使用"[《美国复苏与再投资法案》§9202(a)(1)2009]。然而,即使是有益的技术也几乎总是会带来意想不到或无法预料的后果,尤其是在医学领域,有可能从根本上改变医患关系的性质。技术永远是一把双刃剑。在伦理道德方面,EMR可以通过提供清晰、及时、准确和全面的数据,提示、提醒、对可预防错误发出警报,及与学术伦理资源、实践指南和政策的链接,而对患者的医疗服务提供极大地帮助。EMR还可以将新的危害和干扰引入医患关系。过度关注数据输入和盯着电脑屏幕可以有效地将医师的注意力从患者身上移开,从而导致有限的社会情绪和社会心理参与[15]。这对于麻醉医师和其他围手术期医疗服务提供者来说可能是最关键的,因为在这些情况下,建立适当的患者-医师/医疗服务提供者关系的背景已经极为有限。

医患关系传统上是建立在信任和机密基础上的信托关系。美国医学会医学伦理规范指出:"在医患关系过程中向医师披露的信息是最大程度的机密信息"(美国医学协会医学道德规范),这种保密保证被认为是确保患者能够安全地披露医疗评估所必需的个人敏感信息的必要条件[16]。除了不适当地违反医疗保密规定外,通过电子方式获取个别患者的医疗记录还引发了一系列道德问题,包括知情同意问题,以及患者自主决定批准或

拒绝使用其个人健康信息的能力[80]。

除了直接应用于患者医疗服务之外，EMR和国家卫生信息网络（NHIN）将更广泛地被用于为改进质量、研究公共安全和公共卫生，以及支付广告和其他商业用途提供患者的健康数据[81]。这些对健康数据的二次使用提出了许多关于个人知情同意的问题。例如，医学研究所（IOM）的最新报告支持豁免使用不涉及实际患者干预的患者数据（无论是用于质量保证还是研究），不受《健康保险可移植性和责任法案》（HIPAA）隐私权规则的患者授权影响。另一方面，恺撒家族基金会（Kaiser Family Foundation）的一项民意调查发现，如果需要患者的个人姓名和地址[82]，三分之二的患者不希望政府能够接触到他们的医疗数据，以减少医疗差错（QI），民调数据表明，有相当比例的患者希望通过个人同意的方式控制他们的数据在研究中的使用[83-85]。这些讨论代表了功利主义观点之间的伦理冲突，即参与质量改进和某些形式的非干预性研究是接受医疗服务的患者的道德责任，来自患者自主权的观点限制了将数据用于患者医疗服务信任关系之外的目的。这些讨论强调了新技术如何提出新的和意料之外的伦理道德问题，同时暴露了指导公共政策和个人卫生保健决策的潜在的——常常是未声明的和假定的道德原则的局限性和冲突。

医疗数据更令人不安的用途是商业性的，包括为区域卫生信息网络融资而出售医疗健康数据[81]。这有违患者的信任，因为它明显超出了医患关系的目的。HIPAA要求以营销为目的披露数据的提供特定授权[12]。

围手术期不要尝试复苏

当患者按"不复苏"（DNR）或更可取、更现实的术语："不尝试复苏"（DNAR[86]）安排手术时，麻醉医师最有可能接触到涉及预先指令的伦理问题。多达15%的DNAR患者将接受外科手术[87]。温格（Wenger）等人[88]研究了SUPPORT（了解预后和治疗结果与风险偏好的研究）数据库的一个子集，发现在745名进入手术室的患者中，57名患者有DNAR指令。手术操作的复杂性和风险不尽相同，包括气管切开、血管通路建立、肝移植和冠状动脉搭桥术。57例患者中有20例逆转了术前DNAR指令。其中两名患者在术中发生心脏骤停并被复苏，这两名患者术后均相继死亡。只有1例未逆转DNAR指令的患者手术中断，在未尝试复苏的情况下死亡。

如果麻醉医师和外科医师不被允许干预死亡过程，他们通常不愿意继续进行外科手术。他们认为对麻醉和手术的同意意味着对复苏的同意，与DNAR的命令不一致[89,90]。麻醉医师倾向于声称麻醉的诱导和维持通常涉及创造需要复苏的情况[89]。事实上，麻醉本身有时被称为"控制性复苏"。由于麻醉药物或操作可能产生需要复苏的情况，麻醉医师应有权在可能的情况下纠正这些情况。其他做手术的外科医师和内科医师也使用类似的论据声称，如果心、肺骤停是由于他们的操作所致，他们应该被允许预防或逆转这些情况。1993年克莱门特（Clemency）和汤普森（Thompson）对麻醉医师进行的一项调查中[90]，近三分之二的受访者假设认为DNAR在围手术期暂停，只有一半的受访者与患者/监护人讨论了这一假设。最近的一项在术前评估门诊对500名患者进行的调查发现，超过一半（57%）的患者同意在进行外科手术时暂停先前签署的DNAR请求，但92%的患者认为仍应就围手术期复苏计划与医师进行讨论。调查中约有30%的医师认为手术中应自动中止DNAR指令。麻醉医师中止DNAR指令的可能性（18%）明显低于外科医师（38%）或内科医师（34%）[91]。

这一困境代表了医学伦理学基本方法中的一个经典问题：两个或多个初级的伦理原则的冲突。如果医师选择以家长式的方式提供当时被认为是最好的治疗，那么他或（她）将优先考虑善意，而不是患者的自主权。但是，如果医师采取行动来维护患者的自主权，则他或（她）可能会感觉到按照善意原则行事的责任受到了损害。使问题进一步复杂化的是，"DNAR"有多种定义和解释，涉及一系列公众不知道的流程[92]。

虽然在手术过程中和术后任意时间段自动中止DNAR指令是最明确和直接的政策，但现在有人认为这是不适当的[93,94]。美国麻醉医师学会[94]、美国外科医师学会[95]、美国护士麻醉医师协会[96]和围手术期注册护士协会[97]的声明都承认这项政策有效地将患者排除在决策过程之外，与1992年的"患者自主决定行为"不一致，即使他们愿意接受手术死亡的风险。相反，他们建议对DNAR指令采取"必要的重新考虑"政策，因为接受外科手术的患者面临不同的风险/收益比。然而，这两种说法对于如何在围手术期进行复苏处理的方式并不明确。共提出了两种选择：① 在围手术期中止DNAR指令；② 将复苏限制在某些程序和技术上。由于复苏的复杂性、公众的误解以及对这些复杂性缺乏认识，以及对患者放弃CPR的决定所反映的尊重目标的追求，第三种涉及以价值为中心或目标导向的方法已经被提出[92]。通过确定患者的目标、价值观和偏好而非个人程序，麻醉医师在临床背景下，在遵循最初的DNAR指令精神的目标方面具有更大的灵活性。尽管力求在最初DNAR指令的精神内尊重患者的自主权和医师的责任，但这种替代方法并非没有问题[99]。建立麻醉医师与患者之间的关系将有助于全面了解患者的价值观和目标，这对麻醉医师来说是一项艰巨的任务，即使不是不可能的，但也要面临术前接触有限的问题。这些担忧在老年人群中可能更为突出[100]。即使在进行了讨论之后，医师也不擅长预测患者在其他情况下的复苏意愿[101-103]。然而，它确实提供了第三种选择，并且认识到，尽管它在我们的社会中具有实际的局限性，且对患者的自主权有高度重视，但在遭遇任何临床问题时都必须始终保存一定程度的医患信任。

麻醉医师需要积极参与组织他们自己的机构，以便在围手术期制定针对DNAR指令的政策。麻醉医师、外科医师以及患者或家属之间必须有开放式的沟通，才能就DNAR的状态达成一致。应当对DNAR指令的围手术期中止进行适当的例外处理。恢复DNAR指令的时间安排应该在手术之前加以讨论和商定。实践经验表明，很少有患者会在手术过程中坚持DNAR状态。

无效治疗

关于知情同意，如果患者的决定与麻醉医师的建议相反，或者相当于麻醉医师认为危险的事情，该怎么办？医师必须做患者想做的事吗？简言之，不。在非紧急情况下，医师没有义务提供他们认为不符合患者最佳利益的医疗服务。"第一，不伤害"是这些情况下的工作原则。同样重要的是，在这些情况下，必须再次区分基于尊重个人自主原则或与之相关的消极权利和积极权利，并认识到对积极权利的限制可能大于对消极权利的限制。例如，要求特定治疗的积极权利可能是受到适当的临床医疗标准，医师判断或公正分配方案的严格限制。但是，临床医师在提出这样要求时应该非常谨慎，并且只有在绝对确信没有其他选择时才可以这样做。

有时，医师们发现有必要单方面决定某些医疗干预措施[如心肺复苏（CPR）]是"无效的"，即使患者或患者家属需要，他们也要停止这些干预措施。无效治疗的概念尤其令人困惑，并且对不同的解释和滥用持开放态度。可以从几个方面定义"无效"。"严格意义上的无效"或"医学上的无效"是指当医疗干预没有明显的生理益处时，例如，在精心设计的研究中，在给定的情况下，心肺复苏后没有幸存，或尽管进行了最大限度的治疗仍发生进行性败血症或心源性休克的情况。医师没有义务提供无效治疗，即使是在家庭希望"一切尝试都完成"的情况下。在这种情况下，单方面决定不接受治疗（如DNAR命令）是恰当的。通常，当两名或两名以上的医师以书面形式同意并为他们的决定提供理由时，DNAR指令可能是以"无效"为基础的。患者或其代理人无须同意该决定,但必须得到通知。如果有不同意见,伦理咨询可能是适当和有益的。

很少有一种特定的医疗干预措施不会产生任何生理影响,因此无效也可以用"不那么严格的意义"来定义。在这种情况下,生存率可能很低,但不为零。在这种情况下,尽管医师可能具有特定的专业知识,可以根据特定的合理性标准来确定特定的干预措施是否合理,但是设置特定标准所涉及的价值判断超出了该专业知识范围。例如,一名79岁的癌症患者在心肺骤停的情况下需要进行心肺复苏,因为他认为心肺复苏术恢复心肺功能的任何机会都是值得的,而延长其生命也是有价值和值得的(例如让一名家人从国外返回)。然而,医师可能会评估心肺复苏恢复功能的机会是$x\%$,x大于零,并且恢复功能的可能性是否合理、有价值,或者仅当其大于$x\%$时才有价值,这主要取决于患者自身的价值。在这种情况下,单方面的决定可能是不合适的,应该首先与患者和家属进行讨论,以提供信息和建议。

尽管医师可能具有评估某一特定干预是否可能达到指定结果的专业知识,但确定结果对于患者而言是否是适当的或有价值的目标取决于患者自己的价值判断。如果医学干预没有合理的机会实现患者的目的和目标,那么其在第三种意义上是无效的。例如,如果没有合理的机会使患者实现离开医院并独立生活的目标,那么心肺复苏在这个意义上就是无效的。由于医疗干预对于患者的目标来说是徒劳的,这种无效感为单方面决定不进行患者想要的药物干预提供了非常有限的基础。美国医学会司法和伦理事务委员会评论说,复苏的努力"如果不能达到知情患者想要的预期目标,就被认为是无效的"。这种无效性的定义不仅尊重个体患者的自主性和价值判断,而且允许给患者提供医疗服务的医师进行专业判断和指导[104]。

由于"无效"一词往往传达一种错误的科学客观性和终结性的感觉,并掩盖了判断的内在评估性质,医师应该避免使用该词来为单方面决定中止维持生命的治疗的正当性进行辩护。相反,医师应该解释得出这样结论的具体理由:即一般干预措施或特定的维持生命措施在特定情况下是不适当的。然而,认定某项干预是无效的状态往往会阻碍讨论,根据具体情况并在理解患者自身价值和目标的情况下,解释特定判断的依据往往能发起讨论,并将其指向正确的方向。

治疗转向和姑息治疗

让·保罗·萨特(Jean Paul Sartre)说过,"生命的意义是在死亡中发现的",如何处理衰老的过程决定了如何处理死亡及个人的人生哲学。这对于医师和患者在临终阶段面临涉及治疗转向和姑息治疗的选择时尤为重要。

治疗转向是指当患者或其代理人以及医疗团队认识到有必要从积极的根治性治疗转向支持性姑息治疗时的情况。1995年SUPPORT的研究发现,多达50%的患者由于患者、家属和医师没有意识到,或讨论到患者的实际情况而接受了负担沉重的根治性治疗[105]。波特(Potter)提出了满足治疗转向需要的3个前提[106]。首先,临床医师和患者通常专注于治疗性或康复性干预。医师认为"他们希望做所有的事情",而患者和家属的期望不同,医患之间缺乏沟通是造成这一问题的原因。此外,患者及其家人由于偏重于根治性治疗,而常常认为医师具有可靠的知识来判断什么治疗有效而什么治疗无效。然而,范斯坦(Feinstein)和霍维茨(Horwitz)的一项研究表明,只有不到20%的临床情况下才做出基于证据的医疗决策[107]。

其次,医师和患者通常不愿或无法讨论将姑息治疗作为一种治疗选择[108]。尽管有证据表明,医师更愿意停止或撤销对重病患者的治疗[87],但患者及其家属仍然持续报告说,在将治疗转向姑息治疗方面缺乏医患沟通[109]。信仰和偏好的差异导致了这种沟通问题。

最后,医师[110]和社会[111]都缺乏对姑息治疗的了解和信心。问题的部分原因在于,患者在其医疗过程中接受姑息治疗和临终关怀的时间太晚,以至于没有得到任何好处。此外,波特还指出,"尽管越来越多的患者希望控制自己的死亡,但文化多样性因素、对医疗技术力量的信仰,以及否认死亡的强烈倾向阻碍了人们就如何对待死亡达成有效共识。"[106]。患者及其家人也可能怀疑姑息性治疗是一种省钱的方式,一种定量配给的方式,尽管没有实证证据表明姑息性治疗更具有成本效益[112]。

有效的治疗转向包括3个连续步骤[106]。首先,必须有一个系统来识别线索,包括患者信息和生理功能信息,以表明当前的治疗形式可能是不需要的[113]。其次,作为知情同意程序的一部分必须通过审议,重点关注当前治疗方案的适当性。波特提醒人们,"因为患者身处家庭和朋友的社会背景中,所以必须有一种包容的态度,在患者的道德社会中寻找其信仰和偏好的更广泛的来源"[106]。此外,医疗服务提供者本身必须分析他们自己的个人信仰和偏好,这些信仰和偏好可能导致偏见并扭曲临床判断。公开对话是审议过程中必不可少的一部分。第三,也是最后一点,必须有一个实施计划来启动出色的姑息治疗[114]。其目的是让患者及其医疗团队都能顺利地从治疗的终极目标过渡到护理的终极目标。

老年创伤患者呈现出独特的伦理问题。随着预期寿命和质量的提高,以及旅行和娱乐机会的增加,65岁以上严重急性创伤者的人数也在增加[115]。与年轻的创伤患者相比,老年患者经常有多种并发症,急性损伤后的恢复能力下降,根据创伤的严重程度进行调整后医院内死亡率更高,并且需要更多的资源投入[116-119]。关于放弃治疗的决定通常是在患者无法积极参与的情况下做出的,而关于临终决定的记录通常也是缺失或零碎的。创伤医学的急迫性、意外性和紧急性会加剧本来就模棱两可的情况,使其更加复杂和混乱。关于开始或中止治疗的决定通常是几个人基于一段时间(通常是几天)内逐渐形成的共识[119]。创伤中心应该为老年患者制定标准化和明确的放弃治疗实践指南,包括适当的决策文件,包括在患者能力不足的情况下由谁做出决定,哪些证据,包括受伤的严重程度、既往医疗状况以及预计的出院结果可用于支持该决策。

临终关怀

随着新形式的治疗和疼痛控制方法的出现,临终关怀和决策变得越来越复杂。许多疾病晚期的疼痛控制是有效姑息治疗的主要目标之一,也是麻醉医师可以提供很多帮助的领域。患者及其家庭和公众最普遍焦虑的原因之一是认为医师在减轻疼痛方面的努力严重不足。研究表明他们的担心可能是需要的。在一项1 227名老年患者参与的研究中,大约20%的患者在生命的最后1个月和死亡前的最后6小时内遭受了中度或重度疼痛[120]。在另一项对200名社区老年居民在死亡前最后1个月进行的随机抽样调查中,66%在所有时间或大部分时间都感受到疼痛[121]。疼痛影响行为能力、生活质量、心理健康,同时导致抑郁和幸福感下降。最近的一篇社论提出了人们的担忧:医疗、放射和外科肿瘤学家并不能有效地治疗癌症患者的疼痛[122]。

对疾病晚期疼痛缓解不足的恐惧可能是人们对安乐死和医师辅助自杀(PAS)兴趣增加的原因。现在普遍认为,当目的是减轻疼痛和痛苦而不是缩短患者的生命时,大量使用麻醉性镇痛药并不是施行安乐死。万泽尔(Wanzer)等人[123]注意到:

> 对于死亡是不可逆进程的患者,为了减轻其疼痛应该分清尽量减少疼痛和痛苦与可能加速死亡之间的区别。麻醉药物和其他镇痛药物只要能够缓解疼痛,无论何种剂量和哪种途径都应该使用。即使药物可能会导致呼吸抑制或血压下降,意识减退甚至死亡,药物治疗的主要目标仍然是减轻疼痛。止痛药

的适当剂量是足以缓解疼痛和痛苦,尽管可能达到失去知觉的剂量。

在这方面,显然非常需要加强对医师和患者的教育以及进行仔细的伦理道德分析。

对于家庭和患者而言,死亡过程的最后阶段可能伴随有一些其他的令人不安的症状。在生命的最后48小时记录的症状包括呼吸杂音湿性啰音(临终喉鸣)、不安和激动、尿失禁、呼吸困难、尿潴留、恶心呕吐、出汗、抽搐、扭动、弹动、意识模糊和谵妄[124-126]。恰当的姑息治疗必须考虑到对患者这些症状的护理,使其感受到舒适[127,128]。

尽管提供了最高质量的姑息治疗,许多患者在死亡前一周仍感受到明显的疼痛[129],其中一些患者甚至寻求帮助以加速死亡。此外,患者要求加速死亡,不仅仅是因为疼痛得不到缓解,还因为其他各种未能缓解的症状,同时失去了生存的意义、尊严和独立性[130]。

医师对导致患者死亡的道德责任可能存在混淆。在这些情况下,双重效应原则在伦理决策中起着重要的作用。双重效应原则认为,治疗的目的和预期效果是减轻症状而不是终止生命,即使生命时限可能缩短。正如通常所表述的一样,该原则仍然认为,如果以下4种条件得到证实,则可能通过正当地选择行为(治疗疼痛)导致不良结果(缩短生命):① 除所造成的不良结果,行为本身是好的或至少是无关紧要的;② 行为人直接意图是该行为的良好效果,而不是仅仅任由恶果发生;③ 善的效果不能通过恶的效果来产生;④ 恶果的产生必须存在某种相应的允许其发生的有分量的理由[131]。

在许多州,关于PAS的公开和专业辩论正在升级。麻醉医师应该特别关注这场辩论,其原因有两个:① 由于其独特的技能,麻醉医师作为安乐死的执行者可能扮演着非常积极的角色[132];② 担心缓解疼痛的失控,麻醉医师对安乐死和PAS仅提供特殊专业领域知识是其主要的动机[133]。

PAS与安乐死的区别在于,医师不是PAS的直接执行者,安乐死的直接执行者却是医师。然而,并非所有伦理学家都同意PAS和安乐死由于执行者的不同而显著不同。1994年版的美国医学会《医学伦理规范》指出,PAS和安乐死"在本质上与医师作为治疗者的角色是不相容的,很难或不可能控制,并会带来严重的社会风险"[134]。《美国医师伦理手册》(第二版)写道,"尽管患者可以拒绝医疗干预,医师也可以遵从这种拒绝,但医师绝不能故意直接导致死亡或协助患者自杀"[135]。美国老年医学会伦理委员会的立场声明建议:"对于生活质量变得如此之差,以至于继续生存不如死亡的患者,其专业医疗护理标准应该是积极的姑息,而不是故意的终止生命——禁止VAE(自愿主动安乐死)和PAS的法律不应改变"[136]。凯尼格(Koenig)等人的一项研究表明,在老年诊所就诊的大多数老年患者不赞成PAS的合法化[137]。此外,这些患者的亲属无法就患者的态度做出准确预测,也无法在他们自己之间达成一致意见。最近,公众和专业人士对PAS和安乐死的态度发生了变化。《美国医师伦理手册》(第三版)(1993)虽然坚持医师应将减轻绝症患者的痛苦作为最高优先项,但并没有包括前一版本中所包含的严格禁令,而且对PAS和安乐死的定义也更加模糊[138]。

安乐死和PAS的政治争议仍然存在。医师们应该注意到,对安乐死和PAS的重新关注不会转移人们对晚期患者疼痛控制、抑郁治疗和症状管理的关注,并且应该积极寻求替代方法,以解决患者在疾病最后阶段对失去控制、尊严和依赖的担忧。对于PAS和VAE的争论,老年人,尤其是严重精神错乱的老年人正处于该争论的最前沿。"杀死老年人"是人类文化学中非常真实的存在。在我们这个老龄化的社会里,越来越迫切需要从人类学数据中获得伦理指导,经济问题将取代居无定所的温饱问题,这并不是不可想象的[139]。医师需要下定决心,无论患者年龄大小,不要让公共政策干扰他们对患者个人健康和利益的责任,并保持对康复和护理的承诺。麻醉医师可以通过对临终患者慢性疼痛和症状的控制的教育和咨询,为他们的医师同事提供独特的服务帮助。措施必须超越教育范畴，并成为质量保证的既定组成部分[140]。麻醉医师可以通过协助其医院监测疼痛患者的治疗情况来做出贡献。尽管越来越多的普通大众和医学界人士对医师参与安乐死的接受度越来越高，但它并不符合医师的使命和职业风格。从本质上讲，"杀害"患者绝不应成为缓解心理或生理上的症状或痛苦的手段。

资源配置与老年人

许多医疗保健政策的制定者对美国日益增加的医疗保健成本感到担忧，他们声称医疗保健的配给是不可避免的。按年龄分配似乎提供了一种减少医疗保健支出的方法[141]。在美国，例如心脏移植、重症监护、肾脏透析和移植手术等很多需要患者选择的决定，长期以来都是基于年龄标准来区分的[142-145]。哈默尔（Hamel）等人[146]最近的一项研究得出的结论是，年龄越大，拒绝呼吸机支持、手术和透析的比率就越高，即使在调整了患者的预后和偏好方面的差异之后也是如此。老年冠心病患者不太可能接受有创性和无创性检查[147-149]，但对八旬老人以上的研究表明，冠状动脉搭桥手术具有很高的成本效益，并以与年轻人群相同的方式改善了他们的生活质量[150-152]。"年龄配给"意味着老年患者无法获得潜在有益的医疗保健服务，而年轻患者则可以获得这些服务。这将区别于成本控制措施，只会导致不希望让这些患者受益的医疗服务被撤销[153]。

有几项论据被提出来为拒绝向老年人提供稀缺和/或昂贵的医疗服务进行辩护。一种观点认为，老年患者不适合采取某些维持生命的医疗措施。即使这些措施取得成功，由于持续的健康问题和慢性功能不良，老年患者的生活质量仍然很差。在这种情况下延长生命并不被视为提供了实质性的好处。这一论点的核心是"年龄歧视"，因为它是基于对所有老年患者普遍性的错误概括。尽管随着年龄的增长导致健康不良和功能受损的可能性增加，但许多老年人在医学上是各种治疗选择的合适人选，而且许多老年人身体健康且功能正常。患者的整体健康状态通常是比年龄更可靠的医疗适应能力指标。

年龄配给的另一种辩护观点认为，当较年轻的患者接受延长生命的治疗时，会获得更大的益处。这些福利包括总体社会福利（因为年轻人比老年人更具生产力）和成本效益（因为可以期望年轻患者以更低的成本获得更大的收益）[154]。这一论点存在三大难点。首先，其基本的概括性方面仍然是年龄歧视。它假设老年人是没有生产力的，并且没有考虑到其他的生产力标准（一般健康状况、就业历史和当前就业状况等）。第二，由于年龄配给而不能接受治疗和死亡的老年人将承受这一负担，但他们将不会享受到由这一论点所导致的生产力提高所带来的任何好处。福利负担比因年龄而向某一特定阶层的转变揭示了其不公平性和固有的年龄偏见。最后，即使可以说拒绝某些阶层的人获得有益的医疗服务更符合成本效益原则，但这并不能为其提供公平或公正的理由。正义可能需要更多的费用支出。

经济，社会和公共政策问题非常复杂，超出了本章的范围。从伦理上讲，单纯根据一定的年龄界限来分配稀缺的医疗资源似乎是不合理的[153,155-157]。在美国，对于医疗保健中年龄标准的支持日益增加，但并没有一个健全的医学基础。支持更有可能反映出某种社会、经济甚至哲学态度和价值观，而这些态度和价值观并未被社会或其他文化所普遍接受。这不同于不能将年龄作为医疗收益或预后的预测因素的观点。克尔纳（Kilner）赞成在对患者进行医疗评估时，将年龄"症状"或"经验法则"来使用[158]。他指出，年龄"可以作为医师在应用医学标准时使用的工具，而不是作为其本身的标准。"急性生理学和慢性健康评估（APACHE）Ⅲ和SUPPORT模型都将年龄作为一种预后因素，同时还包括其他生理变量。在这两项研究中，与其他变量相比，年龄似乎都不起主要作用[159,160]。医师必须利用有关治疗结果和成本的最佳可用数据，并负责制定患者年龄和经济状况范围内的适当性和医疗必要性标准。医师使用药物应该以适当性为基础，而不是以成本为基础[161]。医疗体系中发生的快速变化以及对"底线"管理的反复强调要求医师在专业和公共政策层面上参与分配决策。配给制政策和有管理的护理计划必须同时向患者充分披露由这些政策和计划导致的对其医疗服务的限制，同时伴随向患者宣传和呼吁的过程。限制此类披露的言论在本质上是不道德的[162]。

临床研究与老年患者

患有严重痴呆或抑郁症的老年患者，或在重症监护或紧急情况下丧失能力的老年患者，表现着与婴幼儿相似的极易受伤害的人群，并在临床研究伦理领域中呈现独特的困境。提出的伦理问题可以概括为以下一种平衡：① 保护潜在的弱势研究参与者（尊重自主性）；② 提高知识并为特殊患者群体提供潜在有益的新疗法（分配正义）。这些问题通常在重症监护或紧急情况下与精神病患者、儿童以及无行为能力的成人或老年患者打交道时最为明显[163-169]。

直到20世纪80年代，在没有明确科学依据的前提下通常将65岁以上的人排除在临床试验之外[170]。尽管情况已经有了相当大的改善，但到2005年，一项研究指出，仍有15%的临床受试者在没有正当理由的情况下排除了老年患者[171]。两项最近的研究将并发症、预期寿命缩短、多药性和特定药物的使用、认知和身体器质性障碍作为主要排除标准，结果支持了不合理的理由[172,173]。因此，与青壮年受试者相比，老年人在临床研究负担和收益中所占的比例要低得多[174,175]。

特别是就老年人而言，毫无疑问或有理由反对这一观点，即旨在使该特定人群受益的临床研究中，包括老年人，甚至是那些丧失能力或患有严重痴呆或抑郁症的老年人，都是重要且必要的。将这些患者排除在临床研究试验之外，仅仅因为他们缺乏提供知情同意的能力，使这些患者的整个群体都受到试验和错误的影响，这是一种由轶事驱动的医学实践，最终可能对这些患者造成更大的伤害，而且长远看会导致不必要的发病率和死亡率的增加。与提高我们的知识基础以造福未来患者的崇高任务相平衡的是，有必要在此过程中保持高道德标准，并保护那些在当前试验研究中可能会或可能不会直接受益于非治疗特殊性和研究程序随机化的参与者。优先关注的焦点是许多人，即所有可能从此类研究中受益的患者群体。对后者的关注是通过自愿知情同意，由于参与研究方案的人工环境而丧失了个体化和纯粹治疗性关注权的个体患者，关注点将是为了将来的利益，主要对特定信息进行结果上和统计上的有效积累。因此，选择参与临床研究的患者会受到以下研究设计的保护：这些研究设计带来的风险超过了最低限度，而这些设计并非旨在维持或改善患者的状况，或者设计存在缺陷，以至于无法获得针对适当问题的有效答案。对于那些无能力、无法理解研究计划的性质和/或无法取得知情同意的患者，需要将保护标准提高到更高的水平。这些患者代表了特别脆弱的人群，很容易被利用。

对精神错乱或认知障碍患者的临床研究呈现出两个相对立的困境：一方面，患者可能在法律上没有能力判断他们是否应该同意；另一方面，可能提供有价值的实用科学信息的试验将不会进行，如在治疗痴呆时使用药物，或提供更安全的麻醉技术以防止痴呆的进一步恶化。必须记住，存在一定程度的认知障碍、轻度痴呆的老年患者一般都有同意的能力[176]。胜任力是基于对研究的风险和利益、研究目的的理解，以及能够做出同意或不同意参与的选择。即使是Mini-Mental-State精神状态测试分数低至10～20分的患者，也可以对某些项目给予有效的同意。评估可能有不同程度的认知障碍或痴呆的老年人进行临床研究的同意能力是一个困难的领域，多学科专业委员会已经制定了进行此类评估的指南[177]。其中一种方法是MacArthur临床研究能力评估工具（MacCat-

CR）。向受试者诵读标准语言的假设性研究方案，然后进行有关该方案结构化访谈，在访谈中评估受试者的选择、理解、欣赏和推理能力；认知障碍的程度反映在MMSE评分中[178-180]。另一个建议是在得到口头同意后，进行为期一周的治疗/研究试验，再返回头来评估患者对它的理解程度。经过一周的实验，发现与以前相比，更多的人理解了这项研究的目的和内容、风险以及可能带来的不便。该研究的作者说，68%的受试者随后签署了一份关于该研究的同意书[181]。这种方法的局限性在于，它不能用于涉及有创性操作或具有未知不良反应的药物的研究[182]。随着临床老年医学研究的需求和机遇的不断增加，纳入临床研究试验的能力评估方法是一个必须以自己的方式不断发展和探讨的课题。

代理人或代理同意在纯治疗性临床领域具有悠久的历史。但是，代理人或代理同意中所固有的伦理推理在多大程度上仍然适用于临床研究情况，从纯粹治疗的医师/患者情况中得出的伦理结论是否能够统一地转移到医师-研究者/患者-受试者研究的情况中？一般情况下，研究预先指令的法律地位并不清楚[174]。临床研究人员通常假定将治疗关系中存在的代理同意标准转移到临床研究领域没有问题。

这种观点存在两大困难。这些差异源于对两个代理理论基础的仔细研究，这两个理论基础是治疗的代理或代理同意的基础。第一种观点依赖于亲密的家庭成员、朋友或指定的代理人提供证据证明患者在特定可预见的情况下的意愿（替代判断）。这可以通过个人知识或通过由患者预先执行的可用书面文件来实现。然而，很少有患者最终以任何直接的方式与朋友、家人或他们的医师讨论有关他们未来的医疗护理的相关问题[25,183]。甚至他们因受伤或疾病而丧失能力，那么很少有人可能会讨论在这种情况下是否参与临床试验。即使进行了这些讨论，研究表明，代理人和医师在治疗和研究情况下也不能准确地预测患者的意愿[167,184-186]。许多伦理学家提出了这样一个问题，即是否有人能对"患者想要什么"发表权威性意见，并质疑这种代理同意的"神话基础"实际上是否应该被放弃。然而，即使一个案例可以证明疾病、病痛和死亡是普遍关注的问题，至少可以为亲密的朋友或亲戚提供"一个同情"点，从而为替代判断提供一个适度的基础，这与参与医学研究的选择是完全不同的。选择放弃用于"试验"的"实验性治疗"是一种独特的个人决定，这种决定是基于任何特定研究方案的个体特殊性的，没有情有可原的情况。如果这种替代性判断的基础（说出患者想要的东西）从任何意义都是被质疑的，那么在实验情况下肯定更是如此。理查德·麦考密克（Richard McCormick）[187]指出："一个人是否应该做这样的事情（参加一项研究）是一个高度个人化的事情，不能用自我保护的好处来概括。而且，如果我们不能说一个人应该做这些事情，那么代理同意就没有合理的推定依据。"

代理或代理同意的第二个基础是为患者的"最大利益"说话。治疗决策通常是在没有任何有力的证据证明患者具体想要什么的情况下，根据患者的最佳利益做出的（在紧急情况下，通常假设治疗符合任何患者的"最佳利益"，除非另有证明）。然而，很难将其应用于研究情况，因为在这种情况下，患者的"最大利益"总是被降低到符合研究设计的需要（例如随机化分到特定的治疗组）。换言之就是所谓的"治疗性误解"的受害者[188-190]。即使是医师研究人员也容易混淆临床试验和患者医疗护理，从而转移他们对追求科学和保护研究参与者之间的内在矛盾的注意力[191]。伦理上的挑战是定义代理人可以代表无能力的患者/受试者接受的研究风险种类的限制。如果这项研究可能有益或风险最小，并且可能获得的知识对研究对象的类别很重要，大多数伦理学家和机构审查委员会（IRB）都同意，由替代或代理人代表患者/受试者授予同意是合适的。但是，在任何给定的研究方案中，如何定义什么是"最小风险"和合理的利益呢？同样，如何平衡研究对象的潜在利益或研究可能产生的知识优势与风险？

在最近的一篇评论中,卡劳维什(Karlawish)[169]建议应区分以受试者的潜在利益为理由的风险和不以这些利益为理由的风险。如果研究中没有为受试者提供潜在益处的部分所带来的风险不超过最低限度,并且根据所获得知识的重要性证明是合理的,那么代理同意是被允许的。具有潜在利益的组成部分所构成的风险由均衡状态来证明:专家的共识是,所比较的干预措施在医疗护理标准范围内,以便干预组和对照组的风险与效益之间的平衡是均衡的。

联邦关于保护研究参与者的法规(称为"通用规则")要求涉及"弱势"受试者的研究包括"附加安全措施",并且研究者必须获得"合法代理者"的知情同意[192]。尽管该规则未详细描述保障措施,并且大多数州都未解决谁在法律上有权提供同意的问题,但它确实强调了保护弱势患者及其家人免遭剥削的必要性。一种可能的考虑因素(由其他人提出不同建议)是提供两种患者替代方案,其中一种是在严格治疗背景下提供的正常替代方案,另一种是由法院指定或IRB批准的替代,其能够在研究背景下照顾患者和家人的特殊利益。双方都需要同意,并且任何一方都可以随时将患者退出临床试验。特鲁奥(Truog)等人[193]指出:"防止剥削的最有效的保护措施不是来自知情同意的过程,而是来自有良知的机构审查委员会的仔细监督和审查。"如果是这种情况,则复审和控制委员会,特别是负责出版和传播研究结果的组织,必须非常认真地发挥其作用。在主流医学文献中,对当前研究中关于伦理缺陷的识别和讨论需要进行更公开的讨论,以期这些讨论能提高医学科学家在人类研究中的伦理实践水平[194]。

医疗事故

大约35%～40%的围手术期医师会在他们的执业生涯中遇到诉讼。如果一个医师执业时间足够长,在某些专业领域,诉讼几乎是不可避免的。涉及高风险的介入治疗操作的外科医师和麻醉医师大约每4到5年就被起诉一次[195,196]。据估计,在临终关怀医院中,只有八分之一可预防的医疗差错发生并导致医疗事故索赔[196]。医疗事故诉讼费用昂贵,会对医师的执业造成破坏,并可能导致严重的情绪困扰,自尊心下降并损及个人声誉和职业生涯。

医疗事故包括侵权法,造成人身和财产损害的民事过错,原告通过法院系统寻求的赔偿通常是经济赔偿。医疗事故索赔不涉及刑事指控,除非地区检察官认为所造成的伤害是故意的。围手术期医学中最常见的索赔是涉及知情同意和医疗过失的索赔(错误死亡是最糟糕的形式)。

为了确定过失,包括非正常死亡,原告必须证明① 医疗服务提供方对患者负有责任;② 失职;③ 发生了伤害;④ 失职是造成伤害的"近似原因"。责任源于医患关系,即使是记录在案的外围参与也可能使医师需要承担"责任"。失职包括根据专家的证词确定医师是否符合医疗护理标准(在相同或相似的情况下,一个医师有相似的培训和背景,做什么是合理的)。很多时候,失职是显而易见的(*res ipsa loquitur*的意思是"事情不言自明"),就像外科器械意外地留在患者体内的时候。伤害可以有多种含义,它取决于区分不良行为与不良或不幸的结果。患者期望通常是伤害问题中的一个突出因素。最后,在民事侵权案件中,确立"近因"的举证责任,特别是在非正常死亡情况下,要比刑事诉讼中低得多,而且是通过"证据偏倚"或"可能性更大"来确立的,而不是通过更严格的"无可置疑"来确立的。也就是说,原告只需证明发生不当行为的概率大于50%。因此,原告律师推测患者死亡的原因并不罕见,而且由于原告的举证责任如此之低,可能无助于辩方辩称与特定事件有关的纯属推测可能无济于事。

医疗事故损害赔偿和经济补偿分为三类:① 经济损失,损害的货币成本(收入损失、医疗费用、康复费用);② 非经济损失(疼痛和痛苦);③ 惩罚性损失(赔偿惩罚被告的故意和蓄意行为）。惩罚性赔偿通常不被医疗事故保险单所涵盖，但很少涉及针对个别医师的案件，通常在陪审团要惩罚该实体单位（医院系统或保险公司）所从事的经营活动时，惩罚性赔偿通常针对"财大气粗"的经营实体。

大多数医疗事故索赔都在庭外解决。解决一个案件的费用通常比诉诸法院便宜且容易，但是，由于需要向国家执业者数据库汇报，因此医师的声誉可能会永久受损。当一项索赔被提起诉讼时，原告胜诉的判决不到一半（42%）[197]。然而，当原告胜诉时，医疗事故赔偿金可能会非常昂贵。根据美国国家执业者数据库的资料，2006年美国的医疗事故平均赔偿金为311 965美元，涉及非正常死亡的案件平均赔偿金为140万美元[198]。

尽管许多医疗事故诉讼无法避免，但米乔塔（Michota）和唐纳利（Donnelly）[199]概述了医师可以采取的一些措施，以最大限度地降低被起诉的风险。他们将这些措施简化为"4个C"：胜任能力（在专业医疗护理标准范围内执业）；沟通（充分、充分、充分地沟通预期、风险和治疗方案选择，并在可能的情况下将患者家属包括在内）；同情（与患者及其家属建立富有同情心和关爱的关系）和表格文档（文件）。沟通可能是决定一个医师是否会被起诉的最重要因素，而与治疗能力无关。与沟通密切相关的是仔细的表格和文档文件，包括管理决策的原因。

总结

临床医师自己对衰老的看法将会影响临床决策及伦理原则在每个具体情况中的应用。衰老不一定要被看作是一种疾病或偏差行为，相反，衰老过程可以被视为人类生命发展的一个正常部分。此外，老年患者会面临许多独特的围手术期伦理问题，这些问题会对公认的医学伦理提出挑战。

知情同意是一个暂时的"过程"，永远不能简化为同意书上的签名。适当的知情同意是以公开交流和共同决策的概念为中心的。同情心、理解力和创造力是克服老年患者在知情同意过程中遇到的许多挑战所必需的。

预先指令是指患者在仍然保留决策能力的情况下，对他们日后在不再有能力做出决策时，应如何做出治疗决策的陈述。预先医疗指令一般有两种形式：生前遗嘱和医疗服务委托（PAHC）。PAHC比起生前遗嘱有几个优势。尽管预先指令在特殊情况下发挥着重要作用，但预先指令并不能代替医师、患者和家人之间关于生命终止决策的充分沟通。

麻醉医师需要积极参与组建他们自己的机构，以便为手术室中的DNAR患者制定决策。麻醉医师、外科医师以及患者或家属之间必须有开放式沟通，才能就DNAR状况达成一致。临床医师不应在手术中自行暂停DNAR状态，但应保留在手术中暂停或遵守DNAR的适当例外权力。重新恢复DNAR状态的时间也应在程序开始之前处理并达成一致，同时应详细记录。

"无效治疗"是一个充满价值的术语，倾向于传达对科学客观性和最终性的错误认识。建议临床医师避免使用该术语，着重于解释得出在特定情况下不宜进行特定干预的结论的具体依据。鉴于一种干预措施是无效的说法往往会阻碍讨论，而根据具体情况并了解患者自身的价值观和目标来解释某项判断的依据往往会引起讨论并将其引向正确的方向。

有时候，临床医师、患者及其家属需要将治疗从积极的转向支持性的姑息治疗，而又不必"放弃"患者。无论在疼痛和还是在症状管理方面，麻醉医师在临终姑息治疗中发挥着积极作用。大多数疾病的终末期疼痛缓解不足是一个持续的问题。麻醉医师可以通过协助其医院监测疼痛患者的治疗情况来做出贡献。尽管普通民众和医学界对医师参与安乐死的接受度越来越高，但这与医师的使命和职业风格并不相符。尽管有时不应该延长死亡进程，但也不应有意地加快这一进程。从本质上讲，"杀死"患者绝不应成为"缓解"症状或痛苦的手段，无论从心理上还是从生理上。

"年龄配给"意味着老年患者无法获得潜在有益的医疗服务，而年轻患者则可能获得这些服务。这与成本控制措施不同，如果预计不能使患者受益，则这些措施就会被取消。

某些老年患者在特定环境中（如重度痴呆或抑郁症患者，或在重症监护或急诊情况下丧失能力）极易受到伤害，类似于婴幼儿，在临床研究伦理领域可能会出现独特的困扰。尽管将老年人纳入旨在造福于这一特定人群的临床研究既重要又必要，但在此过程中保持较高的伦理道德标准，与在研究试验中保护那些可能直接或间接受益于研究方案设计的，非治疗特殊性和随机性的患者的必要性是同等的，有时也是相互竞争的。

医疗事故诉讼可能是昂贵的、破坏性的和不可避免的。行医执业时要有能力、同情心、道德，才能最大限度地减少医疗事故的风险。充分和诚实地交流期望、风险和治疗方案，以及充分记录沟通和管理决策理由的重要性怎么强调也不过分。

医学伦理学的未来方向

未来医学伦理学的研究领域将包括医疗原则的优先原则和冲突，无论是对患者、卫生保健服务提供者还是临床研究人员在医学原则方面的优先次序和冲突。例如，EMR 的普遍性和标准化将引起关于患者隐私的新问题，并推动尚未披露的医患关系变化。

随着医师和其他医护人员成为更大的医疗保健提供体系的组成部分，"双重代理"的概念已经引发了许多伦理困境[9,10]。双重代理发生在专业人员对患者的义务和对另一个人或组织的义务之间发生冲突时[200]。过去，当卫生服务保健专业人员受雇于监狱、军队或政府机构从事公共卫生工作时，这些"忠诚分裂"的困境最为突出，因为这些公共卫生将人口健康置于个人自由和担忧之上。越来越多的大型私营机构以质量保证、成本削减、效率或可感知的医疗标准的名义，间接控制着医疗保健的某些方面[201]。在照顾个别患者方面，医疗卫生专业人员可能面对以下关键问题："我为谁服务？雇用他们的机构或机构还是患者本人？"在这种情况下对医师的道德要求是什么？这些主张发生冲突时，应优先考虑谁的主张？此外，影响医疗保健提供方面的道德和宗教价值可能不被生理学家及患者和卫生医疗铂金机构共享。"良心自由"、公共或制度契约与权利之间的冲突已经引起了道德和政治上的动荡[202,203]。

在临床研究方面，越来越复杂的临床试验将人口研究与个人知情同意并列，特别是在老年人群中，知情同意并不总是可能或可行的。这也是群体和个人之间的冲突，是卫生保健专业人员对社会和患者个人的忠诚度分裂。必须继续研究和解决将认知能力受损或痴呆的老年患者纳入临床研究试验的能力评估方法。

参考文献

[1] Dunstan GR. The doctor as the responsible moral agent. In: Dunstan GR, Shinebourne EA, editors. Dr. Decis. Ethical conflicts med. Pract. New York: Oxford University Press; 1989. p. 1–9.

[2] Marcum JA. An introductory philosophy of medicine: humanizing modern medicine. Dordrecht: Springer; 2008.

[3] Hoehner PJ. Ethical decisions in perioperative elder care. Anesthesiol Clin North Am. 2000; 17: 159–81.

[4] Hoehner PJ. The myth of value neutrality. AMA Virtual Mentor [Internet]. 2006; 8: 341–4. Available from: http://www.ama-assn.org/ama/pub/category/16186.html.

[5] Joshi GP. The anesthesiologist as perioperative physician. ASA Newsl. [Internet]. 2008; 72. Available from: http://www.asahq.org/resources/publications/newsletter-articles/2008/april2008/the-anesthesiologist-as-perioperative-physician.

[6] Grocott MP, Pearse RM. Perioperative medicine: the future of anaesthesia. Br J Anaesth. 2012; 108: 723–6.

[7] Kain ZN, Fitch JCK, Kirsch JR, Mets B, Pearl RG. Future of anesthesiology is perioperative medicine: a call for action. Anesthesiol. 2015; 122: 1192–5.

[8] Wacker J, Staender S. The role of the anesthesiologist in perioperative patient safety. Curr OpinAnaesthesiol [Internet]. 2014; 27: 649–56. Available from: http://content.wkhealth.com/linkback/openurl?sid=WKPTLP:landingpage&an=00001503-201412000-00015.

[9] Carr VF. Dual agency and fiduciary responsibilities in modern medicine. Physician Exec. 2005; 31: 56.

[10] Tilburt JC. Addressing dual agency: getting specific about the expectations of professionalism. Am J Bioeth. 2014; 14: 29–36.

[11] Brody HA. New forces shaping the patient-physician relationship. Virtual Mentor [Internet]. 2009; 11: 253–6. Available from: http://virtualmentor.ama-assn.org/2011/03/msoc1–1103.html.

[12] Francis LP. The physician- patient relationship and a National Health Information Network. J Law Med Ethics. 2010; 38: 36–49.

[13] Reich A. Disciplined doctors: the electronic medical record and physicians' changing relationship to medical knowledge. Soc Sci Med [Internet] Elsevier Ltd. 2012; 74: 1021–8. Available from: http://linkinghub.elsevier.com/retrieve/pii/S0277953612000652.

[14] Wright A. You, me, and the computer makes three: navigating the doctor-patient relationship in the age of electronic health records J Gen Intern Med [Internet]. 2015; 30: 1–2. Available from: http://link.springer.com/10.1007/s11606–014–3090–8.

[15] Margalit RS, Roter D, Dunevant MA, Larson S, Reis S. Electronic medical record use and physician-patient communication: an observational study of Israeli primary care encounters. Patient Educ Couns [Internet]. 2006; 61: 134–41. Available from: http://linkinghub.elsevier. com/retrieve/pii/S073839910500090X.

[16] Cheshire WP. Can electronic medical records make physicians more ethical? Ethics Med An Int J Bioeth. 2010; 30: 135–41.

[17] BJM O, Velkoff VA, Hogan H. An aging nation: the older population in the United States [Internet]. Econ Stat Adm US Dep Commer. 2014; 1–28. Available from: census.gov.

[18] Gadow S. Medicine, ethics, and the elderly. Gerontologist. 1980; 20: 680–5.

[19] Leach E. Society's expectations of health. J Med Ethics. 1977; 1: 89.

[20] Jung PB. Differences among the elderly: who is on the road to Bremen? In: Hauerwas S, Stoneking CB, Meador KG, Cloutier D, editors. Grow. Old Christ. Grand rapids. Michigan: William B. Eerdmans; 2003. p. 115.

[21] U.S. Department of Health and Human Services. Vital and Health Statistics: current estimates from the National Health Survey, 1990, Series 10: Data from the National Health Survey, No. 181. Hyattsville, MD; 1991.

[22] Shelley M. Frankenstein, or the modern Prometheus (uncensored 1818 edition). London: Penguin Books; 1994.

[23] Rieff P. The triumph of the therapeutic: uses of faith after Freud. New York: Harper & Row; 1966.

[24] Mayer PJ. Biological theories about aging. In: Silverman P, editor. The elder. As mod. Pioneers. Bloomington, IN: Indiana University Press; 1987. p. 21.

[25] Beauchamp TL, Childress JF. Principles of biomedical ethics. 6th ed. New York: Oxford University Press; 2009.

[26] Spielman BJ. On developing a geriatric ethic: personhood in the thought of Stanley Hauerwas. J Relig Aging. 1989; 5: 23–33.

[27] Hauerwas S. A Community of Character: toward a constructive Christian social ethic. Notre Dame: University of Notre Dame Press; 1981.

[28] Hauerwas S, Bondi R, Burrell DB. Truthfulness and tragedy. Notre Dame: University of Notre Dame Press; 1977.

[29] Silverstone B. Preface. In: Haug MR, editor. Elderly Patients and Their Doctors. New York: Springer; 1981. p. xii.

[30] Childress JF. The place of autonomy in bioethics. Hast Cent Rep. 1990; 20: 12–7.

[31] Meisel A, Kuczewski M. Legal and ethical myths about informed consent. Arch Intern Med. 1996; 156: 2521–6.

[32] Bottrell MM, Alpert H, Fischbach RL, Emanuel LL. Hospital informed consent for procedure forms: Fascilitating quality patient-physician interaction. Arch Surg. 2000; 135: 26–33.

[33] U.S. Congress Office of Technology Assessment. Losing a million minds: confronting the tragedy of Alzheimer's disease and other dementias. Washington, D.C.: U.S. Government Printing Office; 1987.

[34] Marson DC, McInturff B, Hawkins L, Bartolucci A, Harrell LE. Consistency of physician judgments of capacity to consent in mild Alzheimer's disease. J Am Geriatr Soc. 1998; 45: 453–7.

[35] Buchanan AE, Brock DW. Deciding for others: the ethics of surrogate decision making. Cambridge: Cambridge University Press; 1989.

[36] President's Commission for the Study of Ethical Problems in Medicine and Biomedical Research. Deciding to Forego Life-Sustaining Treatment. Washington, D.C.: U.S. Government Printing Office; 1982.

[37] President's Commission for the Study of Ethical Problems in Medicine and Biomedical and Behavioral Research. Making Health Care Decisions, Volume One: Report. Washington, D.C.: U.S. Government Printing Office; 1992.

[38] Appelbaum PS, Grisso T. Assessing patients' capacities to consent to treatment. N Engl J Med. 1988; 319: 1635–8.

[39] Fellows LK. Competency and consent in dementia. J

Am Geriatr Soc. 1998; 46: 922–6.
[40] Fitten LJ, Lusky R, Hamann C. Assessing treatment decisionmaking capacity in elderly nursing home residents. J Am Geriatr Soc. 1990; 38: 1097–104.
[41] Grisso T, Appelbaum PS, Hill-Fotouhi C. The MacCAT-T: a clinical tool to assess patients' capacities to make treatment decisions. Psychiatr Serv. 1997; 48: 1415–9.
[42] Folstein MF, Folstein SE, McHugh PR. "mini-mental state." a practical method for grading the cognitive state of patients for the clinician. J Psychiatr Res. 1975; 12: 189–98.
[43] Doraiswamy PM, Kaiser L, Bieber F, Garman RL. The Alzheimer's disease assessment scale: evaluation of psychometric properties and patterns of cognitive decline in multicenter clinical trials of mild to moderate Alzheimer's disease. Alzheimer Dis Assoc Disord [Internet]. 2001; 15: 174–83. Available from: http://content.wkhealth.com/linkback/openurl?sid=WKPTLP:landingpage&an=00002093-200110000-00003.
[44] Reisberg B, Ferris SH, De Leon MJ, Crook T. The global deterioration scale for assessment of primary degenerative dementia. Am J Psychiatry. 1982; 139: 1136–9.
[45] Marson DC, Cody HA, Ingram KK, Harrell LE. Neuropsychologic predictors of competency in Alzheimer's disease using a rational reasons legal standard. Arch Neurol. 2016; 52: 955–9.
[46] Ratzan RM. Informed consent in clinical geriatrics. J Am Geriatr Soc. 1984; 32: 176.
[47] Sugarman J, McCrory DC, Hubal RC. Getting meaningful informed consent from older adults: a structured literature review of empirical research [review]. J Am Geriatr Soc. 1998; 46: 517–24.
[48] Dror IE, Katona M, Mungur K. Age differences in decision making: to take a risk or not? Gerontology. 1998; 44: 67–71.
[49] Stanley B, Guido J, Stanley M, Shortell D. The elderly patient and informed consent: empirical findings. J Am Med Assoc. 1984; 252: 1302–6.
[50] Lieberman M. The physician's duty to disclose risks of treatment. Bull N Y Acad Med. 1974; 50: 943–8.
[51] Ingelfinger FJ. Informed (but uneducated) consent. N Engl J Med. 1971; 287: 465–6.
[52] Taub HA. Informed consent, memory, and age. Gerontologist. 1980; 20: 686–90.
[53] Johnston SC, Pfeifer MP. Patient and physician roles in end-of-life decision making. End-of-life study group. J Gen Intern Med. 1998; 13: 43–5.
[54] Stiggelbout AM, Kiebert GM. A role for the sick role. Patient preferences regarding information and participation in clinical decision-making. Can Med Assoc J. 1997; 157: 383–9.
[55] Strull WM, Lo B, Charles G. Do patients want to participate in medical decision making? J Am Med Assoc. 1984; 252: 2990–4.
[56] Starr TJ, Pearlman RA, Uhlmann RF. Quality of life and resuscitation decisions in elderly patients. J Gen Intern Med. 1986; 1: 373–9.
[57] Midwest Bioethics Center Ethics Committee Consortium. Guidelines for the determination of decisional incapacity. Midwest Bioeth Cent Bull. 1996: 1–13.
[58] Weinstock R, Copelan R, Bagheri A. Competence to give informed consent for medical procedures. Bull Am Acad Psychiatry Law. 1984; 12: 117–25.
[59] Roth LH, Meisel A, Lidz CW. Tests of competency to consent to treatment. Am J Psychiatry. 1977; 134: 279–84.
[60] Grisso T, Appelbaum PS. Assessing competence to consent to treatment: a guide for physicians and other health professionals. Oxford: Oxford University Press; 1998.
[61] Marson DC, Schmitt FA, Ingram KK, Harrell LE. Determining the competency of Alzheimer patients to consent to treatment and research. Alzheimer Dis Assoc Disord. 1994; 8: 5–18.
[62] Rosin A, van Dijk Y. Subtle ethical dilemmas in geriatric management and clinical research. J Med Ethics. 2005; 31: 355–9.
[63] Pinkerton JV, Finnerty JJ. Resolving the clinical and ethical dilemma involved in fetal-maternal conflicts. Am J Obstet Gynecol. 1996; 175: 289–95.
[64] Dworkin G. Autonomy and behavior control. Hast Cent Rep. 1976; 6: 23–8.
[65] Waymack MH, Taler GA. Medical Ethics and the Elderly: A Case Book. Chicago: Pluribus; 1988.
[66] Hardwig J. What about the family? Hast Cent Rep. 1990; 20: 8.
[67] Nelson JL. Taking families seriously. Hast Cent Rep. 1992; 22: 6–12.
[68] Waisel DB, Truog RD. Informed consent. Anesthesiol. 1997; 87: 968–78.
[69] Crooke D. Ethical issues and consent in obstetric anesthesia. In: Birnbach DJ, Sanjay S, Gatt SP, editors. Textbook of Obstetric Anesthesia. New York: WB Saunders; 2000. p. 744–53.
[70] Waltz JR, Scheunemann T. Informed consent and therapy. Northwest Univ Law Rev. 1970; 64: 628.
[71] Gild WM. Informed consent: a review. Anesth Analg. 1989; 68: 649–53.
[72] Byrne J, Napier A. How informed is signed consent? Br Med J. 1988; 296: 839–40.
[73] Cassileth BR, Zupkis RV, Sutton-Smith K, March V. Informed consent—why are its goals imperfectly realized? N Engl J Med. 1980; 302: 896–900.
[74] Clark S K, Leighton BL. Seltzer JL. A risk-specific

[74] anesthesia consent form may hinder the informed consent process. J Clin Anesth. 1991; 3: 11–3.

[75] Waisel DB, Truog RD. The benefits of the explanation of the risks of anesthesia in the day surgery patient. J Clin Anesth. 1995; 7: 200–4.

[76] Knapp RM. Legal view of informed consent for anesthesia during labor. Anesthesiol. 1990; 72: 211.

[77] Teno JM, Licks S, Lynn J, Wenger N, Connors AF, Phillips RS, et al. Do advance directives provide instructions that direct care? SUPPORT investigators. Study to understand prognoses and preferences for outcomes and risks of treatment. J Am Geriatr Soc. 1997; 45: 508–12.

[78] American Geriatrics Society Ethics Committee. Making treatment decisions for incapacitated older adults without advance directives. J Am Geriatr Soc. 1996; 44: 986–7.

[79] Teno JM, Lynn J, Wenger N, Phillips RS, Murphy DP, Connors AF, et al. Advance directives for seriously ill hospitalized patients: effectiveness with the patient self-determination act and the SUPPORT intervention. SUPPORT Investigators. Study to Understand Prognoses and Preferences for Outcomes and Risks of Treatment. J Am Geriatr Soc. 1997; 45: 500–7.

[80] Goldstein MM. Health information technology and the idea of informed consent. J Law Med Ethics. 2010; 38: 27–36.

[81] Safran C, Bloomrosen M, Hammond WE, Labkoff S, Markel-Fox S, Tang PC, et al. Toward a national framework for the secondary use of health data: an American Medical Informatics Association white paper. J Am Med Inform Assoc. 2007; 14: 1–9.

[82] Kaiser Family Foundation. National Survey on Consumers' Experiences with Patient Safety and Quality Information-Summary and Chartpack [Internet]. [cited 2016 Feb 20]. Available from: http://www.kff.org/kaiserpolls/7209.cfm.

[83] Institute of Medicine. Beyond the HIPAA Privacy Rule: Enhancing Privacy, Improving Health Through Research [Internet]. [cited 2016 Feb 10]. Available from: http://iom.nationalacademies.org/reports/2009/beyond-the-hipaa-privacy-rule-enhancing-privacy-improving-health-through-research.aspx.

[84] Nair K, Willison DJ, Holbrook AM, Keshavjee K. Patients' consent preferences regarding the use of their health information for research purposes: a qualitative study. J Heal Serv Res Policy. 2004; 9: 22–7.

[85] Willison DJ, Keshavjee K, Nair K, Goldsmith C, Holbrook AM. Patients' consent preferences for research uses of information in electronic medical records: interview and survey data. Br Med J. 2003; 326: 373.

[86] Jonsen AR, Siegler M, Winslade WJ. Clinical Ethics. Fourth Edition. New York: McGraw-Hill; 1998.

[87] La Puma J, Silverstien MD, Stocking CB, Roland D, Siegler M. Life-sustaining treatment: a prospective study of patients with DNR orders in a teaching hospital. Arch Intern Med. 1988; 148: 2193–8.

[88] Wenger NS, Greengold NL, Oye RK, Kussin P, Phillips RS. Patients with DNR orders in the operating room: surgery, resuscitation, and outcomes. J Clin Ethics. 1997; 8: 250–7.

[89] Truog RD. "do-not-resuscitate" orders during anesthesia and surgery. Anesthesiol. 1991; 74: 606–8.

[90] Clemency MV, Thompson NJ. "do not resuscitate" (DNR) orders and the anesthesiologist: a survey. Anesth. Analgesia. 1993; 76: 394–401.

[91] Burkle CM, Swetz KM, Armstrong MH, Keegan MT. Patient and doctor attitudes and beliefs concerning perioperative do not resuscitate orders: anesthesiologists' growing compliance with patient autonomy and self determination guidelines. BMC Anesthesiol [Internet]. 2013; 13: 2. Available from: http://www.pubmedcentral.nih.gov/articlerender.fcgi?artid=3548687&tool=pmcentrez&rendertype=abstract

[92] Thurber CF. Public awareness of the nature of CPR: a case for values-centered advance directives. J Clin Ethics. 1996; 7: 55–9.

[93] American College of Surgeons Committee on Ethics. Statement on Advance Directives by Patients. Do not resuscitate in the operating room. Am Coll Surg Bull. 1994; 79: 29.

[94] American Society of Anesthesiologists Committee on Ethics. Ethical guidelines for the anesthesia care of patients with do not resuscitate orders or other directives that limit treatment [Internet]. 2013. Available from: http://www.asahq.org/quality-and-practice-management/standards-and-guidelines.

[95] American College of Surgeons Committee on Ethics. Statement on Advance Directives by Patients: Do Not Resuscitate in the Operating Room [Internet]. [cited 2016 Feb 11]. Available from: https://www.facs.org/about-acs/statements/19–advance-directives.

[96] American Association of Nurse Anesthetists. Anesthesia Department Policy Regarding Advance Directives [Internet]. [cited 2016 Feb 11]. Available from: www.aana.com/resources2/professionalpractice/PagesAnesthesia-Department-Policy-Regarding-Advanced-Directives.aspx.

[97] Association of periOperative Registered Nurses. AORN Position Statement on Perioperatie Care of Patients with Do-Not-Resuscitate or Allow-Natural-Death Orders [Internet]. [cited 2016 Feb 11]. Available from: www.aorn.org/Clinical_Practice/Position_Statements/Position_Statements.aspx.

[98] Truog RD, Waisel DB, Burns JP. DNR in the OR: a goal-directed approach. Anesthesiol. 1999; 90: 289–95.

[99] Jackson SH, Van Norman GA. Goals- and values-directed approach to informed consent in the "DNR" patient presenting for surgery: more demanding of the anesthesiologist? Anesthesiol. 1999; 90: 3–6.

[100] Sayers GM, Schofield R, Aziz M. An analysis of CPR decision-making by elderly patients. J Med Ethics. 1997; 23: 207–12.

[101] Krumholz HM, Phillips RS, Hamel MB, Teno JM, Bellamy P, Broste SK, et al. Resuscitation preferences among patients with severe congestive heart failure: results from the SUPPORT project. Circulation. 1998; 98: 655.

[102] Rosin AJ, Sonnenblick M. Autonomy and paternalism in geriatric medicine. The Jewish ethical approach to issues of feeding terminally ill patients, and to cardiopulmonary resuscitation. J Med Ethics. 1998; 24: 44–8.

[103] Uhlmann R, Pearlman R, Cain K. Physicians' and spouses' predictions of elderly patients' resuscitation preferences. J Gerontol. 1988; 43: M115–21.

[104] American Medical Association Council on Ethical and Judicial Affairs. Guidelines for the appropriate use of do-not-resuscitate orders. JAMA. 1981; 265: 1868–71.

[105] SUPPORT Investigators. A controlled trial to improve care for seriously ill hospitalized patients. The study to understand prognoses and preferences for outcomes and risks of treatments (SUPPORT). J Am Med Assoc. 1995; 274: 1591–8.

[106] Potter RL. Treatment redirection: moving from curative to palliative care. Bioethics Forum. 1998; 14: 3–9.

[107] Feinstein AR, Horwitz RI. Problems in the "evidence" of "evidence-based medicine." Am J Med. 1997; 103: 529–35.

[108] Weeks JC, Cook EF, O'Day SJ, Peterson LM, Wenger N, Reding D, et al. Relationship between cancer patients' predictions of prognosis and their treatment preferences. J Am Med Assoc. 1998; 279: 1709–14.

[109] Hanson LC, Danis M, Garrett J. What is wrong with end-of-life care? Opinions of bereaved family members. J Am Geriatr Soc. 1997; 45: 1339–44.

[110] Bulger RJ. The quest for mercy: the forgotten ingredient in health care reform. West J Med. 1997; 167: 362–73.

[111] Lynn J, Teno JM, Phillips RS, Wu AW, Desbiens N, Harrold J, et al. Perceptions by family members of the dying experience of older and seriously ill patients. Ann Intern Med. 1997; 126: 97–106.

[112] Emanuel E. Cost savings at the end of life: what do the data show? J Am Med Assoc. 1996; 275: 1907–14.

[113] Randolph AG, Guyatt GH, Richardson WS. Prognosis in the intensive care unit: finding accurate and useful estimates for counseling patients. Crit Care Med. 1998; 26: 767–72.

[114] Rudberg MA, Teno JM, Lynn J. Developing and implementing measures of quality of care at the end of life: a call for action. J Am Geriatr Soc. 1997; 45: 528–30.

[115] Murray CJL, Lopez AD. Global Health Statistics. Boston: Harvard School of Public Health; 1996.

[116] Hannan EL, Mendeloff J, Farrell LS, Cayten CG, Murphy JG. Multivariate models for predicting survival of patients with trauma from low falls: the impact of gender and pre-existing conditions. J Trauma. 1995; 38: 697–704.

[117] Zietlow SP, Capizzi PJ, Bannon MP, Farnell MB. Multisystem geriatric trauma. J Trauma. 1994; 37: 988.

[118] Gubler KD, Davis R, Koepsell T, Solderberg R, Maier RV, Rivara FP. Long-term survival of elderly trauma patients. Arch Dermatol Surg. 1997; 132: 1010–4.

[119] Trunkey DD, Cahn RM, Lenfesty B, Mullins R. Management of the geriatric trauma patient at risk of death: therapy withdrawal decision making. Arch Surg [Internet]. 2000; 135: 34–8. Available from: http://archsurg.jamanetwork.com/article.aspx?articleid=390483.

[120] Kaiser HE, Brock DB. Comparative aspects of the quality of life in cancer patients. In Vivo (Brooklyn). 1992; 6: 333–7.

[121] Moss MS, Lawton MP, Glicksman A. The role of pain in the last year of life of older persons. J Gerontol. 1991; 56: P51–7.

[122] Cherny NI, Catane R. Professional negligence in the management of cancer pain. Cancer. 1995; 76: 2185.

[123] Wanzer SH, Federman DD, Adelstein SJ, Cassel CK, Cassem EH, Cranford RE, et al. The physician's responsibility toward hopelessly ill patients: a second look. N Engl J Med. 1989; 320: 844–9.

[124] Lichter I, Hunt E. The last 48 hours of life. J Palliat Care. 1990; 6: 7–115.

[125] Martin EW. Confusion in the terminally ill: recognition and management. Am J Hosp Palliat Care. 1990; 73: 20–4.

[126] Massie MJ, Holland J, Glass E. Delirium in terminally ill cancer patients. Am J Psychiatry. 1983; 140: 1048–50.

[127] Voltz R, Borasio GD. Palliative therapy in the terminal stage of neurological disease. J Neurol. 1997; 244 (Suppl 4): S2–10.

[128] Power D, Kearney M. Management of the final 24 hours. Ir Med J. 1992; 85: 93–5.

[129] Coyle N, Adelhardt J, Foley KM, Portenoy RK. Character of terminal illness in the advanced cancer patient. J Pain Symptom Manag. 1990; 5: 83–93.

[130] Back AL, Wallace JI, Starks HE, Pearlman RA. Physicianassisted suicide and euthanasia in Washington state. J Am Med Assoc. 1996; 275: 919–25.

[131] May WE. Double effect. In: Reich WT, editor. Encyclopedia of Bioethics. New York: The Free Press; 1978. p. 316–20.

[132] Benrubi GI. Euthanasia—the need for procedural safeguards. N Engl J Med. 1992; 326: 197–9.

[133] Jonsen AR. To help the dying die: a new duty for anesthesiologists? Anesthesiology. 1993; 78: 225–8.

[134] American Medical Association Council on Ethical and Judicial Affairs. Code of Medical Ethics: Current Opinions with Annotations. Chicago: American Medical Association; 1994.

[135] American College of Physicians Ethics Committee. American College of Physicians Ethics Manual. Part 2: The Physician and Society; Research; Life-Sustaining Treatment; Other Issues. Ann Intern Med. 1989; 111: 327–35.

[136] American Geriatrics Society Ethics Committee. Physician-assisted suicide and voluntary active euthanasia. J Am Geriatr Soc. 1995; 43: 579–80.

[137] Koenig HG, Wildman-Hanlon D, Schmader K. Attitudes of elderly patients and their families toward physician-assisted suicide. Arch Intern Med. 1996; 156: 2240–8.

[138] American College of Physicians Ethics Committee. American College of Physicians Ethics Manual, third edition. Ann Intern Med. 1992; 117: 947–60.

[139] Post SG. Euthanasia, senicide, and the aging society. J Relig Gerontol. 1991; 8: 57–65.

[140] Hill CS. When will adequate pain treatment be the norm? J Am Med Assoc. 1995; 274: 1880–1.

[141] Hamel MB, Phillips RS, Teno JM, Lynn J, Galanos AN, Davis RB. Seriously ill hospitalized alults: do we spend less on older patients? SUPPORT Investigators. Study to Understand Prognoses and Preference for Outcomes and Risks of Treatment. J Am Geriatr Soc. 1996; 44: 1043–8.

[142] Evans RW, Yagi J. Social and medical considerations affecting selection of transplant recipients: the case of heart transplantation. In: Cowan DH, editor. Human Organ Transplantation. Ann Arbor: Health Administration Press; 1987. p. 27–41.

[143] Kjellstrand CM. Age, sex, and race inequality in renal transplantation. Arch Intern Med. 1988; 148: 1305–9.

[144] Kiellstrand CM, Logan GM. Racial, sexual and age inequalities in chronic dialysis. Nephron. 1987; 45: 257–63.

[145] McClish DK, Powell SH, Montenegro H, Nochomovitz M. The impact of age on utilization of intensive care resources. J Am Geriatr Soc. 1987; 35: 983–8.

[146] Hamel MB, Teno JM, Goldman L, Lynn J, Davis RB, Galanos AN, et al. Patient age and decisions to withhold life-sustaining treatments from seriously ill, hospitalized adults. Ann Intern Med. 1999; 130: 116–25.

[147] Gurwitz JH, Osganian V, Goldberg RJ, Chen ZY, Gore JM, Alpert JS. Diagnostic testing in acute myocardial infarction: does patient age influence utilization patterns? The Worcester Heart Attack Study. Am J Epidemiol. 1991; 134: 948–57.

[148] Bearden DM, Allman RM, Sundarum SV, Burst NM, Bartolucci AA. Age-related variability in the use of cardiovascular imaging procedures. J Am Geriatr Soc. 1993; 41: 1075–82.

[149] Naylor CD, Levinton CM, Baigrie RS, Goldman BS. Placing patients in the queue for coronary surgery: do age and work status alter Canadian specialists' decisions? J Gen Intern Med. 1992; 7: 492–8.

[150] Sollano JA, Roe EA, Williams DL, Thornton B, Quint E, Apfelbaum M, et al. Cost-effectiveness of coronary artery bypass surgery in octogenarians. Ann Surg. 1998; 228: 297–306.

[151] Ott RA, Gutfinger DE, Miller M, Alimadadian H, Codini M, Selvan A, et al. Rapid recovery of octogenarians following coronary artery bypass grafting. J Card Surg. 1997; 12: 309–13.

[152] Kirsch M, Guesnier L, LeBesnerais P, Hillion ML, Debauchez M, Seguin J, et al. Cardiac operations in octogenarians: perioperative risk factors for death and impaired autonomy. Ann Thorac Surg. 1998; 66: 60–7.

[153] Jecker NS, Pearlman RA. Ethical constraints on rationing medical care by age. J Am Geriatr Soc. 1989; 37: 1067–75.

[154] Avorn J. Benefit and cost analysis in geriatric care: turning age discrimination into health policy. N Engl J Med. 1984; 310: 1294–301.

[155] Cassel CK, Neugarten B. The goals of medicine in an aging society. In: Binstock RH, Post SG, editors. Too Old for Health Care? Controversies in Medicine. Law, Economics, and Ethics. Baltimore: Johns Hopkins University Press; 1991.

[156] Dougherty CJ. Ethical problems in healthcare rationing. Testimony to the senate special committee on aging. Heal. Program. 1991; 72: 32–9.

[157] Evans JG. Aging and rationing [editorial]. Br Med J. 1991; 303: 869–70.

[158] Kilner JF. Age as a basis for allocating lifesaving medical resources: an ethical analysis. J Health Polit Policy Law. 1988; 13: 405–23.

[159] Knaus WA, Harrell FE, Lynn J, Goldman L, Phillips RS, Connors AF, et al. The SUPPORT prognostic model. Objective estimates of survival for seriously ill hospitalized adults. Study to Understand Prognoses and Preferences for Outcomes and Risks of Treatments. Ann Intern Med. 1995; 122: 191–203.

[160] Knaus WA, Wagner DP, Draper EA, Zimmerman JE, Bergner M, Bastos PG, et al. The APACHE

[160] ... III prognostic system. Risk prediction of hospital mortality for critically ill hospitalized adults. Chest. 1992; 102: 1919–20.

[161] Rosenfeld KE, Pearlman RA. Allocating medical resources: recommendations for a professional response. J Am Geriatr Soc. 1997; 45: 886–8.

[162] Biblo JD, Christopher MJ, Johnson L, Potter RL. Ethical issues in managed care: guidelines for clinicians and recommendations to accrediting organizations. Bioethics Forum. 1996; 12: MC/1–MC/24.

[163] Karlawish JHT, Sachs GA. Research on the cognitively impaired: lessons and warnings from the emergency research debate. J Am Geriatr Soc. 1997; 45: 474–81.

[164] Capron AM. Incapacitated research. Hast Cent Rep. 1997; 27(2): 25–7.

[165] Prabhu VC, Kelso TK, Sears TD. An update on the PEG-SOD study involving incompetent subjects: FDA permits an exception to informed consent. IRB A Rev Hum Subj Res. 1994; 16: 16–8.

[166] Haimowitz S, Delano SJ, Oldham JM. Uninformed decision making: the case of surrogate research consent. Hast Cent Rep. 1997; 27: 9–16.

[167] Warren JW, Sobal J, Tenney JH, Hoopes JM, Damron D, Levenson S, et al. Informed consent by proxy: an issue in research with elderly patients. N Engl J Med. 1986; 315: 1124–8.

[168] Physicians AC of. Cognitively impaired subjects. Ann Intern Med. 1989; 111: 843–8.

[169] Karlawish JHT. Research involving cognitively impaired adults. N Engl J Med. 2003; 348: 1389–92.

[170] Ilgili O, Arda B, Munir K. Ethics in geriatric medicine research. Turkish J Geriatr. 2014; 17: 188–95.

[171] Crome P, Lally F, Cherubini A, Oristrell J, Beswick AD, Clarfield AM, et al. Exclusion of older people from clinical trials: professional views from nine European countries participating in the PREDICT study. Drugs Aging. 2011; 28: 667–77.

[172] Cherubini A, Oristrell J, Pla X, Ruggiero C, Ferretti R, Diestre G, et al. The persistent exclusion of older patients from ongoing clinical trials regarding heart failure. Arch Intern Med [Internet]. 2011; 171: 550–6. Available from: http://archinte.jamanetwork.com/article.aspx?articleid=226912.

[173] Cruz-Jentoft AJ, Carpena-Ruiz M, Montero-Errasquín B, Sánchez-Castellano C, Sánchez-García E. Exclusion of older adults from ongoing clinical trials about type 2 diabetes mellitus. J Am Geriatr Soc. 2013; 61: 734–8.

[174] Sachs G, Cohen J. Ethical challenges to research in geriatric medicine. In: Cassel K, editor. Geriatric Medicine. Fourth Edition. New York: Springer; 2003. p. 1253–61.

[175] Bayer A, Tadd W. Unjustifed exclusion of elderly people from studies submitted to research ethics committee for approval: a descriptive study. BMJ. 2000; 321: 992–3.

[176] Eckstein S. Research involving vulnerable participants: some ethical issues. In: Eckstein S, editor. Manual for Research Ethics Committees. Sixth Edition. London: Cambridge University Press; 2003. p. 105–9.

[177] Brodaty H, Dresser R, Eisner M, Erkunjuntti T, Gauthier S, Graham N, et al. Alzheimer's disease international and international working Group for Harmonization of dementia drug guidelines for research involving human subjects with dementia - consensus statement. Alzheimer Dis Assoc Disord. 1999; 13: 71–9.

[178] Appelbaum PS, Grisso T. The MacArthur Competence Assessment Tool - Clinical Research. Saratota, FL: Professional Resources Press; 2000.

[179] Kim SYH, Caine ED, Currier GW, Leibovici A, Ryan JM. Assessing the competence of persons with Alzheimer's disease in providing informed consent for participation in research. Am J Psychiatry. 2001; 158: 712–7.

[180] Appelbaum PS, Grisso T, Frank E, O'Donnell S, Kupfer DJ. Competence of depressed patients for consent to research. Am J Psychiatry. 1999; 156: 1380–4.

[181] Rikkert MG, van den Bercken JH, ten Have HA, Hoefnagels WH. Experienced consent in geriatrics research: a new method to optimize the capacity to consent in frail elderly subjects. J Med Ethics. 1997; 23: 271–6.

[182] Groudine S, Lumb PD. First, do no harm. J Med Ethics. 1997; 23: 377–8.

[183] Baskin SA, Morris J, Ahronheim JC, Meier DE, Morrison RS. Barriers to obtaining consent in dementia research: implications for surrogate decision-making. J Am Geriatr Soc. 1998; 46: 287–90.

[184] Coppolino M, Ackerson L. Do surrogate decision makers provide accurate consent for intensive care research? Chest. 2001; 119: 603–12.

[185] Emanuel EJ, Emanuel LL. Proxy decision making for incompetent patients. J Am Med Assoc. 1992; 267: 2067–71.

[186] Secker AB, Meier DE, Mulvihill M, Paris BE. Substituted judgment: how accurate are proxy predictions? Ann Intern Med. 1991; 115: 92–8.

[187] McCormick R. Proxy consent in the experimentation situation. Perspect Biol Med. 1974; 18: 2–10.

[188] Appelbaum PS, Roth LH, Lidz CW, Benson P, Winslade W. False hopes and best data: consent to research and the therapeutic misconception. Hast Cent Rep. 1987; 17: 2–20.

[189] Hochhauser M. "therapeutic misconception" and "recruiting doublespeak" in the informed consent process. IRB Ethics Hum Res. 2002; 24: 11–2.

[190] Miller FG, Rosenstein DL. The therapeutic orientation to clinical trials. N Engl J Med. 2003; 348: 1383–6.

[191] Miller FG, Rosenstein DL, DeRenzo EG. Professional integrity in clinical research. J Am Med Assoc. 1998; 280: 1449–54.

[192] Services D of H and H. Common rule, 45 CFR 46. Federal policy for the protection of human subjects; notices and rules. Fed Regist. 1991; 56: 28003–32.

[193] Truog RD, Robinson W, Randolph A, Morris A. Is informed consent always necessary for randomized, controlled trials? N Engl J Med. 1999; 340: 804–7.

[194] Sade RM. Publication of unethical research studies: the importance of informed consent. Ann Thorac Surg. 2003; 75: 325–8.

[195] Budetti PP, Waters TM. Medical Malpractice Law in the United States. Kaiser Family Foundation: Menlo Park, CA; 2005.

[196] Harvard Medical Practice Study Group. Patients, Doctors and Lawyers: Medical Injury, Malpractice Litigation, and Patient Compensation in New York. Albany: New York Department of Health; 1990.

[197] Jury Verdict Research Web Site [Internet]. [cited 2016 Feb 11]. Available from: http://www.juryverdictresearch.com.

[198] National Practitioner Data Bank. Annual report [internet]. MD: Rockville; 2006. Available from: www.npdb-hipdb.hrsa.gov/annualrpt.html.

[199] Michota FA, Donnelly MJ. Medicolegal issues in perioperative medicine: lessons from real cases. Cleve Clin J Med [Internet]. 2009; 76(Suppl 4): S119–25. Available from: http://www.ncbi.nlm.nih.gov/pubmed/20064812.

[200] Murray TH. Divided loyalties for physicians: social context and moral problems. Soc Sci Med. 1986; 23: 827–32.

[201] Peppin JF. The health care institution-patient relationship: a paradigm lost. Ethics Med. 1998; 14: 41–5.

[202] Gold A. Physicians' right of conscience: beyond politics. J. Law, Med. Ethics. 2010; 38: 134–42.

[203] Peppin JF. The Christian physician in the non-Christian institution: objections of conscience and physician value neutrality. Christ Bioeth. 1997; 3: 39–54.

[204] Derse AR, Schiedermayer D. Practical Ethics for Students, Interns, and Residents: A Short Reference Manual. Fourth Edition. Hagerstown, MD: University Publishing Group; 2015. p. 62–4.

[205] Bok S. Personal directions from care at the end of life. N Engl J Med. 1976; 295: 362–9.

4. 老年患者的基本术前评估和术前管理

琳达·刘（Linda Liu）和杰奎琳·M. 莱昂（Jacqueline M. Leung）

缩写

ACC/AHA	美国心脏病学院/美国心脏病协会
AKI	急性肾脏损伤
ASA	美国麻醉医师学会
AT	无氧阈
BMI	体重指数
CKD	慢性肾脏疾病
COPD	慢性阻塞性肺部疾病
CPET	心肺运动测试
CXR	胸部X射线
ECG	心电图
GFR	肾小球滤过率
IMT	吸气肌训练
MACE	主要不良心脏事件
MET	代谢当量
NICE	国家健康与保健卓越研究所
NRS	营养风险筛查
NSQIP	国家外科手术质量改进计划
POCD	术后认知功能减退
RCRI	改良心脏风险指数
VAS	视觉模拟量表
VE/CO$_2$	二氧化碳通气当量
VE/VO$_2$	氧气通气当量
VO$_2$	耗氧量

到2080年，美国65岁及以上的人口预计将增加1倍以上[1]。到2050年，大于60岁的人口将翻一番，达到21.8%，而大于80岁的人口将增加到4.3%[2]。老年人接受手术的概率是其他年龄段成年人的4倍。因此，在不久的将来手术患者中很大比例将是65岁及以上的患者，而85岁以上的患者增加的比例甚至更大。针对老年外科手术患者需要特殊考虑，以最大限度地减少术后并发症、功能下降和独立性丧失。术前可以使用一些方法来改善老年患者的健康状况，如通过减少危险因素和降低围手术期的发病率和死亡率。本章将对老年患者的术前检测的建议进行回顾，并如何优化术前管理进行最新的文献综述。

心脏评估

在健康的老年人中，衰老会导致主动脉和大动脉的血管硬化，从而增高收缩压和平均动脉血压，并增大脉压[3]。心肌细胞增大导致左心室壁厚度增加，相应导致心肌顺应性降低和舒张期充盈率降低。而这些变化又使得心脏对左心室充盈晚期心房收缩的依赖性增强。认为心脏收缩功能会随着年龄的增长而降低是一个常见的理解误区，实际上，在没有伴随心血管疾病的情况下，即使是高龄也能保持良好的静息心脏收缩功能。在老年人中与心血管相关的其他变化还包括压力感受器反应性下降，循环血容量下降以及心脏传导系统的硬化和钙化。

术前评估

与年轻患者相比,老年患者围手术期心脏并发症的发生率更高,但预测危险因素时患者的整体健康状况往往比年龄本身重要,整体健康状况还包括伴随疾病的数量和严重程度。最新的数据表明以下因素对预测不良术后心脏转归很重要,尤其对于老年手术患者:美国麻醉医师协会(ASA)分级(≥Ⅲ)[4]、急诊手术[4]、功能状态不佳[例如<1~4代谢当量(MET)][5]、营养状况差(白蛋白水平低)[6,7]和疗养院患者[8]。

由戈德曼(Goldman)在1970年设计的心脏风险指数已再次改良,一个"新"的心脏指数被设计出来[9]。在改良的心脏风险指数(RCRI)中,确定了非心脏大手术后心脏并发症的以下6项独立预测因素:高风险类手术、缺血性心脏病史、充血性心力衰竭史、脑血管病史、术前用胰岛素治疗和术前血清肌酐>2.0 mg/dL。当这些因素有0项、1项、2项或≥3项时,严重心脏并发症发生率分别为0.5%、1.3%、4%和9%。最近的一项系统性回顾分析显示,在混合性非心脏手术后,RCRI可以相当好地区分心脏事件低危和高危患者[10]。但它在预测血管手术后的心脏事件或预测死亡方面表现不佳。

虽然术前功能状态不佳与增加的手术风险和不良的手术结果相关[11],但往往不会常规对术前功能状态进行正式地评估。心肺运动测试(CPET)可测量无氧阈(AT)、耗氧量峰值(VO_2)、氧气通气当量(VE/VO_2)和二氧化碳通气当量(VE/VCO_2)的一些组成部分,但CPET结果需要由经验丰富的生理学家或临床医师仔细解释,并且所有检测结果都需要在进行的外科手术过程中加以考虑。目前没有足够的证据推荐手术前进行CPET测试。而采用其他节约成本的有效方式,如6 min步行测试可能更加适合,而功能状态通常可以通过日常生活、完善的病史和体格检查来评估[12]。表4-1总结了如何评估MET。但由于很多老年人可能患有并发症或慢性疼痛,从而限制了他们的活动能力,因此在老年人群中准确评估其功能能力可能很困难。所以,功能受限可能是由非心脏原因引起的,而不是归因于原发性心脏原因。因此在不了解功能受限原因的情况下,直接采用美国心脏病学会/美国心脏协会(ACC/AHA)算法可能会导致绝大多数老年患者需要进行额外的术前心脏应激试验。

评估患者不良心脏事件的一般方法涉及风险分层[5],目的是根据手术过程的综合风险和临床风险因素评估主要不良心脏事件(MACE)的围手术期风险。可以采用美国外科医师协会的NSQIP手术风险计算器[13],或使用RCRI结合外科手术风险的评估来获得该估计值。建议使用的ACC/AHA算法从图4-1中的步骤1开始。进行急诊手术或MACE风险低(<1%)的患者无须额外的检查,因为无创应激测试的常规筛查对低危患者没有帮助。对于风险较高的患者,应该对功能状态等方面做出进一步评估。如果患者可以耐受≥4的METS活动,无须进一步检测则可能是合理的。如果检测结果可以改变治疗方式,那么对于未知或<4 METS活动当量的高危患者,应考虑使用运动测试或无创药理学应激测试来评估心肌缺血。对于接受进一步测试的患者,如果应激测试心肌缺血阴性,则可以进行手术。

表4-1 评估不同活动的代谢当量

代谢当量	活　　动
1	看电视
2	缓慢行走(<3.22 km/h)
3	办公室工作
4	推车打高尔夫
5	正常行走
6	铲雪
7	轻快慢跑
8	跳跃运动
9	跑步6.44~8.05 km/h
10	跑步9.66 km/h

非心脏手术前是否应进行心肌血管重建取决于冠状动脉造影和心肌血管重建的综合风险是否超过无血管重建的特定非心脏手术的风险[14,15]。在非心脏手术前,不推荐进行冠状动脉重建仅用于减少围手术期心脏事件[5]。

术前管理

β受体阻滞剂

β受体阻滞剂能够抗缺血,是因为抑制儿茶酚胺对β受体的刺激作用,从而降低心率和心肌收缩力,结果导致心肌耗氧量减少。但一项在8 351名患者中美托洛尔对照安慰剂的多国试验发现,尽管美托洛尔组患有心肌梗死的患者较少,但美托洛尔组死亡的患者更多,卒中的发生率也更高[16]。这项研究的结果大大挫伤了对高危患者术前新给予β受体阻滞剂的热情。长期服用β受体阻滞剂治疗的患者应继续使用,但不应在手术当天开始进行β受体阻滞剂治疗[5]。目前,关于非心脏手术前几天至几周开始使用β受体阻滞剂的疗效和安全性的数据尚不足以做出肯定的推荐[17]。

他汀类

已有研究显示降脂药物有助于预防心脏不良事件[18],但就入组患者数量和外科手术类型而言,数据仍然有限。杜拉佐(Durazzo)等对阿托伐他汀短期治疗对血管手术患者的影响进行研究,发现安慰剂组的心脏不良事件发生率比干预组高3倍(26%∶8%,$P=0.031$)[19]。尽管开始治疗的时间和治疗的持续时间尚不清楚,目前建议正在服用他汀类药物的患者应继续使用,而且对于接受高危手术的患者,围手术期开始使用他汀药物是合理的[5]。

高血压

高血压是缺血性心脏病、充血性心力衰竭和卒中的危险因素。舒张期高血压($>90\text{ mmHg}$)的患者同时存在高胆固醇血症、吸烟史和心电图异常时,发生非致命性心肌梗死的风险显著增高[20]。

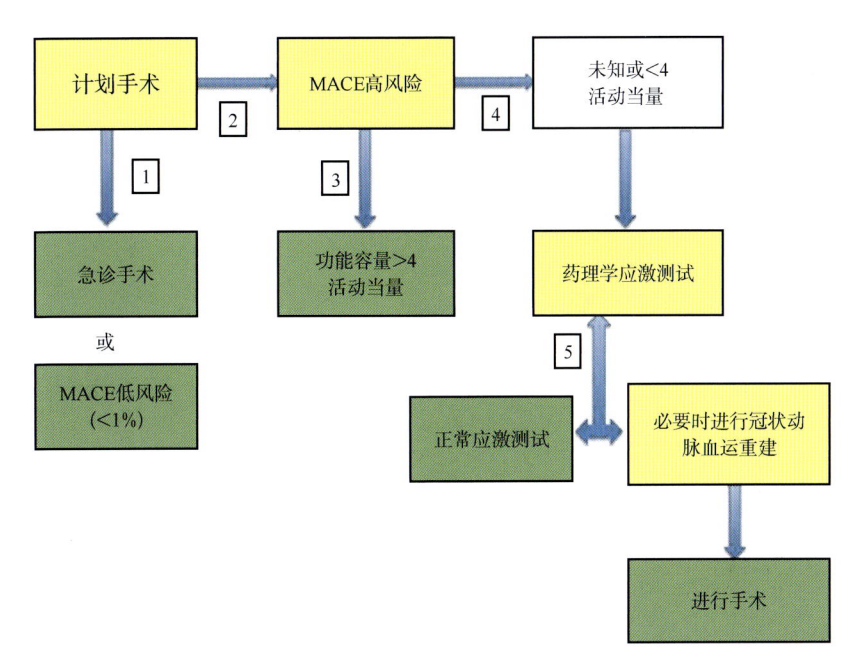

图4-1 非心脏手术的患者建议进行心脏检查的路径

步骤1:如果急诊手术或患者发生MACE的风险较低,继续进行手术。步骤2和3:患者MACE高危但功能状态良好($\geqslant 4\text{ METS}$),可以合理进行手术。步骤4:如果麻醉管理的变化取决于心脏应激测试结果,则应考虑对功能状态未知或功能低下($<4\text{ METS}$)的患者进行心脏应激测试。步骤5:如果应激测试显示缺血呈阴性,则患者可以合理地进行手术。如果应激测试显示缺血呈阳性,则需要对照手术风险评估冠状动脉血运重建的风险和益处(基于Ref. Fleisher等的数据[5])。

尽管尚未明确显示术前高血压的存在会增加术后心脏并发症的发生率，但术前停用抗高血压药物，如β受体阻滞剂、钙通道阻滞剂或可乐定，会增加围手术期血压的不稳定性。

充血性心力衰竭

研究显示放射性核素血管造影测定的术前低射血分数（＜35%）与围手术期早期梗死显著相关[21]。具有重要意义的是由于缺乏典型的症状和体格检查结果，老年患者中心力衰竭的临床诊断尤其困难[22]。在有充血性心力衰竭病史的患者中，三分之一可能表现出正常的收缩功能[23]，因此评估这些患者的舒张期充盈尤其重要。术前心脏舒张功能障碍对围手术期心脏疾病的预后重要性尚待确定。然而，存在充血性心力衰竭的临床体征是术后心脏并发症的主要危险指标。如果可能应该推迟手术直至心力衰竭症状稳定[24]。

其他风险因素

其他术前危险因素（如高胆固醇血症、吸烟、瓣膜性心脏病和手术部位）对增加围手术期心脏风险的相对重要性尚未最终确认。

肺评估

随着年龄的增长，肺弹性蛋白缺乏，肺顺应性增加，同时伴随肺部回弹能力减弱、空气陷闭和过度充气。每增加10岁残气量增加5%～10%，功能残气量（FRC）增加1%～3%[25]。肺部回弹能力缺乏也增加了闭合容积，使小气道早期塌陷，从而导致通气-灌注更失调和A-a梯度增大[26]。肺血管阻力也随年龄增长而增加，每增加10岁肺动脉收缩压平均增加1 mmHg[27]。

随着年龄的增长，胸椎间盘间隙和肋间隙变窄，这可能会改变椎骨角度，一秒用力呼气容积（FEV1）和肺活量最高可降低30 cm³/岁。长期吸烟者的肺功能会加速下降[28]。老年患者还会出现肌肉减少症，导致骨骼肌质量和力量下降。膈肌吸气力减弱可能会使患者增加需要的分钟通气的能力降低。黏膜纤毛清除能力也会发生功能障碍。

术前评估

已经确定了增加术后呼吸衰竭风险的5种术前预测因素，包括手术类型、急诊病例、功能状态差、术前败血症和较高的ASA分级[29]。相比之下，对于非择期手术患者，实验室检测值和术前检验与术后呼吸衰竭的预测价值都没有关联。肺功能检查可以评估疾病的存在和严重程度，但没有预测术后需要机械通气或并发症的强大能力。在一项涉及重症患者的研究发现，动脉血气中的CO_2水平而不是肺活量检测可以更好地预测是否需要术后插管[30]。迄今为止的证据表明，应在接受非胸腔手术的患者中选择性进行肺功能检查，因为它们可以评估疾病的存在和严重程度，但对术后肺部并发症没有很大的预测价值。

术前管理

哮喘

据报道，老年患者的哮喘发病率约为7%，与其他成年年龄组相当[31]。老年个体可能漏诊哮喘，因为其症状可能被误认为正常衰老或其他情况，如心力衰竭、胃食管反流、肺炎或诸如β受体阻滞剂或血管紧张素转化酶抑制剂等药物的不良反应。老年患者哮喘的治疗基本上与普通成年人相似，因为缺乏针对老年患者的研究数据。特别是，许多临床试验都排除了60岁以上的患者。老年患者哮喘一旦确诊，疾病的最优治疗应着重于戒烟、药物优化、运动训练和患者教育[32]。

慢性阻塞性肺疾病

术前管理应集中于对肺部疾病患者进行医学优化。慢性阻塞性肺疾病（COPD）急性加重时应积极治疗，并且可能需要推迟手术直至症状改善。COPD作为术后肺部并发症的独立预测因素比哮喘更强[33]。

戒烟

戒烟咨询可能是对于肺部并发症最重要的风险改变方法。莫勒(Moller)等研究结果表明,吸烟干预成功地使进行择期髋关节或膝关节成形术的患者术后并发症的发生率降低[34]。虽然戒烟至少2个月可最大限度地减少术后呼吸系统并发症,但是即使在术前即刻也应当鼓励戒烟,因为术前立即戒烟与一氧化碳水平降低、携氧能力增加和术后6周测得的手术风险下降相关[35]。

阻塞性睡眠呼吸暂停

中重度阻塞性睡眠呼吸暂停(OSA)的发病率约为总人群的10%~20%[36];重要的是,由于咽肌张力减弱导致的上呼吸道功能失调,OSA的发病率随着年龄的增长而增加。肥胖可能随年龄增长而增加,也促进了OSA的发生。在2007—2010年,有超过三分之一的65岁及以上的老年人达到了肥胖标准[37]。在非手术患者中,严重睡眠呼吸暂停且未接受治疗的患者在10年内的死亡率要高于重度吸烟者[38]。OSA还与成人术后低氧、呼吸衰竭、术后心脏事件以及转移至重症监护病房的风险较高相关[39]。术前给予持续气道正压通气(CPAP)治疗的最佳时间尚不清楚,但梅塔(Mehta)等研究结果表明,在术前门诊新诊断为睡眠呼吸暂停并被推荐接受CPAP治疗的患者,能够改善睡眠质量,减少日间嗜睡,并能大大减少其他并发症(如高血压和糖尿病)的用药[40]。

锻炼

术前的运动训练干预措施对肺部并发症的预防有综合影响结果。不一致的部分原因是研究设计在使用的锻炼类型、持续时间、频率和时间安排上的不均匀性。对于已经诊断和治疗的局部浸润型直肠癌患者,术前锻炼计划可以有效地提高其生活质量[41],但是由于患者依从性问题,并非所有研究都显示出疗效。希望在不久的将来,客观地测定功能能力和围手术期发病率的研究将能够扩大我们对术前运动训练效果的理解。

吸气肌训练

手术后,吸气和呼气肌力量的降低可以持续长达12周。术前吸气肌训练(IMT)旨在通过在吸气过程中增加阻力性负荷来增加力量和耐力。尽管未对老年患者进行专门研究,但最近的科克伦(Cochrane)综述发现,对于行心脏或腹部大手术的成年患者,术前进行IMT能够减少术后肺不张和肺炎,并且缩短住院时间[42]。但对于所有的老年手术患者推荐IMT之前仍然需要进行更多的研究。

神经系统评估

人脑在30岁开始萎缩。正常的与年龄相关的改变包括执行多项任务的能力降低,信息处理的速度降低以及对复杂文本的语言理解能力降低。由主动脉硬化引起的搏动和速度变化进一步影响大脑的微循环,并且由于血管阻力低而可能损伤小血管。而后,在某些患者中这种小血管疾病导致的腔隙性梗死和微出血可能引起认知功能丧失。

非心脏手术后,老年患者最常见的两种并发症是谵妄(10%~60%)[43]和术后认知功能下降(POCD)(7%~26%)[44]。谵妄是一种急性精神错乱状态,伴有注意力和意识变化[45](参见第30章),而POCD则是指在没有谵妄的情况下可能发生的认知功能下降,并通过神经心理学测试发现。谵妄发生在14%~50%的住院医疗患者中,它与死亡率增高[46,47]、医疗并发症增多、住院时间延长以及短期功能预后差有关。谵妄可以叠加在痴呆症或其他与整体认知障碍相关的神经系统疾病上。因此,谵妄的病程可能差异性很大,而且取决于病因因素是否解决。

术前评估

一般认为谵妄的发展是一个涉及基线患者的

易感性、诱发因素或伤害的多因素过程[48]。已有研究发现术前有慢性认知功能减退的诊断是术后谵妄的最强预测因素[43]。术后谵妄的其他术前风险因素包括感觉差、年龄≥70、用多种药物、功能性状态差、脱水、医疗并发症（尤其是脑血管疾病或其他脑部疾病）、电解质异常、白蛋白低下、抑郁和疼痛[12]。在老年人群中，未归类为痴呆症的认知障碍发病率估计超过20%[49]。在手术前识别具有认知障碍的个体对于风险分层很重要，并且可以帮助医务人员预测围手术期的认知问题和术后管理需求[50]。

对于先前存在的认知障碍的术前测试尚未成为常规临床实践的一部分，因为许多测试可能很耗时，但是现有一些适用于术前环境的快速简便的认知筛查工具，其灵敏度为79%~99%，特异性为70%~98%（表4-2）[51]。一项决定性的快速测试是动物流利度测试。该测试要求患者在60秒内命名尽可能多的动物。在动物流利度测试中评分较低的患者发生术后谵妄的风险较高[52]。最近，美国老年医学会发表了有关术后谵妄的最佳实践声明，并强烈建议对有术后谵妄风险的老年人进行术前认知功能评估和记录[53]。希望利用认知筛查工具可以有助于对认知功能下降的早期识别，并作为基线认知状态的记录。

术前管理

综合评估

术后谵妄的管理重点在于预防和及早识别。事实证明，医学上的预防措施用途有限，因为大多数治疗选项都是用于处理症状而不是预防，并且不能改善预后[54]。术后谵妄的其他成功干预措施也很有限。最成功的是马安东尼奥（Marcantonio）等人[55]进行的研究。在这项研究中，将行急诊手术修复髋部骨折的入组老年患者随机分配到干预组（全面的老年医学评估）或常规护理组。干预患者中谵妄发生率32%，而常规护理患者中发生率为50%。尽管谵妄发生率减少，但两组的住院时间没有显著差异。

表4-2 可以在少于3 min的时间内进行的认知筛查测试

测试名称	缩写	内容
6项筛选	6-IS	3项回忆（即苹果、桌子、便士） 3项时间定向（即星期几、月、年）
8项筛选	8-IS	3项回忆 5次迭代的注意力/计算练习（即从100开始减去7迭代5次）
6项认知减退测试	6-CIT	3项时间定向 5项地址（即姓、名、房子所在城市、街道、门牌号）
Sweet 16项	S-16	8项时间/空间定向（即时间、地点） 3项即刻回忆 2项持续注意力的问题（即倒数数字） 3项回忆
5项回忆和流利性	5-IRF	5项地址回忆 1分钟动物流利性（即1分钟内尽可能多的说出不同动物的名称）
简易认知量表		3项回忆 时钟绘图（即手绘带有计数的时钟，显示11点的时间）

基于Ref. Long等人[51]的数据。

多模式疼痛管理

多模式疼痛管理方案涉及一些已显示可减少术后阿片类药物使用的不同麻醉和镇痛技术的应用。对于术中麻醉管理（区域麻醉与全身麻醉）的详细讨论，鼓励读者参考本书第19章和28章，但是多模式疼痛管理方案的使用通常始于术前阶段。尽管没有专门选择老年患者，但着眼于髋部骨折治疗的研究通常主要针对老年患者，因为髋部骨折是该年龄段发病率和死亡率的主要原因[56]。多模式镇痛包括非阿片类药物，如对乙酰氨基酚、区域性阻滞和加巴喷丁或普瑞巴林。康（Kang）及其同事发现，在接受双极半髋置换的认知完好的老年患者中，多模式镇痛包括术前口服羟考酮和塞来昔布以及术中关节周围注射来降低视觉模拟量表（VAS）评分并减少芬太尼的使用。两组的术后谵妄和住院时间无差异，但该研究规模较小且没有足够的说服力[57]。通过术前计划和使用多模式镇痛管理方案，老年患者可以更早活动起来，使用更少的麻醉剂，疼痛评分更低，且不会产生有害的麻醉剂不良反应。

锻炼

参加体育锻炼的老年人患轻度认知障碍和痴呆症的风险较低。多种生理机制（诸如神经营养因子水平升高、改善血管生成、促进突触形成、减轻炎症、减少蛋白质紊乱沉积以及减少心血管疾病危险因素）可能是运动对大脑结构提供神经保护的原因。规律的有氧运动可能通过对高血压的预防和控制以及随之增加的脑血流量，从而对脑健康和认知能力提供保护作用。在护士健康研究中，每周步行90 min的70～80岁女性，其总体认知得分高于那些每周步行40 min以下的女性[58]。对于檀香山-亚洲老龄化研究中的男性而言，每天步行少于1 mile*的男性患痴呆症的风险显著高于（1.7～1.8倍）每天步行超过2 mile的男性[59]。尽管最佳运动量和类型尚不清楚，但据报道，老年人中较高运动量与认知健康之间存在正相关关系[60]。有一些证据表明只有抗阻训练也可以起到积极作用[61]。进行中等强度的体育锻炼可能会导致大脑健康和认知表现（包括记忆力、注意力和执行功能）发生显著变化。虽然一般认为运动的益处是预防性的，但这可能更多是长期作用，而在手术前几天期望获益是不现实的。此外，在术前人群中尚未广泛检测过运动训练对术后预后的影响，也没有明确说明有益运动的特定类型[62]。

补液

拉特克（Radtke）等在一个单中心研究中招募了1 000多名外科手术患者，发现与禁食超过6 h相比，术前禁食流质2～6 h的患者在复苏室（比值比2.69，95%置信区间1.4～5.2）和病房（比值比10.57，95%置信区间1.4～78.6）谵妄发生率显著降低。虽然术前脱水具有生物学上的合理性，但这似乎很难信服术中进行输液管理不能减少这种关联。我们仍需要进一步的工作，包括随机对照试验，以确定单独对术前脱水的处理是否可以减少术后谵妄的发生[63]。

抑郁/焦虑

老年人的抑郁症发病率增高。在年龄大于65岁的女性患者中，跨年龄组筛查抑郁呈阳性的患者人数分别为5.9%（65～74岁）、6.3%（75～84岁）和10%（85岁及以上）[64]。抑郁症与预后差、恢复时间长、医疗保健利用增加和术后谵妄有关[65]。术前焦虑伴有抑郁症状与死亡率增高[危险比=1.88（95%CI=1.12～3.17），P=0.02][66]和功能状态较差[67]相关。由于先前存在的人格类型和特征、混杂的医学因素以及试验之间的差异性，聚焦心理干预的研究一直很困难。我们需要进一步研究以确定术前短时间内哪些术前干预将是有效的。

---

* 英里，长度的英制单位，1 mile=1 609.347 m。

多模式组合

关于术前认知状态优化的文献正在迅速增多。迄今为止值得肯定的证据表明，通过使用多种方式/多学科的预防组套可以减少谵妄的发生。干预措施的各个组成部分因研究而异，但通常包括重新定位策略、确保补液/营养和早期活动[68]。关于目标特定的干预措施仍需进一步研究。

衰弱

衰弱是一种被认为与谵妄区分开的综合征，在老年人口中也很常见。目前已将衰弱概念化为一个可导致多种症状和体征的综合征，其特征是容易受到身体功能下降以及负面健康结果的影响，包括死亡风险增加[69]（见第1章）。在其他人群的研究，例如一个对衰老的纵向研究Rush记忆和衰老项目[70]发现，衰弱的增加与阿尔茨海默病和认知能力下降的速率增快有关。其他研究报道，衰弱的体征，如握力、步态障碍和身体成分，与轻度认知障碍有关[71-74]。已有研究显示在外科手术患者中，术前衰弱会增加择期手术患者发生术后并发症[75-77]和术后谵妄[78]的风险。

术前评估

目前，关于应该如何衡量衰弱尚无共识。尽管对于具体标准存在不同的观点，但已经提出了衰弱的可操作定义，包括去脂体重的过度降低与疲倦和疲劳感相关的耐力差，以及步行速度和活动性的降低[69]。已有描述其他特征，诸如食欲不振、营养摄入减少以及包括但不限于心血管、代谢和免疫系统的恶化[79-81]。尽管尚无关于应该如何定义衰弱的共识，然而已有研究显示，提出的两个定义，包括体格衰弱[69]和认知衰弱[82]，与功能下降、认知下降、死亡率、再入院率和疗养院安置[83]相关。

在一项针对退伍军人医院住院的老年患者的研究中，发现衰弱率为27%。我们的研究表明三分之一的患者的衰弱评分≥3，这与之前报道的收入退伍军人医院的27%老年患者被视为衰弱的研究相似[84]。另一个重要的考虑因素是衰弱是否是动态的并且可能可逆。考虑到一项研究中一半的患者是衰弱前期患者[78]，干预是否能够减缓衰弱的发展是有临床意义的。

术前管理

预康复

预康复的定义是改善患者的术前状况，这是一项为了改善已被确定为术前衰弱的患者术后预后的可能策略。这一新概念提出为那些已被确定为术前衰弱的患者术前优化其身体、营养和心理状况。第6章中对该主题进行了更详细的讨论。

肾功能

肾功能不全的患病率在老年人中很高，因为肾小球功能随着年龄的增长而减退。慢性肾脏病（CKD）并非老龄化的必然结果，但与年龄相关的变化可能会增加对CKD发展的易感性。在≥70岁的人群中观察到，肾小球滤过率的异常率在社区居住老年人为75%，在老年病房的患者78%，疗养院患者91%。在≥85岁的人群中，有99%的患者有肾功能不全的证据，有必要调整药物剂量[85]。赫特尔帕尔（Kheterpal）等认为可以将下面这些因素作为术后急性肾损伤（AKI）的独立术前预测指标：年龄≥59岁、进行急诊手术、肝病、体重指数（BMI）≥32 kg/m^2、高危手术、外周血管闭塞性疾病和有必要长期支气管扩张剂治疗的COPD[86]。越来越多的证据表明，即使是血清肌酐的微小变化也与大手术后患者的死亡率增加有关[87]。实际上据估计，老年手术患者的急性肾功能衰竭至少导致了五分之一的围手术期死亡[88]。

术前评估

没有临床试验证明对肾功能不全的术前评估将带来更好的预后，但是术前检测可能会发现未被识别的肾功能不全的患者。虽然用血清肌酐来确定AKI，但它并不敏感，血清肌酐直到肾小球滤过率（GFR）降至50%以下才可能出现升高。肌酐还受到非肾脏因素的影响，例如肌肉质量、性别、种族和饮食。AKI在老年人中可能不会引起注意，由于老龄化引起的肌肉质量下降，肌酸清除率降低通常不与血清肌酐明显升高相关。

术前管理

可能更重要的是要意识到，由于肾功能下降所有老年患者都有发生肾脏并发症的风险。我们的目标是在术前避免血容量不足，低血压，电解质失衡以及肾毒性药物（氨基糖苷类、非甾体类抗炎药、血管紧张素转换酶抑制剂和造影剂）的影响。

糖尿病

糖尿病的发病率随年龄增长而增加。根据疾病控制与预防中心的数据，从1990年到2014年，年龄≥75岁人群的糖尿病发病率从8.0%上升到19.2%。已有研究显示高血糖与术后并发症发生率增高相关。在美国，国家退伍军人管理局（Veterans Health Administration）手术质量改善计划的一项多元回归分析将糖尿病确定为手术部位感染的显著术前危险因素[90]；行冠状动脉搭桥术的糖尿病患者中术前较高的平均血糖水平是术后深胸骨伤口感染发生的主要危险因素[91]。

术前评估

糖尿病的持续时间具有重要意义。国家卫生与临床优化研究所（NICE）的最新临床指南在糖尿病患者中删除了随机血糖的建议，而代之以检测3个月内HbA1c水平。在对6 088名来自美国退伍军人卫生管理局的行全关节置换术患者的回顾性研究中，研究人员发现HbA1c较高的患者至少发生一种手术并发症的风险增加[92]。术前HbA1c测量值不应用作为糖尿病存在的一种筛查工具。相反，它应该用于在长期糖尿病患者中识别并发症高风险的患者。

术前管理

糖尿病管理的主要目标是避免高血糖和低血糖，遗憾的是围手术期的最佳血糖目标尚不清楚。合理的方法是在术中将血糖维持在200 mg/dL以下，在术后维持在180 mg/dL以下，但要避免血糖水平低于80 mg/dL的低血糖发作[93]。

营养

老年人群营养不良的患病率在门诊诊所中为9%～15%，在急诊住院的医院中为12%～50%，在慢性病医疗机构中则为25%～60%或更高[94]。营养不良是与围手术期并发症（例如肺炎风险增大、插管时间延长、伤口愈合时间延长、感染、败血症和30天死亡率增加）相关的关键因素[95]。土伦廷（Turrentine）及其同事研究了来自其NSQIP数据库的数据，发现术前输血、急诊手术和体重减轻是对80岁及以上的老年人预测发病率的最佳指标[96]。

术前评估

对术前老年患者的基本评估应包括身高、体重和体重指数，以及询问过去一年中是否出现意外的体重减轻。退伍军人管理局的一项研究表明，术前白蛋白水平可以很好地预测老年人群的术后死亡率[7]。研究人员检测了43种术前风险因素、14种术前实验室值以及12种手术变量用来预测术后并发症。这项研究的平均年龄为(61±13)岁，其中97%的受试者为男性，但结果应适用于普遍的老年手术患者。预测术后死亡率的最重要变量是术前白蛋白水平，ASA PS分级是排名第二的最佳预测指标。白蛋白水平＜2.1 g/dL与29%的死亡率和65%的发病率相关。尽管有证据表明白蛋白与术后结局相关，但很难依赖于白蛋白的结果，因为白蛋白半衰期长（18～21天）且它的波动基于血管内和血管外液体状态。

术前管理

近期的研究集中于用除了白蛋白或体重减轻以外的工具来识别营养不良。杰（Jie）及其同事使用2002年营养风险筛查（NRS）工具，发现评分较高（≥5）的患者如果接受术前营养支持，他们并发症的发生率就会降低，住院时间也会缩短。对于那些轻度营养不良（NRS评分为3～4）的患者，有术前营养支持和无术前营养支持的两组患者之间并发症发生率和术后住院时间均相似[97]。美国外科医师学会NSQIP和美国老年医学学会建议有严重营养风险的患者应当寻求营养师咨询，制定围手术期营养计划，并在术前提供可能的营养支持[12]。

药物

老年患者更有可能定期服用多种药物，包括处方药和非处方药。多重用药（见第21章）与认知障碍的风险、发病率和死亡率增高以及药物依从性妥协相关。特定药物（例如抗组胺药或苯二氮䓬类药物）会导致跌倒或意识混乱的风险。阿戈斯蒂尼（Agostini）等研究结果表明，所用药物的数量与两种经常报告的药物不良反应（体重减轻和平衡受损）的风险之间存在线性关系[98]。尽管为了并发症进行了调整，但这种作用仍然存在。

术前评估

已经提出围手术期是严格审查多重用药的药物清单、药物相互作用和不良药物事件的理想时间[12]。应与患者一起彻底检查药物清单。

术前管理

术前应停用不必要的药物。如果停药可能会出现戒断症状或疾病进展的药物应在整个围手术期继续使用。应尽量减少开其他新的处方药。尽管这些建议凭直觉判断，尚无随机试验专门说明该问题。

术前实验室检查

全血细胞计数和生化检验

为了获得不能单独从病史和体格检查得到的其他信息，要求进行术前检验，该检验应当发现影响围手术期发病率的未预期的异常。最佳的异常检验结果会指出潜在风险可以改进的方面，以减少术后并发症。德桑基奇（Dzankic）等[99]采用前瞻性队列研究，对年龄≥70岁行择期非心脏手术的患者，评估术前异常的实验室检验的发生率和预测值。实验室检验异常的发生率很高：电解质异常（0.7%～5%），血小板计数异常（1.9%），葡萄糖异常（7%），血红蛋白（10%）和肌酐异常（12%），但在被分级为ASA 1～2级的患者中，实验室检验异常的发生率与普通人群一样低（3.6%）。多变量回归分析显示，异常的实验室检验值都不是对不良结局的显著独立预测因子。尽管健康的老年个体实验室检验异常的实际发生率很小，但老年患者实验室检验异常的发生率仍然高于年轻患者。这些结果表明，在老年手术患者中进行常规的术前检验，尤其是在ASA 1～2分级的患者中，通常会产生极少的异常结果。

据估计每年在择期手术前进行常规术前医学检验的费用为300亿美元。数据显示，常规筛查中的实验室异常通常是来自不会导致处理改变并且具有未知临床意义的虚假结果。谢恩（Schein）等[100]研究了近20 000名行白内障手术的患者，他们随机分到常规实验室检验组或无常规检验组。他们报告接受常规检验和无常规检验组之间，围手术期发病率和死亡率没有差异。尽管有这些数据，然而15年后，最近对Medicare数据库的检索显示，在超过440 000例的患者中，有53%的患者在白内障手术前一个月仍至少进行了一项术前检验[101]。

根据年龄而对常规检验的完全放弃，必须权衡通过检验发现意外疾病的可能和修正手术范围的可能。表4-3列出了英国国立卫生与临床优化研究所（NICE）用于择期手术的常规术前检测临

心电图

术前心电图（ECG）异常很常见，但在行非心脏手术的老年患者中，其预测术后心脏并发症的价值有限。我们发现75.2%患者的术前ECG至少有一项异常[103]。多变量分析发现，只有ASA身体状况分级≥3和有充血性心力衰竭病史这两项与术后心脏并发症相关。术前ECG异常的存在与术后心脏并发症风险增加无关。我们的研究和其他人的研究结果表明，老年组的ECG异常的发生率很高，但预测术后心脏并发症的敏感性和特异性较低[104,105]。

尽管没有对照临床试验表明常规实验室检验、ECG和胸部X线检查（CXR）与不良事件发生率降低相关，但一些术前检查（即ECG）的信息可能会为住院期间的后期参考建立基线测量值。欧洲麻醉学会（ESA）指南目前建议，对于伴有缺血性心脏病、心力衰竭、卒中、糖尿病或肾功能不全等危险因素的中到高风险手术患者行静息心电图检查[106]。NICE临床指南小组还认为，>65岁患者出现静息ECG会发现的无症状改变的风险更大。表4-1列出了NICE临床指南中对于择期手术的术前常规ECG的建议。大部分专家小组同意，对于行低风险外科手术的无症状患者，术前常规心电图则没有用[5]。

胸片

胸片用来发现慢性阻塞性肺疾病、心力衰竭、结核病或肺癌等疾病，但对于肺病发生率较低的无症状个体，其益处尚可疑。在50岁以下的患者中，胸片异常的可能性在0%~20%，而在50岁以上的患者中，可能性增加到20%~60%[107]。但关于是否胸片结果会影响围手术期管理，以及是否术前胸片的表现会影响围手术期肺部并发症发生率的研究数据尚不清楚。NICE临床指南小组推荐，在任何人群中均不应将胸片用作常规术前检查。

表4-1 常规术前检查的建议（全血细胞计数、生化和心电图）

ASA分级	手术类型 小	手术类型 中	手术类型 大
1	CBC/生化/ECG：非常规	CBC/生化/ECG：非常规	CBC：需要 生化：对有AKI风险的患者考虑进行 ECG：如年龄>65岁，没有12个月内的基线考虑进行
2	CBC/生化/ECG：非常规	CBC：非常规 生化：对有AKI风险的患者考虑进行 ECG：对有CV、肾脏或者DM并发症的患者考虑进行	CBC/生化/ECG：需要
3或4	CBC：非常规 生化：对有AKI风险的患者考虑进行 ECG：如果12个月内无基线图考虑进行	CBC：对有CV、肾脏或者DM并发症的患者考虑进行 生化/ECG：需要	CBC/生化/ECG：需要

基于国家指南中心参考文献中的数据[102]
CBC全血细胞计数，AKI急性肾脏损伤，CV心血管，DM糖尿病，ECG心电图

结论

随着老龄化，大多数老年患者将需要进行手术治疗，但单单年龄并不是手术的唯一禁忌。对于发病率和死亡率，是否伴有并发症是比单单年龄更重要的预测指标。术前阶段是主动评估这类生理储备降低的患者的有利时机。以往的研究已提供了大量的针对该人群的术前评估范畴的结果。术前风险识别是老年外科患者围手术期护理的关键性切入点。从术前评估获得的信息对于后续制定术中和术后策略，从而实现围手术期良好结局至关重要。

参考文献

[1] United States Census Bureau. US Census Bureau Projections 2012. Available from: http://www.census.gov/population/socdemo/statbriefs/agebrief.html.

[2] Population Division of the Department of Economics and Social Affairs of the United Nations Secretariat. World Population Prospects 2015. Available from: https://esa.un.org/unpd/wpp/Graphs/DemographicProfiles/.

[3] Thorin-Trescases N, Thorin E. Lifelong cyclic mechanical strain promotes large elastic artery stiffening: increased pulse pressure and old age-related organ failure. Can J Cardiol. 2016; 32(5): 624–33.

[4] Leung JM, Dzankic S. Relative importance of preoperative health status versus intraoperative factors in predicting postoperative adverse outcomes in geriatric surgical patients. J Am Geriatr Soc. 2001; 49(8): 1080–5.

[5] Fleisher LA, Fleischmann KE, Auerbach AD, Barnason SA, Beckman JA, Bozkurt B, et al. 2014 ACC/AHA guideline on perioperative cardiovascular evaluation and management of patients undergoing noncardiac surgery: a report of the American College of Cardiology/American Heart Association task force on practice guidelines. J Am Coll Cardiol. 2014; 64(22): e77–137.

[6] Gibbs J, Cull W, Henderson W, Daley J, Hur K, Khuri S. Preoperative serum albumin level as a predictor of operative mortality and morbidity. Arch Surg. 1999; 134: 36–42.

[7] Gibbs J, Cull W, Henderson W, Daley J, Hur K, Khuri SF. Preoperative serum albumin level as a predictor of operative mortality and morbidity: results from the national VA surgical risk study. Arch Surg. 1999; 134(1): 36–42.

[8] Keating J III. Major surgery in nursing home patients: procedures, morbidity, and mortality in the frailest of the frail elderly. J Am Geriatr Soc. 1992; 40: 8–11.

[9] Lee T, Marcantonio E, Mangione C, Thomas E, Polanczyk C, Cook F, et al. Derivation and prospective validation of a simple index for prediction of cardiac risk of major noncardiac surgery. Circulation. 1999; 100: 1043–9.

[10] Ford MK, Beattie WS, Wijeysundera DN. Systematic review: prediction of perioperative cardiac complications and mortality by the revised cardiac risk index. Ann Intern Med. 2010; 152(1): 26–35.

[11] Thomas DR, Ritchie CS. Preoperative assessment of older adults. J Am Geriatr Soc. 1995; 43(7): 811–21.

[12] Chow WB, Rosenthal RA, Merkow RP, Ko CY, Esnaola NF, American College of Surgeons National Surgical Quality Improvement P, et al. Optimal preoperative assessment of the geriatric surgical patient: a best practices guideline from the American College of Surgeons National Surgical Quality Improvement Program and the American Geriatrics Society. J Am Coll Surg. 2012; 215(4): 453–66.

[13] Cohen ME, Ko CY, Bilimoria KY, Zhou L, Huffman K, Wang X, et al. Optimizing ACS NSQIP modeling for evaluation of surgical quality and risk: patient risk adjustment, procedure mix adjustment, shrinkage adjustment, and surgical focus. J Am Coll Surg. 2013; 217(2): 336–46. e1

[14] Hillis LD, Smith PK, Anderson JL, Bittl JA, Bridges CR, Byrne JG, et al. 2011 ACCF/AHA guideline for coronary artery bypass graft surgery. A report of the American College of Cardiology Foundation/American Heart Association Task Force on Practice Guidelines. Developed in collaboration with the American Association for Thoracic Surgery, Society of Cardiovascular Anesthesiologists, and Society of Thoracic Surgeons. J Am Coll Cardiol. 2011; 58(24): e123–210.

[15] Levine GN, Bates ER, Blankenship JC, Bailey SR, Bittl JA, Cercek B, et al. 2011 ACCF/AHA/SCAI guideline for percutaneous coronary intervention. A report of the American College of Cardiology Foundation/American Heart Association Task Force on Practice Guidelines and the Society for Cardiovascular Angiography and Interventions. J Am Coll Cardiol. 2011; 58(24): e44–122.

[16] Devereaux PJ, Yang H, Yusuf S, Guyatt G, Leslie K, Villar JC, et al. Effects of extended-release metoprolol succinate in patients undergoing non-cardiac surgery (POISE trial): a randomised controlled trial. Lancet. 2008; 371(9627): 1839–47.

[17] Wijeysundera DN, Duncan D, Nkonde-Price C, Virani SS, Washam JB, Fleischmann KE, et al. Perioperative beta blockade in noncardiac surgery: a systematic

review for the 2014 ACC/AHA guideline on perioperative cardiovascular evaluation and management of patients undergoing noncardiac surgery: a report of the American College of Cardiology/American Heart Association Task Force on practice guidelines. J Am Coll Cardiol. 2014; 64(22): 2406–25.

[18] Ridker PM, Wilson PW. A trial-based approach to statin guidelines. JAMA. 2013; 310(11): 1123–4.

[19] Durazzo AE, Machado FS, Ikeoka DT, De Bernoche C, Monachini MC, Puech-Leao P, et al. Reduction in cardiovascular events after vascular surgery with atorvastatin: a randomized trial. J Vasc Surg. 2004; 39(5): 967–75, discussion 75–6.

[20] Pooling Project Research Group. Relationship of blood pressure, serum cholesterol, smoking habit, relative weight and ECG abnormalities to incidence of major coronary events: final report of the pooling project. J Chronic Dis. 1978; 31: 201–306.

[21] Pasternack P, Imparato A, Bear G, Baumann F, Benjamin D, Sanger J, et al. The value of radionuclide angiography as a predictor of perioperative myocardial infarction in patients undergoing abdominal aortic aneurysm resection. J Vasc Surg. 1984; 1: 320–5.

[22] Tresch D. The clinical diagnosis of heart failure in older patients. J Am Geriatr Soc. 1997; 45(45): 1128–33.

[23] Vasan R, Benjamin E, Levy D. Prevalence, clinical features and prognosis of diastolic heart failure: an epidemiologic perspective. J Am Coll Cardiol. 1995; 26: 1565–74.

[24] Xu-Cai YO, Brotman DJ, Phillips CO, Michota FA, Tang WH, Whinney CM, et al. Outcomes of patients with stable heart failure undergoing elective noncardiac surgery. Mayo Clin Proc. 2008; 83(3): 280–8.

[25] Zaugg M, Lucchinetti E. Respiratory function in the elderly. Anesthesiol Clin North Am. 2000; 18(1): 47–58. vi

[26] Vaz Fragoso CA, Gill TM. Respiratory impairment and the aging lung: a novel paradigm for assessing pulmonary function. J Gerontol A Biol Sci Med Sci. 2012; 67(3): 264–75.

[27] McQuillan BM, Picard MH, Leavitt M, Weyman AE. Clinical correlates and reference intervals for pulmonary artery systolic pressure among echocardiographically normal subjects. Circulation. 2001; 104(23): 2797–802.

[28] Griffith KA, Sherrill DL, Siegel EM, Manolio TA, Bonekat HW, Enright PL. Predictors of loss of lung function in the elderly: the cardiovascular health study. Am J Respir Crit Care Med. 2001; 163(1): 61–8.

[29] Gupta H, Gupta PK, Fang X, Miller WJ, Cemaj S, Forse RA, et al. Development and validation of a risk calculator predicting postoperative respiratory failure. Chest. 2011; 140(5): 1207–15.

[30] Jayr C, Matthay MA, Goldstone J, Gold WM, Wiener-Kronish JP. Preoperative and intraoperative factors associated with prolonged mechanical ventilation. A study in patients following major abdominal vascular surgery. Chest. 1993; 103(4): 1231–6.

[31] Porsbjerg C, Lange P, Ulrik CS. Lung function impairment increases with age of diagnosis in adult onset asthma. Respir Med. 2015; 109(7): 821–7.

[32] Kim MY, Song WJ, Cho SH. Pharmacotherapy in the management of asthma in the elderly: a review of clinical studies. Asia Pac Allergy. 2016; 6(1): 3–15.

[33] Qaseem A, Snow V, Fitterman N, Hornbake ER, Lawrence VA, Smetana GW, et al. Risk assessment for and strategies to reduce perioperative pulmonary complications for patients undergoing noncardiothoracic surgery: a guideline from the American College of Physicians. Ann Intern Med. 2006; 144(8): 575–80.

[34] Moller AM, Villebro N, Pedersen T, Tonnesen H. Effect of preoperative smoking intervention on postoperative complications: a randomised clinical trial. Lancet. 2002; 359(9301): 114–7.

[35] Levett DZ, Edwards M, Grocott M, Mythen M. Preparing the patient for surgery to improve outcomes. Best Pract Res Clin Anaesthesiol. 2016; 30(2): 145–57.

[36] Peppard PE, Young T, Barnet JH, Palta M, Hagen EW, Hla KM. Increased prevalence of sleep-disordered breathing in adults. Am J Epidemiol. 2013; 177(9): 1006–14.

[37] Fakhouri TH, Ogden CL, Carroll MD, Kit BK, Flegal KM. Prevalence of obesity among older adults in the United States, 2007–2010. NCHS Data brief. 2012(106): 1–8.

[38] Yegneswaran B, Shapiro C. Which is the greater sin? Continuing to smoke or non-compliance with CPAP therapy? J Clin Sleep Med. 2011; 7(3): 315–6.

[39] Kaw R, Chung F, Pasupuleti V, Mehta J, Gay PC, Hernandez AV. Meta-analysis of the association between obstructive sleep apnoea and postoperative outcome. Br J Anaesth. 2012; 109(6): 897–906.

[40] Mehta V, Subramanyam R, Shapiro CM, Chung F. Health effects of identifying patients with undiagnosed obstructive sleep apnea in the preoperative clinic: a follow-up study. Can J Anaesth. 2012; 59(6): 544–55.

[41] Burke SM, Brunet J, Sabiston CM, Jack S, Grocott MP, West MA. Patients' perceptions of quality of life during active treatment for locally advanced rectal cancer: the importance of preoperative exercise. Support Care Cancer. 2013; 21(12): 3345–53.

[42] Katsura M, Kuriyama A, Takeshima T, Fukuhara S, Furukawa TA. Preoperative inspiratory muscle training for postoperative pulmonary complications in adults undergoing cardiac and major abdominal surgery. Cochrane Database Syst Rev. 2015; (10): CD010356.

[43] Dasgupta M, Dumbrell AC. Preoperative risk assessment

for delirium after noncardiac surgery: a systematic review. J Am Geriatr Soc. 2006; 54(10): 1578–89.

[44] Johnson T, Monk T, Rasmussen LS, Abildstrom H, Houx P, Korttila K, et al. Postoperative cognitive dysfunction in middleaged patients. Anesthesiology. 2002; 96(6): 1351–7.

[45] Lipowski Z. Delirium (acute confusional states). JAMA. 1987; 258: 1789–92.

[46] Lipowski Z. Delirium in the elderly patient. New Engl J Med. 1989; 320: 578–82.

[47] Inouye S. The dilemma of delirium: clinical and research controversies regarding diagnosis and evaluation of delirium in hospitalized elderly medical patients. Am J Med. 1994; 97: 278–88.

[48] Inouye S, Charpentier P. Precipitating factors for delirium in hospitalized elderly persons: predictive model and interrelationship with baseline vulnerability. JAMA. 1996; 275: 852–7.

[49] Plassman BL, Langa KM, Fisher GG, Heeringa SG, Weir DR, Ofstedal MB, et al. Prevalence of cognitive impairment without dementia in the United States. Ann Intern Med. 2008; 148(6): 427–34.

[50] Crosby G, Culley DJ, Hyman BT. Preoperative cognitive assessment of the elderly surgical patient: a call for action. Anesthesiology. 2011; 114(6): 1265–8.

[51] Long LS, Shapiro WA, Leung JM. A brief review of practical preoperative cognitive screening tools. Can J Anaesth. 2012; 59(8): 798–804.

[52] Long LS, Wolpaw JT, Leung JM. Sensitivity and specificity of the animal fluency test for predicting postoperative delirium. Can J Anaesth. 2015; 62(6): 603–8.

[53] American Geriatrics Society Expert Panel on Postoperative Delirium in Older A. Postoperative delirium in older adults: best practice statement from the American Geriatrics Society. J Am Coll Surg. 2015; 220(2): 136–48 e1.

[54] Neufeld KJ, Yue J, Robinson TN, Inouye SK, Needham DM. Antipsychotic medication for prevention and treatment of delirium in hospitalized adults: a systematic review and metaanalysis. J Am Geriatr Soc. 2016; 64(4): 705–14.

[55] Marcantonio E, Flacker J, Wright R, Resnick N. Reducing delirium after hip fracture: a randomized trial. JAGS. 2001; 49: 516–22.

[56] Marks R. Hip fracture epidemiological trends, outcomes, and risk factors, 1970–2009. Int J Gen Med. 2010; 3: 1–17.

[57] Kang H, Ha YC, Kim JY, Woo YC, Lee JS, Jang EC. Effectiveness of multimodal pain management after bipolar hemiarthroplasty for hip fracture: a randomized, controlled study. J Bone Joint Surg Am. 2013; 95(4): 291–6.

[58] Weuve J, Kang JH, Manson JE, Breteler MM, Ware JH, Grodstein F. Physical activity, including walking, and cognitive function in older women. JAMA. 2004; 292(12): 1454–61.

[59] Abbott RD, White LR, Ross GW, Masaki KH, Curb JD, Petrovitch H. Walking and dementia in physically capable elderly men. JAMA. 2004; 292(12): 1447–53.

[60] Kirk-Sanchez NJ, McGough EL. Physical exercise and cognitive performance in the elderly: current perspectives. Clin Interv Aging. 2014; 9: 51–62.

[61] Cassilhas RC, Viana VA, Grassmann V, Santos RT, Santos RF, Tufik S, et al. The impact of resistance exercise on the cognitive function of the elderly. Med Sci Sports Exerc. 2007; 39(8): 1401–7.

[62] Theou O, Stathokostas L, Roland KP, Jakobi JM, Patterson C, Vandervoort AA, et al. The effectiveness of exercise interventions for the management of frailty: a systematic review. J Aging Res. 2011; 2011: 569194.

[63] Radtke FM, Franck M, MacGuill M, Seeling M, Lutz A, Westhoff S, et al. Duration of fluid fasting and choice of analgesic are modifiable factors for early postoperative delirium. Eur J Anaesthesiol. 2010; 27(5): 411–6.

[64] Trowbridge ER, Kim D, Barletta K, Fitz V, Larkin S, Hullfish KL. Prevalence of positive screening test for cognitive impairment among elderly urogynecologic patients. Am J Obstet Gynecol. 2016; 215(5): 663. e1–6.

[65] Leung JM, Sands LP, Mullen EA, Wang Y, Vaurio L. Are preoperative depressive symptoms associated with postoperative delirium in geriatric surgical patients? J Gerontol A Biol Sci Med Sci. 2005; 60(12): 1563–8.

[66] Tully PJ, Baker RA, Knight JL. Anxiety and depression as risk factors for mortality after coronary artery bypass surgery. J Psychosom Res. 2008; 64(3): 285–90.

[67] Chunta KS. Expectations, anxiety, depression, and physical health status as predictors of recovery in openheart surgery patients. J Cardiovasc Nurs. 2009; 24(6): 454–64.

[68] Siddiqi N, Harrison JK, Clegg A, Teale EA, Young J, Taylor J, et al. Interventions for preventing delirium in hospitalised non-ICU patients. Cochrane Database Syst Rev. 2016; 3: CD005563.

[69] Fried LP, Tangen CM, Walston J, Newman AB, Hirsch C, Gottdiener J, et al. Frailty in older adults: evidence for a phenotype. J Gerontol A Biol Sci Med Sci. 2001; 56(3): M146–56.

[70] Buchman AS, Boyle PA, Wilson RS, Tang Y, Bennett DA. Frailty is associated with incident Alzheimer's disease and cognitive decline in the elderly. Psychosom Med. 2007; 69(5): 483–9.

[71] Buchman AS, Wilson RS, Bienias JL, Shah RC, Evans DA, Bennett DA. Change in body mass index and risk of incident Alzheimer disease. Neurology. 2005; 65(6): 892–7.

[72] Mitchell SL, Rockwood K. The association between parkinsonism, Alzheimer's disease, and mortality: a comprehensive approach. J Am Geriatr Soc. 2000; 48(4): 422–5.

[73] Waite LM, Grayson DA, Piguet O, Creasey H, Bennett HP, Broe GA. Gait slowing as a predictor of incident dementia: 6-year longitudinal data from the Sydney Older Persons Study. J Neurol Sci. 2005; 229–230: 89–93.

[74] Wang L, Larson EB, Bowen JD, van Belle G. Performance-based physical function and future dementia in older people. Arch Intern Med. 2006; 166(10): 1115–20.

[75] Dasgupta M, Rolfson DB, Stolee P, Borrie MJ, Speechley M. Frailty is associated with postoperative complications in older adults with medical problems. Arch Gerontol Geriatr. 2009; 48(1): 78–83.

[76] Makary MA, Segev DL, Pronovost PJ, Syin D, Bandeen-Roche K, Patel P, et al. Frailty as a predictor of surgical outcomes in older patients. J Am Coll Surg. 2010; 210(6): 901–8.

[77] Fagard K, Leonard S, Deschodt M, Devriendt E, Wolthuis A, Prenen H, et al. The impact of frailty on postoperative outcomes in individuals aged 65 and over undergoing elective surgery for colorectal cancer: a systematic review. J Geriatr Oncol. 2016; 7(6): 479–91.

[78] Leung JM, Tsai TL, Sands LP. Brief report: preoperative frailty in older surgical patients is associated with early postoperative delirium. Anesth Analg. 2011; 112(5): 1199–201.

[79] Bortz WM 2nd. A conceptual framework of frailty: a review. J Gerontol A Biol Sci Med Sci. 2002; 57(5): M283–8.

[80] Payette H, Gray-Donald K, Cyr R, Boutier V. Predictors of dietary intake in a functionally dependent elderly population in the community. Am J Public Health. 1995; 85(5): 677–83.

[81] Chin APMJ, Dekker JM, Feskens EJ, Schouten EG, Kromhout D. How to select a frail elderly population? A comparison of three working definitions. J Clin Epidemiol. 1999; 52(11): 1015–21.

[82] Ferrucci L, Guralnik JM, Studenski S, Fried LP, Cutler GB Jr, Walston JD. Designing randomized, controlled trials aimed at preventing or delaying functional decline and disability in frail, older persons: a consensus report. J Am Geriatr Soc. 2004; 52(4): 625–34.

[83] Sternberg SA, Wershof Schwartz A, Karunananthan S, Bergman H, Mark CA. The identification of frailty: a systematic literature review. J Am Geriatr Soc. 2011; 59(11): 2129–38.

[84] Winograd CH, Gerety MB, Chung M, Goldstein MK, Dominguez F Jr, Vallone R. Screening for frailty: criteria and predictors of outcomes. J Am Geriatr Soc. 1991; 39(8): 778–84.

[85] Nygaard HA, Naik M, Ruths S, Kruger K. Clinically important renal impairment in various groups of old persons. Scand J Prim Health Care. 2004; 22(3): 152–6.

[86] Kheterpal S, Tremper KK, Englesbe MJ, O'Reilly M, Shanks AM, Fetterman DM, et al. Predictors of postoperative acute renal failure after noncardiac surgery in patients with previously normal renal function. Anesthesiology. 2007; 107(6): 892–902.

[87] Bihorac A, Yavas S, Subbiah S, Hobson CE, Schold JD, Gabrielli A, et al. Long-term risk of mortality and acute kidney injury during hospitalization after major surgery. Ann Surg. 2009; 249(5): 851–8.

[88] John AD, Sieber FE. Age associated issues: geriatrics. Anesthesiol Clin North Am. 2004; 22(1): 45–58.

[89] Strom C, Rasmussen LS. Challenges in anaesthesia for elderly. Singap Dent J. 2014; 35C: 23–9.

[90] Malone DL, Genuit T, Tracy JK, Gannon C, Napolitano LM. Surgical site infections: reanalysis of risk factors. J Surg Res. 2002; 103(1): 89–95.

[91] Guvener M, Pasaoglu I, Demircin M, Oc M. Perioperative hyperglycemia is a strong correlate of postoperative infection in type II diabetic patients after coronary artery bypass grafting. Endocr J. 2002; 49(5): 531–7.

[92] Harris AH, Bowe TR, Gupta S, Ellerbe LS, Giori NJ. Hemoglobin A1C as a marker for surgical risk in diabetic patients undergoing total joint arthroplasty. J Arthroplast. 2013; 28(8 Suppl): 25–9.

[93] Kohl BA, Schwartz S. Surgery in the patient with endocrine dysfunction. Med Clin North Am. 2009; 93(5): 1031–47.

[94] Rosenthal RA. Nutritional concerns in the older surgical patient. J Am Coll Surg. 2004; 199(5): 785–91.

[95] Katlic MR. Consider surgery for elderly patients. CMAJ. 2010; 182(13): 1403–4.

[96] Turrentine FE, Wang H, Simpson VB, Jones RS. Surgical risk factors, morbidity, and mortality in elderly patients. J Am Coll Surg. 2006; 203(6): 865–77.

[97] Jie B, Jiang ZM, Nolan MT, Zhu SN, Yu K, Kondrup J. Impact of preoperative nutritional support on clinical outcome in abdominal surgical patients at nutritional risk. Nutrition. 2012; 28(10): 1022–7.

[98] Agostini JV, Han L, Tinetti ME. The relationship between number of medications and weight loss or impaired balance in older adults. J Am Geriatr Soc. 2004; 52(10): 1719–23.

[99] Dzankic S, Pastor D, Gonzalez C, Leung JM. The prevalence and predictive value of abnormal preoperative laboratory tests in elderly surgical patients. Anesth Analg. 2001; 93(2): 301–8. 2nd contents page

[100] Schein OD, Katz J, Bass EB, Tielsch JM, Lubomski

LH, Feldman MA, et al. The value of routine preoperative medical testing before cataract surgery. Study of medical testing for cataract surgery. N Engl J Med. 2000; 342(3): 168–75.

[101] Chen CL, Lin GA, Bardach NS, Clay TH, Boscardin WJ, Gelb AW, et al. Preoperative medical testing in Medicare patients undergoing cataract surgery. N Engl J Med. 2015; 372(16): 1530–8.

[102] National Guideline Centre. Routine preoperative tests for elective surgery. Clinical Guideline NG45, Methods, evidence and recommendations. 2016. Available from: https://www.nice.org.uk/guidance/NG45.

[103] Liu LL, Dzankic S, Leung JM. Preoperative electrocardiogram abnormalities do not predict postoperative cardiac complications in geriatric surgical patients. J Am Geriatr Soc. 2002; 50(7): 1186–91.

[104] van Klei WA, Bryson GL, Yang H, Kalkman CJ, Wells GA, Beattie WS. The value of routine preoperative electrocardiography in predicting myocardial infarction after noncardiac surgery. Ann Surg. 2007; 246(2): 165–70.

[105] Noordzij PG, Boersma E, Bax JJ, Feringa HH, Schreiner F, Schouten O, et al. Prognostic value of routine preoperative electrocardiography in patients undergoing noncardiac surgery. Am J Cardiol. 2006; 97(7): 1103–6.

[106] De Hert S, Imberger G, Carlisle J, Diemunsch P, Fritsch G, Moppett I, et al. Preoperative evaluation of the adult patient undergoing non-cardiac surgery: guidelines from the European Society of Anaesthesiology. Eur J Anaesthesiol. 2011; 28(10): 684–722.

[107] Marcello PW, Roberts PL. "Routine" preoperative studies. Which studies in which patients? Surg Clin North Am. 1996; 76(1): 11–23.

5. 老年人外科围手术期医疗模式

加里·E.劳埃德（Gary E. Loyd），安纳哈特·迪隆（Anahat Dhillon）

历史

现代的外科围手术期医疗模式（PSH）是对旧观念的革新。最早在20世纪60年代由某儿科医院提出，旨在改善患者的治疗效果和体验的同时降低医疗成本。他们成功地实现了他们的目标，而使机构的收入减少，因为那时的保险是为服务而不是成果付费。因此，该研究项目失败了。到20世纪90年代，随着医疗卫生费用在世界范围内的日益昂贵，人们对成本和质量的意识日益增强。作为降低成本的同时提高质量的一种方法，"快速跟进"研究开始出现在文献中。此外，因为控制成本和改善预后是医疗市场的主要关注点，还出现了确定最佳术前检查和减少重复检查的研究。与此同时，欧洲出现了"加速康复外科"（ERAS）协议[1]。

美国于2010年通过的《患者保护和护理法案》，为在围手术期中采用综合方法提供了经济刺激。随着美国麻醉医师学会（ASA）率先在亚拉巴马州伯明翰大学和加利福尼亚大学欧文分校进行的工作，PSH的组织变得更加有条理。2013年，术语"围手术期医疗体系"开始出现在医学文献中[2]。随着2015年《联邦医疗保险准入和儿童健康保险计划再授权法案》（MACRA）立法的通过以及医疗报销的其他变化，美国从按服务收费转变到按成果收费。在基于价值的采购模式下，PSH有一个适合它蓬勃发展的金融环境[3]。2014年，ASA发起了外科围手术期医疗模式协议。这是一项由多组织倡议，旨在促进将PSH概念发展为各地医疗机构都可以采用的更具体的流程。

介绍

PSH通常定义为以患者为中心、以医师为主导的多学科之间互相合作的一种创新医疗工作模式。通过以患者为中心、使用共享决策过程的医疗连续性模型，来促进各级医疗机构经济高效地使用资源。美国骨科医师协会、美国骨科医师学会和美国外科医师学会有相似的定义和描述[4,5]。

PSH强调术前患者的"预适应"，并发症的术前优化，术中资源的合理利用，通过及时有效的随访改善功能恢复，以及有效地过渡到家庭或急性期后护理以减少并发症和再入院。PSH的时间段通常从考虑手术开始，直到手术后患者功能的最佳恢复为止。这个时间段（根据手术而异）可能短至一个月，或者长至几年，比如神经外科手术。PSH与卫生保健改善研究所（IHI）的3个相互依赖的目标是一致的：① 改善个人体验和护理质量；② 改善人口的整体健康状况；③ 降低人均护理成本[6]。

ASA建议围手术期医疗体系的好处如下：

1. 减少术前检查和不必要的咨询
2. 减少手术取消

3. 改善临床结果
4. 制定术后护理计划：协调改善术后恶心呕吐（PONV），术后疼痛
5. 减少术后并发症
6. 降低成本（通过简化检查、减少并发症和缩短住院时间）
7. 改善护理和出院后计划的协调[7]

多项研究表明使用PSH的好处：缩短住院时间，减少专业护理机构的住院时间，减少并发症[8]。

PSH通常分为几个相互依赖的工作组，这些工作组集中精力于各自的领域（见图5-1）。决策/术前团队致力于① 指导患者（及其家属或支持机构）PSH流程，简化手术期的决策；② 进行基础评估；③ 提供适当的术前功能性训练；④ 优化患者的并发症；⑤ 开始与患者的主要护理者进行围手术期护理协调；⑥ 启动快速康复外科（ERAS）协议。简化手术前的流程有几个重要原因。一些老年人仍在工作，必须从工作中抽出时间来门诊咨询。减少就诊次数可以降低患者的费用，而这通常不会在公布的医疗费反映出来。

与患者进行有关PSH流程的对话和指导有助于加强患者的合作，并遵守术前功能性训练和ERAS协议。收集日常生活能力（ADL）和其他PSH生成指标的基础评估数据将推动边际收益汇总，本章稍后将讨论。术前功能性训练主要集中在改善营养、心肺功能和认知功能。研究表明，老年人的营养状况比年轻人差，心肺储备少，认知功能差。仅仅几周的功能性训练就可以改善预后。并发症是术后并发症的独立危险因素，优化这些并发症可以改善预后。功能性训练、并发症优化和ERAS协议的结合是PSH协议可轻松实现的目标。

术中团队专注于：① 继续和加强ERAS协议；② 评估和降低提供术中医疗的费用；③ 提高术中效率；④ 优化个体化麻醉护理；⑤ 给术后护理团队，初级护理者提供有用信息以及为术前团队反馈信息。根据服务项目的不同，术中阶段通常是围手术期中第一或第二昂贵的步骤。在这一资源密集型时期，降低费用是该团队的主要工作重点。在术中阶段，对于工作人员和患者，都发生非常复杂且高度相互依赖的事情。因此，医疗协调是成功的关键。

术后阶段是最有可能发生急性并发症的时期。术后团队不仅专注于并发症的早期发现和治疗，而且还快速跟踪康复过程，继续与患者（及其家人或支持结构）进行PSH对话，以提高对康复方案和治疗的依从性，了解患者的经历和新的担忧和期望。开始过渡到护理人员提供干预的过程是非常重要的一步，因为老年患者可能不完全理解他们在参与康复过程中需要做什么。遵守ERAS协议并评估早期预后是术后团队的重要职能。

出院后团队要解决以前未能很好调查的领域。在某些情况下，高达50%的围手术期医疗费用花费在这一时期[9]。该团队专注于：① ERAS协议；② 定期评估ADL和其他PSH指标的定期评估；③ 急性，中期和长期的手术后遗症；④ 将护理过渡到初级护理提供者；⑤ 继续与患者及其支持机构进行PSH对话，指导并收集信息以便改进流程。ERAS协议现已扩展到出院后，以解决身体康复等问题。社会、心理健康和营养健康方面是需要评估和干预的领域。与围手术期相关的这些领域缺乏信息。通过分析发现ADL和其他PSH指标相结合，以及通过从患者反馈的覆盖率

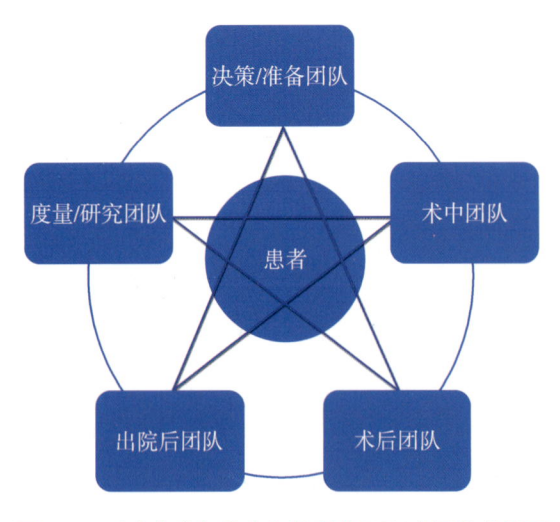

图5-1 以患者参与为中心的现代PSH交互的典型图

和调查得到的数据是推动边缘收益总量以进一步改善PSH流程的关键组成部分。

度量/研究团队负责：① 统计超前和滞后工作量；② 提供数据分析；③ 将数据转换为有意义的,可操作的信息；④ 将此信息反馈给相关方；⑤ 开展相关研究活动。滞后指标往往是那些报告给支付者和管理者作为质量指标的项目,通常出现在对医疗保健提供者、医院和系统的质量进行评级的网站上。他们本质上也可以是金融的。成本核算也是度量/研究团队的一项重要职能。超前度量是影响滞后指标的有意义且可操作的数据。从数以百万计的数据点和适当的领先指标中辨别出什么是重要的,这就是数据分析变得有价值的地方。领先指标数据对医疗保健提供者没有用处,除非将它置于基线,预期结果,基准以及可操作方案相关,以帮助PSH团队做出决策。提供适当的沟通也很重要,因为必须不断解决利益与损害之间的平衡问题。度量/研究团队的职能类似于内部研究运营。因此,IRB批准的研究和拨款收购是该团队的自然延伸,拨款写作和资助也是如此。

老年医学焦点

据预测,到2030年,美国将有近20%的人口超过65岁,他们将占用美国医疗预算的50%,而其中最昂贵的,但可预防的是手术并发症。老年外科患者最常见的并发症是肺部(7%)、心脏(12%)和神经系统(15%)[10]。所以,大多数PSH计划的主要目标是老年人。考虑到患者老龄化和对生活质量的需求,PSH尤其适用于骨科手术。

手术类型和术后并发症比生理年龄增加的风险更大[11,12]。当我们从关注死亡率过渡到考虑生活质量时,如何选择正确手术方式或手术的术前决策中变得尤为重要。身体虚弱被认为是一个独立的风险因素,也是许多医疗体系关注的目标。国家外科质量改进项目(NSQIP)的数据库显示,7.4%的患者在接受选择性血管手术后没能回家,身体虚弱导致非手术原因不能出院的数量增加了两倍[13]。接受关节置换的大多数患者都是老年人,在这一人群中,身体虚弱会使1年死亡率、进入重症监护室、住院时间的长短、再次入院和出院进去福利机构的风险增加,从而增加医疗成本和降低生活质量[14]。PSH的术前评估可以启动预处理的组成部分,以降低风险,并与患者和潜在护理人员协调出院计划。

大量髋部骨折的老年患者的活动能力明显丧失,日常生活能力下降,居住环境和其他社会影响也发生了变化[15-17]。在目前的环境下,有经济和生活质量的压力来缩短住院时间。考虑到失去行动能力和功能的风险,复健是长期康复的关键部分。然而,住院老年人复健虽然有效,但费用昂贵,而且需要更长的服务时间。积极的家庭、多学科、康复服务的利用有不同的结果,一些研究显示可以缩短住院时间,提高执行日常生活能力,减轻护理人员的负担,而其他则没有显著差异[18-21]。另外,老年患者急性住院后早期转护理院的模式并没有减少一年内在家生活的天数,但在骨科老年患者中,这可能会增加死亡率[22,23]。结果的可变性可能与基本患者特征的差异有关,如阿尔茨海默病的存在以及特定医疗系统在住院和家庭康复方面的资源差异。这种可变性是个绝好的机会和例子,围手术期医疗体系通过评估潜在风险和建议适当的康复和出院后计划,为特定系统中的个体量身定制医疗计划。

在建立最佳团队模型时,围手术期团队成员存在差异。老年患者有特别严重的病史,可能是病房或术前诊所中的"孤儿"。PSH会收集专病患者的专家意见。弗吉尼亚州(退伍军人管理局)建立了一个强大的医疗之家,该医疗所采用以患者为中心的护理团队,由注册护士(RN)的护理专员在其中提供护理的连续性和协调性。与普通人口一样,老龄化老龄人口在生命的最后几年面临着因慢性病、认知能力下降和功能依赖性增加带来的残疾。在这种情况下,医疗保健经常在危机期间、在急诊室或在分散的多个专家的访视中获得。在现场安排一名老年医师和老年RN专员可以增加阿尔茨海默病的检出率，减少专科门诊的诊治次数，同时保持初级保健门诊的诊治次数，增加电话联系，并加快计划的过渡时间[24]。同样，老年病专家的整合可能会为弱势患者群体增加周到的护理协调。该概念已在许多不同的模式中得到实施，包括由老年医师进行住院患者的管理，取得了积极的成果：LOS和谵妄率的降低[25-27]。

老年医疗体系中可轻松实现是以患者为中心的护理和共同协商的决策。老年患者发生与手术部位无关的术后并发症的风险增加，并且当他们有并发症时，长期和短期死亡的风险都会升高。例如，66岁以上、术后机械通气时间超过96 h的患者30天死亡率增加了4倍。如果他们能活过传统的30天大关，那么他们的1年死亡率仍然是原来的4倍，几乎有一半的人在1年内死亡，并且在专业的护理机构中的生存率显著增加[28]。这与人们普遍认为老年患者，特别是慢性病患者，倾向于强调生活质量而不是数量的观点相结合，为知情讨论提供了机会[29,30]。围手术期护理协调应包括在手术前与患者和代理者就生命恢复的可能性进行详细讨论。术前需要就延长呼吸支持等具体情况进行讨论，以减轻手术后决策中的一些矛盾和压力。

PSH技术

引用H. 詹姆斯·哈林顿（H. James Harrington）的话：“测量是引导控制并最终改进的第一步。如果你不能测量一些东西，你就不能理解它。如果你不能理解它，你就无法控制它。如果你不能控制它，你就无法改进它。”PSH使用多种技术来实现改善医疗质量的目标。大多数机构没有获取数据和对围手术期系统全面检查的资源。他们的成本效益实用的方法是选择一些服务线，从中学习如何捕获正确的数据、分析数据并进行改进。根据这些试点项目的成功，可以在适当的时候对一般的围手术期进行推断。

数据分析是提供测量、分析和决策以改善围手术期护理的关键。从电子健康记录或纸质文档中获取数据并将其编译为可用信息是每个机构面临的挑战。由于对数百万数据点的数字处理分析往往会降低电子病历系统的速度，因此，建议在单独的计算机服务器上安装数据集市。

六西格玛和精益管理是两个质量改进概念，它们共享相似的方法和工具。六西格玛的重点是减少可变性和消除缺陷，而精益管理的重点是消除浪费和提高效率。两者都使用许多统计工具以及定义的方法来实现其目标。在这两种方法中都拥有才能和经验，可以促进变革并提高价值。

在2012年伦敦奥运会上，英国自行车队在获得多枚奖牌的同时，出现了"边缘收益合计"这一术语。这一概念是将多个领域的小收益结合起来（这些收益本身不重要），随着时间的推移，以实现显著的改善。对移动变量进行有效的统计分析是该方法面临的挑战之一。在欧洲实施的ERAS协议可以看作是很容易实现边缘收益合计的医学例子。

除了保险公司，很少有人提起精算学。精算学中使用的许多统计和数学模型可以帮助确定过程的哪些部分将提供最大的收益或投资回报。这些好处不仅体现在经济方面，还体现在患者恢复健康和对医疗满意度。由于可用于改进流程的资源有限，因此选择最合适的地方应用这些资源是很重要的。

形态学

形态学领域是一个相对较新的研究领域，在这个领域检查与手术结果相关的人体的特征。研究表明，在预测术后死亡率和住院时间方面，肌肉质量比患者年龄更重要[31]。对于大多数肉眼判断的参与者而言，这是直观的。在护理移交期间，当一位麻醉医师报告50岁的患者形态学为80岁，或70岁的患者形态学为40岁的并不罕见。这种粗略的评估现在被分析为一个形态年龄。恩格斯贝（Englesbe）已经确定了几个形态学年龄的重要成分（表5-1）[32]。

表5-1 形态年龄的重要组成部分

腰大肌总面积

平均腰大肌密度

棘旁肌区

棘旁肌密度

骨密度

腹主动脉钙化

性别

身高

体重

尽管这个概念还处于起步阶段，需要更多的研究来证明，但是在重新定义我们如何进行风险分级以及评估身体状况和预适应方案的过程中，具有很大的前景。

加速康复外科

加速康复外科（ERAS）是20世纪90年代丹麦哥本哈根大学的亨里克·凯勒（Henrik Kehlet）关于多模式手术护理的一个想法，它在2000年代初由一个欧洲的国际研究小组应用，该研究小组使用运用循证医学规范手术患者的综合护理措施。成功地减少了结直肠手术的并发症，提高了手术成功率[33]。从那时起，ERAS协会已经形成，并且在多个外科服务领域出现了许多专家共识，例如大肠切除，妇科肿瘤学，减肥，胰腺、膀胱切除术，乳房重建，髋/膝关节置换，肾脏移植和食管胃切除术。

随着ERAS的发展，它与PSH之间的区别逐渐模糊。开始时ERAS是对狭窄围手术期的严格检查，重点是术中细节。从那时起，范围已更广泛地扩展到患者的术前准备和术后随访中。分析正在从已发布的循证医学转向协作数据库分析以改进协议，就像PSH模型一样。循证医学协议一直是ERAS系统的基石，其减少ERAS协议的偏离已被证明有助于改善围手术期的医疗质量。

精准医疗

尽管不鼓励偏离ERAS协议，但必须理解，并非所有患者都落在高斯曲线的中间，不会对协议做出预期的反应。了解是什么使这些患者与众不同，能够在其出现时对其进行识别，然后选择采用哪种替代途径是精确医学的基础。老年人群不仅将其遗传变异带入围手术期，而且他们个体化的要求，疾病情况和社会经济情况不同而使他们偏离高斯曲线。无论患者处于哪种情况，有效的PSH旨在提高患者的医疗质量。

结论

围手术期医疗体系虽然以不同的名字进行了多年的研究，但是在许多方面仍处于初级阶段。主要目的是在降低医疗成本的同时改善医疗质量。这可以通过无缝连接的医疗服务，利用多学科协调整个医疗过程并使患者参与此过程来达到。老年患者是这些概念的主要受益者，但因为并发症，对生活质量的要求不断提高以及"简单手术"的影响程度使其医疗风险和成本增加。在未来随着这些患者手术和非手术医疗行为的增加，可利用PSH概念形成严格的程序来改善他们的医疗质量，降低医疗成本。

未来研究领域

虽然对PSH的各个组成部分的利用和研究已经很长时间，但从整体上看，尚处于起步阶段，因而仍有广阔的前景。在传统领域，形态计量学或精密医学领域，患者的风险分级和评估还需要进一步定义。在ERAS及其他领域，以循证医学和临床路径为基础，为患者提供当前最佳的医疗方案。加强医患交流，通过交流来改善医疗，尤其是要消除不必要的检查和操作。最后，仔细评估PSH对医疗成本和患者的医疗质量的影响。

参考文献

[1] Sia C, Tonniges TF, Osterhus E, Taba S. History of the medical home concept. Pediatrics. 2004; 113(5 Suppl): 1473–8.

[2] Vetter TR, Goeddel LA, Boudreaux AM, et al. The perioperative surgical home: how can it make the case so everyone wins? BMC Anesthesiol. 2013; 13: 6. https://doi.org/10.1186/1471–2253–13–6.

[3] Kash BA, Zhang Y, Cline KM, Menser T, Miller TR. The perioperative surgical home (PSH): a comprehensive review of US and non-US studies shows predominantly positive quality and cost outcomes. Milbank Q. 2014; 92(4): 796–821.

[4] ASA Definition of the Perioperative Surgical Home. http://www.asahq.org/psh. Last accessed 21 Aug 2016.

[5] American Association of Orthopedic Surgeons definition of the Perioperative Surgical Home, Pollack P. Perioperative Surgical Home Model Moves Forward. http://www.aaos.org/News/DailyEdition2016/Wednesday/002/. Last accessed 22 Aug 2016.

[6] Vetter TR, Boudreaux AM, Jones KA, et al. The perioperative surgical home: how anesthesiology can collaboratively achieve and leverage the triple aim in health care. Anesth Analg. 2014; 118(5): 1131–6.

[7] Schweitzer M, Fahy B, Leib M, et al. The perioperative surgical home model. ASA Newsl. 2013; 77: 58–9.

[8] Qiu C, Cannesson M, Morkos A, et al. Practice and outcomes of the perioperative surgical home in a California integrated delivery system. Anesth Analg. 2016; 123(3): 597–606.

[9] Lavernia CJ, D'Apuzzo MR, Hernandez VH, et al. Postdischarge costs in arthroplasty surgery. J Arthroplast. 2006; 21(6 Suppl 2): 144–50.

[10] Liu LL, Leung JM. Predicting adverse postoperative outcomes in patients aged 80 years or older. J Am Geriatr Soc. 2000; 48(4): 405–12.

[11] Partridge JSL, Harari D, Dheshi JK. Frailty in the older surgical patient: a review. Age Ageing. 2012; 41(2): 142–7.

[12] Poldermans D, Bax JJ, Boersma E, DeHert S, et al. Guidelines for pre-operative cardiac risk assessment and perioperative cardiac management in non-cardiac surgery: the task force for preoperative cardiac risk assessment and perioperative cardiac management in non-cardiac surgery of the European Society of Cardiology. Eur Heart J. 2010; 30(22): 2769–812.

[13] Arya S, Long CA, Brahmbhatt R, Shafii S et al. Preoperative frailty increases risk of nonhome discharge after elective vascular surgery in home-dwelling patients. Ann Vasc Surg. 2016; 35: 19–29.

[14] Dl M, Beaule PE, Bryson GL, Van Walvaren C. The impact of frailty on outcomes and healthcare resource usage after total joint arthroplasty: a population-based cohort study. Bone Joint J. 2016; 98–B(6): 799–805.

[15] Magaziner J, Hawkes W, Hebel JR, et al. Recovery from hip fracture in eight areas of function. J Gerontol A Biol Sci Med Sci. 2000; 55: 498–507.

[16] Ziden L, Kreuter M, Fradin K. Long-term effects of home rehabilitation after hip fracture- 1 year follow up of functioning, balance confidence, and health related quality of life in elderly people. Disabil Rehabil. 2010; 32: 18–32.

[17] Stenvall M, Elinge E, Von Heideken WP, et al. Having had a hip fracture- association with dependency amongst the oldest old. Age Ageing. 2005; 34: 294–7.

[18] Ziden L, Scherman MH, Wenestam CG. The break remains- elderly people's experiences of a hip fracture 1 year after discharge. Diabil REhabil. 2010; 32: 103–13.

[19] Crotty M, Whitehead C, Miller M, Gray S. Patient and caregiver outcomes 12 months after home-based therapy for hip fracture: a randomized controlled trial. Arch Phys Med Rehabil. 2003; 84(22): 1019–33.

[20] Ziden L, Frandin K, Kreuter M. Home rehabilitation after hip fracture. A randomized controlled study on balance confidence, physical function and everyday activities. Clin Rehabil. 2008; 22: 1019–33.

[21] Karlsson A, Berggen M, Gustafson Y, et al. Effects of geriatric interdisciplinary home rehabilitation on walking ability and length of hospital stay after hip fracture: a randomized controlled trial. JAMDA. 2016; 17: 464.ep-464.e15.

[22] Herfjord JK, Heggestad T, Ersland H, Ranhoff A. Intermediate care in nursing home after hospital admission: a randomized controlled trial with one year follow up. BMC Res Notes. 2014; 7: 889.

[23] Nordstrom P, Michaelsson K, Hommel A, et al. Geriatric rehabilitation and discharge location after hip fracture in relation to the risks of death and readmission. J Am Med Dir Assoc. 2016; 17(1): 91.e1–7.

[24] Engel PA, Spencer J, Paul T, Boardman J. The geriatrics in primary care demonstration: integrating comprehensive geriatric care into the medical home: preliminary data. J Am Geriatr Soc. 2016; 64(4): 875–9.

[25] Della Rocca GJ, Moylan KC, Crist BD, et al. Comanagement of geriatric patients with hip fractures: a retrospective, controlled cohort study. Geriatc Orthop Surg Rehabil. 2013; 4: 10–5.

[26] Marcantonio ER, Flacker JM, Wright RJ, Resnick NM. Reducing delirium after hip fracture: a randomized trial. J Am Geriatr Soc. 2001; 49(5): 516–22.

[27] Lundstrom M, Olofsson B, Stenvall M, et al.

[28] Nabozny M, Barnato A, Rathouz P, Havlena J, et al. Trajectories and prognosis of older patients who have prolonged mechanical ventilation after high-risk surgery. CCM. 2016; 44(6): 1091–7.
[29] Fried TR, Bradley EH, Towle VR, et al. Understanding the treatment preference of seriously ill patients. N Engl J Med. 2002; 346: 1061–6.
[30] Fried TR, Van Ness PH. Byers al et al: changes in preferences for life-sustaining treatment among older persons with advanced illness. J Gen Intern Med. 2007; 22: 495–501.
[31] Englesbe MJ, Lee JS, He K, et al. Analytic morphomics, core muscle size, and surgical outcomes. Ann Surg. 2012; 256(2): 255–61.
[32] Englesbe MJ, Terjimanian MN, Lee JS, et al. Morphometric age and surgical risk. J Am Coll Surg. 2013; 216(5): 976–85.
[33] ERAS®Society. History of ERAS http://erassociety.org/about/history/. Last accessed 21 Aug 2016.

Postoperative delirium in old patients with femoral neck fracture: a randomized intervention study. Aging Clin Exp Res. 2007; 19(3): 178–86.

6. 改善围手术期功能水平：一个预康复病例

弗朗西斯科·卡利（Francesco Carli），纪尧姆·布斯凯-迪翁（Guillaume Bousquet-Dion）

手术的代谢成本

手术是老年患者的主要应激，其结果包括肌肉质量下降，自主神经功能紊乱，氧气输送不良，认知障碍和睡眠障碍。随着人们在1970年代末和1990年代初的生活状况改善，许多需要外科手术的疾病的患病率正在增加，并且由于围手术期护理水平的提高以及外科手术技术和麻醉技术的进步，更多的老年患者接受了大手术[1]。与中年人群相比，过去30年中，年龄在75～84岁的男性和女性的外科手术干预率几乎翻了一番。但是，老年患者（通常不健康，体弱且并发症很严重）比年轻患者往往有更多的术后并发症和更长的疗养期。实际上，手术率和死亡率随着年龄的增长而增加，并在75岁以后急剧上升[2]。

英格兰国家癌症情报网报道，与我们的预期相反，癌症手术率在70岁以后急剧下降，这表明癌症手术的机会有所下降[3]。提议减少外科手术机会的原因之一可能是随着年龄的增长而身体功能的下降。因此，考虑到恢复期间的负担可能会导致患者余生的生活质量变差，进行干预可能并不值得。如果年龄较大，体弱多病的患者的身体状况可以得到改善，则拒绝接受手术治疗可以避免。

手术与功能状态丧失

住院和手术会导致功能失调，即因不活动而引起、因活动而逆转的器官系统的多种生理改变。随着个体年龄的增长，导致失调的过程包括身体组成和功能的改变、肌肉质量和强度的丧失、脱矿质、有氧运动能力的丧失、血管舒缩稳定性的丧失以及呼吸功能的改变[4]。在住院期间，老年患者往往在床上耗费更多时间，这对肌肉、骨骼和软骨以及心血管系统产生负面影响。手术的结果是，蛋白质分解加速，从而释放出氨基酸和含氮代谢产物，主要用于在内脏组织和其他器官中合成蛋白质[5]。去脂体重的减少与手术强度直接相关，而在老年人中，这会导致病情恶化，从而延长康复期。术前并发症和其他危险因素，例如身体和营养状况不佳，再加上外科手术，共同促进了一系列事件，这些事件代表了对应激的代谢反应，最终影响了短期和长期方面的恢复及生活质量。

降低应激反应的影响

对损伤的应激反应，可能是为了让动物分解储存的基质，保留液体，使之在没有食物的情况下生存，直到愈合[6]。虽然组织愈合需要一些炎症反应，但减轻应激反应的程度是改善手术结局的关键策略。围手术期护理是一项复杂的干预措施，由多个临床医师在术前，术中和术后阶段提供的多个较小干预措施组成，每个阶段均可加快或延迟康复，并增加发病率。

加速康复外科（ERAS）项目是多学科的护理

途径,将多种基于证据的围手术期干预措施整合到一个有凝聚力的计划中[7]。微创手术是ERAS的主要组成部分,因为它减轻了炎症反应并减轻了切口的疼痛。但是,仅作为干预措施实施时,它不会显著改变预后[8]。同样,术前饮用碳水化合物和早期进食似乎对围手术期胰岛素抵抗有益,从而降低了手术的代谢成本并加速了恢复,但是目前它们对总体结果的影响是有限的[9]。此外,对临床实践的修订,例如引流管的插入、鼻胃管的使用以及肠道准备,强调了挑战某些外科教条的重要性和重组围手术期护理的必要性[10]。尽管已经提出了ERAS计划的20多个要素来影响术后结果,但似乎其中一些仍是最重要的要素,例如早期喂养、多模式镇痛、微创手术和早期活动[11]。对38项随机试验的荟萃分析得出的结论是:ERAS程序可将并发症风险降低约30%、与住院总时间减少约1天有关,并且住院率没有增加[12]。但是,有关术前优化和出院后功能恢复的信息有限,这对患者和临床医师而言非常重要。具体而言,术前提高体能对术后的影响知之甚少。

减少手术应激反应和代谢失调的影响并加速功能恢复到基线水平的策略也将重点放在术后时期,作为各种康复计划的一部分,如乳腺癌手术后的特殊运动、心脏手术后的有氧运动,口腔癌术后吞咽运动,髋、膝关节置换术后加强运动。但是,这段时间可能不是最合适的干预时间,因为许多老年患者感到疲倦,不愿参加使他们感到虚弱的活动,以及在等待病理结果和随之需要的辅助治疗时感到沮丧。患者回家后似乎很少接受关于如何活动的建议,从而可能延长康复时间。

预防老年体弱患者手术预期下降,应着重恢复功能并增加生理储备。尽管许多要手术的老年患者显然没有身体虚弱或功能受损,但那些更容易受到手术应激的患者仍需进行适当筛查,因为他们面临更高的术后并发症风险,从而导致住院时间延长,残疾和死亡风险。因此,旨在降低术后失调风险的术前干预可能是一种有价值的方法,从而导致更好的结果和更少的社会负担[13]。

可以合理地假设,在手术入院前(而不是在手术后)通过增加身体活动来提升患者的功能水平,可以使他们在整个手术入院时保持更高水平的功能状态,同时提高手术生活质量。

通过增强功能状态使患者能够承受手术应激的过程称为预康复(与康复相反,后者是在受伤或手术后增强功能能力)[14,15]。这种方法将有助于术后恢复过程,在整个手术入院期间比不活动的患者更早达到最低的功能水平(图6-1)。

手术预康复

对老年人来说,预处理是一种很有吸引力的护理策略,因为它旨在提高术前的功能水平,以应

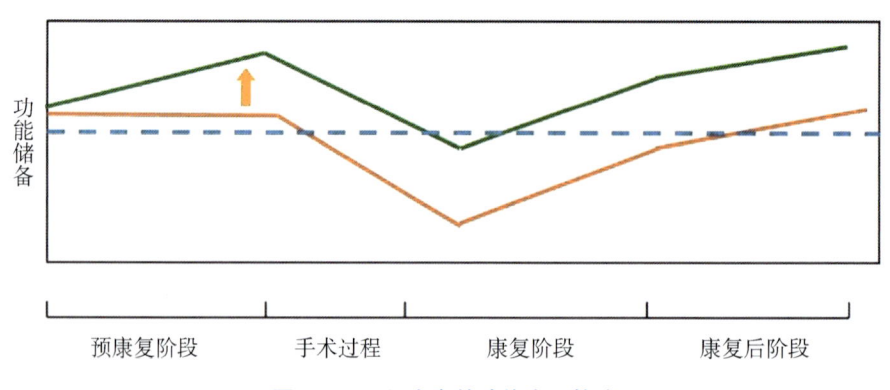

图6-1 两组患者的功能水平轨迹

红线代表接受常规护理的患者的功能水平轨迹,其中不包括术前锻炼和营养计划。绿线代表参与预康复干预的患者的轨迹。蓝点虚线是独立移动性的阈值。值得注意的是,两组患者均因手术和住院而恶化,但预康复组达到基线功能的速度更快,并且在独立阈值以下花费的时间少于常规护理组(基于参考文献[13]的数据)

对即将到来的手术应激和恢复的代谢成本。它始于术前期,包含于加速康复外科(ERAS)方案,该方案还包括最佳的术中和术后操作,以减轻手术应激,鼓励患者自理并保持功能。我们不能低估教育和赋权的重要性。并发症的治疗包括控制血糖、贫血和营养不良矫正及戒烟和戒酒[7]。

功能储备评估

老年人的术前评估和围手术期护理应以生理状态评估和年龄相关疾病识别为重点,而不是按年龄本身进行。为了在准备手术时优化器官功能,必须评估功能储备并确定每个器官系统内的具体疾病过程。功能储备不仅限于身体状况,还包括营养、代谢和心理成分。因此,功能储备代表了一个安全边际,需要满足心输出量、二氧化碳排泄、蛋白质合成、免疫应答等方面不断增长的需求。由于功能储备会随着年龄的增长而减少,因此任何器官系统功能障碍都会使老年人口处于风险[13]。

在分析老年人口的死亡率组成部分时,发现因心脏、血管和肺部原因死亡的可能性显著增加,而恶性肿瘤和代谢紊乱的作用则较小[16]。有强有力的证据表明:身体活跃、营养状况和精神功能良好的老年人,其功能健康水平更高,术后并发症更少[17]。

携氧能力的局限性已被反复证明会影响结局。根据心肺运动试验(CPET)评估:峰值吸氧量(VO_2峰值)和无氧阈值(AT)的减少已被证实增加了大手术后死亡率和发病率的风险[18-20]。这些因素很可能会影响这一年龄组的手术机会,这种观点认为,老年人无法承受大手术的严酷考验,并且导致大多数癌症患者在70岁以后存活率急剧下降。肠癌的5年生存率在60~69岁的人群中为65%,而在80岁以上的年龄组中,5年生存率降至43%[21]。

通过锻炼改善身体状况

结构化的锻炼计划是预康复的核心组成部分。前提是让患者暴露在生理压力下的体力活动,会提高储备,并使他们更好地耐受手术。研究表明,参加有规律的体育锻炼可以降低死亡率,降低患慢性病的风险,例如糖尿病、心血管疾病、慢性肺病、阿尔茨海默病和大多数类型的癌症。对结直肠癌幸存者的研究发现,体育锻炼可能会降低癌症的复发率和死亡率[22]。美国卫生与公共服务部指南建议:老年人应每周至少进行150分钟的中等强度运动或75分钟的剧烈运动,以取得实质性的健康益处(表6-1);还建议有氧运动应

表6-1 老年人体育锻炼指南

老年人的关键指南(2008年美国人的体育锻炼指南)

以下准则适用于成人和老年人:

- 所有老年人应避免不运动。进行某种体育活动总比没有好,参加任何形式的体育活动的老年人都会获得一些健康益处

- 为了获得实质性的健康益处,老年人每周至少应做150 min(2 h 30 min)的中等强度运动;或每周75 min(1 h 15 min)的剧烈有氧运动;或中等强度和剧烈运动的等效组合。有氧运动应至少10 min,最好每周1次

- 为了获得更多的和更广泛的健康益处,老年人应将他们的有氧体育锻炼增加到中等强度的每周300 min(5 h);或剧烈有氧运动的每周150 min;或中等强度和中等强度的锻炼的等效组合剧烈运动。参加超出这个量的体育锻炼可获得其他健康益处

- 老年人还应进行中等强度或高强度的肌肉增强活动,并每周进行2天或更长时间的锻炼,使所有主要肌肉群都参与进来,因为这些活动可带来更多的健康益处

以下准则仅适用于老年人:

- 当老年人由于慢性病而无法每周进行150 min的中等强度有氧运动时,应在其能力和条件允许的范围内进行身体活动

- 老年人如果有跌倒的危险,应进行锻炼以保持或改善平衡

- 老年人应制定与自己体育锻炼水平相当的锻炼强度

- 患有慢性病的老年人应了解他们的病情是否以及如何影响他们安全地进行常规体育锻炼

改编自Services DoHaH[23],由美国卫生与社会服务部出版

在整个星期内进行，至少持续10分钟，并伴有肌肉增强锻炼[23]。

运动可减少炎症、增加有氧运动能力、改善胰岛素敏感性、增加瘦体重与体脂的比率、降低交感反应性和改善情绪并减轻焦虑[13]。为了获得最佳结果，术前锻炼计划应同时包括阻力训练和有氧训练，并辅以柔韧性锻炼。研究表明，对老年患者进行有氧运动和阻力训练可以增加肌肉力量和耐力，有利于减肥，减少跌倒的发生率，并增加许多关节的运动度。当然，一种锻炼并不适合所有情况，个性化锻炼干预对于在无害的前提下获得成功是必要的。在定义有效预康复程序的具体运动要求时，必须指出，体育锻炼与运动之间存在差异：体育锻炼可以定义为骨骼肌产生的任何身体运动，导致可测量的能量消耗；锻炼包括定期进行的体育活动，该活动已纳入计划和结构化的计划中，以达到改善健身的特定目标，即增强有氧和无氧运动的能力、力量和平衡。在预康复的情况下，目标是制定一个指定运动强度、频率和方式的结构化程序[24]。

有氧运动处方是基于美国运动医学学院（ACSM）的运动试验和处方指南[25]。训练强度基于用Karvonen公式计算的心率储备（HRR）百分比，即目标心率=[（最大心率-静息心率）×强度+静息心率]。被归类为初始健康水平较低的个体，在训练强度超过其静息率时，会表现出功能水平的改善。建议他们在心率储备（HRR）55%的强度下开始运动，在静息心率为55的75岁成人中，这相当于每分钟105次的目标心率。评估运动强度的另一种工具是Borg量表或自感劳累（RPE）量表。这是一个视觉标尺，要求患者将他们感觉到的努力强度从6（没有感觉到的努力）评估到20（最大努力）[26]。在RPE上，中等强度为12~14或HRR的50%~70%，剧烈强度为15~17或HRR的70%~85%。

与年龄相关的肌肉力量下降与肌肉减少症（骨骼肌质量下降）直接相关。由于20~60岁的总肌肉横截面积减少了40%，因此应进行力量训练以防止这种下降。因此，应该对老年人进行力量训练，因为这会对老年人的功能、健康和生活质量产生积极影响[24]。如果对老年人进行适当的监督，向他们展示如何使用设备，并教给他们适当的技术，那么就没有理由不进行体重训练，因为巨大的潜在收益肯定会超过最小的风险。通常，从不健身、最久坐的人在开始锻炼计划时会表现出最大的进步。由于他们的生理储备有限，因此即使进行少量的体育锻炼也可以带来显著的改善。

根据F.I.T.T.原理的处方运动

在设计针对老年人的锻炼计划时必须格外小心，因为只有30%的65岁以上老年人会定期参加体育锻炼[27]。F.I.T.T.原理是结构化锻炼程序的基础，其缩写代表在制定此类程序时要定义的如下4个重要参数[25]。

1. 频率-患者多久运动一次

建议每周进行至少3次有氧运动，以产生健康益处。每周应进行2~3次力量训练，中间应休息一整天，以使肌肉恢复健康并防止受伤。

2. 强度-患者运动的强度

为了从运动计划中获得最大收益，其强度应高于患者已经进行的强度。对于久坐的老年人，可以在中等强度下开始有氧训练（在RPE上为12~14，HRR的50%~70%），而更活跃的老年人可以从更剧烈的水平开始。力量训练应以可能进行2或3组8~12次重复练习的强度进行，但在练习结束时，很难再进行一次重复练习。

3. 时间-患者要运动多长时间

目标是让患者每周进行75 min的剧烈运动，150 min的中等强度运动或等效的两种运动的混合。持续时间将根据所选择的有氧运动方式（快步走、慢跑、骑自行车）和力量训练的强度而变化，为了获得相同的健康收益，患者进行强度较小的运动所需的时间比进行强度较大的运动所需的时间更长。

4. 类型-患者要进行的锻炼种类

任何会增加患者心率的活动都被视为有氧运动，并具有心血管益处，包括步行、慢跑、骑自行车和跳舞。可以使用会产生运动阻力的任何设备进行力量训练，例如松紧带，哑铃，自由重量，机器或自身体重（健美操）。阻力训练应包括8～10次练习，针对手臂、肩膀、胸部、背部、腹部、臀部和腿部的主要肌肉群。此外，建议老年人进行平衡锻炼，例如由坐位到站立、倒退、侧身，脚跟和脚趾走路。运动方式的选择应适合患者的喜好和并发症。

实施个性化锻炼计划的另一个重要因素是确定何时以及如何进行锻炼，以在短时间内最大限度地改善功能状态。运动强度应该增加，以配合适应能力的提高，如当患者在进行规定的运动时没有达到其目标心率或RPE目标。例如，对于有氧运动，可以提高步行速度或坡度，对于阻力运动，可以增加体重或增加套数和重复次数。

至于平衡练习，最初可以在稳定支持的帮助下完成，然后逐渐发展为无支持[23]。参见下文（表6-2）锻炼程序的示例。

步数计数设备（加速度计和计步器）提供了一个机会来监视和鼓励日常的步行活动，尤其是在老年人中，尽管尚不清楚公共卫生准则需要多少。建议以5 000步/天（对于某些成年人和特殊

表6-2 运动流程举例

	频率	1～2周的持续时间，强度和RPE	进展
热身	每次运动前	30% HRR • 动作 • 深呼吸 • 关节联合运动练习	NA
有氧训练	周一、三、四 （稳态有氧训练）	20 min，50% HRR，12 RPE	大于65% HRR，15 RPE
	周六 （间歇有氧）	总共进行24.5 min或7组30秒，85%HRR，15 RPE+每组之间休息3 min，35%HRR，10 RPE	进行12组1 min的训练，达到85%HRR，16 RPE+休息
耐力训练	周二	45 min，60%1RM（每组15次），每组之间休息1 min，每组运动3套，RPE 14 • 下身多关节运动：机器压腿，机器绳肌卷曲，弓步 • 上身多关节运动：卧推机，直立排，俯卧撑或改良俯卧撑，机器或哑铃式军用俯卧撑 • 上身单个关节运动：带书本举前三角肌，哑铃二头肌卷曲，仰卧起坐（腹部仰卧起坐）	进行50 min，85%1RM（每组6次），每组之间休息1 min，每次锻炼做4组，17 RPE
	周五	45 min，1RM的60%（每组15次），每套运动3组，RPE 14 • 下身多关节运动：提升，器械卷曲，弓步 • 上身多关节运动：机器倾斜卧推，俯卧撑或改良俯卧撑，阔腿下拉，坐姿划船 • 上身单关节运动：三头肌伸展，杠铃二头肌卷曲，仰卧起坐（腹部仰卧起坐）	进行9～12周：50 min，85%1RM（每组6次），每组之间休息1 min，每套运动含4组，17 RPE
柔韧训练		每组肌群拉伸约20～30 s	

改编自Gan等[28]，获得专业通信公司的许可
HRR 心率储备，RPE 自感劳累量表（Borg scale），1RM 最多1次重复

人群来说可能太高)为背景,以7 000步为目标,其中包括实现30 min的中等至剧烈的体育锻炼。

营养在增强功能储备中的作用

考虑到营养不良与术后不良结局之间的密切关系,老年人的营养问题受到了越来越多的关注。此外,体育锻炼和蛋白质摄入之间的协同作用似乎有了更好的了解。对蛋白质代谢在与年龄相关肌肉减少症中的作用的早期研究报告指出,老年人的肌肉消瘦是由于肌肉蛋白质合成的基础速率下降,肌肉蛋白质分解速率升高或这两个过程共同导致负氮平衡[29,30]。

老年人利用氨基酸合成肌肉蛋白质的能力较低,这可以通过老年人肌肉对生理剂量氨基酸的某种合成代谢抵抗来解释。因此,老年人的肌肉对抗阻力训练产生强烈反应的能力似乎减弱了,这与年轻人的抵抗力训练相似[31]。手术的附加应激和较高的胰岛素抵抗状态使得这种低剂量氨基酸的合成代谢敏感性减弱更明显。每餐包含足够优质蛋白质的饮食计划将提供足够的必需氨基酸,尤其是亮氨酸,这是促进肌肉蛋白质合成反应和肌肉蛋白质积聚所必需的。在摄取高剂量蛋白质的过程中增加抗阻运动有助于肌肉质量的积累,并会改善力量和身体功能[32]。

作为辅助性干预的营养咨询和补充

许多接受手术的老年人营养不良。营养不良可以简单地定义为"营养状况很差"。更具体地说,它是由于摄入不足和/或代谢和炎症变化而改变营养需求或吸收引起的,最终导致身体功能的浪费和减弱[33]。营养不良的患者发病率增加,住院和再入院时间延长,手术恢复时间延长,生活质量较差。此外,最近的北美外科手术共识建议,在所有高危患者中,应从治疗营养不良转向预防性术前营养治疗,以潜在地减轻整个围手术期营养不良引起的并发症[34]。因此,越来越多的人认为:在外科患者的整个护理过程中,尽早发现营养不良的风险,以便发起全面的饮食咨询,是提高护理质量的重要组成部分[35]。必须建立一种系统方法识别和治疗有营养不良风险的患者。

营养保健计划

观察性证据表明,较高的术前去脂体重(即储备)的患者,由于并发症的减少和较早的出院,能更好地应对手术应激[36,37]。围手术期营养保健的主要目标是提高胃肠道耐受性、增强免疫力、控制血糖、提供足够的蛋白质来实现合成代谢和提供足够的能量来维持体重。个性化营养咨询和口服营养补充剂(ONS)的结合已被证明可以有效地提高预康复试验的功能水平[38]。因此,术前营养保健计划的重点是达到上述营养目标,并支持术前康复的锻炼部分,以在手术前建立和维持生理储备。进行一次阻力运动后,健康个体的肌肉蛋白合成(MPS)和肌肉蛋白分解同时受到刺激[39]。为了产生有利于去脂体重增加的正氮平衡,必须补充外来氨基酸以产生蛋白质合成超过蛋白质分解的状态[40]。的确,在缺乏足够营养的情况下,单独运动不会导致肌肉蛋白的积聚[41]或功能水平的最大改善[42]。抗阻运动后立即服用20~30 g蛋白质,以液体形式进行,足以充分刺激健康个体的MPS[32]。支持老年患者去脂体重增长的最佳运动后饮食仍然未知。最后,在一些随机对照试验中已确定了鱼油中天然存在的补充ω-3脂肪酸,特别是二十碳五烯酸(EPA)和二十二碳六烯酸(DHA),可减少氧化应激和炎症[43]。预康复的营养保健也应集中于满足这些必需脂肪酸的既定饮食要求。由于营养支持其他方面功能储备的改善,注重营养是预康复的重要组成部分(图6-2)。

评估预康复结果

最近,一组外科医师之间达成了共识,即术

6. 改善围手术期功能水平：一个预康复病例　　　　　　　　　　　　　　　　　　　　　　　　　　　　　　　　　85

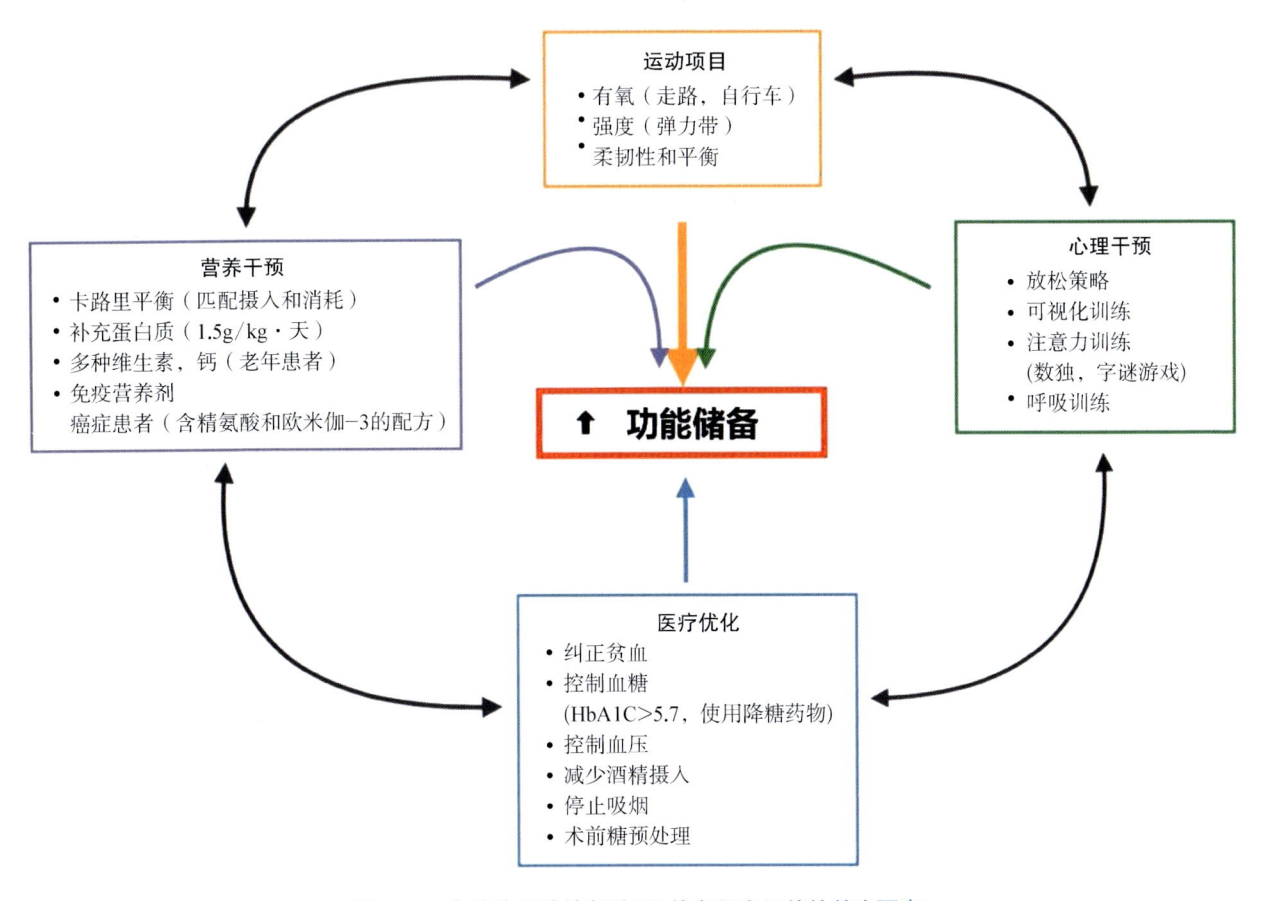

运动项目
- 有氧（走路，自行车）
- 强度（弹力带）
- 柔韧性和平衡

营养干预
- 卡路里平衡（匹配摄入和消耗）
- 补充蛋白质（1.5g/kg·天）
- 多种维生素，钙（老年患者）
- 免疫营养剂
  癌症患者（含精氨酸和欧米伽-3的配方）

心理干预
- 放松策略
- 可视化训练
- 注意力训练（数独，字谜游戏）
- 呼吸训练

医疗优化
- 纠正贫血
- 控制血糖（HbA1C>5.7，使用降糖药物）
- 控制血压
- 减少酒精摄入
- 停止吸烟
- 术前糖预处理

↑ 功能储备

图6-2　在其他组件的帮助下，单个程序组件的效率更高

而且，对程序的不同元素进行干预可以帮助实现目标。例如，运动计划、营养干预和使用降糖药可以帮助实现血糖控制（改编自Gan等人[28]，获得了专业通信公司的许可）

前锻炼对癌症患者的管理是有益的，应该在这一领域开展更多的工作[44]。由于术前准备涵盖了整个围手术期，并影响短期和长期康复，因此结构必须合适。首次评估应包括康复前干预是否可行。可以在目前的医院结构中实施康复计划吗？是否有这种倡议的支持？有哪些障碍和成本？该程序应在哪里管理？参与者对计划的遵守程度要和满意度一起评估。第二个评估将包括测试生理结果价值的绩效评估以及基于患者自我报告的评估。这些测试将解决干预措施（例如运动、营养）是否影响功能水平、身体活动和强度的替代指标。

A. 性能指标测试特定时间及特定环境中某项活动的个体实际性能，可提供比自我报告的措施更为准确的数据。但是，由于设备、操作员、测试情况、个人疲劳、工作量和一天中的时间而导致这些检测可能不准确。生理性能的金标准评估是心肺运动试验（CPET），该试验可提供强度逐渐增加的运动过程中心肺和肌肉骨骼功能的综合信息[45]。可以使用的其他功能容量度量是6分钟步行测试（6MWT），从坐到站测试或定时起跑测试。6MWT是一项经过充分验证的测试，已证明与最大的人体耗氧量相关，可以衡量力量、耐力和平衡性[46,47]。该测试可在基线进行测量，并在干预后重复进行，以确定功能水平的变化。事实证明，20m或以上的增量提示对患者和医师具有临床意义[48]。

B. 自我报告的措施主要用于医疗机构，并由研究人员和临床人员亲自或通过电话随访获得。在评估无法直接测量的主观项目（例如疼痛或能量水平)时，自我报告最为有用。尽管自我报告所需的资源很少，但低水平的应答和失访的可能较大。然而，可以通过这种方式获得有关生活质量、体育锻炼以及社会和情感负担的信息。

术后4周即可检查预康复对术后结局的影响，其中包括特定性能指标的变化以及临床结果，例如住院时间、并发症和再入院率。

外科预康复的科学工作

术语"预处理""术前康复"和最近的"预康复"用于表示相同的概念，即以最佳的生理方式为患者做好准备以应对出现的应激。关于人类预康复的大多数文献都集中在癌症上，即从开始治疗到姑息治疗，在整个癌症治疗的过程中都将预康复和康复作为干预手段。一些方案试图通过教育工具和积极强化为患者做好术后恢复的准备。然而，关于如何在手术前系统地提高功能水平并降低术后发病率的报道很少。手术前后的干预措施主要是身体活动(肺癌的有氧运动和抗阻运动)或器官特异性运动(关节成形术的肢体运动)。此外，手术前的康复往往限于导致手术的可变时期，在某些情况下，手术后持续数周。尽管大多数已发表的有关手术预康复的文献都是针对60岁以上的患者，但这些研究都没有针对老年人和体弱者。

预康复在骨科手术(髋关节和膝关节置换术)特别受重视，也有其他手术(包括心脏、血管、腹部和骨盆)的研究。以运动作为外科手术预康复计划的主要干预手段为重点，是基于众所周知的运动在疾病预防中的主要作用，并且在许多医疗条件下都显示出体育锻炼的益处，例如高血压、卒中、冠状动脉疾病、糖尿病和COPD。定期运动可改善有氧运动能力，减少交感过度反应，改善胰岛素敏感性，并增加瘦体重与体脂的比率。运动训练，特别是在运动医学中，已被用作防止特定伤害或促进康复的方法。术前运动训练在外科专业中的应用进展缓慢，难以获得认可。然而，人们对研究运动如何影响术后恢复和疾病进展产生了兴趣。通过增加术前的身体活动来增加患者的有氧运动能力和肌肉力量，可以增强生理储备，使身体处于更好的状态以减轻手术的不利影响，并有助于术后康复。三项涉及对不到500名患者的公平到良好的方法学质量的系统性评价[49-51]表明：术前4~8周的运动疗法在降低心脏和腹部手术患者术后并发症发生率和加速出院方面有一定的效果。相反，关节置换术后，尤其是膝关节置换术后，无论是否进行锻炼，结果都没有显著差异[49]。第二项系统性评价回顾了15项研究，得出结论：全身预康复可以改善术后疼痛、住院时间和身体功能，但与健康相关的生活质量或有氧健康方面并不能持续有效[50]。另一项针对8项研究的系统回顾指出，术前锻炼可使患者的生理状况有所改善，但临床获益有限。总体而言，其中一些研究存在一些局限性，并且运动方案并不总是结构化的，而且强度也不同。最后，没有系统地报告遵守运动计划的情况。尽管大多数研究显示术前的生理状况有所改善，但这种改变并不能始终如一地转化为改善的临床结果[51]。鉴于腹部外科手术研究的匮乏，在2010年的一项研究中，将为期4周、以家庭为基础的高强度结构性运动与基于步行和呼吸的假干预的影响进行了比较[42]。出乎意料的是，对照组的表现要好于进行剧烈运动的患者。这些患者的大部分功能行走能力在术前下降。据记录，剧烈运动的依从性仅为16%，因此表明无法维持规定的运动方案。手术结果差的预测因素包括等待手术时恶化，年龄大于75岁和高度焦虑。这些结果表明，如果不考虑营养，焦虑症和围手术期最佳护理等因素，仅靠剧烈运动进行的干预可能无法提高老年患者的功能水平。当试图在缺乏生理储备的患者(如体弱、已知肌肉量减少且蛋白质储备低，因此无法忍受运动增加的老年患者)中尝试将体育锻炼作为一种单一方式时，尤其如此。鉴于这些发现，我们进行了进一步的研究，并采用了多学科的方法，提供了营养咨询和营养补充，放松训练，深呼吸运动以及包括有氧运动和抵抗运动在内的中等运动计划[52]。此外，他们的手术护理遵循ERAS围手术期护理指南，包括戒烟和戒酒，控制血糖，贫血纠正，疾病状况（高血压、关节炎、冠心病、代谢紊乱）的药理优化，以及术中控制静脉输液、体温和疼痛。这种多学科的方案被患者接受，总体依从性超过70%，并导致术前功能能力显著提高和术后身体活动得以维持。接受预康复的患者中有80%在手术后8周恢复了功能水平，而未接受预康复的患者中有40%的患者恢复了基线功能（图6-3）。

与ERAS计划相似，康复训练需要采用多模式方法，因此需要使不同的学科体系参与患者的手术准备。因此，医师、外科医师、老年学家、麻醉医师、营养师、运动学家和医院管理人员都应参与其中。

对有效预康复的思考

谁能受益并持续多久？

西尔维（Silver）[54]将癌症的预康复定义为在癌症诊断到开始急性治疗之间的连续护理过程，包括建立基线功能水平、识别损伤并提供针对性的身体和心理评估和改善患者健康的干预措施，以减少当前和未来损伤的发生率和严重性。这意味着需要通过考虑手术类型、患者当前的健康状况和疾病状况来为患者设计和定制任何预康复计划。在癌症预康复的概念模型中，对未来损伤的监控和预期是改善健康结果和降低成本的重要步骤。对于更容易发生并发症、功能水平有限且需要经常进行择期和急诊手术的老年患者，尤其如此。

考虑到建立多模式联合预康复可能产生的潜在成本，将目标对准那些最可能从单模式或多模式联合方案中受益并对术后恢复产生影响的人群是有意义的。直观地说，可以识别老年人、体弱者和患有多种并发症的人，并提供多模式干预措施。最近的一项研究表明，6 min功能步行距离在400 m以下（该值表示独立性和运动性）的老年患者，通过结构性多模式预康复，可在术前将其功能水平提高到基线值以上10%～15%，且在手术后维持这一水平[55]。

尽管有强有力的证据表明在手术前启动多模式程序会产生有益效果，但如果无法实施预康复，则在手术后启动多模式程序也有好处。研究还表明，出院后开始使用相同的多模式程序的患者中60%在术后第8周的行走能力恢复到基线值[53]。

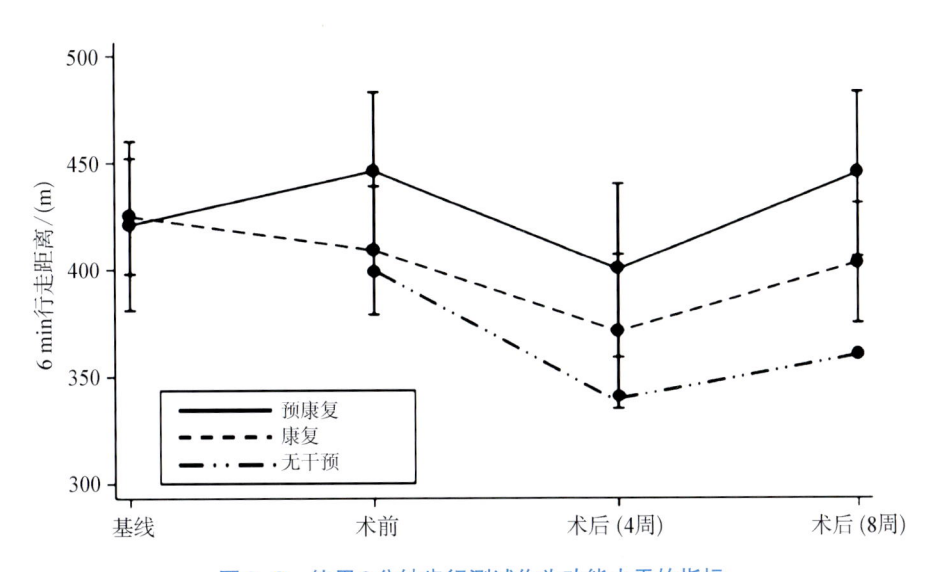

图6-3　使用6分钟步行测试作为功能水平的指标

预康复组中有80%的患者恢复了基线功能，而康复组中有60%的患者恢复了基线功能，且只有40%的患者来自历史对照。值得注意的是，如果术前什么也不做，则患者在等待手术的过程中功能会下降（基于参考文献[52,53]的数据）

斯普拉特（Sprod）等[56]研究了老年患者在整个癌症治疗期间的运动参与率,超过60%的患者自诉在治疗后6个月进行运动。那些运动的患者较少疲劳,呼吸短促也较少。最近有两例病例报道,残疾的老年患者接受了多种形式的康复治疗,并在手术后继续进行。表6-3说明了一种这样的情况。两者均在手术后恢复良好,并且没有术后并发症[57,58],这说明任何旨在增加术前功能并在整个围手术期维持的功能储备的干预措施都可以对临床结果产生积极影响。

预康复应该持续多久？

已经有人担心,将患者纳入该计划可能会使患者处于疾病进展的风险中,特别是对于癌症患者。在老年癌症患者的术前锻炼方面,特别是在国家癌症等待时间限制规定的时间范围内,发表的研究成果有限[44]。康复前的时间可能会因手术类型而异,例如,关节置换术之类的慢性疾病可能需要6~10周的锻炼以增加肌肉力量和平衡。疼痛导致的运动和训练受限会延长增加身体储备所需的时间。在这些患者中提供足够的镇痛作用可以加快身体适应性训练并增加肌肉力量,如最近对计划进行全膝关节置换术的老年患者进行康复治疗的病例报告所说明的那样,该患者在手术前6周进行了射频阻断以缓解疼痛,并且能够在手术后的前两个月内,尽早恢复其功能,以完成康复计划。对于癌症患者而言,时间范围较为有限,但康复前4~6周可能是增加生理储备的更可接受的时间[59,60]。问题仍然在于那些身体状况和功能状况较差的需要手术的患者是否应该在手术

表6-3　一名虚弱的80岁老人接受康复干预的病例报告

88岁女性计划接受子宫内膜癌机器人辅助全腹子宫切除术

既往史：CAD（MI后CABG×3，PCI×2），重度MR，中度AS,CHF,HTN,MCI,过去一年体重减轻15 kg,POCD×2

预康复项目：运动学家指导在家进行3周的每周3次训练,重点是上下肢训练,腹部呼吸练习和心血管功能改善。每天摄入30 g大豆开菲尔来补充蛋白质

围手术期：手术过程顺利。失血量极少,MAP保持在75以上,并且在3 h的机器人辅助过程中,患者接受的静脉输液少于1 L。她在PACU停留了4 h,并在术后第二天离开了医院。值得注意的是,她没有出现包括认知功能障碍在内的术后并发症。

术后：手术后1周,患者在家中恢复了运动和营养计划。结果指标包括认知功能的RBANS,功能水平的6MWT和健康相关生活质量的SF-36,所有这些指标均在程序开始时以及术后4周和8周进行了评估。她的术后结果在所有领域都优于她的初步评估,尤其是在心理健康和注意力方面。SF-36和6MWT的两个部分的变化都大大高于先前公布的临床显著性差异阈值。她能够重新开始阅读报纸上的短篇文章,而这是她以前无法做到的。她将这些改善归因于运动量的增加

评估时间	SF-36 体能综合评分（SD）	SF-36 精神综合评分（SD）	6分钟行走测试（m）	RBANS 总分（百分位数）
初始评估	33.7（-0.7）	47.2（-0.8）	91.2	58（<1）
术后4周	39.6（-0.1）	45.4（-1.0）	136.8	75（5）
术后8周	65.3（1.2）	65.3（1.2）	144.8	81（10）

基于Ref的数据[57]。

缩写：PMH既往病史,CAD冠状动脉疾病,CABG冠状动脉搭桥术,PCI经皮冠状动脉介入治疗,MI心肌梗死,MR二尖瓣反流,AS主动脉瓣狭窄,CHF充血性心力衰竭,HTN高血压,MCI轻度认知障碍,POCD认知功能障碍,RBANS可重复测验或神经心理状态评估,SD标准差。

前等待优化。有强有力的证据表明，这些患者的手术存在导致术后并发症和延长康复时间的严重风险[61]。术后并发症的高发生率和较长的住院时间使这些高危患者更加脆弱，更容易再次入院并增加死亡率[62]。

预康复是ERAS的一部分

快速手术的发展已经解决了一些对结果有影响的病理生理因素。ERAS程序试图通过干预措施来减轻应激反应，例如，术前碳水化合物饮料作为胰岛素抵抗的代谢调节剂以及术后早期喂养和动员。此外，ERAS指南在开始时就强调了患者教育的作用。然而，ERAS准则虽然强调风险评估和风险分层的概念，但很少关注风险衰减或预康复。例如，术前营养，功能和精神状态的考虑值得强调，因为有充分的证据表明这些因素是代表术后预后的独立危险因素。考虑到人口老龄化，外科医师将要治疗大量的老年患者，必须竭尽全力减轻病情恶化的进程，如果忽视这一进程，则会导致行动不便、功能状态和生活质量下降。全面的计划需要团队合作。多学科协作可以为外科手术准备制定最合适的方案，并减少医疗保健中不必要的变异性。这种变化需要对手术决策文化进行重大变革，不仅在临床医师和患者之间，而且在不同学科的临床医师之间也需要一种全新的信任理念。当然，那些认为这样的团队需要大量资源，干扰职业独立性且成本高昂的人，在实施预康复训练时会遇到很多障碍。

我们对外科预康复认知的重大鸿沟

尽管预康复方法有可能在术前识别出可逆局限性，并有针对性地制定干预策略以改善术后效果，但鸿沟仍然存在：我们如何确定那些从预处理方案中受益的患者？选择合适的干预措施？如何在特定类型手术的背景下确定项目有效性，并检查对患者入组和临床结果的影响？进一步研究需要在以下方面进行：不同类型的锻炼在老年群中的作用，营养优化的重要性以及减少心理压力以增加生理储备，单一和多种方式的成本效益以及对临床结果的短期和长期影响，例如住院时间，住院再入院，急诊就诊，围手术期并发症和康复时间。令人鼓舞的是，目前正在进行有关此类计划的20多次临床试验，这表明卫生从业人员有兴趣支持这一概念。

总之，我们在围手术期的病理生理学和外科护理方面已经有了大量的知识，能够有效地调节围手术期的应激。然而，有必要制定策略，不仅要认识和评估老年人的手术风险，而且主要是减轻对术后结果的影响。术前阶段是一个适当的时机来进行干预，建立起麻醉医师、外科医师、内科医师、理疗师和营养学家密切合作，并在手术室制定一个持续的预康复计划。

参考文献

[1] Fedarko NS. The biology of aging and frailty. Clin Geriatr Med. 2011; 27(1): 27–37.

[2] Bagshaw SM, McDermid RC. The role of frailty in outcomes from critical illness. Curr Opin Crit Care. 2013; 19(5): 496–503.

[3] Major resections by cancer site, in England; 2006 to 2010. In: Network PHENCI, editor. 2014.

[4] Christensen T, Bendix T, Kehlet H. Fatigue and cardiorespiratory function following abdominal surgery. Br J Surg. 1982; 69(7): 417–9.

[5] Schricker T, Lattermann R. Perioperative catabolism. Can J Anaesth J canadien d'anesthesie. 2015; 62(2): 182–93.

[6] Schricker T, Meterissian S, Donatelli F, Carvalho G, Mazza L, Eberhart L, et al. Parenteral nutrition and protein sparing after surgery: do we need glucose? Metab Clin Exp. 2007; 56(8): 1044–50.

[7] Fearon KC, Jenkins JT, Carli F, Lassen K. Patient optimization for gastrointestinal cancer surgery. Br J Surg. 2013; 100(1): 15–27.

[8] Vlug MS, Wind J, Hollmann MW, Ubbink DT, Cense HA, Engel AF, et al. Laparoscopy in combination with fast track multimodal management is the best perioperative strategy in patients undergoing colonic surgery: a randomized clinical trial (LAFA-study). Ann Surg. 2011; 254(6): 868–75.

[9] Smith MD, McCall J, Plank L, Herbison GP, Soop M, Nygren J. Preoperative carbohydrate treatment for

enhancing recovery after elective surgery. Cochrane Database Syst Rev. 2014; (8): Cd009161.

[10] Kehlet H, Wilmore DW. Evidence-based surgical care and the evolution of fast-track surgery. Ann Surg. 2008; 248(2): 189–98.

[11] Pecorelli N, Hershorn O, Baldini G, Fiore JF Jr, Stein BL, Liberman AS, et al. Impact of adherence to care pathway interventions on recovery following bowel resection within an established enhanced recovery program. Surg Endosc. 2017; 31(4): 1760–71.

[12] Nicholson A, Lowe MC, Parker J, Lewis SR, Alderson P, Smith AF. Systematic review and meta-analysis of enhanced recovery programmes in surgical patients. Br J Surg. 2014; 101(3): 172–88.

[13] Carli F, Zavorsky GS. Optimizing functional exercise capacity in the elderly surgical population. Curr Opin Clin Nutr Metab Care. 2005; 8(1): 23–32.

[14] Ditmyer MM, Topp R, Pifer M. Prehabilitation in preparation for orthopaedic surgery. Orthop Nurs. 2002; 21(5): 43–51; quiz 2–4.

[15] Topp R, Ditmyer M, King K, Doherty K, Hornyak J 3rd. The effect of bed rest and potential of prehabilitation on patients in the intensive care unit. AACN Clin Issues. 2002; 13(2): 263–76.

[16] RCSENG. Access all ages: assessing the impact of age on access to surgical treatment [PDF]. RCSENG–Communications; 2012. Available from: https://www.rcseng.ac.uk/publications/docs/access-all-ages.

[17] Lawrence VA, Hazuda HP, Cornell JE, Pederson T, Bradshaw PT, Mulrow CD, et al. Functional independence after major abdominal surgery in the elderly. J Am Coll Surg. 2004; 199(5): 762–72.

[18] McCullough PA, Gallagher MJ, Dejong AT, Sandberg KR, Trivax JE, Alexander D, et al. Cardiorespiratory fitness and short-term complications after bariatric surgery. Chest. 2006; 130(2): 517–25.

[19] Snowden CP, Prentis JM, Anderson HL, Roberts DR, Randles D, Renton M, et al. Submaximal cardiopulmonary exercise testing predicts complications and hospital length of stay in patients undergoing major elective surgery. Ann Surg. 2010; 251(3): 535–41.

[20] Wilson RJ, Davies S, Yates D, Redman J, Stone M. Impaired functional capacity is associated with all-cause mortality after major elective intra-abdominal surgery. Br J Anaesth. 2010; 105(3): 297–303.

[21] Cheema FN, Abraham NS, Berger DH, Albo D, Taffet GE, Naik AD. Novel approaches to perioperative assessment and intervention may improve long-term outcomes after colorectal cancer resection in older adults. Ann Surg. 2011; 253(5): 867–74.

[22] Van Blarigan EL, Meyerhardt JA. Role of physical activity and diet after colorectal cancer diagnosis. J Clin Oncol: Off J Am Soc Clin Oncol. 2015; 33(16): 1825–34.

[23] Services DoHaH. 2008 Physical Activity Guidelines for Americans. In: Services USDoHaH, editor. 2008. Retrieved from: https://health.gov/paguidelines/pdf/paguide.pdf.

[24] Carli F, Scheede-Bergdahl C. Prehabilitation to enhance perioperative care. Anesthesiol Clin. 2015; 33(1): 17–33.

[25] Pescatello LS, American College of Sports M. ACSM's guidelines for exercise testing and prescription. Philadelphia: Wolters Kluwer/Lippincott Williams & Wilkins Health; 2014.

[26] Prevention CfDCa. Measuring Physical Activity Intensity. In: Services USDoHaH, editor. 2015.

[27] Sun F, Norman IJ, While AE. Physical activity in older people: a systematic review. BMC Public Health. 2013; 13(1): 1–17.

[28] Gan TJ, Thacker JK, Miller TE, Scott MJ, Holubar SD. Enhanced recovery for major abdominopelvic surgery. 1st ed. West Islip: PCI; 2016.

[29] Kamel HK. Sarcopenia and aging. Nutr Rev. 2003; 61(5 Pt 1): 157–67.

[30] Breen L, Phillips SM. Skeletal muscle protein metabolism in the elderly: interventions to counteract the 'anabolic resistance' of ageing. Nutr Metab. 2011; 8: 68.

[31] Tremblay F, Lavigne C, Jacques H, Marette A. Role of dietary proteins and amino acids in the pathogenesis of insulin resistance. Annu Rev Nutr. 2007; 27: 293–310.

[32] Burke LM, Hawley JA, Ross ML, Moore DR, Phillips SM, Slater GR, et al. Preexercise aminoacidemia and muscle protein synthesis after resistance exercise. Med Sci Sports Exerc. 2012; 44(10): 1968–77.

[33] Weimann A, Braga M, Harsanyi L, Laviano A, Ljungqvist O, Soeters P, et al. ESPEN guidelines on enteral nutrition: surgery including organ transplantation. Clin Nutr (Edinburgh, Scotland). 2006; 25(2): 224–44.

[34] McClave SA, Kozar R, Martindale RG, Heyland DK, Braga M, Carli F, et al. Summary points and consensus recommendations from the North American Surgical Nutrition Summit. JPEN J Parenter Enteral Nutr. 2013; 37(5 Suppl): 99s–105s.

[35] Gillis C, Nguyen TH, Liberman AS, Carli F. Nutrition adequacy in enhanced recovery after surgery: a single academic center experience. Nutr Clin Pract Off Publ Am Soc Parenter Enteral Nutr. 2015; 30(3): 414–9.

[36] Kyle UG, Pirlich M, Lochs H, Schuetz T, Pichard C. Increased length of hospital stay in underweight and overweight patients at hospital admission: a controlled population study. Clin Nutr (Edinburgh. Scotland). 2005; 24(1): 133–42.

[37] Pichard C, Kyle UG, Morabia A, Perrier A, Vermeulen B, Unger P. Nutritional assessment: lean body mass depletion at hospital admission is associated with an increased length of stay. Am J Clin Nutr. 2004; 79(4): 613–8.

[38] Gillis C, Loiselle SE, Fiore JF Jr, Awasthi R, Wykes L,

Liberman AS, et al. Prehabilitation with whey protein supplementation on perioperative functional exercise capacity in patients undergoing colorectal resection for cancer: a pilot doubleblinded randomized placebo-controlled trial. J Acad Nutr Diet. 2016; 116(5): 802–12.

[39] Phillips SM, Tipton KD, Aarsland A, Wolf SE, Wolfe RR. Mixed muscle protein synthesis and breakdown after resistance exercise in humans. Am J Phys. 1997; 273(1 Pt 1): E99–107.

[40] Burd NA, Tang JE, Moore DR, Phillips SM. Exercise training and protein metabolism: influences of contraction, protein intake, and sex-based differences. J Appl Physiol (Bethesda, Md: 1985). 2009; 106(5): 1692–701.

[41] Moore DR, Tang JE, Burd NA, Rerecich T, Tarnopolsky MA, Phillips SM. Differential stimulation of myofibrillar and sarcoplasmic protein synthesis with protein ingestion at rest and after resistance exercise. J Physiol. 2009; 587(Pt 4): 897–904.

[42] Carli F, Charlebois P, Stein B, Feldman L, Zavorsky G, Kim DJ, et al. Randomized clinical trial of prehabilitation in colorectal surgery. Br J Surg. 2010; 97(8): 1187–97.

[43] Drover JW, Dhaliwal R, Weitzel L, Wischmeyer PE, Ochoa JB, Heyland DK. Perioperative use of arginine-supplemented diets: a systematic review of the evidence. J Am Coll Surg. 2011; 212(3): 385–99, 99 e1.

[44] Boereboom CL, Williams JP, Leighton P, Lund JN. Forming a consensus opinion on exercise prehabilitation in elderly colorectal cancer patients: a Delphi study. Tech Coloproctol. 2015; 19(6): 347–54.

[45] Balady GJ, Arena R, Sietsema K, Myers J, Coke L, Fletcher GF, et al. Clinician's guide to cardiopulmonary exercise testing in adults: a scientific statement from the American Heart Association. Circulation. 2010; 122(2): 191–225.

[46] Moriello C, Mayo NE, Feldman L, Carli F. Validating the six-minute walk test as a measure of recovery after elective colon resection surgery. Arch Phys Med Rehabil. 2008; 89(6); 1083–9.

[47] Lee L, Schwartzman K, Carli E, Zavorsky GS, Li C, Charlebois P, et al. The association of the distance walked in 6 min with preoperative peak oxygen consumption and complications I month after colorectal resection. Anaesthesia. 2013; 68(8): 811–6.

[48] Antonescu I, Scott S, Tran TT, Mayo NE, Feldman LS. Measuring postoperative recovery: what are clinically meaningful differences? Surgery. 2014; 156(2): 319–27.

[49] Valkenet K, van de Port IG, Dronkers JJ, de Vries WR, Lindeman E, Backx FJ. The effects of preoperative exercise therapy on postoperative outcome: a systematic review. Clin Rehabil. 2011; 25(2): 99–111.

[50] Santa Mina D, Clarke H, Ritvo P, Leung YW, Matthew AG, Katz J, et al. Effect of total-body prehabilitation on postoperative outcomes: a systematic review and meta-analysis. Physiotherapy. 2014; 100(3): 196–207.

[51] Lemanu DP, Singh PP, MacCormick AD, Arroll B, Hill AG. Effect of preoperative exercise on cardiorespiratory function and recovery after surgery: a systematic review. World J Surg. 2013; 37(4): 711–20.

[52] Li C, Carli F, Lee L, Charlebois P, Stein B, Liberman AS, et al. Impact of a trimodal prehabilitation program on functional recovery after colorectal cancer surgery: a pilot study. Surg Endosc. 2013; 27(4): 1072–82.

[53] Gillis C, Li C, Lee L, Awasthi R, Augustin B, Gamsa A, et al. Prehabilitation versus rehabilitation a randomized control trial in patients undergoing colorectal resection for cancer. Anesthesiology. 2014; 121(5): 937–47.

[54] Silver JK, Baima J, Mayer RS. Impairment-driven cancer rehabilitation: an essential component of quality care and survivorship. CA Cancer J Clin. 2013; 63(5): 295–317.

[55] Minnella EM, Awasthi R, Gillis C, Fiore JF Jr, Liberman AS, Charlebois P, et al. Patients with poor baseline walking capacity are most likely to improve their functional status with multimodal prehabilitation. Surgery. 2016; 160(4): 1070–9.

[56] Sprod LK, Fernandez ID, Janelsins MC, Peppone LJ, Atkins JN, Giguere J, et al. Effects of yoga on cancer-related fatigue and global side-effect burden in older cancer survivors. J Geriatr Oncol. 2015; 6(1): 8–14.

[57] Carli F, Brown R, Kennepohl S. Prehabilitation to enhance postoperative recovery for an octogenarian following roboticassisted hysterectomy with endometrial cancer. Can J Anesth. 2012; 59(8): 779–84.

[58] Carli F, Awasthi R, Gillis C, Kassouf W. Optimizing a frail elderly patient for radical cystectomy with a prehabilitation program. Can Urol Assoc J. 2014; 8(11–12): E884–7.

[59] Jones LW, Peddle CJ, Eves ND, Haykowsky MJ, Courneya KS, Mackey JR, et al. Effects of presurgical exercise training on cardiorespiratory fitness among patients undergoing thoracic surgery for malignant lung lesions. Cancer. 2007; 110(3): 590–8.

[60] Kim DJ, Mayo NE, Carli F, Montgomery DL, Zavorsky GS. Responsive measures to prehabilitation in patients undergoing bowel resection surgery. Tohoku J Exp Med. 2009; 217(2): 109–15.

[61] Finlayson E, Zhao S, Boscardin WJ, Fries BE, Landefeld CS, Dudley RA. Functional status after colon cancer surgery in elderly nursing home residents. J Am Geriatr Soc. 2012; 60(5): 967–73.

[62] Khuri SF, Henderson WG, DePalma RG, Mosca C, Healey NA, Kumbhani DJ. Determinants of long-term survival after major surgery and the adverse effect of postoperative complications. Ann Surg. 2005; 242(3): 326–41; discussion 41–3.

7. 老年外科患者的护理：外科医师的观点

梅丽莎·A. 霍诺（Melissa A. Hornor），詹姆斯·D. 麦克唐纳（James D. McDonald），丹尼尔·A. 安纳亚（Daniel A. Anaya），鲁尼·安·罗森塔尔（Ronnie Ann Rosenthal）

引言

即使外科疾病的程度相似，相比年轻人，为老年人提供高质量的手术护理具有更大的挑战。除了伴随衰老而增加的并发症的数量和复杂性[1]，老年患者还存在多种与年龄相关的特定疾病，即"老年综合征"，这增加了围手术期挑战和术后不良事件的总体风险[2]。任何不良事件都会对脆弱的老年人造成毁灭性的打击。即使是可以治疗的并发症也可能导致严重的身体和/或认知功能及自理能力的丧失，对某些老年患者而言，这可能比失去生命更糟糕[3]。近期的研究强调了以康复为中心，保持/维持独立性以及其他以患者为中心的测量结果的相关性，和这些结果对老年人群的重要性[2,4,5]。

过去，外科医师在手术期间对护理的各个方面承担全部责任，但如今，人们逐渐认识到，照顾这个复杂而富挑战性的人群必须由许多学科组成的团队共同努力。从手术前期开始，团队的每个成员都扮演着独特而又相互关联的角色，专注于老年病的筛查、预防和管理，创造了旨在改善总体结果的跨学科环境[6]。外科医师在决策过程中及术前、术中和术后的整体护理过程中起着主导作用，吸取其他学科的宝贵意见。该团队的总体目标是通过优化术前和围手术期的身体和认知功能，促进术后功能恢复。每个成员都应努力将已确定的手术并发症风险的影响降到最低，并及时识别和治疗与年龄相关的并发症，如谵妄、活动能力下降、跌倒、压疮、肠和膀胱问题。理想情况下，团队成员应包括来自内科/初级保健/老年医学，麻醉学，护理，社会工作和其他服务（如药房、理疗和职业治疗）的代表。跨学科团队的启用已经证明可以降低老年患者的死亡率，改善术后功能的恢复，缩短住院时间[7,8]。我们从外科医师的角度介绍了在术前、术中和术后护理老年患者时的重要考虑因素，以及跨学科团队的各个成员在这一环境中所扮演的角色。

术前阶段

护理目标

外科医师的作用

首先，要根据患者的医疗保健目标（包括特定护理阶段和整体护理目标）对老年人进行手术。重点是强调外科医师和整个外科团队理解这些目标的必要性。与年龄有关的生理衰退，再加上多种内科疾病，减少了老年人可以用来应对手术应激的储备。与年轻患者相比，即使调整并发症，老年患者的发病率和死亡率也明显更高[9]。手术后的功能和/或认知能力下降会改变患者的整个生活方式。在任何择期手术之前，外科医师应在门诊详细说明手术决策过程。来自患者初级保健提供者的信息在帮助理解患者的整体健康和生活目

标方面也是非常宝贵的。其中,非常关键的是:

- 明确患者的总体医疗保健目标。
- 评估决策能力。
- 除了标准死亡率和发病率风险外,还应根据功能或认知功能下降的可能性来描述手术的潜在风险。
- 确保并记录在患者丧失行为能力时指定代理决策者。

外科手术决策过程的一个重要方面是确保患者的总体健康目标与手术目标保持一致。每个患者的整体健康目标都是独一无二的——可能是要尽量长寿,或是让自己感到舒适,或是能够在1个月内参加其女儿的婚礼。知情同意过程必须解决患者医疗保健目标与手头外科手术目标的一致性问题,但情况并非总是如此[10],尤其是在紧急情况下[11]。为了确保在紧急环境下为危重患者提供高质量的以患者为中心的护理,库珀(Cooper)等(2003)提出了一种结构化、标准化的共享决策方法,该方法的核心是确保患者的目标和价值观能够得到倾听,并在延长生命治疗的同时提供姑息治疗方案[11]。

从讨论患者的目标伊始,就必须确定患者是否有能力决定手术与否。据估计,多达26%的医疗住院患者可能没有决策能力,这使老年患者能力评估成为该过程中至关重要的一步[12]。能力评估是根据4个标准而定:对选项的理解、欣赏、推理和表达[13]。简而言之,医疗保健提供者必须评估患者是否了解医疗程序和替代方法,了解该程序的后果,并可以表达他们做出特定选择的理由。如果患者不能满足能力评估的4个标准,则有必要确定医疗代理人或代理决策者。无论患者的能力如何,都应鼓励所有老年患者制定预案并在手术前确定代理决策者。

关于手术风险的讨论通常集中在并发症和死亡的发生率。但是,老年外科手术患者术后功能和认知功能下降的风险也很高。例如,在进行腹部大手术后,据评估术前功能状态平均恢复期为3个月,而术前力量和条件反射水平的平均恢复期为6个月[14]。与年轻患者相比,老年患者对功能恢复的重视程度要高于传统并发症的发病率[3]。因此,有必要讨论认知和功能下降的可能性以及是否需要出院到其他机构而不是回家。非手术治疗的替代方案也应在功能/认知能力下降和丧失自理能力的背景下进行讨论。

为所有老年人提供用于高级护理计划的资源也是必要的,包括正式的预案以及医疗保健授权书或代理人。对于高风险的老年人,建议使用维持生命治疗医嘱(POLST)表格。POLST表格是为重病患者保留的一组医疗命令,其中指定了他们明确表示的治疗偏爱,以确保在紧急情况下以可操作的方式维护患者的价值观。事实证明,POLST表格比DNR命令更有效地防止不必要的维持生命的治疗[15]。为了提供符合患者需求的护理,必不可少的生活意愿必须明确说明心肺复苏、机械通气、饲管、静脉内营养、血液透析和输血的偏爱。与POLST表格相反,生前遗嘱不会直接影响患者接受紧急医疗服务,因为这是法律文件,而不是医嘱。

术前评估

实习医师/初级保健提供者/老年科医师或老年护士专家的角色

在围手术期聘请具有老年专科知识的医疗服务提供者的价值源于他或她的老年综合征知识,以及在照顾老年人整体健康需求时与多学科团队合作的经验[16]。尽管纳入老年医学专家的支持数据来自多种护理模式(见下文),但这种方法已与改善护理质量,降低成本和改善总体预后相关,包括住院时间缩短、并发症减少、老年综合征的发生率、总体恢复较快。

老年医学专家的关键作用是在术前评估和准备阶段。术前评估应侧重于确定可预测的不良后果的可改变的危险因素,并使术前团队的其他成员参与制定手术计划。老年医学综合评估(CGA)

是多学科的诊断和治疗过程，最初由老年医学专家开发，它通过一系列经过验证的量表和测试来检查老年人的总体健康状况。CGA是量化风险并确定手术前降低风险概率的有用方法，并且已发现CGA可以识别出存在重大术后并发症高风险的患者[17,18]。根据建立急性护理模型的方式，护士专家的角色可能是交付每个CGA工具/问卷，并向团队发出异常警报，以便可以启动相应的计划。

术前对缺陷进行仔细筛查将发现那些有较高不良反应风险的老年患者，并有助于决策制定。然后可以采用优化策略来减轻术后期的负面影响。推荐的筛查测试大致分为两类——与"大脑"或心理健康相关的，以及与"身体"或身体健康相关的。

大脑筛查对于评估老年人的整体心理状况至关重要。此类阳性筛查可鉴别出术后谵妄高危患者。谵妄是精神状态的急性和波动性的改变，其特征是注意力不集中、思维混乱或意识水平改变，结果导致功能预后较差，发病率和死亡率增加[19,20]。"大脑"筛查包括：

- 认知
- 抑郁
- 感觉障碍
- 酒精或非法毒品
- 慢性疼痛或阿片类药物

认知障碍通常在老年人中不被认识，是由手术后、住院后的不良事件的危险因素增加死亡率的[21,22]。在美国，估计71岁以上的个体中有13.9%患有痴呆症[23]。Mini-Cog[24]是用于认知筛查测试的一个简单示例，其中包括对记忆力的简短测试和确定执行功能的钟表练习。为了进行更深入的评估，可以使用简易精神状态检查（MMSE）[25]或蒙特利尔认知评估（MoCA）[26]。

抑郁通常并不被认为是常规术前评估的一部分。然而，已发现患有抑郁症的老年人的功能衰退和死亡率更高[27]。患者健康问卷2[28]通常用于抑郁症筛查。向患者提出以下两个问题，并且如果对两个问题的回答都是肯定的，则需要由初级保健医师或心理健康专家进行进一步评估：

- 在过去的12个月中，您至少有2周的大部分时间都感到悲伤、忧郁、沮丧或心情低落吗？
- 在过去的12个月中，您是否有过至少2周的时间，既不关心自己平时所关心的事情，又不喜欢平时所享受的事情？

感觉和听力障碍在老年人中很常见，对功能状态，社会功能和心理健康有负面影响[29]。听力和视力障碍也是术后谵妄的危险因素。确保为老年人提供适当的听觉和视觉辅助设备是预防谵妄的多成分干预措施的一个基本要素[30]。

虽然并不总是很容易理解，但饮酒在老年人口中很常见，会导致术后并发症和死亡率增加[31,32]。手术前应确定酒精或其他物质的使用；CAGE问卷是对酒精滥用的快速循证评估，向患者提出4个问题：

1. 您是否曾经想过减少饮酒？
2. 是否有人批评您饮酒而使您烦恼？
3. 您是否对喝酒感到难过或内疚？
4. 您有没有在早晨的第一件事就是喝一杯来稳定您的神经或者摆脱宿醉（睁眼工具）？

如果对这4个问题中的任何一个答案为"是"，则应在医学上可行的情况下，要求患者进行术前戒酒或药物排毒[28]。最后，重要的是要详细记录患者过去或目前阿片类药物的使用史，以便正确制定围手术期镇痛计划。

身体筛查 确定有功能衰退和丧失独立能力风险的患者。用于识别常见的老年综合征，若被识别，可以在术前对其进行优化（如果未纠正）。这些筛查包括：

- 虚弱
- 功能

- 摔倒
- 活动性
- 多发慢性疾病
- 多重用药
- 营养

虚弱是"一种生物综合征,由于多个生理系统的累积性功能下降,致储备减少和对应激的抵抗力下降,导致易受不良后果影响"[33]。虚弱的老年人更容易出现行动不便,残疾,多次住院和死亡[33,34]。有许多基于身体表型模型[33]或累积缺陷模型[35]的虚弱筛查工具。阳性筛查将识别出那些术后发生不良事件高风险的患者,并将为以患者为中心的决策和术后护理提供有价值的信息。

身体功能评估是了解患者发生术后不良事件的总体风险的关键,因为研究发现功能状态是几乎所有术后并发症和死亡的有力预测指标[21,36]。此外,功能评估提供关于患者基线状态及其功能进一步下降的可能性和非家庭出院目的地的有用信息[21]。身体功能可以通过多种方式测量,从自我报告的活动[例如,日常生活活动(ADL)和工具性日常生活活动(IADLs)]到测量身体功能的实际测试(如抓地力、定时起跑等)[28]。尽管上述虚弱评估的重点是确定整体虚弱性,但它的概念更广泛,也可以用来突出身体功能的特定缺陷[37]。不管使用哪种工具,与术前功能状态较好的患者相比,身体功能下降与住院时间延长、并发症风险增加以及术后疼痛增加有关[38]。此外,与功能独立性相比,在进行复杂的普通和血管外科手术的患者中,功能依赖性与死亡、发病率和再次手术的风险相关性显著增加[39]。

理疗师和职业治疗师的作用

当有功能缺陷时,理疗师和职业治疗师的参与就变得很重要。在术前,许多研究已经检验了不同干预措施对优化身体功能的作用。这些训练范围从集中训练到更全面的锻炼和多维项目,通常被称为预康复。尽管研究发表了有关不同人群和不同类型干预措施的报告,但都对身体功能有明显的积极影响,这通常意味着改善预后[40]。

跌倒在老年人群中很普遍,是导致死亡的主要原因[41]。在接受大肠和心脏手术的老年患者中,那些有术前摔倒史的患者更有可能发生术后并发症,需要出院后再次入院[42]。由于麻醉剂的不良反应、术后疼痛增加(需要阿片类止痛药)、活动能力下降(肌肉无力和关节僵硬),手术使老年人跌倒的风险更高,以及使用其他多种药物,这些药物会导致体位改变和步态不稳。手术前12个月内出现跌倒的阳性病史表明术后跌倒的风险很高,如果时间允许,应考虑术前步态和平衡训练[43]。

营养师的作用

老年患者的营养不良风险增加,原因是去脂肌肉减少、食欲和饱腹感改变,牙齿状况不良、嗅觉和味觉下降,经济困难等[44,45]。应通过询问最近6个月内的意外体重减轻来评估营养不良状况;测量BMI、人血白蛋白和前白蛋白[28];并获得饮食史。如果发现营养不良或存在营养不良的风险,则可以将患者转诊至营养科以制定一项旨在改善总体营养状况[47]的术前营养支持计划[46]。营养治疗师可以通过实施和/或解释筛查测试来参与。如果在手术前没有足够的时间进行营养优化,则必须制定计划在术后早期开始营养支持。对于发现营养不良或有营养不良风险的患者,建议使用口服营养补充剂以改善生存率[44]。术后必须确保患者获得必要的辅助,以便正确进食,例如假牙、合适的器皿,并在必要时在用餐时协助正确摆放姿势。

药剂师的作用

老年人经常服用大量处方药和非处方药,其中一些对于特定病情的日常管理至关重要,有些不需要,并且/或者可能会使术后情况复杂化。多重用药被定义为使用5种或更多的处方药[48],导致谵妄和不良药物事件的发生率增加[49]。应始终对当前的基本药物和非必要药物进行全面的术前检查。

术前制定一项计划,对围手术期的药物管理也很重要,尤其是当患者服用抗凝剂、强心药、精神活性药物或其他可能导致严重风险的药物时。在所用药物的复杂性很高或患者器官功能下降(或进展)而需要更详细剂量(例如肾衰竭)的情况下,药剂师可帮助指导药物和剂量管理。多重用药的纠正和适当管理与较少的不良事件相关,包括围手术期谵妄和其他基于认知缺陷的风险降低。美国老年医学学会(AGS)的Beers标准是从业人员的宝贵资源,可以帮助他们识别潜在不恰当的药物,如果可能的话,应在围手术期停用或更换这些药物[21]。

社会工作者的作用

大量研究表明,老年外科手术患者对急症后护理服务的需求增加了[21,50]。从家庭提供的持续医疗服务到机构出院(即到养老院或康复中心)和再入院,这些护理服务的方法各不相同[2,4,5]。除了年龄和术后并发症外,功能下降(身体和认知方面的下降)和缺乏适当的社会支持也是急症后护理需求的重要驱动因素[2]。其他专注于确定再次入院风险的风险分层工具可以确定出院后可能需要急性后护理需求的患者[51]。通过仔细评估需求和风险,社会工作者可以在术前开始与患者和家庭合作,预测这些需求,并根据社会支持调整出院计划。这为整个团队提供了关键的和可操作的信息,从而进行深入的规划,以便为急症后的护理设置、转移到其他机构及护理过渡制定详细计划。

麻醉专家的作用

麻醉专家严格评估患者的整体健康状况,并与外科医师和老年医学专家合作,有助于指导医疗和老年医学条件的优化。此过程需要将从初始筛选中获得的信息整合到风险概况中,并解决确认有缺陷的计划。有许多用于手术风险分层的工具(如ASA、POSSUM、ACS-NSQIP风险计算器等),尽管这些工具并非针对老年患者,但有助于对不良后果的风险进行全面评估[28]。由美国外科医师学院(ACS)老年外科工作组赞助的一项正在进行中的计划,正在努力开发针对老年外科患者的风险分层模型,其中包括老年患者特定的术前变量(例如痴呆史、跌倒史)和相关的结果(如谵妄的发生、功能下降)。我们希望增加的这些变量能够提供有关特定风险的更好信息和一个指导质量改进的平台(见下文)[52]。

术中阶段

外科医师的作用

在手术室中,外科医师应确保所有团队成员都专注于老年患者的特殊注意事项,并且每个成员都了解自己的作用。他或她本人应该以尽量减少手术应激的生理影响为目标。尽量缩短手术时间是关键,因为手术时间越长,并发症越多[53]。在可行的情况下,应使用微创技术最大限度地减少体液转移和组织损伤[54]。小心处理组织也是必要的,因为与年龄相关的变化(例如皮下基质的丢失)会使皮肤和筋膜等组织更容易受到伤害。

麻醉专家的作用

在优化老年患者的治疗效果时,麻醉医师和外科医师之间的密切合作至关重要。与往常一样,麻醉策略应根据所进行的手术,手术的持续时间和患者因素进行个性化设置。从外科医师的角度来看,总体目标是制定麻醉计划,以最大限度地减少老年综合征的影响。

麻醉方案既可以独立存在,也可以作为加速康复外科(ERAS)项目的一部分[55],包含了减少并发症和恢复更快的措施。这些措施大部分适用于老年患者,包括更短的禁食时间、区域麻醉的使用、多模式的预防和疼痛管理方案,最少麻醉剂的使用、风险分层和术后恶心的预防、目标导向的液体管理、体温过低的预防,以及防止术后并发症和功能缺陷(如压疮、神经衰弱等)的安全措施。尽管ERAS项目是针对特定程序的,并不是针对老年人群而开发的,但它们提供了适用于老年医学护理的建议,及可以纳入其他针对老年患者的建议的框架。

考虑到衰老的生理变化,以及多种慢性疾病的影响,有必要个体化老年患者的麻醉药类型和剂量。例如,与年轻患者相比,老年患者的肾细胞数量减少、肾小球滤过率降低、去脂肌肉数量减少、脂肪组织增加以及全身水分减少[28]。这些变化共同导致麻醉药的药代动力学和药效学改变。区域麻醉技术的好处是限制了吸入和静脉药物的全身作用,这些作用可能对器官生理和认知功能产生不利影响。例如:硬膜外麻醉可以缩短某些患者的胃肠功能恢复时间和围手术期心血管并发症的风险[56,57]。

术中适当的疼痛管理,对于提高康复能力和预防手术及老年相关并发症至关重要。滥用阿片类药物与肠麻痹时间延长、肠功能恢复延迟和谵妄风险增加有关。这反过来又会导致一连串的事件:导致住院时间延长、认知功能改变以及对急性期后护理的需求增加[58]。必须滴定止痛剂需精确使用以充分控制疼痛,以实现良好的活动和深呼吸。过度用药可能导致低氧血症,增加风险并引起谵妄。多模式镇痛方法在所有患者尤其是老年患者中产生最佳效果。多模式疼痛程序结合针对不同疼痛受体(局部、硬膜外和鞘内麻醉药、阿片类药物、NSAID、COX-2抑制剂、对乙酰氨基酚、加巴喷丁)的药物,为患者提供多靶点的疼痛控制。多模式镇痛方案已被证实可以显著改善镇痛效果,并减少恶心和呕吐[59]。患者自控镇痛使患者能够自行调整镇痛效果,这是在清醒和警觉状态下的最佳策略。因为理解和配合给药剂量说明的能力至关重要,对具有认知缺陷或有高谵妄风险的老年人进行患者自控镇痛必须慎重。神经阻滞可以用于减轻疼痛,而不会负面影响心理或呼吸。基于麻醉的区域性治疗方法优先使用区域性阻滞剂以外,用于控制疼痛的适当药物治疗方法还可以改善病情,并依赖于麻醉/疼痛管理团队的日常工作[60]。在制定任何止痛

计划时,避免使用Beers标准[21]中定义的潜在不恰当药物是非常重要的。

恶心和呕吐是最常见的麻醉并发症之一,尽管不如年轻人常见,但由于误吸和术后肺部并发症的风险增加,对老年患者尤其危险[61,62]。衰老与呼吸道纤毛数量和功能的减少,咳嗽反射的减少以及吞咽功能障碍的增加有关[63]。这些变化,再加上常见疾病的影响,例如胃食管反流、糖尿病和卒中,使老年人更易误吸和继发肺炎[63]。不幸的是,治疗围手术期恶心呕吐的最佳药物也会导致老年患者谵妄。医疗保健团队应注意出现在Beers清单上的止吐药(表7-1),例如异丙嗪和东莨菪碱,并在老年人群中谨慎使用。

表7-1 老年患者应避免使用的药物(Beers标准)

术后恶心呕吐	镇 痛 药
皮质类固醇(预防)	巴比妥类
经皮给药的东莨菪碱	苯二氮䓬类
甲氧氯普胺	催眠药(即唑吡坦)
异丙嗪	喷他佐辛
	哌替啶
氯丙嗪	肌松剂
	非-COX NSAIDs

转载自Mohanty等[6],经美国外科医师学院(ACS)许可

手术室的优化液体管理对老年人来说是必不可少的,因为随着年龄的增长,心血管功能发生生理性和疾病相关的变化。当具有血管活性效应的麻醉剂的作用与这些心血管功能改变相结合时,保持足够的心输出量和终末器官灌注变得具有挑战性。自主神经系统、心肌以及动脉和静脉血管系统都会受到年龄的影响,从而挑战手术过程中的血流动力学稳定性[64]。自主神经系统的交感神经部分对β受体刺激变得不敏感,从而限制了低血容量时的心肌收缩力和心率变化[65,66]。动脉僵硬和钙化,增加了流出阻力并导

致心室肥大。这与心肌细胞功能的其他变化相结合，会导致心脏舒张功能受损和舒张功能障碍。因此，衰老的心脏越来越依赖于前负荷和心房收缩来维持心输出量[65,66]。血流动力学的稳定性很容易受到心房颤动的损害，因为心房充盈功能缺失[64,66]。

由于下丘脑温度调节和周围血管反应性的年龄相关变化，以及去脂肌肉量（肌肉减少症）和基础代谢率降低，老年人术中体温过低的风险也增加[63]。手术室中的体温过低增加了压疮、手术部位感染、心脏事件和需要输血的凝血病的发生率[63,67-69]。应使用流体加热器和强力热气毯保持适当的温度，以避免术中低体温（温度<36℃）。

手术室护理小组的作用

在老年人中，安全正确地对患者进行操作和在手术台上摆放体位，以避免受压过大，是至关重要的。压疮是一种危害大但可预防的并发症，显著增加发病率和死亡率并降低生活质量[70]。正确定位、填充和减压装置都有助于维持足够的动脉血流至受压点[71]。65岁以上的患者由于年龄相关的皮肤变化和营养不足而发生压疮的概率最高。应始终使用横向转移装置进行转移，以减少摩擦力和剪切力，并防止意外的皮肤损伤[71]。

术后阶段

成功管理老年手术患者的关键是预防术后并发症。除了常见的外科手术并发症（例如手术部位感染）外，高龄患者患"老年并发症"的风险也更高，例如谵妄、误吸、营养不良、跌倒、尿路感染（UTI）、压疮、失调和功能下降。预防这些并发症需要跨学科团队所有成员的投入。为ACS全国外科质量改进项目（NSQIP）/AGS最佳管理指南创建的术后巡诊检查表：老年患者的最佳围手术期管理为评估和管理策略提供了模板，应该每天在老年患者中执行，以减少术后并发症（表7-2）。此清单为团队所有成员提供了指导建议。

谵妄的防治

在老年患者的所有术后并发症中，谵妄是最具挑战性的一种，需要所有团队成员投入最多的精力来预防和管理。术后谵妄的发生率从9%~44%不等，这取决于患者群体[72]。30%~40%的术后谵妄发作被认为是可以预防的[73]。在接受择期手术后出现谵妄的患者明显增加了出院、长期住院、再入院和死亡的风险[72]。

与谵妄相关的因素可以被认为是易感因素（即患者危险因素）和诱发因素。应在术前评估（见上文）中确定易感因素，并制定计划以减轻这些风险因素的影响。诱发因素包括与手术的生理损伤、代谢紊乱、感染、不适当的药物、使用约束带、不熟悉的环境、肠道或膀胱功能紊乱、治疗不足或过度的疼痛或这些因素的组合有关的因素。术后出现谵妄时，应仔细寻找诱发因素，及时处理。

谵妄的初步治疗是在可能的情况下消除诱发因素（即停止不适当的药物治疗）并制定多组分、多学科的非药物策略[58]，其中包括以下干预措施：

- 早期活动
- 尽可能与家人一起
- 认知重新定位——每个房间都有窗户和时钟
- 适应视觉和听觉障碍
- 适当的疼痛管理
- 适当的肠道护理
- 移除约束，例如导管和绳索
- 营养和补液

仅在其他干预措施失败且患者有伤害自己或他人危险的情况下，才应该使用抗精神病药物（如氟哌啶醇）进行药物治疗并使用身体约束。当需要进行身体约束时，必须制定一项计划，以经常重新评估需求，并协助营养、补水、个人卫生和如厕[74]。

提供护理模式

如上所述，老年人患其他严重并发症的风险

表7-2　不良事件预防/管理清单

不良事件	预防/管理策略
□ 谵妄/认知损伤	• 疼痛控制 • 优化环境（如睡眠卫生、尽量减少噪声、家庭陪伴） • 如果可以使用,提供视听辅助设备 • 尽量减少导管和监测 • 监测戒断综合征 • 避免不恰当的药物
□ 围手术期急性疼痛	• 术前演示疼痛病史 • 多模式、个体化镇痛 • 警戒剂量滴定法
□ 肺部并发症	• 护理导向预防策略-激励肺活量测定和咳嗽/深呼吸 • 早期活动/步行 • 预防误吸
□ 跌倒风险	• 通用防坠落装置 • 定时如厕 • 如果需要,早期物理/职业治疗 • 辅助行走装置
□ 营养不良	• 尽早恢复饮食 • 提供假牙 • 补充指示
□ 导尿管感染	• 如果有医学上的指示,取下foley导管 • 无菌清洁导管护理
□ 功能减退	• 结构上：整洁的走廊、大钟和日历 • 多学科合作 • 家庭参与 • 营养支持 • 尽量减少患者束缚
□ 压疮	• 减少/最小化压力,摩擦力、湿度、剪切力 • 维持足够的营养 • 伤口护理 • 早期活动

转载自Mohanty等[6],经美国外科医师学院许可

增加,包括功能下降和失调、营养不良和误吸、摔倒、尿路感染和压疮[37,75]。在这种情况下,需要团队所有成员的投入以提供安全的高质量护理。多种跨学科护理模式已经过开发测试,并显示可以改善因各种条件（包括手术）而住院老年人的护理。在大多数情况下,每种模式都采用相同的原则,包括多学科参与、适当的术前评估/筛查以及标准化的老年医学护理,以及基于基线缺陷或围手术期发展的干预措施。多学科团队成员之间清晰的沟通策略已被确定为这些护理模式的重要组成部分[76]。与医疗保健中的其他任何干预措施一样,适当实施经验证的实践对于获得更好的结果至关重要。因此,多维的老年护理"程序"比任何给定的单独干预措施更为有效[37,76,77]。

评估老年外科手术患者不同急性期护理模式的大部分数据来自进行骨科老年手术患者的研究,尤其是髋部骨折。因此,数据受所包括的特定人群（通常脆弱且易患其他老年病）和特定手术程序的限制。然而,不同的模式提供了可以在给定的临床手术实践中改善和优化老年外科护理的框架。

老年会诊模式

一种模式是基于老年外科患者（普通外科、骨科和创伤）的选择性或强制性老年会诊。这种类型的模式与护理过程的整体改善相关,包括基于老年病的评估和对老年病综合征的识别以及更好的高级护理计划[78]。但是,之前进行的一项非随机对照试验评估了老年会诊对特定结局（住院时间、功能状态、死亡率、新的疗养院入院率和住院再入院率）的影响,发现该干预措施没有增加益处。作者假设,缺乏更全面计划的独立老年会诊可能会改善护理过程,但不会改善患者的整体结局[79]。

协同管理模式

一种更复杂的模式是由外科医师和老年科医师共同管理的围手术期护理,该模式通过真正的统一团队方法将核心小组的多学科护理与附加支持服务（如上所述）整合在一起。尽管很难从方法上论证这类模式的额外好处,但是系统评价以及整形外科文献的其他近期研究表明：预后（住院时间,死亡率和再入院时间）和成本均得到了改

善[80-82]。最近的一项研究评估了这种模式在应用于许多不同外科专业时的实施情况,发现是可行的,并且与整体护理流程的改善以及出院后回归社区的比率的增加趋势相关[83]。这种模式的优势包括围手术期过程中真正的跨学科护理,以及不同团队成员为日常护理提供更多专业知识的能力。

有许多住院计划基本上都依赖于共同管理策略,并且在不同的老年病领域和手术后的结局中均已证明具有优势。这些项目严重依赖现有的医院资源,包括护士和辅助人员进行常规评估,并为患者提供具体干预措施。此类计划包括"护士改善老年保健系统"(NICHE-www.nicheprogram.org)和"医院老年生活计划"(HELP)[84]。

专业单位

最后,一些研究者还提出了一种将老年患者分入专科病房或单元的模式。有大量数据支持:对于一般的老年人来说,入住老年病院对减少功能衰退、30天的再住院和费用有额外的好处[85,86]。一个经过充分研究的例子是老年人急性期护理(ACE)模式[86,87]。该模式通过针对老年人综合征的日常跨学科查房以及通过将老年人护理过程严格地纳入来为老年人提供护理[86]。重要的是将所有外科治疗"转嫁"给老年专科医师不应该成为此类单位的治疗目标。手术团队必须继续提供日常指导和意见。理想的做法是将ACE单位护理的原则带到所有可能为老年患者提供术后护理的病房,并且如果医疗服务提供者和员工的最佳实践已根植于机构文化中,则是可行的[88]。

围手术期后的护理过渡

如前所述,老年患者在返回家庭环境之前经常需要急性期后护理。对于患者和家庭来说,护理从一个阶段过渡到另一个阶段可能是一个充满挑战和分散性的过程[89]。手术后再次入院的发生率可高达20%;其中,大部分表明在恢复独立性和恢复其基线状态的能力方面的失败[90]。另外,急性期后护理对患者和医疗系统的费用负担很大,是医疗保险支出中增长最快的成本之一,每年约620亿美元[4]。有两种完善的模式可以改善护理的过渡,即以患者为中心的医疗之家和过渡式护理模式,这两种模式均已被证明可以改善患有多种并发症的老年患者的出院率[91-95]。以患者为中心的医疗之家模式基于团队的方法、通过社区参与来改善服务的获得和协调[93]。过渡护理模式以急诊住院为中心,高级执业护士领导多学科的努力来协调患者从医院到家的护理,并已证明可减少认知障碍老年人的资源使用[93]。患者导航是一种与过渡护理模式有很多相似之处的护理模式,后者以类似的方式利用训练有素的外部教练或支持人员,通过医疗过程协助高危人群,改善与医疗服务提供者的沟通和对治疗决策的理解[96]。

年轻的健康患者可以顺利地从手术中恢复过来,而老年患者即使没有并发症或老年病综合征,也经常需要持续的护理。这些过渡期间的护理协调对于防止再次入院和急诊康复至关重要。老年外科手术团队必须为任何新的并发症提供护理,提供预防功能和认知下降的策略,重新启动术前护理过程以及与初级护理提供者有效沟通的方法来促进这一过程。任何给定的过渡护理模式的关键组成部分包括与患者护理提供者的适当沟通/协调、家人/护理人员的参与、共享必要的医学信息(病历)、出院后随访、药物管理、对患者的教育、针对每个患者/程序的警告标志教育,以及持续护理的说明[6]。

改善老年外科护理的计划性工作

老年外科手术患者的术前评估和围手术期护理指南已经制定并发布[6,28],但仅靠指南还不足以改进并改善。在过去的几十年中,为解决其他外科领域的类似问题,美国外科医师学院制定了正式的针对创伤,癌症和减肥手术的质量改善和验证计划。成功实施这些计划可以提高生存质量和预后[97,98]。这些成功的质量计划都建立在4个方面:

1. 为优质护理的构成设定标准。
2. 定义提供护理所需的基础设施。
3. 收集可用于基准测试并不断提高护理质量的结局的数据。
4. 验证标准,基础架构和数据收集是否就绪。

老年外科手术质量联盟

美国外科医师学院和约翰·哈特福德基金会(John A. Hartford Foundation)使用此框架共同制定了正式的老年外科手术质量改善计划,与其他美国外科医师学院质量验证计划类似。这个名为"老年外科质量联盟"(CQGS)的项目汇集了59个国家利益相关组织,他们代表外科、医学和护理专家、专职医疗专业人员、社工、保险公司、监管机构、最重要的是患者和家庭,制定一项正式计划,以提高老年外科患者的护理质量。该联盟将定义提供高质量、以患者为中心的护理所必需的标准、流程、资源和基础架构。高质量的老年外科护理建立在一个跨学科的围手术期团队之上,该团队可以满足这些标准,衡量对患者重要的结局,并使用这些数据来继续进行质量改善周期。该标准将基于同行评审的证据和专家的共识意见。它们将包括以患者目标为中心的知情同意程序、相关的筛查检查,围手术期管理策略以及使系统蓬勃发展的团队领导结构。始终如一地达到标准需要多学科团队的方法。现有的基础设施必须确保满足每个患者的标准,并保护他们免受系统和人为错误的影响。

ACS-NSQIP:老年外科手术先驱

如上所述,手术结局通常集中在死亡率和发病率上,但老年人也有功能下降和自理能力丧失的风险。常规测量不会对导致这些后期结果的因素或确定患者有风险的因素进行评估。为了解决这一差距,美国外科医师学院的老年外科工作组于2014年开始进行老年外科试点,在美国和加拿大的23家ACS-NSQIP医院的子集中收集老年相关变量。65岁以上手术患者的术前危险因素和结局数据正在收集,特别是针对老年患者的重要问题(表7-3)[52]。对这一独特数据集的分析将有助于实施和后续评估旨在降低老年患者人群风险并改善结局的干预措施(要了解有关CQGS计划和老年外科手术试验的更多信息,请访问https://www.facs.org/quality-programs/geriatric-coalition)。

表7-3 老年特殊变量

术前变量	术后变量	30天预后
在家中得到照顾	压疮	功能状况
使用辅助行动装置	谵妄	
跌倒史	DNR定制	
痴呆病史	姑息治疗咨询	
入院情况	功能状态	居住地
	坠落危险	
入院时的姑息治疗	使用助行器	
	出院需求	

改自 Robinson 和 Rosenthal[52]

总结

为老年外科患者提供高质量的护理是一项挑战,不仅需要外科医师及其直属团队的投入,还需要一个跨学科的专家团队的协调和努力,每个专家团队都始终关注满足患者的护理目标和维护患者的生活质量。它需要在每个阶段进行详细的评估和规划,从决定做手术、到手术中和手术后的医院管理,再回到社区;它要求全面系统地认识到老年人在面临手术和住院压力时所面临的特殊问题,并在出现可预见问题时做出有计划、有效的反应;它需要衡量对患者重要的结果,以指导质量改进工作。最重要的是,它需要整个团队与患者及其家人紧密合作,提供一个可以预测和解决患者个人弱点的框架,以便在对整体功能产生最小负面影响的情况下,从手术中获得最大利益。

参考文献

[1] Lochner KA, Goodman RA, Posner S, Parekh A. Multiple chronic conditions among medicare beneficiaries: state-level variations in prevalence, utilization, and cost, 2011. Med Med Res Rev. 2013; 3(3): E1–19.

[2] Chen CC, Lin MT, Liang JT, Chen CM, Yen CJ, Huang GH. Presurgical geriatric syndromes, frailty, and risks for postoperative delirium in older patients undergoing gastrointestinal surgery: prevalence and red flags. J Gastrointes Surg: Off J Soc Surg Aliment Tract. 2015; 19(5): 927–34.

[3] Hofman CS, Makai P, Boter H, Buurman BM, de Craen AJ, Olde Rikkert MG, et al. The influence of age on health valuations: the older olds prefer functional independence while the younger olds prefer less morbidity. Clin Interv Aging. 2015; 10: 1131–9.

[4] Balentine CJ, Naik AD, Berger DH, Chen H, Anaya DA, Kennedy GD. Postacute care after major abdominal surgery in elderly patients: intersection of age, functional status, and postoperative complications. JAMA Surg, 2016; 151(8): 759–66.

[5] Berian JR, Mohanty S, Ko CY, Rosenthal RA, Robinson TN. Association of Loss of Independence With readmission and death after discharge in older patients after surgical procedures. JAMA Surg. 2016; 151: e161689.

[6] Mohanty S, Rosenthal RA, Russell MM, Neuman MD, Ko CY, Esnaola NF. Optimal perioperative management of the geriatric patient: a best practices guideline from the American College of Surgeons NSQIP and the American Geriatrics Society. J Am Coll Surg. 2016; 222(5): 930–47.

[7] Rubenstein LZ, Josephson KR, Wieland GD, English PA, Sayre JA, Kane RL. Efficacy of a geriatric evaluation unit. A controlled randomized trial. Riv Inferm. 1985; 4(3): 152–61.

[8] Applegate WB, Miller ST, Graney MJ, Elam JT, Burns R, Akins DE. A randomized, controlled trial of a geriatric assessment unit in a community rehabilitation hospital. N Engl J Med. 1990; 322(22): 1572–8.

[9] Bentrem DJ, Cohen ME, Hynes DM, Ko CY, Bilimoria KY. Identification of specific quality improvement opportunities for the elderly undergoing gastrointestinal surgery. Archives Surg(Chicago, Ill: 1960). 2009; 144(11): 1013–20.

[10] Evans N, Pasman HR, Deeg D, Onwuteaka-Philipsen B, Euro I. How do general end-of-life treatment goals and values relate to specific treatment preferences? a population-based study. Palliat Med. 2014; 28(10): 1206–12.

[11] Cooper Z, Courtwright A, Karlage A, Gawande A, Block S. Pitfalls in communication that lead to nonbeneficial emergency surgery in elderly patients with serious illness: description of the problem and elements of a solution. Ann Surg. 2014; 260(6): 949–57.

[12] Sessums LL, Zembrzuska H, Jackson JL. Does this patient have medical decision-making capacity? JAMA. 2011; 306(4): 420–7.

[13] Palmer BW, Harmell AL. Assessment of healthcare decisionmaking capacity. Arch Clin Neuropsychol: Off J Natl Acad Neuropsychol. 2016; 31(6): 530–40.

[14] Lawrence VA, Hazuda HP, Cornell JE, Pederson T, Bradshaw PT, Mulrow CD, et al. Functional independence after major abdominal surgery in the elderly. J Am Coll Surg. 2004; 199(5): 762–72.

[15] Fromme EK, Zive D, Schmidt TA, Olszewski E, Tolle SW. POLST Registry do-not-resuscitate orders and other patient treatment preferences. JAMA. 2012; 307(1): 34–5.

[16] Parks RM, Rostoft S, Ommundsen N, Cheung KL. Peri-operative management of older adults with cancer- the roles of the surgeon and geriatrician. Cancers. 2015; 7(3): 1605–21.

[17] Lee YH, Oh HK, Kim DW, Ihn MH, Kim JH, Son IT, et al. Use of a comprehensive geriatric assessment to predict short-term postoperative outcome in elderly patients with colorectal cancer. Ann Coloproctology. 2016; 32(5): 161–9.

[18] Kim KI, Park KH, Koo KH, Han HS, Kim CH. Comprehensive geriatric assessment can predict postoperative morbidity and mortality in elderly patients undergoing elective surgery. Arch Gerontol Geriatr. 2013; 56(3): 507–12.

[19] Noriega FJ, Vidan MT, Sanchez E, Diaz A, Serra-Rexach JA, Fernandez-Aviles F, et al. Incidence and impact of delirium on clinical and functional outcomes in older patients hospitalized for acute cardiac diseases. Am Heart J. 2015; 170(5): 938–44.

[20] Robinson TN, Raeburn CD, Tran ZV, Angles EM, Brenner LA, Moss M. Postoperative delirium in the elderly: risk factors and outcomes. Ann Surg. 2009; 249(1): 173–8.

[21] Ehlenbach CC, Tevis SE, Kennedy GD, Oltmann SC. Preoperative impairment is associated with a higher postdischarge level of care. J Surg Res. 2015; 193(1): 1–6.

[22] Hu CJ, Liao CC, Chang CC, Wu CH, Chen TL. Postoperative adverse outcomes in surgical patients with dementia: a retrospective cohort study. World J Surg. 2012; 36(9): 2051–8.

[23] Plassman BL, Langa KM, Fisher GG, Heeringa SG, Weir DR, Ofstedal MB, et al. Prevalence of dementia in the United States: the aging, demographics, and memory study. Neuroepidemiology. 2007; 29(1–2): 125–32.

[24] Borson S, Scanlan JM, Chen P, Ganguli M. The Mini-Cog as a screen for dementia: validation in a population-

[25] Tombaugh TN, McIntyre NJ. The mini-mental state examination: a comprehensive review. J Am Geriatr Soc. 1992; 40(9): 922–35.

[26] Davis DH, Creavin ST, Yip JL, Noel-Storr AH, Brayne C, Cullum S. Montreal cognitive assessment for the diagnosis of Alzheimer's disease and other dementias. Cochrane Database Syst Rev. 2015; (10): CD010775.

[27] Holmes J, House A. Psychiatric illness predicts poor outcome after surgery for hip fracture: a prospective cohort study. Psychol Med. 2000; 30(4): 921–9.

[28] Chow WB, Rosenthal RA, Merkow RP, Ko CY, Esnaola NF. Optimal preoperative assessment of the geriatric surgical patient: a best practices guideline from the American College of Surgeons National Surgical Quality Improvement Program and the American Geriatrics Society. J Am Coll Surg. 2012; 215(4): 453–66.

[29] Wallhagen MI, Strawbridge WJ, Shema SJ, Kurata J, Kaplan GA. Comparative impact of hearing and vision impairment on subsequent functioning. J Am Geriatr Soc. 2001; 49(8): 1086–92.

[30] Hshieh TT, Yue J, Oh E, Puelle M, Dowal S, Travison T, et al. Effectiveness of multicomponent nonpharmacological delirium interventions: a meta-analysis. JAMA Intern Med. 2015; 175(4): 512–20.

[31] Best MI, Buller LT, Gosthe RG, Klika AK, Barsoum WK. Alcohol misuse is an independent risk factor for poorer postoperative outcomes following primary total hip and total knee arthroplasty. J Arthroplast. 2015; 30(8): 1293–8.

[32] Delgado-Rodriguez M, Gomez-Ortega A, Mariscal-Ortiz M, Palma-Perez S, Sillero-Arenas M. Alcohol drinking as a predictor of intensive care and hospital mortality in general surgery: a prospective study. Addiction. 2003; 98(5): 611–6.

[33] Fried LP, Tangen CM, Walston J, Newman AB, Hirsch C, Gottdiener J, et al. Frailty in older adults: evidence for a phenotype. J Gerontol A Biol Sci Med Sci. 2001; 56(3): M146–56.

[34] Searle SD, Mitnitski A, Gahbauer EA, Gill TM, Rockwood K. A standard procedure for creating a frailty index. BMC Geriatr. 2008; 8: 24.

[35] Rockwood K, Song X, MacKnight C, Bergman H, Hogan DB, McDowell I, et al. A global clinical measure of fitness and frailty in elderly people. CMAJ: Can Med Assoc J=journal de l'Association Medicale Canadienne. 2005; 173(5): 489–95.

[36] Oresanya LB, Lyons WL, Finlayson E. Preoperative assessment of the older patient: a narrative review. JAMA. 2014; 311(20): 2110–20.

[37] Anaya DA, Johanning J, Spector SA, Katlic MR, Perrino AC, Feinleib J, et al. Summary of the panel session at the 38th Annual Surgical Symposium of the Association of VA Surgeons: what is the big deal about frailty? JAMA Surg. 2014; 149(11): 1191–7.

[38] Carli F, Zavorsky GS. Optimizing functional exercise capacity in the elderly surgical population. Curr Opin Clin Nutr Metab Care. 2005; 8(1): 23–32.

[39] Scarborough JE, Bennett KM, Englum BR, Pappas TN, Lagoo-Deenadayalan SA. The impact of functional dependency on outcomes after complex general and vascular surgery. Ann Surg. 2015; 261(3): 432–7.

[40] Jack S, West M, Grocott MP. Perioperative exercise training in elderly subjects. Best Pract Res Clin Anaesthesiol. 2011; 25(3): 461–72.

[41] Spaniolas K, Cheng JD, Gestring ML, Sangosanya A, Stassen NA, Bankey PE. Ground level falls are associated with significant mortality in elderly patients. J Trauma. 2010; 69(4): 821–5.

[42] Jones TS, Dunn CL, Wu DS, Cleveland JC Jr, Kile D, Robinson TN. Relationship between asking an older adult about falls and surgical outcomes. JAMA Surg. 2013; 148(12): 1132–8.

[43] Panel on Prevention of Falls in Older Persons, American Geriatrics Society and British Geriatrics Society. Summary of the updated American Geriatrics Society/British Geriatrics Society clinical practice guideline for prevention of falls in older persons. J Am Geriatr Soc. 2011; 59(1): 148–57.

[44] Volkert D, Berner YN, Berry E, Cederholm T, Coti Bertrand P, Milne A, et al. ESPEN guidelines on enteral nutrition: geriatrics. Clin Nutr (Edinburgh, Scotland). 2006; 25(2): 330–60.

[45] Wysokinski A, Sobow T, Kloszewska I, Kostka T. Mechanisms of the anorexia of aging-a review. Age (Dordr). 2015; 37(4): 9821.

[46] Evans DC, Martindale RG, Kiraly LN, Jones CM. Nutrition optimization prior to surgery. Nutr Clin Pract: Off Publ Am Soc Parenter Enter Nutr. 2014; 29(1): 10–21.

[47] Bell JJ, Bauer JD, Capra S, Pulle RC. Multidisciplinary, multimodal nutritional care in acute hip fracture inpatients — results of a pragmatic intervention. Clin Nutr (Edinburgh, Scotland). 2014; 33(6): 1101–7.

[48] Gnjidic D, Hilmer SN, Blyth FM, Naganathan V, Waite L, Seibel MJ, et al. Polypharmacy cutoff and outcomes: five or more medicines were used to identify community-dwelling older men at risk of different adverse outcomes. J Clin Epidemiol. 2012; 65(9): 989–95.

[49] Wang R, Chen L, Fan L, Gao D, Liang Z, He J, et al. Incidence and effects of polypharmacy on clinical outcome among patients aged 80+: a five-year follow-up study. PLoS One. 2015; 10(11): e0142123.

[50] Sacks GD, Lawson EH, Dawes AJ, Gibbons MM, Zingmond DS, Ko CY. Which patients require more care after hospital discharge? An analysis of post-acute care use among elderly patients undergoing elective

surgery. J Am Coll Surg. 2015; 220(6): 1113–21. e2.

[51] Tevis SE, Weber SM, Kent KC, Kennedy GD. Nomogram to predict postoperative readmission in patients who undergo general surgery. JAMA Surg. 2015; 150(6): 505–10.

[52] Robinson TN, Rosenthal, R. The ACS NSQIP geriatric surgery pilot project: improving care for older surgical patients. Bulletin of the American College of Surgeons, Chicago, IL. October 1, 2014. Available from: http://bulletin.facs.org/2014/10/the-acs-nsqip-geriatric-surgery-pilot-project-improving-care-for-older-surgical-patients/.

[53] Catanzarite T, Saha S, Pilecki MA, Kim JY, Milad MP. Longer operative time during benign laparoscopic and robotic hysterectomy is associated with increased 30-day perioperative complications. J Minim Invasive Gynecol. 2015; 22(6): 1049–58.

[54] Kannan U, Reddy VS, Mukerji AN, Parithivel VS, Shah AK, Gilchrist BF, et al. Laparoscopic vs open partial colectomy in elderly patients: insights from the American College of Surgeons-National Surgical Quality Improvement Program database. World J Gastroenterol. 2015; 21(45): 12843–50.

[55] Sarin A, Litonius ES, Naidu R, Yost CS, Varma MG, Chen LL. Successful implementation of an enhanced recovery after surgery program shortens length of stay and improves postoperative pain, and bowel and bladder function after colorectal surgery. BMC Anesthesiol. 2016; 16(1): 55.

[56] Mauermann WJ, Shilling AM, Zuo Z. A comparison of neuraxial block versus general anesthesia for elective total hip replacement: a meta-analysis. Anesth Analg. 2006; 103(4): 1018–25.

[57] Nordquist D, Halaszynski TM. Perioperative multimodal anesthesia using regional techniques in the aging surgical patient. Pain Res Treat. 2014; 2014: 902174.

[58] American Geriatrics Society Expert Panel on Postoperative Delirium in Older Adults. American Geriatrics Society abstracted clinical practice guideline for postoperative delirium in older adults. J Am Geriatr Soc. 2015; 63(1): 142–50.

[59] Rafiq S, Steinbruchel DA, Wanscher MJ, Andersen LW, Navne A, Lilleoer NB, et al. Multimodal analgesia versus traditional opiate based analgesia after cardiac surgery, a randomized controlled trial. J Cardiothorac Surg. 2014; 9: 52.

[60] Ballard C, Jones E, Gauge N, Aarsland D, Nilsen OB, Saxby BK, et al. Optimised anaesthesia to reduce post operative cognitive decline (POCD) in older patients undergoing elective surgery, a randomised controlled trial. PLoS One. 2012; 7(6): e37410.

[61] Khuri SF, Henderson WG, DePalma RG, Mosca C, Healey NA, Kumbhani DJ, et al. Determinants of long-term survival after major surgery and the adverse effect of postoperative complications. Ann Surg. 2005; 242(3): 326–43.

[62] Qaseem A, Snow V, Fitterman N, Hornbake ER, Lawrence VA, Smetana GW, et al. Risk assessment for and strategies to reduce perioperative pulmonary complications for patients undergoing noncardiothoracic surgery: a guideline from the American College of Physicians. Ann Intern Med. 2006; 144(8): 575–80.

[63] LacKamp ASF. Physiologic response to anesthesia in the elderly. New York: Springer; 2011.

[64] Rooke GA. Cardiovascular aging and anesthetic implications. J Cardiothorac Vasc Anesth. 2003; 17(4): 512–23.

[65] Das S, Forrest K, Howell S. General anaesthesia in elderly patients with cardiovascular disorders: choice of anaesthetic agent. Drugs Aging. 2010; 27(4): 265–82.

[66] Gragasin FS, Bourque SL, Davidge ST. Vascular aging and hemodynamic stability in the intraoperative period. Front Physiol. 2012; 3: 74.

[67] Fred C, Ford S, Wagner D, Vanbrackle L. Intraoperatively acquired pressure ulcers and perioperative normothermia: a look at relationships. AORN J. 2012; 96(3): 251–60.

[68] Frank SM, Fleisher LA, Breslow MJ, Higgins MS, Olson KF, Kelly S, et al. Perioperative maintenance of normothermia reduces the incidence of morbid cardiac events. A randomized clinical trial. JAMA. 1997; 277(14): 1127–34.

[69] Esnaola NF, Cole DJ. Perioperative normothermia during major surgery: is it important? Adv Surg. 2011; 45: 249–63.

[70] Khor HM, Tan J, Saedon NI, Kamaruzzaman SB, Chin AV, Poi PJ, et al. Determinants of mortality among older adults with pressure ulcers. Arch Gerontol Geriatr. 2014; 59(3): 536–41.

[71] Walton-Geer PS. Prevention of pressure ulcers in the surgical patient. AORN J 2009; 89(3): 538–48; quiz 49–51.

[72] Gleason LJ, Schmitt EM, Kosar CM, Tabloski P, Saczynski JS, Robinson T, et al. Effect of delirium and other major complications on outcomes after elective surgery in older adults. JAMA Surg. 2015; 150(12): 1134–40.

[73] Siddiqi N, Harrison JK, Clegg A, Teale EA, Young J, Taylor J, et al. Interventions for preventing delirium in hospitalised non-ICU patients. Cochrane Database Syst Rev. 2016; (3): CD005563.

[74] Commission TJ. Comprehensive accreditation manual for hospitals: the official handbook. Oak Brook: Joint Commission Resources; 2010.

[75] Stulberg JJ, Bilimoria KY. Complications, costs, and financial incentives for quality. JAMA Surg. 2016; 151: 830.

[76] Hickman LD, Phillips JL, Newton PJ, Halcomb EJ, Al Abed N, Davidson PM. Multidisciplinary team interventions to optimise health outcomes for older

[77] Stenvall M, Olofsson B, Nyberg L, Lundstrom M, Gustafson Y. Improved performance in activities of daily living and mobility after a multidisciplinary postoperative rehabilitation in older people with femoral neck fracture: a randomized controlled trial with 1-year follow-up. J Rehabil Med. 2007; 39(3): 232–8.

[78] Olufajo OA, Tulebaev S, Javedan H, Gates J, Wang J, Duarte M, et al. Integrating geriatric consults into routine care of older trauma patients: one-year experience of a level I trauma center. J Am Coll Surg. 2016; 222(6): 1029–35.

[79] Deschodt M, Braes T, Broos P, Sermon A, Boonen S, Flamaing J, et al. Effect of an inpatient geriatric consultation team on functional outcome, mortality, institutionalization, and readmission rate in older adults with hip fracture: a controlled trial. J Am Geriatr Soc. 2011; 59(7): 1299–308.

[80] Kammerlander C, Roth T, Friedman SM, Suhm N, Luger TJ, Kammerlander-Knauer U, et al. Ortho-geriatric service—a literature review comparing different models. Osteoporosis Int: J Establ Result Coop Between Eur Found Osteoporos Natl Osteoporos Found USA. 2010; 21(Suppl 4): S637–46.

[81] Folbert EC, Smit RS, van der Velde D, Regtuijt EM, Klaren MH, Hegeman JH. Geriatric fracture center: a multidisciplinary treatment approach for older patients with a hip fracture improved quality of clinical care and short-term treatment outcomes. Geriatr Orthop Surg Rehabil. 2012; 3(2): 59–67.

[82] Swart E, Vasudeva E, Makhni EC, Macaulay W, Bozic KJ. Dedicated perioperative hip fracture comanagement programs are cost-effective in high-volume centers: an economic analysis. Clin Orthop Relat Res. 2016; 474(1): 222–33.

[83] Walke LM, Rosenthal RA, Trentalange M, Perkal MF, Maiaroto M, Jeffery SM, et al. Restructuring care for older adults undergoing surgery: preliminary data from the co-management of older operative patients en route across treatment environments (CO-OPERATE) model of care. J Am Geriatr Soc. 2014; 62(11): 2185–90.

[84] Inouye SK, Bogardus ST Jr, Baker DI, Leo-Summers L, Cooney LM Jr. The hospital elder life program: a model of care to prevent cognitive and functional decline in older hospitalized patients. Hospital Elder Life Program. J Am Geriatr Soc. 2000; 48(12): 1697–706.

[85] Van Craen K, Braes T, Wellens N, Denhaerynck K, Flamaing J, Moons P, et al. The effectiveness of inpatient geriatric evaluation and management units: a systematic review and meta-analysis. J Am Geriatr Soc. 2010; 58(1): 83–92.

[86] Flood KL, Maclennan PA, McGrew D, Green D, Dodd C, Brown CJ. Effects of an acute care for elders unit on costs and 30-day readmissions. JAMA Intern Med. 2013; 173(11): 981–7.

[87] Counsell SR, Holder CM, Liebenauer LL, Palmer RM, Fortinsky RH, Kresevic DM, et al. Effects of a multicomponent intervention on functional outcomes and process of care in hospitalized older patients: a randomized controlled trial of Acute Care for Elders (ACE) in a community hospital. J Am Geriatr Soc. 2000; 48(12): 1572–81.

[88] Simmons E, Viles A, Booth K, Real K, White-Williams C, Xhaja A, et al. Implementing Virtual Ace on Orthopedic Surgery Units: A Feasibility Study. Am Geriatr Soc. 2016; 64: S121.

[89] Coleman EA, Min SJ, Chomiak A, Kramer AM. Posthospital care transitions: patterns, complications, and risk identification. Health Serv Res. 2004; 39(5): 1449–65.

[90] Toles M, Anderson RA, Massing M, Naylor MD, Jackson E, Peacock-Hinton S, et al. Restarting the cycle: incidence and predictors of first acute care use after nursing home discharge. J Am Geriatr Soc. 2014; 62(1): 79–85.

[91] Hirschman KB, Shaid E, Bixby MB, Badolato DJ, Barg R, Byrnes MB, et al. Transitional care in the patient-centered medical home: lessons in adaptation. J Healthc Qual: Off Publ Natl Assoc Healthc Qual. 2015; 39: 67–77.

[92] Jackson GL, Powers BJ, Chatterjee R, Bettger JP, Kemper AR, Hasselblad V, et al. Improving patient care. The patient centered medical home. A systematic review. Ann Intern Med. 2013; 158(3): 169–78.

[93] Naylor MD, Hirschman KB, Hanlon AL, Bowles KH, Bradway C. McCauley KM, et al. Comparison of evidence-based interventions on outcomes of hospitalized, cognitively impaired older adults. J Comp Eff Res. 2014; 3(3): 245–57.

[94] Naylor MD, Feldman PH, Keating S, Koren MJ, Kurtzman ET, Maccoy MC, et al. Translating research into practice: transitional care for older adults. J Eval Clin Pract. 2009; 15(6): 1164–70.

[95] Naylor MD, Brooten D, Campbell R, Jacobsen BS, Mezey MD, Pauly MV, et al. Comprehensive discharge planning and home follow-up of hospitalized elders: a randomized clinical trial. JAMA. 1999; 281(7): 613–20.

[96] Krok-Schoen JL, Oliveri JM, Paskett ED. Cancer care delivery and women's health: the role of patient navigation. Front Oncol. 2016; 6: 2.

[97] Shafi S, Nathens AB, Cryer HG, Hemmila MR, Pasquale MD, Clark DE, et al. The trauma quality improvement program of the american college of surgeons committee on trauma. J Am Coll Surg. 2009; 209(4): 521–30. e1.

[98] Azagury D, Morton JM. Bariatric surgery outcomes in US accredited vs non-accredited centers: a systematic review. J Am Coll Surg. 2016; 223(3): 469–77.

8. 老年科医师对老年患者手术的观点

图安·翁（Thuan Ong），乔·C. 黄（Joe C. Huang），卡罗尔·A. 克劳福德（Carol A. Crawford），凯瑟琳·A. 贝内特（Katherine A. Bennett）

老年科医师的作用

老年科医师在老年患者术前准备的管理中起到极其重要的作用。他们可以给出初级保健提供者的意见和/或提供患者术前和术后管理的专业建议。老年科医师具有在不同医疗环境中诊治不同老年患者的临床技能。他们能在院内院外所有医疗环境中（医院、家庭办公室以及长期护理和亚急性康复机构）开展医疗工作，可以提供以患者为中心的医疗，以优化功能和/或幸福感；通过将患者的目标和价值观、并发症及预后整合到循证医学实践中，优先考虑和管理老年患者的医疗；帮助患者和家属明确医疗目标并做出医疗决定；协调具有多种慢性病和多位医疗提供者的老年患者的保健和保健过渡；提供全面的药物审查，以最大限度地减少使用药物和不良事件；提供老年病会诊和共同管理；并作为跨专业医疗团队的领导者或成员进行协作和工作。所有这些技能对麻醉医师都可能有价值[1]。在管理老年患者时出现了许多普遍和复杂的问题，专家意见对患者很重要（表8-1）。

衰老有很大的异质性和变异性。年龄是一种人口统计变量，可以用来反映医学复杂性、并发症、衰弱以及许多器官功能的生理衰退。某些高龄（定义为85岁及以上的人）保持良好的身体功能的老人，并不需要对其非手术管理进行调整。应注意实际年龄本身并不能作为选择何种治疗措施的参考标准。考虑到患者的个性化生活轨迹，老年科医师在衡量干预措施对患者的潜在危害与获益时需要十分谨慎。在本章中，我们将明确老年科医师作用的各个方面以及可以改善围手术期管理的评估方法。

老年医学

是什么让老年医学不同于内科或家庭医学？可能在老年科医师自己心中也没有绝对统一的答案。但是，大多数老年科医师有以下共识：关注患者的功能状态，确定老年综合征的存在及其对

表8-1 老年科医师的专业临床技能和知识

衰老生理

老年综合征

临终关怀

预防老年病学

能够为患有多种夹杂症、衰弱和残疾等复杂健康问题的老年患者提供以患者为中心的医疗照顾

能够在门诊-医院-疗养院-家庭的多种环境中照顾老年患者

在跨学科医疗团队中工作的意愿和技巧

致力于倡导老年患者的最佳医疗照顾

能够且愿意为老年患者提供全方位服务：从健壮到衰弱到生活不能自理

基于参考文献中的数据[2]

功能的影响,并在多学科团队中以最大限度地提高患者的功能[3]。所有这3个方面对于围手术期老年患者管理都很重要。

功能评估

老年科医师最初接受过家庭医学或内科医学的培训,并且能够评估老年患者群中普遍存在的慢性疾病状况,例如心力衰竭、糖尿病或慢性肾脏疾病。老年科医师还将定期评估患者的功能状况,并诊断出可能最大阻碍功能恢复的老年综合征(见下文)。研究表明,生活自理能力与术后死亡率之间存在关联[4-6]。功能状态是预测麻醉后预后最重要的指标之一。通常,低水平的身体功能和生活自理能力与术后并发症和手术死亡率相关。

老年患者的评估超出了传统医学评估和对疾病管理的范围。它可能涉及对老年患者生活产生重大影响问题的评估,包括身体、认知、情感、社会、环境和精神方面。这类评估的目的旨在延迟功能障碍的发病时间,同时在患者的整个生命过程中保持最高水平的自理能力、自主性和生活质量。

老年综合评估(CGA)是所有老年科医师都熟悉的工具。它是一个评估和诊断框架,旨在通过识别常见病症(如老年综合征和会降低生活质量的问题)来最大限度地发挥功能。表8-2列出了几乎所有CGA的核心方面。CGA可能会因评估中包含额外组件而有所不同。

在社区居住的老年患者中使用CGA可以指导管理,从而降低死亡率,减少功能衰退[7,8]。但是,在门诊实施CGA存在很大的差异。与那些实施较少或者无建议措施相比,实施了更多建议措施的门诊取得了更好的成果[9]。与标准医疗相比,在住院的老年患者中,基于CGA的医疗管理提供了更确切的益处。一项Cochrane综述显示接受CGA的受试者在整个监控期间(中位数为12个月),存活可能性高,并能在家中生活。与常规管理组相比,接受CGA的住院患者再次入院可能性较小,其死亡或恶化的可能性也较小,认知功能

表8-2 老年综合评估(CGA)

日常生活活动和工具性日常生活活动的功能能力评价

跌倒风险和活动能力评估

认知评估

情感和情绪评估

多重用药

社会支持与环境评估

营养和体重变化

尿失禁

视力障碍

听力障碍

医疗目标和高级医疗偏好

CGA是一种评估和诊断框架,旨在通过识别和治疗常见的老年综合征和衰弱老年患者常见的疾病使老年患者功能恢复最大化。

也将得到改善。这些效果在老年病房的试验中得到了一致的证明(患者被直接送入专业老年病小组),但在老年病咨询小组的试验中却没有得到再次证实。在老年病咨询小组的试验中,老年病小组将他们的建议转给了主要团队,但是他们不一定参与直接医疗管理[10]。同样,试验结果显示:在实施建议后,患者的死亡率和功能下降方面无论在临床上和统计学上都有显著性改善。

老年综合征

老年综合征是多因素导致的健康问题,当机体多个不同系统损伤的累积作用使老年患者容易受到情况挑战时会发生[11]。这些情况挑战可能是环境的变化,例如住院或慢性病的急性加重。

老年综合征的一个关键方面是它潜在的危险因素经常与其他医学领域(例如物理疗法或作业疗法)重叠,因为该综合征受到多个生理系统的影响。老年综合征的一个例子是跌倒。不难想象,图8-1所示的递减曲线如何导致老年跌倒。评估身体残疾、认知、家庭物质环境、药物和社会支持都涉及不同的系统和来自不同专业的内容。确定

内在和外在危险因素的目的是降低每种危险因素对老年综合征的影响。风险因素通常不会减少到零,但是在累积效应具有显著积极影响的情况下,可以降低对整体功能的影响,如图8-1b所示。

保持功能最大化,尽可能长时间保持高水平功能状态是老年医学管理的目标之一。老年综合评估是一种评估和诊断框架,旨在通过识别常见因素(例如老年综合征和可能降低生活质量的疾病)使功能保持最大化。随着时间的流逝,老年人会由于自身普遍存在的生理变化和状况而出现功能下降。这些生理变化和状态很多都是慢性的,且无法治愈。但是,减缓这些生理变化和状态的影响可能足以维持一个人的机体功能以避免失去生活自理能力。

可以以谵妄为例说明上述概念。谵妄在老年住院患者中并不少见,并且经常有多因素的因果关系。医院老年患者生活计划(HELP)是一种针对导致谵妄发生的某些危险因素采取的多方面非药物干预措施。表8-3概述了HELP的干预措施。HELP干预已被证明可以减少谵妄的发生[12]。更重要的是,HELP已被证明是剂量依赖性的[13]。危险因素缓解得越多,其效果越好。

2012年,美国外科医师学院(ACS)NSQID和美国老年医学学会(AGS)发布了"老年手术患者术前评估:最佳实践指南"。涉及的术前领域是最有可能影响老年患者的领域,包括认知、衰弱、

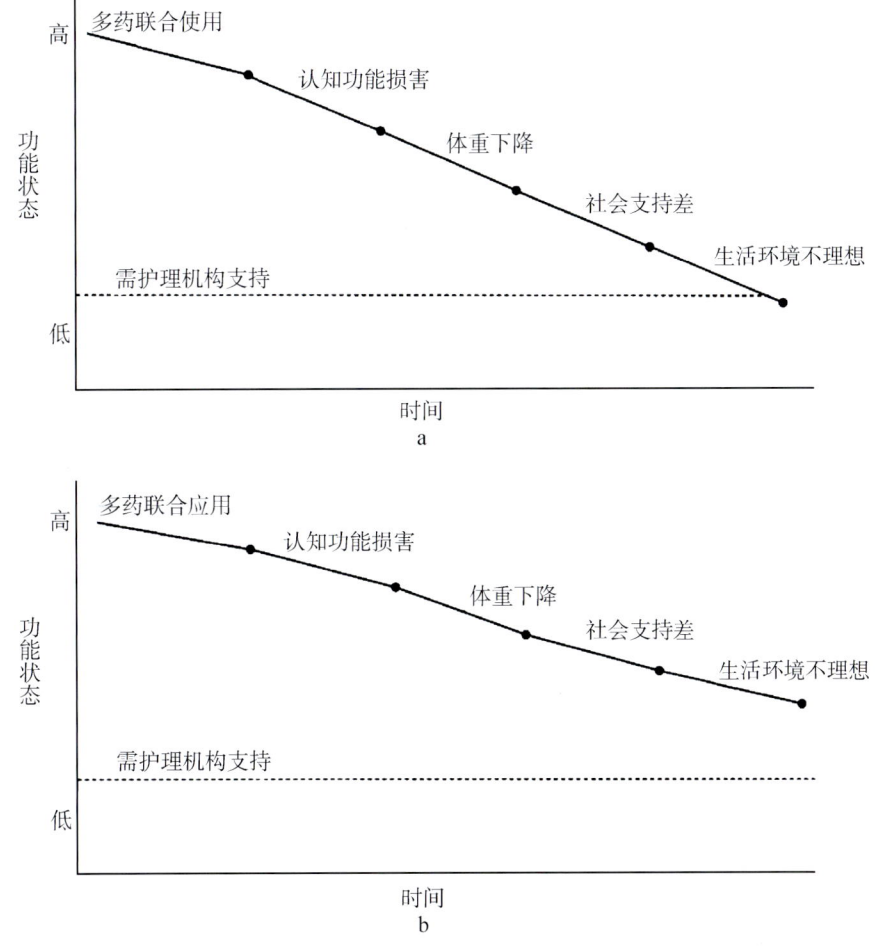

图8-1 功能最大化及使用CGA的各个方面来实现该目标的示意图

a. 显示了随着时间的推移常见疾病如何对功能状态产生影响。b. 显示了同样的因素得到改善后的结果,通过线的斜率变化比较。这些因素对功能状态的影响已经降低,生活自理能力的丧失得以延迟。虚线表示较低水平功能状态,可能需要护理机构帮助。

表8-3 医院老年患者生活计划(HELP)

导致谵妄的危险因素	标 准 化 干 预
认知障碍	定向方案：有医疗管理团队成员的姓名和日程安排的委员会；适应周围环境的沟通 治疗活动方案：每天进行3次认知刺激活动(如对时事的讨论、结构化的回忆或文字游戏)
睡眠不足	非药物睡眠方案：就寝时间、热饮(牛奶或草药茶)、放松带或音乐以及背部按摩 睡眠增强方案：全单位降噪策略(如药丸静音破碎机，振动的蜂鸣器和安静的走廊)并调整时间表以利于睡眠(如重新安排药物和治疗的时间)
不动	早期活动方案：每天进行3次步行或主动全关节运动；最少使用固定设备(如膀胱导尿管或身体约束带)
视力障碍	视觉方案：视觉辅助工具(例如眼镜或放大镜)和自适应设备(如大型照明电话键盘、大字体书籍和呼叫铃上的荧光带)，并每天加强使用
听力障碍	听力方案：便携式放大设备，耳垢消除装置和特殊的通信技术，每天都会强化适应这些设备
脱水	脱水方案：早期发现脱水并进行容量补充(即鼓励口服液体)

基于参考文献中的数据[12]。
6个谵妄风险因素管理的多成分非药物干预措施：认知障碍、睡眠不足、行动不便、视觉障碍、听力障碍和脱水。已证明HELP可减少谵妄的发生

多重用药、营养和社会支持[14]。在以下各节中，我们将从老年科医师的角度探讨这些领域。

跨专业医疗管理

老年功能评估的许多方面都需要多学科投入。上述的CGA自然是一个多学科诊断和治疗的过程。老年科医师确定降低危险因素对功能衰退影响的必要性，然后召集必要的学科去评估和推荐治疗方案，之后整合到以患者为中心的医疗计划中。

老年科医师的另一个核心任务是协调几个亚专科医师之间的工作，并定义、维持以及传达明确的治疗目标给所有相关参与治疗者。除了协调各专科医师的工作，老年科医师还必须很擅长在多学科团队中工作。他们的培训和临床实践通常包括长期医疗照顾、康复、临终关怀设施，每日并行的协作式医疗管理致力于促进患者的康复。在家庭成员、护士、执业护士、治疗师、助手、社工和其他人员之间形成老年科医师主导的协作式医疗管理，是医师训练中通常不会教授的一项特殊技能。

当患者需要依靠他人帮助时，患者的医师应该具备知道谁可以给予患者帮助的运作知识。事实上，大多数老年患者要依靠许多个体来维持其机体功能和生活自理能力。多学科的投入可以改善老年患者的预后，包括决定能否独居住、独立驾驶或进行术后可预期康复的手术。

目标设定与住院相关的残疾

目标设定

在老年患者进行择期和非择期手术之前，确保患者的医疗管理目标和期望与预期结果相符是很重要的。对于许多老年患者而言，外科手术只是需要更长康复时间的开始。进行下肢关节置换手术的医疗保险患者中，约有65%需留在技能熟练的护理机构或术后住院治疗[15]。关于术后典型临床路径的讨论应是手术知情同意的重要组成部分。应优先考虑了解患者的目标和手术期望。

在考虑老年患者的医疗管理目标时，受益延迟时间这个概念是很有帮助的[16]。受益延迟时

间是指从干预(在这种情况下为手术)到获得积极健康结果(如活动能力改善、癌症治愈、预防胆囊炎反复发作)之间的时间。换句话说,受益延迟时间解决了"什么时候可以帮助我的患者?"这一问题。该模型最初旨在用于门诊预防干预措施(例如癌症筛查)的决策,但也可以用于有关外科手术干预的决策。大家都期望绝大多数外科手术能使患者立即受益。但是,如果在实现主要目标之前需要进行大量的康复治疗(如改善功能),则手术可能不是理想的解决方案。

图8-2说明了逐步帮助老年患者确定采取干预措施的益处的方法。该模型结合了预期寿命,受益延迟时间和患者喜好。任何时候在您提供医疗管理时,一定要看患者的偏好,这很重要;而当特定干预措施的风险和收益并非一目了然时,这一点尤为重要。

估计预期寿命可能很困难。尽管年龄是预期寿命的重要因素,但它并不是唯一的预测因素。在任何给定年龄、并发症或功能状态降低(即对日常生活活动的依赖性)可能会缩短老年患者的预期寿命[17]。衰弱也会缩短预期寿命。尽管大多数临床医师都会对任何给定人的预期寿命产生一般的临床看法,但是根据人口统计学变量合并不同的死亡率模型可以提供基于证据的更标准的讨论。目前存在许多试图预测死亡率和预期寿命的模型。这些模型在生成模型数据的人群方面有所不同,范围从社区住宅到临终关怀人群,并且具有可变的时间范围(数月至十年)。ePrognosis(图8-3)是一种应用程序,将许多模型纳入了简化了的逐步估算死亡率的过程[18,19]。通过输入患者的人口统计学变量,可以根据医疗地点和其他患者特定因素,在几天到几年的范围内估算出患者的死亡风险。

对老年人来说,避免慢性衰弱、生病和生活质量低下往往比活命更重要。理解患者对他们生活中重要的事情的层次和他们的目标是医学上共同决策的关键组成部分,而不仅是考虑手术方面。如果患者不愿意住在技术熟练的护理机构中,即使是住很短的时间也不愿意,这种情况下让他们接受可能需要住院的择期手术(例如后路脊柱融合术)对患者无益。另外,这样的表述"患者高度重视生活自理能力"可能会导致人们推荐可以提高他们的活动能力和参与自我保健能力的治疗方案。如果患者的主要目标是生活质量或舒适度,那么他们对增加质量年数可能性较低的手术所带来的不适或并发症风险的接受度将会降低。

要了解患者的喜好,可以先问患者以下问题:以下目标之一对您来说是否比其他任何事情都重要:① 尽可能延长寿命? ② 保持自己照顾自己和独立生活的能力? ③ 保持舒适同时症状最小? 如果讨论不是直截了当的,咨询姑息治疗医学专家、老年科医师、既与患者保持良好关系又具有治疗目标讨论经验的医师可能会有所帮助[21]。

住院相关的残疾

讨论可能治疗方案的一个重要部分是让患者了解术后可能的后续步骤和预期结果,包括住院的恢复时间,康复机构中的预计时间以及随访的频率和时间。住院本身通常与老年患者的功能丧失有关。住院相关的残疾是指在紧急住院到出院期间丧失日常生活基本活动(ADL)能力[22]。住院后执行ADL和活动能力下降的情况很普遍[23-27]。

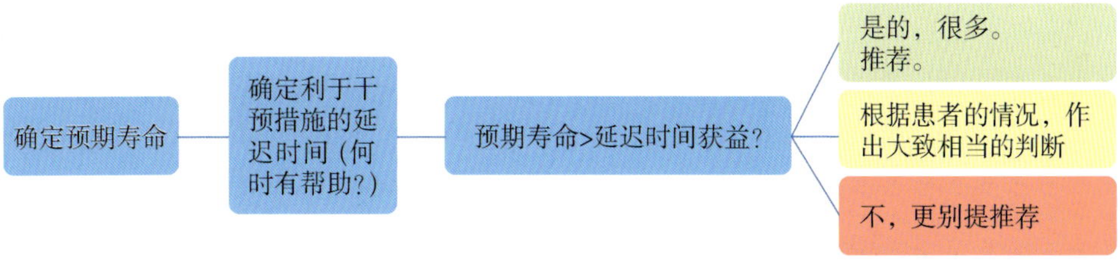

图8-2 帮助确定老年患者干预措施收益的分步方法示意图

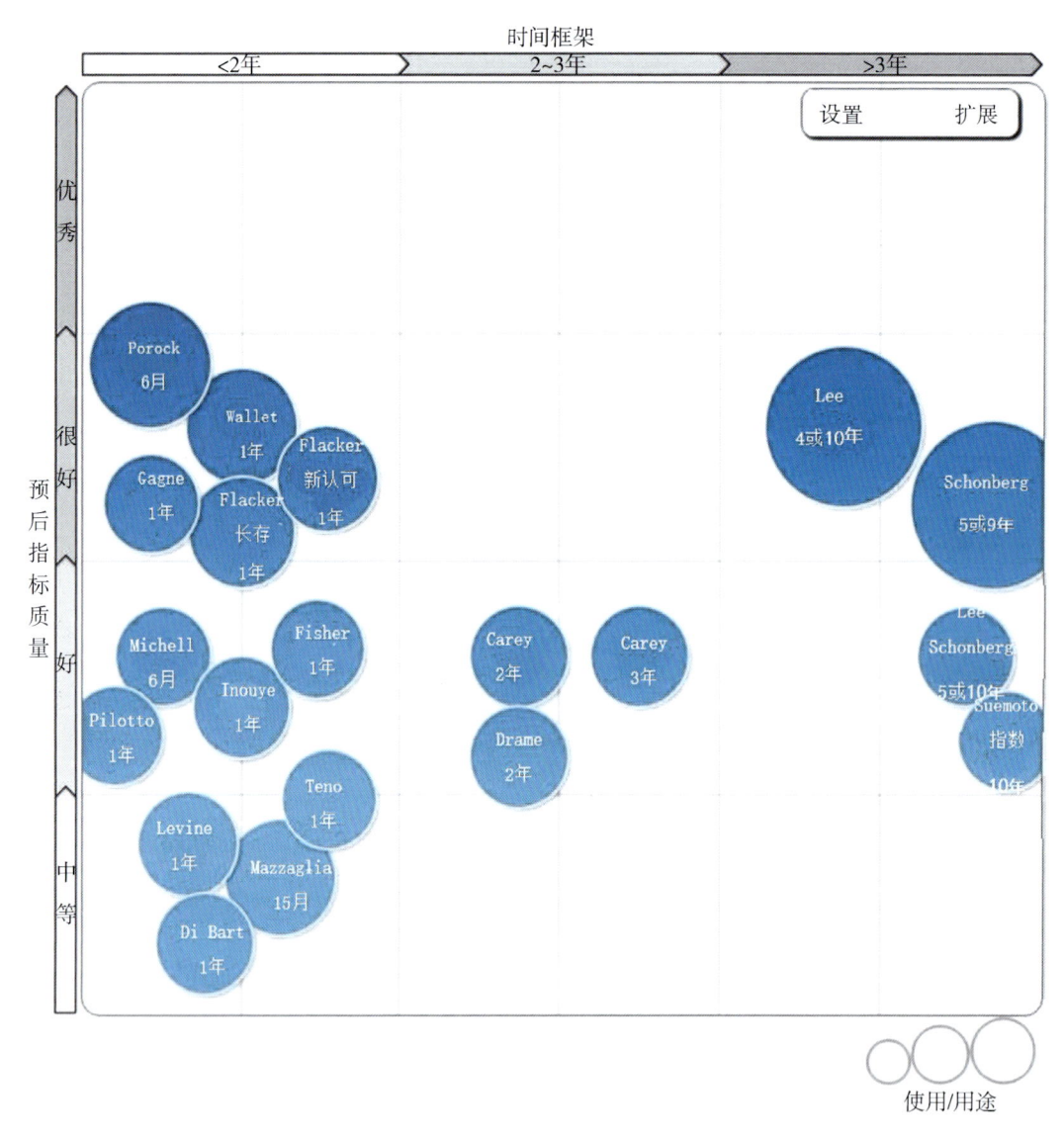

图8-3 集成到ePrognosis中的不同模型的气泡视图

ePrognosis是已发布的老年预后指标资料库[18]。每个气泡代表不同的预后模型。每个气泡的大小代表模型的同类群组大小。x轴表示研究队列的年限，y轴表示数据的质量。例如，Lee SJ等人的模型来自一组11 701名社区居住的老年患者队列，并在8 009名健康退休调查受访者中进行了验证，并提供了所有4年和10年病死率的估算值[20]。有关患者预后的信息仅作为向临床医师告知可能的死亡结果的粗略指南，并不旨在成为做出医疗管理决定的唯一依据，也不旨在成为预后的判断方法（使用ePrognosis创建：http：//eprognosis.ucsf.edu/index.php）

年龄是最重要的危险因素[28]。在一项针对近3 000名70岁及以上（平均年龄80岁）住院治疗的患者进行的前瞻性观察研究中，35%的患者的ADL功能下降至基线和出院水平之间。这种功能下降的比例与年龄有着显著的关系，在85岁及以上的患者中超过50%[28]。同样，在另一项涉及2 000多名内科患者的前瞻性观察研究中，与入院前相比，40%的老年人在出院后3个月仍有新的或额外的ADL残疾。在出院后1年时，将近三分之一的患者仍未恢复其先前的功能[23]。

老年患者在住院治疗后的活动能力也有显著下降。一项前瞻性的研究表明，近500名70岁及以上入院治疗的患者普遍存在行动不便和卧床休息[24]。使用从0到12分的平均活动能力水平，评估将8分以上为高活动能力组，低活动能力组定义为4分及以下，卧床休息为0分。33%的患者出现完全卧床休息。新发的功能衰退、再次住院治疗以及住院死亡均与他们的初始活动水平呈负相关。换而言之，患者的活动水平越低，其预后越差。

在一项单独的观察性前瞻性研究得出了相似的结果，该研究涉及将近700名居住在社区的65岁及以上的手术和非手术患者。任何原因住院患者的平均活动能力都出现下降[25]。接受非手术治疗的患者即使在2年后也不能恢复到患病前的活动水平。有趣的是，手术患者在入院前有更好的活动能力，并且在住院后1年内至少可以恢复到他们入院前的活动能力。作者推测，术前筛查有助于确定患者有无最佳外科手术指征。

萨格尔（Sager）等人开发了一种简单的能帮助识别患者住院后有无功能下降风险的工具。入院风险概况（HARP）是在来自四所大学和两家私立非联邦急诊医院的两个独立队列中开发和验证的系统[29]。作者使用逻辑回归分析确定：年龄增加、入院时简易精神状态量表评分较低和入院前IADL较低是功能下降的独立预测因子。作者针对每个预测变量建立了评分系统，并将患者分为低、中和高风险类别（表8-4）。HARP强化了将识别患病前的认知功能和生理功能作为判断住院治疗预后的价值。其他作者也证明，就算只有一些简短的多维预后评估的信息，也可以识别出那些最有可能发生住院相关残疾的老年患者[30,31]。

其他的一些工具也可用于评估功能状态。根据美国外科医师学院/美国老年医学学会指南的建议，可以快速筛查基线时的功能状态[14]。可以问患者这4个筛查问题：

1. 你能从床上或椅子上自己起来吗？
2. 你可以自己穿衣服和洗澡吗？
3. 你可以自己做饭吗？
4. 你可以自己购物吗？

这些内容的任何缺陷都应促使人们更深入地研究功能状态以及物理疗法和作业疗法的参与程度，并请老年科医师进一步评估可逆因素，帮助评估手术后的预期轨迹。为了减少住院相关残疾的

表8-4　入院风险简介（HARP）

变　　量	风 险 评 分
年龄	
<75	0
75~84	1
≥85	2
认知功能（简化MMSE）[a]	
15~21	0
0~14	1
入院前的IADL功能[b]	
6~7	0
0~5	2
总得分	
风险类别	总 得 分
高风险	4~5
中风险	2~3
低风险	0~1

基于参考文献中的数据[29]。
可以用来识别住院后有功能下降风险患者的工具
[a] 简化的简易精神状态量表只包括原来30项测验的定向（10项）、注册（3项）、注意（5项）和回忆（3项）部分。
[b] 如果能够在没有帮助的情况下进行活动，则被判定为独立完成某项活动。如果患者不能单独完成某项活动，需要他人帮助或无法完成某项活动，则将其计为依赖者。IADL的活动包括打电话、购物、做饭、做家务、吃药、使用交通工具和管理财务。

发生率，我们已经采取了许多干预措施。这些干预措施中有许多是多维的，涉及认知功能、感觉障碍、活动能力、营养和水合作用以及限制医源性疾病发生[32]。

老年综合征

人们日益认识到，诸如认知障碍、感觉障碍、跌倒、营养不良、多重用药和衰弱等老年综合征会影响手术效果和术后恢复。因此最佳做法是在术

前评估中筛查出这些综合征。

认知障碍

认知障碍在老年患者中很常见，包括痴呆症和轻度认知障碍。痴呆症的患病率随年龄增长而增加。在71～79岁的人群中，患病率为5%，在80～89岁的人群中患病率上升到近25%，而在90岁及以上的人群中患病率上升到37%[33]。轻度认知障碍（MCI）这种认知功能状态对老年人影响不是很严重，不足以干扰被称为工具性日常生活活动（IADL）的基本日常活动（例如药物管理和财务）。然而，痴呆症则是足够严重的认知障碍，会损害其管理自己的IADL的能力，最终影响基本的IADL（如穿衣、洗澡等）。MCI分为两种亚型：遗忘型和非遗忘型。遗忘型MCI是临床上存在严重的记忆障碍，但不符合痴呆的诊断标准。非遗忘型MCI的特征是在其他非记忆认知领域（如语言或视觉空间能力）的功能下降。MCI发展为痴呆的比例尚不确定[34]。由于MCI的定义和用以确定认知障碍的方法存在差异，MCI的患病率差异很大。在65岁及以上的成年人中，这一比例从3%～42%不等[33]。

老年认知功能障碍患者术后死亡率较高，术后谵妄风险较高，可能导致对认知产生慢性损害和术后认知功能障碍（见第30章）以及需要住院。一项系统综述发现，认知障碍（以痴呆症的图表诊断定义）是术后死亡率的独立预测指标，其死亡风险是无认知障碍者的1.8～5.8倍[21]。那些认知障碍者的谵妄风险增加了2～17倍，与那些认知完好者相比，出院时进护理院的风险增加了一倍[21]。应将关于谵妄风险增加、出院到熟练的护理机构以及死亡率的讨论作为认知障碍患者及其家人知情决策的一部分。

筛查基线认知障碍可以帮助识别那些需要他人帮助以确保准确的病史和药物清单的患者。Mini-Cog是一种经过验证的认知障碍快速筛查工具[35]。该工具涉及3个项目的回忆和时钟绘制（图8-4）。另一个有用的经过验证的临床工具是8条目痴呆筛查问卷（AD8）。AD8可以以问卷形式使用，由问询者而非患者填写[36]。AD8在临床上寻找痴呆的确证史方面特别有用，并且在可在被询问者不在场的情况下可以通过电话询问获知。那些有认知障碍病史或在筛查后有怀疑的人应该有相关亲属参与，并强烈考虑将其转诊给老年科医师或其他能进一步给予评估其认知障碍的专业人士。

识别先前存在的认知障碍非常重要，因其可以提高对术后谵妄的风险意识，而且诸如医院老年生活计划（HELP）等多成分非药物干预措施拥有最强的证据来预防谵妄。尽管治疗谵妄的证据强度较低[37]，多模式非药物干预仍是照顾有谵妄风险的患者的重要治疗组成部分。与接受常规护理的患者相比，HELP（表8-3）将住院治疗老年患者（平均年龄80岁）的谵妄发生率降低了5%。需要治疗的人数为20。多模式非药物干预减少了发生谵妄的总天数和总发作次数[12]。但是，在开始阶段一旦发生谵妄，该干预措施对谵妄的严重程度或复发的可能性均无明显影响，因此将重点放在识别有谵妄风险的人然后实施预防性非药物措施上。也许更重要的是，已经证明HELP干预措施具有剂量反应曲线。对干预措施的依从性越高，谵妄发生率越低[13]。

跌倒

跌倒在老年患者中很常见，每年有三分之一的老年患者发生跌倒[38]。在住院患者中，老年患者每年跌倒的比率在3.4～5.2，其中超过一半的跌倒导致严重的损伤包括骨折和头部损伤。住院患者跌倒的危险因素包括步态不稳、躁动不安（如谵妄）、尿失禁、既往有跌倒史、使用精神药物[39]。筛查跌倒史和/或进行活动能力评估如门诊环境中的起立-行走计时测试，可以识别老年患者术后发生跌倒的风险和那些术后可能被送至康复机构的患者。筛查跌倒可以很简单，只要问一下你在过去一年中是否跌倒了就可以了。如果答案是肯定的，那么这个人摔倒的风险就会增加。

第一步：三个词的记忆

直视对方并说："请仔细听，我说3个词，你即刻复述一遍并尽力记住。这些单词选自下方单词列表。如3次尝试均未成功，则进入第二步（画钟）。

下列和其他单词表一再一项或多项临床研究中使用。为了避免重复，建议使用备选单词列表

版本1	版本2	版本3	版本4	版本5	版本6
香蕉	领袖	村庄	河流	首都	女儿
日出	季节	厨房	国家	花园	天堂
椅子	桌子	婴儿	手指	图画	山川

第二步：画时钟

述："接下来，我要你画一个时钟。首先，把所有的数字都写上去。"完成后，接着叙述："现在，画上11点10分。"

使用右边圆形作图，因为这不是记忆测试，必要时可重复指令。

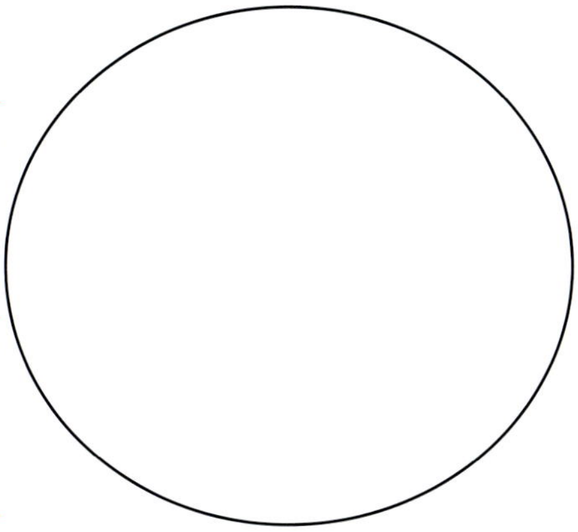

第三步：回忆3个单词

让对方回忆你在第一步中说过的三个单词。述："我让你记住的3个单词是什么？"在下方记录单词表版本和答案。

单词表版本：_____ 答案：_____ _____ _____

得分

单词记忆（0～3分）	在没有提示的情况下自行回忆出1个单词得1分
画时钟（0～2分）	正确得2分。数字排序、位置正确（如12，3，6和9在锚点位置），数字无缺失和重复。时针分针指向11：10。针长短错误不得分。未能或拒绝完成得0分。
总分（0～5分）	总分=单词回忆得分+画时钟得分。已验证Mini-Cog™切点<3可用于痴呆筛查。但许多临床上认为患认知障碍患者得分更高。当需要更高敏感度时，建议将切点设为4，因为这可能提示需要对认知功能进一步评估。

图8-4 Mini-Cog™示意图

（©S.Borson。保留所有权利。作者允许仅出于临床和教育目的转载。未经作者许可，不得修改或用于商业、营销或研究目的（soob@uw.edu））

起立-行走计时测试（TUGT）是指老年患者从椅子上站起来，走10步，转身，然后回到座位上的所花费的时间[40]。如果需要的时间超过12 s，则认为患者跌倒的风险增加，可能需要在择期手术前进行更全面的老年医学评估。几项小型研究发现，术前TUGT异常与术后转入康复机构、住院时间、术后并发症和1年死亡率增加有关[41,42]。住院患者医疗管理者应提前了解那些跌倒风险增加的人，以便实施预防策略。预防住院跌倒的成功策略包括患者教育和针对跌倒危险因素（如针对活动能力降低的治疗或运动、药物审查）的多因素干预（不同研究之间的干预措施有所不同）。需要进一步的研究来阐明哪些干预措施是最有效的。

多重用药

老年患者因用药事故导致住院的发生率是65岁以下成年人的4倍[43]。这部分归因于这类人群多重用药的风险更高，因为他们需要就医的情况多而参与他们的治疗的医师也更多。多重用药已与不良后果相关，包括住院风险、跌倒及与跌倒相关的伤害、体重减轻、功能和认知状态下降以及死亡[45,46]。这些老年综合征的发生率以及药物不良反应（ADR）的风险与所用药物的数量成正比[47]。事实上多重用药已被认为是ADR的最重

要风险因素。药物不良反应发生风险从服用两种药物的人的13%，分别增加到服用5种的58%和7种或更多药物的人的82%[47-49]。

尽管对"多重用药"一词的定义尚无共识，但通常情况下以同时服用5种或以上药物的为界[50-52]。当使用多种药物治疗单一疾病或病症时，一些研究和作者试图通过使用术语"不合适"的多重用药使其更精确。因为在定义多重用药上缺乏共识，从而导致试图做旨在减少药物使用及其相关临床终点的不同策略比较研究时碰到困难[52]。

虽然临床医师确信患者服用了过多的药物，但这并不能帮助他们清楚可以停止使用哪些药物[46]。医学培训往往无法向医师提供足够的知识和技能，使他们能够为使用多种药物的患者开出合适的处方。结果，医师可能会无意中给患者带来药物相关的问题。这在老年人中尤为明显，因为他们要服用多种处方药，而且对药理学的了解也不够[53]。

"去处方"一词被用来描述有计划和有监督地减少或停止不适当药物使用的复杂过程，其目的是管理多重用药并改善预后（表8-5）[54,55]。这在住院患者中尤为重要，因为多重用药是谵妄和跌倒的术前危险因素[56]。此外，服用与手术无关药物的患者发生术后并发症的可能性增加2.5倍[57,58]。

药物整合是用于通过确保患者用药清单的准确性以帮助减少医疗错误的框架。这个过程是开处方的第一步，在开处方错误率高的治疗转换时期尤其重要[47]。患者在术前将所有药物（包括所有处方药和非处方药、维生素、补品和草药制剂）带入医院的"棕色袋子"审核并记录极其重要。这样的审核可提供有关患者实际服用药物和处方药物的有用信息。利用病历或患者的清单可能无法准确反映出在家中服用哪种药物以及如何服用。

有许多决策辅助工具可以帮助开处方者减少多重用药，但几乎没有直接证据支持一种特定的审查方法优于另一种。这些工具在不同背景下开发，并得到不同水平的验证[44]。尽管在围手术期中很少使用或验证过这些方法，但它们都具有表

表8-5 去处方过程的指导评估

1. 获取完整的药物清单
2. 确定每种药物的适应证
3. 评估每种药物引起药物性损害的可能性
4. 通过评估以下内容来确定是否应该停药：
   - 适应证
   - 功效
   - 是否用于治疗其他药物的不良反应
   - 利弊比
   - 治疗负担
   - 患者的预期寿命超过了治疗获益的时间（即受益延迟时间，例如使用预防性药物，如他汀类药物用于一级预防）

制定一次停用一个药物的计划，从治疗负担最高、效益最低的药物（如苯二氮䓬类药物）开始停药并监测症状消失或恢复

基于引用的数据[46,50,59]。

面效度，有一定的益处。选择以下工具是因为它们在评估老年患者多重用药时的有效性和实用性（表8-6）。它的一项缺点是虽然这些工具确实就特定的药物和药物种类提出了建议，但它们并没有就给药的剂量提供指导，也没有提醒开处方者关于老年患者使用合适药物时可能有害的剂量。

尽管每种手术方法都需要不同的预防措施，但围手术期仍有一些通用的药物管理原则。准确而全面的药物清单对于正确管理患者围手术期药物至关重要。应在术前预约时对该清单进行审查，就每位患者的慢性药物是停药或继续用药制定一个清晰的计划。在术前即刻，医护人员应重复对患者用药的检查，并确认已实施有关治疗的建议。确保停止不必要的药物治疗可以减少围手术期并发症。特别是在围手术期中草药的使用会带来重要的心血管、凝血和镇静风险（见第13章表13-8）[58]。支持在手术前2周停止服用非处方药、草药或补品的做法，这将确保长效药物（如圣约翰草或大蒜）被完全消除[58]。对于老年患者和护理人员，应使指导保持简单，例如一次停止使用所有不必要的药物，而不是分阶段进行，这将增加

表8-6 减少多重用药的临床工具

减少多重用药的工具	描 述	应用领域	局 限 性
Beers标准[a]	广泛采用的基于共识的清单,确定老年患者中潜在的不适当药物	易于使用 几乎不需要个性化或耗时的决策。可纳入计算机化决策支持系统	许多药物目前不在临床中使用 没有足够的证据将某些药物列入清单 与使用其他不适当的处方相比,使用清单上一些不适当的药物造成的危害可能较小
DBI[b]	用于评估患者镇静和抗胆碱能药物总负荷的循证工具	在预测功能下降方面优于贝尔斯标准 表现出与较差的身体和认知能力、跌倒、衰弱和功能状态下降相关[48] 可纳入计算机化决策支持系统	没有广泛使用,限制其在大多数临床医师中的可用性
STOPP/START[c]	STOPP是经过多学科验证的共识导出工具,具有基于针对老年处方验证的指南的检查表。START由医师通常忽略的循证医学指标组成	逻辑组织和结构化,并带有易于使用的明确用药标准清单 需要很短的时间就能完成(3 min) 可纳入计算机化决策支持系统	没有考虑到卫生系统的特殊性(资金,共同支付)或患者的并发症。临床判断对每位患者都至关重要
GRAM[d]	临床信息学工具,可在进入护理院或医院24小时内前瞻性监测跌倒或谵妄的潜在风险	显著降低谵妄率	未被广泛使用

DBI是药物负担指数,STOPP/START是一种筛查工具,引导医师使用正确的治疗方法,以及筛查老年患者潜在的不恰当处方,GRAM是老年风险评估医学指南
[a] 美国老年医学学会2015年Beers标准更新专家小组[60]
[b] Gallagher et al.[62]
[c] Hilmer et al.[61]
[d] Lapane et al.[63]

患者的医从性。与患者进行简洁明了的沟通是必要的,告知患者必须继续用药或有可能停药显得同样重要。

绝大多数药物在手术过程中使用,患者可以很好地耐受。除非完全不必要(如维生素)或存在禁忌证,多数药物应在手术当天上午继续使用。特别是抗高血压药、抗惊厥药和精神病药物应继续使用,除非有明确的禁忌[64]。需要停用的药物包括:

- 血管紧张素转换酶抑制剂(ACEIs)和血管紧张素Ⅱ受体阻滞剂(ARBs)由于潜在的不良循环作用,例如低血压[58],可能需要在麻醉诱导和手术前24小时停药。
- 可以使用抗凝剂/抗血小板药,包括非甾体类抗炎药(NSAIDs),但取决于具体的药物,使用适应证和手术类型。
- 对于中至高危深静脉血栓形成风险的手术,术前应停用选择性雌激素受体调节剂(SERMs)和雌激素至少1周(如果可能,雌激素应停药4周)[64]。
- 糖尿病口服药物应在手术日早晨停用。二甲双胍除外,其应至少在手术前1天停药,

并在确定无急性肾功能不全发生后,于术后2～3天恢复使用[64]。
- 餐后胰岛素应在手术当天停用。可以根据需要按比例增减使用胰岛素来进行围手术期血糖控制。可以服用长效胰岛素,但手术当天应将其减少常用剂量的50%。

某些药物的消除半衰期很长(如胺碘酮的半衰期为58天),在手术前停止使用以达到低血清药物浓度可能是不合理的。

老年患者术前用药管理通常很细致入微。必须特别注意预设药物的标准化手术医嘱套餐,因为套餐内的药物通常不适合老年患者。使用标准化医嘱套餐的一些优势是统一性和易于临床管理。但是,预设剂量可能会使老年患者处于血流动力学,认知或呼吸功能障碍的高风险中。按需(或常规)中止或调整抗组胺药、止吐药、对乙酰氨基酚、麻醉药、肌肉松弛剂和抗惊厥药的剂量是合理的。在某些情况下,应联系开处方者进行现场评估。例如,急性冠状动脉综合征(ACS)可能表现为恶心而不是典型的胸痛。ACS的非典型表现在老年患者中更为常见。与典型的胸痛相比,非典型疼痛或呼吸困难的患者年龄较大,心血管危险因素更多,但接受循证治疗的可能性大大降低,住院预后更差。临床表现为典型胸痛、非典型胸痛和呼吸困难的患者的死亡率分别为3%、2.5%和6%[65]。

鉴于药物在中枢神经系统的作用在术后很可能会增强,因此尽可能地减少患者抗胆碱能或镇静药物用量的努力是正确的。本章的作者认为,应该抓住每一次临床遇到的机会,以整合药物和确定每一种药物的合理性。从最少的稳定剂量开始停药或减少剂量是理想的。例如,泌尿科使用的抗胆碱能药(如奥昔布宁)和非苯二氮䓬类安眠药物(如唑吡坦)可能会被停止,而中枢性肌肉松弛剂(如美索巴莫)通常可以降低剂量(如果使用大剂量/长时间服用)或也停止服用。还应考虑采用节省阿片类药物技术以减少使用阿片类的潜

在不良影响。这些措施可能包括在术前使用对乙酰氨基酚或增加区域性技术,例如椎管内阻滞或周围神经阻滞(见第19章)[56]。初始麻醉剂用一般年轻患者剂量的一半,避免使用长效阿片类(例如芬太尼贴剂、美沙酮)或具有活性代谢产物的阿片(吗啡、哌替啶)也将减轻中枢神经系统负担,并可能减少谵妄和跌倒的风险[56]。

确保药物按时服用,避免在清晨或深夜服药,可以降低睡眠剥夺和碎片化及发生谵妄的风险。国家健康和临床优化研究所(NICE)建议努力改善睡眠质量(即避免不必要的夜间干扰、降低环境噪声),减少住院患者谵妄[66]。将睡眠碎片化与谵妄联系起来的临床证据来自《医院老年生命计划》中的预防性非药物策略。非药物睡眠干预不仅减少了镇静剂和催眠药的使用,而且减少了谵妄的发生率[12,67]。

感觉障碍

老年患者普遍存在感觉障碍包括视力和听力丧失,这些老年患者住院期间面临谵妄、跌倒和与服务提供者沟通不畅的风险。65岁以上的成年人中,近三分之一有听力障碍,而65～74岁的成年人中有12%患有视力障碍,这两种疾病的患病率均随年龄的增加而增加[68,69]。询问这些缺陷和使用辅助设备(如助听器和眼镜)可以帮助规划患者的住院时间。应鼓励有感觉障碍的老年患者将这些辅助设备带到医院,以帮助他们交流并减少发生谵妄的风险。对于那些无法使用辅助设备的视力或听力障碍的人,可以通过使用诸如助听器、放大镜或老花镜之类的设备以及使用较大字体的阅读材料来加强互动。大多数医院将为视力低下的人们提供诸如大字体版本的阅读材料之类的资源。慢慢地说,用较低的声调(即声音变低沉)、眼睛平视、音量适中,对听力受损的人很有帮助。相反,吼叫通常对那些感觉神经性听力障碍的人没有帮助。吼叫会增加声音的音调,并使大多数感觉神经性听力障碍的人难以理解。

营养不良和体重减轻

营养不良在社区居住的老年患者中很常见，20%以上的老年患者存在营养不良状况。它在护理机构中更为普遍。营养不良使老年患者发生术后并发症的风险增加，包括感染、伤口愈合不良、谵妄和住院时间延长[14,70]。有多种工具可用于筛查营养不良。简易营养评估量表（图8-5）是一种经过验证的简要工具[71]。另一种美国外科学院/美国老年医学会针对老年患者的术前指南推荐的方法是，通过识别以下3个因素之一来筛查营养不良的风险：① BMI＜18.5 kg/m^2；② 人血白蛋白＜3.0 g/dL；③ 在6个月内意外体重减轻10%~15%[14]。具有这3个因素之一的患者应参考营养师的围手术期营养建议。

社会支持与环境评估

对于年老体弱的患者，良好的社会支持通常是需要照料的老年人留在家中，还是被安置在疗养院的决定因素。缺乏家人和朋友的照料可能会导致住院治疗效果差[72]。那些认知功能受损、没有可靠的家庭成员或护理人员的患者，可能难以

简易营养评估表

姓：	名：
性别	年龄 体重/kg 身高/cm 日期

在下述方框内填入符合的分数，完成筛查。总得分为最终筛查得分。

筛查

A 过去3个月是否因食欲不振，消化问题，拒绝或吞咽困难而出现饮食下降
　0=非常严重；1=中度；2=未下降

B 过去3个月出现体重下降：0=体重下降超过3kg；1=不清楚；2=体重下降1~3kg；3=体重未下降

C 活动能力：0=卧床/椅不起；1=能够从卧床/椅起身，但不能外出；2=可以外出

D 过去3个月是否患严重的心理疾病或急性疾病：0=否；1=是

E 神经心理学问题：0=严重痴呆或抑郁；1=轻微痴呆；2=无

F1 体重指数BMI（体重kg）/（身高cm^2）
　0=BMI＜19；1=BMI：19-21；2=BMI：21-23；3=BMI＞23

如果无法得到BMI值，可用F2替代F1。如果F1已完成，忽略F2。

F2 小腿围（CC）：cm

筛查得分（最大：14）
　12-14分　　正常的营养状况
　8-11分　　有营养不良的危险
　0-7分　　营养不良

图8-5 简易营养评估量表（MNA©）

MNA是可以用于65岁成人发现营养不良的简单有效的工具。MNA表格受版权法保护：©雀巢，1994年，2009修订版。N6720012/9910M，它也是®雀巢股份公司［商标所有者（在瑞士沃韦的注册商标。www.mnaelderly.com）］

记住术前的指导和术后的计划,包括伤口护理和服药变化。即使强壮和健康的老年患者中,也要常规谨慎地询问:如果患者生病了,谁可以提供帮助。

可以通过询问社会背景来评估老年患者的社会支持结构,如果在功能评估过程中发现有需要帮助的老年患者,也可以进行建立。例如,临床医师应询问谁为特定的 ADL 和/或 IADL 功能提供帮助,以及这些人何时可以到场。社会工作者可以帮助在手术前询问社会支持,从而可以进行更仔细的调查和规划。对于某些人来说,缺乏足够的社会支持可能意味着在术后雇用其他有薪或无薪/家庭照料者,而对于另一些人,这可能意味着至少在手术后暂时需要护理寄宿家庭。对社会支持不足的人进行周密的计划可以减少手术后不必要的住院时间,以便进行必要的安排,并可以确保患者能获得所需的帮助以遵循术后医嘱。

衰弱

衰弱是一种临床综合征,在社区居住的老年人群中的发病率是10%~20%,是老年患者发病和死亡的主要原因之一[73]。最近的共识声明将衰弱定义为"一种由多种原因和因素引起的医学综合征,其特征在于力量、耐力和生理功能的下降,易致日常能力依赖和/或死亡"[74]。由于人口的迅速老龄化,老年人衰弱的患病率预计在未来几十年将成倍增加。衰弱的老年患者的护理问题将继续对医护人员和卫生保健系统构成重大而独特的挑战。此外,接受大手术的老年患者人数不断增加,人们需要进一步研究衰弱对老年患者围手术期管理的影响,以提升对这些衰弱患者的管理和治疗效果。

影响衰弱的因素包括年龄、体重指数(包括肥胖)、并发症、认知障碍、痴呆以及环境或生活方式因素。衰弱是一种处于生长不良、营养不足的状态,最终将死亡。老年衰弱的特征是生理储备减少,更容易在急性应激后出现失代偿和严重不良结果。衰弱的老年患者即使遭受很小的急性自然应激,也可能导致极高的致病率。

衰弱是许多老年患者中普遍存在的慢性疾病的不良预后风险因素,例如癌症、痴呆症、冠状动脉疾病、充血性心力衰竭和慢性肾脏疾病。因此,衰弱和并发症之间存在一定的关联。衰弱与功能下降和残疾有关,也可以单独存在。干预衰弱是目前基础和临床研究的一个快速发展的领域,需要更多的数据来为衰弱的老年患者提供最佳的内科和外科医疗。目前影响衰弱进展的干预措施有限,因此成为优先考虑的研究对象。

病理生理学

衰弱是一个动态的、加速衰老的过程。基因-基因和基因-环境的相互作用在其发生和发展进程中起着重要作用。在系统层面上,与年龄相关的多种生理系统(例如神经系统、肌肉骨骼系统、内分泌系统和免疫系统)的减退会导致衰弱。这些生理系统的失调、慢性炎症和类固醇激素以及25-羟基维生素D水平的变化会影响骨骼肌减少症的发展,这是中重度衰弱患者的重要特征。促炎性细胞因子[如白介素6(IL-6),肿瘤坏死因子α(TNF-α)和C反应蛋白(CRP)]的升高会促进慢性低程度炎症,并导致衰弱个体中亚临床和临床心血管疾病的高患病率。

在细胞水平上,细胞衰老是衰老表型的驱动力。衰老是由于基因毒性损害而在细胞中发生的不可逆的生长停滞状态,这是针对癌症发展的一种保护机制。随着年龄增长,衰老细胞在组织中积累。但是,这种在生命早期的保护机制在晚年却自相矛盾地促进了衰老的表型,例如癌症。这是由于衰老细胞产生衰老相关分泌表型(SASP)所致,而SASP在本质上是促炎症和致瘤的[75]。用小分子抑制剂清除衰老细胞有望逆转与年龄相关的病理征象,例如临床前模型中的骨骼肌减少症[76]。因此,靶向衰老细胞有望提高我们治疗和逆转衰弱和其他与年龄相关的疾病(如癌症和心血管疾病)的能力。

诊断

目前尚无诊断衰弱的金标准。文献中存在许多诊断衰弱的方法；但是，由于它们的长度或测量握力和步态速度所需的技术，在常规临床实践中大多数都难以实施。格式塔诊断衰弱不可靠，容易产生偏倚。肥胖个体中的虚弱被称为"肌肉缺乏性肥胖"，由于过多的脂肪组织掩盖了低肌肉质量，容易被忽略。

弗里德（Fried）及其同事在一项对居住在社区的老年人进行的纵向研究中描述了衰弱表型，该表型可预测不良健康结果[77]。衰弱的表型被定义为具有以下3个或以上特征的临床综合征：意外体重减轻（在过去的一年中减轻约4.5 kg），自我报告的疲惫和虚弱（通过握力测量），步速慢和低体力活动。符合两个特征的个体被认为是衰弱前期，并且与非衰弱者相比有中等的不良预后风险。衰弱的表型可以独立预测跌倒，日常生活活动中的残疾、住院和死亡率。该研究还表明，衰弱不是并发症或残疾的同义词。相反，并发症是衰弱的一个危险因素，而残疾是衰弱的一个结果。衰弱也与较低的社会经济地位和受教育程度有关，这表明外在因素会促进衰弱综合征。

衰弱的另一个概念模型是基于随年龄的增长而积累的缺陷。衰弱指数是由罗克伍德（Rockwood）及其同事设计的，用于评估医学、社会、心理、营养和功能领域的损伤以及实验室检查异常。个体中积累的缺陷越多，衰弱的发生和发展就越可能[78]。此外，认知障碍的严重程度与衰弱程度也呈正相关。

在诊断出衰弱之前，重要的是要排除那些可能也表现出虚弱、体重减轻和功能下降的体征和症状的潜在疾病。鉴别诊断应考虑抑郁症、认知障碍、甲状腺功能障碍、心血管疾病以及血液和恶性疾病。应进行仔细的用药审查并评估潜在的药物相互作用和不良药物作用。在评估衰弱患者时需要考虑的其他因素是心理社会因素，例如食物不安全或对进食和日常生活的依赖。衰弱患者的常规实验室检查应包括全血细胞计数及分类、生化功能、肝功能、前白蛋白、维生素B_{12}、25-羟基维生素D、甲状腺功能检查和糖化血红蛋白。应考虑适龄的癌症筛查。

筛查

诊断衰弱的能力很重要，因为它可以帮助指导临床决策并识别有不良预后高风险的患者。在进行衰弱的筛查前，应先进行老年综合评估（CGA）。2013衰弱共识建议对所有70岁及以上的老人以及在过去一年中体重意外下降明显者（约>2.3 kg）进行衰弱筛查[74]。迄今为止的最新证据支持筛查衰弱，将其作为老年患者围手术期风险评估中的考虑因素。术前衰弱一直与不良的手术结局、严重的不良事件、延长住院时间、出院后入专业护理机构、再入院以及短期和长期死亡率相关。

但是，使用何种衰弱的筛选和评估方法尚无共识。最为完善和验证最充分的是弗里德标准，衰弱指数，Edmonton衰弱量表，FRAIL量表和临床衰弱量表9（CFS-9）。与其他衰弱筛查方法相比，洛克伍德（Rockwood）及其同事开发的CFS-9被发现是住院老年患者1年死亡率的最佳预测指标[79]。雷夫尼格（Revenig）及其同事进行的一项研究表明：衰弱评估是可行的，并提供了传统手术风险评估无法捕获的关键信息。这些研究者使用了弗里德衰弱表型的改良版本，包含肌肉收缩力和握力，并将血红蛋白和ASA分级作为附加因素[80]。

用筛查工具诊断出衰弱后，老年综合评估可以诊断其他老年综合征，使其在术前得到优化，改善围手术期预后[81]。在衰弱表型的标准中，作为筛查的一项单独指标，步态速度（m/s）似乎是许多不良健康状况和术后并发症的最佳预测指标。

衰弱的结局

跟年龄和并发症无关，仅衰弱可增加两倍的死亡风险。对于住院或接受手术的老年衰弱患者,这些人发生并发症、谵妄、认知能力下降、感染、败血症、住院时间延长、出院后入护理机构、残障和死亡的风险增加。在最近对国家外科手术质量改进计划数据库的分析中,发现衰弱对术后结局有重大影响,该结局因手术类型而异,但与手术复杂性无关。在严重衰弱的个体中,死亡率从高到低依次是:结肠切除术、食管切除术、肺切除术、胰腺切除术、心脏手术、胃切除术、肾切除术、腹主动脉瘤腔内隔绝术和下肢血管搭桥术[82]。

衰弱在创伤治疗中也很重要。创伤中心的老年创伤患者人数正在不成比例地增加。掌握创伤后患衰弱症的可能性是十分必要的。但是,简便、可靠且在创伤人群中容易实施的评估是有限的[83]。对衰弱患者的手术干预前需要了解患者的优先意愿和医疗目标,以便对结果、对生活质量的影响和预后产生可靠的期望。

心血管疾病的衰弱

大多数心血管病死亡发生在老年患者中。在患有心血管疾病(CVD)的老年人中同时并发衰弱是常见的,即使调整了年龄和并发症,他们的死亡率也增加了两倍[84]。充血性心力衰竭、慢性心绞痛和有症状的心房颤动可能会限制其运动能力,并通过降低运动耐力和肌肉功能而导致衰弱。未被充分利用的心脏康复可改善CVD患者的预后,可能对合并衰弱的患者特别有益。

心血管健康研究在4 735名老年患者中筛查了亚临床CVD。衰弱症患者在超声心动图显示室壁运动异常和LVH、高血压前期、踝肱指数异常、颈动脉狭窄和磁共振成像的脑梗死方面发病率都增加,但是在临床上被忽视[85]。美国心脏病学会/美国心脏协会(ACC/AHA)的现行指南并未讨论衰弱。更好地了解衰弱对CVD结果的影响可能会改善CVD患者的医疗管理。

对衰弱的干预

如果早期诊断,衰弱可能是可逆的。以团队合作为基础、多模式的医疗管理,强调体育锻炼和蛋白质-卡路里营养不良的治疗,可以改善老年衰弱患者的结局[86]。体育锻炼使衰弱患者受益。然而运动的类型,如力量训练,抗阻力和/或有氧运动,以及最佳持续运动时间仍不清楚[87]。对那些中重度衰弱患者来说,纳入姑息性治疗服务,建立以患者为中心的医疗目标并提供支持和症状管理也很重要。

从最好的筛查和测量工具到最有效的干预措施,许多关于衰弱的问题仍有待现场回答。筛选和测量衰弱的工具需易于管理、可靠、客观,并且在特定患者群体中验证有效。判断衰弱或衰弱前期的生物学标志物的研究发展迅速,其目标是使诊断标准化,改善患者预后并监测对干预措施的反应。有可能逆转衰弱或阻止其发展的药物正在临床前模型中开发和研究。"预康复"对衰弱患者的手术效果的影响仍需要临床试验来评估。对衰弱症患者进行麻醉的最佳策略应该以降低术后谵妄和认知障碍的发生率为目标,目前尚需进一步确定。

结论

老年科医师的评估是将目标设定、术前的功能评估以及复杂老年综合征的诊断纳入常规围手术期评估。许多老年疾病和综合征的病因和诱因多种多样,可导致虚弱、意外体重下降、耐力差、生理储备减少以及对残疾和/或死亡的易感性增加。改善这些脆弱患者的医疗标准需要多模式和跨学科的管理。减少残疾和衰弱将大大提升患者的生活质量,改善以患者为中心的预后,并节约医疗资源和降低医疗成本。

参考文献

[1] Leipzig RM, Sauvigné K, Granville LJ, Harper GM, Kirk LM, Levine SA, et al. What is a geriatrician? American geriatrics society and association of directors of geriatric academic programs end-of-training entrustable professional activities for geriatric medicine. J Am

Geriatr Soc. 2014; 62(5): 924–9.
[2] Besdine R, Boult C, Brangman S, Coleman EA, Fried LP, Gerety M, et al. Caring for older Americans: the future of geriatric medicine. J Am Geriatr Soc. 2005; 53(6 Suppl): S245–56.
[3] Warshaw GA, Bragg EJ, Fried LP, Hall WJ. Which patients benefit the most from a geriatrician's care? Consensus among directors of geriatrics academic programs. J Am Geriatr Soc. 2008; 56(10): 1796–801.
[4] Kristjansson SR, Nesbakken A, Jordhøy MS, Skovlund E, Audisio RA, Johannessen HO, et al. Comprehensive geriatric assessment can predict complications in elderly patients after elective surgery for colorectal cancer: a prospective observational cohort study. Crit Rev Oncol Hematol. 2010; 76(3): 208–17.
[5] Kristjansson SR, Jordhøy M, Nesbakken A, Skovlund E, Bakka A, Johannessen H, Wyller T. Which elements of a comprehensive geriatric assessment (CGA) predict post-operative complications and early mortality after colorectal cancer surgery? J Geriatr Oncol. 2010; 1(2): 57–65.
[6] Turrentine FE, Wang H, Simpson VB, Jones RS. Surgical risk factors, morbidity, and mortality in elderly patients. J Am Coll Surg. 2006; 203(6): 865–77.
[7] Elkan R, Kendrick D, Dewey M, Hewitt M, Robinson J, Blair M, et al. Effectiveness of home based support for older people: systematic review and meta-analysis. BMJ. 2001; 323(7315): 719–25.
[8] Stuck AE, Egger M, Hammer A, Minder CE, Beck JC. Home visits to prevent nursing home admission and functional decline in elderly people: systematic review and meta-regression analysis. JAMA. 2002; 287(8): 1022–8.
[9] Stuck AE, Siu AL, Wieland GD, Adams J, Rubenstein LZ. Comprehensive geriatric assessment: a meta-analysis of controlled trials. Lancet. 1993; 342(8878): 1032–6.
[10] Ellis G, Whitehead MA, O'Neill D, Langhorne P, Robinson D. Comprehensive geriatric assessment for older adults admitted to hospital. Cochrane Database Syst Rev. 2011; (7): CD006211.
[11] Tinetti ME, Inouye SK, Gill TM, Doucette JT. Shared risk factors for falls, incontinence, and functional dependence. Unifying the approach to geriatric syndromes. JAMA. 1995; 273(17): 1348–53.
[12] Inouye SK, Bogardus ST, Charpentier PA, Leo-Summers L, Acampora D, Holford TR, et al. A multicomponent intervention to prevent delirium in hospitalized older patients. N Engl J Med. 1999; 340(9): 669–76.
[13] Inouye SK, Bogardus ST, Williams CS, Leo-Summers L, Agostini JV. The role of adherence on the effectiveness of nonpharmacologic interventions: evidence from the delirium prevention trial. Arch Intern Med. 2003; 163(8): 958–64.
[14] Chow WB, Rosenthal RA, Merkow RP, Ko CY, Esnaola NF, Program ACoSNSQI, et al. Optimal preoperative assessment of the geriatric surgical patient: a best practices guideline from the American College of Surgeons National Surgical Quality Improvement Program and the American Geriatrics Society. J Am Coll Surg. 2012; 215(4): 453–66.
[15] (U.S.) MPAC. Report to the Congress: issues in a modernized Medicare program. Washington, DC: Medicare Payment Advisory Commission; 2005. https://www.balch.com/-/media/files/insights/publications/2008/05/report-to-congress-issues-in-a-modernizedmedicare/files/report-to-congress-issues-in-a-modernized-medicare/fileattachment/report-to-congress-issues-in-a-modernized-medicare.pdf.
[16] Lee SJ, Leipzig RM, Walter LC. Incorporating lag time to benefit into prevention decisions for older adults. JAMA. 2013; 310(24): 2609–10.
[17] Walter LC, Covinsky KE. Cancer screening in elderly patients: a framework for individualized decision making. JAMA. 2001; 285(21): 2750–6.
[18] Lee S SA, Widera E, Yourman L, Schonberg M, Ahalt C (2012). *Eprognosis*. URL: http://eprognosis.ucsf.edu/index.php. Accessed on 31 Aug 2016.
[19] Yourman LC, Lee SJ, Schonberg MA, Widera EW, Smith AK. Prognostic indices for older adults: a systematic review. JAMA. 2012; 307(2): 182–92.
[20] Lee SJ, Lindquist K, Segal MR, Covinsky KE. Development and validation of a prognostic index for 4-year mortality in older adults. JAMA. 2006; 295(7): 801–8.
[21] Oresanya LB, Lyons WL, Finlayson E. Preoperative assessment of the older patient: a narrative review. JAMA. 2014; 311(20): 2110–20.
[22] Fried LP, Guralnik JM. Disability in older adults: evidence regarding significance, etiology, and risk. J Am Geriatr Soc. 1997; 45(1): 92–100.
[23] Boyd CM, Landefeld CS, Counsell SR, Palmer RM, Fortinsky RH, Kresevic D, et al. Recovery of activities of daily living in older adults after hospitalization for acute medical illness. J Am Geriatr Soc. 2008; 56(12): 2171–9.
[24] Brown CJ, Friedkin RJ, Inouye SK. Prevalence and outcomes of low mobility in hospitalized older patients. J Am Geriatr Soc. 2004; 52(8): 1263–70.
[25] Brown CJ, Roth DL, Allman RM, Sawyer P, Ritchie CS, Roseman JM. Trajectories of life-space mobility after hospitalization. Ann Intern Med. 2009; 150(6): 372–8.
[26] Gill TM, Allore HG, Gahbauer EA, Murphy TE. Change in disability after hospitalization or restricted activity in older persons. JAMA. 2010; 304(17): 1919–28.

[27] Hirsch CH, Sommers L, Olsen A, Mullen L, Winograd CH. The natural history of functional morbidity in hospitalized older patients. J Am Geriatr Soc. 1990; 38(12): 1296–303.

[28] Covinsky KE, Palmer RM, Fortinsky RH, Counsell SR, Stewart AL, Kresevic D, et al. Loss of independence in activities of daily living in older adults hospitalized with medical illnesses: increased vulnerability with age. J Am Geriatr Soc. 2003; 51(4): 451–8.

[29] Sager MA, Rudberg MA, Jalaluddin M, Franke T, Inouye SK, Landefeld CS, et al. Hospital admission risk profile (HARP): identifying older patients at risk for functional decline following acute medical illness and hospitalization. J Am Geriatr Soc. 1996; 44(3): 251–7.

[30] Inouye SK, Wagner DR, Acampora D, Horwitz RI, Cooney LM, Hurst LD, et al. A predictive index for functional decline in hospitalized elderly medical patients. J Gen Intern Med. 1993; 8(12): 645–52.

[31] Mehta KM, Pierluissi E, Boscardin WJ, Kirby KA, Walter LC, Chren MM, et al. A clinical index to stratify hospitalized older adults according to risk for new-onset disability. J Am Geriatr Soc. 2011; 59(7): 1206–16.

[32] Covinsky KE, Pierluissi E, Johnston CB. Hospitalization-associated disability: "she was probably able to ambulate, but I'm not sure". JAMA. 2011; 306(16): 1782–93.

[33] Lin JS, O'Connor E, Rossom RC, Perdue LA, Eckstrom E. Screening for cognitive impairment in older adults: a systematic review for the U.S. preventive services task force. Ann Intern Med. 2013; 159(9): 601–12.

[34] Petersen RC. Clinical practice. Mild cognitive impairment. N Engl J Med. 2011; 364(23): 2227–34.

[35] Borson S, Scanlan JM, Chen P, Ganguli M. The Mini-Cog as a screen for dementia: validation in a population-based sample. J Am Geriatr Soc. 2003; 51(10): 1451–4.

[36] Galvin JE, Roe CM, Powlishta KK, Coats MA, Muich SJ, Grant E, et al. The AD8: a brief informant interview to detect dementia. Neurology. 2005; 65(4): 559–64.

[37] Adults AGSEPoPDiO. American Geriatrics Society abstracted clinical practice guideline for postoperative delirium in older adults. J Am Geriatr Soc. 2015; 63(1): 142–50.

[38] Tinetti ME, Speechley M, Ginter SF. Risk factors for falls among elderly persons living in the community. N Engl J Med. 1988; 319(26): 1701–7.

[39] Cameron ID, Gillespie LD, Robertson MC, Murray GR, Hill KD, Cumming RG, et al. Interventions for preventing falls in older people in care facilities and hospitals. Cochrane Database Syst Rev. 2012; (12): CD005465.

[40] Podsiadlo D, Richardson S. The timed "Up & Go": a test of basic functional mobility for frail elderly persons. J Am Geriatr Soc. 1991; 39(2): 142–8.

[41] Huisman MG, van Leeuwen BL, Ugolini G, Montroni I, Spiliotis J, Stabilini C, et al. "Timed Up & Go"; a screening tool for predicting 30-day morbidity in onco-geriatric surgical patients? A multicenter cohort study. PLoS One. 2014; 9(1): e86863.

[42] Robinson TN, Wu DS, Sauaia A, Dunn CL, Stevens-Lapsley JE, Moss M, et al. Slower walking speed forecasts increased postoperative morbidity and 1-year mortality across surgical specialties. Ann Surg. 2013; 258(4): 582–8. discussion 8–90.

[43] Beijer HJ, de Blaey CJ. Hospitalisations caused by adverse drug reactions (ADR): a meta-analysis of observational studies. Pharm World Sci. 2002; 24(2): 46–54.

[44] Gokula M, Holmes HM. Tools to reduce polypharmacy. Clin Geriatr Med. 2012; 28(2): 323–41.

[45] Niehoff KM, Rajeevan N, Charpentier PA, Miller PL, Goldstein MK, Fried TR. Development of the tool to reduce inappropriate medications (TRIM): a clinical decision support system to improve medication prescribing for older adults. Pharmacotherapy. 2016; 36(6): 694–701.

[46] Steinman MA, Hanlon JT. Managing medications in clinically complex elders: "There's got to be a happy medium". JAMA. 2010; 304(14): 1592–601.

[47] Davies EA, O'Mahony MS. Adverse drug reactions in special populations—the elderly. Br J Clin Pharmacol. 2015; 80(4): 796–807.

[48] Best O, Gnjidic D, Hilmer SN, Naganathan V, McLachlan AJ. Investigating polypharmacy and drug burden index in hospitalised older people. Intern Med J. 2013; 43(8): 912–8.

[49] Payne RA, Abel GA, Avery AJ, Mercer SW, Roland MO. Is polypharmacy always hazardous? A retrospective cohort analysis using linked electronic health records from primary and secondary care. Br J Clin Pharmacol. 2014; 77(6): 1073–82.

[50] Bemben NM. Deprescribing: an application to medication management in older adults. Pharmacotherapy. 2016; 36(7): 774–80.

[51] Bushardt RL, Massey EB, Simpson TW, Ariail JC, Simpson KN. Polypharmacy: misleading, but manageable. Clin Interv Aging. 2008; 3(2): 383–9.

[52] Johansson T, Abuzahra ME, Keller S, Mann E, Faller B, Sommerauer C, et al. Impact of strategies to reduce polypharmacy on clinically relevant endpoints: a systematic review and metaanalysis. Br J Clin Pharmacol. 2016; 82(2): 532–48.

[53] Keijsers CJ, van Doorn AB, van Kalles A, de Wildt DJ, Brouwers JR, van de Kamp HJ, et al. Structured pharmaceutical analysis of the systematic tool to reduce inappropriate prescribing is an effective method for

final-year medical students to improve polypharmacy skills: a randomized controlled trial. J Am Geriatr Soc. 2014; 62(7): 1353–9.

[54] Jansen J, Naganathan V, Carter SM, McLachlan AJ, Nickel B, Irwig L, et al. Too much medicine in older people? Deprescribing through shared decision making BMJ. 2016; 353: i2893.

[55] Page AT, Clifford RM, Potter K, Schwartz D, Etherton-Beer CD. The feasibility and effect of deprescribing in older adults on mortality and health: a systematic review and meta-analysis. Br J Clin Pharmacol. 2016; 82(3): 583–623.

[56] Mohanty S, Rosenthal RA, Russell MM, Neuman MD, Ko CY, Esnaola NF. Optimal perioperative management of the geriatric patient: a best practices guideline from the American College of Surgeons NSQIP and the American Geriatrics Society. J Am Coll Surg. 2016; 222(5): 930–47.

[57] Kennedy JM, van Rij AM, Spears GF, Pettigrew RA, Tucker IG. Polypharmacy in a general surgical unit and consequences of drug withdrawal. Br J Clin Pharmacol. 2000; 49(4): 353–62.

[58] Pass SE, Simpson RW. Discontinuation and reinstitution of medications during the perioperative period. Am J Health Syst Pharm. 2004; 61(9): 899–912; quiz 3–4.

[59] Reeve E, Shakib S, Hendrix I, Roberts MS, Wiese MD. Review of deprescribing processes and development of an evidencebased, patient-centred deprescribing process. Br J Clin Pharmacol. 2014; 78(4): 738–47.

[60] Panel BAGSBCUE. American geriatrics society 2015 updated beers criteria for potentially inappropriate medication use in older adults. J Am Geriatr Soc. 2015; 63(11): 2227–46.

[61] Hilmer SN, Mager DE, Simonsick EM, Cao Y, Ling SM, Windham BG, et al. A drug burden index to define the functional burden of medications in older people. Arch Intern Med. 2007; 167(8): 781–7.

[62] Gallagher P, Ryan C, Byrne S, Kennedy J, O'Mahony D. STOPP (Screening tool of older person's prescriptions) and START (Screening tool to alert doctors to right treatment). Consensus validation. Int J Clin Pharmacol Ther. 2008; 46(2): 72–83.

[63] Lapane KL, Hughes CM, Daiello LA, Cameron KA, Feinberg J. Effect of a pharmacist-led multicomponent intervention focusing on the medication monitoring phase to prevent potential adverse drug events in nursing homes. J Am Geriatr Soc. 2011; 59(7): 1238–45.

[64] Mercado DL, Petty BG. Perioperative medication management. Med Clin North Am. 2003; 87(1): 41–57.

[65] El-Menyar A, Zubaid M, Sulaiman K, AlMahmeed W, Singh R, Alsheikh-Ali AA, et al. Atypical presentation of acute coronary syndrome: a significant independent predictor of in-hospital mortality. J Cardiol. 2011; 57(2): 165–71.

[66] O'Mahony R, Murthy L, Akunne A, Young J, Group GD. Synopsis of the national institute for health and clinical excellence guideline for prevention of delirium. Ann Intern Med. 2011; 154(11): 746–51.

[67] McDowell JA, Mion LC, Lydon TJ, Inouye SK. A nonpharmacologic sleep protocol for hospitalized older patients. J Am Geriatr Soc. 1998; 46(6): 700–5.

[68] National Institute on Deafness and Other Communication Disorders (December 7, 2016). *Age-related hearing loss.* URL: https://www. nidcd. nih.gov/health/age-related-hearing-loss. Accessed on 30 Dec 2016.

[69] American Foundation for the Blind (January 2013). *Special report on aging and vision loss.* URL: http://www.afb.org/info/blindness-statistics/adults/special-report-on-aging-and-vision-loss/235. Accessed on 30 Dec 2016.

[70] Kaiser MJ, Bauer JM, Rämsch C, Uter W, Guigoz Y, Cederholm T, et al. Frequency of malnutrition in older adults: a multinational perspective using the mini nutritional assessment. J Am Geriatr Soc. 2010; 58(9): 1734–8.

[71] Rubenstein LZ, Harker JO, Salvà A, Guigoz Y, Vellas B. Screening for undernutrition in geriatric practice: developing the short-form mini-nutritional assessment (MNA-SF). J Gerontol A Biol Sci Med Sci. 2001; 56(6): M366–72.

[72] Preyde M, Brassard K. Evidence-based risk factors for adverse health outcomes in older patients after discharge home and assessment tools: a systematic review. J Evid Based Soc Work. 2011; 8(5): 445–68.

[73] Collard RM, Boter H, Schoevers RA, Oude Voshaar RC. Prevalence of frailty in community-dwelling older persons: a systematic review. J Am Geriatr Soc. 2012; 60(8): 1487–92.

[74] Morley JE, Vellas B, van Kan GA, Anker SD, Bauer JM, Bernabe R, et al. Frailty consensus: a call to action. J Am Med Dir Assoc. 2013; 14(6): 392–7.

[75] Campisi J. Aging, cellular senescence, and cancer. Annu Rev Physiol. 2013; 75: 685–705.

[76] Baker DJ, Childs BG, Durik M, Wijers ME, Sieben CJ, Zhong J, et al. Naturally occurring p16(Ink4a)-positive cells shorten healthy lifespan. Nature. 2016; 530(7589): 184–9.

[77] Fried LP, Tangen CM, Walston J, Newman AB, Hirsch C, Gottdiener J, et al. Frailty in older adults: evidence for a phenotype. J Gerontol A Biol Sci Med Sci. 2001; 56(3): M146–56.

[78] Mitnitski AB, Graham JE, Mogilner AJ, Rockwood K. Frailty, fitness and late-life mortality in relation to chronological and biological age. BMC Geriatr. 2002; 2: 1.

[79] Ritt M, Bollheimer LC, Sieber CC, Gaßmann KG.

Prediction of one-year mortality by five different frailty instruments: a comparative study in hospitalized geriatric patients. Arch Gerontol Geriatr. 2016; 66: 66-72.
[80] Revenig LM, Canter DJ, Kim S, Liu Y, Sweeney JF, Sarmiento JM, et al. Report of a simplified frailty score predictive of short-term postoperative morbidity and mortality. J Am Coll Surg. 2015; 220(5): 904-11. e1.
[81] Buigues C, Juarros-Folgado P, Fernández-Garrido J, Navarro-Martínez R, Cauli O. Frailty syndrome and pre-operative risk evaluation: a systematic review. Arch Gerontol Geriatr. 2015; 61(3): 309-21.
[82] Mosquera C, Spaniolas K, Fitzgerald TL. Impact of frailty on surgical outcomes: the right patient for the right procedure. Surgery. 2016; 160(2): 272-80.
[83] McDonald VS, Thompson KA, Lewis PR, Sise CB, Sise MJ, Shackford SR. Frailty in trauma: a systematic review of the surgical literature for clinical assessment tools. J Trauma Acute Care Surg. 2016; 80(5): 824-34.
[84] Afilalo J, Karunananthan S, Eisenberg MJ, Alexander KP, Bergman H. Role of frailty in patients with cardiovascular disease. Am J Cardiol. 2009; 103(11): 1616-21.
[85] Newman AB, Gottdiener JS, Mcburnie MA, Hirsch CH, Kop WJ, Tracy R, et al. Associations of subclinical cardiovascular disease with frailty. J Gerontol A Biol Sci Med Sci. 2001; 56(3): M158-66.
[86] Tarazona-Santabalbina FJ, Gómez-Cabrera MC, Pérez-Ros P, Martínez-Arnau FM, Cabo H, Tsaparas K, et al. A multicomponent exercise intervention that reverses frailty and improves cognition, emotion, and social networking in the community-dwelling frail elderly: a randomized clinical trial. J Am Med Dir Assoc. 2016; 17(5): 426-33.
[87] de Labra C, Guimaraes-Pinheiro C, Maseda A, Lorenzo T, Millán-Calenti JC. Effects of physical exercise interventions in frail older adults: a systematic review of randomized controlled trials. BMC Geriatr. 2015; 15: 154.

9. 老年患者的医疗保险、行政管理和财务问题

劳拉·塔洛（Laura Tarlow）

缩略词

AA	麻醉医师助理
ACA	平价医疗法
ACO	可信赖医疗组织
AMA	美国医学会
AMCs	学术医学中心
APM	高级替代支付方法
ASA	美国麻醉医师学会
CJR	公司联合替换
CMS	医疗保险和医疗补助服务中心
CPIA	临床实践改进活动
CRNA	认证注册麻醉医师
DME	直接分级医学教育活动
EHR	电子健康记录
ERSD	终末期肾病
FPL	联邦贫困水平
GDP	国内生产总值
GME	毕业医学教育
GRNA	分级注册麻醉医师
HCFA	医疗保健融资管理局
HI	医院保险（即A部分）
HIPAA	健康保险可携带性和可登记性法案（1996）
IME	间接毕业医学教育
MACRA	联邦医疗保险入保和儿童健康保险计划再授权法案（2015）
MACA/B	部分医疗保险管理合同
MAV	措施适用性验证
MedPac	医疗保险支付咨询委员会
MFS	医疗保险付费
MIP	绩效计划
MMA	医疗保险处方药改进和现代化法案
OCR	民权办公室
OIG	监察长办公室
ONC	国家卫生信息技术协调员
A部分	医疗保险医疗费用保险
B部分	医疗保险和相关服务保险
C部分	医疗救助计划
D部分	处方药品计划
PCMH+	以患者为中心的医疗中心
PHI	患者健康信息
PQRI/PQRS	医师质量报告倡议
PRA	平均住院医师数量
PSH	围手术期模式
QCDR	医疗保险合格的临床数据注册
RBRVU	资源的相对值单位
RUC	相对值更新委员会
RVUs	资源价值单位
SGR	可持续增长比率
SMI	补充医疗保险（即B部分）
SRNA	学生护士麻醉医师
THCGME	教学健康中心GME
TRHCA	税收减免和医疗法案（2006）

许多麻醉医师优先为有联邦医疗保险且65岁以上的患者提供老年护理。自1965年启动以来,联邦医疗保险的复杂性和成本稳步上升。随着美国人口老龄化和医疗保健成本以越来越快的速度增长,预计联邦医疗保险将面临巨大的财政压力。本章向那些关注于老年患者的麻醉医师提供与联邦医疗保险计划相关的关键政策问题的介绍,帮助了解老年保健的人口统计学、经济学和医疗保险问题。

本章的第一部分阐述了医疗保险近期将面临的人口和财政问题。第二部分提出了医疗计划下临床麻醉所特有的政策问题。第三部分提出了有关日益严峻的老龄化所引发的社会影响。

联邦医疗保险计划:组织和财务概述

联邦医疗保险计划的实施

联邦医疗保险计划,即为所有65岁以上的公民、终末期肾病(ERSD)患者和符合标准的残疾人提供医疗保险的计划。该计划最早于1965年颁布,是二战后最重要的国内立法之一,直到2010年《患者保护和平价医疗法》(ACA)被签署成为法律[1]。在联邦医疗保险立法通过之前的立法过程中,多年的辩论和争议为医疗保险计划公共政策方面的最终立法铺平了道路。

从本届政府开始,美国政府一直为如何最好地满足老年人的高额医疗费用而备受困扰。1950年人口普查的结果显示,自1900年以来,老年人口已从总人口的4%增加到8%。2/3的老年人年收入不足1 000美元,仅有1/8的老年人拥有医疗保险[2]。为了应对这场危机,从1952年到1965年,每一届国会都提出了为老年人提供临终关怀保险的议案[3]。

立法者意识到并担心有组织的医学会阻碍政府通过健康保险立法。因此,当约翰逊政府提出议案时,它包括了一项仅涵盖老年人住院费用的临时计划。这个计划最终被称为"医疗保险A部分"。

1965年,"医疗保险B部分"建立,这是一项美国医学会(AMA)可以接受的为老年人支付医疗费用的自愿计划。在"医疗保险B部分"的折中方案中,只要这些医疗费用"合理",就应按"正常"和"常规"费用进行报销[4]。医师也保留直接向患者收取超过政府报销金额费用的权利。

医疗保险的组织和资助

联邦医疗保险计划为老年人、残疾人和终末期肾病患者提供保险,并分为两部分:医院保险(HI)(即医疗保险A部分)和补充性医疗保险(SMI)(即医疗保险B部分)。1997年的平衡预算法案通过了联邦医疗保险+精品医疗计划,也被称为"医疗保险优势计划"或医疗保险C部分,该计划为参加医疗保险项目的受益人提供接受私人健康保险计划的机会。处方药计划由2003年的医疗保险现代化法案通过,自2006年1月1日起执行,为受益人提供新的处方药福利,称为医疗保险D部分。

CMS与私营部门代理商签订合同,以管理医疗保险计划服务,包括提供登记、索赔管理流程、本地承保范围及政策、提供教育以及提供对索赔处理和政策的遵守。在2003年《医疗保险处方药改进和现代化法案》(MMA)实施之前,医院A、B两部分分开管理。MMA指示CMS建立区域或司法管辖区,CMS据此向A/B部分的医疗保险管理承包商(MACs)授予合同。2016年,全国有12家MACs服务于不同地区。自1966年以来,许多MAC一直在向联邦医疗保险提供服务,而其他已经从事医疗保险业务的MAC则增加了专门用于联邦医疗保险的政府心理服务项目。这些MAC承包商被法律禁止从提供给医疗保险计划的服务中获利。

对于符合条件的受益人,医疗保险A部分的登记是自动的,包括住院护理、熟练护理机构中的术后护理、临终关怀和一些家庭健康服务。参加医疗保险B部分的受益人是自愿的,包括医师服务、门诊服务、诊断测试、一些家庭保健服务、医疗设备和耗材。根据法律,B部分计划成本的25%

必须来自受益人的保费[7]。

雇主和雇员通过工资税向A部分医院保险（HI）信托基金缴纳强制性缴款，2016年87%的医疗保险HI资金来源于此。其他资金来源包括一般税收减免、患者资助的免赔额和费用，以及一小部分受益人的预付款项。B部分主要由一般收入提供73%的资金，根据法律，25%由受益人保费提供，而D部分由一般收入提供74%的资金，15%由保费提供，11%由国家对双重受益人的支付金[8,9]。

2015年联邦医疗保险项目的年支出约为648亿美元，覆盖了5 500万人，其中4 600万人是老年人，项目总收入接近6 450亿美元。支出包括支付给医院费用（30%）、支付给C部分保费和管理费用（26%）、支付给D部分药品费用（13%）和支付给医师费用（11%），其余分配给其他费用，如熟练护理机构、家庭保健、其他一般费用和管理费用[9]。这种入不敷出的模式自2008年以来一直存在，给国会增加了压力，迫使其采取进一步行动，以确保医疗保险项目的可持续性。

社会保障和医疗保险信托委员会在其2016年报告中指出，预计到2028年，医院保险信托基金将耗尽。报告还预测，支付医师服务和新的处方药福利的"基本医疗保险"信托基金将只能通过增加保费和提高一般收入的资金比例来满足。估计成本增长轨迹将从2015年占GDP的2.1%上升到2037年的3.5%，其中一般收入将提供3/4的资金，其余由受益人通过提高保费来提供[6]。预计HI和SMI的总支出将从2015年占GDP的3.6%上升到2040年的5.6%[6]。美国联邦医疗保险计划（Medicare）中GDP比重的增加，加大了政策制定者调整成本曲线、从支出资金中获得最大价值的紧迫性。

21世纪的现实以及医疗保险计划的未来

婴儿潮人口统计图

所谓的"婴儿潮一代"，即二战后1946年至1964年间出生的美国人，将对美国社会的人口结构和医疗保险计划产生重大影响（图9-1）。据预测，随着婴儿潮一代的老龄化，65岁及以上的美国人口预计将增加近一倍。医疗保险受益人水平从2015年的5 400万增加到2030年的8 000多万[10]。

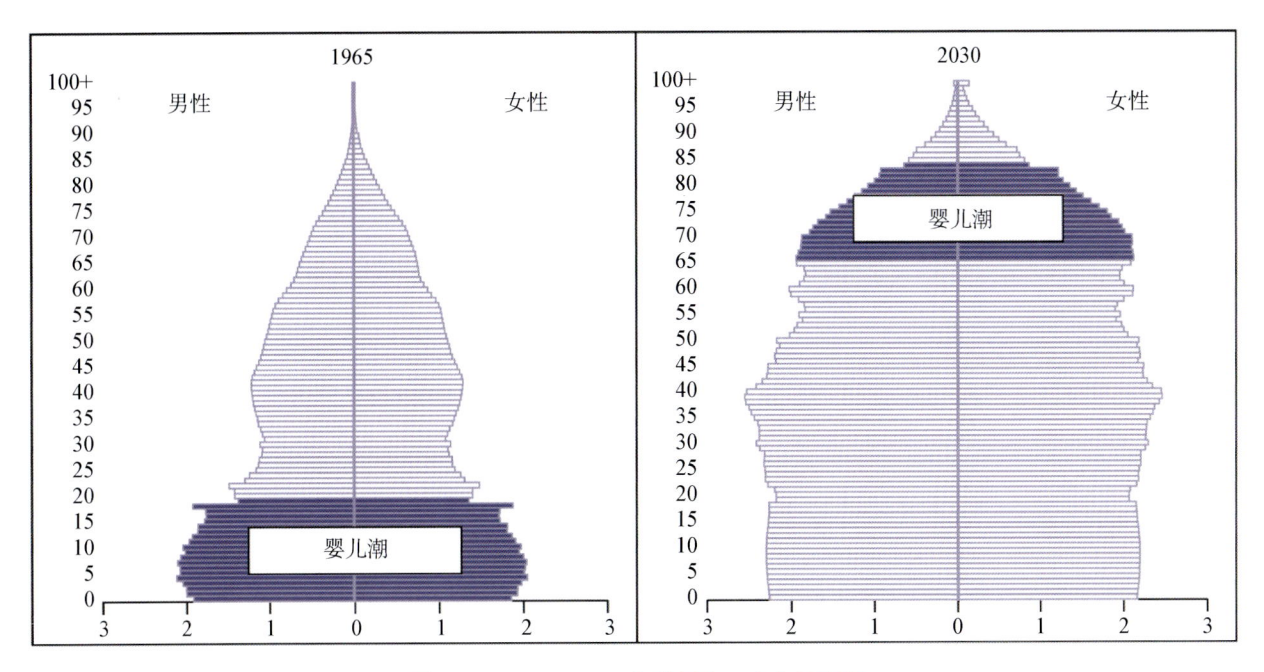

图9-1　1965—2030年美国人口变化示意图

该图突出显示了婴儿潮一代规模的影响，代表了数百万。资料来源：美国人口普查局. https://www.censuss.gov/prod/2014pubs/p25-1141.pdf

图9-1突出了婴儿潮一代随着年龄增长所产生的持续人口影响[11,12]。

考虑到为联邦医疗保险提供资金的现有方法，很明显，美国人口老龄化将从两个方面给联邦医疗保险计划带来财政压力：随着婴儿潮一代的年龄和寿命比他们的父母更长，退休受益人将更多，而用于支付退休人员费用的工人相对较少[13,14]。

据预测，65岁及以上的老年人比重将从2011年的13%上升到2030年的20%，并在此后至少几十年内保持在20%以上[15]。预计婴儿潮一代的预期寿命将比他们的父辈多活大约2年，退休时间也会更长（图9-2）。在联邦医疗保险成立前的15年期间（1950—1965年），男性的预期寿命增长了1%，女性增长了8%，而在联邦医疗保险成立后的15年期间（1965—1980年），男性的预期寿命增长了9%，女性的预期寿命增长了13%[16]。从接受医疗保险到2014年，老年人的总体预期寿命增加了5岁[17]。1965年联邦医疗保险计划启动之前，48%的老年人没有保险，而2015年没有保险的老年人只有2%[17]。获得医疗服务是影响预期寿命增长的一个关键变量。2011年，65岁男性的预期寿命为82.7岁，65岁女性的预期寿命为85.2岁[16]。预期寿命趋势见图9-2。

随着预期寿命的提高，老年人群中年龄越大者，占老年人口的比例越大。到2050年，将近31%的联邦医疗保险老年人口将达到85岁或85岁以上[18,19]（见图9-3）。这些老年人的残疾率和收容需求最高，他们的医疗护理从急性护理转向慢性疾病的治疗[20]。慢性病的流行加大了医疗支出，其中患有一种慢性病者的支出是没有慢性病者的两倍，而患有多种慢性病者的医疗支出是患有一种慢性病者的7倍[21]。2011年80岁以上人口仅占联邦医疗保险参保人口的24%，但消费了33%的支出[18]。临终关怀是一个主要的成本因素，但不是80岁以上年龄组支出增加的唯一原因。2010年，老年人占住院死亡人口的75%[21,22]，85岁以上的老年人占住院死亡人口的27%[21]。在老年人群中，2009年有32%的老年人死于医院[20]，其余2/3人群死于他们的家中、急性期后护理机构、疗养院或收容所。对于后两类，随着医疗费用从住院转移到医疗资助的机构，医疗费用从医疗保险转移到医疗补助[23]。老年人的死亡可能是用于B部分的人均支出的联邦医疗保险在83岁时达到高峰的原因之一[18]。无论是否为医疗保险

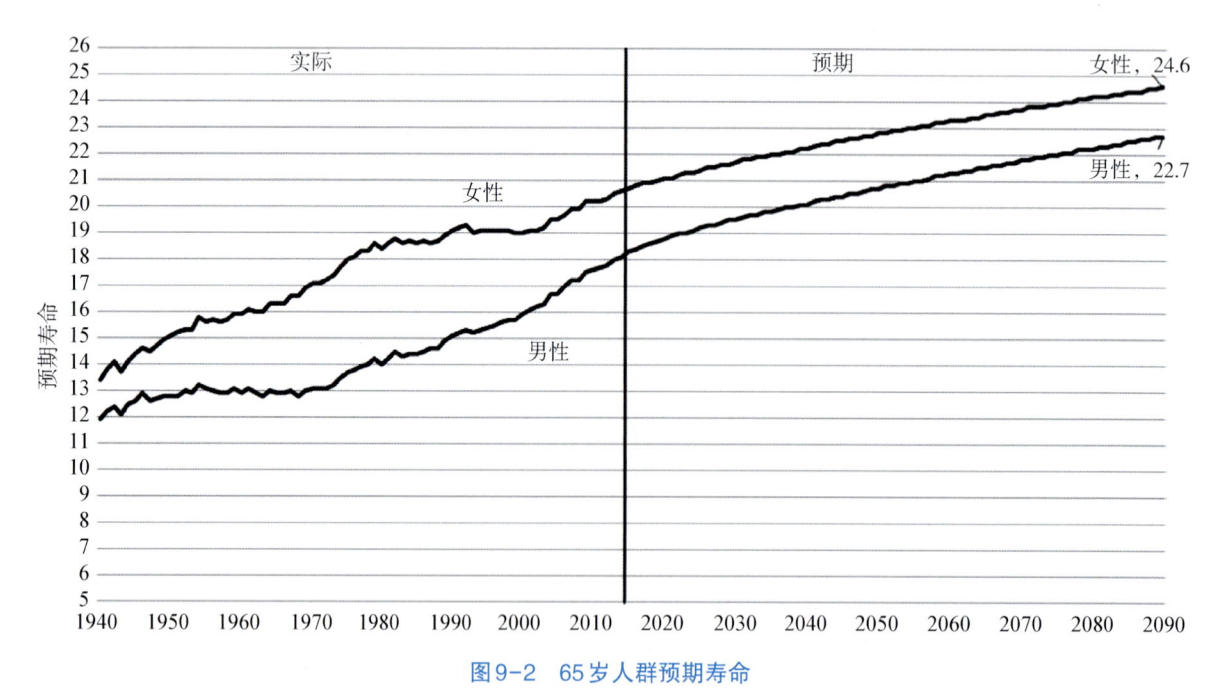

图9-2　65岁人群预期寿命

预期寿命——2015年OASDI受托人报告（基于社会保障管理局的数据）[16]。

9. 老年患者的医疗保险、行政管理和财务问题

支出，老年人医疗保健支出的增长均增加了政府资金的财政压力。

相比老年人口的快速增长，为社会保障和医疗保险 A 部分基金提供收入的美国工作年龄人口（18～64 岁）增长速度要低得多。这将导致工作人口与老年人口的比值下降，预计到 2030 年，工作人口与老年人口的比值将由 20 世纪 60 年代末的 4.6 下降至 2.4[10,25]。相对较少的工人需要在较长时期内负担相对较多的老年人口的现状，增加了医疗保险计划的财务不稳定性，促使政策制定者寻求新的解决方案（图 9-4）。

新兴市场和大萧条：对可支配收入的影响

大萧条（2007—2009 年）使经济萎缩到了这样的程度：较老的婴儿潮一代可能没有足够的时间来弥补他们失去的收入，也没有足够的时间来补偿他们的关键资产（包括住房）的价值。就在大萧条之前，65～69 岁人群的失业率从 2007 年的 3.3% 上升到 2010 年的 7.6%。在皮尤研究中

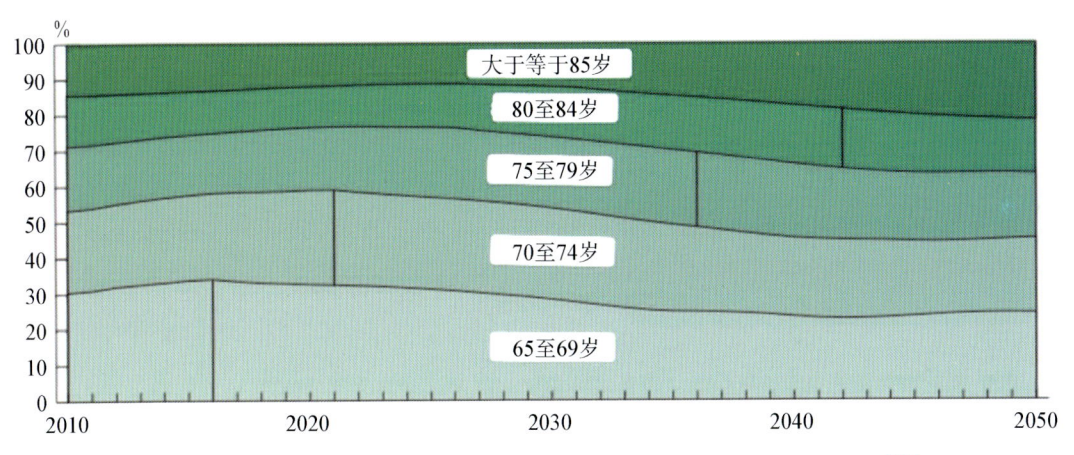

图 9-3 2010—2050 年美国预测老龄人口分布（基于 Vincent 和 Velkoff 的数据[24]）

注：行表示各年龄组在老年人口中所占比例最大的年份。资料来源：美国人口普查局，2008 年。

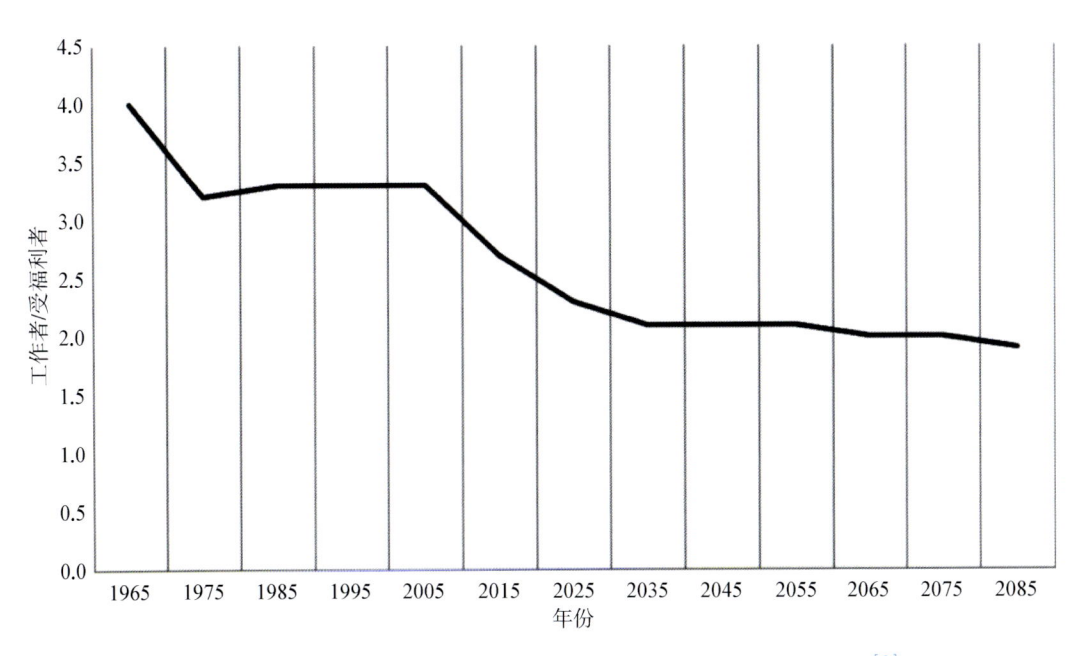

图 9-4 20～64 岁人群与 65 岁及以上人群的比率（基于 Ref 的数据）[6]

心（Pew Research）的调查中表示，由于经济萎缩，42%的婴儿潮一代和沉默一代（生于1940—1960年）已经不得不延迟退休。66%的婴儿潮一代接近退休年龄（50～61岁），相信他们也需要延迟退休[26]。34%的婴儿潮一代目前仍在劳动大军中，29%的人预计在70岁或更晚退休[27]。劳动者中老年人比例是半个多世纪以来最高的[28]。大萧条也影响了几代人的经济支持：65岁及以上的人中有44%为成年子女提供经济支持，仅有39%的成年子女为65岁及以上的父母提供支持[26]。随着时间的推移，雇主退休计划发生了变化，从固定收益计划转向固定缴纳计划。这一转变是导致婴儿潮一代退休资金减少、更多地依赖社会保障收入、用于医疗支出的可支配收入减少的另一个因素。据估计，48%的老年人在经济上是脆弱的，被定义为收入水平是补充贫困阈值的两倍，这一比率在80岁以上人群中跃升至58.1%[29]。由于社会保障覆盖，老年人不太可能低于联邦贫困水平[29]。大萧条对可支配收入的影响可能会对需要自费的医疗决策产生深远的影响。

婴儿潮预期

婴儿潮一代将把数百万人纳入医疗保险计划，这些新的受益者也将带来新的期望和巨大的投票派系。他们是受教育程度最高的一代，近90%的人获得了高中学位或GED，24%的人在2012年获得了学士学位或更高的学位[15,30,31]。随着婴儿潮一代受教育程度的提高，他们预计会更多地参与到医疗保健中来，在如何使用医疗费用方面表现出更多的控制能力，并且在发生健康事件后对恢复积极的生活方式有更高的期望[30]。

婴儿潮一代是在医疗保险计划下出生的第一代，也是在管理医疗保险计划方面有丰富经验的第一代。超过70%的婴儿潮一代老年人（1988年为24～42岁）从传统的雇主资助计划开始他们的职业生涯，该计划对医疗服务提供者的选择几乎没有限制，保险支付了高比例的医疗服务提供者费用，因此几乎没有自费成本。相比之下，婴儿潮时期出生的年轻人则有管理型医疗计划的经验，他们的服务范围很窄，可享受的费用也很高。对于那些没有雇主保险计划的婴儿潮一代，他们可能有根据《平价医疗法》通过联邦和州交易所购买健康保险的经验[10]。有研究提示了一个有趣的新趋势，即近50万65岁以上的祖父母对与他们住在一起的孙辈负有主要责任[15]。婴儿潮一代还包括大量有工作经验的妇女，一般来说，她们比其长辈们更富裕。他们希望退休时拥有更多资产，但仍担心自己是否有能力为退休生活提供足够资金。纽约联邦储备银行（Federal Reserve Bank of New York）的数据显示，与2003年相比，65岁的借款人在2016年承担了更多的抵押贷款和汽车债务（分别增长了47%和29%）[32]。

韦尔费尔研究中心（Woelfel Research）对美国退休人员协会（AARP）进行的一项题目是"当第一代婴儿潮人到65岁时，他们感觉很好，不打算退休"[27]的调查；并发表论文《接近65：对65岁的婴儿潮一代的调查》[33]，主要调查了婴儿潮一代接近退休时的期望、态度和担忧。调查中有几个关键的态度上的发现，对医疗保险计划有重要的影响。

在这项调查中，84%的婴儿潮一代表示希望更好地保障自己的健康，31%的人担心自己的健康，28%的人认为自己的健康会阻碍他们在未来5年实现退休目标。与之前的AARP调查中1/5的受访者希望搬到一个新的地理区域不同，另一项调查显示只有2%的受访者表示愿意搬迁。财务仍然是一个大问题，32%的人认为他们的财务状况比之前预期的更糟，28%的人认为他们的财务是实现梦想的障碍。总的来说，婴儿潮一代对他们的成就感到满意，对他们目前的生活感到满意。他们对未来5年感到乐观，并期待着花时间和家人在一起旅游和休闲娱乐。

2011年皮尤研究中心的一项研究发现，婴儿潮一代绝大多数（85%）认为联邦医疗保险和社会保障对国家有好处，近2/3的人支持用联邦医疗保险的福利购买私人医疗保险[34]。只有37%的婴儿潮一代(研究期间刚刚加入医疗保险计划者)将服务评为优秀。与此形成对比的是,高达66%的已经完全参加了该计划者认为医疗保险是优秀的[34]。

皮尤研究中心的研究还发现,38%的婴儿潮一代和57%的婴儿潮一代支持扩大医疗保险偿付能力的其他解决方案,如逐步提高退休年龄,并支持降低高收入人群的医疗保险福利[34]。从千禧一代(Y代,20世纪80年代初至21世纪初出生的一代)到沉默的一代,人们一致认为(52%~64%)政府对老年人做得不够,有43%的婴儿潮一代认为政府的工作是确保老年人达到最低生活水平[34]。这些期望影响着老年人健康保险的各个方面。

医疗保险覆盖面缺口

美国医疗保险传统上并不覆盖部分项目,而要求受益人自费享受这些项目。未覆盖的项目包括长期护理、门诊处方药、日常视力、牙科、听力和足部护理。1997年的《平衡预算法》扩大了覆盖范围,包括年度乳房X线片、巴氏涂片、前列腺和结肠直肠检查、糖尿病管理和骨质疏松症诊断。2003年的医疗保险现代化法案增加了参保药品。根据2010年的《患者保护和负担得起的责任医疗法案》(ACA),新增了健康或预防性护理服务的强制覆盖范围,预计将进一步减少受益人的自付费用。即使有了所有这些有保障福利的增加,医疗保险受益人从65岁到去世仍然面临着巨大的自付费用。预期寿命的增加、慢性疾病的流行、保费成本的增加以及医疗费用的增加导致老年人的终身医疗保险自费额的增加。据估计,到2030年,65岁老人的终身医疗保险费用将增加72%,估计达到22.3万美元[35]。这些预计自付费用的构成为:自付的A部分费用119 000美元,医疗保险B部分保费和共同保险85 000美元,以及医疗保险D部分19 000美元[35]。该费用包括扩大的家庭护理、辅助生活服务和未覆盖的养老院费用。对于个人总支出,老年人的医疗支出约占其收入的12%,是所有年龄段消费者支出的两倍[15]。图9-5描述了与平均社会保障福利相比,自付和

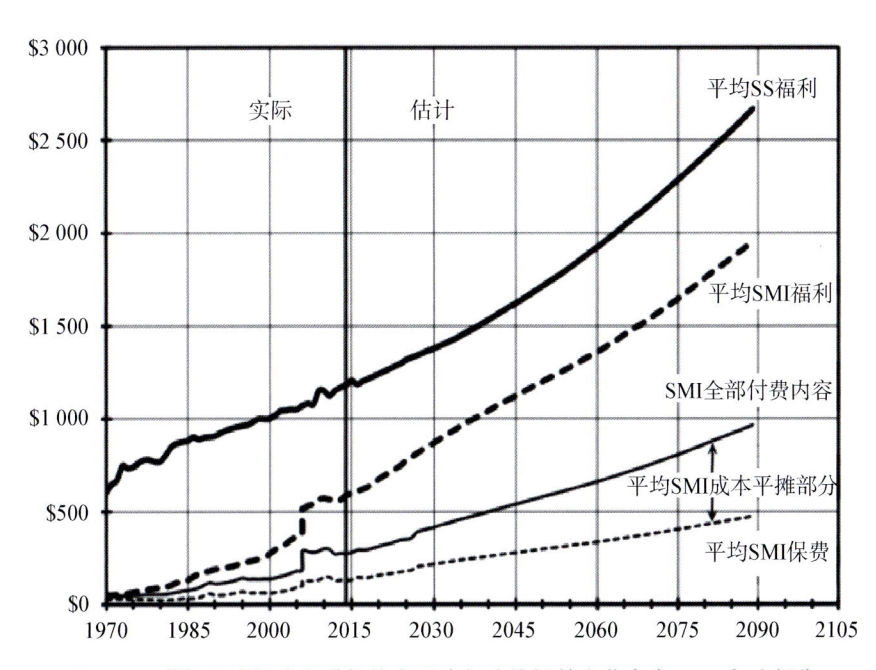

图9-5 联邦医院保险和联邦补充医疗保险信托基金董事会2015年度报告

每月平均SMI福利、保费和成本分摊与平均社会保障福利的比较。金额以2015年不变美元计(从联邦医院保险和联邦补充医疗保险信托基金理事会2015年年度报告中重印。https://www.cms.gov/research-statistics-data-and-systems/statistics-trends-and-reports/reportestfund/downloads/tr2015.pdf)

保费成本增加的原因[9]。

医疗保险受益人依靠私人购买或政府赞助的补充保险计划来"捆绑"和补充医疗保险计划所涵盖的一系列服务。为这些服务提供的补充保险历来是由医疗补助计划（针对穷人）和为有能力负担额外保险的人提供的所谓"医疗差距"政策提供的。大约90%的医疗保险受益人有补充保险计划。在有补充保险的人群中，2013年15%的人购买了补充性医疗保险，31%的人通过雇主退休计划获得了补充保险，28%的人购买了医疗保险优势计划[10]。另外有21%的人有资格获得医疗补助。补充性医疗保险覆盖与传统的医疗保险A部分配对，而医保优惠计划将A部分与B部分组合，并且可以提供传统医疗保险计划通常不覆盖的附加服务。医疗保险计划的参保人数正以每年10%的速度增长[10]。

2015年《联邦医疗保险入保和儿童健康保险计划再授权法案》(MACRA)规定，从2020年1月开始，医疗保险范围将被禁止为那些进入医疗保险计划的人提供医疗保险B部分免赔金额。在现有补充性医疗保险政策系列中，补充性医疗保险计划F目前覆盖了超出医疗保险批准金额的订户的B部分免赔额和B部分成本。尽管计划F可能会继续存在，但从2020年开始，计划F将不允许提供给新参保者[36]。这一MACRA政策目标是将额外医疗支出的负担转移到受益人身上，希望他们成为更好的消费者，降低服务利用率。

医疗保险计划（C部分）结合了A部分和B部分的覆盖面，并且可以提供在各种补充性医疗保险计划中发现的附加效益。例如，一些C部分计划覆盖了D部分药物。目前，联邦政府向C部分私人保险商支付的费用比传统医疗保险A部分和B部分计划的总费用高出一个百分比，这主要是因为它们的行政成本较高。联邦政策正在努力减少额外的政府资金，使之更接近传统（原始）医疗保险的实际保费成本。2016年，医疗保险优惠计划的私人保险公司成功地推迟了拟议的利率下调。在预期的政府资金削减发生后，对于C部分计划提供的福利将如何调整仍然不得而知。

部分雇主，通常是那些大型公司，提供了涵盖退休工人及其配偶的健康保险计划等福利。1988年，在实施D部分药物福利之前，66%的大公司为退休人员提供保险[37,38]。2010年，31%的医疗保险受益人拥有此类源于雇主的保险。2013年，雇员超过200人的公司中仅有28%为退休人员提供健康保险福利[38]。说明雇主为退休人员提供健康福利的比例呈下降趋势。

由于这些不同的保险选择和自付受益人成本的可变性，存在一定水平的金融不可预测性。这种可变性对老年医疗提供者的实践提出了挑战，以变得能够了解他们的每个有医疗保险资格的患者能够发现他们自己的具体财务状况，特别是因为这可能涉及患者遵守治疗计划的能力。

由于存在多种保险的选择性和受益人自付费用的可变性，导致财务存在一定程度的不可预测性。这种可变性给临床上老年医学执业者提出了挑战，要求他们了解每一位符合医疗条件的患者的具体财务状况，特别是由此影响患者接受治疗方案的能力时。

处方药福利

与大多数私人保险计划和其他发达国家的基本公共卫生计划相比，美国医疗保险计划在提供处方药覆盖方面相对较晚，其他发达国家传统上就将提供这种福利作为全面健康覆盖的重要部分。药物可以有效地治疗老年人的慢性健康问题，如心脏病、糖尿病和抑郁症，从而降低入院率。对于明确诊断的慢性病患者，考虑经济原因而未充分使用基本治疗药物，由此导致严重的健康问题，进而可导致急诊和住院次数的增加[39]。

所有5 500万参加医疗保险计划者，其中包括65岁以上者和65岁以下的永久残疾者，都可以通过联邦政府批准的私人计划购买医疗保险药物福利。这些医疗保险计划被称为D部分或处方药物计划（PDP）。2015年，68%或3 780万医疗保险受

9. 老年患者的医疗保险、行政管理和财务问题　　　　　　　　　　　　　　　　　　　　　　　　　　　　　　　　　　　135

益人直接购买了D部分或通过医疗保险养老计划获得了保险[40]。

在一项针对慢性病老年人的全国性调查中，结果显示33%的老年人因对药品费用的担忧而存在处方药使用不足。此外，66%的患者没有与临床医师说明他们不充分使用药物的情况，其原因在于他们认为没有人关心他们的支付能力，同时他们也不相信能够得到任何帮助[41]。

D部分计划要求受益人为称为免赔额的第一笔钱负责。一旦免赔额得到资助（2016年为360美元），D部分计划将支付75%，受益人支付剩余医药成本的25%。2016年，当自付金额达到3 310.00美元时，受益人进入所谓的"黑洞"期，在该期，他们面临最大的个人资金敞口。直到他们的药物自费支出达到7 063.00美元，受益人才会离开"黑洞"，然后进入糟糕的保险阶段，在这个阶段，他们的医疗保险D部分的费用分摊被降低到一个更适合的5%水平。而在覆盖范围方面，医疗福利支付45%~58%的药品成本，这取决于他们购买的是仿制药还是品牌药。认识到"黑洞"的财政负担，2010年《平价医疗法》在2020年将仿制药的成本分担水平逐步降低到25%。2016年处方药覆盖成本份额计划见图9-6[42]。

D部分资金来源于一般收入、受益人保费和国家拨款。2016年，参保人的月保费预计将覆盖标准药物支出的25.5%。联邦医疗保险从计划的预期福利支付中74.5%的补贴支出。收入超过85 000美元的个人和170 000元的家庭的参保者将支付较高的D部分保费，根据其收入水平分别为35%~80%。

2016年，将近一半（49%）的药物计划将提供D部分的基本福利（尽管没有计划将明确其标准利益），而51%的药物计划将提供强化福利。将向大多数受益人收取免赔额，其中53%的PDP收取全部金额（360美元）。承保药物将分摊自付费用[42]。在2016年将不会提供超出保险标准的支出。额外的参保范围通常仅限于仿制药[42]。

对近贫群体的影响

2013年，联邦贫困水平（FPL）的定义是，个人年收入为11 490美元，四口之家为23 550美元。当时，65岁及以上人口中有9.5%处于贫困状态，14.6%或650万老年人处于补充贫困状态[43]。参

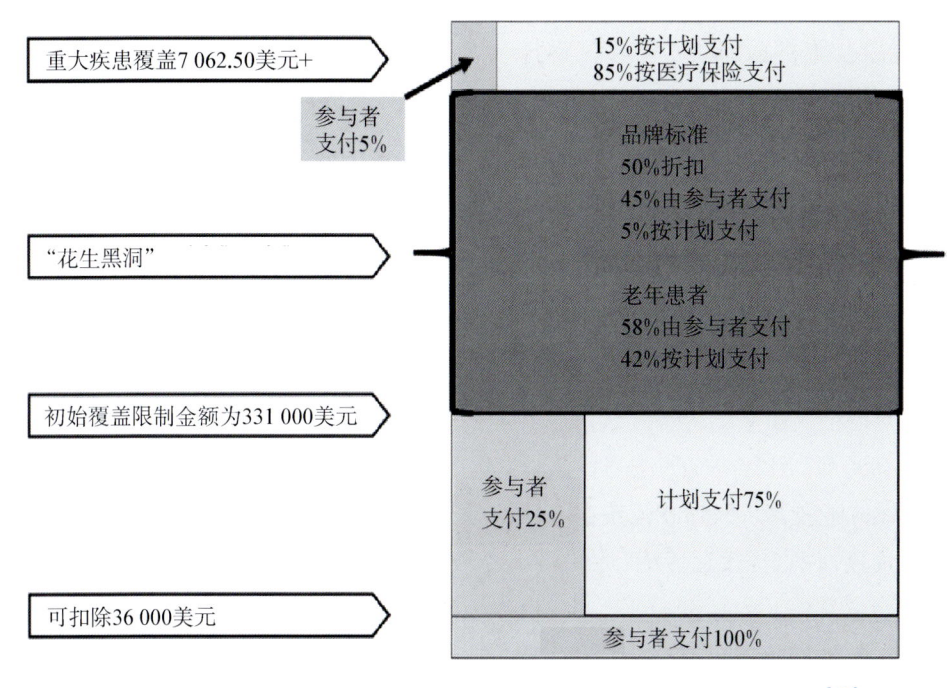

重大疾患覆盖7 062.50美元+	15%按计划支付 85%按医疗保险支付
参与者支付5%	
"花生黑洞"	品牌标准 50%折扣 45%由参与者支付 5%按计划支付
	老年患者 58%由参与者支付 42%按计划支付
初始覆盖限制金额为331 000美元	参与者支付25%　计划支付75%
可扣除36 000美元	参与者支付100%

图9-6　2016年联邦医疗保险下的处方药物覆盖率（基于Ref.的数据）[42]

加医疗保险的低收入老年人有资格获得医疗补助,被称为"双重合格"受益人。虽然医疗保险为双重合格受益人提供A部分资金,但医疗补助部分资金用于帮助支付医疗保险B部分和D部分保费、自费部分以及医疗保险未覆盖的服务(如长期护理)。符合双重资格的最贫穷者将获得全额医疗补助,为A部分和B部分保费提供资金,并根据受益人具体所在州的医疗补助条例,获得规定水平的医疗补助免赔额和共同保险。医疗补助包括处方药、助听器和养老院服务费用等福利。

2010年,大约1 000万老年人有双重资格[44]。双重合格受益人的比例随着年龄的增长而增加,女性的比例和非白人的比例更高。2010年,14.6%的双重符合条件的人消费了34%的医疗补助支出,这一点很明显。

平价医疗法(ACA)将贫困的定义从联邦贫困线的100%扩大到138%,从而扩大了医疗补助范围。各州可以选择接受新的定义以及额外的联邦资金,或者选择维持目前的医疗补助计划。2014年,29个州选择扩大其医疗补助计划,新的医疗补助计划使覆盖面扩大了9%[45]。获得医疗补助的成年人数的进一步增长受到若干因素的阻碍,这包括:缺乏意识、不清楚自己是否符合资格、申请过程的困难以及资格再评估。这些因素导致大约800万符合条件者没有参加医疗补助[46]。《医疗补助法案》规定,通过强制改善服务范围、实施登记援助计划以减少符合资格但未被纳入医疗补助计划的人数,以及通过新成立的联邦协调医疗保健办公室(也称为医疗-医疗补助协调办公室)加强协调,来解决登记问题。

那些年收入介于贫困水平与200%联邦贫困水平之间的接近贫困的人最易陷入难以承担处方药支出的困境。1999年,只有55%的准贫困人口全年获得医保覆盖,超过20%的处方药覆盖人口是通过医疗保险优势计划获得的。全年只有55%的近贫困人口有医疗保险,超过20%的处方药覆盖率是通过医疗保险计划获得的。自1997年《平衡预算法》颁布以来,根据这些管理医疗保险计划,获得处方药物和处方药报销水平显著下降。因此,1999年,近贫困人群的处方药自费金额高于其他较贫穷的医疗保险受益人(因此也更符合医疗条件)和收入较高的受益人[47]。虽然ACA计划扩大了对D部分的援助,但在这个自愿计划的覆盖范围内,那些近贫困人群将继续受到处方药自付费用的困扰。

2016年医疗保险受托人报告指出,超过1 200万受益人目前正在接受低收入补贴。对于没有参保的双重合格受益人,医保将自动将他们纳入处方药计划。

医疗保险和学术医学中心

医疗保险计划有许多缺点,在未来20年中,需要进行重大改革,以维持为美国老年人提供的现有保障水平。这一迫在眉睫的医疗保险危机引起了立法者和公众的极大关注,同样也应该引起医保机构、医院和医师的关注,因为医疗保险是他们收入的重要来源。包括自付费用在内的总人口(不仅仅是医疗保险人口)的医疗保健花费占GDP的比重预计将从2014年的17.5%上升到2025年的20.1%[48]。在各级政府(联邦、州和地方)的共同努力下,预计到2025年政府将承担47%的国家卫生支出,较2014年的45%有所增加[48]。

占全国医院总数5%的学术医学中心(AMC)承担约37%的慈善护理和26%的医疗补助[49]。AMC占据了80%的一级创伤中心,并提供例如烧伤中心和移植等专业服务,在其地域范围的其他医院很少提供此类临床业务。由于照顾弱势群体的比率较高,与特殊护理相关的成本较高,以及将成本转移给私营保险公司的机会减少,因此联邦政府通过所谓的超份额支付方式提供额外的财政援助。大多数医院都得到了一定程度的援助,并被称为分配不均的医院(DSH)。具有最高DSH支付的医院也被称为安全网医院。ACA还将DSH支付分为两部分资金池:① 25%用于传统/现有的医院支付方式;② 75%用于支付免费护理[50]。

由于ACA计划扩大了医疗补助的覆盖范围和未投保者的覆盖范围，ACA下的第二个资产池也将随着时间的推移而减少。将在2014—2020年进行削减，预计将在2021年恢复到ACA原有的供资水平。MACRA立法将减薪日期推迟至2018年，减薪期延长至2025年[51]。随着DSH支付的减少，学术医学中心将承受额外的财务压力。

从事临床学术的医师更有倾向对医疗保险计划的困境感兴趣。除了学术医学中心（AMC）以临床收入形式收到的大量资金外，AMC还依赖于医疗保险计划，以支持研究生医学教育（GME）和向贫困患者提供医疗服务。所有的医学本科生和近50%的住院医师都接受过AMC的培训。AMC不同于许多社区医院，因为慈善护理患者的比例较高，并提供高度专业化的服务，如新生儿、烧伤、创伤重症监护和器官移植等医疗项目[52]。

研究生医学教育费

自20世纪80年代中期启动医疗保险前瞻性医院支付系统以来，已向学术医学中心支付了研究生医学教育（GME）费用，以补偿其在住院医师教育中所占份额。学术医学中心有资格获得以下两类的偿付：直接医学教育支付（DME）项目，包括住院医师和教员的工资和福利；以及间接医学教育调整（IME）项目，这是由于教学医院的住院费用相对较高。

联邦政府为GME提供大约95亿美元的医疗保险资金、20亿美元的医疗补助[53]以及来自由ACA资助的"教学医疗中心GME"（THCGME）新项目的3亿美元。THCGME通过包括国防部、退伍军人事务部、卫生资源和服务管理局以及美国国立卫生研究院等其他机构的捐助，在社区活动场所中对住院医师进行培训[54]。

GME主要通过医疗保险计划为1 100家医院的9万多住院医师提供资金。2012年，向教学医院提供了97亿美元用于医师培训。医疗补助计划为此提供了额外的39亿美元[55]。GME的费用包括直接向医院支付的住院医师助学金、教职工的工资、行政费用和机构间接费用以及间接医学教育（IME）。由于教学医院相对于非教学医院的患者护理费用较高，IME向教学医院提供了资金。

DME补助金额以各教学医院1984年或1985年的基本成本报告为基础。利用这一基础DME成本和住院医师数量，确定每个住院医师的补助金额，并随着通货膨胀逐年调整。医疗保险在两个方面限制了DME成本的增长：

① CMS对其所支持的住院医师总数有所限制；② 对于超过初始培训期或超过5年培训期的住院医师，CMS将住院医师DME的FTE（全职等职数）值从1.0减少到0.5。

ACA的立法涉及DME和IME基金，并于2010年扩大了覆盖范围，将医师办公室等非医疗设施也包括在内。只要医院提供了住院医师津贴和附加福利，医疗保险计划则允许将患者住院费用计入DME和IME支付范畴。随着护理从住院环境迁移到门诊环境和医师办公室，住院医师培训可能扩展到涵盖麻醉护理在内的基于办公室的护理[56]。

2012年，联邦医疗保险GME分别支付26亿美元的DME费用和68亿美元的IME费用。医疗保险支付咨询委员会（MedPac）在2015年7月的国会上指出，此种支付方式已经过时且与市场不符。医疗保险支付咨询委员会建议60%的IME资金应与教育和教学计划标准相一致，且住院医师课程应包括团队护理，同时注重提高护理价值[50]。这些建议符合医疗保险制度的支付改革，即从提供方支付的数量向价值过渡。

学术医学中心下属的医院和医师在满足缺医少药人群的卫生保健需求和促进医学教学和研究方面发挥着重要作用。医疗保险向此类机构提供支助，使其在今后塑造医疗保健系统方面发挥重要作用。然而，尽管对此类机构的支付有所下降，联邦制度不断地向此类机构提出挑战，要求其维持对教育、研究和医疗服务各方面的承诺。

"绩效工资"倡议

从医疗保险B部分计划支付给医师的款项最初采用的支付方式是基于区域内专科医师"通常和习惯"性收费。

1989年实施的《综合预算调节法》，引入了一种以资源为基础的相对价值量表（RBRVU）的医师费用量表，于1992年开始实施此新政。然而，ASA经过努力成功使麻醉医师独立于RBRVU系统，对服务时间和相对价值系统得到补偿。因此，医疗保险通过一种单独的RBRVS系统来补偿麻醉服务，该方法基于既定的相对值部分和可变时间部分的总和。然后将此总和乘以基于地域成本差异进行调整的特定的麻醉转换系数。正是由于保留了麻醉支付方法中的时间单位因子，因此HCFA（CMS）在RBRVS下创建了一个单独的麻醉换算因子。

AMA和专业协会已经投入建立每个程序代码（CPT代码）的资源单位值，CMS建立国家转换因子，然后对其进行地域调整以反映临床成本的区域差异。将经地域调整的换算因子乘以资源价值单位（RVU），以确定专业服务的支付。《综合预算法》包括一个称为可持续增长率（SGR）的安全阀，如果服务总量高于国内生产总值（GDP）的速度增长，则该安全阀用于限制收费表的增长，从而保持预算不变。第一次与SGR相关的利率下调发生在2002年，从2003年到2014年，国会每年都会进行修正。2015年的《联邦医疗保险入保和儿童健康保险计划再授权法案》（MACRA）永久性地取代了年度（有时是两年）SGR的解决方案，为医师薪酬增长和风险防控提供了一个新的框架。

自1965年开始实施医疗保险计划以来，医院有使用审查计划和质量报告要求。随着时间的推移，联邦医疗保险实施了与医院各项结果相关的财政约束，如住院时间长短或短期内再入院率的处罚。对医师来说，质量报告始于2007年的自愿项目，称为医师质量报告倡议（PQRI），现在称为PQRS，它效仿了2006年的《税收减免和医疗法案》（TRHCA）。根据《改善患者和提供者医疗保险法》，该自愿计划于2008年成为永久性计划。该法案还要求CMS公开公布对PQRS措施满意的组织名称和合格的医疗机构名称，给公众机会检查他们的医师和比较医师的结果。2010年的《平价医疗法案》（*Affordable Care Act*）进一步采纳了高质量报告，并创建了预算中立的惩罚和奖励计划。根据2013年PQRS措施提供者的报告，2015年对医师实施了第一套激励和惩罚措施。

麻醉绩效工资

从2016年开始，麻醉临床部门通过医疗保险合格临床数据注册（Qualified Clinical Data Registries, QCDR）报告其PQRS数据。每个注册机构都可以选择使用ASA麻醉质量研究所（AQI）批准的质量措施列表，或者选择其他被医疗保险批准的注册机构的质控措施。措施分为6个领域，包括：① 患者安全；② 以患者为中心的经验和结果；③ 沟通和护理协调；④ 有效的临床护理；⑤ 社区/人群健康；⑥ 提高效率、降低成本。为了在2016年通过注册中心成功报告PQRS，麻醉医师必须从至少3个领域中选择至少9种措施，并包括两项与结果相关的措施[57]。并非所有麻醉医师都能够成功地报告9项措施，由于临床的亚专业化，例如，在妇产科、儿科或非心脏科室治疗病例中，使得部分措施并不适用。对于报告少于9项措施者，医疗保险使用措施适用性验证（MAV）工具来验证是否所有措施都适用于该案例[57]。那些报告少于九项措施但通过了MAV程序者无须受到处罚。PQRS的报告过程对麻醉医师来说是具有挑战性的。

新的基于价值的计划：绩效激励和替代支付模式

MACRA的通过巩固了CMS对于成本效率和临床结果方面的作用。在2017年度报告指出，将有两种途径参与高质量项目：绩效奖励计划（MIPS）和更健全的先进替代支付方法（APM）。

每个项目都有参与和报告规则,这些规则将产生激励奖励或处罚[58]。

一般来说,根据MIPS计划,医疗机构在第一年有机会增加或减少最多4%的医疗保险支付。所有机构都相互竞争,表现最好者将从罚款中获得最高4%的医疗保险B部分奖励支付,范围从1%~4%不等。CMS在第一年设立了5亿美元的额外预算用于奖励,使获奖者的激励支付高到10%。到2022年,基础激励或处罚将提升到医疗保险B部分支付的9%[58,59]。MACRA要求所有机构在医疗保险比较网站上公布各自年度绩效报告,所有消费者都可以访问该网站。

与APM项目相比,CMS预计MIPS项目的医师参与率最高,该项目要求报告有以下内容:①质量措施;②临床实践改进活动(CPIA);③推进护理沟通;④资源使用。质量措施权重从50%降为30%,CPIA权重从10%上升到30%[58,60]。权重的变化表明CMS继续强调弯曲成本曲线和改善临床结果。CPIA措施强调了CMS希望机构从简单地完成质量措施报告转变为通过此类措施来改变临床行为进而改善临床结果。先进的护理类型取代了电子健康记录(EHR),注重利用电子通信的优势来改善护理沟通。最后一类资源使用不受机构掌控,因为CMS会将护理的受益成本分配给各机构。CMS认识到"非面向患者"的专业,如病理学家,将不能报告所有内容(即提前治疗),并且CMS将重新分配预计零报告类别的权重。就像任何新的立法一样,细节是复杂的,每个从业者都需要学习如何最好地使他们的实际情况适应规则,以实现最大的财务和报告效益。

MACRA下的第二条路径被称为替代支付方法(APM)。这是一项"团队运动",需要参与医疗保险共享储蓄计划,如可信赖医疗组织(ACO)、以患者为中心的医疗之家升级版(PCMH+),以及参与者承担财务风险的新医疗模式。在CMS尚未定义"名义"的情况下,这些模型将需要更多的"名义"金融风险。除了承担财务风险外,CMS还将确定关键标准,如结果改进、EHR互操作性和其他将被归类为高级APM的项目指标。

面向手术的APM的一个示例是用于关节置换术(CJR)的全面护理的多年期CMS捆绑付款计划。但CJR不被认为是"高级"APM计划,参与该计划也不会计入APM途径。2015年11月,CMS授权大约800家医院参与该计划,并于2016年4月开始实施。与此类似,2017年授权医院参与心脏病学和心脏外科捆绑项目。其他大多数APM项目均在自愿申请基础上,CMS从中选择参与团队或医院。

根据APM计划,机构至少将25%的医疗保险支付参与到经批准的APM项目,增加了其风险强度[58,59]。参加APM计划的机构将从2019~2024年每年自动获得5%的一次性奖励。2024年之后,参与APMs的机构将比那些仍在MIPS计划中的机构获得更高的医疗保险费用增长[58,59]。参与APM的机构的经济回报将包括共享储蓄。

美国麻醉医师协会(ASA)向CMS建议,将与以患者为中心的医疗之家(PCMH)类似的围手术期外科之家(PSH)纳入APM下的支付模型。ASA将围手术期手术室定义为"以患者为中心,基于团队的护理模式,由美国麻醉医师协会的领导者创建,以帮助快速满足的医疗模式的要求,该模式将强调价值、患者满意度和降低成本"[62]。ASA积极为参与机构寻求通过PSH盈利的方法。

借助APM,单个实体将同时承担A部分和B部分的费用,并通过与所有参与提供者的合作协议就净收入(亏损)的分配方式制定规则。APM的成功不仅取决于控制成本,还取决于电子记录的利用和健康状况的改善。合作协议是"分割蛋糕"的法律机制,因此,麻醉医师必须善于明确自身作用、了解自身成本。

在任何年份,医疗机构必须通过MIPS或APM向CMS报告。2016年参与APM计划的门槛是机构至少有25%的医疗保险B部分支付与APM相关;否则,被默认参与MIPS。两个计划均未参加的医疗机构将受到医疗保险支付处罚。图9-7描绘了CMS时间轴,突出显示了与两个

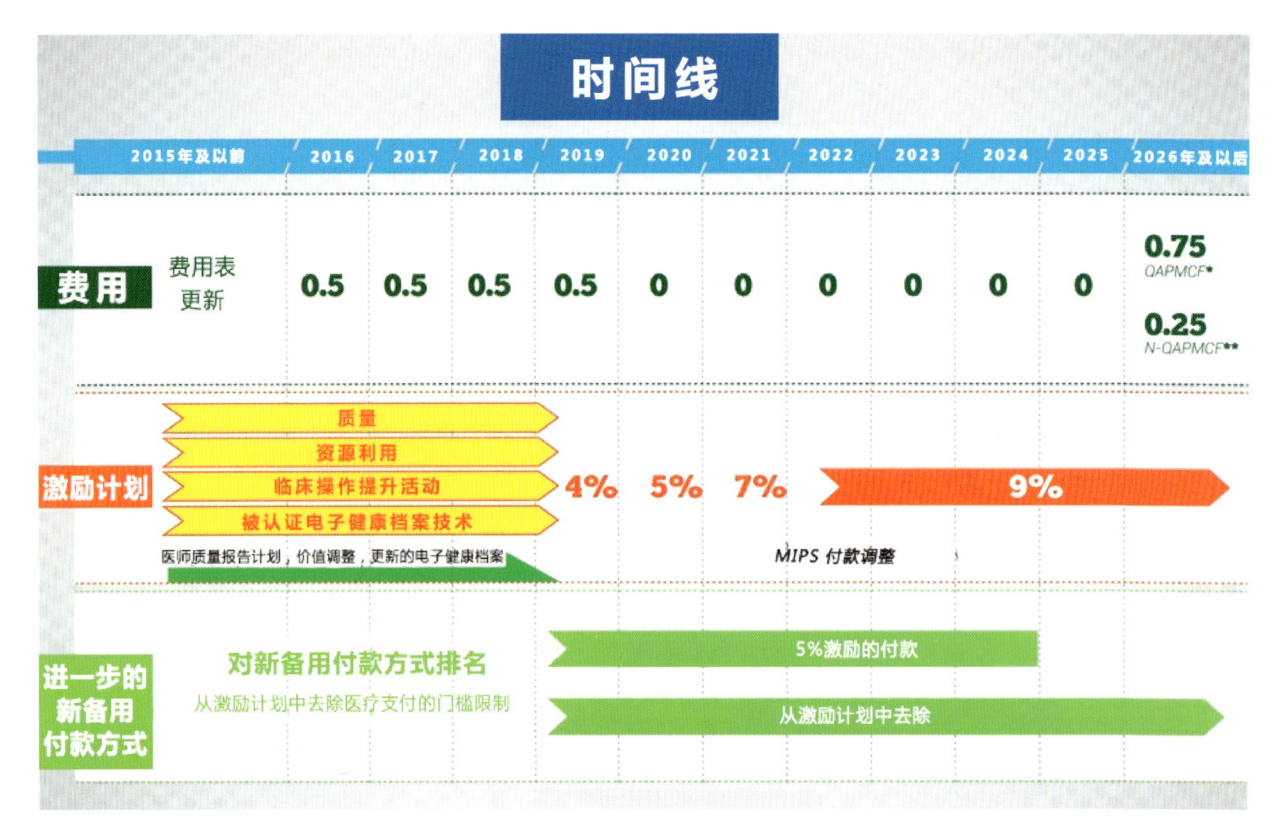

图9-7 MACRA激励/处罚的CMS时间表

从医疗保险和医疗补助服务中心重印[63]

* 对新的备用付款方式排名　　** 对新的备用付款方式不排名

MACRA计划中的每一个相关的激励和惩罚[63]。

2015年，CMS制定了2016年和2018年的年度目标，即与MIPS或APM计划相关的医疗保险费用占比。2016年的目标是将30%的医疗保险支付与APMs挂钩，而剩余85%可以与任何类型的CMS计划有关，包括PQRS和APM程序。到2018年，CMS的目标是50%的医疗保险费用通过APM支付，另外40%根据其他价值计划支付[64]。2016年3月，CMS宣布提前11个月实现APM目标。APM计划正在影响个人支付者与医院和医师在护理和限制支付活动中的合作。医疗补助通过医疗-医疗补助协调办公室也建立了APM项目，并在2016年宣布了一个妇产科的护理项目。CMS雄心勃勃的支付目标和个人支付计划联系在一起，强调麻醉医师需要积极参与其医院的协作模式，以熟悉建立、实施和监测每个APM计划的所有方面的临床和经济挑战。与可能参与单个APM（例如CABG、关节置换或GI）的专业外科医师不同，麻醉医师将面临同时参与多个APM的额外挑战。其中包括将需要在基础设施上进行进一步投资，以维持多种临床途径以及与每个APM相关的机构成本核算。

老年人麻醉的医疗保险政策问题

管理医师与医疗保险计划两者相互作用的法规和流程相当复杂，在此无法进行系统阐述。作者旨在向致力于老年人麻醉的麻醉医师介绍医疗保险计划下麻醉临床所特有的相关政策问题。这些关键问题包括：

1. 参加医疗保险计划的情况。
2. 医疗保险用于医师报销的基于资源的相对价值系统（RBRVS）。

3. 麻醉护理小组的医疗保险规定。
4. 麻醉医师的相关合规问题。

CMS在其网站上设置了特点页面介绍医疗保险法规和麻醉临床的有关信息。有兴趣进一步了解医疗保险索赔处理、费用和麻醉服务报销政策的医师，可登录CMS进行查询，网址为：https://www.cms.gov/Center/Provider-Type/AnesthesiologistsCenter.html

麻醉医师参与医疗保险计划

参加医疗保险计划的决定是临床医师在开始临床实践时所面临的第一个决定之一。从事老年疾病治疗的麻醉学家预测，医疗保险计划将是他们大多数患者的主要保险商。麻醉医师通常是在手术室里开始接触患者，虽然不是患者的主要医疗服务提供者，但是仍需要意识到与他们参与医疗保险计划有关的政策、患者满意度和报销问题。

1990年，只有30.8%的麻醉医师参加了医疗保险计划，是占比最低的医学专业。2000年，麻醉医师参与率达到了93.7%，2011年进一步增至98.8%。这一参与率已经与外科、心血管疾病、眼科、骨科、病理学、放射学、泌尿学和肾脏学等相关专科医师的参与率相仿[65]。

麻醉医师照顾所有手术患者的义务以及限制非参与医疗服务提供者收费的新医疗保险规则很可能影响了20世纪90年代麻醉医师的注册决定。不幸的是，在1990—2003年，随着麻醉科医师参与医疗保险的比率急剧上升，同一时期的医疗保险麻醉转换系数下降了近20%[66]。可以推测，在管理式医疗和公众对医疗费用抵触的十年中，患者、医师、地方政府、附属机构的压力以及医疗保险的收费限制等各种因素共同作用下，都促使麻醉医师参与。

人们可能会猜测，在管理医疗的显著增长和公众对不断增加的医疗成本的强烈抗议的十年中，来自患者、大学、地方政府、附属机构和联邦医疗保险收费限制的压力共同促成了麻醉学提供者的参与。

一般来说，麻醉医师参与医疗保险计划是一个自愿的决定。注册麻醉护士（CRNA）和麻醉助理（AA）则须强制性参加医疗保险[67]。但是，有些州通过立法行动和法规要求鼓励医师参与，例如在马萨诸塞州联邦，医疗保险的参加是医疗许可的条件。医师可以向他们当地的医疗保险机构或地区CMS办公室咨询当地的医疗保险参与要求[68]。

参与医疗保险的医师应签订1年期且自动续签的协议，并接受分配给医疗保险受益人的所有承保服务。当医师接受任务时，他/她同意接受医疗保险允许的费用作为所提供的承保服务的全额付款。患者满足年度免赔额后，医疗保险支付批准的允许费用的80%。剩余的20%被称为"共同保险"，患者有责任支付此年度免赔额的任何剩余部分。参与计划的医疗服务提供者必须向患者或患者的医疗补助性保险计划开具共同保险，自付额和医疗保险B部分计划未涵盖的费用。

除了参与医疗保险可能带来的政治和患者满意度方面的优势外，还有财政和行政方面的机会。最重要的是，参加医疗保险的医师的医疗保险费用计划津贴要高出5%，医疗保险会自动将与医疗补助性保险信息一起提交的分配医疗保险索赔转给补充保险公司，以处理共同保险和可扣减费用[69]。医疗保险参与医师或供应商协议（CMS-460表）副本见https://www.cms.gov/Medicare/CMS-Forms/CMS-Forms/CMS-Forms-Items/CMS007566.html。

麻醉服务的医疗保险支付方法

医疗保险基于资源的相对价值体系

1992年，医疗保险实施了基于资源的相对价值系统（RBRVS），该系统为每个临床服务和技术建立了国家统一的医疗保险支付列表（MFS）。RBRVU值包括3个组成部分，代表医师提供服务的劳动价值，执业成本（如租金、办公室职员的工资和耗材），以及医疗事故保险费。应用转换因子来将RVU转换为服务收费价格。还使用地域矫正因子来调节不同地域间服务成本的差异。根据RBRVS，联邦医疗保险还实施了新的收费标准，即根据实际提交的收费或新的基于相对价值支付列表规定收费，取两者较低者向医师进行结算[70]。

1992年MFS出台时，麻醉学科已经有了30年的麻醉支付相对价值标准[71]。ASA的《相对价值指南》(Relative Value Guide)在1989年几乎全部被HCFA采用，它使用了代表麻醉服务组成部分的价值：基础价值（与所执行服务的复杂性有关）和时长价值（基于麻醉医师与患者相处的实际时间）。

麻醉时间的CMS定义如下：

麻醉时间是指麻醉从业者与患者相处的时间。它开始于麻醉医师在手术室等地点为患者准备麻醉服务时，结束于麻醉医师不再为患者提供麻醉服务时，即当患者可以被安全地转送至术后护理时[72]。

医疗保险不会因为ASA分级、年龄或病情的严重程度等因素调整报销比例[73]。

麻醉服务的医疗保险支付列表

MFS对麻醉医师的区别对待不利于该专业发展。麻醉医师的联邦医疗保险和私人保险费与外科等其他专科医师之间的医疗费之间的存在的差距充分证实了这个问题。2007年7月，美国政府问责办公室（GAO）向国会提交的报告指出，麻醉服务的医疗保险支付费用比私人保险支付额少61%，而所有其他专业的平均医疗保险支付费用仅比私人保险低17%[74]。这一差异在2015年ASA商业费用调查中得到了进一步证实，美国全国平均每台麻醉RVU的商业费用为68.00美元，而2015年7月的全国麻醉换算系数为22.6093美元[75]。

ASA已多次向AMA/专业协会相对值更新委员会（RUC）提出医疗保险费用差异的问题。RUC是负责至少每5年进行审查和并向CMS提出工作相关的相对值单位更新建议的机构。在第一次5年审查中，HCFA承认了低估，并批准从1997年1月1日起将麻醉服务的工作价值提升近23%[76]。在第二次5年审查后，CMS再次采纳了对麻醉工作的相对价值进行再次调整的建议，但可惜的是调整幅度很小[66]。在2013年5月30日，ASA主席致信美国参议院财政委员会主席，指出"33%问题"，并表示"ASA认为承认和纠正这种不公平现象是未来任何基于医疗保险麻醉转换系数的替代支付模式发展的必要前提。对于麻醉医师及其所服务的患者而言，这种不合理的、不充分的支付标准是不可持续的。"[77]

私营保险公司经常MFS作为制定医师报销比例的参考标准。

对于享受更优惠的医疗保险与私人保险公司支付比率的其他专业医师而言，通常也建议MFS作为评估医师服务的标准。比如为了总的或部分护理费用分配给医师团体而产生的联合磋商过程中往往会采用此类标准。在将MFS标准应用在这些情况下，往往导致麻醉医师处于不利的地位。因此，麻醉医师必须积极参与、声张并修正支付比例的差距，从而减少医疗保险的支付比例差距及其影响。

麻醉护理小组

多种麻醉医师可提供的服务属于医疗保险计划B部分报销范围。当麻醉医师或者麻醉护理团队在麻醉医师指导下或监督下提供麻醉服务时，医疗保险将会对此产生的费用予以补偿，但要求注明该服务是否由医师本人提供或是"指导"/"监督"麻醉护师完成。医疗保险通过一系列选项区分服务实施方式以此减少偿付（表9-1）。

麻醉护理团队指以下与麻醉医师开展工作的专业人员：

注册麻醉护士（CRNA）
麻醉助理（AA）
住院医师或实习麻醉医师
实习麻醉护士（SNA）[78]

在大多数情况下，当麻醉医师和CRNA共同

9. 老年患者的医疗保险、行政管理和财务问题

表9-1 CMS麻醉护理小组声称修改剂矩阵

修改人	CMS定义	支付给供应商的允许金额的
AA	麻醉医师亲自提供的麻醉服务	100%给麻醉医师
AA/GC	麻醉服务由麻醉医师亲自提供,由住院医师参与	100%给麻醉医师
QK	最多4个同时麻醉程序的医疗指导,涉及合格人员	50%给麻醉医师50%给合格的提供者
QK/GC	涉及2~4名住院医师的多达4个同时麻醉程序的医疗指导	50%给麻醉医师
QX	在麻醉医师医疗指导下的CRNA服务（由CRNA报告）	50%给CRNA
QY	麻醉医师对CRNA的医学指导（附1例报告）	50%给麻醉医师
广告	医师的医疗监督;超过4个同时进行的麻醉程序	每个程序3个基本单位,无时间单位。1个单位,如果麻醉医师记录了诱导时的存在
QZ	没有医师指导的CRNA	100%交给CRNA

a 员工不符合报销条件
根据医疗保险承运人手册的数据,第3部分:索赔程序。第4830节,1690号文,要求在1992年1月1日及其后提供麻醉服务。卫生和公众服务部,卫生保健融资管理局。2001年1月5日发布,2013年7月ASA付款及业务备忘录

为单一患者提供麻醉服务时,医疗保险将该服务视为由麻醉医师亲自实施。注册麻醉护士毕业生(GRNA)不被CMS视为合格的提供者,直到他们获得认证。因此,当一名麻醉主治医师指导两名或两名以上的GRNA提供麻醉服务时,报销额将减少50%。

医疗指导与其监督机制

当麻醉医师参与指导多达4台手术麻醉服务时,医疗保险将该服务视为同时进行的医疗指导,并为这些服务的记录和报销制定了相关规定(具体要求详见合规章节)。

当在一些例外情况下,麻醉医师被允许为多于4名患者提供麻醉服务。这一因地而异的例外,一般适用于以下提供医疗指导的服务,前提是这些服务不"显著降低医师的控制范围":

- 在邻近区域短时间内处理突发事件
- 硬膜外或骶管麻醉以减轻分娩痛
- 对产妇提供定期而非连续的监测

- 接收下1台手术患者入手术室
- 安排患者出复苏室
- 处理日常事务[78]

当同时为超过4名患者提供麻醉服务且不在以上被允许的例外情况时,将不被认定为医疗指导,而是被认定为医疗"监督",并以较低比例的MFS所允许的支付额作为医师报销额度。在医学监管情况下,麻醉医师仍须确保其所指导的麻醉服务的执行人员有相应资质[79]。

主治医师关系的要求

在学术实践中的医师被称为"主治医师"关系,属于额外的医疗保险报销范围。当住院医师参与的麻醉科主治医师在教学医院为住院患者提供麻醉服务时即属于此关系。

1992年引入RBRVS时宣布一项新规,即当麻醉医师指导住院医师同时为两名患者服务时,将取消对其的全额支付。ASA通过努力成功使新规推迟到1994年开始正式实施,这一新规的实施产

生了巨大的影响。据ASA估算，这一新政每年将增加超过5 000万美元的麻醉教育成本[80]。2004年1月，CMS临时调整了住院医师的医疗指导报销规则，2010年，ASA成功地让CMS为两个同时发生的教学性麻醉服务恢复了全额支付。

新规则规定，如果带教麻醉医师在带教住院医师满足以下条件时可以按照MFS的常规收费标准获得支付。

- 单一麻醉病例；
- 两个同时发生的病例；
- 与满足医疗指导的病例同时发生的单一病例。

当同时发生的病例涉及CRNA、AA或SNA时，均适用于新规第三条。从2010年1月开始，带教麻醉医师同时监督两名病例麻醉服务时，恢复了带教医师的全额报销，无论这些案例是涉及两个手术室的住院医师，还是与一个手术室的住院医师合作的一个住院医师。从2010年1月开始，无论是同时带教两名住院医师，还是同时带教一名住院医师与一名CRNA，医疗保险均恢复了对带教医师的全额赔付。

需要在病历中记录以下两项以满足带教医师条件：① 带教医师或教学团队中的麻醉医师出席麻醉服务的关键或重要步骤；② 在每次麻醉服务期间，带教医师或教学团队中的麻醉医师随时在场。除病历记录满足了以上两种情况外，医疗保险理赔提交时须注明是否属于AA（表示麻醉医师亲自服务）和GC（表示病例为住院医师参与的监督病例）。

新规完善了CRNA赔付

2010年1月之前，不在麻醉医师医疗指导下的带教CRNA全程指导或监督实习麻醉护师完成单一病例时，根据医疗保险B部分以常规费用列表进行赔付。自2010年1月起，同时监管两名实习麻醉护士的带教CRNA将获得全额赔付，但前提是CRNA不能参与与这两病例无关的其他活动[81]。

独立的CRNA

2001年，联邦立法规定，允许各州免除CRNA在医师直接监督下执业的医疗保险要求。选择这一豁免的州被称为选择退出州，至2016年多达17个州选择退出。在选择退出州的医院有权通过医务人员章程来决定是否实施无医师监督的要求。退伍军人事务部通过其《护理手册》建议，允许APN（包括CRNA）不需要麻醉医师领导下在其机构提供专业麻醉服务。如果该政策得到国会批准，非退出州的退伍军人事务部医院可以在其州内实施独立的CRNA麻醉服务。ASA和退伍军人事务部医院的麻醉科主任则主张麻醉医师领导的团队才能提供高质量麻醉服务。

合规问题

麻醉计费

参与医疗保险计划的所有医师都有义务确保他们的临床实践符合CMS计划的要求。这可能是一项艰巨的任务，尽管业务繁忙的参保医师可以将医疗保险交易权委托给他人，但依然需要自行承担所有相关责任和风险。此外，保险供应商的风险也很高。违反医疗保险规定的医师可能受到民事和刑事处罚，并被禁止参保，这可能导致失去医院特权和参加其他保险计划的机会。医师执业可以通过内部控制和对所有医师和工作人员的培训来确保保险计划和法规的全面合规性，进而将风险降到最低。

美国劳工部监察长办公室（OIG）制定了有效合规计划的7个基本要素，并不要求强制实施合规计划。这些要素包括：

- 执行书面政策、程序和行为标准
- 指定一名合规官和合规委员会（例如，小型业务中的记账员和医师）
- 进行有效的培训和教育

- 建立有效的沟通渠道
- 通过出版良好的纪律准则执行标准
- 进行内部监控和审计
- 对发现的偏差迅速做出反应，并制定相应的行动计划[82]

麻醉医师应咨询其合规否，以深入了解他们作为医疗保险计划提供者的义务。随后介绍了影响麻醉实践的一些关键合规性问题，包括利益再分配、医疗保险欺诈和滥用职权以及病历书写。

有关合规项目的进一步信息，可以参考美国劳工部监察长办公室在《联邦公报》和其网站上的公告，网址为http://oig.hhs.gov/compliance/101/。

医疗保险福利的再分配

为医疗保险受益人提供服务的麻醉医师需要遵守大量的、复杂的、可能存有冲突的法规。组织或学术机构常将医疗保险账单和收款业务委派给其他实体，而保费赔付分配给第三方，在这些单位工作的麻醉医师有必要清楚地了解自己的职责。

当医师根据医疗保险计划重新分配福利时，他们依法授权他人或其他实体代表他们开具医疗保险账单，并代收本应直接寄给他们的款项。虽然通过书面授权，但医师仍须承担所有责任，因此必须确保代表他们提出的理赔完全符合医疗保险法规。此外，医师有责任确保其代理人履行所有保密义务和所在地及联邦的其他有关法规。

即使是顶尖的医师也可能在决定如何履行其遵守医疗保险条例的义务时遇到困难。GAO在电话审计中测试了保险服务商对相关询问答复的准确性。GAO要求联邦医疗保险服务商的员工能准确回答从服务商自身网站上获取"常见问题"。GAO调查报告显示，医疗保险服务商进行电话咨询的医师"往往会得到错误或不够精准的答案"。2001年出现的这些问题是由于对信息系统现代化和监管的不足以及国会和行政部门对CMS权力的限制[83]。

医疗保险欺诈和滥用

CMS大幅增加资金投入用于解决欺诈和滥用问题。在2010—2020年的10年间，ACA通过增加3.5亿美元加强了合规执法力度，以此打击欺诈行为。对于虚假陈述或失实陈述者，可处以50 000美元的罚款。罚款金额是超额理赔金额且尚未退还金额的3倍。此外，联邦对涉及100万美元以上的罪行的量刑标准也有所增加[84]。2013财政年度，CMS估计不当赔付将高达500亿美元[85]。这导致了医疗保险计划成本的巨大损失，也正是联邦资金分配给医疗保险合规的原因所在。

许多联邦机构参与保护医疗保险计划并确保提供者遵守所有法规。卫生及公共服务部的OIG负责调查可疑的医疗保险欺诈或滥用行为，并对提供者提起诉讼。它有权对CMS计划进行审计和检查，并对个别服务商采取民事罚款和/或禁止其参与所有联邦医疗保险计划。OIG还有权将案件提交美国司法部进行刑事或民事诉讼[86]。

在其2015年年度报告中，OIG证明了表明其在打击浪费、欺诈和滥用方面发挥的积极作用，指出自该项目启动以来，追回了超过290亿美元的资金，超过4 000个参保人员被除名，超过600名被判有医疗欺诈罪名，超过1 000起未决民事诉讼和272起民事诉讼。OIG报告称，每花1.00美元的执法成本，他们就会为联邦医疗保险计划追回6.10美元[87]。

OIG每年公布其工作计划，概述其将重点审查存在欺诈行为的地方。2013—2016年，OIG工作计划将重点审查那些将只能赔付50%的医疗指导病例记录为全额赔付的麻醉医师亲自实践的病例[88]。2016年年中报告新增了OIG对保险未覆盖服务的审查，以确认所提供的医学服务的必要性。

医疗保险将欺诈定义为个人或组织故意的欺骗或虚假的表述以使其本人或组织获得不法利益。滥用是指直接或间接导致医疗保险计划产生不必要费用的行为。它类似于欺诈，但在没有证据表明这些行为是有意[89]。

服务商容易发现诸如伪造记录、对未提供的服务收费或使用不适当的代码或失实陈述所提供服务的类型等欺诈行为。然而，其他构成欺诈和滥用的行为可能不那么容易发觉。这些行为包括仅向医疗保险患者提供激励政策，而未向患者提供共同保险和免赔额的常规免除或折扣。其他行为包括以比其他患者更高的费用支付医疗保险，违反接受转让或参加医疗保险计划的协议，或未能及时退还医疗保险和受益人的超额支付[89]。

多年来，涉及麻醉医师的欺诈案屡见不鲜。2011年4月，AMC麻醉科因在6年半的时间内提出的理赔而被罚款220万美元。CMS评估了主治医师在疼痛门诊和床边程序中未能记录对住院患者的监督，以及在重症监护病房服务时间记录不当的相关责任[90]。

达拉斯一名麻醉医师被指控并被判欺诈了1 000万美元的医疗保险，原因如下：当证据显示他"不在场"时，他谎称自己"在场"；加长了麻醉时间；对患者的病历进行提前签名，以表明在手术真正开始之前即给予了麻醉服务；并指使伪造该记录。他可能会被判处最高70年的监禁以及数百万美元的罚款[91]。

教学医院的医师：美国劳工部监察长办公室提议

学术界的医师们已经非常清楚政府为执行医疗保险规定所做的努力。在过去的10年中，政府从15所大学追回了1.49亿美元，这些大学未能提供主治医师在临床服务中对住院医师给予监督，因此不符合医疗保险支付政策[83]。

教学医院（PATH）医师主动参与OIG对医疗实践产生了长期和昂贵的影响。对定点居民或者为遭受民事或刑事起诉者服务的医师团队被要求与联邦政府签订多年的机构合规协议。这些协议提出了更为严格遵循合规协议的要求[92]。它们要求医疗实践制定并遵守一套严格的合规标准，包括对医师收费实践的审计、年度医师及员工的教育，否则将面临附加处罚。AMCs报告称，与PATH达成合规项目后，每年成本将缩减数百万美元[93]。

病历书写要求

医疗记录文档是用于判断是否符合医疗保险法规的主要来源。文件应该是及时的，并且必须支持医疗服务的必要性以及所提供服务的级别和范围。与所有医疗记录文件一样，必须清晰易读，并由提供方签字。除非有足够的文件证明该服务，否则不得提出医疗保险索赔。

病历资料是判断是否符合医疗保险法规的主要来源。病历资料应及时并必须能证明医疗服务的必要性以及所提供服务的水平和范围。与所有的病历资料一样，必须清晰可辨，并由提供者签字。有充分的病历资料之后再申请医疗保险理赔。

麻醉时长记录

麻醉医师的服务时长对医疗保险理赔具有重要影响，因此要求必须按要求完成麻醉时长记录。

自1994年1月1日起，医疗保险理赔额考虑了麻醉时间加成，根据实际提供的麻醉时长以15 min为最小单位计算，四舍五入保留一位小数[72]。这种对麻醉时间的精确记录和报告产生了新的挑战，特别是没有自动化麻醉记录保存系统的实践。

手术室内计时器的不同步会造成麻醉医师和其他外科团队成员（如护士、灌注医师和外科医师）记录时间出现差异。麻醉时间的不同步和缺乏核对会导致出现麻醉服务时间重叠的现象，尤其是麻醉医师在连续提供麻醉服务时。当这些差异难以更正时，在随后的文档审核中往往变得更为明显。

医疗指导病历要求

当麻醉医师参与指导多达4个同时进行的手术时，医疗保险将该服务视为同时进行的医疗指导。

同时医疗指导的病历必须能证实医师完成以下"7个步骤"：

1. 进行麻醉前检查和评估
2. 制定麻醉方案
3. 亲自参与麻醉方案中要求最高的步骤，包括诱导和苏醒（如适用）
4. 确保有资质的人员代为执行麻醉方案中的任何程序
5. 定期监测麻醉给药过程
6. 在紧急情况下可以随时进行诊治
7. 指导麻醉后护理[78]

2004年5月，CMS根据医疗保险计划的参与医院条件中的要求，发布了关于住院患者麻醉后评估文件的新的说明性指南。修订版允许麻醉实施人员或有资格实施麻醉的授权执业医师执行和记录麻醉后随访[94]。2014年ASA发布了《麻醉后评估指南》，规定麻醉后评估必须在手术或麻醉结束后48小时内完成并做好记录。指南还再次强调了2004年的意见，即任何具备实施麻醉资格的执业医师均可进行麻醉后评估[95]。

随着病历书写要求变得更加苛刻，一些进行医学指导的执业医师选择报告QZ修饰符，以提醒CMS未完全遵循或未正确记录"7个步骤"中的一个或多个。QZ修饰符的最初目的是表示该病例是由CRNA完成，而没经医师进行医疗指导。ASA在2011年6月的时事通讯中指出了对QZ修饰剂的这种滥用，他们声称这种滥用会导致无法正确统计没有医疗指导的情况下进行麻醉的结果，因此可能会对有关CRNA监管的政策法规产生重大影响[96]。

教学医师提供的病历要求

1997年1月，医疗保险要求使用"GC"索赔修改器表示住院医师参与提供麻醉服务，并证明教学麻醉医师在服务的关键步骤在旁指导，非关键步骤期间又随叫随到。1999年，CMS进一步要求主治医师提供的资料中满足以上要求[97]。

2002年11月，CMS正式实施对于住院医师参与的病历书写要求。必须要求证明带教医师参与麻醉过程的关键部分（如导管留置或气管插管）。2010年1月，医疗保险允许主治医师在医学同时监管两个住院医师参与的病例时获得报销。由此引入了在整个程序期间"立即可用"的概念。ASA委员会在2014年修订了他们在医疗指导时定义"立即可用"的政策。他们鼓励麻醉科制定书面政策，明确医疗指导医师与患者所需保持的距离范围以便在紧急情况下第一时间进行救治[98]。

这些指南中最复杂的是指导医师与住院医师参与评估和管理服务（例如重症监护或术后疼痛随访）的病例资料。有兴趣者可以查阅《医疗保险手册》第15016节，以获取详细信息。

无论是单独或者带教住院医师提供麻醉服务，麻醉医师在任何情况下都应遵循以下原则：

- 带教医师不能通过住院医师对这些医疗行为的记录或通过"代签"住院医师的记录来证明他们的存在和参与。他们可以引用住院医师的记录，但必须独立记录服务关键部分的存在和参与情况。
- 可以使用带教医师和住院医师记录的组合来支持医疗必要性和服务收费水平[99]。

医疗机构必须主动并清晰掌握参与医疗保险计划复杂而动态的要求，并通过制定合规协议、定期审查医师账单和文书、对员工提供持续教育和培训，将医师的合规风险降至最低。

HIPAA合规性：患者健康信息的隐私和安全

除了收费合规计划外，医师必须保护包括书面、口头或者用以存储、收集和修改的PHI的各种电子设备保护每种格式的患者健康信息（PHI）。所有关于患者健康隐私保护法规和条例都以1996年签署的《健康保险携带和责任法案》（HIPAA）

为基础。与全面满足医疗保险的收费合规计划要求类似，医师应制定HIPAA隐私和安全合规计划，并积极实施教育、评估、监测、报告以及必要时采取相关行动的计划。CMS具有HIPAA合规计划模型，以及构成安全风险评估的具体要素。医疗机构、AMCs和私立医院有责任对所有执业人员和工作人员进行PHI隐私保护方面的培训。此外，使用存储、收集或修改PHI的电子设备的医疗机构、AMC和私立医院须负责完成医疗保险/民权办公室（OCR）风险安全审计，必要时实施相关措施维护全方位安全。2014年，国家医疗信息技术协调办公室（ONC）和民权办公室（OCR）发布了一个安全风险评估工具，可在通过以下网站查阅：https://www.healthit.gov/providers-professionals/security-risk-assessment。提供医疗保险产品的保险公司也设立了政府合规部门，正在部署对签约供应商的安全审计。

在患者隐私通知中以及在与其他实体（如能够获得患者信息的计费公司或执业顾问）的商业伙伴协议中必须明确与PHI相关各方面的关系。类似医务人员保留对以其名义申请的理赔的利益分配责任，当医务人员将其收入周期管理的任何方面进行外包时，可以保留PHI的相关责任。数据泄露、不适当的信息获取、不适当的处理和供应商对PHI的保护亦会导致医务人员承担责任。与CMS对收费合规性类似，不遵守CMS隐私和安全要求将使提供者面临法律处罚和罚款的风险。一些违反HIPAA的案例如下：一个放射肿瘤学医疗集团最近被罚款75万美元，原因是没有风险保障计划；一家骨科诊所在没有签署商业合作协议的情况下将PHI（X线片）交给潜在的商业伙伴而被罚款75万美元；一家呼吸护理和输液服务提供者因从办公室取出PHI文件并将其留在公共区域而被罚款超过23万美元；AMC医院同意支付75万美元的赔偿金，原因是医院没有进行风险安全评估。截至2016年5月，负责监督HIPAA违规投诉的民权办公室（OCR）已经解决了总额超过3600万美元的案件。OCR在其2016年5月的报告中指出，为实现自觉合规而需要采取纠正措施的最常见机构是私立医院，其次是综合性医院，然后是医疗门诊[100]。提供者可能会因不遵守合规计划、滥用PHI和安全措施不足而继续受到调查、罚款和处罚，激励他们采用合规文化。

小结

医疗保险是为美国老年人服务的基本健康计划，是医师和医院提供者的重要收入来源，也是美国医学教育和慈善护理的主要承保人。随着婴儿潮一代开始退休，该计划将继续经历不断增长的年度赤字。随着医疗保健支出占GDP的百分比的增长，定价透明度的提高，资源消耗与质量成果之间的关系变得更加明显，新的支付模式检验医疗服务的供应，政策制定者将面临更大的压力，他们需要就医疗保险如何分配以及分配给谁提出新的解决方法。

人们提出了许多医疗保险迫在眉睫危机的解决方案。共同的改革措施包括改变参保年龄、将保费与受益人收入挂钩、通过提高工资税收或将医疗保险福利计算为应税收入以增加保险资金、改变医疗保险作为固定福利计划的概念，以及在支付给提供者的款项中引入质量结果加成，以鼓励在不影响医疗质量的情况下扭曲成本和利用率曲线。

专家们将继续通过讨论来选择解决医疗保险基金危机的方案策略。同时，临床医师和医院，尤其是那些有学术任务的医师和医院，可以在公共政策辩论中发挥重要作用。卫生保健提供者可以与他们的专业组织合作，在正在进行的辩论中充当患者支持者，以促进参保范围的改善，并帮助确保为日益增长的老年人口提供的医疗保健服务的质量。

婴儿潮一代代表了一个重要的投票群体，他们对自己想从医疗保健中得到什么以及如何与提供者互动抱有很高的期望。医疗保险政策项目旨在通过向医疗保健消费者提供更多关于治疗、提供者(医院和医师)及医疗费用的信息来满足这一需求。这些项目包括通过网站获取医师的表现信息,让患者通过授权的患者门户查阅相关医疗信息,以及关注患者体验的措施。

医疗保险通过ACA立法的授权,通过强调价值而非数量来改变其补偿提供者的方式,这对所有专业来说都是一种变革。随着CMS细化MIPS计划的衡量标准并构建APM计划细节的深入,对服务价值的定义也在不断演变。CMS的目标是到2018年90%医保支付与价值挂钩,每个专业由此都将受到影响。围手术期外科之家正被ASA推广为CMS,作为一种可行的APM模式。当CMS要求医院参与诸如捆绑支付项目、护理项目和协同护理项目时,老年学麻醉医师将站在最前沿,这将为医疗保险项目节省最大的成本。挑战仍然是专业定义其价值贡献的成本降低和临床上的疗效增加。

通过ACA立法,医疗保险强制要求通过强调价值而不是数量来改变其提供者的补偿方式,这对所有专科来说都是具有变革性的。随着CMS对MIPS计划的改进和APM计划背后的细节的构建,对价值的定义也在不断发展。CMS的目标是到2018年90%的供应商的支付与价值挂钩,每个专业都会受到影响。ASA将围手术期手术房作为APM模型推广到CMS。老年学麻醉医师将站在医疗保险计划的前沿,因为医疗保险计划要求医院参与医疗保险计划,如捆绑付款计划、护理计划和协调护理计划,这些将为医疗保险计划节省最大的成本。该专业仍面临挑战,以确定其价值贡献的成本节省和临床结果的有效性。

在美国,几乎所有麻醉医师都被注册为医疗保险计划的参与提供者。许多管理它们与该计划相互作用的法规和条例对于麻醉学的实践是独特的,并且对于如何进行临床和商业操作具有重要意义。老年学麻醉医师,由于他们的亚专科重点,应该是最好的。了解医疗保险政策问题,并应参与正在进行的讨论,以便在医疗保险再次修订时发挥特长。

值得思考的问题

1. 随着老年人口的激增,在麻醉医师和认证注册麻醉护师严重短缺的情况下,该专业将会发生什么变化?我们会看到医师迅速增加吗?目前由麻醉医师提供的不太复杂的麻醉技术会该由非麻醉医师实施吗?

2. 无论患者的年龄、经济需求或就业状况如何,医疗保险是否会成为其唯一参保选择呢?在医疗系统内是否能进一步缩减成本,使医院、学术医疗中心和医疗提供者能够依靠医疗保险这种单一支付模式而维持经营?如何利用逐年减少的资助经费的情况促进技术、研究和医学教学的发展?

3. 当医疗服务费用在医院和医师之间以及参与的医师之间分摊时,医疗"33%的问题"麻醉服务费用是否会继续以交替支付模式方案困扰该专业?

4. 如果医疗保险计划扩大到更年轻的人口(如50～64岁),"33%的问题"将对医院财政和麻醉学实践产生什么影响。如果医疗保险计划推广到所有年龄段人群,它又会给麻醉医师带来什么挑战?

5. 医疗保险是否会继续为医疗专业支付培训费用,还是必须寻求新的资金来源? CMS是否会采纳委员会建议,为GME付款制定新的计划要求和指标,以符合其成本效益、医疗必要性和人口结果的目标?

6. 随着医院面临医疗保险的进一步削减,包括IME和DSH支付的减少,这将如何影响麻醉学实践的津贴支付?在资金缩减的背景下双方将如何达成共识?

7. AHC在财务压力不断增加的情况下是否会与非学术医院合并?一旦合并又将在教学上做出何种让步?

8. 医务人员待遇的持续下行压力是否会与医学院、住院费和联邦费用的经济现实相冲突?考虑到这些经济现实,是否还能吸引高能力人才选择学医呢?

9. 私人诊所必须达到怎样的规模才能为了满足与合规计划和质量计划相关的行政和基础设施要求？是否会将导致就业模式的改变、通过并购以扩大规模以及独立实践的消失？

10. 随着更多的外科实践参与APM计划，麻醉实践将如何能够管理它们对多种APM模型的贡献，这些模型具有丰富的临床路径、多种结果度量以及潜在的不同激励和惩罚结构？需要什么技术来支持多个APM？在管理收入、支出和薪酬安排时，实践收入周期团队需要做哪些变更？随着越来越多的外科实践参与APM项目，在不同的临床路径、不同的结果指标以及相应不同的奖惩制度下，麻醉学实践如何能够掌控他们对多种APM模型的作用？需要什么技术来支持多个APM模型？财务部门需要做哪些改变来管理他们的收入、支出和薪酬安排？

致谢：

感谢Maria F. Galati和Roger D. London为撰写《老年麻醉学》第二版的这一章节所付出的努力。同时感谢我丈夫Jeffrey L. Tarlow博士的大力支持。

参考文献

[1] Obama B. United States health care reform. Progress to date and next steps. J Am Med Assoc. July 11, 2016 (published online). http://jama.jamanetwork.com. Accessed 12 July 2016.

[2] Corning PA. The evolution of medicare ... from idea to law. Available at: http://www.ssa.gov/history/. Accessed 28 Sept 2004.

[3] Gluck MG, Reno V, editors. Reflections on implementing medicare. Washington, DC: National Academy of Social Insurance; 2001. p. 43.

[4] Marmor TR. The politics of medicare. Chicago: Aldine Publishing; 1973.

[5] U.S. Social Security Administration. http://www.ssa.gov/history/. Accessed 28 Sept 2004.

[6] 2016 Annual report of the boards of trustees of the federal hospital insurance and federal supplementary medical insurance trust funds. https://www.cms.gov/research-statistics-data-and-systems/statistics-trends-and-reports/reportstrustfunds/downloads/tr2016.pdf.

[7] Davis PA. Medicare part B premiums. 2016. https://www.fas.org/sgp/crs/misc/R40082.pdf. Accessed 19 Aug 2016.

[8] The facts on medicare spending and financing. 2015. http://kff.org/medicare/fact-sheet/medicare-spending-and-financing-fact-sheet/.

[9] 2015 Annual report of the boards of trustees of the federal hospital insurance and federal supplementary medical insurance trust funds. https://www.cms.gov/research-statistics-data-and-systems/statisticstrends-and-reports/reportstrustfunds/downloads/tr2015.pdf.

[10] MedPac report to the congress: medicare and health care delivery system. The next generation of medicare beneficiaries. Chapter 2, June 2015. http://www.medpac.gov/-documents-/reports. Accessed June 2016.

[11] US Census Bureau, National estimates by age sex race 1900–1979 (PE-11), http://www.census.gov/popest/data/national/asrh/pre-1980/PE-11.html. Accessed 22 Aug 2016.

[12] Colby SL, Ortman JM, Current Population Reports. P25-1141, Issued May 2014. The Baby Boom Cohort in the United States: 2012 to 2060. U.S. Department of Commerce, Economics and Statistics Administration, US Census Bureau. www.census.gov.

[13] Lubitz J, Beebe J, Baker C. Longevity and Medicare expenditures. N Engl J Med. 1995; 332: 999–1003.

[14] Cubanski J, Swoope C, Damico A, Neuman T. How much is enough? Out-of-pocket spending among Medicare beneficiaries: a chartbook. July 21, 2014. http://kff.org/report-section/how-much-is-enough-out-of-pocket-spending-among-medicare-beneficiaries. Accessed 8 Apr 2016.

[15] A profile of older Americans: 2012. U.S. Department of Health and Human Services, Administration on Aging, Administration for Community Living.

[16] Social Security Administration. 2015 OASDI trustee report. Period life expectancy. 2015 OASDI trustees report. https://www.ssa.gov/oact/tr/2015/lr5a3.html. Accessed 10 June 2016.

[17] Davis K, Schoen C, Bandeali F. Medicare. 50 years of ensuring coverage and care. 2015. The Commonwealth Fund.

[18] Neuman T, Cubanski J, Huang J, Damico A. The rising cost of living longer. Analysis of Medicare spending by age for beneficiaries in traditional Medicare. The Kaiser Family Foundation, publication #8623. www.kff.org.

[19] Ortman JM, Velkoff VA, Hogan H. Current population reports. P25-1140, Issued May 2014. An aging nation: the older population in the United States. U.S. Department of Commerce, Economics and Statistics Administration, US Census Bureau. www.census.gov.

[20] Halaweish I, Alam HB. Changing demographics of the

[20] American population. Surg Clin North Am. 2015; 95: 1–10.
[21] Rich PB, Adams SD. Economic impact of caring for geriatric patients. Surg Clin North Am. 2015; 95: 11–21.
[22] Hall MJ, Levant S, DeFrances C. Trends in inpatient hospital deaths: national hospital discharge survey, 2000–2010. NCHS data brief no. 118, March 2013. http://www.cdc.gov/nchs/products/databriefs/db118.htm. Accessed 13 May 2016.
[23] Spillman BC, Lubitz J. The effect of longevity on spending for acute and long term care. N Engl J Med. 2000; 342: 1409–15. http://NEJM. ORG. Accessed 26 Aug 2016.
[24] Vincent G, Velkoff VA. Current population reports. P25–1138. The next four decades, the older population in the united states 2010 to 2050. U.S. Census Bureau.
[25] 2015 Annual report of the boards of trustees of the federal hospital insurance trust fund and the federal supplementary medical insurance trust fund. Letter of transmittal.
[26] The generation gap and the 2012 election. Section 5: generations and the great recession. November 3, 2011. Pew Research Center. http://www.people-press.org/2011/11/03/section-5-generations-and-the-great-recession/.
[27] As first baby boomers turn 65, they're feeling good and not ready to quit. AARP, December 22, 2010. http://www.aarp.org/about-aarp/press-center/info-12-2010/boomers_turning_65. print.html. Accessed 19 Apr 2016.
[28] Morrissey M. The state of American retirement. How 401(k)s have failed most American workers. Economic Policy Institute, 2016.
[29] Gould E, Cooper D. Financial security of elderly Americans at risk. Proposed changes to social security and medicare could make a majority of seniors 'economically vulnerable.' Economic Policy Institute Briefing Paper #362, Washington, DC. 2013.
[30] When I'm 64. How boomers will change healthcare. American Hospital Association, First Consulting Group, 2007.
[31] Knickman JR, Snell EK. The 2030 problem: caring for aging baby boomers. Health Serv Res. 2002; 37: 849–84.
[32] Baby boomers pile on the debt. Wall Street Journal February 13, 2016.
[33] Approaching 65: a survey of baby boomers turning 65 years old. December, 2010. AAPR Research & Strategic Analysis. http:// www.aarp.org/research.
[34] The generation gap and the 2012 election. Section 6: generations and entitlements. November 3, 2011. Pew Research Center. http://www.people-press.org/2011/11/03/section-6-generations-and-entitlements/.
[35] Goldman D, Gaudette E. Health and health care of Medicare beneficiaries in 2030: Leonard D. Schaeffer Center for Health Policy & Economics and the Center for Health Policy at Brookings; 2015.
[36] Jacobson G, Neuman T, Damico A. Medicap enrollment among new Medicare beneficiaries: how many 65-year olds enroll in plans with first-dollar coverage? April 13, 2015. http://kff.org/medicare/issue-brief/medigap-enrollment-among-new-medicare-beneficiaries/. Accessed 19 Apr 2016.
[37] Kaiser Family Foundation and Health Research and Educational Trust. Employer health benefits: 2006 summary of findings. Available at http://www.kff.org/insurance/7527/upload/7528.pdf. Washington, DC. Accessed 8 Dec 2006.
[38] McArdle F, Neuman T, Huang J. Retiree health benefits at the crossroads. Overview of health benefits for pre-65 and Medicareeligible retirees. April 14, 2014. http://kff.org/report-section/ retiree-health-benefits-at-the-crossroads-overview-of-health-benefits/. Accessed 19 Apr 2016.
[39] Piette JD, Heisler M, Wagner TH. Cost-related medication underuse. Arch Intern Med. 2004; 164: 1749–55.
[40] CMS fast facts. Updated July 7 2016. https://www.cms.gov/fastfacts/. Accessed 12 Aug 2016.
[41] Davis M, Poisal J, Chulis G, et al. Prescription drug coverage, utilization, and spending among Medicare beneficiaries. Health Aff. 1999; 18: 231–43.
[42] The medicare part d prescription drug benefit. Kaiser Family Foundation. October 2015 fact sheet. http://files. kff.org/attachment/fact-sheet-the-medicare-part-d-prescription-drug-benefit. Accessed 27 May 2016.
[43] Profile America. Facts for features. Older Americans Month: May 8, 2015. U.S. Census Bureau News.
[44] Cubanski J, Swoope C, Jacobson G, Casillas G, Neuman T. A primer on medicare: key facts about the medicare program and the people it covers. March 20, 2015. http://kff.org/report-section/aprimer-on-medicare-what-is-the-role-of-medicare-for-dual-eligible-beneficiaries. Accessed 25 Apr 2016.
[45] Altman D, Frist WH. Medicare and medicaid at 50 years. Perspectives of beneficiaries, health care professionals and institutions, and policy makers. JAMA. 2015; 314: 384–29.
[46] Radnofsky L. Millions eligible for medicaid go without it. Wall Street Journal. Updated January 31, 2016.
[47] The Commonwealth Fund. Caught in between: prescription drug coverage of medicare beneficiaries near poverty. Issue Brief No. 669. New York; 2003.
[48] National health expenditure data. NHE fact sheet. https://www.cms.gov/research-statistics-data-and-systems/statistics-trends-and-reports/nationalhealthexpenddata/nhe-fact-sheet.html. Accessed 26 Aug 2016.

[49] Grover A, Slavin PL, Willson P. The economics of academic medical centers. The New England Journal of Medicine. June 19, 2014. http://NEJM. ORG. Accessed 25 July 2016.

[50] Miller M. Medicare Payment Advisory Commission. Hospital policy issues. Testimony before the committee on ways and means us house of representatives. July 22, 2015.

[51] Enders T, Conroy J. Advancing the academic health system for the future a report from the AAMC advisory panel on health. Disproportionate share hospital payments, https://www.macpac.gov/subtopic/disproportionate-share-hospital-payments/Accessed 25 July 2016.

[52] National Academy of Seience. The roles of academic health centers in the 21st century: a workshop summary. Washington, DC: 2002.

[53] Health Affairs. Graduate medical education. http://www.healthaffairs.org/healthpolicybriefs/brief.php?brief_id=73. Accessed 1 Aug 2016.

[54] US Dept. of Health and Huma Services. http://bhpr.hrsa.gov/grants/teachinghealthcenters. Teaching Health Center Graduate Medical Education (THCGME). Accessed 1 Aug 2016.

[55] Ling L. The basics of GME finance for program directors February 26, 2015 presentation. http://www.acgme.org/Portals/0/PDFs/2015%20AEC/Presentations/PC001/PC001g_Financial.pdf Accessed 22 July 2016.

[56] Direct graduate medical education (DGME). The centers for medicare and medicaid services. https://www.cms.gov/medicare/medicare-fee-for-service-payment/acuteinpatientpps/dgme.html. Accessed 22 July 2016.

[57] American Society Anesthesiologist. Physician quality reporting system. http://www.asahq.org/quality-and-practice-management/quality-improvement/physician-quality-reporting-system. Accessed 10 June 2016.

[58] Baer I, Lee G. Macra basics cmog-gfp meeting. February 25, 2016. Associate of American Colleges. Accessed 10 June 2016.

[59] The Centers for Medicare and Medicaid Services. Notice of proposed rulemaking medicare access and chip reauthorization act of 2015. Quality payment program. https://www.cms.gov/Medicare/Quality-Initiatives-Patient-Assessment-Instruments/Value-Based-Programs/MACRA-MIPS-and-APMs/NPRM-QPP-Fact-Sheet.pdf. Accessed 8 July 2016.

[60] The Centers for Medicare and Medicaid Services. Merit-based incentive payment system: clinical practice improvement activity performance category. https://www.cms.gov/Medicare/Quality-Initiatives-Patient-Assessment-Instruments/Value-Based-Programs/MACRA-MIPS-and-APMs/CPIA-Performance-Category-slide-deck.pdf. Accessed 8 July 2016.

[61] Mechanic R. Issue brief Medicare's bundled payment consideration for providers. American Hospital Association. http://www.aha.org/content/16/issbrief-bundledpmt.pdf. Accessed 17 June 2016.

[62] Perioperative Surgical Home. American Society Anesthesiologists. https://www.asahq.org/PSH. Accessed 10 June 2016.

[63] The Centers for Medicare and Medicaid Services. Path to value. https://www.cms.gov/Medicare/Quality-Initiatives-Patient-Assessment-Instruments/Value-Based-Programs/MACRAMIPS-and-APMs/MACRA-LAN-PPT.pdf. Accessed 5 June 2016.

[64] The Centers for Medicare and Medicaid Services. Better care smarter spending healthier people: paying providers for value not volume. January 26, 2015. Press release. https://www.cms.gov/Newsroom/MediaReleaseDatabase/Fact-sheets/2015-Fact-sheets-items/2015-01-26-3.html. Accessed 10 June 2016.

[65] The Centers for Medicare and Medicaid Services. Data compendium 2011 edition. Table V1.8–participation rates as percentage of physicians, by specialty selected periods. https://www.cms.gov/Research-Statistics-Data-and-Systems/Statistics-Trends-and-Reports/DataCompendium/2011_Data_Compendium.html. Accessed 17 June 2016.

[66] The Centers for Medicare and Medicaid Services. http://www.cms.hhs.gov/faca/ppac/oral_asa.pdf. Accessed 29 Nov 2004.

[67] The Centers for Medicare and Medicaid Services. http://www.cms. hs.gov/manuals/14_car/3btoc. asp. Chapter 17. Accessed 6 Dec 2004.

[68] The Centers for Medicare and Medicaid Services http://www.cms.hhs.gov/about/regions/professionals. asp. Accessed 6 Dec 2004.

[69] The Centers for Medicare and Medicaid Services. Medicare resident and new physician guide: helping health care professionals navigate medicare. 7th ed. Baltimore: Centers for Medicare and Medicaid Services; 2003. p. 16.

[70] The Centers for Medicare and Medicaid Services www.cms.hhs. gov/publications/overview. Accessed 29 Nov 2004.

[71] Ogunnaike BO, Giesecke AH. ASA relative value guide (RVG): a defining moment in fair pricing of medical services. ASA Newsl. 2004; 68: 15–7.

[72] Medicare carriers' manual. Part 3. Chapter 15, Section G. Rev. 1690 p.15. Available at: http://www.cms.hhs.gov/manuals. Accessed 1 Nov 2004.

[73] The Centers for Medicare and Medicaid Services. http://www.cms.hhs.gov/physicians/pfs/wrvu-ch1. asp. Accessed 29 Nov 2004.

[74] Medicare anesthesia payments. July 27, 2007. United

States Government Accountability Office, Washington, DC. http://www.gao.gov/new. items/d07463.pdf. Accessed 13 June 2016.
[75] Stead SW, Merrick SK. ASA survey results for commercial fees paid for anesthesia services–2015. http://monitor.pubs. asahq.org/data/Journals/ASAM/934511/48.pdf.gif. Accessed 13 June 2016.
[76] Scott M. The American Society of Anesthesiologists. http://www.asahq.org/newsletters/1997/-1_97/washington_0197.html. Accessed 12 Oct 2004.
[77] Zerwas JM. American Society of Anesthesiologists letter to U.S. Senate Committee on Finance Chairman Max Baucus and Ranking member Orrin G. Hatch. 2013.
[78] Carrier's manual. Part 3. Chapter 8. Available at: http://www.cms.hhs.gov/manuals/14_car/3b8000. asp. Accessed 1 Nov 2004.
[79] Carrier's manual. Part 3. Chapter 8. Revision 1690. Section 15018. Fee schedule for physicians' services. Available at: http://www.cms.hhs.gov/manuals/pm_trans/R1690B3.pdf. Accessed 6 Dec 2004.
[80] Hannenberg A, Scott M. The American Societyof Anesthesiologists. http://www.asahq.org/Newsletters/2002/12_02/hannenberg.html. Accessed 12 Oct 2004.
[81] Jimenez R. MIPPA revises medicare anesthesia teaching programs. Becker's review. May 4, 2010. http://www.beckersasc. com/asc-coding-billing-and-collections/mippa-revises-medicare-anesthesia-teaching-programs.html.
[82] The Centers for Medicare and Medicaid Services. http://www.cms.hhs.gov/medlearn/mrnp-guide.pdf. p.121. Accessed 17 Oct 2004.
[83] Iglehart J. The centers for Medicare and Medicaid services. N Engl J Med. 2001; 345: 1920–4.
[84] The affordable care act and fighting fraud. US Department of Health and Human Services. HHS.gov. Stop medicare fraud. https://www.stopmedicarefraud.gov/aboutfraud/aca-fraud/. Accessed 17 June 2017.
[85] Medicare fraud progress made but more action needed to address medicare fraud waste and abuse. GAO US Government Accountability Office. Public Release April 20, 2014. http://www.gao.gov/products/GAO-14–560T.
[86] The Centers for Medicare and Medicaid Services. http://www.cms.hhs.gov/medlearn/mrnp-guide.pdf. p.9. Accessed 17 Oct 2004.
[87] Health care fraud and abuse control program. Annual report for fiscal year 2015. The Department of Health and Human Services and the Department of Justice. 2016.
[88] Annual Report for Fiscal Year 2011. The Department of Health and Human Services and The Department of Justice Health Care Fraud and Abuse Control Program. https://oig.hhs.gov/publications/docs/hcfac/hcfacreport2011.pdf.
[89] The Centers for Medicare and Medicaid Services. http://www.cms.hhs.gov/medlearn/mrnp-guide.pdf. pp.124–26. Accessed 17 Oct 2004.
[90] Health care fraud and abuse control program annual report for fiscal year 2011. Department of health and human services and the department of justice. https://oig.hhs.gov/publications/docs/hcfac/hcfacreport2011.pdf.
[91] Federal grand jury indicts dallas anesthesiologist on health care fraud offenses. US Attorney Office Northern District Texas. May 20, 2015. https://www.fbi.gov/contact-us/field-offices/dallas/news/press-releases/federal-grand-jury-indicts-dallasanesthesiologist-on-health-care-fraud-offenses.
[92] The Centers for Medicare and Medicaid Services. http://www.cms.hhs.gov/medlearn/mrnp-guide.pdf. pp.131–32. Accessed 17 Oct 2004.
[93] Swann M. Fast-tracking compliance training in academic practices. Am Coll Med Pract Exec Coll Rev. 1999; 16: 61–88.
[94] The Centers for Medicare and Medicaid Services. Interpretive guidelines §482.52(b)(4). Available at: http://www.cms.hhs.gov/manuals/107_som/som107_appendixtoc. asp. Accessed 31 Jan 2005.
[95] Standards for post anesthesia care. Committee of origin: standards and practice parameters. American society of anesthesiologists. October 15, 2014. http://www.asahq.org/~/media/sites/asahq/ files/public/resources/standards-guidelines/standards-for-postanesthesia-care.pdf.
[96] Byrd JR, Merrick SK, Stead SW. Billing for anesthesia services and the QZ modifier: a lurking problem. American Society of Anesthesiologists. http://monitor.pubs. asahq.org/data/Journals/ASAM/934540/36.pdf.gif. Accessed 3 July 2016.
[97] The Centers for Medicare and Medicaid Services. http://www. cms.hhs.gov/manuals/CMS transmittals 1690 and 1723, January 5, 2001 and September 26, 2001. Accessed 1 Nov 2004.
[98] Definition of immediately available when medically directing. Committee of origin economics. American society of anesthesiologists. October 15, 2014. http://www.asahq.org/~/media/sites/asahq/files/public/resources/standards-guidelines/definition-of-immediately-available-when-medically-directing.pdf.
[99] The Centers for Medicare and Medicaid Services. http://www. cms.hhs.gov/medlearn/mrnp-guide.pdf. pp.134–35. Accessed 17 Oct 2004.
[100] Enforcement highlights. HHS.gov. July 31, 2016. http://www.hhs.gov/hipaa/for-professionals/compliance-enforcement/data/enforcement-highlights/index.html. Accessed 5 Aug 2016.

第二部分
系统变化

10. 老年麻醉：中枢神经系统和外周神经系统的年龄依赖性变化

阿努希瑞·多西（Anushree Doshi），罗伯特·卡维萨（Roberto Cabeza），迈尔斯·伯杰（Miles Berger）

引言

衰老是一个不可避免的过程，涉及端粒缩短、自由基积累、氧化应激和线粒体DNA损伤等多种机制。总之，这些变化对神经系统的生物化学、形态学、生理学和功能具有显著影响。尽管最初的研究仅限于人体解剖和动物模型，但是神经成像、遗传学和其他技术的进步极大地促进了我们对人类神经系统的正常和病理性老化的理解。

在本章中，我们将讨论人类神经系统中的这些正常和病理年龄依赖性变化，以及在人群中检查正常群体组和患者组中这些变化的研究。鉴于预计到2050年65岁及以上的美国人口（约4 300万）将增加一倍[1]，目前重要的是要认识到中枢和外周神经系统的显著年龄依赖性变化及其对麻醉管理的影响。更为重要的是要记住，由于每个人不同的遗传背景和环境改变，在人类神经系统的老化过程中存在着相当大的个体差异[2]。实际上，人类神经系统的大多数测量的总体方差或标准偏差都随着年龄的增长而增加，这是老年病学普遍原理中的一个例子，即不同个体的生物学衰老过程以不同的速度发生，也是麻醉老年患者时需要记住的重要一点。

中枢神经系统

中枢神经系统的自然变化

形态学改变

众所周知，大脑在中年时开始质量减轻，在老年时加速衰退。这种萎缩不是均匀分布的；中年后萎缩增加的区域包括海马、尾状体、小脑和前额叶皮质[3,4]。白质也似乎随着年龄的增长而退化，与年龄相关的有髓纤维束丢失高达45%[5]。虽然早期的数据表明灰质质量没有明显的变化，但新的研究表明，灰质体积也受到年龄的影响[6,7]。此外，随着年龄的增长，大脑脊髓（CSF）体积、脑室空间和皮质变薄增加[6]。这些发现已被体视学和磁共振成像所证实[5,8]。

神经元树突本身通过数量、长度、分支和树突棘的减少而退化，而这些变化在皮质中最为明显[9-11]。此外，在老年人中观察到轴突变性，表现为细丝或糖原沉积的积累[12]。轴突退变还与髓鞘病理学改变有关，如碎片和微空泡的积聚。这些病变破坏髓鞘功能，损害轴索冲动传导[13]。2010年巴佐基斯（Bartzokis）领导的一项研究分析了23岁至80岁男性的髓鞘完整性，该研究使用依赖MRI的指标R_2间接标记了体内髓鞘的完整性。该标记基于髓鞘形成是脱水过程而髓鞘分解增加水含量的原理。R_2 随着髓鞘的形成而增加，随着髓鞘的分解而减少。巴佐基斯发现，额叶白质 R_2 在39岁时达到峰值，此后下降[14]。该小组后来证实，大脑发育后期的髓鞘束，如颞叶和前额皮质，更易受年龄依赖性病理学[15]的影响。恒河猴是人类脑老化的理想模型，因为它们经历与人类相似的年龄相关的认知衰退，因此已被用于一些研究中。恒河猴的大脑显示了上述与年龄相关的髓鞘变化，以及突触密度和α1和α2肾上腺素能受体密度的降低[16]。

总体上，人们认为这些形态学变化损害神经纤维传导，这可能导致年龄依赖性认知变化，例如执行功能、视觉空间分辨技能、注意力集中以及记忆编码和检索能力的损害[17,18]。

生理变化

以上详述的髓鞘和白质的变化对于老化脑的电生理学具有深远的意义。年龄相关的髓鞘完整性的破坏延长不应期，降低突触传递速度和神经网络同步性。这些过程会破坏大脑皮层和周围神经之间的连接。衰老还会改变神经递质受体的表达，减少胞体大小，导致突触丧失；这些变化会进一步损害神经传递，如图10-1所示[19]。1993年进行的一项旨在了解与年龄有关的记忆变化的前瞻性临床试验强调了这些神经传递变化，该试验研究了200名没有原发性共患病的人（每10年20名男性和20名女性，30～85岁）。这项研究发现，对于50岁以上的患者来说，长期记忆相对不足，即在超过几分钟的时间内记住大量数据，这与脑电图去同步化、脑脊液体积增加和白质改变有关[20]。此外，这项研究还有助于澄清这样的观点，即使用MRI和CT可以将衰老的神经系统简化为神经元团簇的丢失。虽然白质减少，但从去同步化来看，神经元功能障碍在健康老龄化中起着至关重要的作用。然而，该研究没有采用生物化学或神经组织学方法来帮助在微观水平上理解这些变化。

多年后，神经影像学研究表明，在中年以后，与青少年和年轻人相比，神经募集会增加[21]。这种神经募集的增加被解释为对老年人神经网络完整性降低的补偿反应[22-26]。这一假设得到了前瞻性试验的支持，这些试验发现，老年人在执行记忆任务时，前额叶和海马区的参与度更高[27,28]。这一概念（即"少布线多激活"）也已扩展到运动传导通路[29]。

随着时间的推移，脑血管的调节也受到同样的影响；中年以后，患者的脑血流量和脑血流速度下降[30]。只有有限的数据来确定在大脑代谢或自动调节中存在年龄依赖性变化的程度。尽管如此，2003年的一项前瞻性研究发现，经过30 min的倾斜试验后，60岁以上的健康人群的大脑自动调节仍然保持不变[31,32]。

脑脊液产生和循环的调节以及脉络膜丛和血脑屏障（BBB）的功能也发生了变化。脉络膜皱襞通过提供生长和分化所需的营养因子，在生命早期的神经元发育中起关键作用。在成年期，它有助于维持一个成熟的神经系统内的稳态，帮助调节血脑屏障的运输，在神经祖细胞的存在下修复损伤，清除毒素。老年人的脑脊液循环减少，从而阻碍代谢废物的清除和生物活性营养物的运输。事实上，脑脊液容量的增加与神经认知障碍有关[20,33]。随着年龄的增长，脑成像也证实血脑屏障的渗漏增加[34]。啮齿类动物模型表明，这可能是氧化应激、肿瘤坏死因子-α（TNF-α）通透性增加、GLUT-1葡萄糖转运蛋白-1（GLUT-1）表达减少、铁沉积改变和激素失衡的作用[35-39]。

生化改变（神经递质相关）

虽然早期研究表明，神经传递在很大程度上随年龄增长而保持不变[40]，但神经成像和神经受体配体结合的技术进步揭示了神经化学和信号传导通过几个关键神经递质受体发出信号的变化。神经递质及其同源受体的关键年龄依赖性变化详述如下。重要的是要注意，我们在这方面的知识仍然不完整；今后的研究将有必要更充分地了解与年龄有关的神经传递变化。

10. 老年麻醉：中枢神经系统和外周神经系统的年龄依赖性变化　　　　　　　　　　　　　　　　　　　　　　　　　　　159

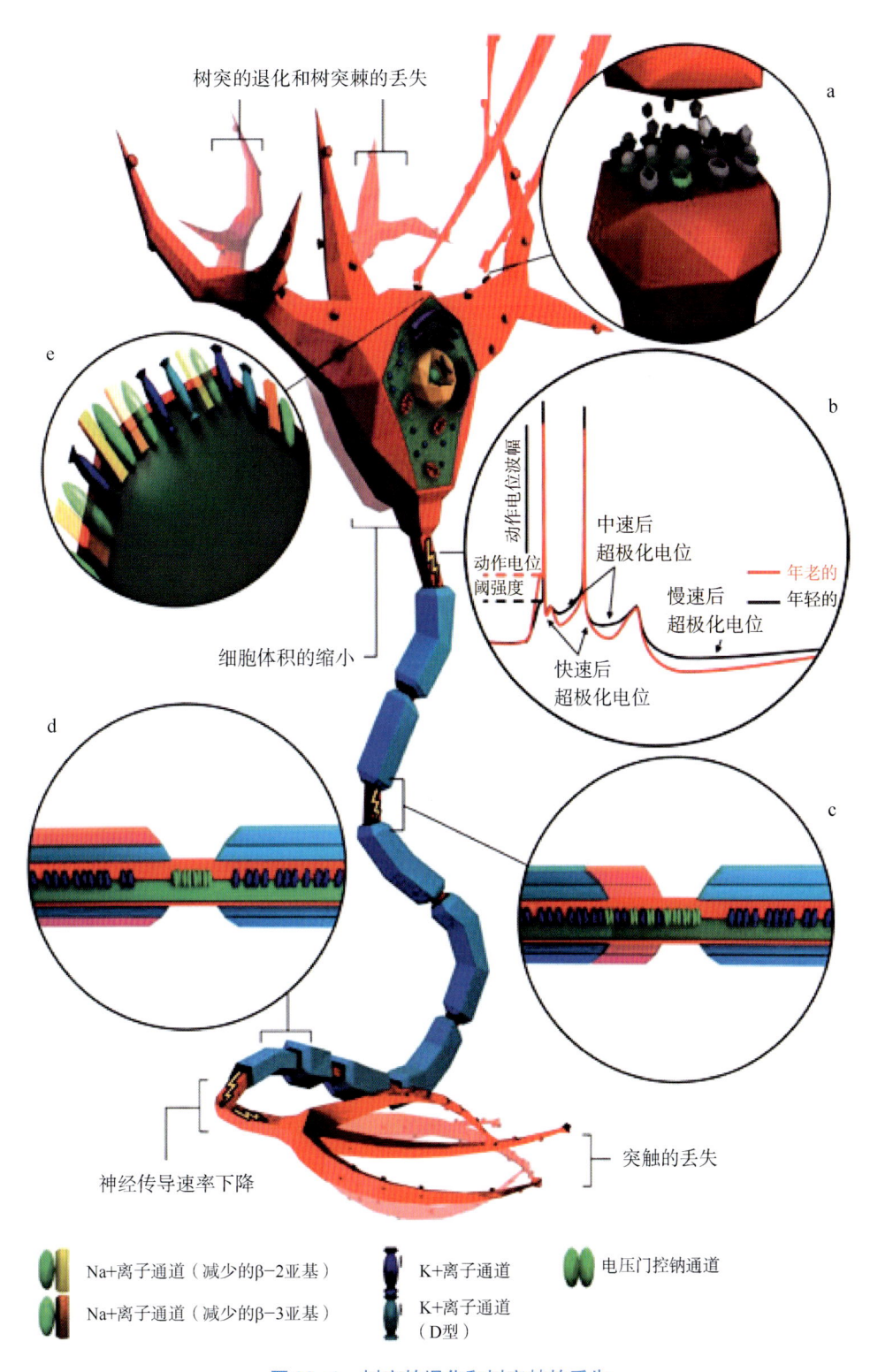

图 10-1　树突的退化和树突棘的丢失

a. 年龄对神经递质受体的影响；b. 年轻和年老神经元的动作电位迹线；c. 与年龄相关的变化如右图所示，显示了钾受体的易位；d. 与图左侧显示的健康神经元相比，可见年龄相关的髓鞘耗竭；e. 受体的类型和性质也会随着年龄的增长而改变（转载自Rizzo等[19]）。

5-羟色胺

众所周知,5-羟色胺在记忆形成、情感和情绪调节、睡眠稳态和疼痛调节中起关键作用。此外,5-羟色胺在血小板生物学、肠内神经系统的胃动力调节和神经系统外的许多其他生理过程中起关键作用[41]。随着时间的推移,5-羟色胺含量和神经支配似乎得到了保存,但是,神经化学和PET成像显示,皮质5-羟色胺受体数量随年龄增长而减少。因此,尽管不存在神经化学缺陷,但存在神经传递受损的可能性[42,43]。尽管直接的临床意义尚未确定,但我们有理由怀疑,这可能与老年人的情绪调节和睡眠障碍有关,因为类似的症状也经常出现在抑郁的成年人身上。鉴于选择性5-羟色胺再摄取抑制剂(SSRIs)在治疗抑郁症方面的成功,有必要研究SSRIs对有无抑郁症的老年人的影响。补充5-羟色胺会改变记忆障碍的进展吗?这会有助于预防老年人抑郁吗?有证据表明,卒中后使用SSRIs可促进身体恢复,可能是通过增强神经元可塑性和神经生成[44]。数据还表明SSRIs介导海马神经发生,潜在的可塑性有助于建立一种更有效的思维和行为模式[45]。此外,还需要进行进一步的研究,以帮助了解为老年人开具SSRIs处方时所需的药理学调整。人们可能会认为,由于5-羟色胺能神经传导的固有损害,老年人可能需要更高的剂量,但衰老的肝肾系统可能提示更低的剂量就会产生类似的临床作用。

多巴胺

除了心血管、肺、胃肠和肾脏系统之外,中枢神经系统中也发现多巴胺受体。在中枢神经系统中,多巴胺主要分布于纹状体,并参与运动和认知功能,如奖赏处理、记忆编码/检索和语言流畅性。多巴胺在腹侧被盖区和伏隔核之间的交流中也起作用,伏隔核是负责正强化和奖励行为的中央奖赏处理单元[46]。主要的神经受体是D1和D2;虽然两者都是突触后受体,但也有突触前D2受体,其有助于多巴胺释放的自动调节。多巴胺浓度和多巴胺受体数量与年龄显著相关[47-49]。这种下调被认为是继发于年龄相关的多巴胺能突触和神经元的丧失;然而,这些变化背后的机制尚未解决,可能是多因素的[50]。无论如何,这些变化可能导致老年人认知功能和运动能力下降[51-53]。据推测,这些变化也会导致老年人对快感缺乏症的易感性增加,以及对正常奖励刺激的情绪反应改变。

乙酰胆碱

乙酰胆碱在外周和中枢神经系统中普遍存在。烟碱和毒蕈碱乙酰胆碱受体存在于脑和外周,在较高的认知功能、动物体神经系统和神经肌肉连接中起关键作用。M1受体通常存在于皮质、海马、伏隔核、苍白球和尾状核。M2受体主要存在于丘脑、脑干、脑桥和小脑中。对58例死后人脑的评估显示,随着健康老化,毒蕈碱受体表达在额叶区域(主要是M1)降低,而在丘脑区域(主要是M2)增加。为了评估烟碱受体,该小组使用了两种不同的配体:尼古丁和乙酰胆碱。尼古丁结合相关数据显示出与毒蕈碱受体相似的区域变化;然而,乙酰胆碱作为配体未发现显著的年龄相关变化。研究人员将这种差异归因于尼古丁的结合位点增加以及受体亚型随年龄增长而发生的变化[54]。除了改变受体密度外,甚至在血浆胆碱增加的情况下,脑胆碱摄取也可能随着年龄的增长而减少[55]。这些变化描述了随年龄增长而降低的胆碱能功能,强调了在已经缺乏胆碱能的老年患者中避免抗胆碱能药物治疗的必要性。抗胆碱能药物会损害老年人的认知功能,加速老年人术后谵妄的发生[56,57]。

NMDA受体

N-甲基D-天冬氨酸(NMDA)受体调节学习、记忆和突触可塑性,并且主要分布于海马和皮质。NMDA受体具有多个配体,包括甘氨酸、谷氨酸、锌和镁。尽管NUMDA受体有多个NMDA受体亚基,但Glu-N1和Glu-N2亚基的研究最为广泛,并且在啮齿动物和人类之间表现出很强的同源性。早期的研究表明,这些亚单位的受体密度随年龄增长而下降,而NMDA的结合与海马依赖记忆功能的损伤有关[58]。这些影响可以通过环境变化如饮食补充（ω-3脂肪酸、人参等）和热量限制而减弱[59]。尽管有这些神经保护因素，但有证据表明，即使是记忆巩固的受体，其作用也不如年轻个体有效[60]。这些发现表明，除了NMDA受体表达的年龄相关降低之外，下游细胞内信号传导和对剩余NMDA受体的功能性神经元反应也存在年龄相关的下降。

GABA

γ-氨基丁酸（GABA）是成熟神经系统中的关键抑制性神经递质，但有趣的是，它在发育中的神经系统中主要是兴奋性神经递质[61]。有3种成熟的受体：$GABA_A$、$GABA_B$、$GABA_C$。然而，我们将重点关注$GABA_A$受体，因为它是许多麻醉药的分子靶点，如吸入麻醉药、巴比妥类、依托咪酯、丙泊酚和苯二氮䓬类。$GABA_A$受体由5个亚单位组成，每个亚单位具有独特的药理和电生理特性。虽然我们已经知道并确定了几种构型，但我们将在本章全面讨论$GABA_A$受体。$GABA_A$受体分布于大脑皮层、海马、小脑和下丘，在记忆形成、紧张和焦虑中起作用。我们对衰老的神经系统和$GABA_A$受体变化的许多知识来自啮齿动物模型；认识到啮齿动物神经系统可能不能完美地转化为我们自己的神经系统，因此，必须谨慎地解释这些研究。虽然总$GABA_A$受体结合不随健康老化而改变，但海马中的结合密度出现增加[62]。此外，有证据表明，苯二氮䓬类药物在成熟神经系统的细胞中产生更大的GABA介导的电流，表明老年人对苯二氮䓬类药物的敏感性增加是由于生化改变，而不仅仅是药物消除减少或其他药代动力学改变[63,64]。这一信息可以解释为什么老年患者对$GABA_A$受体的其他麻醉配体的敏感性增加。

组胺

组胺能神经元参与睡眠觉醒周期、温度调节、内分泌途径、认知过程、食欲、注意力和记忆。在外周还参与趋化性、荨麻疹、胃酸分泌、支气管收缩和血管舒张。在中枢神经系统中，组胺能通路起源于结节乳头核，并投射到海马、大脑皮层、下丘脑、杏仁核和伏隔核。虽然已经分离出4种组胺受体，但在CNS中仅出现3种受体（H1、H2和H3）。H1和H2通路影响生理功能、记忆形成和情绪调节。H3受体通过突触前作用和适度释放其他神经递质，如去甲肾上腺素、乙酰胆碱和多巴胺来调节组胺途径[65]。

额叶、颞叶和顶叶区域H1结合的下降与衰老相关，通过正电子发射断层摄影术测量发现H1结合率每10年下降13%，而在体外结合时未观察到受体密度的任何明显变化[66]。虽然这项研究没有发现对临床的直接影响，但后来的研究表明，组胺减少在衰老中认知缺陷的增加中起作用。此外，在加速衰老的小鼠模型（如快速老化小鼠模型）中，H3拮抗剂可逆转认知功能缺陷，可能是通过阻断突触前H3受体介导的组胺释放抑制来实现的[67]。虽然H3受体调节几种不同神经递质的释放，但这项研究最简单的解释是，在老化的大脑中增加组胺的释放可以改善与年龄相关的认知缺陷。

食欲素

食欲素能神经元胞体位于下丘脑外侧，在觉醒、能量平衡和食欲中起作用。食欲素最常与嗜睡症有关。在嗜睡症中，大脑中产生的食欲素大量减少。动物模型显示，随着年龄增长，食欲素的产生显著减少，同时伴有肥胖、饮食导致的肥胖、胰岛素信号传导失调和棕色脂肪组织产热改变[68]。然而，补充了食欲素的老年啮齿动物与补充了相同食欲素的年轻啮齿动物相比，其觉醒、食欲和心环节律的改变较小[69]。总之，这些研究表明，老年动物不仅食欲素水平较低，而且对外源食欲素的敏感性也较低。食欲素的生物学和生理学是否会随着年龄的增长而发生类似的变化还有待观察；FDA最近批准的食欲素拮抗剂可能有助于我们理解人类的这个问题[70]。

可塑性

衰老并不像以前认为的那样仅仅是细胞死亡的一种功能；它是随时间的推移结构、生化和生理变化的顶点。这些变化不能被简化为一个不可避免的衰退过程,因为即使在生命的最后几十年里,也有明显的可塑性证据。事实上,老化和张力的支架理论(STAC)整合了成熟的大脑适应依赖于年龄的形态变化以保持认知功能的能力。STAC承认,即使血管发生和神经发生受阻,它们仍然存在,并补偿白质改变、树突分支减少、突触改变和神经递质改变。这种新的环路可能没有那么高效,但它确实能像图中所示的那样(10-2),使神经功能和弹性得以持续[71]。啮齿类动物模型及其在学习和记忆、海马体的神经发生、大脑皮层的树突状分支和突触发生以及基底神经节的环境强化等方面的研究证实了这一点[72]。除了这些老化神经系统的细胞适应/复原的例子外,也很明显,在老年人的神经网络和大脑区域中存在着大规模的变化,这些变化导致了认知任务的表现[26]。

然而,并不是所有的神经学家都对老化大脑的功能保持乐观。门肯(Mahncke)确定了4个导致"老年人大脑功能螺旋下降"的核心因素:大脑活动时间减少、噪声处理、神经调节控制减弱和负性学习。总的来说,他说这些过程导致大脑可塑性以一种不可避免的方式对功能路径产生负面影响。因此,该小组提出,预防或尽量减少这些变化是保护神经功能的最佳选择[73]。

尽管神经可塑性仍然随着年龄的增长而存在,但是对啮齿类动物前额叶皮层中应激诱导的神经元萎缩的恢复的研究证实,年龄的增长损害

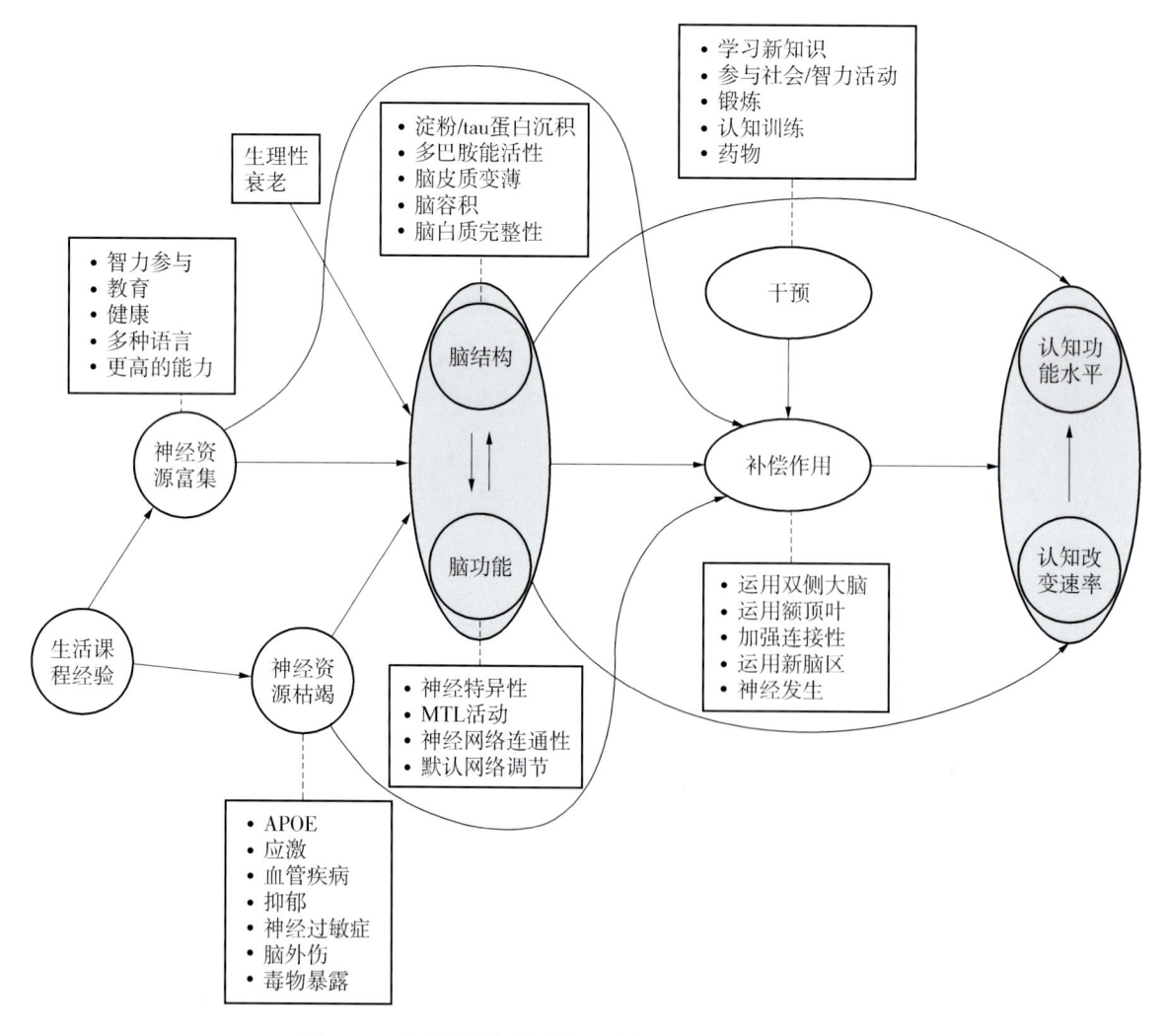

图10-2 老化和认知的支架理论(STAC-R)的修正模型

它既包括神经系统的进行性功能障碍,也包括随年龄增长而出现的行为和生物补偿机制(引自Reuter-Lorenz和Park[148])

了神经弹性和突触可塑性。因此，行为和生化干预所能取得的进步不能完全抵消健康老龄化的影响[10,74]。这一领域仍有待进一步研究，而促进成熟大脑再生和再年轻化的措施，包括身体和认知锻炼、谨慎的热量限制、年轻的血浆施用和干细胞使用[75,76]。此外，目前还不清楚啮齿类动物模型能在多大程度上真实地反映了人类大脑的衰老，因此，评估这些治疗策略在老化的人脑中是有效的并将是至关重要的。

中枢神经系统的病理改变

虽然有许多与中枢神经系统相关的病理，这里我们将重点介绍常见于老年人的疾病状态。

阿尔茨海默病

阿尔茨海默病（Alzheimer's Disease, AD）主要依靠临床诊断，患者通常在短时记忆（即顺行性失忆症）、单词查找、空间认知和执行功能方面有隐匿性的进展性缺陷。一小部分AD病例由于特定的基因突变而表现出孟德尔遗传模式（因此被称为家族性AD），但是绝大多数AD病例不是由简单的显性或隐性作用的基因突变引起的，因此是零星发生的。在任一种情况下，AD的诊断需要不存在其他可能的原因，例如显著的脑血管疾病或其他痴呆的证据。海马萎缩的MRI表现、脑脊液中β淀粉样蛋白和tau蛋白水平的变化、脑β淀粉样蛋白和tau蛋白沉积的神经影像学证据、神经纤维缠结和老年斑沉积的尸检发现，以及颞顶功能障碍可进一步证实这一诊断。APO-Eε4等基因突变的患者出现散发性AD的风险也在增加，而可能导致出现"散发性AD"风险的其他遗传变异仍在被发现中[77,78]。乙酰胆碱是受这种疾病影响最大的神经递质——尸检研究显示烟碱受体优先丧失[48]，尽管这种变化在多巴胺和5-羟色胺中也被观察到[79]。

因为担心AD的第一个病理变化比行为或认知表现早几十年发生，临床前AD特征的识别是进一步指导治疗选择的重点。另外，由于担心围手术期应激和合成药物可能导致β样淀粉样蛋白的堆积和tau蛋白的病理恶化，了解AD的病理生理学是非常重要的[80]。

研究表明，除了随年龄增长而出现的突变基因髓鞘破坏外，AD中还存在由β淀粉样蛋白等外源性损伤引起的整体髓鞘破坏[81]。2013年发表了一篇试图通过生物标志物的出现和进化来模拟疾病进展的论文。杰克（Jack）等人警告说β淀粉样蛋白会导致斑块形成，但并不总是产生相关临床症状。这个小组提议即使有AD的生物标记证据，相关的认知功能也存在个体差异。这种疾病的不同表现可能是由于不同程度的认知储备和并发的疾病，如血管性疾病[82]。

帕金森病

帕金森病（Parkinson's Disease, PD）是黑质下多巴胺神经元死亡引起的进行性神经退行性疾病。这种细胞丢失伴随着Lewy小体的形成，细胞内包涵体含有α-突触核蛋白；α-突触核蛋白突变在帕金森病中已被证实[83]。与AD相似，PD的诊断也是基于临床，由于存在主要的运动症状，包括静止性震颤、全身旋转、运动迟缓、肌强直和姿势步态障碍[84]。这些运动表现出现在其他明显的症状之后，如嗅觉障碍和睡眠障碍[85,86]，因此已经集中尝试确定这些早期PD症状和遗传风险因素，以帮助确定有早期症状甚至进行预防性治疗的患者。

目前，PD通常用多巴胺前体左旋多巴或L-DOPA治疗。不幸的是，患者通常仍会出现非运动性不良反应，包括自主神经功能障碍、从阿尔茨海默病到精神病的神经精神疾病和睡眠障碍[87]。左旋多巴可缓解症状，延缓临床进展，但不能治愈，随着疾病进展，其疗效会随着时间的推移而减弱。药物治疗失败的患者可以进行深部脑刺激（DBS）。脉冲发生器连接到丘脑下核或苍白球内段，导致局部释放腺苷和谷氨酸、增加脑血流以及促进神经前体细胞的增殖。DBS对多巴胺能通路也有化学和电学效应，并且多项临床试验显示其对持续性运动症状有临床改善[88]。不良反应包括感染、出血和未预料到的脑损伤。

虽然环境毒素和毒物可以产生具有相似临床特征的选择性多巴胺损失[49,73]，但是有许多遗传危险因素导致PD的发展。无论病因如何，帕金森病患者在非心脏手术中暴露于全身麻醉后易发生神经认知功能下降[89]。

路易体痴呆

路易体痴呆（LBD）与AD、PD具有共同的神经病理学和神经化学特征。LBD的特征在于存在胆碱能和多巴胺能功能障碍、路易体病理、认知损伤和神经精神症状。然而，LBD相对独特的关键特征包括生动的视幻觉、更大的视觉空间缺陷和自主神经功能障碍[90]。

除了上面详述的临床症状之外，AD和LBD都可能表现出波动的认知缺陷。然而，形态学比较常常有助于区分这两种疾病状态。LBD与皮质和皮质下萎缩有关，但颞叶和海马保存完好[91]（与AD不同，AD中经常可见海马和内侧颞叶萎缩）。

与PD相比，LBD患者通常在运动症状之前出现认知症状。LBD患者也不能耐受多巴胺能药物，因为它们常常引发或加重精神症状。LBD患者由于其自主功能障碍而不能耐受抗精神病药物，因此必须避免不当使用抗精神病药物治疗LBD患者[92]。

额颞叶痴呆

额颞叶痴呆（front-temporaldementia, FTD）是一种神经退行性疾病，主要表现为体感异常、神经束内包涵体和额颞叶广泛萎缩，伴有情绪不稳定、社交能力差、重复或强迫行为。FTD发病通常发生在中年，尽管诊断时的年龄在35~75岁。由于许多精神疾病，如双相情感障碍和精神分裂症，通常也出现在该年龄范围内，症状与FTD相似，FTD常被误诊为原发性精神疾病[93]。

此外，它也经常被误诊为早发性阿尔茨海默病。区分这些紊乱的一种方法是注意到AD通常不会表现出这样的社交不当或冲动。此外，FTD伴有进行性语言功能障碍和运动异常，例如肌肉消耗和萎缩。客观测试，如神经精神病学量表评分，也显示FTD患者的冷漠、欣快感和异常运动行为增加，有助于区分这些疾病状态[94]。

这在考虑FTD患者的治疗方案时仍然很重要。与阿尔茨海默病患者不同，FTD患者没有表现出任何改善，有些患者的症状会因使用多奈哌齐等乙酰胆碱酯酶抑制剂而恶化[95]。SSRIs已被确定为治疗FTD伴随的行为症状的一种可能方法[96]。

多发性硬化

多发性硬化（MS）是一种自身免疫性神经系统疾病，其特征是至少两个单独的中枢神经系统区域存在CNS斑块，且至少两个不同的临床症状发作间隔至少1个月[97]。这些症状是脱髓鞘和相关炎症的一种功能。该病的临床病程通常遵循以下3种途径之一：复发和缓解，进展，或两者的结合。虽然通常在青年期或中年诊断出该疾病，但在老年人中仍然存在。反复发作的累积效应可引起慢性炎症，伴随持续的感觉障碍、共济失调、肌无力和痉挛、视觉障碍、膀胱功能障碍、疲劳和神经性疼痛。抑郁和焦虑也很常见。多发性硬化的一个典型特征是Uthoff现象，即随着体温升高症状的短暂恶化。因此，在麻醉过程中对体温的监控是至关重要的[98,99]。

额外的病理变化

很难将上述中枢神经系统的特定疾病过程相关变化与老年人常见全身性疾病的年龄依赖性影响区分开来。例如，高血压已经显示以累积和渐进的方式加速海马萎缩[100]。众所周知，较高的体循环压力也会使脑灌注的自动调节曲线向右偏移，从而需要较高的压力以获得足够的脑血流量。长时间的高脂血症、葡萄糖稳态改变和促炎状态可能导致加速衰老或在中枢神经系统中产生其他功能失调的机制。因此，了解患者的整体健康对可能加剧上述特定疾病相关变化的深远影响是非常重要的。

外周神经系统

自然改变

外周神经系统（PNS）也易受年龄相关变化的影响。PNS 神经元表现出与 CNS 相似的非线性萎缩模式：神经元密度和组织选择性下降，髓鞘完整性丧失。此外，轴突运输（神经营养因子、神经递质和受体）的速率降低，并且内膜内的炎性标志物（肥大细胞和巨噬细胞）增加。总的来说，这些形态学变化与最初在啮齿动物模型中观察到的神经传导速度的降低有关，这也见于人类[101]。这些发现可能也是导致老年人肌肉力量、协调性和本体感觉下降的原因之一。

随着年龄的增长，肌肉质量和功能的丧失会因神经肌肉接头的变化而持续。

组织学和体内成像显示衰老的神经肌肉连接处突触囊泡较少，线粒体含量改变[102]。尽管突触小泡减少，但每个小泡似乎释放更多数量的神经递质。然而，这种量子大小的增加可能被神经递质周转的增加和突触后终板数目及密度的减少所抵消[103,104]。目前认为氧化应激和线粒体功能障碍可能介导这些变化。神经肌肉连接处的变化总结在图 10-3 中[105]。

保护机制有助于抵消这些影响；研究表明，较老的外周神经比年轻的外周神经具有较低的能量需求，这可以保护这些神经免受由于血管血流量减少而引起的潜在的缺血[106]。神经再生也抵消了上面详述的缺陷，但是再生的程度和速率随着年龄的增长而降低。这是由于华勒变性（从巨噬细胞中释放的有丝分裂因子更少）和轴突损伤再生的结果（来自施旺细胞的反应较弱）[107-109]。

自主神经系统的自然变化

自主神经系统（ANS）也同样受到衰老的影响。交感神经系统在老年人中具有更强的神经递质存在，特别是在心脏和骨骼肌中。这在一定程度上是由于增加了去甲肾上腺素的释放，降低了去甲肾上腺素和肾上腺素的清除率[110,111]。此外，年龄较大的个体表现出 α 和 β 受体敏感性的同时降低，以及 α 依赖性小脑内反应的降低。总之，肾上腺素能受体表达的这些变化导致较低的最大

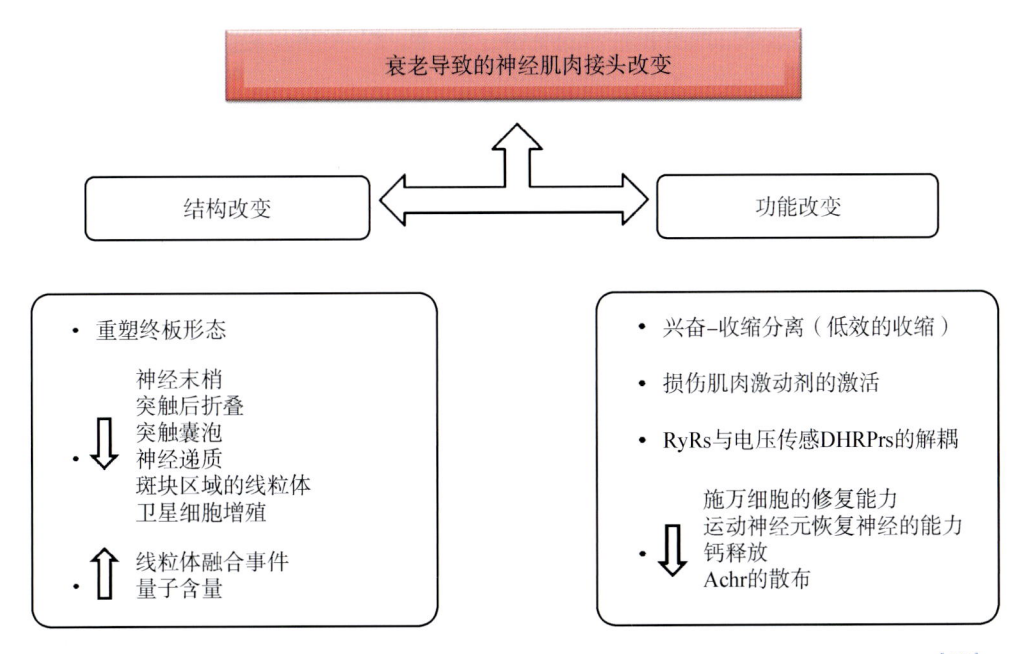

```
                  ┌─────────────────────────────┐
                  │   衰老导致的神经肌肉接头改变   │
                  └─────────────────────────────┘
                          ↑
          ┌───────────────┴───────────────┐
          ↓                               ↓
    ┌──────────┐                     ┌──────────┐
    │ 结构改变 │ ←─────────────────→ │ 功能改变 │
    └──────────┘                     └──────────┘
```

- 重塑终板形态

    神经末梢
    突触后折叠
    ⬇ 突触囊泡
    神经递质
    斑块区域的线粒体
    卫星细胞增殖

    ⬆ 线粒体融合事件
- 量子含量

- 兴奋-收缩分离（低效的收缩）
- 损伤肌肉激动剂的激活
- RyRs 与电压传感 DHRPrs 的解耦

    施万细胞的修复能力
    运动神经元恢复神经的能力
    ⬇ 钙释放
    Achr 的散布

图 10-3　神经肌肉接点随年龄增长而出现的功能和结构变化（引自 Gonzalez-Freire 等人[105]）

心率和血管收缩[112,113]。因此，尽管儿茶酚胺浓度增加，但对压力的生理反应显著减弱[114]。

虽然副交感神经系统可能会随着年龄的增长而发生变化，但对这种变化及其临床结果的研究有限。随着年龄的增长，直立性低血压增加，许多小组已经研究了老年时灌注不良或晕厥的后果，以及与年龄有关的颈动脉压力反射的变化。尽管这种反射在年龄较大的人群中存在，但与年轻人群相比，老年人对低血压的反应较为迟钝和迟缓[115,116]。尽管这些变化背后的机制仍未解决，但这可能是反射弧神经和机械损伤以及潜在的性别差异共同作用的结果[117]。

肠神经系统的自然变化

肠神经系统（ENS）是神经系统中经常被忽视的部分，它由上皮细胞、肌肉和神经元组成，调节胃肠功能。随着衰老，ENS也会发生动态变化，其机制尚不清楚。大量与年龄相关的神经元损失（引用高达40%~60%）已在动物模型中得到证实，特别强调胆碱能神经元的损失。然而，在动物物种之间缺乏关于损失程度的一致性。目前认为氧化应激、自由基损伤、神经营养因子储备减少、复制性衰老、肠上皮屏障退行性改变是肠神经元丢失的潜在机制。虽然热量限制可能有助于缓和这些变化，但ENS在成年期的神经再生尚未被确定[118]。老年患者出现ENS障碍的临床意义应促使麻醉医师考虑调整老年人误吸预防指南，因为老年人肠道内容物的运动和传输延迟，胃食管反流发生率增加，以及包括咽反射在内的口咽反应减弱[119]。

外周神经系统中年龄相关的病理改变

肌萎缩侧索硬化症（ALS）

ALS是一种致命的神经变性疾病，其特征是进行性运动功能障碍，继发于上、下运动神经元的缺失。尽管可能的机制包括氧化应激、线粒体功能障碍、谷氨酸介导的神经元兴奋性毒性（可能导致血管内钙稳态增加）和炎性应激，但病因仍不清楚。家族性ALS与SOD1基因的突变有关；然而，与AD类似，绝大多数ALS病例不是孟德尔式遗传的，因此可以认为是"散发性的"[120]。家族性和散发性ALS的组织学特征包括星形神经胶质过多症和受累神经元的神经内包涵体[121]。

ALS患者的感觉保持完整，因为这种疾病只影响运动神经，尽管它通常不影响眼球运动和尿道括约肌。运动神经元的进行性丧失使患者经历肌束震颤、痉挛、无力和肌肉萎缩。患者的心理也受到影响，并且患者表现出痴呆和抑郁的发生率增加。治疗方法仍然难以捉摸，患者不可避免地面临功能和独立性的稳步下降，需要讨论通气支持和最终的临终关怀。麻醉医师经常护理ALS患者行气管切开术和胃管置入。

周围神经病变

老年人周围神经病变最常继发于全身疾病，如外周血管疾病和糖尿病，但也可由恶性肿瘤、自身免疫性疾病、毒素（酒精和药物）、营养缺乏（特别是维生素B_{12}）、药物（化疗剂）和特发性病因引起[122]。因此，我们必须了解患者的完整病史，以及这些情况对神经学发现的累积影响。确定老年人周围神经病变的病因是必要的，因为治疗方式有很大的不同，而且很大程度上取决于失神经支配的机制。

麻醉的影响

目前，美国超过1/3的住院手术是在65岁以上的患者中进行的，随着婴儿潮一代的老龄化，这一数字只会增加。因此，对于麻醉医师而言，敏锐地了解老年人麻醉处理的细微差别是至关重要的[123]（见第一章）。老年患者的麻醉必须进行调整，以适应人类神经系统年龄依赖性的生理变化，以及老年患者神经系统病理学发病率的增加。由于患者在术中管理期间经常不能交流，我们的临床判断严重依赖于监护仪，必须通过监护仪对老年患者的状况进行适当的解读。

生命体征的处理在老年人群中也有所不同，因为老年人经常对低血容量、低温、缺氧和感染等应激源反应不足。研究表明，老年人的最大心率较低，需要较高的收缩压才能充分灌注重要器官，对低血压的心血管反应受损，在冷暴露期间血管收缩受损[124,125]。考虑到先前详述的这些减弱的生理反应和交感神经系统的高度激活，可以得出结论，老年人对直接的交感神经学的反应是不可预测的，可能存在较低的天花板效应，这就强调了对血管升压药和强心剂进行谨慎滴定的必要性。

然而，并不是所有的反射在老年人中都减弱；随着年龄的增长，尽管存在脑血流障碍和直立应激时的压力感受器反射，但大脑的动态自动调节仍然保持不变[31]。当研究在挥发性麻醉剂的背景下，老年患者需要维持平均动脉压和脑血流，以保存动态的自我调节和组织氧合[126]。这进一步强调了在老年人群中，心血管和呼吸系统的术中管理对神经保护功能的重要性。

公认的是，吸入麻醉药的最小肺泡浓度（MAC）在30岁后每10年下降约6%[127]（见第16章）。这并不奇怪，因为老年患者也更易受其他中枢神经系统相关药物的影响，如苯二氮䓬类药物、抗抑郁药物和抗精神病药物[128]（见第十七章）。这可能至少部分是由于药物动力学、药效学和受体敏感性的改变。同样重要的是这一概念，即"少布线多激活"，就有更少的功能性髓鞘束可作用于麻醉药。这可能意味着麻醉剂量依赖于白质质量和功能神经纤维，而不是依赖于电活动，电活动在很大程度上是随着年龄的增长而保存下来的。然而，由于麻醉剂量与脑白质质量和整个大脑反应之间的相关性尚未被研究，这仍然是一个成熟的研究领域。

从麻醉中苏醒最初被认为主要依赖于麻醉药的代谢和消除。因此，在老年人中常见的苏醒延迟归因于肾和肝药代动力学的损害，预防的目的在于麻醉药物合理地给药剂量和给药时机。最近的研究表明，苏醒在很大程度上还依赖于唤醒通路的激活，这就引出了另一种对抗老年人苏醒延迟出现的方法。啮齿动物模型已经证明多巴胺激动剂和VTA通道的直接刺激可以促使异氟醚诱导全身麻醉的苏醒（有意识的行为，如踢和抓）[129]。对啮齿动物的进一步行为研究表明，抑制促食欲素能信号可以延迟七氟醚和异氟醚的苏醒[130]。鉴于我们之前对这些途径中与年龄相关的功能障碍的讨论，它们在老年人苏醒延迟中的作用不能被低估，仍然是未来研究的丰富途径。

预后仍然是老年人深切担忧的问题，尤其是术后认知功能障碍（POCD）和谵妄（见第三十章）。这两种并发症都与发病率和死亡率的增加、生活质量的降低以及患者和纳税人医疗成本的增加有关[131,132]。已知的危险因素包括术前认知储备差、多次手术、ASA分级高、手术时间长和年龄大。这些因素在术前是不可改变的。因此，许多研究都是针对术中管理在预防POCD和谵妄中的作用。

许多麻醉医师使用专用处理的脑电图监测仪代替原始的连续脑电图记录和分析。许多这些设备都对原始的脑电图数据应用了一种专有的算法，以创建一个反映麻醉深度的数值。一项对60岁以上接受大手术的患者进行的前瞻性、随机、双盲研究发现，BIS引导的麻醉（40~60岁）降低了谵妄和POCD的发生率，表明避免较低的BIS值和应用较少的麻醉药可能有助于老年人避免这些结果[133]。另一项研究发现，EEG爆发抑制与术后谵妄有关[134]。科克伦（Cochrane）的一篇综述同样发现，BIS指导下的麻醉可以帮助预防谵妄[135]。总之，这些研究表明，虽然需要做进一步的研究，但目前的脑电图监测可能有助于预防术后神经认知功能障碍。商业脑电图监测仪没有考虑到随着年龄增长而出现的固有的脑电图变化，如暴发抑制的增强与α波功率降低的一致性，这一事实进一步混淆了这些结果[136]。因此，BIS记录在年轻和老年患者中是否具有同等价值尚不清楚。显然，术中监测、痴呆、谵妄和神经认知结果之间的关系还有很多有待发现[137-139]。

这些研究可以被解释为麻醉药过量可导致EEG爆发抑制，从而导致老年人的POCD和谵妄。然而，同样可能的是，EEG的改变是由固有的亚临床神经病理生理学引起的，而这种潜在的神经病理生理学使患者易于出现这些不良的术后神经认知结果。然而，研究确实表明，清醒的BIS评分在痴呆患者中明显较低，这表明他们有较高的谵妄风险，可能需要更仔细的麻醉滴定[140]。显然，我们需要进一步的研究和技术来真实地反映麻醉药对衰老大脑的影响，特别是对已有临床前神经退行性疾病病理改变的患者大脑的影响。

2010年的一项荟萃分析显示，与局部麻醉相比，全身麻醉并不更易发生术后谵妄，也可能不存在发生POCD的显著风险[141]。然而，在该荟萃分析中引用的许多区域麻醉研究都因对接受区域麻醉的患者使用镇静药物而受到混淆。很少有前瞻性研究比较随机接受区域麻醉（无镇静）和全身麻醉的手术患者的认知功能结局。

与全身麻醉一样，局部麻醉也应适应老年人群的需要。老年人需要减少局部麻醉药剂量，因为间隙减少、分布改变以及神经密度和传导的变化引起的敏感性增加[142]。此外，由于高血压、糖尿病、血管疾病、药物和毒素暴露、营养不良和维生素缺乏，老年患者外周神经病变的发生率增加。美国区域麻醉学会指出，在区域麻醉的情况下，这种预先存在的神经病变将周围神经损伤的风险增加至少10倍，这证明了区域麻醉在老年人中具有独特的风险[143]。

随着健康老龄化，神经生物学和神经的变化也会影响疼痛的处理和管理能力。有证据表明，与年龄有关的伤害性纤维功能的改变，可能与参与下行抑制的神经束的失调，以及边缘系统内中枢阿片受体的下降有关[144]。老年痴呆使我们对老年人疼痛的理解变得困难，因为很难在患者中获得准确的疼痛评分。FTD的病理生理学导致疼痛处理的减少，继发于颞叶前皮质的局部血流量减少和质量减少，从而导致疼痛的情感表达减少[145]。此外，与年龄相关的肾脏和肝脏生理功能的衰退将改变许多镇痛药物的代谢、分布和消除，这使得难以评估单独个体中的稳态浓度。因此，必须根据个别患者的临床效果对止痛药进行滴定，尽可能避免多药治疗，并反复重新评估患者疼痛评分[146]。

随着人口的老龄化，医疗技术和知识的进步，患者的病理生理和手术需求将不可避免地变得更加复杂。正如前面所讨论的，这会增加他们神经认知和身体衰退的风险。有证据表明，即使在生命的最后几十年，体力活动也有助于促进整个大脑的神经可塑性[147]，从而促进围手术期认知功能的恢复。因此，尽管确保老年患者在术中和术后得到很好的管理是很重要的，但也要考虑优化老年患者术前认知和物理治疗（即预适应）的益处，以帮助促进术后认知和身体恢复。

未来研究领域

什么形式的认知和/或身体预适应能最好地促进老年患者术后认知和身体恢复，以及采用何种麻醉及手术方式？

老年人术中应如何监测脑功能？当前的EEG监测器是否适当地考虑了与年龄相关的脑功能变化，并且它们是否适合用于老年患者？

哪些术中麻醉技术或药物可用于优化老年患者的术后认知恢复，并避免POCD和谵妄？

麻醉和手术，或特定的麻醉药物或手术技术是否导致阿尔茨海默病和/或其他类型神经退行性疾病的发病机制的长期增加？如果是这样，我们如何减轻这种影响？

如何对接受围手术期护理的老年人进行系统的术前认知功能评估？

从分子和细胞水平到全脑水平，术后谵妄和认知功能障碍的病理生理学是什么？

应如何告知老年患者谵妄和/或POCD的风险，以及由谁告知？

老年患者是否应被告知老年患者术中和术后并发症的风险增加？

参考文献

[1] Ortman JM, Velkoff VA, Hogan H. An aging nation: the older population in the United States. Washington, DC: US Census Bureau; 2014. p. 25–1140.

[2] Pfefferbaum A, Sullivan EV, Carmelli D. Morphological changes in aging brain structures are differentially affected by time-linked environmental influences despite strong genetic stability. Neurobiol Aging. 2004; 25(2): 175–83.

[3] Cetin A, Ziegler CJ. Structure and catalytic activity of a manganese(III) tetraphenylporpholactone. Dalton Trans. 2005; 1: 25–6.

[4] Raz N, Lindenberger U, Rodrigue KM, Kennedy KM, Head D, Williamson A, et al. Regional brain changes in aging healthy adults: general trends, individual differences and modifiers. Cereb Cortex. 2005; 15(11): 1676–89.

[5] Marner L, Nyengaard JR, Tang Y, Pakkenberg B. Marked loss of myelinated nerve fibers in the human brain with age. J Comp Neurol. 2003; 462(2): 144–52.

[6] Guttmann CR, Jolesz FA, Kikinis R, Killiany RJ, Moss MB, Sandor T, et al. White matter changes with normal aging. Neurology. 1998; 50(4): 972–8.

[7] Ding XQ, Maudsley AA, Sabati M, Sheriff S, Schmitz B, Schütze M, et al. Physiological neuronal decline in healthy aging human brain–an in vivo study with MRI and short echotime whole-brain (1)H MR spectroscopic imaging. NeuroImage. 2016; 137: 45–51.

[8] Raz N, Rodrigue KM, Haacke EM. Brain aging and its modifiers: insights from in vivo neuromorphometry and susceptibility weighted imaging. Ann N Y Acad Sci. 2007; 1097: 84–93.

[9] Pannese E. Morphological changes in nerve cells during normal aging. Brain Struct Funct. 2011; 216(2): 85–9.

[10] Dumitriu D, Hao J, Hara Y, Kaufmann J, Janssen WG, Lou W, et al. Selective changes in thin spine density and morphology in monkey prefrontal cortex correlate with aging-related cognitive impairment. J Neurosci. 2010; 30(22): 7507–15.

[11] Dickstein DL, Weaver CM, Luebke JI, Hof PR. Dendritic spine changes associated with normal aging. Neuroscience. 2013; 251: 21–32.

[12] Bowley MP, Cabral H, Rosene DL, Peters A. Age changes in myelinated nerve fibers of the cingulate bundle and corpus callosum in the rhesus monkey. J Comp Neurol. 2010; 518(15): 3046–64.

[13] Tang Y, Nyengaard JR, Pakkenberg B, Gundersen HJ. Ageinduced white matter changes in the human brain: a stereological investigation. Neurobiol Aging. 1997; 18(6): 609–15.

[14] Bartzokis G, Lu PH, Tingus K, Mendez MF, Richard A, Peters DG, et al. Lifespan trajectory of myelin integrity and maximum motor speed. Neurobiol Aging. 2010; 31(9): 1554–62.

[15] Lu PH, Lee GJ, Raven EP, Tingus K, Khoo T, Thompson PM, et al. Age-related slowing in cognitive processing speed is associated with myelin integrity in a very healthy elderly sample. J Clin Exp Neuropsychol. 2011; 33(10): 1059–68.

[16] Hara Y, Rapp PR, Morrison JH. Neuronal and morphological bases of cognitive decline in aged rhesus monkeys. Age (Dordr). 2012; 34(5): 1051–73.

[17] Peters A, Rosene DL. In aging, is it gray or white? J Comp Neurol. 2003; 462(2): 139–43.

[18] Dickstein DL, Kabaso D, Rocher AB, Luebke JI, Wearne SL, Hof PR. Changes in the structural complexity of the aged brain. Aging Cell. 2007; 6(3): 275–84.

[19] Rizzo V, Richman J, Puthanveettil SV. Dissecting mechanisms of brain aging by studying the intrinsic excitability of neurons. Front Aging Neurosci. 2014; 6: 337.

[20] Albert M. Neuropsychological and neurophysiological changes in healthy adult humans across the age range. Neurobiol Aging. 1993; 14(6): 623–5.

[21] Park DC, Reuter-Lorenz P. The adaptive brain: aging and neurocognitive scaffolding. Annu Rev Psychol. 2009; 60: 173–96.

[22] Cabeza R. Hemispheric asymmetry reduction in older adults: the HAROLD model. Psychol Aging. 2002; 17(1): 85–100.

[23] Cabeza R, Grady CL, Nyberg L, McIntosh AR, Tulving E, Kapur S, et al. Age-related differences in neural activity during memory encoding and retrieval: a positron emission tomography study. J Neurosci. 1997; 17(1): 391–400.

[24] Grady CL, Maisog JM, Horwitz B, Ungerleider LG, Mentis MJ, Salerno JA, et al. Age-related changes in cortical blood flow activation during visual processing of faces and location. J Neurosci. 1994; 14(3 Pt 2): 1450–62.

[25] Reuter-Lorenz PA, Jonides J, Smith EE, Hartley A, Miller A, Marshuetz C, et al. Age differences in the frontal lateralization of verbal and spatial working memory revealed by PET. J Cogn Neurosci. 2000; 12(1): 174–87.

[26] Cabeza R, Dennis NA. Principles of frontal lobe function. In: Chapter 37, Frontal lobes and aging: Deteroration and Compensation. New York: Oxford University Press; 2013. p.628–52.

[27] Pudas S, Persson J, Josefsson M, de Luna X, Nilsson LG, Nyberg L. Brain characteristics of individuals resisting age-related cognitive decline over two decades. J Neurosci. 2013; 33(20): 8668–77.

[28] Persson J, Pudas S, Lind J, Kauppi K, Nilsson LG,

[28] ... Nyberg L. Longitudinal structure-function correlates in elderly reveal MTL dysfunction with cognitive decline. Cereb Cortex. 2012; 22(10): 2297–304.

[29] Mattay VS, Fera F, Tessitore A, Hariri AR, Das S, Callicott JH, et al. Neurophysiological correlates of age-related changes in human motor function. Neurology. 2002; 58(4): 630–5.

[30] Krejza J, Mariak Z, Walecki J, Szydlik P, Lewko J, Ustymowicz A. Transcranial color Doppler sonography of basal cerebral arteries in 182 healthy subjects: age and sex variability and normal reference values for blood flow parameters. AJR Am J Roentgenol. 1999; 172(1): 213–8.

[31] Carey BJ, Panerai RB, Potter JF. Effect of aging on dynamic cerebral autoregulation during head-up tilt. Stroke. 2003; 34(8): 1871–5.

[32] Newman MF, Croughwell ND, Blumenthal JA, White WD, Lewis JB, Smith LR, et al. Effect of aging on cerebral autoregulation during cardiopulmonary bypass. Association with postoperative cognitive dysfunction. Circulation. 1994; 90(5 Pt 2): II243–9.

[33] Redzic ZB, Preston JE, Duncan JA, Chodobski A. Szmydynger-Chodobska J. The choroid plexus-cerebrospinal fluid system: from development to aging. Curr Top Dev Biol. 2005; 71: 1–52.

[34] Farrall AJ, Wardlaw JM. Blood-brain barrier: ageing and microvascular disease–systematic review and meta-analysis. Neurobiol Aging. 2009; 30(3): 337–52.

[35] Popescu BO, Toescu EC, Popescu LM, Bajenaru O, Muresanu DF, Schultzberg M, et al. Blood-brain barrier alterations in ageing and dementia. J Neurol Sci. 2009; 283(1–2): 99–106.

[36] Dringen R. Oxidative and antioxidative potential of brain microglial cells. Antioxid Redox Signal. 2005; 7(9–10): 1223–33.

[37] Banks WA, Moinuddin A, Morley JE. Regional transport of TNF-alpha across the blood-brain barrier in young ICR and young and aged SAMP8 mice. Neurobiol Aging. 2001; 22(4): 671–6.

[38] Gschanes A, Boado R, Sametz W, Windisch M. The drug cerebrolysin and its peptide fraction E021 increase the abundance of the blood-brain barrier GLUT1 glucose transporter in brains of young and old rats. Histochem J. 2000; 32(2): 71–7.

[39] Connor JR, Menzies SL, St Martin SM, Mufson EJ. Cellular distribution of transferrin, ferritin, and iron in normal and aged human brains. J Neurosci Res.1990; 27(4): 595–611.

[40] Strong R. Neurochemical changes in the aging human brain: implications for behavioral impairment and neurodegenerative disease. Geriatrics. 1998; 53(Suppl 1): S9–12.

[41] Berger M, Gray JA, Roth BL. The expanded biology of serotonin. Annu Rev Med. 2009; 60: 355–66.

[42] Meltzer CC, Smith G, Price JC, Reynolds CF, Mathis CA, Greer P, et al. Reduced binding of [18F] altanserin to serotonin type 2A receptors in aging: persistence of effect after partial volume correction. Brain Res. 1998; 813(1): 167–71.

[43] Rosier A, Dupont P, Peuskens J, Bormans G, Vandenberghe R, Maes M, et al. Visualisation of loss of 5–HT2A receptors with age in healthy volunteers using [18F] altanserin and positron emission tomographic imaging. Psychiatry Res. 1996; 68(1): 11–22.

[44] Chollet F, Tardy J, Albucher JF, Thalamas C, Berard E, Lamy C, et al. Fluoxetine for motor recovery after acute ischaemic stroke (FLAME): a randomised placebo-controlled trial. Lancet Neurol. 2011; 10(2): 123–30.

[45] David DJ, Klemenhagen KC, Holick KA, Saxe MD, Mendez I, Santarelli L, et al. Efficacy of the MCHR1 antagonist N-[3-(1-^{1}(4-piperidyl))-4-methylphenyl]-2–methylpropanamide (SNAP 94847) in mouse models of anxiety and depression following acute and chronic administration is independent of hippocampal neurogenesis. J Pharmacol Exp Ther. 2007; 321(1): 237–48.

[46] Steinberg EE, Boivin JR, Saunders BT, Witten IB, Deisseroth K, Janak PH. Positive reinforcement mediated by midbrain dopamine neurons requires D1 and D2 receptor activation in the nucleus accumbens. PLoS One. 2014; 9(4): e94771.

[47] Mattay VS, Goldberg TE, Sambataro F, Weinberger DR. Neurobiology of cognitive aging: insights from imaging genetics. Biol Psychol. 2008; 79(1): 9–22.

[48] Volkow ND, Wang GJ, Fowler JS, Logan J, Gatley SJ, MacGregor RR, et al. Measuring age-related changes in dopamine D2 receptors with 11C-raclopride and 18F-N-methylspiroperidol. Psychiatry Res. 1996; 67(1): 11–6.

[49] Palmer AM, DeKosky ST. Monoamine neurons in aging and Alzheimer's disease. J Neural Transm Gen Sect. 1993; 91(2–3): 135–59.

[50] Bäckman L, Nyberg L, Lindenberger U, Li SC, Farde L. The correlative triad among aging, dopamine, and cognition: current status and future prospects. Neurosci Biobehav Rev. 2006; 30(6): 791–807.

[51] Meltzer CC. Neuropharmacology and receptor studies in the elderly. J Geriatr Psychiatry Neurol. 1999; 12(3): 137–49.

[52] Volkow ND, Gur RC, Wang GJ, Fowler JS, Moberg PJ, Ding YS, et al. Association between decline in brain dopamine activity with age and cognitive and motor impairment in healthy individuals. Am J Psychiatry. 1998; 155(3): 344–9.

[53] Rieckmann A, Buckner RL, Hedden T. Chapter 2:

Molecular imaging of aging and neurodenegerative disease. In: Cognitive neuroscience. Sunderland: Sinauer Associates, Inc; 2016. p.35–69.

[54] Nordberg A, Alafuzoff I, Winblad B. Nicotinic and muscarinic subtypes in the human brain: changes with aging and dementia. J Neurosci Res. 1992; 31(1): 103–11.

[55] Cohen BM, Renshaw PF, Stoll AL, Wurtman RJ, Yurgelun-Todd D, Babb SM. Decreased brain choline uptake in older adults. An in vivo proton magnetic resonance spectroscopy study. JAMA. 1995; 274(11): 902–7.

[56] Ancelin ML, Artero S, Portet F, Dupuy AM, Touchon J, Ritchie K. Non-degenerative mild cognitive impairment in elderly people and use of anticholinergic drugs: longitudinal cohort study. BMJ. 2006; 332(7539): 455–9.

[57] Tune LE, Damlouji NF, Holland A, Gardner TJ, Folstein MF, Coyle JT. Association of postoperative delirium with raised serum levels of anticholinergic drugs. Lancet. 1981; 2(8248): 651–3.

[58] Kumar A. NMDA receptor function during senescence: implication on cognitive performance. Front Neurosci. 2015; 9: 473.

[59] Magnusson KR, Brim BL, Das SR. Selective vulnerabilities of N-methyl-D-aspartate (NMDA) receptors during brain aging. Front Aging Neurosci. 2010; 2: 11.

[60] Zhao X, Rosenke R, Kronemann D, Brim B, Das SR, Dunah AW, et al. The effects of aging on N-methyl-D-aspartate receptor subunits in the synaptic membrane and relationships to long-term spatial memory. Neuroscience. 2009; 162(4): 933–45.

[61] Ben-Ari Y. Excitatory actions of gaba during development: the nature of the nurture. Nat Rev Neurosci. 2002; 3(9): 728–39.

[62] Rissman RA, Mobley WC. Implications for treatment: GABAA receptors in aging, down syndrome and Alzheimer's disease. J Neurochem. 2011; 117(4): 613–22.

[63] Yu ZY, Wang W, Fritschy JM, Witte OW, Redecker C. Changes in neocortical and hippocampal GABAA receptor subunit distribution during brain maturation and aging. Brain Res. 2006; 1099(1): 73–81.

[64] Jacobs JR, Reves JG, Marty J, White WD, Bai SA, Smith LR. Aging increases pharmacodynamic sensitivity to the hypnotic effects of midazolam. Anesth Analg. 1995; 80(1): 143–8.

[65] Yanai K, Tashiro M. The physiological and pathophysiological roles of neuronal histamine: an insight from human positron emission tomography studies. Pharmacol Ther. 2007; 113(1): 1–15.

[66] Yanai K, Watanabe T, Meguro K, Yokoyama H, Sato I, Sasano H, et al. Age-dependent decrease in histamine H1 receptor in human brains revealed by PET. Neuroreport. 1992; 3(5): 433–6.

[67] Meguro K, Yanai K, Sakai N, Sakurai E, Maeyama K, Sasaki H, et al. Effects of thioperamide, a histamine H3 antagonist, on the step-through passive avoidance response and histidine decarboxylase activity in senescence-accelerated mice. Pharmacol Biochem Behav. 1995; 50(3): 321–5.

[68] Zink AN, Perez-Leighton CE, Kotz CM. The orexin neuropeptide system: physical activity and hypothalamic function throughout the aging process. Front Syst Neurosci. 2014; 8: 211.

[69] Kotz CM, Mullett MA, Wang C. Diminished feeding responsiveness to orexin A (hypocretin 1) in aged rats is accompanied by decreased neuronal activation. Am J Physiol Regul Integr Comp Physiol. 2005; 289(2): R359–R66.

[70] Patel KV, Aspesi AV, Evoy KE. Suvorexant: a dual orexin receptor antagonist for the treatment of sleep onset and sleep maintenance insomnia. Ann Pharmacother. 2015; 49(4): 477–83.

[71] Reuter-Lorenz PA, Park DC. Human neuroscience and the aging mind: a new look at old problems. J Gerontol B Psychol Sci Soc Sci. 2010; 65(4): 405–15.

[72] Mora F, Segovia G, del Arco A. Aging, plasticity and environmental enrichment: structural changes and neurotransmitter dynamics in several areas of the brain. Brain Res Rev. 2007; 55(1): 78–88.

[73] Mahncke HW, Bronstone A, Merzenich MM. Brain plasticity and functional losses in the aged: scientific bases for a novel intervention. Prog Brain Res. 2006; 157: 81–109.

[74] Bloss EB, Janssen WG, McEwen BS, Morrison JH. Interactive effects of stress and aging on structural plasticity in the prefrontal cortex. J Neurosci. 2010; 30(19): 6726–31.

[75] van Wijngaarden P, Franklin RJ. Ageing stem and progenitor cells: implications for rejuvenation of the central nervous system. Development. 2013; 140(12): 2562–75.

[76] Bouchard J, Villeda SA. Aging and brain rejuvenation as systemic events. J Neurochem. 2015; 132(1): 5–19.

[77] McKhann GM, Knopman DS, Chertkow H, Hyman BT, Jack CR, Kawas CH, et al. The diagnosis of dementia due to Alzheimer's disease: recommendations from the National Institute on Aging-Alzheimer's Association workgroups on diagnostic guidelines for Alzheimer's disease. Alzheimers Dement. 2011; 7(3): 263–9.

[78] Liu CC, Kanekiyo T, Xu H, Bu G. Apolipoprotein E and Alzheimer disease: risk, mechanisms and therapy. Nat Rev Neurol. 2013; 9(2): 106–18.

[79] DeKosky ST. Neurobiology and molecular biology of

Alzheimer's disease. Rev Neurol. 2002; 35(8): 752–60.

[80] Berger M, Burke J, Eckenhoff R, Mathew J. Alzheimer's disease, anesthesia, and surgery: a clinically focused review. J Cardiothorac Vasc Anesth. 2014; 28(6): 1609–23.

[81] Bartzokis G, Sultzer D, Lu PH, Nuechterlein KH, Mintz J, Cummings JL. Heterogeneous age-related breakdown of white matter structural integrity: implications for cortical "disconnection" in aging and Alzheimer's disease. Neurobiol Aging. 2004; 25(7): 843–51.

[82] Jack CR, Knopman DS, Jagust WJ, Petersen RC, Weiner MW, Aisen PS, et al. Tracking pathophysiological processes in Alzheimer's disease: an updated hypothetical model of dynamic biomarkers. Lancet Neurol. 2013; 12(2): 207–16.

[83] Devine MJ, Gwinn K, Singleton A, Hardy J. Parkinson's disease and α-synuclein expression. Mov Disord. 2011; 26(12): 2160–8.

[84] Shulman JM, De Jager PL, Feany MB. Parkinson's disease: genetics and pathogenesis. Annu Rev Pathol. 2011; 6: 193–222.

[85] Meissner WG. When does Parkinson's disease begin? From prodromal disease to motor signs. Rev Neurol (Paris). 2012; 168(11): 809–14.

[86] Chahine LM, Stern MB. Diagnostic markers for Parkinson's disease. Curr Opin Neurol. 2011; 24(4): 309–17.

[87] Poewe W. The natural history of Parkinson's disease. J Neurol. 2006; 253(Suppl 7): VII2–6.

[88] Okun MS. Deep-brain stimulation for Parkinson's disease. N Engl J Med. 2012; 367(16): 1529–38.

[89] Price CC, Levy SA, Tanner J, Garvan C, Ward J, Akbar F, et al. Orthopedic surgery and post-operative cognitive decline in idiopathic Parkinson's disease: considerations from a pilot study. J Parkinsons Dis. 2015; 5(4): 893–905.

[90] Morra LF, Donovick PJ. Clinical presentation and differential diagnosis of dementia with Lewy bodies: a review. Int J Geriatr Psychiatry. 2014; 29(6): 569–76.

[91] Hashimoto M, Kitagaki H, Imamura T, Hirono N, Shimomura T, Kazui H, et al. Medial temporal and whole-brain atrophy in dementia with Lewy bodies: a volumetric MRI study. Neurology. 1998; 51(2): 357–62.

[92] Wilcock GK. Dementia with Lewy bodies. Lancet. 2003; 362(9397): 1689–90.

[93] McKhann GM, Albert MS, Grossman M, Miller B, Dickson D, Trojanowski JQ, et al. Clinical and pathological diagnosis of frontotemporal dementia: report of the work group on frontotemporal dementia and Pick's disease. Arch Neurol. 2001; 58(11): 1803–9.

[94] Levy ML, Miller BL, Cummings JL, Fairbanks LA, Craig A. Alzheimer disease and frontotemporal dementias. Behavioral Distinctions Arch Neurol. 1996; 53(7): 687–90.

[95] Mendez MF, Shapira JS, McMurtray A, Licht E. Preliminary findings: behavioral worsening on donepezil in patients with frontotemporal dementia. Am J Geriatr Psychiatry. 2007; 15(1): 84–7.

[96] Swartz JR, Miller BL, Lesser IM, Darby AL. Frontotemporal dementia: treatment response to serotonin selective reuptake inhibitors. J Clin Psychiatry. 1997; 58(5): 212–6.

[97] McDonald WI, Compston A, Edan G, Goodkin D, Hartung HP, Lublin FD, et al. Recommended diagnostic criteria for multiple sclerosis: guidelines from the international panel on the diagnosis of multiple sclerosis. Ann Neurol. 2001; 50(1): 121–7.

[98] Goldenberg MM. Multiple sclerosis review. P T. 2012; 37(3): 175–84.

[99] Compston A, Coles A. Multiple sclerosis. Lancet. 2008; 372(9648): 1502–17.

[100] Wiseman RM, Saxby BK, Burton EJ, Barber R, Ford GA, O'Brien JT. Hippocampal atrophy, whole brain volume, and white matter lesions in older hypertensive subjects. Neurology. 2004; 63(10): 1892–7.

[101] Verdú E, Ceballos D, Vilches JJ, Navarro X. Influence of aging on peripheral nerve function and regeneration. J Peripher Nerv Syst. 2000; 5(4): 191–208.

[102] Jang YC, Van Remmen H. Age-associated alterations of the neuromuscular junction. Exp Gerontol. 2011; 46(2–3): 193–8.

[103] Courtney J, Steinbach JH. Age changes in neuromuscular junction morphology and acetylcholine receptor distribution on rat skeletal muscle fibres. J Physiol. 1981; 320: 435–47.

[104] Kelly SS, Robbins N. Progression of age changes in synaptic transmission at mouse neuromuscular junctions. J Physiol. 1983; 343: 375–83.

[105] Gonzalez-Freire M, de Cabo R, Studenski SA, Ferrucci L. The neuromuscular junction: aging at the crossroad between nerves and muscle. Front Aging Neurosci. 2014; 6: 208.

[106] Kihara M, Nickander KK, Low PA. The effect of aging on endoneurial blood flow, hyperemic response and oxygen-free radicals in rat sciatic nerve. Brain Res. 1991; 562(1): 1–5.

[107] Tanaka K, Zhang QL, Webster HD. Myelinated fiber regeneration after sciatic nerve crush: morphometric observations in young adult and aging mice and the effects of macrophage suppression and conditioning lesions. Exp Neurol. 1992; 118(1): 53–61.

[108] Kerezoudi E, Thomas PK. Influence of age on regeneration in the peripheral nervous system. Gerontology. 1999; 45(6): 301–6.

[109] Painter MW, Brosius Lutz A, Cheng YC, Latremoliere

A, Duong K, Miller CM, et al. Diminished Schwann cell repair responses underlie age-associated impaired axonal regeneration. Neuron. 2014; 83(2): 331–43.

[110] Rowe JW, Troen BR. Sympathetic nervous system and aging in man. Endocr Rev. 1980; 1(2): 167–79.

[111] Seals DR, Esler MD. Human ageing and the sympathoadrenal system. J Physiol. 2000; 528(Pt 3): 407–17.

[112] Fleg JL, Schulman S, O'Connor F, Becker LC, Gerstenblith G, Clulow JF, et al. Effects of acute beta-adrenergic receptor blockade on age-associated changes in cardiovascular performance during dynamic exercise. Circulation. 1994: 90(5): 2333–41.

[113] Ferrara N, Komici K, Corbi G, Pagano G, Furgi G, Rengo C, et al. β-adrenergic receptor responsiveness in aging heart and clinical implications. Pront Physiol. 2014; 4: 396.

[114] Hotta H, Uchida S. Aging of the autonomic nervous system and possible improvements in autonomic activity using somatic afferent stimulation. Geriatr Gerontol Int. 2010; 10(Suppl 1): S127–36.

[115] Credeur DP, Holwerda SW, Boyle LJ, Vianna LC, Jensen AK, Fadel PJ. Effect of aging on carotid baroreflex control of blood pressure and leg vascular conductance in women. Am J Physiol Heart Cire Physiol. 2014; 306(10): H1417–25.

[116] Fisher JP, Kim A, Hartwich D, Fadel PJ. New insights into the effects of age and sex on arterial baroreflex function at rest and during dynamic exercise in humans. Auton Neurosci. 2012; 172(1–2): 13–22.

[117] Agelink MW, Malessa R, Baumann B, Majewski T, Akila F, Zeit T, et al. Standardized tests of heart rate variability: normal ranges obtained from 309 healthy humans, and effects of age, gender, and heart rate. Clin Auton Res. 2001; 11(2): 99–108.

[118] Saffrey MJ. Cellular changes in the enteric nervous system during ageing. Dev Biol. 2013; 382(1): 344–55.

[119] Rayner CK, Horowitz M. Physiology of the ageing gut. Curr Opin Clin Nutr Metab Care. 2013; 16(1): 33–8.

[120] Orsini M, Oliveira AB, Nascimento OJ, Reis CH, Leite MA, de Souza JA, et al. Amyotrophic lateral sclerosis: new perpectives and update. Neurol Int. 2015; 7(2): 5885.

[121] Watanabe M, Dykes-Hoberg M, Culotta VC, Price DL, Wong PC, Rothstein JD. Histological evidence of protein aggregation in mutant SOD1 transgenic mice and in amyotrophic lateral sclerosis neural tissues. Neurobiol Dis. 2001; 8(6): 933–41.

[122] Huang CY. Peripheral neuropathy in the elderly: a clinical and electrophysiologic study. J Am Geriatr Soc. 1981; 29(2): 49–54.

[123] Adults AGSEPoPDiO. Postoperative delirium in older adults: best practice statement from the American Geriatrics Society. J Am Coll Surg. 2015; 220(2): 136–48. el.

[124] Chester JG, Rudolph JL. Vital signs in older patients: age-related changes. J Am Med Dir Assoc. 2011; 12(5): 337–43.

[125] Guergova S, Dufour A. Thermal sensitivity in the elderly: a review. Ageing Res Rev. 2011; 10(1): 80–92.

[126] Burkhart CS, Rossi A, Dell-Kuster S, Gamberini M, Möckli A, Siegemund M, et al. Effect of age on intraoperative cerebrovascular autoregulation and near-infrared spectroscopy-derived cerebral oxygenation. Br J Anaesth. 2011; 107(5): 742–8.

[127] Mapleson WW. Effect of age on MAC in humans: a meta-analysis. Br J Anaesth. 1996; 76(2): 179–85.

[128] Trifirò G, Spina E. Age-related changes in pharmacodynamics: focus on drugs acting on central nervous and cardiovascular systems. Curr Drug Metab. 2011; 12(7): 611–20.

[129] Solt K, Van Dort CJ, Chemali JJ, Taylor NE, Kenny JD, Brown EN. Electrical stimulation of the ventral tegmental area induces reanimation from general anesthesia. Anesthesiology. 2014; 121(2): 311–9.

[130] Kelz MB, Sun Y, Chen J, Cheng Meng Q, Moore JT, Veasey SC, et al. An essential role for orexins in emergence from general anesthesia. Proc Natl Acad Sci USA. 2008; 105(4): 1309–14.

[131] Guenther U, Radtke FM. Delirium in the postanaesthesia period. Curr Opin Anaesthesiol. 2011; 24(6): 670–5.

[132] Berger M, Nadler JW, Browndyke J, Terrando N, Ponnusamy V, Cohen HJ, et al. Postoperative cognitive dysfunction: minding the gaps in our knowledge of a common postoperative complication in the elderly. Anesthesiol Clin. 2015; 33(3): 517–50.

[133] Chan MT, Cheng BC, Lee TM, Gin T, Group CT. BIS-guided anesthesia decreases postoperative delirium and cognitive decline. J Neurosurg Anesthesiol. 2013; 25(1): 33–42.

[134] Fritz BA, Kalarickal PL, Maybrier HR, Muench MR, Dearth D, Chen Y, et al. Intraoperative electroencephalogram suppression predicts postoperative delirium. Anesth Analg. 2016; 122(1): 234–42.

[135] Siddiqi N, Harrison JK, Clegg A, Teale EA, Young J, Taylor J, et al. Interventions for preventing delirium in hospitalised non-ICU patients. Cochrane Database Syst Rev. 2016; 3: CD005563.

[136] Purdon PL, Pavone KJ, Akeju O, Smith AC, Sampson AL, Lee J, et al. The ageing brain: age-dependent changes in the electroen-cephalogram during propofol and sevoflurane general anaesthesia. Br J Anaesth. 2015; 115(Suppl 1): i46–57.

[137] Brown EN, Purdon PL. The aging brain and anesthesia. Curr Opin Anaesthesiol. 2013; 26(4): 414–9.

[138] Mashour GA, Avidan MS. Dementia and sensitivity to anesthetics. Can J Anaesth. 2014; 61(7): 599-604.

[139] Perez-Protto S, Geube M, Ontaneda D, Dalton JE, Kurz A, Sessler DI. Sensitivity to volatile anesthetics in patients with dementia: a case-control analysis. Can J Anaesth. 2014; 61(7): 611-8.

[140] Erdogan MA, Demirbilek S, Erdil F, Aydogan MS, Ozturk E, Togal T, et al. The effects of cognitive impairment on anaesthetic requirement in the elderly. Eur J Anaesthesiol. 2012; 29(7): 326-31.

[141] Mason SE, Noel-Storr A, Ritchie CW. The impact of general and regional anesthesia on the incidence of post-operative cognitive dysfunction and post-operative delirium: a systematic review with meta-analysis. J Alzheimers Dis. 2010; 22(Suppl 3): 67-79.

[142] Tsui BC, Wagner A, Finucane B. Regional anaesthesia in the elderly: a clinical guide. Drugs Aging. 2004; 21(14): 895-910.

[143] Neal JM, Barrington MJ, Brull R, Hadzic A, Hebl JR, Horlocker TT, et al. The second ASRA practice advisory on neurologic complications associated with regional anesthesia and pain medicine: executive summary 2015. Reg Anesth Pain Med. 2015; 40(5): 401-30.

[144] Karp JF, Shega JW, Morone NE, Weiner DK. Advances in understanding the mechanisms and management of persistent pain in older adults. Br J Anaesth. 2008; 101(1): 111-20.

[145] Scherder EJ, Sergeant JA, Swaab DF. Pain processing in dementia and its relation to neuropathology. Lancet Neurol. 2003; 2(11): 677-86.

[146] Chau DL, Walker V, Pai L, Cho LM. Opiates and elderly: use and side effects. Clin Interv Aging. 2008; 3(2): 273-8.

[147] Erickson KI, Gildengers AG, Butters MA. Physical activity and brain plasticity in late adulthood. Dialogues Clin Neurosci. 2013; 15(1): 99-108.

[148] Reuter-Lorenz PA, Park DC. How does it STAC up? Revisiting the Scaffolding theory of aging and cognition. Neuropsychol Rev. 2014; 24(3): 355-70.

11. 心血管系统

沙姆苏丁·阿赫塔尔（Shamsuddin Akhtar），托马斯·J. 埃伯特（Thomas J. Ebert）

简介

心血管疾病（CVD）是由多种过程引起的可预期的衰老结果，如冠状动脉疾病（CAD）、心肌形态学改变、瓣膜病传导异常。这些变化导致失能和死亡。美国心脏协会（American Heart Association, AHA）2016年发布的最新数据显示：2013年美国有30.8%的死亡可归因于心血管疾病[1]。大多数与心血管疾病相关的死亡发生在65岁及以上的人群中。美国男性和女性心血管疾病60～79岁的发病率分别为69.1%和67.9%，80岁以上的发病率分别为84.7%和85.9%[1]。

随着年龄的增长，心血管疾病的发病率呈指数增长。这使得很可能需要对老年患者的麻醉进行"微调"，以代偿潜在的疾病过程。一些随着年龄增长具有更高发病率的疾病更应引起重视，如高血压发病率在45～54岁年龄段的男性和女性中分别为36.8%和32.7%，而在年龄75岁以上人群中则上升至76.4%和79.9%[1]；CAD发病率在40～59岁年龄段的男性和女性中分别为6.3%和5.6%，而在80岁以上的人群中则上升至32.2%和18.8%[1]。充血性心力衰竭的发病率在40～59岁年龄段的男性和女性中分别为1.5%和1.2%，而在80岁以上的人群中则上升至10.6%和13.5%[1]。在80岁时，男性和女性在寿命终结前罹患新的心力衰竭的风险仍高达20%，即使预期寿命要短得多。随着年龄的增长，脑卒中的发病率也在增加，40～59岁年龄段发病率男性和女性分别为1.9%和2.2%，80岁以上年龄段发病率升高至15.8%和14%（图11-1）[1]。所有脑卒中患者中，85岁以上的高龄患者占到了17%[2]。

衰老过程不仅会导致心血管疾病的发生，而且会加剧疾病的不良预后。例如，与年轻患者相比，老年患者不仅更有可能发生心肌梗死，而且更有可能因心肌梗死而导致心力衰竭[3-5]。此外，老年患者更容易死于心肌梗死，发生心搏骤停和乳头肌破裂，并发生室间隔缺损和室壁瘤破裂[3]。

通常由于合并心血管疾病的原因导致老年患者ASA分级较高，但对这些心血管疾病的潜在生理性适应情况才经常是在麻醉实施过程中影响决策的因素。心血管疾病的这种影响降低了个体实际年龄的重要性，并强调了功能老化过程对身体状况的影响。功能老化过程是可变异的，因为心血管系统不断地适应短期和长期的影响。功能年龄评估需要有重点地采集病史，以便更好地了解患者的活动水平和心血管功能耐受情况，如步行、爬楼梯或更高级的耐力活动。在这一过程中，我们得到患者对年龄相关的相互依赖变量适应情况的综合印象。这些年龄相关的相互依赖变量包括心率、冠状动脉血流、后负荷或阻抗、前负荷或舒张期心室充盈情况和心肌收缩力，它们都显示出随着年龄增长的相关程度变化。这些因素的调节部分是通过自主神经系统（ANS）以交感和副交感神经控制机制进行的。年龄相关的自主神经系

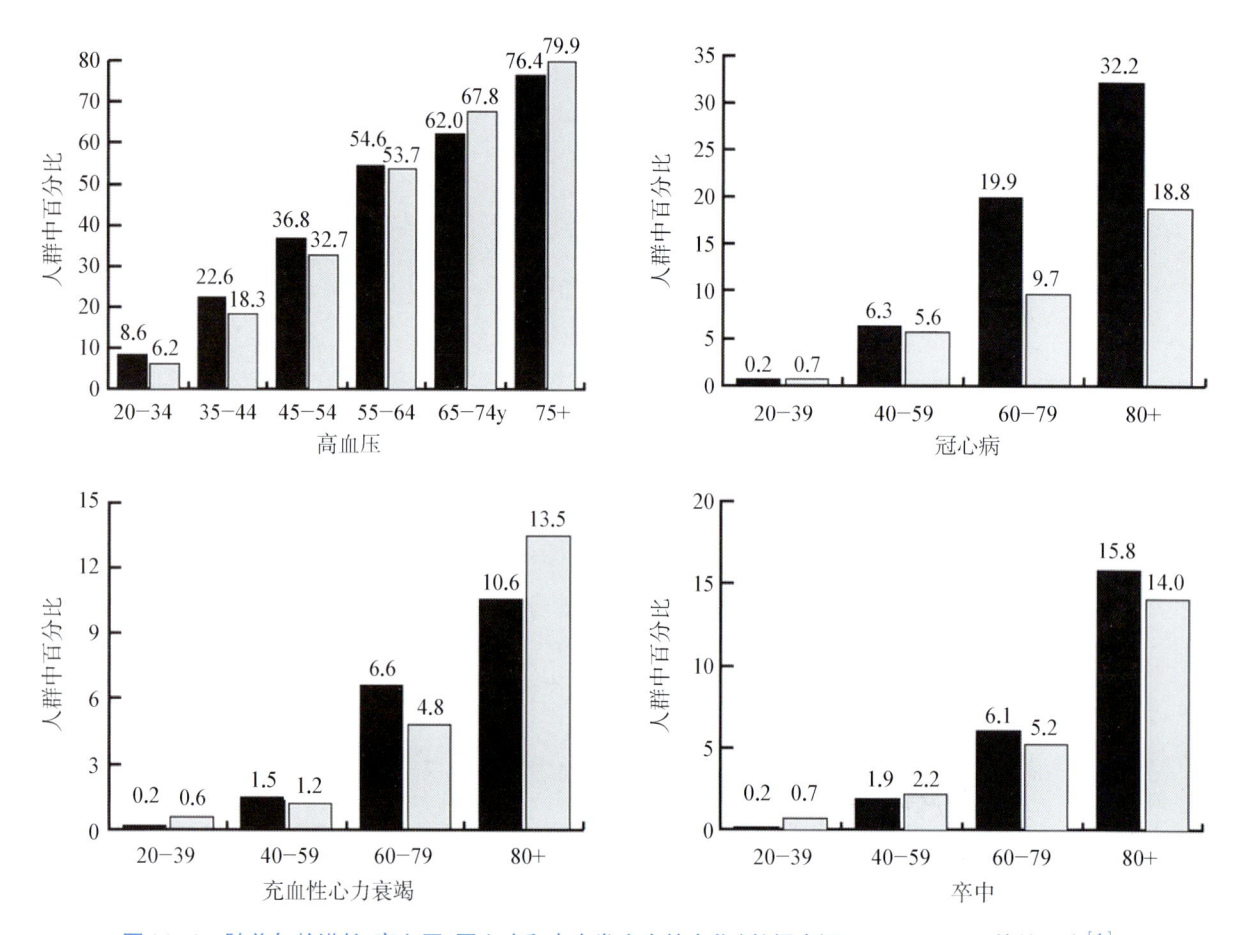

图 11-1　随着年龄增长,高血压、冠心病和卒中发生率的变化(数据来源于Mozaffarian等的文章[1])

统变化进一步改变了老年人的心血管功能和对应激的适应能力。所有变化的总和容易导致整体心血管储备随年龄减少。为了尽可能使患者获得最佳预后,麻醉医师必须在处理手术疼痛和血管内容量变化引起的自主神经系统反应、心血管系统各组成部分的功能状态及其相互依赖关系时,展示其相应的知识和技能。

本章主要讨论衰老对心血管系统的生理和病理生理影响。衰老过程和与年龄有关的疾病很难明确区分开来。在一个特定患者,这两个过程相互作用,产生全身特殊的生理状态。在这一章中,我们将首先讨论与年龄有关的心血管系统的变化。年龄引起的一般形态学改变在血管系统和心脏中相似且共有的是:僵硬、增厚、扩张或扩大、内皮或心肌功能障碍。血管系统与心室紧密结合,血管系统的进行性改变导致心脏功能的代偿性改变。心脏传导系统和心脏瓣膜也会随着时间退化。随后将回顾随年龄增长而发生的自主调节和神经内分泌系统的变化及其对心血管系统的影响。最后,将讨论老年患者的液体管理和心血管系统管理的一般原则。

衰老导致的心脏和血管形态学变化

随着衰老,人体经历着各种各样的变化,有些变化是相对良性的,而有些变化则会对衰老的机体产生重大影响损害整体健康。这种随着年龄增长而产生的有害形态学变化的典型例子是:心脏和血管树的僵硬度增加。

血管硬化是由于胶原蛋白增加、弹性蛋白减少、蛋白质糖基化、自由基损伤、钙化和慢性机械应力(也称为"疲劳断裂")造成的。"疲劳断裂"的概念是通过观察重复拉伸/松弛循环对橡胶管的作用后推断出来的[6]。衰老可以通过改变细胞外基质成分从根本上改变内皮层。结缔组织的弹性主要取决于构成它的胶原蛋白和弹性蛋白的性质。这两种结缔组织蛋白的寿命都很长,但生成的速度很慢。到25岁时,弹性蛋白的生成基本上停止了,胶原蛋白的更新随着年龄的增长而下降。随着年龄增长,弹性层变薄、破碎,机械力逐渐向胶原层转移[7]。继而胶原-弹性蛋白比值增加,加上糖基化和自由基对胶原蛋白的累积损伤,导致结缔组织逐渐僵硬。因此,随着时间的推移,动脉、静脉和心肌变的顺应性也逐渐降低。

非酶糖基化是还原性糖与蛋白在血管内皮上的反应。随着时间的推移,这些糖基化位点会导致蛋白质紧密交联,称为晚期糖基化终产物(AGE)。这种AGE形成导致内皮组织理化性质的改变。AGE交联在结构上导致血管弹性和顺应性降低。此外,AGE与内皮细胞上AGE受体(RAGE)的相互作用被认为是动脉粥样硬化形成的启动事件。在平滑肌细胞中,AGE修饰蛋白与RAGE的结合与平滑肌细胞增殖有关。这种相互作用也会导致血管细胞内黏附分子-1增多,从而促进巨噬细胞与内皮表面的结合。这会诱导血管内皮细胞氧化应激,引起血管硬化[9]。

年龄增长导致血管硬化的另一个原因是进行性血管钙化。这是一个复杂的过程,在某些疾病状态下,血管平滑肌细胞、周细胞和内皮细胞改变其表型为间质细胞、成骨细胞和软骨细胞[10]。所有这些过程都会导致血管内钙沉积增加使血管硬化[10]。

随着年龄的增长,由于内膜增厚导致血管壁增厚,而内膜增厚是由于胶原蛋白、纤维连接蛋白、蛋白聚糖和迁移平滑肌细胞增多[11]。TGF-β1,血管紧张素-II以及抑制性细胞因子和降解酶水平降低可刺激产生此种变化[12]。血管紧张素转换酶(ACE)抑制剂通过抑制结缔组织重塑、平滑肌肥厚和动脉硬化而产生有益的作用。

几项研究表明,随着年龄的增长,一氧化氮途径功能作用减弱。这对血管顺应性有影响。一氧化氮可抑制动脉粥样硬化发展中的关键事件,如血管平滑肌的增殖和迁移[11]。它还能抑制血管内皮中单核细胞和白细胞的黏附,以及血小板和血管的相互作用。此外,一氧化氮被认为可以调节内皮细胞的通透性,减少穿入血管壁的脂蛋白流[13]。一氧化氮对所有这些通路作用减弱可能是年龄增长过程中血管硬化的原因之一。

另一种可能导致内皮功能障碍的介质是内皮素-1。内皮素-1的血管收缩作用强度是去甲肾上腺素的50倍[14]。尽管在不同的血管床中内皮素-1的表达是可变的,但内皮素-1水平升高已被证明与衰老有关,并可能与在衰老肾脏中观察到的肾小球硬化有关[15,16]。内皮素-1水平与衰老程度呈正相关,是老年人中内皮素-1介导的血管收缩增加的原因[17,18]。

随着年龄增长,前列腺素类血管收缩蛋白表达增加,环氧合酶发生改变,前列腺素H合酶活性增强[19]。相反,随着年龄的增长,血管内皮生长因子(VEGF)和缺氧诱导因子(HIF)减少。内皮功能障碍导致皮肤微血管床血管舒张反应减弱[20,21],引起皮肤微血管功能障碍。后者很可能削弱老年人伤口愈合能力[22]。

动脉粥样硬化和动脉硬化是炎症过程。C反应蛋白水平和红细胞沉降率升高提示老年人炎症倾向增加[10]。一些人把这种情况称为"炎症播散",这个过程被认为是由于一系列致炎细胞因子的上调[23,24]。然而,同时免疫缺陷也在老年人中被观察到,这使他们更容易被感染和罹患免疫性疾病。有理由认为炎症环境影响血管老化。

上述机制可以解释与衰老相关的血管硬化的发病机制。由于心脏与血管系统紧密相连,需要注意的是,心脏老化的许多变化与血管系统的进行性变化密切相关[25]。血管系统既是一个蓄水池,又是一个传导系统。它在缓冲心脏间歇性射血(每搏量)效应中起着关键作用。年轻人心脏每收缩一次,其主动脉和近心端动脉随之扩张10%,而远心端肌肉动脉仅扩张3%[26]。动脉树全身硬化导致动脉波形反射系数增加,收缩压升高,舒张压降低,脉压增宽。

随着动脉壁硬化,血管顺应性降低,导致收缩压升高和脉搏波传导速度增加(图11-2)。大量研究表明,脉搏波传导速度增加与全因死亡率和不良心血管事件之间存在显著的相关性[27]。反射波较早返回到胸主动脉,在射血期后期前而不是舒张期早期前到达。这样,左心室在射血后期泵血时必须承受比正常情况下更高的压力。这种额外的后负荷增加了心脏的负担,特别是因为它发生在收缩后期,此时心肌通常正失去力量,由此成为心肌肥厚的重要刺激因子(图11-3)。

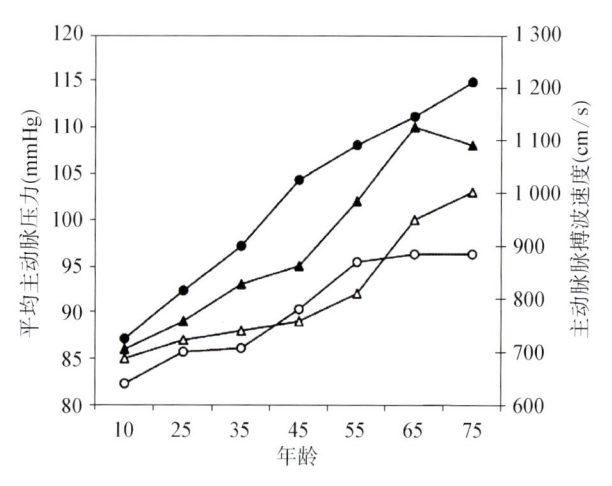

图11-2　平均主动脉压力(三角形标志)和脉搏波速度(圆形标志)

数据来源于中国的2个人群:广州农村地区(空心的标志)和北京城市地区(实心的标志)(改编自Avolio等人的文章[123]。获得Wolters Kluwer Health的许可)

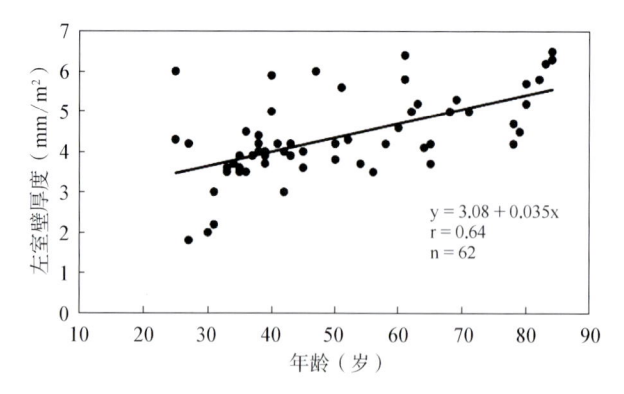

图11-3　血压正常男性左室后壁厚度(mm/m²)与年龄(岁)的回归方程

(改编自Gerstenblith等人的文章[124]。获得Wolters Kluwer Health的许可)

舒张功能障碍

心肌肥厚继发于收缩期后期后负荷增加,也可导致心肌僵硬和舒张功能障碍。舒张功能障碍被定义为心室舒张期功能受损。衰老的心脏含有AGE交联胶原蛋白,它对心肌僵硬度的影响和对周围血管系统的影响一样。它可能参与高血压所致心肌纤维化过程中巨噬细胞募集信号传递,从而导致舒张功能恶化[8]。细胞外基质构成改变的另一个后果是:老年人瘢痕形成和愈合功能受损,使他们更容易在心肌梗死后出现严重的并发症[12]。

在舒张功能障碍机制中还存在一种导致舒张功能受损的功能性机制。有人假设:心肌细胞钙调节蛋白改变会干扰心衰心脏的钙瞬变。由于某些钙通道酶的表达减少,肌浆网钙摄取率随着心力衰竭而下降[28]。这有助于延长心肌收缩时间并减慢心肌纤维松弛,僵硬的心室在舒张早期的"弹跳打开"能力较弱[29]。

因此,在20~80岁期间心脏舒张期早期心室充盈量逐渐减少。在最差的情况下,与年轻人对照组相比,老年人组舒张早期心室充盈量减少50%。心室舒张期充盈率随着心肌僵硬度增加而下降(图11-4)。然而,静息状态下舒张末期容积不随年龄增加而改变。由于早期心室充盈随年龄增长而受损,心脏越来越依赖于适当的心房充盈压力和心房收缩(图11-5)。在心室变僵硬的情况下,心房压力必须升高以维持舒张末期容积。心房压升高可导致肺动脉压升高,最终导致体循环静脉瘀血。这些改变的累积效应导致舒张功能障碍(图11-6)。

老年(75岁以上)心力衰竭患者中约半数与左室舒张功能受损有关,左室收缩功能相对维持正常[30]。不幸的是,孤立的左心室舒张功能障碍患者不太可能出现心力衰竭常有的症状体征。相反,他们通常无症状或仅有一些轻微的表现如轻度肺瘀血、劳力性呼吸困难和端坐呼吸。这些症状可能会因全身应激因素(如发热、运动、心动过

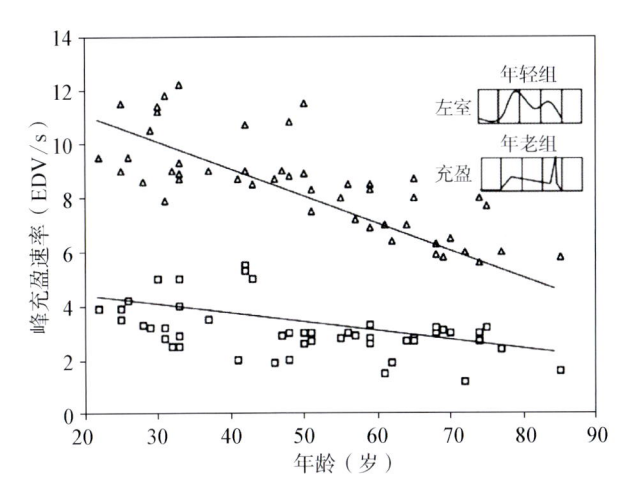

图11-4 与年龄增长相关的舒张早期左室充盈变化以及心房收缩对充盈的影响

年龄和静息时(方形标志)和最大工作负荷时(三角标志)峰充盈速率之间的关系套印小图：上图=左室充盈，年轻组；下图=左室充盈，年老组(改编自Lakatta的文章[125]。获得Elsevier许可)

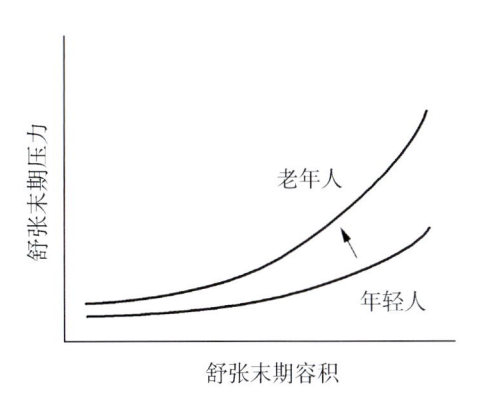

图11-6 与年龄相关的左室僵硬度增加导致需要更高的心房压来达到相同的舒张末期容积

(改编自Dauchot等人的文章[127]。获得Wolters Kluwer Health许可)

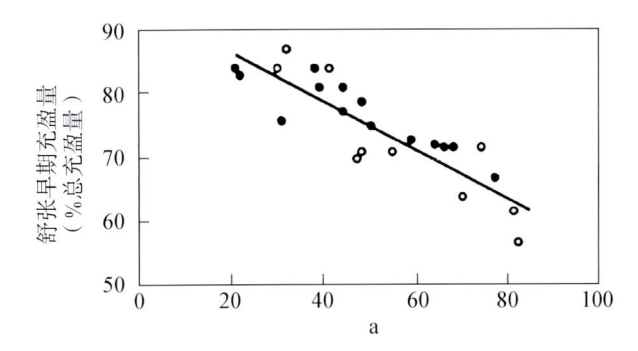

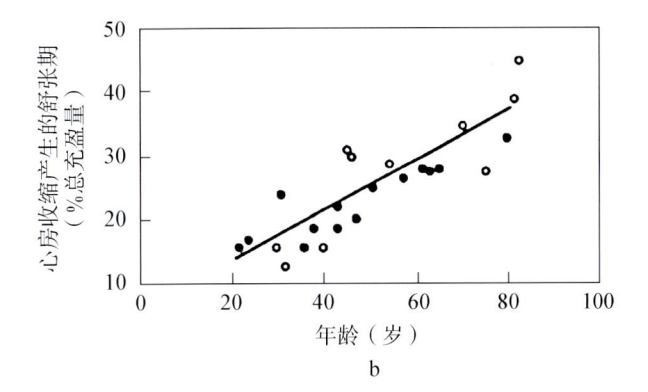

图11-5 超声多普勒评估健康男性和女性舒张期充盈量和年龄的回归方程

a. 舒张早期充盈量(%总充盈量); b. 由心房收缩产生的舒张期充盈量(%总充盈量)(改编自Lakatta的文章[126]。获得Oxford University Press许可)

速或贫血)而加重。因此，通过询问病史和体格检查发现舒张性心力衰竭可能比较困难，因为它通常只能通过超声心动图来识别。

心脏的收缩功能也受到衰老过程的影响。从功能的角度来看，心肌收缩过程延长维持了输送至硬化动脉树的血流量，从而维持了心输出量(图11-7)。对血管硬化和后负荷的功能性适应能够维持静息时的心输出量；然而，与年龄相关的收缩功能下降可能在运动时或交感神经刺激时被发现。例如，给予患者一个α肾上腺素能受体激动剂如去氧肾上腺素将急剧地增加心脏后负荷导致收缩期左心室壁应力增加，并表现出与年龄相关的心室收缩功能储备减少[31]。

进一步研究表明：许多高血压诱发的向心性心肌肥大患者心脏收缩功能异常但射血分数正常。有证据表明在相对室壁厚度较大的患者中，与室壁应力相关的左室中层心肌缩短率明显减少。这意味着泵功能异常和心输出量减少。即使患者的射血分数看似正常且没有临床心衰症状，也可能存在轻微的收缩功能障碍，故而将正常的射血分数等同于正常的收缩功能是不正确的[32]。

老年人血管顺应性降低、心脏舒张功能障碍和收缩功能障碍是相互关联的。有理由假设这些

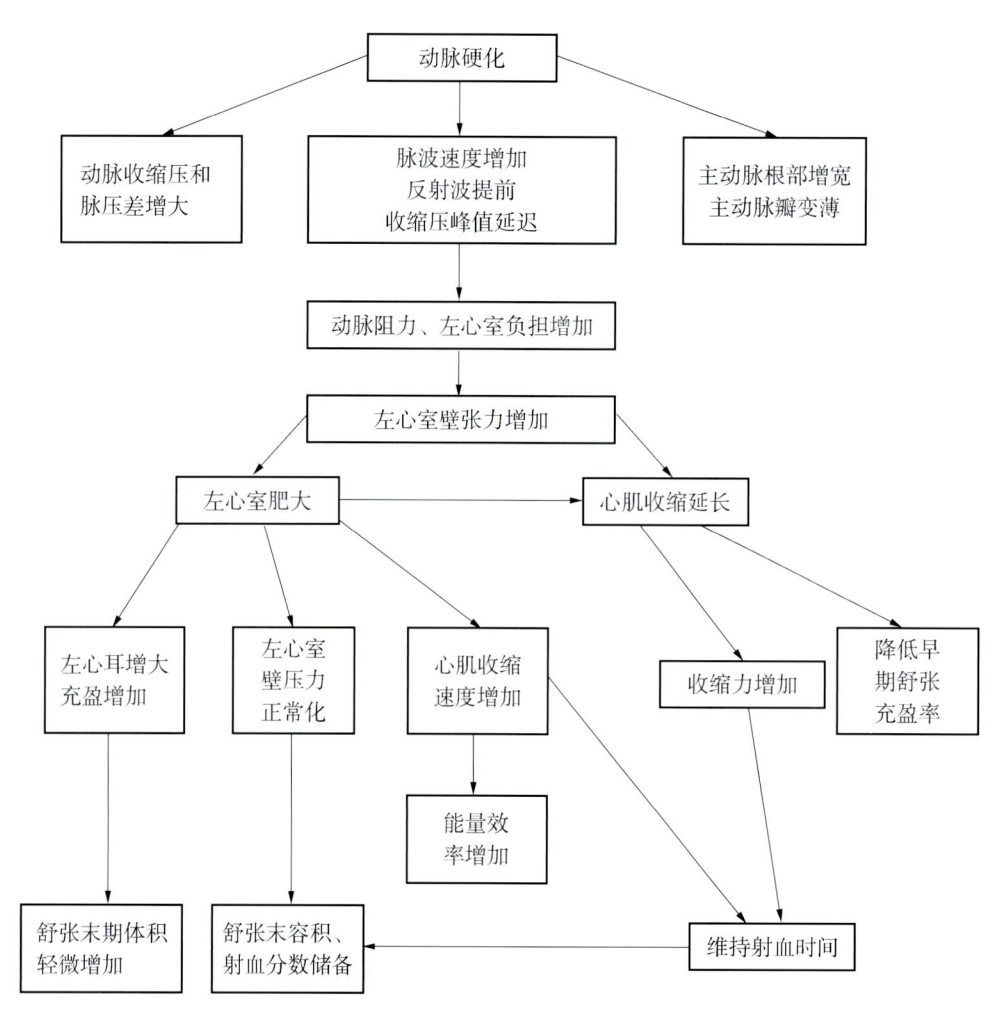

```
                    ┌──────────┐
                    │ 动脉硬化 │
                    └──────────┘
          ┌────────────┼────────────┐
          ▼            ▼            ▼
    ┌──────────┐ ┌──────────┐ ┌──────────┐
    │动脉收缩压和│ │脉波速度增加│ │主动脉根部增宽│
    │脉压差增大 │ │反射波提前 │ │主动脉瓣变薄 │
    └──────────┘ │收缩压峰值延迟│ └──────────┘
                 └──────────┘
                       ▼
                ┌──────────────┐
                │动脉阻力、左心室负担增加│
                └──────────────┘
                       ▼
                ┌──────────────┐
                │ 左心室壁张力增加 │
                └──────────────┘
                  ▼          ▼
           ┌──────────┐  ┌──────────┐
           │ 左心室肥大 │─▶│心肌收缩延长│
           └──────────┘  └──────────┘
```

图 11-7　老年人对血管硬化的一系列功能性适应
（改编自 Lakatta 的文章[125]。获得 Elsevier 许可）

不是独立的病理过程，实际上是并行发展的。血管顺应性降低导致高血压，后负荷增加，最终发生心肌重塑，是老年人群中极为常见的现象。在这一人群中有一大部分会不可避免地出现心脏舒张功能障碍的表现。此外上述概念表明：这类相同的老年高血压患者中有许多人存在一定的心脏收缩功能障碍。

动脉波形反射系数增加的其他生理后果是收缩压升高、舒张压降低和脉压增宽（图11-8）[33,34]。弗雷明汉心脏研究的数据显示，收缩压每10年增加5 mmHg，直到60岁，然后每10年增加10 mmHg，而舒张压保持不变。这导致收缩压和舒张压之间的巨大差值，例如可达 80 mmHg，这有时也被称为"脉压性高血压"[32]。脉压变宽是衰老的一个标志，并与较差的临床预后相关。

与舒张压相比，相对较高的收缩压是有害的，有如下几个原因。首先，高脉压表明患者的动脉系统僵硬。低顺应性意味着在接收每搏输出量时，需要较高的收缩压来充盈主动脉和其他大动脉。尽管这种压力的增加在心脏射血过程中相对早期的阶段发生，但它仍然迫使心室克服高压泵血，并刺激心肌肥大发生，进而增加心肌僵硬度，进一步损害舒张功能。事实上，动脉顺应性降低的严重程度与舒张功能障碍的严重程度有很强的相关性[35]。第二，当舒张压与收缩压相比而言处于低水平时，心肌氧供需失衡是一个直接的倾向。心肌氧需与收缩压最密切相关[6]，而冠状动脉血流灌注主要发生在舒张期，这使得心肌氧供高度

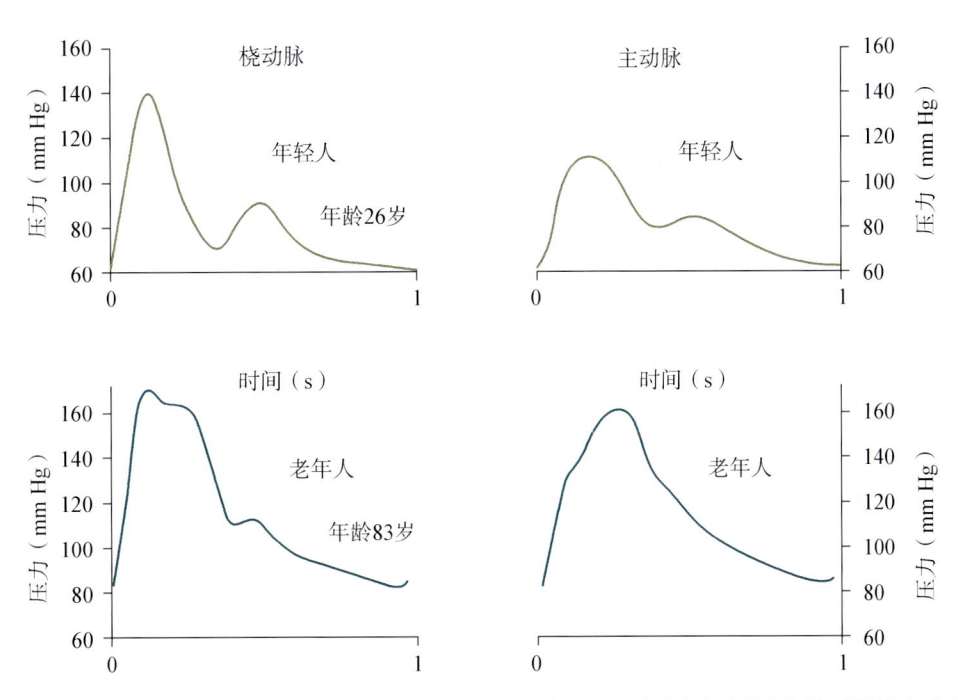

图 11-8 一位26岁年轻男性（上排）和其83岁祖父（下排）经外周动脉（桡动脉）直接测量的动脉波形和经计算得出的主动脉压力波形（Courtesy Michael O'Rourke, MD, 悉尼大学, 澳大利亚）

依赖于舒张压。当反射的动脉波快速通过时，心室舒张早期重搏波压力减小。这一心室舒张期主动脉压力降低很可能会减少冠状动脉灌注。在冠心病患者中，此种氧供需失衡可能导致心内膜下心肌缺血，从而使心室舒张功能障碍加重，增加心房压。

由于动脉硬化的后果，有人建议应该将动脉顺应性而非实际年龄作为衡量生理年龄的一个较好的指标[37]。人们对减少甚至逆转动脉硬化以预防心血管疾病的策略很感兴趣，这不足为奇。目前的人类治疗主要涉及采用药物降低平滑肌张力。他汀类药物不仅可以抑制心肌重构，还可以缓解血管硬化。血管紧张素阻滞剂和醛固酮似乎可以减轻纤维化程度，锻炼可以减缓血管硬化，对所有年龄阶段都是有用的治疗方法。

随着年龄的增长，影响心血管系统的神经内分泌变化

神经内分泌系统随着年龄的变化对心血管系统有显著的影响。变化包括心脏和血管组织中肾上腺素能受体数量的改变，信号转导途径的衰减，以及交感神经和副交感神经活性之间平衡的变化。肾素-血管紧张素-醛固酮系统、血管加压素和利钠肽也受年龄增长的影响。

肾上腺素能受体的活性和衰老

衰老已被认为与β受体对刺激反应减弱有关。这是在老年人外周循环中被注意到的，表现为动脉和静脉对β激动剂（异丙肾上腺素）和混合受体激动剂（肾上腺素）的扩张反应减弱。老年患者在运动和给予外源性儿茶酚胺后心肌正性肌力反应减弱[38]。在离体心脏细胞中，已显示异丙肾上腺素（β1和β2受体激动剂）的EC_{50}值在老年中接近两倍[39]。由于老年人对β肾上腺素能激发的收缩反应减弱，故更依赖Frank-Starling（长度-张力）收缩机制维持心输出量。

尽管多项研究表明心脏β受体激动所致的心率增加反应随年龄增加减弱（图11-9），但是有一个研究质疑了与年龄相关的变时性反应减弱[38]。关于年龄相关的心肌β肾上腺素能受体密度变化

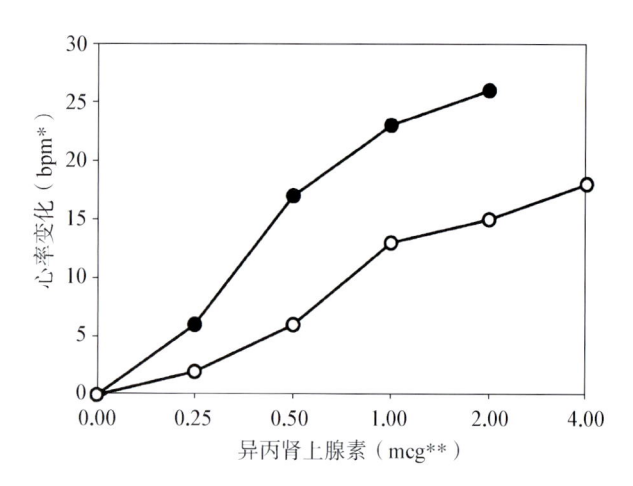

图11-9 在年轻人(实心圆圈)和老年人(空心圆圈)中静脉输注异丙肾上腺素在静息状态下的心率快作用
(改编自Lakatta的文章[125]。获得Elsevier许可)

的研究也展示了相互矛盾的结果。交感神经刺激后心脏正性肌力反应减弱的机制更可能是由于第二信使系统的变化。在老年人心肌中观察到β肾上腺素受体与Gs蛋白的偶联和与腺苷酸环化酶催化单元的偶联受损。此外,在老年心肌组织中观察到Gi蛋白水平升高,提示腺苷酸环化酶催化亚基减少[40]。这两种机制都将抑制3′,5-环磷酸腺苷(cAMP)的形成和随后β肾上腺素能受体的反应。这种细胞内受体信号处理的脱敏可能是对内源性去甲肾上腺素增加的一种代偿性适应,内源性去甲肾上腺素增加是由于与年龄相关的交感神经活性增加和神经元对去甲肾上腺素摄取减少引起的。此外,随着年龄增加β1/β2受体比例减少,此种情况还出现在心力衰竭的患者中,提示β1/β2受体比例减少可能是老年人对β肾上腺素刺激反应能力降低的潜在机制[41]。除了β1和β2肾上腺素能受体,心肌还有β3受体。心脏β3肾上腺素能受体偶联cGMP/NO通路,导致负性肌力作用,从而作为一种制动机制在心力衰竭出现交感神经过度刺激时起作用[42]。

此种β肾上腺能受体应答减弱是由于第二信使功能变化引起的,可能影响周围血管系统。血管舒张是通过cAMP在血管平滑肌细胞中完成的。cAMP激活蛋白激酶A(PKA),然后降低细胞钙水平,导致血管舒张。血管系统中cAMP生成减少导致该通路受损。这可能是导致老年人高血压的一个因素。因为cAMP是一种抗增生性药物,所以这种功能受损可能与动脉粥样硬化的进展有关[40]。

β肾上腺素受体的遗传变异已有记载,且在个体心血管疾病异质性中有重要作用。有许多已知的多态性β1和β2受体亚型。随着年龄的增长,这些变异可能对心血管系统产生不同的影响。最常见的多态性的等位基因频率为60%,导致β2肾上腺素受体下调增强。因为外周血管中β2受体引起血管舒张并降低血压,具有这种多态性的个体随着年龄增长更易罹患高血压。这一事实已在家族性研究中得到证实,家族性研究显示在有原发性高血压病史的家族有更高比例的人群携带此种等位基因。另一个β肾上腺素受体多态性对心脏疾病的重要意义就是钝化受体对激动剂的反应能力。研究表明:在心力衰竭患者中,这种变异与正常等位基因相比,死亡或需接受心脏移植的相对危险度(RR)为4.8。此外还存在一种特殊的多态性,倾向于提高心力衰竭患者的存活率。β受体多态性的存在可能对β阻滞剂效能有额外的影响。然而,目前它们对患者治疗的特殊影响尚不明确[43]。

α肾上腺素能受体(AR)也会受到衰老的影响[44-46]。随着年龄增长,α-1A和α-1D受体表达减少(涉及收缩功能),这可能是对心脏肥大的一种适应[47]。也有报道称,较健康的老年患者中α-肾上腺素能受体反应性随着年龄增长减弱[20],这可能会导致运动时肌肉血流量减少和血压升高。有趣的是,血压正常的老年受试者需要增加α激动剂输注速度才能达到与年轻受试者相同的血管收缩程度[30]。动物研究表明:血管α1受体的

---

* bpm, keats per minute,每分钟心跳次数。——译者注
** mcg, microgram,微克。——译者注

最大结合力随年龄增加显著减少。

α2受体似乎表现出一些与年龄相关的衰退。通常α2受体主要存在于循环的静脉系统，提示α2受体数量减少导致直立姿势引起的反射性静脉收缩功能受损，可能是老年人直立耐受不能的原因[48]。随着年龄的增长，随着老年人高血压病情进展，有证据表明肾上腺素能受体随着年龄增长脱敏可能有更深层的意义。在血压正常的老年受试者中，α肾上腺素能受体反应性降低似乎是对老年人交感神经系统活性增高的一种调节性代偿。尽管有一些证据表明α肾上腺素能反应性减弱，但是随着年龄的增长整体压力反射对血管收缩的控制功能似乎保存完好，且与年轻人相比可能会更强[28,49]。

与β肾上腺素能受体相似，α肾上腺素能受体多态性可能影响老年人高血压和心脏疾病。有人假设具有特定α-2B肾上腺素受体多态性的个体可能有更大的风险出现急性冠脉事件和心源性猝死[50]。随着年龄增长，不仅α肾上腺素和β肾上腺素能受体发生改变，多巴胺能受体含量和多巴胺能转运蛋白也减少，且心脏对多巴胺能刺激的收缩反应也变得迟钝[51]。

交感神经系统活性

交感神经系统对心脏生理有多种作用，包括房室传导加速（正性变传导作用）、心率增加（正性时变作用）、心脏收缩力增加（正性肌力作用）、心脏舒张（正性松弛作用）。同样，由于它同时控制外周阻力和心输出量的能力，它在调节血管张力中起着至关重要的作用。

交感神经系统在衰老和心血管疾病中起着重要的作用。交感神经系统的活性随着年龄的增长而增加，据估计，一个人65岁时交感神经系统活性几乎是25岁时的两倍[52]。这可能是由于儿茶酚胺释放增加，神经元摄取减少，交感神经活性增加所致[53]。这些改变似乎具有区域特异性，可见于骨骼肌、内脏和心脏[21]。成年后，循环中的去甲肾上腺素浓度每10年增加10%～15%[21,54]。此外，随着年龄增加，心脏神经去甲肾上腺素再摄取活性降低，导致在心脏β1受体处去甲肾上腺素浓度更高[55]。同样的，老年受试者运动过程中去甲肾上腺素水平增加幅度更大。心脏和血管中肾上腺素能受体对儿茶酚胺敏感性降低，从而对增加释放的儿茶酚胺反应性减弱[56]。然而，与年轻人相比，老年人血管系统的血管收缩反应即使不是增强的，至少也是相当的[52]。

在血管水平，全身循环中或局部释放的儿茶酚胺激发肾上腺素能受体的两个主要类型，α-1 AR和β-2 AR，分别导致血管收缩和血管舒张。随着年龄的增长，如此微妙的平衡逐渐倾向血管收缩增强，最可能是由于对β-2 AR刺激的血管舒张反应缺陷所致。支持这一假说的现象是：在人类肱动脉中给予β-AR激动剂导致血管舒张，而该反应在高血压患者中减弱。β-2 AR基因变异引起受体过度脱敏，导致血管舒张程度降低，促进动脉粥样硬化的发展，这一事实证实了在血管系统中β-2 AR的机械作用[57]。长期的交感神经刺激对心脏是有害的，去甲肾上腺素水平的升高会导致胶原蛋白代谢的改变和纤维化的增加[58]。

副交感神经系统活性

衰老与心脏和血管组织对副交感神经刺激反应减弱有关。交感神经张力占主导地位，迷走神经张力随着年龄的增长而减弱。女性比男性保持更大的迷走神经张力[59]。心脏神经节内的迷走神经末梢和轴突随年龄的增长而退化[60]。评估心血管系统自主神经传出模式的一种方法是评估心率变异性。心率变异性有两个组成部分，一个是由副交感神经控制的高频部分，另一个是由交感神经控制的低频部分。心率变异性的两个组成部分都随着年龄的增长而减少。对β肾上腺素能受体刺激反应减弱可能是交感控制部分抑制的原因，而静息状态下迷走神经的低输出可能是副交感神经控制的高频变异性减弱背后的机制[52]。

迷走神经张力的降低可能是由于迷走神经输出的减少，也可能是由于随着年龄的增长，毒蕈碱受体激活的细胞内反应减弱[61]。这两种变化似乎都存在于老年人中。与年轻人对照组相比，老年人大剂量阿托品引起的心率增加幅度降低，这可能与老年人静息状态下较低的迷走神经张力有关。研究表明：右心房毒蕈碱受体密度与年龄呈负相关，且有统计学意义[30]。此外，也有研究表明老年人群的毒蕈碱受体功能下降，证据是：氯化卡巴胆碱可抑制被毛喉素激活的腺苷酸环化酶，而在老年心肌中此种抑制作用减弱[62]。最后，M2-毒蕈碱受体的自身抗体存在于正常人的血清中，并在特发性扩张型心肌病患者中发现高水平的自身抗体。这些自身抗体在老年人中的检出率显著增加[63]。所有这些机制加在一起，都导致老年人迷走神经活性降低。这些研究结果对毒蕈碱受体功能和心脏功能的意义还有待确定。

反射控制机制与衰老

老年人反射性自主神经心血管控制机制发生改变。衰老过程对自主神经心血管控制机制的影响是不一致的。老年人呼吸性窦性心律不齐程度减轻提示副交感神经对窦房结功能的控制随年龄的增长而减弱。由于人类心率的反射调节主要依赖于心脏的迷走神经活性，故可正确地假设压力感受性反射对心率调节功能受损与副交感神经活性不足有关（图11-10）。虽然在老年人群中心房压力感受性反射的副交感神经成分减少，但在中等年龄、活动的个体中，压力感受性反射对交感神经输出的控制和血管对交感神经刺激的反应维持良好[48]。已证实，血浆儿茶酚胺和交感神经活性的基础水平随年龄增长而增加。

内分泌随年龄增长而改变

肾素-血管紧张素系统（RAS）是生理性调节水钠内环境稳态的核心。RAS不仅作为内分泌系统存在，而且还构成不同器官尤其是心脏和大脑的局部网络。在这些局部网络中，血管紧张素原通过局部血管紧张素转换酶转化为血管紧张素。血管紧张素（AT）Ⅱ主要通过AT-和AT-Ⅱ受体介导其作用。AT-Ⅰ受体介导纤维化、氧化应激和心肌肥大等效应。尽管随着年龄增加，全身肾素血管紧张素水平降低从而导致整体RAS活性降低，

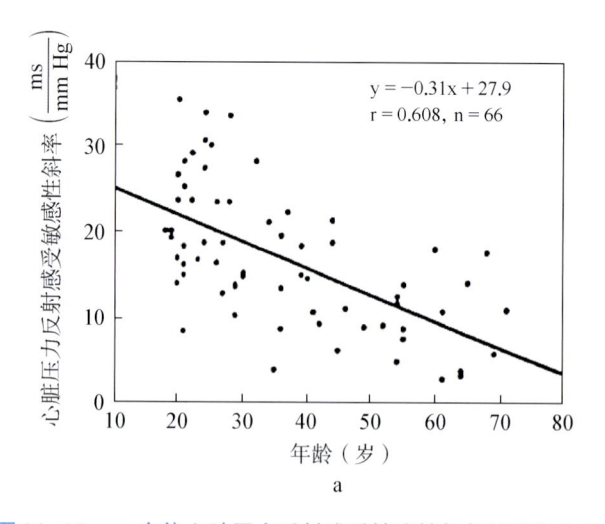

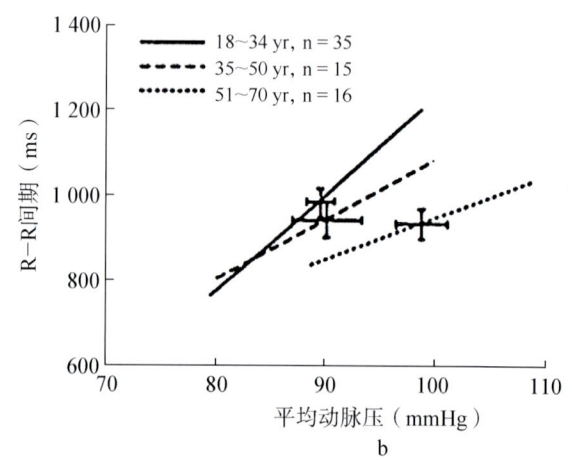

图11-10　a. 个体心脏压力反射感受敏感性与年龄回归分析显示反射感受敏感性和年龄之间显著反向关系（$P<0.05$），b. 平均回归曲线描述了每个年龄组平均动脉压和相对应R-R间期之间的关系回归曲线斜率老年组和中年组与年轻组相比较小。基础值（均数 ± 标准误）附加于回归曲线上（改编自 Ebert等人文章[48]. 获得 American Physiological Society 许可）

但在心脏中观察到局部RAS活性的增加。此外，AT-I受体和AT-II受体均上调。这些RAS系统的改变导致年龄相关的心肌重塑[64]。年龄增长也会影响肾脏的钠平衡。这导致在钠限制的情况下保存钠的能力下降，而在钠负荷增加的情况下钠排泄减少。尽管随着年龄的增长，交感神经活性增加，但老年人血浆和肾脏肾素水平下降。仰卧位时血浆肾素活性降低，且出血、限钠和直立位等生理刺激后肾素释放增加幅度减小，从而循环中血管紧张素的浓度也较低[65]。尽管老年人肾素-血管紧张素水平下降，但老年人对血管紧张素I和血管紧张素II的反应是血管收缩增强。上述发现有助于解释血管紧张素转换酶抑制剂和血管紧张素受体II阻滞剂在改善老年人肾脏结构和功能中的关键作用[66]。

似乎老年人血浆抗利尿激素基础水平升高，且对渗透压激发释放（如限制饮水）的反应增强。令人惊讶的是，经过一段时间的饮水限制后，年龄较大的受试者表现出相对较低的自发饮水量以及较轻的口渴感[65]。此外，到80岁时，身体总含水量已从年轻人的平均含水量占体重的60%降至50%[66]。这种口渴机制的抑制、身体总水分和液体摄入的减少，加上年龄相关性肾小球功能减退，使老年人更容易水失衡。

另一组在容量调节中起重要作用的激素是利钠肽。心房利钠肽（ANP）主要由心房分泌，是心房对心房牵张的反应，而脑利钠肽（BNP）则由心房和心室心肌细胞共同分泌。利钠肽主要是一种反调节激素。它们拮抗多种交感激素和肾素-血管紧张素-醛固酮系统的作用[68]。在正常情况下，70%的心源性BNP来源于心室。在病理状态下，心室来源的BNP比例显著升高[68]。这些系统的激活在充血性心力衰竭中最为常见，尽管许多其他情况也可以刺激NPs的释放[68]。例如，BNPs水平的升高与衰老、肾功能不全和贫血有关[69]。利钠肽水平的变化是可观的，足以保证在老年人中有较高的BNPs截断值用于诊断和判断预后的目的[70]。

随年龄增长心血管系统变化的整体后果

心血管系统的整体改变总结见表11-1。正常年龄相关的心血管生理变化表现为心率峰值、心输出量峰值和射血分数峰值的降低[71]。由于随着年龄的增长，自主神经和压力感受器的整体活性受到抑制，可观察到静息状态下心率降低且随着心率的变化增加心输出量的能力也降低[72]。与年轻患者相比，老年人心输出量增加更多通过增加舒张末期容积而不是增加心率和心肌收缩力实现的。这导致老年人更加依赖于心房充盈来维持心输出量。总的来说，心血管系统耐受应激的能力显著下降[73]。以最大机体耗氧量来评估有氧运动能力，健康男性和女性从50岁开始，随着年龄的增长，每10年下降10%～12%[74]。这是由于最大心输出量和最大动静脉氧差减少所致。心输出量减少主要是由于最大心率的降低，大约每年降低1次心跳/分钟[30]。

表 11-1　老年人年龄相关的心血管系统变化

血管系统	内膜增厚 动脉硬化 脉压增加 脉搏波速率增加 早期中央波反射 内皮介导的血管扩张程度减弱
心　室	左室壁张力增加 心肌收缩期延长 舒张早期充盈速率减慢 心力衰竭（收缩功能正常或异常） 最大心输出量减少
心　房	左房增大
瓣　膜	硬化，钙化
传导系统	房性早搏 房颤 传导时间延长 右束支传导阻滞 室性早搏
反射和自主神经系统	最快心率下降

小血管病变和老化

小血管系统，尤其是脑循环中的小血管系统，也会受到衰老的影响[75]。经颅多普勒研究有证据表明：大脑循环中动脉硬化程度随着年龄增长而增加。内皮细胞变长，线粒体含量减少，大脑皮质和海马毛细血管数量减少，基底膜增厚且逐渐纤维化[76,77]。随着年龄增长，可出现血管周围组织纤维化，血管平滑肌细胞被纤维样物质替代，广泛性小血管萎缩。这些变化共同导致微循环控制紊乱，使老年人易患缺血性和神经系统疾病。这些小血管的改变也与阿尔茨海默病、帕金森病和其他神经系统退行性疾病的发展密切相关，如伴有皮质下梗死的大脑常染色体显性遗传动脉病和脑白质病[78,79]。

静脉重塑

和大动脉一样[6,80]，静脉也会随着年龄增长而硬化[81]。老年人静脉内膜下纤维增厚，三层介质纤维化，弹性组织减少，胶原蛋白交联增加，平滑肌细胞增生[82]。约70%的全身血容量分布于低压静脉系统[83]。静脉系统顺应性的波动在高血压发展和对低血容量的代偿机制中起着非常重要的作用[83]。已有研究表明：类似于动脉系统，存在年龄相关的静脉顺应性下降[84]。这种静脉顺应性的下降似乎并不是因为老年人交感神经或肾上腺素能作用增强[81]。其他因素如内皮素增加的或肌原性因素可能是其原因。然而，很明显，这种静脉容量的减少是一类患者发生高血压的原因[85]。它还会损害心血管系统调节功能，降低老年人血管系统应对血流动力学应激（如低血容量）的能力[84]。

冠状动脉血管紧张度

冠状动脉血管紧张度的调节由神经控制、内皮依赖性调制和肌源性调节组成。虽然静息状态下冠状动脉血流不受显著影响，但有动物实验数据表明，随着年龄的增长，冠状动脉血流储备显著减少[86]。与心外膜相比，心内膜的适应储备能力降低，这可能是老年人更易发生心内膜缺血发作的原因[87,88]。尽管血管平滑肌的功能及其神经调节会随着年龄的增长发生变化[89]，但即使是老年人，冠状动脉的血流量也主要是由心肌的需氧量控制的。衰老会改变心肌细胞的代谢活动，从而改变冠状动脉小动脉的血管张力[86,90]。然而，衰老对冠状动脉血流调节和心肌氧摄取的总体影响尚不清楚。

心律失常

心脏传导系统随年龄增长逐渐退化，使得老年患者易发生心律失常。随着起搏细胞不断丧失，出现窦房结功能障碍，导致病态窦房结综合征和/或心动过缓的风险[91]。在美国，每600名大于65岁的心脏病患者中就有1例发生窦房结功能障碍，约占心脏起搏器植入患者人数的50%[1]。心动过缓与年龄相关的心房纤维化和心房扩大一样促进房颤的发生。60岁以上无临床冠状动脉疾病的受试者中约4%被诊断为房颤。在85岁及以上的人群中，房颤的总患病率约为17.8%[92]。这种房颤的易感性无疑使得新发房颤（和室上性心动过速）的发生率相对较高，这不仅发生在胸外科和心脏外科手术之后，而且发生在大多数外科大手术之后。准备接受手术的患者如果被发现曾经有未确诊的房颤，应在手术前进行评估，评估应包括超声心动图检查以排除心脏结构异常。围手术期对新发房颤的处理首先是控制心室率[93,94]。对于慢性房颤患者，术后早期抗凝治疗可能是重要的，特别是当患者处于血栓栓塞高风险状态时[94]。传导阻滞和室性异位节律是在老年患者中普遍存在的其他类型心律失常[95]。房室结以下的传导阻滞最常继发于传导系统的特发性退行性变，但不太可能带来不良后果，除非伴发心脏疾病。

随着年龄增长瓣膜的改变

正如在血管系统和心脏中一样，心脏瓣膜的组成成分随着年龄增长逐渐发生变化。瓣膜的改变包括纤维化，活动度减小和黏液瘤样变性。主动脉瓣和二尖瓣的瓣叶厚度随着年龄的增长而增加。瓣环扩张是非常常见的，90%的80岁健康老人表现出某种形式的轻度多瓣膜反流，典型表现为瓣叶形态正常的轻度中心性反流[96]。特别的是，主动脉瓣反流的发生率随着年龄增长而增加，16%的老年人已被发现有某种形式的中度到重度主动脉瓣反流[97]。二尖瓣瓣环钙化和反流的发生率也随年龄增长而增加。高达50%的女性和36%的男性被发现有明显的二尖瓣环钙化[96]。这些瓣膜改变与冠状动脉事件、心力衰竭、心房颤动、心内膜炎、血栓栓塞性卒中和短暂性缺血发作有关[96]。同样，主动脉瓣狭窄的发生率随着年龄增长而增加，80%的老年人有一定程度的主动脉瓣硬化。这是由于瓣膜逐渐硬化，瘢痕形成和钙化导致的。严重的主动脉瓣狭窄与更高的新发冠状动脉事件发生率相关，且使围手术期不良心脏事件的风险性增加2~3倍[98]。

缺血预处理

短暂的心肌缺血可降低随后较长时间缺血事件所引起心肌损伤的严重程度。这种现象被称为缺血预处理（IP），存在即时型（几分钟到几小时）和延迟型（许多小时到几天）两种形式[99]。在临床上，IP可能与"热身"心绞痛有关。在"热身"心绞痛中，患者运动到出现心绞痛发作，休息，再运动，然后引起第二次心绞痛发作的运动量比前次发作更高。心肌梗死前48小时内发生过心绞痛的患者死亡或发生心力衰竭的可能性要小得多。暴露于挥发性麻醉药也会产生预处理作用[99]。

不幸的是，衰老与IP丧失有关[100]。75岁以上老人不存在"热身"心绞痛，在65岁以上患者中，有或没有前兆心绞痛的心肌梗死与没有前兆心绞痛的心肌梗死年轻患者一样具有高死亡率和高心力衰竭发病率[101]。年龄相关的IP减少可能是由于介质释放和细胞内通路的改变。尽管IP可被尼可地尔（线粒体钾通道开放剂）外源性激活，但一些药理学刺激未能在衰老的心脏中模拟IP。有趣的是，在针对动物和人类的研究中，生活方式的干预，如运动训练和热量限制，任何一项独立的干预措施即可完全保存和/或恢复与年龄相关的IP抑制，综合给予两项干预措施则更为有效[100]。至少在老年大鼠中，麻醉药的预处理心肌保护作用基本被取消[102]。

麻醉与液体治疗的可能影响

正常的衰老几乎影响到心血管系统的所有组成部分，其中很多部分对老年人的麻醉管理有重要影响。与这些年龄相关变化复合作用的主要是已被详细描述的静脉麻醉药和挥发性吸入麻醉药对心肌、血管张力和ANS的抑制作用。

进入手术室的老年患者由于NPO指南，口渴感抑制机制，以及肾脏保水和盐能力的降低，导致他们处于相对的容量欠缺状态。此外，容量丢失时，老年人反射控制系统抑制和β受体反应减弱限制了心率增快和收缩力增强的代偿反应。因此，额外的容量丢失，如术中失血，可导致严重的低血压。这种老年人的容量敏感性已经得到实验证实。通过利尿剂和低盐摄入造成低血容量的受试者接受直立倾斜试验，与年轻低血容量对照组和老年正常血容量对照组相比，老年低血容量受试者直立倾斜时血压下降幅度更大[103]。挥发性麻醉药和镇静催眠药削弱压力反射控制机制，进一步加重了低血容量反应受损的情况[104,105]。健全的或完善的压力反射控制机制可以减轻麻醉药引起的心血管变化。例如，自主神经反射功能完善的糖尿病患者在麻醉诱导期和维持期低血压的发生率低于反射受损的糖尿病患者[106]。因此，年龄的增长导致生理变化的净效应，再加上麻醉效应，导致老年患者血压变化更频繁和更显著。这种血压不稳定性可在老年患者中观察到[107]。

老年人的液体管理没有固定模式，和使用其他药物一样需要深思熟虑。由于晚期动脉粥样硬化、心室壁僵硬、舒张功能障碍和隐匿性冠心病，老年患者对低血容量或高血容量都不能耐受。低血容量导致低血压和器官低灌注，而过度水化可导致充血性心力衰竭。1999年，英国围手术期死亡全国秘密调查结果中，对极端年龄患者围手术期死亡得出的结论是"液体管理失误（通常是液体过量）是可避免的围手术期发病率和死亡率的最常见原因之一"[108]。他们的报告指出，"老年人的液体管理往往很差；它们应该被给予与开具药物处方相同的地位。需要进行多学科审查，以制定良好的当地工作法则"。2010年的最新报告再次强调了这一问题[108]。

在老年患者中，相对低血容量状态具有很多重要的临床意义。老年人的心脏在很大程度上依赖足够的舒张末期容积来维持每搏输出量，且由于心室壁僵硬和可能的舒张功能障碍，心脏充盈又相应地依赖较高的心房充盈压力。因此，老年人对低血容量非常敏感。在这种情况下，全身血压降低通常应该用静脉输液而不是血管升压药物来维持适当的心室充盈。一项研究表明，挥发性吸入麻醉药不会损害舒张功能，而异丙酚有一些负面影响[109]。

对于老年患者来说，维持足够的心脏前负荷与避免使用过量的液体同等重要。有两种机制会误导麻醉医师给予过度的容量。一种机制是：挥发性吸入麻醉药使得血管平滑肌松弛和/或丙泊酚介导的交感神经抑制，导致静脉扩张和静脉血池增加。因此，恢复前负荷似乎需要大量的补液来代偿麻醉药的影响。然而，在手术结束时，当麻醉药被呼出或代谢时，血管平滑肌松弛作用减弱，且由于疼痛和手术创伤，交感神经张力恢复或更可能增强。恢复正常甚至增高的静脉张力随即将额外的容量转移回心脏，而老年心脏应对当前的容量超负荷时很可能导致心肺功能不全。至少就心脏而言，当大量的第三间隙液体被动员时，也会有高血容量的风险。审慎地使用呋塞米可以显著预防肺瘀血或肺水肿。

第二种机制是：当心脏充盈和心输出量维持在接近正常的水平，但患者仍因动脉血管扩张而低血压时，会误导医师给予过量的液体。医师遇见患者低血压的自然反应是假设患者低血容量，于是给予更多的容量。但这种治疗方法可能不适合老年患者。年轻患者在仰卧和休息时交感神经张力很小。因此，麻醉后年轻患者血压降低更可能是因为麻醉药对血管的直接作用而不是因为交感神经张力受到抑制。然而，老年患者通常有高水平的交感神经张力，去除这种张力的后果不仅仅是表面上的低血容量。在一项对患有不同程度心脏疾病的老年男性患者的研究中，高平面脊麻导致血压平均下降33%（图11-11）[110]。尽管腹部和腿部的血液汇集导致左室舒张末期容积下降19%，但心输出量仅下降10%，这主要是因为血压下降（后负荷减少）使射血分数增加。然而，低血压的主要机制是全身血管阻力下降了26%。在生理上不可能无限地增加舒张末期容积并完全代偿血管阻力的显著下降。事实上，可以说，这种尝试只会使患者更容易出现容量超负荷，特别是出现上述情况时。容量超负荷导致左室舒张末期压力增加，通过增加心内膜下左室壁应力加速或加重心肌缺血[111]。

虽然没有特别针对老年患者，但目标导向的液体治疗似乎可以改善预后。液体治疗的主要目标之一是通过保持最佳前负荷，在特定的临床情况下获得足够的心脏指数/每搏输出量。围手术期最大的挑战之一是准确（并且简单）地确定患者的液体状态。前负荷的静态指标（中心静脉压、肺动脉楔压等）已经使用了几十年，且目前仍被用于指导液体治疗。然而，这些指标并不十分准确[112]。无创性的动态指标，如脉压变异率（PPV）、收缩压变异率（SPV）和每搏变异率（SVV）可能是更好的容量状态预测因子[113]。尽管英国指南推荐使用流量导向监护仪来确定液体状态，但应该谨记这些大多为小规模研究且结果可能不适用于老年

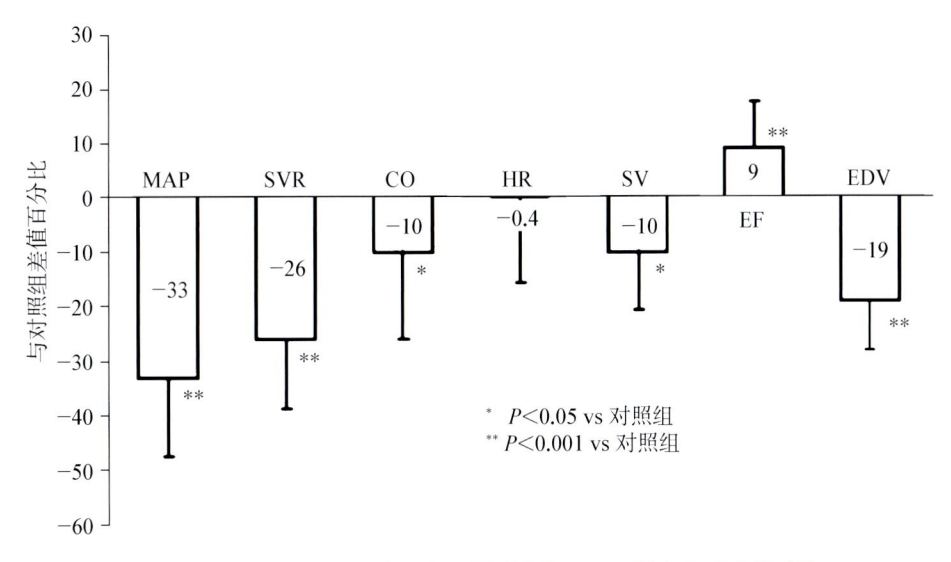

图11-11 有心脏疾病史老年男性对高脊麻平面的血流动力学反应

MAP：平均动脉压 SVR 体循环血管阻力；CO：心输出量；HR：心率；SV：每搏输出量；EF：射血分数；EDV：左室舒张末期容积。（改编自 Rooke 等[110]。获得 Wolters Kluwer Health 许可）

患者。因此，尽管目前尚不清楚老年人液体管理的"最佳"方法，但清楚的是，敏锐地察觉患者病理生理学状态和麻醉药对心血管功能的影响，并关注容量丢失将促进患者获得良好的预后。

什么时候使用血管升压药是一个好的选择？除病情最重的老年患者外，术中低血压最可能的机制是血管阻力降低或低血容量。心动过缓可能参与造成低血压的机制，但很容易被发现和治疗。治疗低血压患者时，即使在充分纠正了容量不足后也应考虑使用血管升压药，麻黄碱和去氧肾上腺素是最常用的药物。与麻黄碱相比，去氧肾上腺素的优点在于它没有快速耐受性，也不会促进心动过速（心动过速在舒张功能不全时是不希望出现的）。此外，α-受体激动除了收缩血管外，还促进静脉收缩，从而将血液从外周转移回心脏，并减轻麻醉引起的外周血管血液淤积[114]。但与所有药物一样，使用血管升压药也会产生不良后果。冠状动脉收缩、心输出量减少、心输出量分布不平衡和室壁运动异常都是潜在的不良影响。合理使用去氧肾上腺素等升压药的关键是改善低血容量或容量分布不均的影响，不是必须努力使血管张力恢复到麻醉前水平，而是使患者耐受血压的轻度下降。观察到的去氧肾上腺素心脏副作用通常与高于患者正常状态的血压相关[9]或在异常心脏负荷状态下（如深麻醉）出现[115]。

老年人麻醉药的选择和剂量是以维持心脏稳定为主要目的。挥发性吸入麻醉药是直接的血管扩张剂，且已知能抑制压力反射。此外，挥发性吸入麻醉药可导致心肌抑制和房室交界性心律，心脏异常（如主动脉瓣狭窄、二尖瓣狭窄或肥厚性梗阻性心肌病）的患者对这样的作用耐受性差[116]。可能优先选择低溶解度的挥发性吸入麻醉药，因为它们可以被快速地上调或下调滴定，并且苏醒时间和定向力恢复时间明显优于以前的挥发性吸入麻醉药[55]。尽管有不良反应的争议，如果合适，麻醉维持的吸入麻醉药可以包括笑气，因为它有助于维持交感神经输出，减少对高浓度强效挥发性吸入麻醉药的需求。重要的是，挥发性吸入麻醉药的MAC在40岁后每10岁下降6%～8%[117]，且应该相应下调呼气末麻醉气体浓度。不幸的是，这在目前临床实践中很少实现[118]。静脉麻醉药有更明显的血流动力学效应，达到相同麻醉深度所需的剂量较小。由于老年人药代动力学和药效动力学的变化，诱导药物剂量应减少25%～50%[119,120]。根据患者年龄调整麻醉药剂量可能有助于减少不必要的深度麻醉和麻醉相关低血压,并可能减少不良预后[121,122]。

高血压和心动过速在老年人中应被认为是应该避免的不良事件,因为这会增加心肌氧耗,缩短心房充盈时间和减少冠状动脉血流量。艾司洛尔(0.5～1.0 mg/kg)有助于减轻插管反应,避免心率过度增加。α2激动剂如右旋美托咪定也能有效降低喉镜置入和插管时的交感神经反应,但会加重术中低血压。此外,适当的镇痛是控制心率和血压的一个重要方面,但阿片类药物的剂量应根据年龄进行调整。苯二氮䓬类药物应尽量减少或避免使用,因为它们与阿片类药物相互作用导致交感抑制和低血压,并可能与术后谵妄有关。

术后当大量血管外液体被动员时,老年患者将有发生肺瘀血的风险。无心力衰竭病史,但有临界舒张功能障碍、血管硬化和/或肾功能不全的患者,即使血管内容量不太大的增加也可能导致心房压显著升高。在术后最初几个小时和几天内,对患者进行仔细和频繁的床旁检查,以便及时使用利尿剂;避免液体过量可防止进展为更严重的并发症,如缺氧、呼吸功能衰竭、心功能不全或心肌梗死。

参考文献

[1] Mozaffarian D, Benjamin EJ, Go AS, et al. Heart disease and stroke statistics-2016 update: a report from the American Heart Association. Circulation. 2016; 133(4): e38-e360.

[2] Russo T, Felzani G, Marini C. Stroke in the very old: a systematic review of studies on incidence, outcome, and resource use. J Aging Res. 2011; 2011: 108785.

[3] Chen W, Frangogiannis NG. The role of inflammatory and fibrogenic pathways in heart failure associated with aging. Heart Fail Rev. 2010; 15(5): 415-22.

[4] Maggioni AP, Maseri A, Fresco C, et al. Age-related increase in mortality among patients with first myocardial infarctions treated with thrombolysis. The investigators of the Gruppo Italiano per lo Studio della Sopravvivenza nell'Infarto Miocardico (GISSI-2). N Engl J Med. 1993; 329(20): 1442-8.

[5] St John Sutton M, Pfeffer MA, Moye L, et al. Cardiovascular death and left ventricular remodeling two years after myocardial infarction: baseline predictors and impact of long-term use of captopril: information from the survival and ventricular enlargement (SAVE) trial. Circulation. 1997; 96(10): 3294-9.

[6] Zieman SJ, Melenovsky V, Kass DA. Mechanisms, pathophysiology, and therapy of arterial stiffness. Arterioscler Thromb Vasc Biol. 2005; 25(5): 932-43.

[7] Li Z, Froehlich J, Galis ZS, Lakatta EG. Increased expression of matrix metalloproteinase-2 in the thickened intima of aged rats. Hypertension. 1999; 33(1): 116-23.

[8] Bakris GL, Bank AJ, Kass DA, Neutel JM, Preston RA, Oparil S. Advanced glycation end-product cross-link breakers. A novel approach to cardiovascular pathologies related to the aging process. Am J Hypertens. 2004; 17(12 Pt 2): 23S-30S.

[9] Aronson D, Rayfield EJ. How hyperglycemia promotes atherosclerosis: molecular mechanisms. Cardiovasc Diabetol. 2002; 1: 1.

[10] Kovacic JC, Randolph GJ. Vascular calcification: harder than it looks. Arterioscler Thromb Vasc Biol. 2011; 31(6): 1249-50.

[11] Lakatta EG. Arterial and cardiac aging: major shareholders in cardiovascular disease enterprises: part I: aging arteries: a "set up" for vascular disease. Circulation. 2003; 107(1): 139-46.

[12] Maruyama Y. Aging and arterial-cardiac interactions in the elderly. Int J Cardiol. 2012; 155(1): 14-9.

[13] Yu BP, Chung HY. Oxidative stress and vascular aging. Diabetes Res Clin Pract. 2001; 54 (Suppl 2): S73-80.

[14] Levin ER. Endothelins. N Engl J Med. 1995; 333(6): 356-63.

[15] Goettsch W, Lattmann T, Amann K, et al. Increased expression of endothelin-1 and inducible nitric oxide synthase isoform II in aging arteries in vivo: implications for atherosclerosis. Biochem Biophys Res Commun. 2001; 280(3): 908-13.

[16] Lattmann T, Shaw S, Munter K, Vetter W, Barton M. Anatomically distinct activation of endothelin-3 and the L-arginine/nitric oxide pathway in the kidney with advanced aging. Biochem Biophys Res Commun. 2005; 327(1): 234-41.

[17] Seals DR, Jablonski KL, Donato AJ. Aging and vascular endothelial function in humans. Clin Sci. 2011; 120(9): 357-75.

[18] Thijssen DH, Rongen GA, van Dijk A, Smits P, Hopman MT. Enhanced endothelin-1-mediated leg vascular tone in healthy older subjects. J Appl Physiol. 2007; 103(3): 852-7.

[19] Woodman CR, Price EM, Laughlin MH. Selected contribution: aging impairs nitric oxide and prostacyclin mediation of endothelium-dependent dilation in soleus feed arteries. J Appl Physiol. 2003; 95(5): 2164-70.

[20] Tew GA, Klonizakis M, Saxton JM. Effects of ageing

and fitness on skin-microvessel vasodilator function in humans. Eur J Appl Physiol. 2010; 109(2): 173–81.

[21] Gates PE, Strain WD, Shore AC. Human endothelial function and microvascular ageing. Exp Physiol. 2009; 94(3): 311–6.

[22] Holowatz LA, Houghton BL, Wong BJ, et al. Nitric oxide and attenuated reflex cutaneous vasodilation in aged skin. Am I Physiol Heart Circ Physiol. 2003; 284(5): H1662–7.

[23] Fagiolo U, Cossarizza A, Scala E, et al. Increased cytokine production in mononuclear cells of healthy elderly people. Eur J Immunol. 1993; 23(9): 2375–8.

[24] Franceschi C, Bonafe M, Valensin S, et al. Inflamm-aging. An evolutionary perspective on immunosenescence. Ann N Y Acad Sci. 2000; 908: 244–54.

[25] O'Rourke MF, Safar ME, Dzau V. The cardiovascular continuum extended: aging effects on the aorta and microvasculature. Vasc Med. 2010; 15(6): 461–8.

[26] Boutouyrie P, Laurent S, Benetos A, Girerd XJ, Hoeks AP, Safar ME. Opposing effects of ageing on distal and proximal large arteries in hypertensives. J Hypertens Suppl. 1992; 10(6): S87–91.

[27] Vlachopoulos C, Aznaouridis K, Stefanadis C. Prediction of cardiovascular events and all-cause mortality with arterial stiffness: a systematic review and meta-analysis. J Am Coll Cardiol. 2010; 55(13): 1318–27.

[28] Kass DA, Bronzwaer JG, Paulus WJ. What mechanisms underlie diastolic dysfunction in heart failure? Circ Res. 2004; 94(12): 1533–42.

[29] Miller TR, Grossman SJ, Schectman KB, Biello DR, Ludbrook PA, Ehsani AA. Left ventricular diastolic filling and its association with age. Am J Cardiol. 1986; 58(6): 531–5.

[30] Rooke GA. Cardiovascular aging and anesthetic implications. J Cardiothorac Vasc Anesth. 2003; 17(4): 512–23.

[31] Turner MJ, Mier CM, Spina RJ, Ehsani AA. Effects of age and gender on cardiovascular responses to phenylephrine. J Gerontol A Biol Sci Med Sci. 1999; 54(1): M17–24.

[32] Aronson S, Fontes ML. Hypertension: a new look at an old problem. Curr Opin Anaesthesiol. 2006; 19(1): 59–64.

[33] O'Rourke MF, Hashimoto J. Mechanical factors in arterial aging: a clinical perspective. J Am Coll Cardiol. 2007; 50(1): 1–13.

[34] O'Rourke MF, Nichols WW, Murgo JP. Noninvasive input impedance of the human systemic circulation. *Hypertension.* 2007; 50(2): e16; author reply e17.

[35] Mottram PM, Haluska BA, Leano R, Carlier S, Case C, Marwick TH. Relation of arterial stiffness to diastolic dysfunction in hypertensive heart disease. Heart. 2005; 91(12): 1551–6.

[36] Rooke GA, Feigl EO. Work as a correlate of canine left ventricular oxygen consumption, and the problem of catecholamine oxygen wasting. Circ Res. 1982; 50(2): 273–86.

[37] Bulpitt CJ, Rajkumar C, Cameron JD. Vascular compliance as a measure of biological age. J Am Geriatr Soc. 1999; 47(6): 657–63.

[38] Hees PS, Fleg JL, Mirza ZA, Ahmed S, Siu CO, Shapiro EP. Effects of normal aging on left ventricular lusitropic, inotropic, and chronotropic responses to dobutamine. J Am Coll Cardiol. 2006; 47(7): 1440–7.

[39] Brodde OE, Leineweber K. Autonomic receptor systems in the failing and aging human heart: similarities and differences. Eur J Pharmacol. 2004; 500(1–3): 167–76.

[40] Alemany R, Perona JS, Sanchez-Dominguez JM, et al. G protein-coupled receptor systems and their lipid environment in health disorders during aging. Biochim Biophys Acta. 2007; 1768(4): 964–75.

[41] Brodde OE, Michel MC. Adrenergic and muscarinic receptors in the human heart. Pharmacol Rev. 1999; 51(4): 651–90.

[42] Birenbaum A, Tesse A, Loyer X, et al. Involvement of beta 3-adrenoceptor in altered beta-adrenergic response in senescent heart: role of nitric oxide synthase 1-derived nitric oxide. Anesthesiology. 2008; 109(6): 1045–53.

[43] McNamara DM, MacGowan GA, London B. Clinical importance of beta-adrenoceptor polymorphisms in cardiovascular disease. Am J Pharmacogenomics. 2002; 2(2): 73–8.

[44] McCloskey DT, Turnbull L, Swigart P, O'Connell TD, Simpson PC, Baker AJ. Abnormal myocardial contraction in alpha(1A)-and alpha(1B)-adrenoceptor double-knockout mice. J Mol Cell Cardiol. 2003; 35(10): 1207–16.

[45] Turnbull L, McCloskey DT, O'Connell TD, Simpson PC, Baker AJ. Alpha 1-adrenergic receptor responses in alpha 1AB-AR knockout mouse hearts suggest the presence of alpha 1D-AR. Am J Physiol Heart Circ Physiol. 2003; 284(4): H1104–9.

[46] O'Connell TD, Ishizaka S, Nakamura A, et al. The alpha(1A/C)-and alpha(1B)-adrenergic receptors are required for physiological cardiac hypertrophy in the double-knockout mouse. J Clin Invest. 2003; 111(11): 1783–91.

[47] Cao XJ, Li YF. Alteration of messenger RNA and protein levels of cardiac alpha(1)-adrenergic receptor and angiotensin II receptor subtypes during aging in rats. Can J Cardiol. 2009; 25(7): 415–20.

[48] Ebert TJ, Morgan BJ, Barney JA, Denahan T, Smith JJ. Effects of aging on baroreflex regulation of sympathetic activity in humans. Am J Phys. 1992; 263(3 Pt 2): H798–803.

[49] Folkow B, Svanborg A. Physiology of cardiovascular aging. Physiol Rev. 1993; 73(4): 725–64.

[50] Talke P, Stapelfeldt C, Lobo E, Brown R, Scheinin M, Snapir A. Effect of alpha2B-adrenoceptor polymorphism on peripheral vasoconstriction in healthy volunteers. Anesthesiology. 2005; 102(3): 536–42.

[51] Schwartz JP, Zipes DP. Cardiovascular Disaese in the Elderly. In: Mann DL, Zipes DP, Libby P, Bonow R, editors. *Braunwald's Heart Disease: A Textbook of Cardiovascular Medicine.* 10th ed. Philadelphia: Elsevier Science; 2016. p. 1711–41.

[52] Wichi RB, De Angelis K, Jones L, Irigoyen MC. A Brief Review of Chronic Exercise Intervention to Prevent Autonomic Nervous System Changes During the Aging Process. Clinics (Sao Paulo, Brazil). 2009; 64(3): 253–8.

[53] Esler MD, Turner AG, Kaye DM, et al. Aging effects on human sympathetic neuronal function. Am J Phys. 1995; 268(1 Pt 2): R278–85.

[54] Stratton JR, Levy WC, Caldwell JH, et al. Effects of aging on cardiovascular responses to parasympathetic withdrawal. J Am Coll Cardiol. 2003; 41(11): 2077–83.

[55] Leineweber K, Wangemann T, Giessler C, et al. Age-dependent changes of cardiac neuronal noradrenaline reuptake transporter (uptake 1) in the human heart. J Am Coll Cardiol. 2002; 40(8): 1459.

[56] Eckberg DL, Drabinsky M, Braunwald E. Defective cardiac parasympathetic control in patients with heart disease. N Engl J Med. 1971; 285(16): 877–83.

[57] Santulli G. Sympathetic nervous system signaling in heart failure and cardiac aging. In: Jagadeesh G, Balakumar P. Maung-UK. editors. Pathophysiology and pharmacotherapy of cardiovascular disease. Cham: Springer International; 2015. p. 83–105.

[58] Santulli G, Iaccarino G. Adrenergic signaling in heart failure and cardiovascular aging. Maturitas. 2016; 93: 65–72.

[59] Abhishekh HA, Nisarga P, Kisan R, et al. Influence of age and gender on autonomic regulation of heart. J Clin Monit Comput. 2013; 27(3): 259–64.

[60] Ai J, Gozal D, Li L, et al. Degeneration of vagal efferent axons and terminals in cardiac ganglia of aged rats. J Comp Neurol. 2007; 504(1): 74–88.

[61] Mancia G, Mark AL. Arterial baroreflexes in humans. In: Shepard JT, editor. The cardiovascular system. Bethesda: American Physiological Society; 1983. p. 755–93.

[62] Brodde OE, Konschak U, Becker K, et al. Cardiac muscarinic receptors decrease with age. In vitro and in vivo studies. J Clin Invest. 1998; 101(2): 471–8.

[63] Liu HR, Zhao RR, Zhi JM, Wu BW, Fu ML. Screening of serum autoantibodies to cardiac beta1-adrenoceptors and M2-muscarinic acetylcholine receptors in 408 healthy subjects of varying ages. Autoimmunity. 1999; 29(1): 43–51.

[64] Basso N, Cini R, Pietrelli A, Ferder L, Terragno NA, Inserra F. Protective effect of long-term angiotensin II inhibition. Am J Physiol Heart Circ Physiol. 2007; 293(3): H1351–8.

[65] Ferrari AU. Modifications of the cardiovascular system with aging. Am J Geriatr Cardiol. 2002; 11(1): 30–3.

[66] Long DA, Mu W, Price KL, Johnson RJ. Blood vessels and the aging kidney. Nephron Exp Nephrol. 2005; 101(3): e95–9.

[67] Kugler JP, Hustead T. Hyponatremia and hypernatremia in the elderly. Am Fam Physician. 2000; 61(12): 3623–30.

[68] Martinez-Rumayor A, Richards AM, Burnett JC, Januzzi JL Jr. Biology of the natriuretic peptides. Am J Cardiol. 2008; 101(3A): 3–8.

[69] Balion CM, Santaguida P, McKelvie R, et al. Physiological, pathological, pharmacological, biochemical and hematological factors affecting BNP and NT-proBNP. Clin Biochem. 2008; 41(4–5): 231–9.

[70] Maisel A, Mueller C, Adams K Jr, et al. State of the art: using natriuretic peptide levels in clinical practice. Eur J Heart Fail. 2008; 10(9): 824–39.

[71] Karavidas A, Lazaros G, Tsiachris D, Pyrgakis V. Aging and the cardiovascular system. Hellenic J Cardiol. 2010; 51(5): 421–7.

[72] Julius S, Amery A, Whitlock LS, Conway J. Influence of age on the hemodynamic response to exercise. Circulation. 1967; 36(2): 222–30.

[73] Fleg IL. O'Connor F, Gerstenblith G, et al. Impact of age on the cardiovascular response to dynamic upright exercise in healthy men and women. J Appl Physiol. 1995; 78(3): 890–900.

[74] Pimentel AE, Gentile CL, Tanaka H, Seals DR, Gates PE. Greater rate of decline in maximal aerobic capacity with age in endurancetrained than in sedentary men. J Appl Physiol. 2003; 94(6): 2406–13.

[75] Brown WR, Thore CR. Review: cerebral microvascular pathology in ageing and neurodegeneration. Neuropathol Appl Neurobiol. 2011; 37(1): 56–74.

[76] Farkas E, Luiten PG. Cerebral microvascular pathology in aging and Alzheimer's disease. Prog Neurobiol. 2001; 64(6): 575–611.

[77] Iadecola C, Park L, Capone C. Threats to the mind: aging, amyloid, and hypertension. Stroke. 2009; 40(3 Suppl): S40–4.

[78] Thompson CS, Hakim AM. Living beyond our physiological means: small vessel disease of the brain is an expression of a systemic failure in arteriolar function: a unifying hypothesis. Stroke. 2009; 40(5): e322–30.

[79] Kalaria RN. Linking cerebrovascular defense mechanisms

[80] Greenwald SE. Ageing of the conduit arteries. J Pathol. 2007; 211(2): 157–72.
[81] Young CN, Stillabower ME, DiSabatino A, Farquhar WB. Venous smooth muscle tone and responsiveness in older adults. J Appl Physiol. 2006; 101(5): 1362–7.
[82] Greaney JL, Farquhar WB. Why do veins stiffen with advancing age? J Appl Physiol. 2011; 110(1): 11–2.
[83] Gelman S. Venous function and central venous pressure: a physiologic story. Anesthesiology. 2008; 108(4): 735–48.
[84] Olsen H, Lanne T. Reduced venous compliance in lower limbs of aging humans and its importance for capacitance function. Am J Phys. 1998; 275(3 Pt 2): H878–86.
[85] Fink GD, Arthur C. Corcoran memorial lecture. Sympathetic activity, vascular capacitance, and long-term regulation of arterial pressure. Hypertension. 2009; 53(2): 307–12.
[86] Machii H, Saitoh S, Kaneshiro T, Takeishi Y. Aging impairs myocardium-induced dilation in coronary arterioles: role of hydrogen peroxide and angiotensin. Mech Ageing Dev. 2010; 131(11–12): 710–7.
[87] Hachamovitch R, Wicker P, Capasso JM, Anversa P. Alterations of coronary blood flow and reserve with aging in Fischer 344 rats. Am J Phys. 1989; 256(1 Pt 2): H66–73.
[88] Nunez E, Hosoya K, Susic D, Frohlich ED. Enalapril and losartan reduced cardiac mass and improved coronary hemodynamics in SHR. Hypertension. 1997; 29(1 Pt 2): 519–24.
[89] Vanhoutte PM. Aging and vascular responsiveness. J Cardiovasc Pharmacol. 1988; 12(Suppl 8): S11–9.
[90] Lang MG, Noll G, Luscher TF. Effect of aging and hypertension on contractility of resistance arteries: modulation by endothelial factors. Am J Phys. 1995; 269(3 Pt 2): H837–44.
[91] Podrid PJ. Atrial fibrillation in the elderly. Cardiol Clin 1999; 17(1): 173–188, ix–x.
[92] Rahman F, Kwan GF, Beniamin EJ. Global epidemiology of atrial fibrillation. Nat Rev Cardiol. 2014; 11(11): 639–54.
[93] Amar D. Perioperative atrial tachyarrhythmias. Anesthesiology. 2002; 97(6): 1618–23.
[94] Fleisher LA, Fleischmann KE, Auerbach AD, et al. 2014 ACC/AHA guideline on perioperative cardiovascular evaluation and management of patients undergoing noncardiac surgery: a report of the American College of Cardiology/American Heart Association Task Force on practice guidelines. J Am Coll Cardiol. 2014; 64(22): e77–137.
[95] Gupta AK, Maheshwari A, Tresch DD, Thakur RK. Cardiac arrhythmias in the elderly. Card Electrophysiol Rev. 2002; 6(1–2): 120–8.
[96] Aronow WS. Heart disease and aging. Med Clin North Am. 2006; 90(5): 849–62.
[97] Nassimiha D, Aronow WS, Ahn C, Goldman ME. Association of coronary risk factors with progression of valvular aortic stenosis in older persons. Am J Cardiol. 2001; 87(11): 1313–4.
[98] Kertai MD, Bountioukos M, Boersma E, et al. Aortic stenosis: an underestimated risk factor for perioperative complications in patients undergoing noncardiac surgery. Am J Med. 2004; 116(1): 8–13.
[99] Riess ML, Stowe DF, Warltier DC. Cardiac pharmacological preconditioning with volatile anesthetics: from bench to bedside? Am J Physiol Heart Circ Physiol. 2004; 286(5): H1603–7.
[100] Abete P, Cacciatore F, Testa G, et al. Ischemic preconditioning in the aging heart: from bench to bedside. Ageing Res Rev. 2010; 9(2): 153–62.
[101] Abete P, Ferrara N, Cacciatore F, et al. Angina-induced protection against myocardial infarction in adult and elderly patients: a loss of preconditioning mechanism in the aging heart? J Am Coll Cardiol. 1997; 30(4): 947–54.
[102] Sniecinski R, Liu H. Reduced efficacy of volatile anesthetic preconditioning with advanced age in isolated rat myocardium. Anesthesiology. 2004; 100(3): 589–97.
[103] Shannon RP, Wei JY, Rosa RM, Epstein FH, Rowe JW. The effect of age and sodium depletion on cardiovascular response to orthostasis. Hypertension. 1986; 8(5): 438–43.
[104] Ebert TJ, Harkin CP, Muzi M. Cardiovascular responses to sevoflurane: a review. Anesth Analg. 1995; 81(6 Suppl): S11–22.
[105] Ebert TJ, Muzi M. Propofol and autonomic reflex function in humans. Anesth Analg. 1994; 78(2): 369–75.
[106] Burgos LG, Ebert TJ, Asiddao C, et al. Increased intraoperative cardiovascular morbidity in diabetics with autonomic neuropathy. Anesthesiology. 1989; 70(4): 591–7.
[107] Forrest JB, Rehder K, Cahalan MK, Goldsmith CH. Multicenter study of general anesthesia. III. Predictors of severe perioperative adverse outcomes. Anesthesiology. 1992; 76(1): 3–15.
[108] Powell-Tuck J, Gosling P, Lobo D, et al. British consensus guidelines on intravenous fluid therapy for adult surgical patients. Available at http://www.ics.ac.uk/intensive_care_professional/standards_and_guidelines/british_consensus_guidelines_on_intravenous_fluid_therapy_for_adult_surgical_patients__giftasup__2008.

[109] Filipovic M, Wang J, Michaux I, Hunziker P, Skarvan K, Seeberger MD. Effects of halothane, sevoflurane and propofol on left ventricular diastolic function in humans during spontaneous and mechanical ventilation. Br J Anaesth. 2005; 94(2): 186–92.

[110] Rooke GA, Freund PR, Jacobson AF. Hemodynamic response and change in organ blood volume during spinal anesthesia in elderly men with cardiac disease. Anesth Analg. 1997; 85(1): 99–105.

[111] Levine WC, Mehta V, Landesberg G. Anesthesia for the elderly: selected topics. Curr Opin Anaesthesiol. 2006; 19(3): 320–4.

[112] Marik PE, Baram M, Vahid B. Does central venous pressure predict fluid responsiveness? A systematic review of the literature and the tale of seven mares. Chest. 2008; 134(1): 172–8.

[113] Estrada K, Styrkarsdottir U, Evangelou E, et al. Genomewide meta-analysis identifies 56 bone mineral density loci and reveals 14 loci associated with risk of fracture. Nat Genet. 2012; 44(5): 491–501.

[114] Stanton-Hicks M, Hock A, Stuhmeier KD, Arndt JO. Venoconstrictor agents mobilize blood from different sources and increase intrathoracic filling during epidural anesthesia in supine humans. Anesthesiology. 1987; 66(3): 317–22.

[115] Smith JS, Roizen MF, Cahalan MK, et al. Does anesthetic technique make a difference? Augmentation of systolic blood pressure during carotid endarterectomy: effects of phenylephrine versus light anesthesia and of isoflurane versus halothane on the incidence of myocardial ischemia. Anesthesiology. 1988; 69(6): 846–53.

[116] Sear JW, Higham H. Issues in the perioperative management of the elderly patient with cardiovascular disease. Drugs Aging. 2002; 19(6): 429–51.

[117] Nickalls RW, Mapleson WW. Age-related iso-MAC charts for isoflurane, sevoflurane and desflurane in man. Br J Anaesth. 2003; 91(2): 170–4.

[118] Van Cleve WC, Nair BG, Rooke GA. Associations between age and dosing of volatile anesthetics in 2 academic hospitals. Anesth Analg. 2015; 121(3): 645–51.

[119] Kazama T, Ikeda K, Morita K, et al. Comparison of the effectsite k(eO)s of propofol for blood pressure and EEG bispectral index in elderly and younger patients. Anesthesiology. 1999; 90(6): 1517–27.

[120] Schnider TW, Minto CF, Shafer SL, et al. The influence of age on propofol pharmacodynamics. Anesthesiology. 1999; 90(6): 1502–16.

[121] Akhtar S, Liu J, Heng J, Da F, Schonberger RB, Burg MM. Does intravenous induction dosing among patients undergoing gastrointestinal surgical procedures follow current recommendations: a study of contemporary practice. J Clin Anesth. 2016; 33: 208–15.

[122] Akhtar S, Heng J, Dai F, Schonberger RB, Burg MM. A retrospective observational study of anesthetic induction dosing practices in female elderly surgical patients: are we overdosing older patients? Drugs Aging. 2016; 33(10): 737–46.

[123] Avolio AP, Chen SG, Wang RP, Zhang CL, Li MF, O'Rourke MF. Effects of aging on changing arterial compliance and left ventricular load in a northern Chinese urban community. Circulation. 1983; 68: 50–8.

[124] Gerstenblith G, Frederiksen J, Yin FC, Fortuin NJ, Lakatta EG, Weisfeldt ML. Echocardiographic assessment of a normal adult aging population. Circulation. 1977; 56: 273–8.

[125] Lakatta EG. Cardiovascular aging in health. Clin Geriatr Med. 2000; 16(3): 419–44.

[126] Lakatta EG. Changes in cardiovascular function with aging. Eur Heart J. 1990; 11(suppl_C): 22–9.

[127] Dauchot PJ, Cascorbi H, Fleisher LA, Prough DS, eds. Problems in anesthesia: management of the elderly surgical patient. Vol. 9, No. 4. Philadelphia: Lippincott-Raven; 1997. p. 482–97.

12. 老年患者的呼吸功能：减少术后肺部并发症的策略

安娜·费尔南德斯-巴斯特曼特（Ana Fernandez-Bustamante），朱拉·斯普朗格（Juraj Sprung），罗德里戈·卡丁-塞瓦（Rodrigo Cartin-Ceba），托比·N. 魏因加登（Toby N. Weingarten），戴维·O. 沃纳（David O. Warner）

老年患者肺功能的生理变化

细胞学机制

即使是保持有氧运动能力的健康人，随着其年龄的增长，肺功能也在逐渐退化。衰老是一种从细胞层面开始的复杂过程。正常细胞发生衰老的可能机制包括增殖期间端粒的缩短、氧化应激、DNA损伤和致癌基因激活等。正常的线粒体呼吸可能引起细胞的氧化应激，因为细胞不断产生超氧化物和过氧化氢，不可避免地造成大分子的轻微损伤。由于受损的细胞成分不能通过自噬或其他细胞修复系统被完全回收，所以会导致与年龄相关的生物"垃圾"逐渐积累，包括有缺陷的线粒体、细胞质蛋白聚集体和一种被称为脂褐素的溶酶体消化残余物。在生理学上，人体老化可引起包括肺和胸壁的结构改变在内的呼吸系统多种变化，这些变化可降低呼吸系统的机械性能，并影响气体交换。衰老还会降低中枢化学感受器和外周压力感受器的功能，导致机体对缺氧和高碳酸血症的反应性降低。呼吸系统是人体与外界环境间进行气体交换的器官系统，将氧气输送到静脉血并交换出二氧化碳。肺在整个生命中都持续发展变化，12岁之前肺泡数量即达到峰值；呼吸系统的最大功能被定义为最大的气体交换能力，一般出现于25岁左右。老年患者呼吸系统3个最主要的生理改变是：呼吸肌力降低、肺弹性回缩力减弱（图12-1）及胸壁顺应性下降。

年龄相关的呼吸力学变化

胸壁与呼吸肌

随着年龄的增长，由于肋间肌肉、肋间关节和肋骨-脊椎关节的结构改变，胸壁逐渐变硬，从而导致胸壁静态顺应性下降。胸壁僵硬的原因很多，包括肋脊关节的改变、胸廓的变形（由于骨质疏松症导致脊柱后凸，胸廓的前后径增加）、肋软骨钙化及椎间隙狭窄等。随着年龄的增长，胸壁形态结构的变化导致横膈曲度减小（图12-2）[1]，影响膈肌所能承受的最大压力。肌肉量的减少导

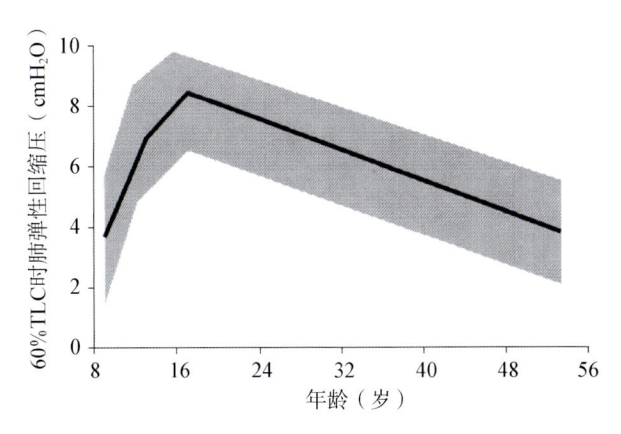

图12-1 静态弹性回缩力从20岁便开始逐年减少

TLC：总肺活量，阴影区域表示平均值 ±1 SD。

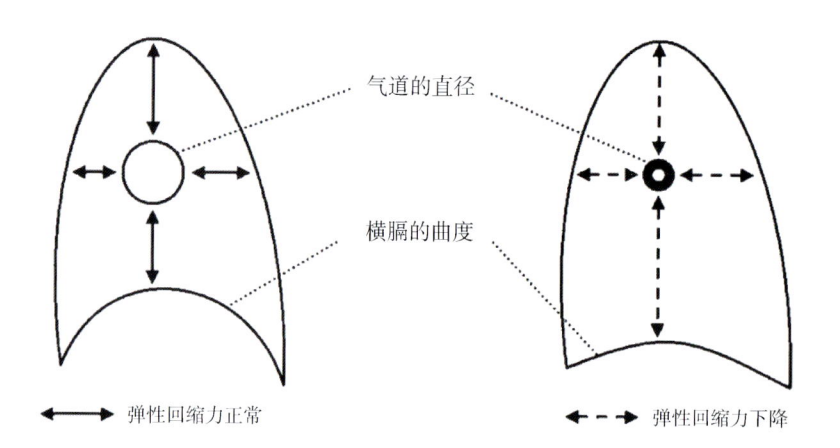

图12-2 老化引起的弹性回缩力的减少导致胸腔增大(呈桶状)和横膈变平

较平坦的膈膜产生肌肉力量的效率较低,从而导致呼吸功增加。弹性回缩力的丧失导致小气道变窄。左图:少年肺;右图:老年肺

致呼吸肌力的减小。一个健康的70岁老年人,其骨骼肌肌电图最大活动减少了大约50%[10]。在体弱或营养不良的老年患者中,呼吸肌力可能会进一步减弱[11,12]。当增加机械通气负荷时,膈肌容易疲劳,这将导致老年患者难以脱机。

肺实质

肺顺应性随着年龄的增长而增加,这主要是由于实质弹性的丧失(表12-1)[7,8]。结果,随着年龄的增长,肺的弹性回缩力会降低(图12-1)[7,8,14]。造成这种弹性降低的推测机制是弹性纤维网络[9]的空间布置和/或交联变化。50岁以后,肺实质改变明显,导致气隙均匀扩大,肺泡表面积从30岁的75 m² 减少到70岁的60 m²。由于这些功能变化类似于肺气肿,因此有时被称为"老年性肺气肿"[6,15]。

肺活量测定法:静态和动态测定以及生理基础

从出生到细胞停止生长,肺容积一直在增加。年龄对肺总量(TLC)的影响十分有趣,随年龄的增长对其净影响并不明显。TLC与身高有关,随着年龄的增长,身高会随着脊柱的变化(如椎间盘变平、压缩性骨折)而降低,进而导致TLC降低;但如果根据标准化身高,TLC会保持不变(图12-3)[7,16,17]。与年龄相关的影响内向弹性回缩力丧失和胸壁外向力下降通常是平衡的,因此并不影响TLC[9]。由于TLC随着年龄的增长保持相对稳定,因此测得的其他肺容量指标的变化会相互抵消而保持总量平衡。了解以上变化有助于解释肺功能下降。

肺泡表面积的减少导致残气量(RV)逐渐增加,每增长10岁,残气量增加5%~10%。20岁时RV/TLC比值为25%,到70岁时则增加到40%。RV的增加导致肺活量(VC)的补偿性减少;20岁以后,VC每年减少20~30 mL[18]。功能残余容量(FRC)取决于肺的弹性力和胸壁的顺应性之间的平衡。FRC每10年增加1%~3%(图12-3),因为随着年龄的增长,在呼气末期肺弹性力的下降速度超过了胸壁顺应性的增加速度[18,19]。

第一秒用力呼气量(FEV1)和用力肺活量(FVC)在女性中逐年增加直到20岁,在男性中逐年增加直到27岁,然后逐渐减小(每年最多30 mL)

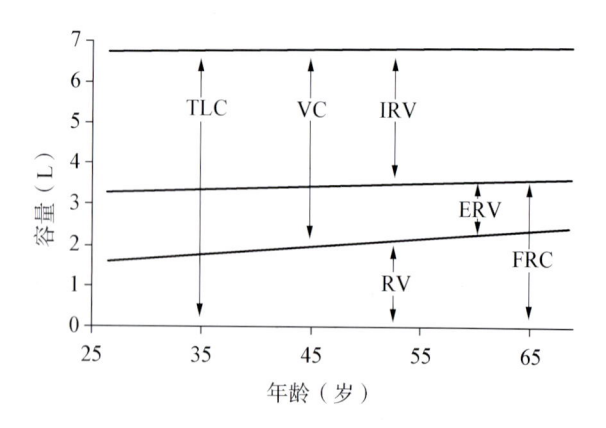

图12-3 衰老引起的肺容量的变化

TLC肺总量,VC肺活量,IRV吸气储备量,ERV呼气储备量,FRC功能残气量,RV残气量。老化会导致RV升高,从而导致ERV和VC降低,而不会改变TLC。

表 12-1　与衰老相关的呼吸功能变化和解释围手术期并发症的病理生理机制

呼吸功能	变化	病理生理	并发症
上呼吸道通畅度	↓	舌咽肌及颏舌肌肌力下降,肥胖	上呼吸道堵塞和OSA
吞咽反射和咳嗽	↓	↓清除分泌物	误吸危险,咳痰、肺炎、肺不张、低氧血症
胸壁顺应性	↓	肋间肌肉和关节的结构改变以及肋骨-脊椎关节的改变	↑呼吸做功,脱机延迟
气道阻力	↑	↓小气道直径	漏气,术中有肺不张的倾向;↓运动时最大呼气流量(气流限制)
肺顺应性	↑	↓肺弹性回缩力	气体留滞,机械通气是肺泡过度充气风险
闭合容量	↑	小气道关闭,在正常潮气量通气时也会	术中低氧血症,特别是在↓FRC气流受限时
气体交换	↓氧气交换	↑通气/血流 失调 ↓弥散	低氧血症
气体交换	↔ CO_2	↑无效通气被↓二氧化碳产量抵消由于↓基础代谢率	
运动耐量	↓从失代偿开始	↓$VO_{2\,max}$ 由于↓CO	术后肺部并发症的发生率较高
呼吸的调节	↓	中枢化学感受器和外周机械感受器功能障碍	↓缺氧的通气反应,使用阿片类药物时有发生高碳酸血症和低氧血症的风险

(图12-4)[9,20,21]。65岁以后减少速度可能会加快(每年38 mL)[22]。吸烟显著加速了以上与年龄相关的FEV1和FVC改变[23]。

年轻人群的FEV1/FVC预计值≥70%,但在65岁~85岁的健康老年人群中,FEV1/FVC占比可能降低至55%[24]。肺容积是气道阻力的主要决定因素,但是矫正了年龄相关的平均肺容量变化,则年龄对气道阻力没有显著影响[25]。随着年龄的增长,小气道直径的减小与平均肺容量的减少相关(图12-2,表12-1),导致最大的呼气流量随年龄的增长而降低[26],甚至终生不吸烟者也是如此[26]。

气道闭合概念(闭合容积)

弹性回缩力的丧失[7,16]对胸腔气道口径也能产生影响(图12-2)[27]。气道通过跨肺压力梯度(P_{tp})保持开放,即从气道内部(0 cmH_2O)到胸膜腔(-10 cmH_2O)的压力梯度(图12-5A)[28]。当

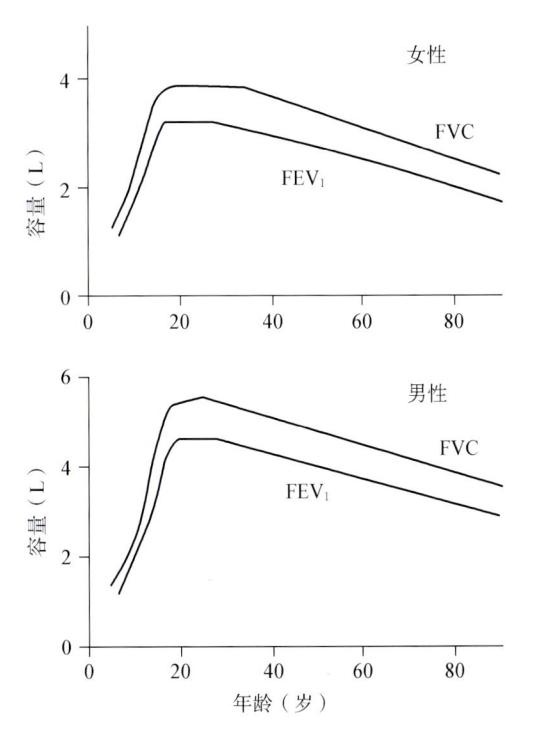

图12-4　衰老对男性和女性的FEV1(第一秒用力呼气量)和FVC(用力肺活量)的影响

两者都在20岁以后逐渐减少。

患者呼气时,呼气肌的主动收缩对胸膜产生高于大气压的压力(+10 cmH₂O,图12-5B)[28]。由于流动阻力影响,气道内部的压力向下游逐渐减小,使某些部位腔内压力等于胸膜压力("等压点",图12-5B中的*)。气道的下游压缩限制了呼气肌的有效性,引起每个肺部容积具有最大流速("气流限制")[29-31]。

随着年龄的增长,肺弹性回缩力丧失,与年轻人群相比,老年人在更高的肺体积下会出现血流受限。与年轻人相比,老年人由于呼气气流限制导致对运动的通气反应显著改变(图12-6)[32,33]。由于气流受限,老年人由于储备不足,无法适应运动所需通气增加[33]。运动极量的情况下(分钟通气量为114 L/min),由于呼吸道受限,70岁老年人45%的潮气量受流量限制,而在30岁的未受过训练的成年人中则不足20%(图12-6)[32]。尽管如此,即使在最大的运动负荷中,动脉的PCO₂和PO₂均能得到很好的维持。

由于存在跨肺压力梯度,因此部分气道较早地关闭。肺下部小气道开始闭合时的肺部容积称为"闭合容积"。研究表明,闭合容积的概念实际是将较复杂的过程的过度简化。尽管如此,闭合容积衡量低容量肺部行为的有用手段。由于肺弹性回缩力会随着年龄的增长而减小,因此闭合容积会随着年龄的增长而增加。在较年轻人群中,闭合容积小于FRC,在静息潮气量呼吸期间,气道保持开放。随着年龄增长,FRC的增加小于闭合量的增加,因此在没有肺部疾病的人群中,直立位下闭合容积在65岁左右开始超过FRC[26]。因为当人体位于仰卧位时FRC会降低,所以通常45岁左右即可发生在静息潮气量呼吸期间出现气道关闭。在潮气呼吸期间气道关闭会导致气体交换异常(讨论如下);的确,随着年龄而变化的闭合容积与低氧血症有关[1]。

老化对气体交换的影响

肺泡气体交换的效率随着年龄的增长而降

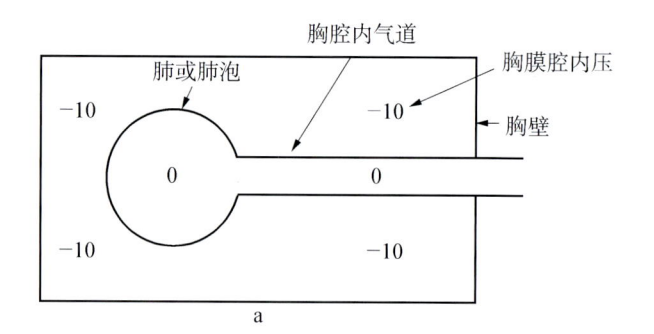

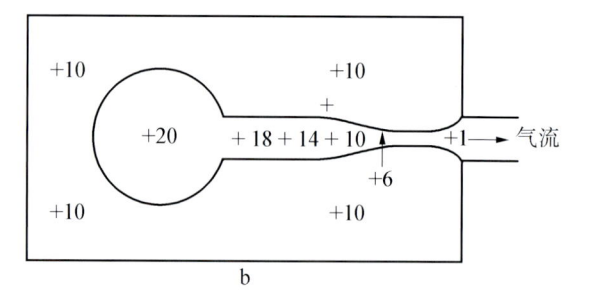

图12-5 静息(a)和呼气期间(b)胸膜压对气道直径的影响

所示单位为cmH₂O。静止时胸膜压为-10 cmH₂O,但在呼气过程中增加至+10 cmH₂O。胸膜压的这种变化会压缩肺泡,从而增加气道压力。在呼气过程中,这种增加的胸膜压压缩了气道,使它们的内腔变窄,并导致流动阻力增加。这导致肺泡下游的气道压力降低。胸膜压等于管腔内细支气管压力的点称为"等压点",其导致气道变窄并受气流限制。发生这种情况的肺部容积称为闭合容积。

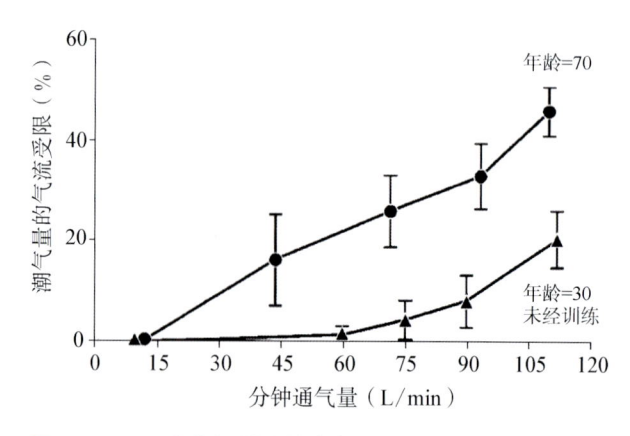

图12-6 30岁未经训练的成年人和70岁的老年人进行性最大运动量时的气流受限

在分钟通气量固定时,老年人平静呼吸时的气流流受限发生率大于年轻人。

低。一种解释是通气/血流比的失调,主要是由于生理无效腔和分流的增加[34,35]。这种失调会导致动脉PO₂随着年龄的增长而逐渐降低(图12-7)[19,36,37]。同时,一旦新生儿的动脉PCO₂达

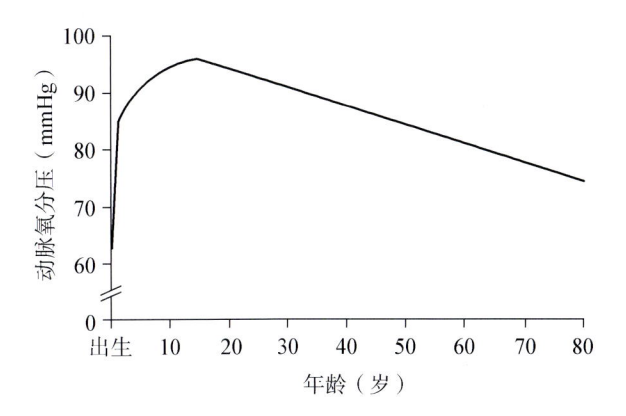

图12-7 从出生到80岁的动脉氧分压（PO_2）与年龄的关系
注：20岁以后动脉PO_2会逐年降低。

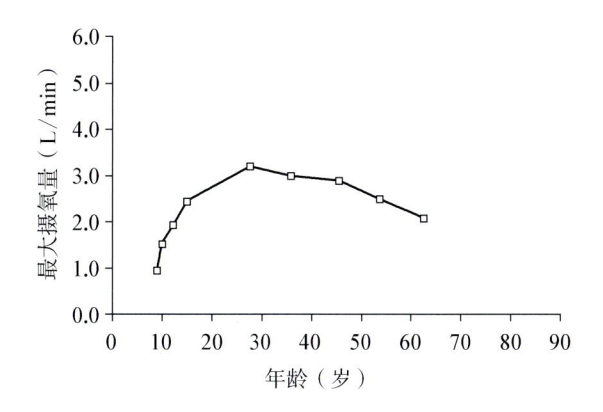

图12-8 最大运动过程中测得的最大摄氧量（VO_{2max}）与年龄的关系
注：从30岁开始，最大摄氧量开始逐年下降。

到40 mmHg，且不会随年龄的变化而改变。尽管无效腔通气量的增加[38]和老化导致的CO_2敏感性降低，但CO_2的消除仍然不受影响。当然，这与老化引起的基础代谢率降低所导致的二氧化碳产生减少有一定关系。多种因素导致动脉PO_2发生年龄相关的下降。吸空气的坐位年轻个体中，静息时肺泡-动脉氧分压差（A-aDO_2）的参考值介于5~10 mmHg之间。随着通气/血流的失调，A-aDO_2随着年龄的增长而增加，究其原因是由于肺泡表面积的减少和闭合容积的增加所导致[39]。此外，体重指数往往伴随着年龄的增长而增加，它也会导致A-aDO_2的增加。75岁以后，动脉血氧张力保持相对稳定在83 mmHg左右[40]。肺的弥散能力随着年龄的增长而降低[41]，其下降速率为0.2~0.3 mL/min·(mmHg·年)$^{-1}$[19]，这种下降在40岁以后变得更为明显。这种恶化归因于通气/血流失调的加重，肺毛细血管容量的下降[41]和/或肺泡表面积的减少[42]。

老化和运动能力

年龄是影响最大摄氧量（VO_{2max}）的重要因素。在20~30岁VO_2达到峰值，然后每10年降低9%（图12-8）[19,43]。久坐不动的老年人比体力活动者的最大摄氧量明显减少[44]。运动可以使老年人的最大摄氧量下降速度减缓。限制老年人最大摄氧量的因素包括最大通气量、最大动静脉血O_2含量差，组织的O_2摄入量以及周围肌肉等的减少。老化过程O_2转运能力的下降也与年龄相关的心输出量下降有关。呼吸的氧气消耗（即呼吸肌肉消耗的氧气的比例）比年轻人较高。而且，与年轻人相比，老年人在运动过程中对CO_2的反应更强。对于产生一定的CO_2引起的通气反应随年龄增长而增加，而与氧合血红蛋白的脱饱和或代谢性酸中毒的增加均无关联[44]。

呼吸规则

在人体中，通气主要通过不同化学感受器和压力感受器完成调节，其中化学感受器接受代谢因子的刺激，压力感受器接受来自胸壁、肺和气道的反馈。年轻人和老年人静息时分钟通气相似，但老年人的潮气量较小，呼吸频率较快[45]。该机制尚未完全清楚，但可能由于对胸壁顺应性的降低以及中枢化学感受器和位于肺实质和胸壁的外周压力感受器功能产生的适应性改变[46]。与年轻人相比，老年人对缺氧和高碳酸血症的通气反应分别降低了约50%和60%[47]。此外，研究表明，当老年男性肺泡氧分压低至40 mmHg时平均增加10 L/min的通气量，而年轻个体则增加40 L/min的通气量[48]。正常人睡眠期间对低氧血症的反应甚至进一步降低。例如，老年人直到其血氧饱和度降低至70%以下时才可能从睡眠的REM阶段唤醒。尽管与年轻人相比，老年人对高碳酸血症的通气反应减弱了，但反而会增强对运动的通气反应：与年轻人相比，对于运动过程产生一定的CO_2，通气反应随年龄的增长而增加[44]。这不能完全用厌氧菌增多或氧合血红蛋白脱饱和来解释，但老年人的通气量增加可能补偿气体交换效率的不足，从而在运动期间维持正常的CO_2分压[49]。

在老年人中，由于对辨识呼吸刺激效率的降低和/或中枢神经系统内对刺激的感知整合的改变，可能引起其他呼吸控制机制发生变化[50-52]。老年人对醋甲胆碱引起的支气管收缩的感应也较弱[41]。重要的保护性和适应性机制的丧失，由于对缺氧和高碳酸血症的反应迟钝以及对疾病状况（如支气管狭窄）的感知能力降低，进而延误老年人肺功能障碍的诊断。

上呼吸道功能障碍

下咽和舌肌的肌张力不足使老年患者易发生呼吸道阻塞，并且睡眠呼吸障碍的患病率随年龄的增长而增加[53]。研究发现，高达65%的65岁以上的老年人患有阻塞性睡眠呼吸暂停（OSA）[54,55]。OSA相关的慢性低氧血症可能导致认知功能障碍、人格改变和高血压[55]。OSA在老年肥胖患者中更为常见，可能导致此类患者术后呼吸系统并发症风险的增加[56]。

老年人的咳嗽和吞咽保护机制有所改变，这可能导致分泌物清除无效并增加对吸痰的敏感性。老年人的黏膜纤毛运输功能也受到影响。咳嗽产生的通气量、力度和气流流速等也较低。与年龄相关的外周信号的改变以及中枢神经系统反射活性的降低，导致上呼吸道保护性反射的丧失[58]。此外，吞咽困难和咳嗽反射减弱可能与老年人的神经系统疾病患病率增加有关，从而导致与围手术期发病率和死亡率密切相关的误吸[57]和肺炎[58]的风险增加。

老年人围手术期肺部并发症

随着寿命的延长，更多的老年患者将接受外科手术治疗。例如，1997年，美国医疗保健政策与研究机构报告显示，分别有1 350 000例65~84岁和233 000例85岁以上的老年患者接受了手术治疗[59]。包括肺不张、肺炎、呼吸衰竭以及潜在慢性肺部疾病的加重在内的术后肺部并发症对麻醉和手术风险具有重要作用[60]。据报道，在普通患者中此类并发症发生率为5%~10%[61]，可导致住院时间平均延长1~2周[62]。非胸外科的肺部并发症与心血管并发症一样普遍，且对围手术期发病率、死亡率和住院时间的延长具有同样的影响[63,64]。

许多因素可能导致老年人术后发生肺部并发症的发生（表12-2）[65]。即使对各种并发症进行了矫正，高龄仍是肺部并发症的重要独立预测因素[60,63,66]。年龄增加了肺部并发症的发生风险。与60岁以下的患者相比，60~69岁的患者的肺部并发症的比值比为2.1，而70~79岁的患者的比值比则为3.0[60,63,67]。高龄是继慢性肺病之后位列第二位的肺部并发症危险因素[60,66,68]。预测大型非心脏手术后男性术后呼吸衰竭的多因素风险指数[69]显示，与60岁以下的人群相比，70岁以上的老年人发生呼吸衰竭的风险增加了2.6倍。

导致老年人发生肺部并发症风险增加的因素有：① 胸壁顺应性和肌肉强度下降（增加了呼吸功和呼吸衰竭的风险）；② 肺力学的改变（包括气道关闭的趋势增加，并可能影响气体交换并导致肺不张）；③ 吞咽功能障碍所致的误吸风险增加；④ 呼吸控制改变，包括对高碳酸血症和缺氧的反应减弱，以及对麻醉期间使用药物（特别是阿片类药物）的敏感性增加[70]。

术中胸壁功能的改变可导致肺不张，该现象在麻醉诱导后数分钟内即可发生，是术中气体交换异常的重要原因。由于疼痛（限制了胸壁肌肉的自发性活动）、呼吸肌的反射抑制以及呼吸肌的机械性破坏（胸腔和腹腔手术），胸壁功能障碍可

表 12-2 术后肺部并发症的危险因素

患 者 特 征	术前实验室检查	手 术 类 型	麻 醉 管 理
高龄	低蛋白血症	开胸手术	全身麻醉
男性	低 SpO_2（≤95%）	心脏手术	高呼吸驱动压
ASA≥3级	贫血（Hb＜10 g/dL）	腹部开放性上手术	吸入氧浓度过高
既往呼吸道感染		大血管手术	大量输注晶体液
功能依赖		神经外科手术	输血
充血性心衰		泌尿外科手术	肌松药残余
COPD		手术时间＞2 h	鼻胃管置入
吸烟		急诊手术	
肾功能衰竭			
胃食管反流			
消瘦			

呼吸驱动压力定义为气道的呼吸平台压减去呼气末正压。
ASA：美国麻醉医师学会，COPD：慢性阻塞性肺疾病，Hb：血红蛋白浓度，SpO_2：通过脉搏血氧仪测定的血氧饱和度。

持续到术后。因此，在胸腔或上腹部手术后，FRC和VC下降，呼吸变得浅快，从而可能导致肺部并发症的发生[71]。所有年龄段的患者都会受到以上因素的影响，但对于呼吸储备降低的老年患者影响更为显著。

非麻醉状态的老年人的气体交换效率明显低于年轻人[36]。仰卧时，FRC减少，因此气道阻力升高，尤其在老年人（尤其是肥胖者）中更为明显[36]。麻醉状态的老年人肺泡气体交换效率较低，而在保留自主呼吸的老年麻醉患者中，年龄与动脉PO_2呈显著的负相关性[37,39]。麻醉诱导后，肺不张的发生可能产生明显的分流。然而，肺不张和肺分流并不会随着年龄的增长而显著加重[72,73]。慢性阻塞性肺疾病（COPD）患者也存在类似的现象；在麻醉诱导后，与正常患者相比，此类患者的肺不张和分流发生更少，这可能是由于过度充气引起胸壁的改变，从而防止了肺泡塌陷[74]。

呼吸肌力的降低，加之咳嗽和吞咽反射的减弱（例如神经系统疾病、卒中），可能会影响气道分泌物的清除，并增加老年人的误吸风险[75,76]。在老年人中普遍存在的胃食管反流的情况下，可以使得此类风险进一步增加。有学者建议在腹部手术后进行选择性而非常规的鼻胃管减压术，旨在改善肠功能恢复并降低术后肺部并发症的发生风险，特别是降低肺不张和肺炎的发生率[77,78]。然而接受选择性鼻胃管减压患者并不能降低误吸率[78]。最后，与年龄相关的呼吸控制变化，对麻醉药物的敏感性增加以及对气体交换异常的反应减弱，使老年患者容易发生术后呼吸衰竭。同样，老年患者术后睡眠呼吸暂停的发生率也更高[70,79]。

一般健康状况

功能状态和总体健康状况的多种指标可预测术后肺部并发症的风险。ASA Ⅱ级以上，运动能力差，合并COPD和充血性心力衰竭均与老年人肺部并发症的发生风险增加相关。COPD在老年人群中更为普遍，是发生术后肺部并发症与患者相关的最重要的危险因素，相对危险度（RR）增加了3~4倍[66,81,82]。尽管肥胖症在老年患者中也很普遍，且与围手术期动脉氧合降低有关，但肥胖症并非肺部并发症的重要独立预测因子[63,80,83]。

伴随老化引起的功能状态的下降是肺部并发症的独立危险因素[63]。通过对老年患者运动能力的客观测量表明，在行择期腹部或非心脏胸科手术的年龄大于65岁的老年患者中，不能进行2分钟的仰卧单车运动且心率增加到99次/分钟以上是围手术期心肺并发症的最佳预测指标[84]。自评报告显示运动耐受性较好、步行距离较远或心血管功能较好的患者术后肺部并发症的发生率相对较低[85]。

降低老年患者肺部风险的策略：术前注意事项

术前测试

常规术前肺功能检查的价值存在争议。肺功能测定（包括测量动脉血气分析）已被证实可用于预测肺切除手术患者的肺部并发症和术后肺功能。但肺功能测定并不能预测腹部手术的术后肺部并发症[85,86]。即使对于合并严重肺病的吸烟患者，通过肺功能评估气道阻塞程度并不是术后呼吸衰竭的独立危险因素[87]。肺功能测定、胸部X线检查和动脉血气分析可以与病史及体格检查一样作为术前评估的一部分，但并不推荐常规进行[78]。

在外科手术人群中，阻塞性睡眠呼吸暂停（obstructive sleep apnea, OSA）的患病率很高[88]。2006年ASA指南建议对所有手术患者进行全面的术前评估[89]。夜间多导睡眠图是诊断OSA的金标准，但对所有手术患者进行广泛筛查是不切实际的[90]。夜间脉搏血氧监测可作为筛查工具，但其缺乏诊断准确性[91]。循证医学证实使用术前筛查评估OSA风险是切实可行的。STOPBANG量表已被广泛用于OSA的预测评估，其评估内容包括：打鼾、疲劳、呼吸暂停、高血压、BMI > 35 kg/m²、年龄 > 50岁、颈围 > 40 cm和男性，每个项目达"是"得1分，总分不低于3分表示具有中/高患者阻塞性睡眠呼吸暂停综合征（obstructive sleep apnea syndrome, OSAS）的风险。该量表总体的OSA阳性和阴性预测值分别为81.0%和60.8%，其中对于重度OSA的阳性和阴性预测值分别为31.0%和100%[92]。对于具有OSA病史或筛查阳性的老年患者进行科学合理的麻醉管理，可以减少术后呼吸抑制（见下文）。

术前治疗

为了最大限度地减少老年患者的术后肺部并发症，须仔细评估总体身体状况并特别关注心肺系统功能，积极优化呼吸状况非常重要。如果这种治疗可以改善肺功能，只要治疗获益大于手术延误带来的风险，则均应在术前进行特异性治疗（图12-9）。由于许多OSA症状（例如打鼾、疲倦、意外打盹）往往归因于衰老，导致阻塞性睡眠呼吸暂停（OSA）在老年患者中虽然非常普遍，却常常因此未被诊断[93]。早起识别此类未确诊的OSA患者，并在术前开始进行持续气道正压（CPAP）治疗可改善肺功能和预后[94]。与保守治疗相比，在新确诊的严重OSA且≥65岁的非手术患者中使用CPAP同时可以改善认知功能（情景和短时记忆、心理活动速度和心理灵活性）[95]。对于OSA患者围手术期进行CPAP治疗能否改善其认知功能有待进一步探索。

术前支气管扩张药对于反应性气道疾病的治疗效果可以通过肺功能测定进行评估。气道发生可逆性阻塞的患者必须用支气管扩张药和/或皮质类固醇激素治疗。如果怀疑肺部感染，则必须加用抗生素。术前戒烟可减少术后肺部并发症，应指导所有吸烟患者进行戒烟[96,97]。以往研究表明，手术前几周内戒烟反而由于刺激黏液产生而增加肺部并发症[98]。然而，对这些研究和最新数据的分析发现，尽管戒烟可能需要数周的时间才能改善肺部结局，相反短期戒烟也并不会恶化结局[97,98]。因此，对于所有患者术前均建议进行戒烟。

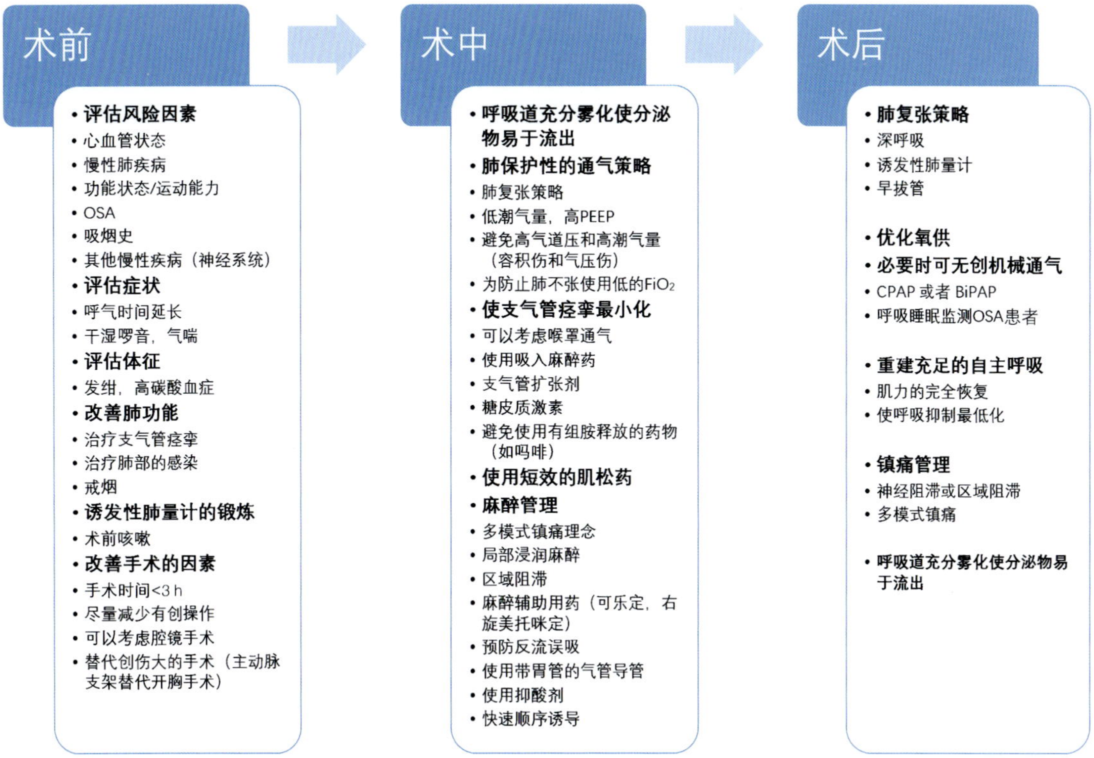

图 12-9 减少肺部并发症的围手术期处理策略

术前
- 评估风险因素
  - 心血管状态
  - 慢性肺疾病
  - 功能状态/运动能力
  - OSA
  - 吸烟史
  - 其他慢性疾病（神经系统）
- 评估症状
  - 呼气时间延长
  - 干湿啰音，气喘
- 评估体征
  - 发绀，高碳酸血症
- 改善肺功能
  - 治疗支气管痉挛
  - 治疗肺部的感染
  - 戒烟
- 诱发性肺量计的锻炼
  - 术前咳嗽
- 改善手术的因素
  - 手术时间<3 h
  - 尽量减少有创操作
  - 可以考虑腔镜手术
  - 替代创伤大的手术（主动脉支架替代开胸手术）

术中
- 呼吸道充分雾化使分泌物易于流出
- 肺保护性的通气策略
  - 肺复张策略
  - 低潮气量，高PEEP
  - 避免高气道压和高潮气量（容积伤和气压伤）
  - 为防止肺不张使用低的FiO₂
- 使支气管痉挛最小化
  - 可以考虑喉罩通气
  - 使用吸入麻醉药
  - 支气管扩张剂
  - 糖皮质激素
  - 避免使用有组胺释放的药物（如吗啡）
- 使用短效的肌松药
- 麻醉管理
  - 多模式镇痛理念
  - 局部浸润麻醉
  - 区域阻滞
  - 麻醉辅助用药（可乐定，右旋美托咪定）
  - 预防反流误吸
  - 使用带胃管的气管导管
  - 使用抑酸剂
  - 快速顺序诱导

术后
- 肺复张策略
  - 深呼吸
  - 诱发性肺量计
  - 早拔管
- 优化氧供
- 必要时可无创机械通气
  - CPAP 或者 BiPAP
  - 呼吸睡眠监测OSA患者
- 重建充足的自主呼吸
  - 肌力的完全恢复
  - 使呼吸抑制最低化
- 镇痛管理
  - 神经阻滞或区域阻滞
  - 多模式镇痛
- 呼吸道充分雾化使分泌物易于流出

降低老年患者肺部风险的策略：术中注意事项

手术注意事项

手术部位是术后发生肺部并发症的最主要危险因素，其重要性超过其他与患者相关的危险因素[67,69]。由于膈肌功能障碍、固定和深呼吸的能力下降的原因，切口越靠近膈肌的手术后肺部并发症可能性更高。例如，上腹部手术引起的肺部并发症发生率为13%~33%，而下腹部手术引起的肺部并发症发生率则为0%~16%[80]。手术时间在肺部并发症的发生中也起着重要作用，手术时间超过3小时会增加肺部并发症的风险[99]。如果条件允许，应优先考虑腹腔镜手术方式。然而，即使在腹腔镜手术后仍可能出现严重的呼吸功能障碍[78]，并且尚不明确腹腔镜手术方式是否可以降低肺部并发症的风险。但是，出于对减轻术后疼痛和缩短住院时间等其他因素的考虑，通常都倾向于使用腹腔镜技术。对于患有严重肺部并发症的主动脉瘤患者，放置主动脉腔内支架优于开放性主动脉瘤修复术。

麻醉诱导

建议在全身麻醉前进行充分预给氧。与年轻患者相反，老年患者在诱导前仅进行4次深呼吸可能是不够的，可能需要进行3分钟的纯氧呼吸，以避免在快速序列诱导期间出现血氧饱和度下降[100]。在吞咽反射良好而合并严重反应性气道疾病的患者中，建议采用喉罩全麻而非气管插管。

麻醉期间使用肌肉松弛剂

在老年患者中，肌松残余可能是导致通气不足和低氧血症的术后并发症的重要因素[86]。使用长效肌松剂患者的肺部并发症比使用短效肌松剂的患者高出3倍[101]。老年人应使用短效肌松剂，以避免长时间的肌松状态，须充分拮抗并评估肌松恢复情况后再拔除气管导管[78]。一项回顾性单中心研究表明,在ASA Ⅲ~Ⅳ级老年患者中,使用舒更葡糖拮抗可能降低肺部并发症的发生风险[102]。

区域麻醉技术的使用

尚无证据表明使用区域麻醉技术替代全身麻醉是否可以预防术后肺部并发症[78]。在老年人中,区域麻醉技术的主要优势在于是避免应用全身阿片类药物和机械通气[103,104]椎管内麻醉也具有与呼吸有关的潜在风险。例如,椎管内麻醉平面过高可能导致老年人(特别是并发COPD的患者)呼吸肌无力。在颈部水平进行的区域麻醉技术(肌间沟臂丛神经阻滞、星状神经节阻滞、腋路臂丛神经阻滞)可能引起膈神经麻痹,因此不应进行双侧阻滞,以避免出现需要紧急气管插管的急性呼吸衰竭。老年人术中应控制适当的镇静深度对抗紧张、提高舒适度,但需避免镇静过深导致的呼吸功能下降和气道保护反射的丧失。

术中机械通气

证据表明,高危患者采取"保护性通气"策略可以减轻术后肺部并发症[105-113]。使用低潮气量是其关键要点,通常定义为6~9 mL/kg的预测体重(PBW)。全身麻醉过程中选择低潮气量通气已被广泛接受[65],且已被临床应用于大多数学术医学中心[114,115]。

旨在减少肺不张发生的肺复张技术能改善术后肺部结局,但证据尚不充分[65,116]。如前所述,与年轻患者相比,肺不张可能是老年患者全身麻醉期间术中发生低氧血症的次要因素[72]。然而,肺不张可能在老年肥胖患者术中动脉氧合恶化中起重要作用[117]。

单独应用呼气末正压(PEEP)不能避免肺不张或改善动脉氧合[118]。近年来,越来越关注于采用通气技术对肺不张进行肺功能恢复和再扩张,以改善围手术期的通气和氧合。持续的肺充气(5~10 s)和高充气压力(病态肥胖的情况下为35~40 cmH$_2$O或更高)才能可靠使肺不张复张[119-121]。必须给予足够的PEEP以维持肺泡处于开放状态;否则可能再次引起肺不张[122]。因为肺复张手法和PEEP会增加胸腔内压力,影响前负荷,并导致低血压和心动过速。老年患者可能难以耐受这些血流动力学变化,尤其是伴有血容量不足或心脏并发症者。因此,在实施肺开放策略时,应密切监测生命体征。PROVHILO是目前最大的使用肺开放策略进行保护性肺通气的随机对照试验(采用低潮气量、中等水平的PEEP和定期肺复张),结果发现低血压是术中最常见的不良事件[116]。此外,PROVHILO研究[116]发现在接受腹部手术患者全身麻醉期间采用12 cmH$_2$O或≤2 cmH$_2$O的PEEP通气策略不能改善患者的肺部结局。

由于对低血压的顾虑和缺乏改善呼吸功能的证据,古勒内斯(Guldner)等建议开始通气时采取低水平的PEEP[65]。理想的PEEP可以促使肺部复张,又能避免全身麻醉期间出现低血压。驱动压(ΔP=平台压-PEEP)是指导术中通气的一种新兴的PEEP替代方法:通过调整呼吸机参数实现较低的驱动压与呼吸窘迫综合征患者的生存率增加相关[123,124]。术中高驱动压和由此导致的PEEP波动均与术后肺部并发症发生有关[124]。最后,在ICU指南建议使用跨肺压(P$_{tp}$)指导机械通气参数的设定[125],但此方法尚未常规应用于手术患者。临床上常通过测定呼气末食道压(P$_{es}$)来估测胸膜压,测定时将食道球囊导管放置于食道中段。P$_{tp}$=PEEP-P$_{es}$,且设置"合适的"PEEP使呼气末P$_{tp}$刚好为正值(1~2 cmH$_2$O,即PEEP=呼气末P$_{es}$ + 1~2 cmH$_2$O)。

全身麻醉时另一种PEEP的设定方法采取相对较低水平的PEEP,同时弃用肺复张,并接受"术中允许性肺不张"。此方法的目的在于降低肺静态压,而肺静态压与气道平均压力密切相关,以此使萎陷的肺组织免受机械通气的压力损伤[65]。此种方法仍存争议,因为它可能会导致氧合的恶化,可能需要增加吸入氧浓度。

降低老年患者肺部风险的策略：术后注意事项

神经轴镇痛

所有患者都必须接受良好的术后镇痛。关于诸如硬膜外在内的神经轴镇痛技术是否可以减少肺部并发症的发生率，长期存有争论。显然，这些技术可提供良好的镇痛效果，但尚未明确其对肺结局的获益与否[71]。一项荟萃分析中[126]，区域阻滞使死亡率降低了约1/3，使肺栓塞和肺炎发生率分别减少55%和39%。一项近期的非盲大型临床试验发现，接受硬膜外镇痛和不接受硬膜外镇痛的患者在结局方面几乎没有差异，但以下结果有所不同：① 呼吸衰竭在某些类型的手术中发生率较低；② 硬膜外镇痛可提供良好的镇痛[127]。杰尔（Jayr）等进行的一项前瞻性双盲随机研究发现采用硬膜外镇痛可提供良好的术后舒适度，且不影响术后肺部并发症的发生率[128]。此外，诺里斯（Norris）等进行的另一项盲法试验表明，在接受腹主动脉手术的患者中，胸段硬膜外麻醉复合浅全身麻醉，术毕给予静脉或硬膜外自控镇痛，除拔管时间略短外，其余均无显著优劣[129]。术后疼痛管理方法诸多，包括局部麻醉药切口浸润、周围神经阻滞、非甾体消炎镇痛药、可乐定和右旋美托咪定[130]。"多模式镇痛方法"更利于术后呼吸并发症高危的老年患者。

围手术期阿片类药物使用的注意事项

药物在老年患者中的药效动力学和药代动力学会随着年龄而改变，导致老年人对药物尤其敏感[70,131]。衰老会影响药代动力学整个过程，但最重要的是肾脏对药物的清除能力降低。同时，药效学的变化也发生在受体或信号转导水平或体内平衡机制水平[131]。这也解释了为什么所有麻醉药的剂量都应考虑药代动力学和药效学的变化。阿片类药物在老年人中尤其令人关注。阿片类药物降低了对化学刺激（低氧血症、高碳酸血症）的呼吸兴奋反应，从而导致换气不足和低氧血症。

鉴于老年患者可能对阿片类药物特别敏感，应谨慎滴度，以免术后出现呼吸抑制[70]。

如前所述，对所有外科手术患者均应全面进行睡眠障碍性呼吸功能评估，包括评估病史或筛查评估工具[89]。在OSA患者中，在手术后48小时内需使用纳洛酮的高碳酸血症性呼吸衰竭的发生率更高[132]。在PACU中对正在苏醒的患者进行呼吸抑制的筛查，有助于筛选出术后肺部并发症的高风险患者[132,133]。具有术后高碳酸血症性呼吸衰竭的高风险患者建议采取更为严密的术后监测[134]。在标准外科病房中对术后患者进行传统的间歇性生命体征评估严重低估了实际的术后低氧血症的发生率和严重程度[135]。在外科病房中引入连续脉搏血氧饱和度监测，并结合生命体征恶化的报警机制，可以减少呼吸衰竭和ICU转运等抢救事件[136]。这种方法虽然没有针对老年患者进行单独研究，但值得注意的是，这些研究本身包括了大量老年患者。

术后辅助呼吸以维持肺扩张

由于手术导致的浅呼吸、卧床、膈肌功能障碍、疼痛和支气管黏膜纤毛清除能力降低引起的肺容量的减少和肺不张可能是导致术后肺部并发症的首要事件[78]。术后使用肺膨胀疗法（如激励性肺活量测定）、胸部物理疗法、有效咳嗽、体位引流、拍背、下床活动、持续气道正压通气（CPAP）和间歇性正压通气均为术后预防肺部并发症的主要手段。术前宣教可能比术后指导更有效地减少肺部并发症[137,138]。适当地进行肺膨胀治疗，可使肺不张的发生风险降低50%[139]。没有任何一种单一方法具有独特的优势，联合运用多种治疗方法并不能进一步降低肺部并发症发生风险[78]。激励性肺活量测定可能是劳动强度最小的，而CPAP更有益于无法参加激励性肺活量测定或深呼吸锻炼的患者[78]。但是，最近对随机研究的系统评价表明，常规的呼吸物理疗法似乎不足以减轻腹部手术后术后肺部并发症的发生[140]。所有诊断为OSA的患者术前均应完成评估，如果术前即须依赖CPAP,则应在气管拔管后立即接受CPAP治疗。另外,他们可能需要密切的术后监测(即吸氧和辅助通气)。根据OSA的严重程度、手术类型和麻醉情况,可能需要更高水平的监测(请参见上文)。

无创正压通气(NIPPV)

NIPPV是在不放置人工气道(如气管内插管或气管造瘘管)的情况下进行的辅助性机械通气。双向气道正压通气(BiPAP)是一种无创通气方式,在支持呼吸方面似乎比CPAP更有效。使用BiPAP时,持续的吸气气道正压可提供吸气帮助,而呼气气道正压可防止肺泡闭合[130]。

NIPPV可用于COPD合并病情加重、心源性肺水肿、神经肌肉疾病引起的高碳酸血症性呼吸衰竭、肥胖通气不良综合征和免疫功能低下的呼吸衰竭等患者。由于缺乏足够的证据支持,经鼻间歇性正压通气(NIPPV)在由其他原因引起的低氧性呼吸衰竭中的治疗作用仍存在争议。几项研究采用NIPPV来治疗拔管后呼吸衰竭患者,证实了NIPPV在术后呼吸衰竭中的治疗效果,尤其对心源性肺水肿为病因的患者[141-145]。拔管后,老年患者可能需要额外的通气支持以维持通气和氧合。CPAP已成功应用于行择期大型腹部手术后发生低氧血症的患者,避免其接受气管插管,并且能降低其他严重术后并发症的发生率[146]。CPAP对术后拔管后低氧血症患者的治疗结果[146]与对一般重症监护人群[147]或COPD急性加重的患者的治疗结果[148,149]并不一致。埃斯特班(Esteban)等发现,NIPPV并不能杜绝再次插管,且对气管拔除后出现呼吸衰竭的ICU患者可能反而有害[147]。相比之下,对于COPD急性加重的患者,将无创通气与在标准ICU方法(药物治疗失败后再行气管插管)进行比较,无创通气的使用减少了并发症的发生,缩短了ICU滞留时间,降低了死亡率[148]。NIPPV也已成功应用于肥胖症患者减肥手术后[150,151]。减肥手术后的最初12～24小时内使用预防性BiPAP可以显著改善肺功能,但并不能缩短住院时间或降低并发症发生率[150]。

老年人术后机械通气

预计在未来25年内,由于人口老龄化对ICU服务的需求将大大增加,包括对术后护理的需求[152,153]。老年人由于潜在的肺部疾病、肌肉质量下降和其他并发症,包括手术在内的各种生理损伤显著增加了需要机械通气的呼吸衰竭风险[154]。在患有成人呼吸窘迫综合征(ARDS)的患者中,年龄与较高的死亡率明显相关[155,156]。伊利(Ely)等[157]针对入ICU需要机械通气患者的前瞻性研究发现,年龄是对结局具有独立影响。在对疾病的严重程度进行矫正之后,与年轻患者相比,老年患者需要接受更长时间的机械通气。这些影响尚不能阐明死亡率的差异。因此,不应根据年龄顺序来决定停止呼吸衰竭的老年患者的机械通气[157]。

65岁及以上的患者占ICU收治患者的47%[158]。随着年龄的增长,下列因素可影响机械呼吸机的撤机,例如肺弹性下降、FVC下降、呼吸肌力下降和胸壁顺应性下降[159]。克莱恩兹(Kleinhenz)和刘易斯(Lewis)[160]回顾了针对老年慢性呼吸机依赖患者的护理挑战。长期呼吸机依赖(定义为每天需要进行6小时以上的机械通气,持续21天以上)的患者中,70岁以上患者的比例很高[160]。长期呼吸机依赖使医院急诊ICU中9%～20%的机械通气事件复杂化,并与40%死亡率相关[160]。这是一个重要的社会经济问题,需要进一步研究可能导致老年患者呼吸衰竭的病因。目前有研究在探讨"保护性通气策略"(低潮气量、高PEEP、肺复张策略以及术中使用液体和血液制品)对术后肺功能的影响。

我们知识上的重大差距

将老年患者术后肺部并发症的发生风险降至最低的围手术期管理手段诸多。因此,应进一步研究探索各种方法的组合,从合理的液体管理(可能涉及目标导向输液治疗）到无阿片类药物的镇痛方案，包括最佳的肌松拮抗。应该进一步开展前瞻性研究，以证实使用舒更葡糖的优势。低潮气量的术中保护性通气应被视为护理标准，但仍需要寻找避免血流动力学不良影响的最佳肺复张方法。应探讨术后CPAP治疗对确诊或疑似患有OSA的老年患者的益处，以改善呼吸和认知结局。

结论

老化会导致呼吸功能发生重大变化，从而导致通气/血流失调并降低气体交换效率。围手术期对呼吸系统功能需求显著增加，呼吸功能下降的老年患者可能容易发生肺部并发症。此类并发症是发病率、死亡率和住院时间延长的重要原因。肺部并发症的发生可能保护性反射减弱、对呼吸抑制药的敏感性增加以及对低氧血症和高碳酸血症的兴奋性降低。对于有术后肺部并发症的高风险患者，麻醉医师必须考虑在整个围手术期积极采取降低此类并发症的策略。除了优化潜在的并发症外，麻醉医师和其他围手术期医师还可以采用促进肺膨胀的策略，例如深呼吸练习、激励性肺活量测定和恰当的术后镇痛。术后应用NIPPV能让部分患者从中受益。

参考文献

[1] Zaugg M, Lucchinetti E. Respiratory function in the elderly. Anesthesiol Clin North Am. 2000; 18(1): 47–58.

[2] McClaran SR, Babcock MA, Pegelow DF, Reddan WG, Dempsey JA. Longitudinal effects of aging on lung function at rest and exercise in healthy active fit elderly adults. J Appl Physiol. 1995; 78(5): 1957–68.

[3] Pollock ML, Mengelkoch LJ, Graves JE, Lowenthal DT, Limacher MC, Foster C, et al. Twenty-year follow-up of aerobic power and body composition of older track athletes. J Appl Physiol. 1997; 82(5): 1508–16.

[4] Kiyokawa H. Senescence and cell cycle control. Results Probl Cell Differ. 2006; 42: 257–70.

[5] Terman A, Gustafsson B, Brunk UT. Mitochondrial damage and intralysosomal degradation in cellular aging. Mol Asp Med. 2006; 27(5–6): 471–82.

[6] Campbell EJ, Lefrak SS. How aging affects the structure and function of the respiratory system. Geriatrics. 1978; 33(6): 68–74.

[7] Janssens JP, Pache JC, Nicod LP. Physiological changes in respiratory function associated with ageing. Eur Respir J. 1999; 13(1): 197–205.

[8] Turner JM, Mead J, Wohl ME. Elasticity of human lungs in relation to age. J Appl Physiol. 1968; 25(6): 664–71.

[9] Crapo RO. The aging lung. In: Mahler DA, editor. Pulmonary disease in the elderly patient. New York: Marcel Dekker; 1993. p. 1–21.

[10] Larsson L. Histochemical characteristics of human skeletal muscle during aging. Acta Physiol Scand. 1983; 117(3): 469–71.

[11] Enright P, Kronmal R, Manolio T, Schenker M, Hyatt R. Respiratory muscle strength in the elderly. Correlates and reference values. Cardiovascular health study research group. Am J Respir Crit Care Med. 1994; 149(2): 430–8.

[12] Arora NS, Rochester DF. Respiratory muscle strength and maximal voluntary ventilation in undernourished patients. Am Rev Respir Dis. 1982; 126(1): 5–8.

[13] Tolep K, Higgins N, Muza S, Criner G, Kelsen SG. Comparison of diaphragm strength between healthy adult elderly and young men. Am J Respir Crit Care Med. 1995; 152(2): 677–82.

[14] Niewohner D, Kleinerman J, Liotta L. Elastic behaviour of postmortem human lungs: effects of aging and mild emphysema. J Appl Physiol. 1975; 25: 664–71.

[15] Verbeken E, Cauberghs M, Mertens I, Clement J, Lauweryns J, Van de Woestijne K. The senile lung. Comparison with normal and emphysematous lungs. 2. Functional aspects. Chest. 1992; 101(3): 800–9.

[16] Crapo RO, Morris AH, Clayton PD, Nixon CR. Lung volumes in healthy nonsmoking adults. Bull Eur Physiopathol Respir. 1982; 18(3): 419–25.

[17] Levitzky MG. Effects of aging on the respiratory system. Physiologist. 1984; 27(2): 102–7.

[18] Knudson RJ, Clark DF, Kennedy TC, Knudson DE. Effect of aging alone on mechanical properties of the normal adult human lung. J Appl Physiol. 1977; 43(6): 1054–62.

[19] Murray JF. Aging. In: Murray JF, editor. The normal lung. Philadelphia, PA: WB Saunders; 1986. p. 339–60.

[20] Burrows B, Cline MG, Knudson RJ, Taussig LM, Lebowitz MD. A descriptive analysis of the growth and decline of the FVC and FEV1. Chest. 1983; 83(5): 717–24.

[21] Knudson RJ, Slatin RC, Lebowitz MD, Burrows B. The maximal expiratory flow-volume curve. Normal standards, variability, and effects of age. Am Rev

[22] Brandstetter RD, Kazemi H. Aging and the respiratory system. Med Clin North Am. 1983; 67(2): 419–31.

[23] Griffith KA, Sherrill DL, Siegel EM, Manolio TA, Bonekat HW, Enright PL. Predictors of loss of lung function in the elderly: the cardiovascular health study. Am J Respir Crit Care Med. 2001; 163(1): 61–8.

[24] Enright PL, Kronmal RA, Higgins M, Schenker M, Haponik EF. Spirometry reference values for women and men 65 to 85 years of age. Cardiovascular health study. Am Rev Respir Dis. 1993; 147(1): 125–33.

[25] Anthonisen N. Tests of mechanical function. In: Handbook of physiology. Bethesda, MD: American Physiology Society; 1986. p. 753–84.

[26] Fowler RW, Pluck RA, Hetzel MR. Maximal expiratory flowvolume curves in Londoners aged 60 years and over. Thorax. 1987; 42(3): 173–82.

[27] Niewohner D, Kleinerman J. Morphologic basis of pulmonary resistance in human lung and effects of aging. J Appl Physiol. 1974; 36: 412–8.

[28] Sykes MK, McNicol MW, Campbell EJM. The mechanics of respiration. In: Sykes MK, McNicol MW, Campbell EJM, editors. Respiratory failure. London, England: Blackwell Scientific Publications; 1976. p. 3–30.

[29] Hyatt RE, Flath RE. Influence of lung parenchyma on pressure-diameter behavior of dog bronchi. J Appl Physiol. 1966; 21(5): 1448–52.

[30] Babb TG, Rodarte JR. Mechanism of reduced maximal expiratory flow with aging. J Appl Physiol. 2000; 89(2): 505–11.

[31] Hyatt RE. Expiratory flow limitation. J Appl Physiol. 1983; 55(1 Pt 1): 1–7.

[32] Johnson BD, Badr MS, Dempsey JA. Impact of the aging pulmonary system on the response to exercise. Clin Chest Med. 1994; 15(2): 229–46.

[33] DeLorey DS, Babb TG. Progressive mechanical ventilatory constraints with aging. Am J Respir Crit Care Med. 1999; 160(1): 169–77.

[34] Wagner PD, Laravuso RB, Uhl RR, West JB. Continuous distributions of ventilation-perfusion ratios in normal subjects breathing air and 100 per cent O_2. J Clin Invest. 1974; 54(1): 54–68.

[35] Wagner PD, Saltzman HA, West JB. Measurement of continuous distributions of ventilation-perfusion ratios: theory. J Appl Physiol. 1974; 36(5): 588–99.

[36] Craig DB, Wahba WM, Don HF, Couture JG, Becklake MR. "closing volume" and its relationship to gas exchange in seated and supine positions. J Appl Physiol. 1971; 31(5): 717–21.

[37] Sorbini CA, Grassi V, Solinas E, Muiesan G. Arterial oxygen tension in relation to age in healthy subjects. Respiration. 1968; 25(1): 3–13.

[38] Raine JM, Bishop JM. A-a difference in O_2 tension and physiological dead space in normal man. J Appl Physiol. 1963; 18: 284–8.

[39] Wahba WM. Influence of aging on lung function-clinical significance of changes from age twenty. Anesth Analg. 1983; 62(8): 764–76.

[40] Cerveri I, Zoia MC, Fanfulla F, Spagnolatti L, Berrayah L, Grassi M, et al. Reference values of arterial oxygen tension in the middleaged and elderly. Am J Respir Crit Care Med. 1995; 152(3): 934–41.

[41] Guenard H, Marthan R. Pulmonary gas exchange in elderly subjects. Eur Respir J. 1996; 9(12): 2573–7.

[42] Thurlbeck WM, Angus GE. Growth and aging of the normal human lung. Chest. 1975; 67(2 Suppl): 3S-6S.

[43] Grimby G, Saltin B. Physiological effects of physical training. Scand J Rehabil Med. 1971; 3(1): 6–14.

[44] Poulin MJ, Cunningham DA, Paterson DH, Rechnitzer PA, Ecclestone NA, Koval JJ. Ventilatory response to exercise in men and women 55 to 86 years of age. Am J Respir Crit Care Med. 1994; 149(2 Pt 1): 408–15.

[45] Krumpe PE, Knudson RJ, Parsons G, Reiser K. The aging respiratory system. Clin Geriatr Med. 1985; 1(1): 143–75.

[46] Mahler DA, Rosiello RA, Loke J. The aging lung. Part 1. Loss of elasticity. Clin Geriatr Med. 1986; 2(2): 215–25.

[47] Peterson DD, Pack AI, Silage DA, Fishman AP. Effects of aging on ventilatory and occlusion pressure responses to hypoxia and hypercapnia. Am Rev Respir Dis. 1981; 124(4): 387–91.

[48] Kronenberg RS, Drage CW. Attenuation of the ventilatory and heart rate responses to hypoxia and hypercapnia with aging in normal men. J Clin Investig. 1973; 52(8): 1812–9.

[49] Brischetto MJ, Millman RP, Peterson DD, Silage DA, Pack AI. Effect of aging on ventilatory response to exercise and CO_2. J Appl Physiol. 1984; 56(5): 1143–50.

[50] Tack M, Altose MD, Cherniack NS. Effect of aging on respiratory sensations produced by elastic loads. J Appl Physiol. 1981; 50(4): 844–50.

[51] Tack M, Altose MD, Cherniack NS. Effect of aging on the perception of resistive ventilatory loads. Am Rev Respir Dis. 1982; 126(3): 463–7.

[52] Manning H, Mahler D, Harver A. Dyspnea in the elderly. In: Mahler D, editor. Pulmonary disease in the elderly patient. New York: Marcel Dekker; 1993. p. 81–111.

[53] Hoch CC, Reynolds CF 3rd, Monk TH, Buysse DJ, Yeager AL, Houck PR, et al. Comparison of sleep-disordered breathing among healthy elderly in the seventh, eighth, and ninth decades of life. Sleep. 1990; 13(6): 502–11.

[54] Epstein CD, El-Mokadem N, Peerless JR. Weaning older patients from long-term mechanical ventilation: a pilot study. Am J Crit Care. 2002; 11(4): 369–77.

[55] Ancoli-Israel S, Coy T. Are breathing disturbances in elderly equivalent to sleep apnea syndrome? Sleep. 1994; 17(1): 77–83.

[56] Krieger J, Sforza E, Boudewijns A, Zamagni M, Petiau C. Respiratory effort during obstructive sleep apnea: role of age and sleep state. Chest. 1997; 112(4): 875–84.

[57] Marik PE, Kaplan D. Aspiration pneumonia and dysphagia in the elderly. Chest. 2003; 124(1): 328–36.

[58] Rosenthal RA, Kavic SM. Assessment and management of the geriatric patient. Crit Care Med. 2004; 32(4 Suppl): S92–105.

[59] McCormick KA, Cummings MA, Kovner C. The role of the Agency for Health Care Policy and Research (AHCPR) in improving outcomes of care. Nurs Clin North Am. 1997; 32(3): 521–42.

[60] Qaseem A, Snow V, Fitterman N, Hornbake ER, Lawrence VA, Smetana GW, et al. Risk assessment for and strategies to reduce perioperative pulmonary complications for patients undergoing noncardiothoracic surgery: a guideline from the American College of Physicians. Ann Intern Med. 2006; 144(8): 575–80.

[61] Wightman JA. A prospective survey of the incidence of postoperative pulmonary complications. Br J Surg. 1968; 55(2): 85–91.

[62] Lawrence VA, Dhanda R, Hilsenbeck SG, Page CP. Risk of pulmonary complications after elective abdominal surgery. Chest. 1996; 110(3): 744–50.

[63] Smetana GW, Lawrence VA, Cornell JE. Preoperative pulmonary risk stratification for noncardiothoracic surgery: systematic review for the American College of Physicians. Ann Intern Med. 2006; 144(8): 581–95.

[64] Lawrence VA, Hilsenbeck SG, Noveck H, Poses RM, Carson JL. Medical complications and outcomes after hip fracture repair. Arch Intern Med. 2002; 162(18): 2053–7.

[65] Guldner A, Kiss T, Serpa Neto A, Hemmes SN, Canet J, Spieth PM, et al. Intraoperative protective mechanical ventilation for prevention of postoperative pulmonary complications: a comprehensive review of the role of tidal volume, positive end-expiratory pressure, and lung recruitment maneuvers. Anesthesiology. 2015; 123(3): 692–713.

[66] Pedersen T, Eliasen K, Henriksen E. A prospective study of risk factors and cardiopulmonary complications associated with anaesthesia and surgery: risk indicators of cardiopulmonary morbidity. Acta Anaesthesiol Scand. 1990; 34(2): 144–55.

[67] Smetana GW. Preoperative pulmonary assessment of the older adult. Clin Geriatr Med. 2003; 19(1): 35–55.

[68] McAlister FA, Khan NA, Straus SE, Papaioakim M, Fisher BW, Majumdar SR, et al. Accuracy of the preoperative assessment in predicting pulmonary risk after nonthoracic surgery. Am J Respir Crit Care Med. 2003; 167(5): 741–4.

[69] Arozullah AM, Daley J, Henderson WG, Khuri SF. Multifactorial risk index for predicting postoperative respiratory failure in men after major noncardiac surgery. The National Veterans Administration Surgical Quality Improvement Program. Ann Surg. 2000; 232(2): 242–53.

[70] Freye E, Levy JV. Use of opioids in the elderly – pharmacokinetie and pharmacodynamic considerations. Anasthesiol Intensivmed Notfallmed Schmerzther. 2004; 39(9): 527–37.

[71] Warner DO. Preventing postoperative pulmonary complications: the role of the anesthesiologist. Anesthesiology. 2000; 92(5): 1467–72.

[72] Gunnarsson L, Tokics L, Gustavsson H, Hedenstierna G. Influence of age on atelectasis formation and gas exchange impairment during general anaesthesia. Br J Anaesth. 1991; 66(4): 423–32.

[73] Holland J, Milic-Emili J, Macklem PT, Bates DV. Regional distribution of pulmonary ventilation and perfusion in elderly subjects. J Clin Invest. 1968; 47: 81–92.

[74] Gunnarsson L, Tokics L, Lundquist H, Brismar B, Strandberg A, Berg B, et al. Chronic obstructive pulmonary disease and anaesthesia: formation of atelectasis and gas exchange impairment. Eur Respir J. 1991; 4(9): 1106–16.

[75] Sekizawa K, Ujiie Y, Itabashi S, Sasaki H, Takishima T. Lack of cough reflex in aspiration pneumonia. Lancet. 1990; 335(8699): 1228–9.

[76] Smithard DG, O'Neill PA, Parks C, Morris J. Complications and outcome after acute stroke. Does dysphagia matter? Stroke. 1996; 27(7): 1200–4.

[77] Nelson R, Tse B, Edwards S. Systematic review of prophylactic nasogastric decompression after abdominal operations. Br J Surg. 2005; 92(6): 673–80.

[78] Lawrence VA, Cornell JE, Smetana GW. Strategies to reduce postoperative pulmonary complications after noncardiothoracic surgery: systematic review for the American College of Physicians. Ann Intern Med. 2006; 144(8): 596–608.

[79] Trayner E Jr, Celli BR. Postoperative pulmonary complications. Med Clin North Am. 2001; 85(5): 1129–39.

[80] Smetana GW. Preoperative pulmonary evaluation. [see comment]. N Engl J Med. 1999; 340(12): 937–44.

[81] Wong DH, Weber EC, Schell MJ, Wong AB, Anderson CT, Barker SJ. Factors associated with postoperative pulmonary complications in patients with severe chronic

obstructive pulmonary disease. Anesth Analg. 1995; 80(2): 276–84.

[82] Tarhan S, Moffitt EA, Sessler AD, Douglas WW, Taylor WF. Risk of anesthesia and surgery in patients with chronic bronchitis and chronic obstructive pulmonary disease. Surgery. 1973; 74(5): 720–6.

[83] Moulton MJ, Creswell LL, Mackey ME, Cox JL, Rosenbloom M. Obesity is not a risk factor for significant adverse outcomes after cardiac surgery. Circulation. 1996; 94(9 Suppl): II87–92.

[84] Gerson MC, Hurst JM, Hertzberg VS, Baughman R, Rouan GW, Ellis K. Prediction of cardiac and pulmonary complications related to elective abdominal and noncardiac thoracic surgery in geriatric patients. Am J Med. 1990; 88(2): 101–7.

[85] Williams-Russo P, Charlson ME, MacKenzie CR, Gold JP, Shires GT. Predicting postoperative pulmonary complications. Is it a real problem? Arch Int Med. 1992; 152(6): 1209–13.

[86] Beard K, Jick H, Walker AM. Adverse respiratory events occurring in the recovery room after general anesthesia. Anesthesiology. 1986; 64(2): 269–72.

[87] Warner DO, Warner MA, Offord KP, Schroeder DR, Maxson P, Scanlon PD. Airway obstruction and perioperative complications in smokers undergoing abdominal surgery. Anesthesiology. 1999; 90(2): 372–9.

[88] Singh M, Liao P, Kobah S, Wijeysundera DN, Shapiro C, Chung F. Proportion of surgical patients with undiagnosed obstructive sleep apnoea. Br J Anaesth. 2013; 110(4): 629–36.

[89] Gross JB, Bachenberg KL, Benumof JL, Caplan RA, Connis RT, Cote CJ, et al. Practice guidelines for the perioperative management of patients with obstructive sleep apnea: a report by the American Society of Anesthesiologists Task Force on perioperative management of patients with obstructive sleep apnea. Anesthesiology. 2006; 104(5): 1081–93.

[90] Caples SM, Gami AS, Somers VK. Obstructive sleep apnea. Ann Intern Med. 2005; 142(3): 187–97.

[91] Golpe R, Jimenez A, Carpizo R, Cifrian JM. Utility of home oximetry as a screening test for patients with moderate to severe symptoms of obstructive sleep apnea. Sleep, 1999; 22(7): 932–7.

[92] Chung F, Elsaid H. Screening for obstructive sleep apnea before surgery: why is it important? Curr Opin Anaesthesiol. 2009; 22(3): 405–11.

[93] Norman D, Loredo JS. Obstructive sleep apnea in older adults. Clin Geriatr Med. 2008; 24(1): 151–65.

[94] Chung F, Nagappa M, Singh M, Mokhlesi B. CPAP in the perioperative setting: evidence of support. Chest. 2016; 149(2): 586–97.

[95] Dalmases M, Sole-Padulles C, Torres M, Embid C, Nunez MD, Martinez-Garcia MA, et al. Effect of CPAP on cognition, brain function, and structure among elderly patients with OSA: a randomized pilot study. Chest. 2015; 148(5): 1214–23.

[96] Warner DO. Helping surgical patients quit smoking: why, when, and how. Anesth Analg. 2005; 101(2): 481–7.

[97] Warner DO. Perioperative abstinence from cigarettes: physiologic and clinical consequences. Anesthesiology. 2006; 104(2): 356–67.

[98] Moller AM, Villebro N, Pedersen T, Tonnesen H. Effect of preoperative smoking intervention on postoperative complications: a randomised clinical trial. Lancet. 2002; 359(9301): 114–7.

[99] Garibaldi RA, Britt MR, Coleman ML, Reading JC, Pace NL. Risk factors for postoperative pneumonia. Am J Med. 1981; 70(3): 677–80.

[100] Valentine SI, Marjot R, Monk CR. Preoxygenation in the elderly: a comparison of the four-maximal-breath and three-minute techniques. Anesth Analg. 1990; 71(5): 516–9.

[101] Berg H, Roed J, Viby-Mogensen J, Mortensen CR, Engbaek J, Skovgaard LT, et al. Residual neuromuscular block is a risk factor for postoperative pulmonary complications. A prospective, randomised, and blinded study of postoperative pulmonary complications after atracurium, vecuronium and pancuronium. Acta Anaesthesiol Scand. 1997; 41(9): 1095–103.

[102] Ledowski T, Falke L, Johnston F, Gillies E, Greenaway M, De Mel A, et al. Retrospective investigation of postoperative outcome after reversal of residual neuromuscular blockade: sugammadex, neostigmine or no reversal. Eur J Anaesthesiol. 2014; 31(8): 423–9.

[103] Ramly E, Kaafarani HM, Velmahos GC. The effect of aging on pulmonary function: implications for monitoring and support of the surgical and trauma patient. Surg Clin North Am. 2015; 95(1): 53–69.

[104] Kurrek MM, Barnett S, Minville V. Considerations for the perioperative Care of Elderly and Frail Patients. J Frailty Aging. 2014; 3(4): 230–3.

[105] Gajic O, Dara SI, Mendez JL, Adesanya AO, Festic E, Caples SM, et al. Ventilator-associated lung injury in patients without acute lung injury at the onset of mechanical ventilation. Crit Care Med. 2004; 32(9): 1817–24.

[106] Fernandez-Perez ER, Keegan MT, Brown DR, Hubmayr RD, Gajic O. Intraoperative tidal volume as a risk factor for respiratory failure after pneumonectomy. Anesthesiology. 2006; 105(1): 14–8.

[107] Choi G, Wolthuis EK, Bresser P, Levi M, van der Poll T, Dzoljic M, et al. Mechanical ventilation with lower tidal volumes and positive end-expiratory pressure prevents alveolar coagulation in patients without lung

injury. Anesthesiology. 2006; 105(4): 689–95.
[108] Michelet P, D'Journo XB, Roch A, Doddoli C, Marin V, Papazian L, et al. Protective ventilation influences systemic inflammation after esophagectomy: a randomized controlled study. Anesthesiology. 2006; 105(5): 911–9.
[109] Serpa Neto A, Hemmes SN, Barbas CS, Beiderlinden M, Fernandez-Bustamante A, Futier E, et al. Incidence of mortality and morbidity related to postoperative lung injury in patients who have undergone abdominal or thoracic surgery: a systematic review and meta-analysis. Lancet Respir Med. 2014; 2(12): 1007–15.
[110] Serpa Neto A, Cardoso SO, Manetta JA, Pereira VG, Esposito DC, Pasqualucci Mde O, et al. Association between use of lungprotective ventilation with lower tidal volumes and clinical outcomes among patients without acute respiratory distress syndrome: a meta-analysis. JAMA. 2012; 308(16): 1651–9.
[111] Serpa Neto A, Schultz MJ. Protective ventilation for patients without acute respiratory distress syndrome-reply. JAMA. 2013; 309(7): 655.
[112] Lellouche F, Dionne S, Simard S, Bussieres J, Dagenais F. High tidal volumes in mechanically ventilated patients increase organ dysfunction after cardiac surgery. Anesthesiology. 2012; 116(5): 1072–82.
[113] Futier E, Pereira B, Jaber S. Intraoperative low-tidal-volume ventilation. N Engl J Med. 2013; 369(19): 1862–3.
[114] Bender SP, Paganelli WC, Gerety LP, Tharp WG, Shanks AM, Housey M, et al. Intraoperative lung-protective ventilation trends and practice patterns: a report from the multicenter perioperative outcomes group. Anesth Analg. 2015; 121(5): 1231–9.
[115] Wanderer JP, Ehrenfeld JM, Epstein RH, Kor DJ, Bartz RR. Fernandez-Bustamante A, et al. Temporal trends and current practice patterns for intraoperative ventilation at U.S. academic medical centers: a retrospective study. BMC Anesthesiol. 2015; 15: 40.
[116] Hemmes SN. Gama de Abreu M, Pelosi P, Schultz MJ. High versus low positive end-expiratory pressure during general anaesthesia for open abdominal surgery (PROVHILO trial): a multicentre randomised controlled trial. Lancet. 2014; 384(9942): 495–503.
[117] Eichenberger A, Proietti S, Wicky S, Frascarolo P, Suter M, Spahn DR, et al. Morbid obesity and postoperative pulmonary atelectasis: an underestimated problem. Anesth Analg. 2002; 95(6): 1788–92.
[118] Bindslev L, Hedenstierna G, Santesson J, Norlander O, Gram I. Airway closure during anaesthesia, and its prevention by positive end expiratory pressure. Acta Anaesthesiol Scand. 1980; 24(3): 199–205.
[119] Rothen HU, Sporre B, Engberg G, Wegenius G, Hedenstierna G. Reexpansion of atelectasis during general anaesthesia may have a prolonged effect. Acta Anaesthesiol Scand. 1995; 39(1): 118–25.
[120] Rothen HU, Sporre B, Engberg G, Wegenius G, Hedenstierna G. Re-expansion of atelectasis during general anaesthesia: a computed tomography study. Br J Anaesth. 1993; 71(6): 788–95.
[121] Whalen FX, Gajic O, Thompson GB, Kendrick ML, Que FL, Williams BA, et al. The effects of the alveolar recruitment maneuver and positive end-expiratory pressure on arterial oxygenation during laparoscopic bariatric surgery. Anesth Analg. 2006; 102(1): 298–305.
[122] Lachmann B. Open up the lung and keep the lung open. Intensive Care Med. 1992; 18(6): 319–21.
[123] Amato MB, Meade MO, Slutsky AS, Brochard L, Costa EL, Schoenfeld DA, et al. Driving pressure and survival in the acute respiratory distress syndrome. N Engl J Med. 2015; 372(8): 747–55.
[124] Neto AS, Hemmes SN, Barbas CS, Beiderlinden M, Fernandez-Bustamante A, Futier E, et al. Association between driving pressure and development of postoperative pulmonary complications in patients undergoing mechanical ventilation for general anaesthesia: a meta-analysis of individual patient data. Lancet Respir Med. 2016; 4(4): 272–80.
[125] Talmor D, Sarge T, Malhotra A, O'Donnell CR, Ritz R, Lisbon A, et al. Mechanical ventilation guided by esophageal pressure in acute lung injury. N Engl J Med. 2008; 359(20): 2095–104.
[126] Rodgers A, Walker N, Schug S, McKee A, Kehlet H, van Zundert A, et al. Reduction of postoperative mortality and morbidity with epidural or spinal anaesthesia: results from overview of randomised trials. BMJ. 2000; 321(7275): 1493.
[127] Myles PS, Power I, Jamrozik K. Epidural block and outcome after major surgery. Med J Aust. 2002; 177(10): 536–7.
[128] Jayr C, Thomas H, Rey A, Farhat F, Lasser P, Bourgain JL. Postoperative pulmonary complications. Epidural analgesia using bupivacaine and opioids versus parenteral opioids. Anesthesiology. 1993; 78(4): 666–76.
[129] Norris EJ, Beattie C, Perler BA, Martinez EA, Meinert CL, Anderson GF, et al. Double-masked randomized trial comparing alternate combinations of intraoperative anesthesia and postoperative analgesia in abdominal aortic surgery. Anesthesiology. 2001; 95(5): 1054–67.
[130] Sprung J, Gajic O, Warner DO. Review article: age related alterations in respiratory function–anesthetic considerations: [article de synthese: les modifications de fonction respiratoire liees a l'age–considerations anesthesiques]. Can J Anaesth. 2006; 53(12): 1244–57.

[131] Turnheim K. When drug therapy gets old: pharmacokinetics and pharmacodynamics in the elderly. Exp Gerontol. 2003; 38(8): 843–53.

[132] Weingarten TN, Herasevich V, McGlinch MC, Beatty NC, Christensen ED, Hannifan SK, et al. Predictors of delayed postoperative respiratory depression assessed from naloxone administration. Anesth Analg. 2015; 121(2): 422–9.

[133] Gali B, Whalen FX, Schroeder DR, Gay PC, Plevak DJ. Identification of patients at risk for postoperative respiratory complications using a preoperative obstructive sleep apnea screening tool and postanesthesia care assessment. Anesthesiology. 2009; 110(4): 869–77.

[134] Seet E, Chung F. Obstructive sleep apnea: preoperative assessment. Anesthesiol Clin. 2010; 28(2): 199–215.

[135] Sun Z, Sessler DI, Dalton JE, Devereaux PJ, Shahinyan A, Naylor AJ, et al. Postoperative hypoxemia is common and persistent: a prospective blinded observational study. Anesth Analg. 2015; 121(3): 709–15.

[136] Taenzer AH, Pyke JB, McGrath SP, Blike GT. Impact of pulse oximetry surveillance on rescue events and intensive care unit transfers: a before-and-after concurrence study. Anesthesiology. 2010; 112(2): 282–7.

[137] Celli BR, Rodriguez KS, Snider GL. A controlled trial of intermittent positive pressure breathing, incentive spirometry, and deep breathing exercises in preventing pulmonary complications after abdominal surgery. Am Rev Respir Dis. 1984; 130(1): 12–5.

[138] Castillo R, Haas A. Chest physical therapy: comparative efficacy of preoperative and postoperative in the elderly. Arch Phys Med Rehabil. 1985; 66(6): 376–9.

[139] Brooks-Brunn JA. Postoperative atelectasis and pneumonia. Heart Lung. 1995; 24(2): 94–115.

[140] Pasquina P, Tramer MR, Granier JM, Walder B. Respiratory physiotherapy to prevent pulmonary complications after abdominal surgery: a systematic review. Chest. 2006; 130(6): 1887–99.

[141] Pennock BE, Kaplan PD, Carlin BW, Sabangan JS, Magovern JA. Pressure support ventilation with a simplified ventilatory support system administered with a nasal mask in patients with respiratory failure. Chest. 1991; 100(5): 1371–6.

[142] Gust R, Gottschalk A, Schmidt H, Bottiger BW, Bohrer H, Martin E. Effects of continuous (CPAP) and bi-level positive airway pressure (BiPAP) on extravascular lung water after extubation of the trachea in patients following coronary artery bypass grafting. Intensive Care Med. 1996; 22(12): 1345–50.

[143] Matte P, Jacquet L, Van Dyck M, Goenen M. Effects of conventional physiotherapy, continuous positive airway pressure and non-invasive ventilatory support with bilevel positive airway pressure after coronary artery bypass grafting. Acta Anaesthesiol Scand. 2000; 44(1): 75–81.

[144] Aguilo R, Togores B, Pons S, Rubi M, Barbe F, Agusti AG. Noninvasive ventilatory support after lung resectional surgery. Chest. 1997; 112(1): 117–21.

[145] Kindgen-Milles D, Buhl R, Gabriel A, Bohner H, Muller E. Nasal continuous positive airway pressure: a method to avoid endotracheal reintubation in postoperative high-risk patients with severe nonhypercapnicoxygenation failure. Chest. 2000; 117(4): 1106–11.

[146] Squadrone V, Coha M, Cerutti E, Schellino MM, Biolino P, Occella P, et al. Continuous positive airway pressure for treatment of postoperative hypoxemia: a randomized controlled trial. JAMA. 2005; 293(5): 589–95.

[147] Esteban A, Frutos-Vivar F, Ferguson ND, Arabi Y, Apezteguia C, Gonzalez M, et al. Noninvasive positive-pressure ventilation for respiratory failure after extubation. N Engl J Med. 2004; 350(24): 2452–60.

[148] Brochard L, Mancebo J, Wysocki M, Lofaso F, Conti G, Rauss A, et al. Noninvasive ventilation for acute exacerbations of chronic obstructive pulmonary disease. N Engl J Med. 1995; 333(13): 817–22.

[149] Brochard L. Non-invasive ventilation for acute exacerbations of COPD: a new standard of care. Thorax. 2000; 55(10): 817–8.

[150] Ebeo CT, Benotti PN, Byrd RP Jr, Elmaghraby Z, Lui J. The effect of bi-level positive airway pressure on postoperative pulmonary function following gastric surgery for obesity. Respir Med. 2002; 96(9): 672–6.

[151] Joris JL, Sottiaux TM, Chiche JD, Desaive CJ, Lamy ML. Effect of bi-level positive airway pressure (BiPAP) nasal ventilation on the postoperative pulmonary restrictive syndrome in obese patients undergoing gastroplasty. Chest. 1997; 111(3): 665–70.

[152] Angus DC, Kelley MA, Schmitz RJ, White A, Popovich J Jr. Caring for the critically ill patient. Current and projected workforce requirements for care of the critically ill and patients with pulmonary disease: can we meet the requirements of an aging population? JAMA. 2000; 284(21): 2762–70.

[153] Rice DP, Fineman N. Economic implications of increased longevity in the United States. Annu Rev Public Health. 2004; 25: 457–73.

[154] Sevransky JE, Haponik EF. Respiratory failure in elderly patients. Clin Geriatr Med. 2003; 19(1): 205–24.

[155] Sloane PJ, Gee MH, Gottlieb JE, Albertine KH, Peters SP, Burns JR, et al. A multicenter registry of patients with acute respiratory distress syndrome. Physiology and outcome. Am Rev Respir Dis. 1992; 146(2): 419–26.

[156] Luhr OR, Karlsson M, Thorsteinsson A, Rylander C, Frostell CG. The impact of respiratory variables on

[157] Ely EW, Evans GW, Haponik EF. Mechanical ventilation in a cohort of elderly patients admitted to an intensive care unit. Ann Intern Med. 1999; 131(2): 96–104.

[158] Groeger JS, Guntupalli KK, Strosberg M, Halpern N, Raphaely RC, Cerra F, et al. Descriptive analysis of critical care units in the United States: patient characteristics and intensive care unit utilization. Crit Care Med. 1993; 21(2): 279–91.

[159] Thompson LF. Failure to wean: exploring the influence of agerelated pulmonary changes. Crit Care Nurs Clin North Am. 1996; 8(1): 7–16.

[160] Kleinhenz ME, Lewis CY. Chronic ventilator dependence in elderly patients. Clin Geriatr Med. 2000; 16(4): 735–56.

[161] Shields TW, LoCicero J III, Reed CE, Feins RH. General thoracic surgery. 7th ed. Philadelphia: Wolters Kluwer Health; 2009.

mortality in non-ARDS and ARDS patients requiring mechanical ventilation. Intensive Care Med. 2000; 26(5): 508–17.

13. 老年人的肾功能、代谢与内分泌功能

索纳里·沙（Sonalee Shah），迈克尔·C. 刘易斯（Michael C. Lewis）

衰老或生物老化是表现为功能持续衰退的正常生物进程。因此，衰老是正常自然现象，而不是病理过程。但是，年龄却是多种常见疾病（如糖尿病、高血压病和癌症）的密切的风险因素之一。

功能储备是人体对生理或病理应激引起的变化进行补偿的能力[1]。当一个人在生理需求增加时仍可以维持体内平衡，就表明机体有足够的功能储备。相反，功能储备的减少会使机体在应激状态下维持稳态的能力下降，通常是由于机体伴有并发症的存在。值得注意的是，衰老对功能储备的影响具有巨大的个体差异性，甚至在同一机体的不同器官系统受影响的程度也不尽相同。因此，在对老年患者医护时应考虑个体内和个体间的显著差异[2]。

由于储备减少和生理系统功能变化共同导致机体整体脆弱性增加而形成的老年复杂综合征，通常也被称为脆弱综合征。众所周知，生物学过程的调控能力随着年龄的增长而下降，在应激状态下，老年人可能无法维持体内平衡[3]。这种现象在功能储备减少的个体中尤为明显，特别是在脆弱综合征的个体中，容易导致健康状况急剧下降[2]。

衰老的生化基础尚未完全了解，但肯定是一个复杂的多因素过程。有学者提出与年龄有关的生理功能变化是由于不断暴露在线粒体氧化作用产生的自由基下造成的，最终导致细胞内分子的损伤[4]。由于每个人都依赖于线粒体的氧化呼吸，因此所有人在某种程度上都会经历自由基的暴露。但是，保护机制的差异可能会导致个体之间脆弱性的显著差异。

在大多数西方国家，老年人口的比例逐年增加。这种增加反映了由于生活条件的改善和医学进步而增加的预期寿命[5]。预计到2030年，65岁和85岁及以上的人口将分别超过7 400万和900万[6]。

随着老年人口的增加，老年患者的手术越来越多，据估计，在65岁以上的老年人中，有将近一半在其一生中至少需要接受一次外科手术[7]。考虑预后时，这一点很重要，因为患者的年龄与手术预后密切相关。例如，对于接受非心脏手术的患者，年龄每增加10岁，其术后30天死亡率便增加1.35倍[8]。

老年患者手术量的增加，与年龄相关的生理变化，越来越多脆弱综合征的发生，以及许多其他的并发症，给麻醉医师带来了挑战。麻醉医师必须了解老年人的生理改变及老年患者常见的并存疾病，才能为老年手术患者提供个性化的麻醉管理。

在管理老年患者时，了解与年龄相关的基本生理变化如何影响老年人的药代动力学和药效学[2]至关重要。年龄并不是围手术期不良事件发生的指标，但由于老年患者常伴有并发症，这可能与预后不良有关[7]。本章将重点介绍肝、肾和内分泌系统的变化及其对老年人药物药代动力学和药效

学的具体影响。

药代动力学和药效动力学

与年龄有关的代谢变化对麻醉药的药代动力学和药效学具有直接影响。这种影响是由器官的特定解剖学变化以及功能下降所致。

药代动力学是药物被吸收、分布、代谢和排泄的过程。药物的吸收取决于给药途径,老年人的生理改变可能会影响吸收。例如,老年患者胃酸含量降低,胃动力减弱和胃排空延迟,因心输出量减少而致胃组织的血流减少,这些都可能会影响口服药物的吸收[3,9,10]。尽管这些改变在老年患者中很常见,但通过改变口服药物剂量可使临床影响很小[3,11]。

身体组分会随着年龄出现相应变化,药物在各个身体部位的分布也会发生变化[3,9]。通常,老年人由于肌肉的萎缩和体内总水分的减少导致了亲水性药物的分布容积减少。相反,由于体内脂肪的相对增加,亲脂性药物的分布容积增加了[2,3,9]。体内总脂肪的增加有利于亲脂性药物的蓄积,可增加其终末半衰期[2,9]。以地西泮为例,它是一种高度亲脂的苯二氮䓬类药物,具有很大的分布容积。地西泮的血浆终末半衰期随着年龄的增长而逐渐增加,从年轻人的20 h增加到80岁的90 h[12]。而药物清除和血浆结合没有改变,地西泮的血浆浓度在年轻人和老年人之间没有区别。但是,增加的分布容积会增加终末半衰期,从而延长药物作用。在部分研究中,有关其他药物(如芬太尼)的数据相互矛盾。不同研究结论不一致可能归因于老年个体间的身体组分和其他参数存在的巨大差异[13-15]。

老年人分布容积的变化是由于全身蛋白总量的减少和肌肉的萎缩,通常被称为肌肉减少症[16]。人在50岁以后,体内每年会损失0.5%~1%的肌肉;然而,对于肌肉减少症本身的诊断没有标准。肌肉量的减少主要与年龄相关,容易导致临床衰弱。

此外,老年人的血浆转运蛋白产量也有所下降。尽管转运蛋白存在年龄相关的变化,但临床影响不大,许多担忧仍停留于理论上。白蛋白是血浆中大多数酸性药物的主要运输载体蛋白[2],而随着年龄的增长,白蛋白的产量会降低10%~20%[17]。白蛋白水平降低会减少结合药物的数量,可能会增加药物的未结合和活性形式,增加了中毒的风险[9]。老年人血浆中负责碱性药物转运的α1酸糖蛋白的含量没有变化或略有升高[17]。而升高的α1酸糖蛋白可能与衰老引起的炎性疾病增加有关[18]。从理论上讲,血浆胆碱酯酶产生的减少,可能会延长琥珀酰胆碱的作用,特别是在老年男性中[5],但没有证据表明会影响临床决策和护理。与年龄相关的肝代谢和肾脏清除率下降进一步影响了药代动力学(见下文)。

药效学是指药物对靶器官受体的药理作用[19]。药效学通常是根据药效、功效、功效曲线的斜率和浓度的变化来衡量[20]。衰老影响药效学,与任何伴随疾病的病理生理无关[11],这种影响能在受体水平和功能储备的减少中观察到了[19]。例如由于β受体的表达随着年龄的增长而减少,老年人对β受体拮抗剂的反应减弱[19]。另外,与年轻患者相比,老年患者的丙泊酚血药浓度更易波动导致对其反应更加剧烈[11,20,21]。因此,由于老年人药效动力学和药代动力学的改变,建议减少老年人麻醉药物的剂量[2,20]。

老年人除了年龄和并发症导致的药理生理发生改变外,多药合用时还可以通过药物相互作用,药物代谢酶抑制或诱导作用来影响药物代谢。虽然药物间的相互作用是医学界普遍关注的问题,但在老年人中更需引起特别关注[3]。

肝功能

衰老会影响肝脏结构,并因此而发生功能改变。在人的整个生命周期中,肝脏的体积将减小20%~40%[22]。30岁以后,心输出量每年大约减少1%,到90岁时,肝脏血流量相应减少约60%[17]。

内脏和肝脏血流量的减少似乎是一个与年龄有关的自然过程,可能是导致肝脏体积减小的原因[3]。在50岁时,肝脏重量占体重的2.5%,在90岁时仅占体重的1.6%[3,17]。尽管肝脏整体总重量下降,但单个肝细胞的体积在20～90岁之间没有改变[17]。在临床上,对于老年患者来说,肝脏的减小是否具有临床意义仍未明确[17]。有研究表明肝脏缩小导致药物清除率降低,也有研究表明两者并没有显著相关性,说明老年人的药物清除率可能涉及其他因素[17]。在检测老年人肝功能或其他肝脏相关功能时,没有发现与年龄相关的显著变化,这表明老年人的肝脏药物代谢总体情况相对较好,至少可以维持到80岁[3,19]。

肝脏的药物代谢分为两个阶段。第一相反应通常通过氧化、还原和水解过程使有生物学活性的药物失活为无活性代谢产物。这一代谢过程主要在肝酶(如细胞色素P450系统)中产生极性代谢物[3,9]。这些过程也可能使无活性的药物转化为有活性的代谢产物[9]。有人担心老年人的第一相反应效率可能会下降,从而导致依赖于该代谢阶段的药物的半衰期延长[9,17]。对于依赖于第一相反应代谢的药物,其清除率降低的程度也存在差异,这可能导致药物清除率降低达30%～50%[11]。例如,利多卡因和咪达唑仑的肝脏清除率会因此降低。与年轻人相比,老年人中细胞色素P450酶的总量减少了约30%～50%[23]。但是也有研究认为肝内皮细胞的变化是导致老年人体内代谢清除率降低的原因,而不是这些酶功能的改变[23]。

肝脏的第二相反应能将第一相反应代谢的产物转化为水溶性物质以促进排泄。它通过葡萄糖醛酸化、甲基化、硫酸化和酰化过程来增加极性基团的偶联[3,17]。第二相反应的代谢似乎不受衰老的影响[3,17]。然而,在诊断为脆弱综合征的老年患者中,其肝脏的结合反应能力可能会降低[11,16]。

总之,老年人中药物清除率的改变主要是由于肝血流量、肝脏大小的改变,而不是由于年龄相关的药物代谢相关酶的变化[11]。肝血流量的减少可降低肝摄取率高的药物的首过代谢和药物的清除率从而影响药物代谢[11,23]。同时,随着清除的减少,药物血浆浓度升高[3]。首过代谢的减少还可能通过降低血浆中活性药物的浓度来影响药物前体(如曲马多或可待因)的活化,从而导致药物作用降低或延迟[11,18]。请参阅框13-1按肝摄取率对药物进行分类。

框13-1　按肝提取率对药物进行分类

肝摄取率高的药物	吗啡 利多卡因 维拉帕米 普萘洛尔 硝酸甘油 依托咪酯 异丙酚 氯胺酮 纳洛酮
肝摄取率中等的药物	阿司匹林 可待因 氢吗啡酮 去甲替林 苯海拉明 依托咪酯
肝摄取率低的药物	华法林 苯妥英钠 地西泮 劳拉西泮 戊巴比妥 卡马西平 美沙酮

肾功能

与年龄有关的结构(如肾小球数目)和功能改变(如肾小球滤过率、肾血流量、肾小管分泌物)与肾器官老化有关[24]。如肝脏一样,心输出量减少导致肾血流量减少,进而导致肾体积减小[24]。肾脏的结构改变包括重量减轻、肾脏和皮质体积的变小以及肾小球数目减少。从出生到40～50

岁，肾脏的体积一直在增加[24]。50岁以后，肾脏的体积不断减小[24]。除了肾小球数目减少外，还有许多与衰老相关的变化，例如肾小管间质梗死、瘢痕形成和纤维化[24-26]。其中，皮质区肾小球瘢痕形成和纤维化最明显，80岁时肾小球功能丧失高达50%[5,26]。伴随小管数量变化的是小管体积的减小，长度缩短，憩室和萎缩增加[24,25]。

老年人心输出量降低以及其他伴随疾病会使肾血流量减少。随着年龄的增长，肾脏血流量逐步减少，肾小球滤过率（GFR）和肌酐清除率也会降低[11,24,25]。从30到80岁，GFR将从约130 mL/min下降到80 mL/min，并在65岁以后加速下降[25]。肌酐清除率常被用来衡量GFR，即使是正常的肌酐浓度，肌酐清除率也会以类似的方式下降[11,18,27]。由于滤过分数增加和超滤，肾小球滤过率的下降幅度不如肾脏血浆流量的下降幅度大，这在较深的肾小球中更为明显，可能是由于功能性肾小球数目减少，抗体为了维持功能的一种适应性代偿[25]。

肾血浆流量和GFR降低可通过减少药物消除而影响药物的药代动力学。这些代谢的变化可能导致老年人药物不良反应的增加[11]。例如，吗啡-6-葡萄糖醛酸（吗啡经肝脏葡萄糖醛酸化的活性代谢物）经肾脏排泄，在肾功能下降的情况下会产生蓄积，导致镇痛时间延长和潜在的不良后果[16,28]。对于经肾脏排泄的半衰期较长的药物（例如地高辛），则需要更长的时间才能达到一个相对稳定的血药浓度，这就使得医师需要考虑调整药物使用剂量[18]。

高血压和糖尿病是老年人常见的基础疾病，常与肾小球硬化症，入球、出球小动脉硬化及皮质层硬化的恶化有关，这可能加速衰老对肾功能的不良影响[24-26]。糖尿病和高血压等并发症会导致平均动脉血压升高，进而导致GFR下降。但是，这些作用可能在临床上不会产生太大影响，除非肾储备功能显著降低[24,26]。

通常，在无应激的情况下，衰老对肾脏维持体液平衡的能力影响很小。健康的老年人可以保留肾脏的储备功能，并且与年轻人一样可以保持电解质平衡。然而，在外科手术的应激状态下，肾小管内的变化会导致保钠、浓缩尿液甚至排泄游离水的能力降低[24,25,29-31]。由于适应性反应减弱，老年人往往无法维持体内钠平衡，导致脱水[24]。由于负反馈机制的受损，老年人和衰弱患者的口渴反射会降低，从而进一步加剧脱水[30-32]。

在衰老的肾脏中，由于对醛固酮、血管紧张素和心房利钠肽（ANP）等激素的敏感性降低，肾小管的自身调节功能反应性也降低[24]。ANP分泌增加导致肾素减少，醛固酮浓度降低，从而导致脱水和电解质紊乱[30]。肾素的抑制加上肾素-血管紧张素系统的下调会导致低钠血症和高钾血症[24]。抗利尿激素（ADH）的减少还可以降低人体应对血容量减少而浓缩尿液的能力[30,32]。

健康的老年人在正常条件下通常能保持酸碱平衡。但由于排泄氢离子的能力受损，老年患者在应激条件下更容易发生代谢性酸中毒[32]。

手术后的急性应激反应包括ADH的分泌和水潴留的增加，以及肾素和醛固酮分泌的增加，导致更多的水和钠的吸收。因此，尽管肾素-血管紧张素醛固酮系统（RAAS）的活性通常被减弱，但老年患者仍易水钠潴留[30,31]。事实上，容量的改变对老年人的影响更大，即使是血容量微小的变化也可能产生不良的影响，如心功能的下降，而体液负荷过度会导致心力衰竭。在围手术期应严格液体管理，并以血压、脉搏率和尿量为指导密切监测液体平衡[29,30]。表13-2列出了由于衰老引起的药代动力学的生理变化。

内分泌

内分泌系统会随着衰老而发生多种变化[33]。然而，随着年龄增长所观察到的变化很少对麻醉有直接影响。但在评估老年患者围手术期情况时，应考虑胰岛素抵抗、糖尿病和甲状腺功能异常发生率的增加以及性激素水平的降低。老年患者应关注体内内分泌的生理性变化，如肌肉的损失，

表13-2 衰老的生理变化及其药代动力学影响

药代动力学的过程	老年人的变化	结 果
吸收	↑胃酸pH ↓胃动力和胃排空 ↓胃血流	↓吸收
分布	↓体内的水分 ↑体脂 ↓白蛋白 ↑α1酸性糖蛋白	↓水溶性药物的VD ↑脂溶性药物的VD ↑酸性药物的游产物 ↓碱性药物的游离产物
代谢	↓肝血流 ↓一相代谢反应	↓药物清除 ↓生物转化
排泄	↓肾血流	↓清除 ↑药物不良反应

尤其是在更年期男性，也要想到病理性内分泌异常的发生率也会增加[34,35]。

可能受影响最显著的是性腺轴，绝经前后女性荷尔蒙的分泌会突然停止，而男性性激素则会随着年龄（更年期）的增长而缓慢下降。这些激素的变化会导致基因表达的改变，导致肌肉量的下降，进而导致肌肉萎缩症、骨质疏松症和脆弱综合征[36]。这些激素的变化也可能影响药物的代谢，但这目前只是停留在理论层面。除性腺轴外，下丘脑-垂体-生长激素轴的活性也与年龄相关，因此老年人的胰岛素样生长因子1型（IGF1）和生长激素（GH）水平降低会进一步导致了肌肉萎缩症[37]。

甲状腺轴功能障碍在老年人中更为常见，包括甲状腺功能减退或甲状腺功能亢进[35]。TSH水平一般较高，尤其是在高龄老人中，并且与长寿有关[38]。在确定老年患者的甲状腺激素替代药物和TSH目标水平时，需要将此因素考虑在内，这可能比一般人群中的参考水平要高。但目前仍一致认为TSH水平的＞10 mU/L时要考虑临床甲状腺功能减退并可能需要激素替代疗法。有明显临床症状的甲状腺功能减退症的老年患者，包括伴有TSH升高，甲状腺素（T4）降低的无症状的甲状腺功能减退患者，一经诊断就应开始激素替代治疗。对老年患者而言，理想的替代治疗方法是开始使用低于生理需要的替代剂量，并在TSH水平达到正常化的指导下缓慢增加，以防止心血管系统负荷过大。但是，在甲状腺激素水平正常和没有症状的情况下，TSH值略高可以被认为是老年人的正常现象，而无须治疗。

糖尿病在老年人群中更为普遍，这是由许多与衰老相关的代谢改变造成的。在超过80岁的人群中，有50%的人存在糖耐量受损[39]。β细胞质量下降、胰岛素生产减少和胰岛素抵抗增加是导致与年龄相关的糖耐量受损和糖尿病的原因[40]。尽管肌肉减少症与胰岛素抵抗的关系尚不十分清楚，但显然肌肉是葡萄糖代谢的主要器官，肌肉减少是肌肉减少症的原因。另外，运动增加了非依赖胰岛素的葡萄糖的摄取并增加了肌肉组织的胰岛素敏感性。人到85岁时，β细胞功能最多可下降25%。这种下降，加上非胰岛素受体介导的葡萄糖摄取的减少，可能导致肾脏系统清除葡萄糖的负荷增加[41-43]。肾的葡萄糖清除率随着年龄的增长而降低，从而增加了血液循环中葡萄糖水平[41]。糖异生作用是指细胞在应激或食物缺乏的情况下向细胞提供葡萄糖的一种自我调节的过程[44]。老年患者更容易出现与应激有关的高血糖症，这些患者可能需要在术中以及术后临时给予胰岛素治疗。

肾上腺激素的产生和血中的水平也受到衰老的影响。随着年龄的增长，肾上腺雄激素（例如脱氢异雄酮DHEAS）会减少[45]。但是，关于DHEAS的生理功能知之甚少，因此不影响临床决策。虽然皮质醇水平在一生中基本保持不变，但由于老年人11β-羟类固醇脱氢酶（11β-HSD）活性增加，可能会出现一些"局部皮质醇过多症"，使某些外周组织（例如骨骼）中将可的松转化为有活性的皮质醇激素，从而促进骨骼肌和皮肤中引起糖皮质激素的分解代谢作用，导致肌肉萎缩症和骨质疏松症[46]。

由于人体代谢系统的许多变化以及老年常伴的并发症，所以对老年患者，尤其是围手术期患者的管理，可能会面临挑战。为这部分患者制定麻醉计划时必须谨慎，如本章所述，对老年人基本代谢变化的全面理解将有助于掌握不同药物的药代动力学和药效学变化，从而最大限度地减少不良后果。

参考文献

[1] Sharma A, Mucino MJ, Ronco C. Renal functional reserve and renal recovery after acute kidney injury. Nephron Clin Pract. 2014; 127(1–4): 94–100.

[2] Deiner S, Silverstein JH. Anesthesia for geriatric patients. Minerva Anestesiol. 2011; 77(2): 180–9.

[3] Klotz U. Pharmacokinetics and drug metabolism in the elderly. Drug Metab Rev. 2009; 41(2): 67–76.

[4] Maguire S, Slater BMJ. Physiology of aging. Anaesth Intensive Care Med. 2013; 14(7): 310–2.

[5] Sophie S. Anaesthesia for the elderly patient, JPMA. J Pak Med Assoc. 2007; 57(4): 196–201.

[6] 2014 National population projections: summary tables. 2014. http://www.census.gov/population/projections/data/national/2014/summarytables.html. Accessed Apr 2015.

[7] Tonner PH, Kampen J, Scholz J. Pathophysiological changes in the elderly, best practice & research. Clin Anaesthesiol. 2003; 17(2): 163–77.

[8] Rooke GA. Cardiovascular aging and anesthetic implications. J Cardiothorac Vasc Anesth. 2003; 17(4): 512–23.

[9] Steele AC, Meechan JG. Pharmacology and the elderly. Dent Update. 2010; 37(10): 666–8, 670–2.

[10] Grassi M, Petraccia L, Mennuni G, Fontana M, Scarno A, Sabetta S, Fraioli A. Changes, functional disorders, and diseases in the gastrointestinal tract of elderly. Nutr Hosp. 2011; 26(4): 659–68.

[11] Hilmer SN, McLachlan AJ, Le Couteur DG. Clinical pharmacology in the geriatric patient. Fundam Clin Pharmacol. 2007; 21(3): 217–30.

[12] Klotz U, Avant GR, Hoyumpa A, Schenker S, Wilkinson GR. The effects of age and liver disease on the disposition and elimination of diazepam in adult man. J Clin Invest. 1975; 55(2): 347–59.

[13] Singleton MA, Rosen JI, Fisher DM. Pharmacokinetics of fentanyl in the elderly. Br J Anaesth. 1988; 60(6): 619–22.

[14] Bentley JB, Borel JD, Nenad RE Jr, Gillespie TJ. Age and fentanyl pharmacokinetics. Anesth Analg. 1982; 61(12): 968–71.

[15] Ariano RE, Duke PC, Sitar DS. Population pharmacokinetics of fentanyl in healthy volunteers. J Clin Pharmacol. 2001; 41(7): 757–63.

[16] McLachlan AJ, Bath S, Naganathan V, Hilmer SN, Le Couteur DG, Gibson SJ, Blyth FM. Clinical pharmacology of analgesic medicines in older people: impact of frailty and cognitive impairment. Br J Clin Pharmacol. 2011; 71(3): 351–64.

[17] Butler JM, Begg EJ. Free drug metabolic clearance in elderly people. Clin Pharmacokinet. 2008; 47(5): 297–321.

[18] Crome P. Pharmacokinetics in older people. Exp Lung Res. 2005; 31(Suppl 1): 80–3.

[19] Turnheim K. When drug therapy gets old: pharmacokinetics and pharmacodynamics in the elderly. Exp Gerontol. 2003; 38(8): 843–53.

[20] Vuyk J. Pharmacodynamics in the elderly, best practice & research. Clin Anaesthesiol. 2003; 17(2): 207–18.

[21] Kazama T, Ikeda K, Morita K, Ikeda T, Kikura M, Sato S. Relation between initial blood distribution volume and propofol induction dose requirement. Anesthesiology. 2001; 94(2): 205–10.

[22] Schmucker DL. Aging and the liver: an update. J Gerontol A Biol Sci Med Sci. 1998; 53(5): B315–20.

[23] Polasek TM, Patel F, Jensen BP, Sorich MJ, Wiese MD, Doogue MP. Predicted metabolic drug clearance with increasing adult age. Br J Clin Pharmacol. 2013; 75(4): 1019–28.

[24] Colloca G, Santoro M, Gambassi G. Age-related physiologic changes and perioperative management of elderly patients. Surg Oncol. 2010; 19(3): 124–30.

[25] Lamb EJ, O'Riordan SE, Delaney MP. Kidney function in older people: pathology, assessment and management. Clin Chim Acta. 2003; 334(1–2): 25–40.

[26] Buemi M, Nostro L, Aloisi C, Cosentini V, Criseo M, Frisina N. Kidney aging: from phenotype to genetics. Rejuvenation Res. 2005; 8(2): 101–9.

[27] Giannelli SV, Patel KV, Windham BG, Pizzarelli F, Ferrucci L, Guralnik JM. Magnitude of underascertainment of impaired kidney function in older adults with normal serum creatinine. J Am Geriatr Soc. 2007; 55(6): 816–23.

[28] Keita H, Tubach F, Maalouli J, Desmonts JM, Mantz J. Ageadapted morphine titration produces equivalent analgesia and adverse effects in younger and older

[29] Ferenczi E, Datta SS, Chopada A. Intravenous fluid administration in elderly patients at a London hospital: a two-part audit encompassing ward-based fluid monitoring and prescribing practice by doctors. Int J Surg. 2007; 5(6): 408–12.

[30] El-Sharkawy AM, Sahota O, Maughan RJ, Lobo DN. The pathophysiology of fluid and electrolyte balance in the older adult surgical patient. Clin Nutr. 2014; 33(1): 6–13.

[31] Allison SP, Lobo DN. Fluid and electrolytes in the elderly. Curr Opin Clin Nutr Metab Care. 2004; 7(1): 27–33.

[32] Luckey AE, Parsa CJ. Fluid and electrolytes in the aged. Arch Surg. 2003; 138(10): 1055–60.

[33] Jones CM, Boelaert K. The endocrinology of ageing: a mini-review. Gerontology. 2015; 61(4): 291–300.

[34] Wu FC, Tajar A, Beynon JM, Pye SR, Silman AJ, Finn JD, O'Neil TW, Bartfai G, Casanueva FF, Forti G, Giwercman A, Han TS, Kula K, Lean ME, Pendleton N, Punab M, Boonen S, Vanderschueren D, Labrie F, Huhtaniemi IT, E. Group. Identification of late-onset hypogonadism in middle-aged and elderly men. N Engl J Med. 2010; 363(2): 123–35.

[35] Boelaert K. Thyroid dysfunction in the elderly. Nat Rev Endocrinol. 2013; 9(4): 194–204.

[36] Tay L, Ding YY, Leung BP, Ismail NH, Yeo A, Yew S, Tay KS, Tan CH, Chong MS. Sex-specific differences in risk factors for sarcopenia amongst community-dwelling older adults. Age. 2015; 37(6): 121.

[37] Perrini S, Laviola L, Carreira MC, Cignarelli A, Natalicchio A, Giorgino F. The GH/IGF1 axis and signaling pathways in the muscle and bone: mechanisms underlying age-related skeletal muscle wasting and osteoporosis. J Endocrinol. 2010; 205(3): 201–10.

[38] Waring AC, Arnold AM, Newman AB, Buzkova P, Hirsch C, Cappola AR. Longitudinal changes in thyroid function in the oldest old and survival: the cardiovascular health study all-stars study. J Clin Endocrinol Metab. 2012; 97(11): 3944–50.

[39] Lamberts SW, van den Beld AW, van der Lely AJ. The endocrinology of aging. Science. 1997; 278(5337): 419–24.

[40] Alvis BD, Hughes CG. Physiology considerations in geriatric patients. Anesthesiol Clin. 2015; 33(3): 447–56.

[41] Paolisso G. Pathophysiology of diabetes in elderly people. Acta Biomed. 2010; 81(Suppl 1): 47–53.

[42] Meneilly GS. Pathophysiology of type 2 diabetes in the elderly. Clin Geriatr Med. 1999; 15(2): 239–53.

[43] Geloneze B, de Oliveira Mda S, Vasques AC, Novaes FS, Pareja JC, Tambascia MA. Impaired incretin secretion and pancreatic dysfunction with older age and diabetes. Metab Clin Exp. 2014; 63(7): 922–9.

[44] Nin V, Chini CC, Escande C, Capellini V, Chini EN. Deleted in breast cancer 1 (DBC1) protein regulates hepatic gluconeogenesis. J Biol Chem. 2014; 289(9): 5518–27.

[45] Bhagra S, Nippoldt TB, Nair KS. Dehydroepiandrosterone in adrenal insufficiency and ageing. Curr Opin Endocrinol Diabetes Obes. 2008; 15(3): 239–43.

[46] Martocchia A, Stefanelli M, Falaschi GM, Toussan L, Ferri C, Falaschi P. Recent advances in the role of cortisol and metabolic syndrome in age-related degenerative diseases. Aging Clin Exp Res. 2016; 28(1): 17–23.

14. 肌肉骨骼和皮肤系统

伊泰·本托夫（Itay Bentov），梅·J. 里德（May J. Reed）

引言

肌肉骨骼和皮肤系统占了健康人体组织的绝大部分：皮肤、肌肉和骨骼约占体重的80%[1]。皮肤的主要功能是保护身体免受外界压迫、维持体温以及防止体液丢失。肌肉和骨骼的主要功能是保持姿势和活动。所有这些功能在老年人中都会受损，尤其是在围手术期发生进一步恶化。麻醉和手术（通常从切开皮肤开始）或术中患者的体位，都会直接影响到肌肉骨骼和皮肤系统，并使患者面临神经损伤、压疮以及手术部位感染的潜在风险。为老年人提供服务的麻醉医师应当注意与年龄相关的肌肉骨骼和皮肤系统变化，并实施干预以尽量减少不良后果。

与年龄有关的皮肤变化

与年龄有关的皮肤变化（图14-1）[2]与环境和遗传因素有关，通常是最早出现的（也是最明显的）的衰老征象。皱纹和皮肤松弛，与白发和脱发相伴。组织学上，表皮和真皮层的厚度及组成成分减少，绝大多数常驻类型的细胞数量减少[3]：黑色素细胞数量和功能的减少，导致皮肤苍白、半透明，而光照导致斑形成（"老年斑"）。真皮—表皮间的联结部分变平，而结缔组织和皮下脂肪的丢失导致皮肤更薄更脆弱。年龄相关的皮肤变化，不仅影响外

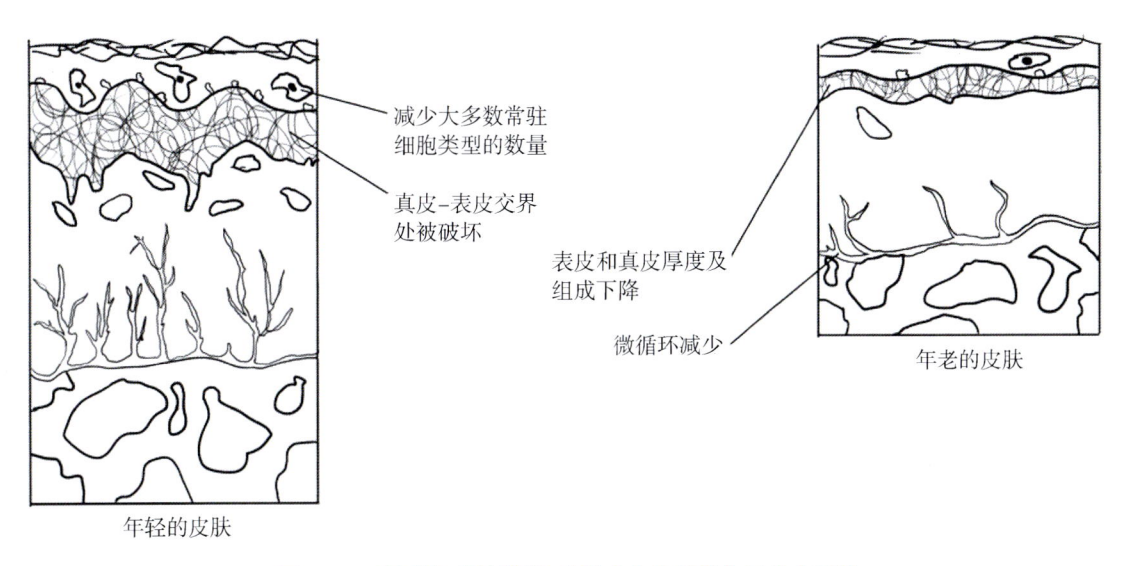

图14-1 随着年龄的增长，皮肤变化会导致伤口愈合受损

（转载自Bentov和Reed[2]。经Wolters Kluwer Health许可）

观,还会对皮肤不同的保护功能产生负面影响。通过皮肤内的小动脉、毛细血管和小静脉的血流(微循环)会减少[4]。微循环的减少会对灌注、体液稳态、氧气及其他营养物质的运输产生损害。同样,还会破坏体温调节和炎症反应[5]。局部加温引起的最大皮肤血流,在老年人中是减少的,这也限制了从皮肤转移热量的能力[6]。静息状态下,70多岁和20多岁相比,皮肤的血流减少了40%[7]。

老龄化与切口

即使考虑到老年患者常见的其他并发症(糖尿病、肥胖和营养不良),年龄仍然是老年患者术后手术部位感染(SSI)的独立危险因素[8]。年龄增长被认为是SSI的独立危险因素(同样其他危险因素例如并发症、衰弱和手术的复杂性)[9]。尤其是在一项大规模的成人队列研究中发现:SSI的风险随着年龄的增长而增加,峰值出现在65岁年龄组,而年龄更大组风险反而降低[10]。当老年患者发生SSI时,医疗费用将翻倍,而死亡率将增加4倍[11]。

伤口愈合的过程包括炎症、组织形成和重构[12](图14-2)。每一个过程都受到老龄化的影响,导致愈合延迟约30%~40%;然而,老年动物

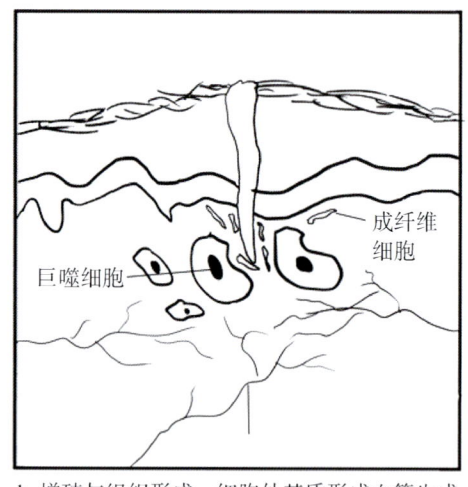

a. 炎症:脱粒,吞噬作用渗透

b. 增殖与组织形成,细胞外基质形成血管生成

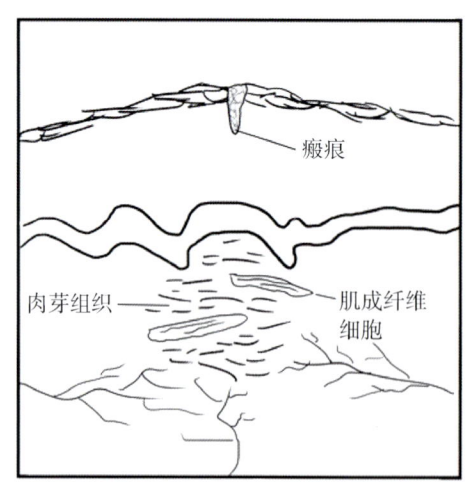

c. 细胞外基质和组织重塑,伤口收缩

图14-2 伤口愈合的过程
(改编自Bentov和Reed[2]。经Wolters Kluwer Health许可)

模型表明：如果给予足够的时间，老年动物在组织修复的大部分方面都能赶上年轻动物[13]。

皮肤切开会导致局部反应，目的是止血并将免疫细胞引入受伤部位。血管收缩的同时，血小板附着在内皮细胞上，聚集并释放它们的颗粒形成纤维蛋白凝块。在此过程中，细胞增殖、细胞外基质合成和血管生成的一些介质被释放。转化生长因子β1（TGF-β1）和血小板衍生生长因子（PDGF）诱导中性粒细胞、单核细胞和成纤维细胞向受伤区域快速趋化，从而刺激产生更多的细胞因子。后者包括血管内皮生长因子（VEGF）和促炎因子肿瘤坏死因子和白介素1β[14]。

炎症反应中与年龄相关的变化导致了细胞黏附、细胞迁移以及细胞因子生成的改变。随着年龄增长，尽管有一些促炎细胞因子的水平会增加[15]，但绝大多数趋化因子的产生（通过信使RNA水平来测定）会下降20%~70%。在老年人的血样中，白细胞总数和中心粒细胞数轻微降低[16]；然而，在老年人尤其是老年女性中，粒细胞黏附性是增强的[17]。与年轻健康献血者相比，老年人中性粒细胞的吞噬作用是降低的，可能是由于老年人中性粒细胞CD16的表达减少[18]。衰老有时与持续的促炎状态有关。与此同时，在创伤时产生急性炎症反应的能力降低。由于缺乏促炎和抗炎反应之间的同步，这种矛盾可能导致伤口愈合延迟。有趣的是，成年男性（平均年龄61岁），在产生实验性伤口前进行锻炼者显示应激相关的神经内分泌反应减少，从而伴有伤口愈合加速[19]，提示针对性的术前干预，可能是有益的。

增殖和组织形成

在皮肤缝合后的数小时之后，上皮化才开始[20]。表皮细胞与邻近的细胞分离，从真皮移行到切口边缘部位，开始降解细胞外基质蛋白。表皮细胞表达整合素受体、产生胶原酶并通过纤溶酶激活剂激活纤溶酶。损伤1天或2天后，细胞增殖并从边缘向内产生基底膜蛋白皱褶。在此过程中，调节血管生成的介质和细胞因子（白介素、α和β趋化因子）被释放[21]。损伤数天后，巨噬细胞、成纤维细胞和血管同时侵入创面[22]。巨噬细胞产生生长因子，例如TGF-β1和PDGF。成纤维细胞合成新基质（首先是纤维蛋白、胶原Ⅲ、纤维连接蛋白以及透明质酸组成的临时基质；之后，主要由胶原蛋白Ⅰ构成的结构基质取代了临时基质）。血管提供氧气和营养物质，这对维持新形成的肉芽组织是必需的。同时，胶原蛋白的沉积依赖于脯氨酸羟化酶，这是一种依赖氧的酶[23]。

在健康人类志愿者中，与对照组（18~55岁）相比，65岁以上者其浅表伤口发生上皮化延迟[24]。内皮细胞功能受损和VEGF表达减少可能是年龄相关性血管生成缺陷的机制，这对有效微循环的形成产生不利影响[25]。而在外植体模型中，部分通过刺激血管生成生长因子，可以逆转年龄相关性血管生成缺陷[26]。

细胞外基质和组织重构

在伤口愈合的最后阶段，细胞外基质开始重构，切口进一步缩小。成纤维细胞呈肌成纤维细胞表型，其特征为成束的α平滑肌含肌动蛋白微丝。同步的胶原重组是通过合成和分解代谢来实现的（尽管较之前阶段的速度要慢得多），这使得肉芽组织形成瘢痕。胶原的沉积和重构在老年动物中速度较慢，这使得瘢痕的形成较少[27]。另外，沉积胶原的基质疏松、紊乱，降低了抗牵拉强度。老化胶原基质的变化反映出循环因子的减少，尤其是TGF-β1——一种强效的胶原合成刺激因子水平的降低[28]。值得注意的是，来自老年和年轻供者的皮肤成纤维细胞，在暴露于外源性TGF-β1时，显示出相似的生物合成和收缩特性[29]。

改善伤口愈合的围手术期干预措施

总体而言，择期手术前数周给予的干预措施（预康复）较术后干预（康复）更有效[30]。患者的低依从性是术前处理改善术后临床预后的主要障碍[31]。一系列的围手术期措施可以有助于减少

SSI 的风险并改善伤口修复。部分措施包括生活方式的改变，应当在手术之前就已经实施，因此可直接应用于围手术期患者管理。

戒烟

吸烟可以通过促进氧化应激[32]和端粒缩短[33]而加速衰老。对老年人群皮肤皱纹/老化的临床评估显示：每天吸一包烟相当于实际老化10年[34]。遗憾的是，与年轻人相比，老年人接受戒烟建议和帮助的可能性更小[35]。吸烟可减少内皮依赖性血管舒张，并通过激活循环白细胞和血小板聚集而减少皮肤血流[36]。术前戒烟4周以上可以减少手术部位感染的发生率[37]。

体育活动

尽管有文献证明体育活动可以降低死亡率和改善生活质量，但在体育活动中产生的分子和细胞变化仍有待研究[38]。有规律的体育活动可以部分抵消年龄引起的内皮功能障碍[39]。与久坐不动的对照组相比，那些规律锻炼10年的老年男性皮肤血流增加[40]。在一个非手术组的研究中发现，短期训练计划（每周3次，持续1个月）显示可改善伤口愈合[41]。

血糖管理

糖尿病患者会增加 SSI 的风险，而即使是非糖尿病患者，围手术期高血糖也是术后感染的危险因素[42]。使用胰岛素加强围手术期血糖控制，可以降低死亡率[43]和伤口感染[44]，被推荐用于高危手术患者。我们有理由认为，严格的血糖控制可能有利于老年人群的伤口愈合，因为它影响到调节伤口愈合的多条通路[45]。一些证据提示这种推断并非是简单直接的，一项关于社区糖尿病患者的试验中，长期严格治疗高血糖减少了微血管并发症发生发展的风险；然而这种益处主要发生在年轻患者糖尿病并发症的早期阶段，而血糖严格控制组的死亡率却增加了最终试验被中止[46]。与常规血糖控制相比，严格围手术期血糖控制并未表现出显著的预后差别，反而导致低血糖现象的增加[47]。由于老年人不像年轻人那样表现出严重低血糖的临床体征[48]，因此关注低血糖尤为重要。目前建议在超过70岁的糖尿病患者进行围手术期胰岛素治疗时应当更加小心（如患有肾脏疾病，GFR ＜ 45 mL/min 的患者）[49]。血糖控制的地位、血糖的目标值以及减少 SSI（和其他并发症）所需的围手术期治疗时间，仍需在整个手术患者人群中得到阐明，对老年人的研究结果应当谨慎诠释。

抗生素使用

美国医疗保险和医疗救助服务中心实施了一个关于预防性使用抗微生物药物以减少与 SSI 相关的患病率和死亡率的项目。就某些类型手术中使用抗生素的必要性达成共识，这些手术一般在老年人中实施，包括冠脉搭桥、血管手术、结直肠手术、髋/膝关节置换术以及子宫切除术[50]。强调抗生素预防对老年人群重要性的数据显示：在接受普外科手术老年患者中，术前应用抗生素与术后60天死亡率降低相关[51]。在鼻部金黄色葡萄球菌携带者中，表面使用一种有效对付革兰氏阳性细菌的抗生素可以减少任何医护治疗相关的伤口感染[52]和 SSIs[53]。

氧的管理

伤口的愈合依赖于恰当的氧水平[54]。氧与生长因子信号通路相互作用，并调控大量细胞增殖和迁移必需的转导通路[55]。它还是氧化杀灭微生物必不可少的因素[56]。伤口床上的氧分压低被认为是发生感染的一个预测因子[55]，尤其是当皮下组织的氧分压（用极谱电极测量）降到 40 mmHg 以下时[57]。有研究提示：尽管不是对所有类型的手术都有作用[59]，辅助氧疗对减少 SSI 有一定益处[58]。尽管绝大多数作者认为术中辅助氧疗与减少感染风险有关[60,61]，但也有一些认为其可能会增加术后伤口的感染率[62]。一项前瞻性试验将患者在术中和术后 2 h 内随机分为

30%或80%氧辅助治疗,结果并未发现在一些转归评估包括死亡和伤口愈合方面有差异[63]。值得注意的是,对老年人使用氧疗可能会受到限制,因为研究发现:尽管动脉氧分压并不随着年龄增加而降低,但肺内一氧化碳的稳态转化是减少的[64]。这意味着老年人中,尤其是当氧耗增加的时候,氧的转运可能受弥散的限制。此外,针对5名健康男性超过30年的纵向研究显示:最大周围氧摄取效率受损[65],提示在老年人中氧的摄取是减少的[66]。总之,老年患者手术伤口修复期间增加组织氧分压的潜在益处尚需进一步评估。

液体管理

老年人血管内容量状态的临床体征往往难以评估[67]。此外,极端的血管内容量会产生有害的后果。例如,低血容量减少组织氧浓度[68],而液体过量则会增加组织水肿,从而对愈合不利[69]。在那些更容易存在水摄入不足(继而组织氧合减少)的护理院的居民中[70],辅以口服液体摄入并不能纠正这些不足也不改善伤口愈合[71]。研究表明,审慎地使用液体可以改善预后,老年人较年轻人更明显[72],这也强调了更精准地决定容量状态的必要性。在一组接受股骨骨折修复的患者中(平均年龄75岁),使用目标导向治疗缩短了住院时间[73]。因此,推荐液体管理的策略是维持最佳血流动力学和终末器官的灌注。

贫血在老年人中很常见。65岁以上超过8%的男性和6%的女性,即使没有严重的并发症,都有贫血。贫血的定义是血红蛋白低于10 g/dL[74]。老年患者围手术期贫血,与预后不佳相关[75]。然而,红细胞输注量的增加与SSI的增加相关[76]。在老年人中,术前处理贫血的最佳策略以及如何进行术中术后恰当的输血以最大限度地达到手术伤口的愈合,仍需进一步阐明。

体温管理

轻度围手术期低体温不仅在全身麻醉常见,而且在区域麻醉中也常见[77]。年龄是麻醉中发生低体温的一个独立危险因素[78]。即使在清洁手术如疝、乳腺以及大隐静脉手术等,术中轻度的低体温也会增加手术伤口感染风险[79]。老年人的体温调节反应降低[80],主要是由于皮肤血流调节功能改变导致微循环减少[81]。在使用异氟醚[82]和七氟醚[83]全身麻醉时,老年人的体温调节性血管收缩的阈值比年轻人降低得更多。老年人还存在额外的围手术期低体温的风险,因为在体温调节功能受损的同时,临床体征(例如颤抖)也是缺失的[84]。老年人的体温恢复时间要远远长于年轻人,也意味着老年人更容易出现低体温[85]。因此,在术中和术后阶段,无论麻醉类型如何,维持每一位老年患者的正常体温是一件慎重的事。使用多模式的策略,例如,使用加温的液体和空气加温设备进行预保温,在维持正常体温时更有效,尤其是在长时间的手术和老年人群中[86]。

麻醉技术的影响:全身麻醉VS区域麻醉

对老年人最佳的麻醉技术往往是指可减轻应激反应而同时可保持其他代偿性反应。大量研究已经评估了不同麻醉技术对应激、代谢以及炎症标志物的影响。使用标准剂量的吸入或静脉麻醉药不抑制内分泌反应[87]。相反,区域麻醉(主要指椎管内阻滞)可以减弱对手术的内分泌应激反应[88]。胸段硬膜外阻滞增加了周围组织的氧分压,甚至包括阻滞节段之外的部分[89]。连续腰丛和坐骨神经阻滞不影响皮质醇水平,但缓解术后炎症反应(C反应蛋白较低)[90]。在一项关于膝关节置换术术后局部阻滞的研究中,尽管所测的细胞因子水平并无明显变化,但炎症的临床表现减轻[91]。尽管这些临床和理论上的观点往往提倡在老年患者中使用区域阻滞而不是全身麻醉,但在各种不同的结局评估中,两者并无区别[92,93]。那些证明采用椎管内麻醉较全身麻醉后SSI的风险更低的研究(例如一项关于全髋或全膝关节置换术的回顾性分析[94])往往在方法学上存在缺陷(例如组间存在差异;全身麻醉组与椎管内麻醉组相比,年龄更大,并发症更多)。未来的研究需要阐明麻醉技术（以及不同麻醉药物例如阿片类）对术后伤口愈合的影响。

局部麻醉药

局部麻醉药浸润对伤口愈合的影响已经在不同模型上得到研究，结果并不一致。有些研究提示局部麻醉药可促进伤口修复，而另外一些则显示无作用或有负面影响[95]。局部麻醉药可能通过减少应激反应以及缓解疼痛[96]，从而对伤口愈合有利。膝关节手术后关节腔内使用利多卡因镇痛，增加了皮下组织中的氧分压[97]。相反，局部麻醉药可能通过延迟胶原蛋白合成[98]、抑制间充质细胞的增殖[99]以及调节生长因子（特别在老年人中）[100]来产生有害作用。利多卡因剂量依赖的特性在老年组织中特别明显；老年人中药物半衰期延长可能是年龄相关的肝脏血流减少和清除功能降低所致[101]。

体位

老年患者术中体位摆放可能是具有挑战性的。不恰当的体位可能导致产生压疮以及神经损伤，而在这两种不良事件中，年龄都是危险因素。患者体位的摆放应当由整个手术团队参与以防止这些并发症。尽管绝大多数的压疮被认为是可以避免的，但也有一些与无法改变的因素有关：例如血流动力学不稳定而体位变动会加重这一情况，不能维持营养和水合状态[102]。与此相似，临床资料不支持术后神经病理性疼痛是可以完全预防的[103]。无论如何，很重要的是要认识到老年患者面临更大的体位损伤的风险。

压疮

在一项关于手术室中发生压疮的回顾性观察研究中，年龄是一项独立的危险因素，而与手术时间、低血压或缩血管药物的使用无关[104]。目前在一般非手术人群中的证据支持使用预防压疮的策略（使用支撑面、重新摆放患者体位、优化营养状态以及给骶部皮肤保湿[105]）。尽管这些具体措施的有效性仍有待研究，在手术室中使用这些干预措施是合理的。

肌肉萎缩和神经损伤

研究发现年龄是麻醉后尺神经病变的一个危险因素[107]。术后发生尺神经和腓总神经病变的平均年龄是50岁[108]。可能的机制包括年龄相关的神经损伤易感性（例如尺神经的传导速率是随着年龄增加而减慢[109]），但全身性的微血管和骨骼肌的改变可能起到重要作用。衰老与肌肉萎缩相关（骨骼肌肌肉量和功能的丧失）。肌纤维的丧失大约从50岁开始，到80岁时，健康人已经丧失了约30%～50%的肌肉量[110]。不同个体之间肌肉萎缩的速率可能存在变异，这可以用性别、基因以及生活方式来解释；然而个体之间的很多变异仍然是无法解释的。肌肉的丧失常伴有脂肪组织的增加，会导致全身水分的减少[111]。这些改变使得神经在受到来自硬的表面或骨头的压力时容易被压缩，因为神经周围的缓冲减少了。肌肉萎缩导致活动减少，是虚弱发展过程中的重要因素，而虚弱是一种对不良事件极度易感的状态[112]。研究锻炼和饮食改变对改善老年人肌肉量和活动能力的临床试验结果仍不一致[113]。超过15年之前，ASA发布了一部实践指南，帮助"防止或减少可能与围手术期患者体位有关的周围神经病变的发生频率或最大限度地减轻损伤的严重性"[114]。尽管年龄被确认为预先存在可能造成患者易发生周围神经病变的因素之一（其他易患因素包括吸烟、糖尿病、血管疾病以及极端体重），但目前并没有针对不同年龄的预防策略可以提供。然而，那些手术室内用于普通人群的措施（体位垫、调换体位）应当同样用于老年患者。

骨量减少与骨关节炎

年龄相关的骨量减少（骨质量减少，比骨质疏松症严重程度轻）主要影响绝经后女性；然而，老年男性（以及那些使用糖皮质激素或前列腺癌接受雄激素剥夺治疗的患者)骨量减少的风险也会增加。肌肉萎缩和骨量减少还可以促进骨关节炎的发生[115]。65岁以上的成年人中,大约1/3到一半患有骨关节炎。骨关节炎是一种关节软骨和骨组织的退行性病变[116]。衰老使得关节更易受异常生物力学、关节损伤、基因以及肥胖的影响。临床上,骨关节炎通常表现为疼痛和关节僵硬。最常累及的关节在手部,但颈部、下背部、膝部以及髋部的关节受累可能对手术体位有影响。对一位患有严重颈部骨关节炎的患者,采用仰卧位头部抬高进行麻醉诱导时可能需要改变体位,不仅因为患者存在潜在的困难气道,而且此患者仰卧位头部仅用一个枕头垫高可能也有困难。对患有严重髋部和膝部骨关节炎的患者,可能无法进行截石位的摆放。

未来的方向

专业教授协会联合美国国家老龄化研究院和伤口愈合协会,举办了一次研讨会,以明确和探索慢性伤口愈合中与年龄有关变化的相关研究中的问题。这引发了将来需要关注的研究问题的确立。其中之一是:"手术过程中,麻醉医师可以采取哪些措施来降低伤口迁延或不愈合的风险?"[117]

结论

老年人手术部位感染、围手术期神经损伤以及压疮的风险增加。绝大多数用于老年人的围手术期干预措施与那些应用于普通手术患者的相似。年龄相关的皮肤、肌肉和骨骼的变化,与并发症(如糖尿病)叠加,影响了老年患者对围手术期干预措施的反应。临床医师应当熟悉年龄相关的变化,以提高此易损伤人群的医疗质量。

参考文献

[1] Clarys J, Martin A, Drinkwater D. Gross tissue weights in the human body by cadaver dissection. Hum Biol. 1984; 56(3): 459–73.

[2] Bentov I, Reed MJ. Anesthesia, microcirculation, and wound repair in aging. Anesthesiology. 2014; 120(3): 760–72.

[3] Zouboulis CC, Makrantonaki E. Clinical aspects and molecular diagnostics of skin aging. Clin Dermatol. 2011; 29(1): 3–14.

[4] Montagna W, Carlisle K. Structural changes in ageing skin. Br J Dermatol. 1990; 122(Suppl 35): 61–70.

[5] Bentov I, Reed MJ. The effect of aging on the cutaneous microvasculature. Microvasc Res. 2015; 100: 25–31.

[6] Rooke GA, Savage MV, Brengelmann GL. Maximal skin blood flow is decreased in elderly men. J Appl Physiol. 1994; 77(1): 11–4.

[7] Tsuchida Y. The effect of aging and arteriosclerosis on human skin blood flow. J Dermatol Sci. 1993; 5(3): 175–81.

[8] Pessaux P, Msika S, Atalla D, Hay J, Flamant Y, The French Associations for Surgical Research. Risk factors for postoperative infectious complications in noncolorectal abdominal surgery: a multivariate analysis based on a prospective multicenter study of 4718 patients. Arch Surg. 2003; 138(3): 314–24.

[9] Korol E, Johnston K, Waser N, et al. A systematic review of risk factors associated with surgical site infections among surgical patients. PLoS One. 2013; 8(12): e83743.

[10] Kaye KS, Schmit K, Pieper C, et al. The effect of increasing age on the risk of surgical site infection. J Infect Dis. 2005; 191(7): 1056–62.

[11] Kaye KS, Anderson DJ, Sloane R, et al. The effect of surgical site infection on older operative patients. J Am Geriatr Soc. 2009; 57(1): 46–54.

[12] Singer AJ, Clark RA. Cutaneous wound healing. N Engl J Med. 1999; 341(10): 738–46.

[13] Reed MJ, Karres N, Eyman D, Vernon RB, Edelberg JM. Agerelated differences in repair of dermal wounds and myocardial infarcts attenuate during the later stages of healing. In Vivo. 2006; 20(6B): 801–6.

[14] Tarnuzzer RW, Schultz GS. Biochemical analysis of acute and chronic wound environments. Wound repair and regeneration: official publication of the Wound Healing Society [and] the European Tissue Repair Society. 1996; 4(3): 321–5.

[15] Swift ME, Burns AL, Gray KL, DiPietro LA. Age-related alterations in the inflammatory response to dermal injury. J Invest Dermatol. 2001; 117(5): 1027–35.

[16] Hsieh MM, Everhart JE, Byrd-Holt DD, Tisdale JF, Rodgers GP. Prevalence of neutropenia in the U.S. population: age, sex, smoking status, and ethnic

[17] Silverman EM, Silverman AG. Granulocyte adherence in the elderly. Am J Clin Pathol. 1977; 67(1): 49–52.

[18] Butcher SK, Chahal H, Nayak L, et al. Senescence in innate immune responses: reduced neutrophil phagocytic capacity and CD16 expression in elderly humans. J Leukoc Biol. 2001; 70(6): 881–6.

[19] Emery CF, Kiecolt-Glaser JK, Glaser R, Malarkey WB, Frid DJ. Exercise accelerates wound healing among healthy older adults: a preliminary investigation. J Gerontol A Biol Sci Med Sci. 2005; 60(11): 1432–6.

[20] Clark RA. Basics of cutaneous wound repair. J Dermatol Surg Oncol. 1993; 19(8): 693–706.

[21] Gillitzer R, Goebeler M. Chemokines in cutaneous wound healing. J Leukoc Biol. 2001; 69(4): 513–21.

[22] McClain SA, Simon M, Jones E, et al. Mesenchymal cell activation is the rate-limiting step of granulation tissue induction. Am J Pathol. 1996; 149(4): 1257–70.

[23] Mussini E, Hutton JJ Jr, Udenfriend S. Collagen proline hydroxylase in wound healing, granuloma formation, scurvy, and growth. Science. 1967; 157(3791): 927–9.

[24] Holt DR, Kirk SJ, Regan MC, Hurson M, Lindblad WJ, Barbul A. Effect of age on wound healing in healthy human beings. Surgery. 1992; 112(2): 293–7.

[25] Rivard A, Fabre JE, Silver M, et al. Age-dependent impairment of angiogenesis. Circulation. 1999; 99(1): 111–20.

[26] Arthur WT, Vernon RB, Sage EH, Reed MJ. Growth factors reverse the impaired sprouting of microvessels from aged mice. Microvasc Res. 1998; 55(3): 260–70.

[27] Reiser K, McGee C, Rucker R, McDonald R. Effects of aging and caloric restriction on extracellular matrix biosynthesis in a model of injury repair in rats. J Gerontol A Biol Sci Med Sci. 1995; 50A(1): B40–7.

[28] Ashcroft GS, Dodsworth J, van Boxtel E, et al. Estrogen accelerates cutaneous wound healing associated with an increase in TGF-beta1 levels. Nat Med. 1997; 3(11): 1209–15.

[29] Reed MJ, Vernon RB, Abrass IB, Sage EH. TGF-beta 1 induces the expression of type I collagen and SPARC, and enhances contraction of collagen gels, by fibroblasts from young and aged donors. J Cell Physiol. 1994; 158(1): 169–79.

[30] Gillis C, Li C, Lee L, et al. Prehabilitation versus rehabilitation: a randomized control trial in patients undergoing colorectal resection for cancer. Anesthesiology. 2014; 121(5): 937–47.

[31] Lemanu D, Singh P, MacCormick A, Arroll B, Hill A. Effect of preoperative exercise on cardiorespiratory function and recovery after surgery: a systematic review. World J Surg. 2013; 37(4): 711–20.

[32] Donohue JF. Ageing, smoking and oxidative stress. Thorax. 2006; 61(6): 461–2.

[33] Valdes A, Andrew T, Gardner J, et al. Obesity, cigarette smoking, and telomere length in women. Lancet. 2005; 366(9486): 662–4.

[34] Leung WC, Harvey I. Is skin ageing in the elderly caused by sun exposure or smoking? Br J Dermatol. 2002; 147(6): 1187–91.

[35] Buckland A, Connolly MJ. Age-related differences in smoking cessation advice and support given to patients hospitalised with smoking-related illness. Age Ageing. 2005; 34(6): 639–42.

[36] Lehr HA. Microcirculatory dysfunction induced by cigarette smoking. Microcirculation. 2000; 7(6 Pt 1): 367–84.

[37] Sorensen LT. Wound healing and infection in surgery. The clinical impact of smoking and smoking cessation: a systematic review and meta-analysis. Arch Surg. 2012; 147(4): 373–83.

[38] Schiattarella GG, Perrino C, Magliulo F, et al. Physical activity in the prevention of peripheral artery disease in the elderly. Front Physiol. 2014; 5: 12.

[39] Taddei S, Galetta F, Virdis A, et al. Physical activity prevents agerelated impairment in nitric oxide availability in elderly athletes. Circulation. 2000; 101(25): 2896–901.

[40] Wang JS, Lan C, Wong MK. Tai chi Chuan training to enhance microcirculatory function in healthy elderly men. Arch Phys Med Rehabil. 2001; 82(9): 1176–80.

[41] Emery CF, Kiecolt-Glaser JK, Ghaser R, Malarkey WB, Frid DJ. Exercise accelerates wound healing among healthy older adults: a preliminary investigation. J Gerontol Ser A Biol Med Sci. 2005; 60(11): 1432–6.

[42] Ramos M, Khalpey Z, Lipsitz S, et al. Relationship of perioperative hyperglycemia and postoperative infections in patients who undergo general and vascular surgery. Ann Surg. 2008; 248(4): 585–91.

[43] Van den Berghe G, Wouters P, Weekers F, et al. Intensive insulin therapy in critically ill patients. N Engl J Med. 2001; 345(19); 1359–67.

[44] Furnary AP, Zerr KJ, Grunkemeier GL, Starr A. Continuous intravenous insulin infusion reduces the incidence of deep sternal wound infection in diabetic patients after cardiac surgical procedures. Ann Thorac Surg. 1999; 67(2): 352–60.

[45] Van den Berghe G. How does blood glucose control with insulin save lives in intensive care? J Clin Invest. 2004; 114(9): 1187–95.

[46] Ismail-Beigi F, Craven T, Banerji MA, et al. Effect of intensive treatment of hyperglycaemia on microvascular outcomes in type 2 diabetes: an analysis of the ACCORD randomised trial. Lancet. 2010; 376(9739): 419–30.

[47] Buchleitner AM, Martinez-Alonso M, Hernandez M, Sola I, Mauricio D. Perioperative glycaemic control

[48] Matyka K, Evans M, Lomas J, Cranston I, Macdonald I, Amiel SA. Altered hierarchy of protective responses against severe hypoglycemia in normal aging in healthy men. Diabetes Care. 1997; 20(2): 135–41.

[49] Duggan EW, Carlson K, Umpierrez GE. Perioperative hyperglycemia management: an update. Anesthesiology. 2017; 126(3): 547–60.

[50] Bratzler DW, Houck PM, Surgical Infection Prevention Guidelines Writers Workgroup, et al. Antimicrobial prophylaxis for surgery: an advisory statement from the National Surgical Infection Prevention Project. Clin Infect Dis: an official publication of the Infectious Diseases Society of America. 2004; 38(12): 1706–15.

[51] Silber JH, Rosenbaum PR, Trudeau ME, et al. Preoperative antibiotics and mortality in the elderly. Ann Surg. 2005; 242(1): 107–14.

[52] Bode LGM, Kluytmans JAJW, Wertheim HFL, et al. Preventing surgical-site infections in nasal carriers of Staphylococcus Aureus. N Engl J Med. 2010; 362(1): 9–17.

[53] Perl TM, Cullen JJ, Wenzel RP, et al. Intranasal Mupirocin to prevent postoperative Staphylococcus Aureus infections. N Engl J Med. 2002; 346(24): 1871–7.

[54] Tandara AA, Mustoe TA. Oxygen in wound healing-more than a nutrient. World J Surg. 2004; 28(3): 294–300.

[55] Sundaresan M, Yu ZX, Ferrans VJ, et al. Regulation of reactive-oxygen-species generation in fibroblasts by Rac 1. Biochem J. 1996; 318(Pt 2): 379–82.

[56] Babior BM. Oxygen-dependent microbial killing by phagocytes (first of two parts). N Engl J Med. 1978; 298(12): 659–68.

[57] Hopf HW, Hunt TK, West JM, et al. Wound tissue oxygen tension predicts the risk of wound infection in surgical patients. Arch Surg. 1997; 132(9): 997–1004.

[58] Qadan M, Akca O, Mahid SS, Hornung CA, Polk HC Jr. Perioperative supplemental oxygen therapy and surgical site infection: a meta-analysis of randomized controlled trials. Arch Surg. 2009; 144(4): 359–66. discussion 366–357.

[59] Togioka B, Galvagno S, Sumida S, Murphy J, Ouanes JP, Wu C. The role of perioperative high inspired oxygen therapy in reducing surgical site infection: a meta-analysis. Anesth Analg. 2012; 114(2): 334–42.

[60] Greif R, Akca O, Horn EP, Kurz A, Sessler DI, Outcomes RG. Supplemental perioperative oxygen to reduce the incidence of surgical-wound infection. N Engl J Med. 2000; 342(3): 161–7.

[61] Belda FJ, Aguilera L, de la Asuncion JG, et al. Supplemental perioperative oxygen and the risk of surgical wound infection: a randomized controlled trial. JAMA. 2005; 294(16): 2035–42.

[62] Pryor KO, Fahey TJ 3rd, Lien CA, Goldstein PA. Surgical site infection and the routine use of perioperative hyperoxia in a general surgical population: a randomized controlled trial. JAMA. 2004; 291(1): 79–87.

[63] Meyhoff CS, Wetterslev J, Jorgensen LN, et al. Effect of high perioperative oxygen fraction on surgical site infection and pulmonary complications after abdominal surgery: the PROXI randomized clinical trial. JAMA. 2009; 302(14): 1543–50.

[64] Guenard H, Marthan R. Pulmonary gas exchange in elderly subjects. Eur Respir J. 1996; 9(12): 2573–7.

[65] McGuire DK, Levine BD, Williamson JW, et al. A 30-year followup of the Dallas Bedrest and training study: I. Effect of age on the cardiovascular response to exercise. Circulation. 2001; 104(12): 1350–7.

[66] Poole D, Behnke B, Musch T. Capillary hemodynamics and oxygen pressures in the aging microcirculation. Microcirculation. 2006; 13(4): 289–99.

[67] McGee S, Abernethy WB 3rd, Simel DL. The rational clinical examination. Is this patient hypovolemic? JAMA. 1999; 281(11): 1022–9.

[68] Arkilic CF, Taguchi A, Sharma N, et al. Supplemental perioperative fluid administration increases tissue oxygen pressure. Surgery. 2003; 133(1): 49–55.

[69] Brandstrup B, Tonnesen H, Beier-Holgersen R, et al. Effects of intravenous fluid restriction on postoperative complications: comparison of two perioperative fluid regimens: a randomized assessor-blinded multicenter trial. Ann Surg. 2003; 238(5): 641–8.

[70] Stotts NA, Hopf HW. The link between tissue oxygen and hydration in nursing home residents with pressure ulcers: preliminary data. J Wound Ostomy Continence Nurs: official publication of The Wound, Ostomy and Continence Nurses Society / WOCN. 2003; 30(4): 184–90.

[71] Stotts NA, Hopf HW, Kayser-Jones J, Chertow GM, Cooper BA, Wu HS. Increased fluid intake does not augment capacity to lay down new collagen in nursing home residents at risk for pressure ulcers: a randomized, controlled clinical trial. Wound Repair Regen: official publication of the Wound Healing Society [and] the European Tissue Repair Society. 2009; 17(6): 780–8.

[72] Spahn DR, Chassot PG. CON: fluid restriction for cardiac patients during major noncardiac surgery should be replaced by goal-directed intravascular fluid administration. Anesth Analg. 2006; 102(2): 344–6.

[73] Sinclair S, James S, Singer M. Intraoperative intravascular volume optimisation and length of hospital stay after repair of proximal femoral fracture: randomised controlled trial. BMJ. 1997; 315(7113): 909–12.

[74] Endres HG, Wedding U, Pittrow D, Thiem U, Trampisch HJ, Diehm C. Prevalence of anemia in elderly patients in primary care: impact on 5-year mortality risk and differences between men and women. Curr Med Res Opin. 2009; 25(5): 1143–58.

[75] Wu WC, Schifftner TL, Henderson WG, et al. Preoperative hematocrit levels and postoperative outcomes in older patients undergoing noncardiac surgery. JAMA. 2007; 297(22): 2481–8.

[76] Dunne JR, Malone D, Tracy JK, Gannon C, Napolitano LM. Perioperative anemia: an independent risk factor for infection, mortality, and resource utilization in surgery. J Surg Res. 2002; 102(2): 237–44.

[77] Sessler DI. Mild perioperative hypothermia. N Engl J Med. 1997; 336(24): 1730–7.

[78] Frank SM, Beattie C, Christopherson R, et al. Epidural versus general anesthesia, ambient operating room temperature, and patient age as predictors of inadvertent hypothermia. Anesthesiology. 1992; 77(2): 252–7.

[79] Melling AC, Ali B, Scott EM, Leaper DJ. Effects of preoperative warming on the incidence of wound infection after clean surgery: a randomised controlled trial. Lancet. 2001; 358(9285): 876–80.

[80] Hajat S, Kovats RS, Lachowycz K. Heat-related and cold-related deaths in England and Wales: who is at risk? Occup Environ Med. 2007; 64(2): 93–100.

[81] Holowatz LA, Thompson-Torgerson C, Kenney WL. Aging and the control of human skin blood flow. Front Biosci. 2010; 15: 718–39.

[82] Kurz A, Plattner O, Sessler DI, Huemer G, Redl G, Lackner F. The threshold for thermoregulatory vasoconstriction during nitrous oxide/isoflurane anesthesia is lower in elderly than in young patients. Anesthesiology. 1993; 79(3): 465–9.

[83] Ozaki M, Sessler DI, Matsukawa T, et al. The threshold for thermoregulatory vasoconstriction during nitrous oxide/sevoflurane anesthesia is reduced in the elderly. Anesth Analg. 1997; 84(5): 1029–33.

[84] Vassilieff N, Rosencher N, Sessler DI, Conseiller C. Shivering threshold during spinal anesthesia is reduced in elderly patients. Anesthesiology. 1995; 83(6): 1162–6.

[85] Carli F, Gabrielczyk M, Clark MM, Aber VR. An investigation of factors affecting postoperative rewarming of adult patients. Anaesthesia. 1986; 41(4): 363–9.

[86] Moola S, Lockwood C. Effectiveness of strategies for the management and/or prevention of hypothermia within the adult perioperative environment. Int J Evid Based Healthc. 2011; 9(4): 337–45.

[87] Kehlet H. Manipulation of the metabolic response in clinical practice. World J Surg. 2000; 24(6): 690–5.

[88] Moraca RJ, Sheldon DG, Thirlby RC. The role of epidural anesthesia and analgesia in surgical practice. Ann Surg. 2003; 238(5): 663–73.

[89] Treschan TA, Taguchi A, Ali SZ, et al. The effects of epidural and general anesthesia on tissue oxygenation. Anesth Analg. 2003; 96(6): 1553–7.

[90] Bagry H, de la Cuadra Fontaine JC, Asenjo JF, Bracco D, Carli F. Effect of a continuous peripheral nerve block on the inflammatory response in knee arthroplasty. Reg Anesth Pain Med. 2008; 33(1): 17–23.

[91] Martin F, Martinez V, Mazoit JX, et al. Antiinflammatory effect of peripheral nerve blocks after knee surgery: clinical and biologic evaluation. Anesthesiology. 2008; 109(3): 484–90.

[92] O'Hara DA, Duff A, Berlin JA, et al. The effect of anesthetic technique on postoperative outcomes in hip fracture repair. Anesthesiology. 2000; 92(4): 947–57.

[93] Roy RC. Choosing general versus regional anesthesia for the elderly. Anesthesiol Clin North Am. 2000; 18(1): 91–104.

[94] Chang CC, Lin HC, Lin HW, Lin HC. Anesthetic management and surgical site infections in total hip or knee replacement: a population-based study. Anesthesiology. 2010; 113(2): 279–84.

[95] Brower MC, Johnson ME. Adverse effects of local anesthetic infiltration on wound healing. Reg Anesth Pain Med. 2003; 28(3): 233–40.

[96] Bamigboye AA, Hofmeyr GJ. Local anaesthetic wound infiltration and abdominal nerves block during caesarean section for postoperative pain relief. Cochrane Database Syst Rev. 2009; 3: CD006954.

[97] Akca O, Melischek M, Scheck T, et al. Postoperative pain and subcutaneous oxygen tension. Lancet. 1999; 354(9172): 41–2.

[98] Chvapil M, Hameroff SR, O'Dea K, Peacock EE Jr. Local anesthetics and wound healing. J Surg Res. 1979; 27(6): 367–71.

[99] Lucchinetti E, Awad AE, Rahman M, et al. Antiproliferative effects of local anesthetics on mesenchymal stem cells: potential implications for tumor spreading and wound healing. Anesthesiology. 2012; 116(4): 841–56.

[100] Bentov I, Damodarasamy M, Spiekerman C, Reed MJ. Lidocaine impairs proliferative and biosynthetic functions of aged human dermal fibroblasts. Anesth Analg. 2016; 123(3): 616–23.

[101] Nation RL, Triggs EJ, Selig M. Lignocaine kinetics in cardiac patients and aged subjects. Br J Clin Pharmacol. 1977; 4(4): 439–48.

[102] Black JM, Edsberg LE, Baharestani MM, et al. Pressure ulcers: avoidable or unavoidable? Results of the national pressure ulcer advisory panel consensus

[103] Stoelting RK. Postoperative ulnar nerve palsy-is it a preventable complication? Anesth Analg. 1993; 76(1): 7–9.

[104] O'Brien DD, Shanks AM, Talsma A, Brenner PS, Ramachandran SK. Intraoperative risk factors associated with postoperative pressure ulcers in critically ill patients: a retrospective observational study. Crit Care Med. 2014; 42(1): 40–7.

[105] Reddy M, Gill SS, Rochon PA. Preventing pressure ulcers: a systematic review. JAMA. 2006; 296(8): 974–84.

[106] McInnes E, Jammali-Blasi A, Bell-Syer SE, Dumville JC, Middleton V, Cullum N. Support surfaces for pressure ulcer prevention. Cochrane Database Syst Rev. 2015; 9: CD001735.

[107] Kroll DA, Caplan RA, Posner K, Ward RJ, Cheney FW. Nerveinjury associated with anesthesia. Anesthesiology. 1990; 73(2): 202–7.

[108] Lalkhen AG, Bhatia K. Perioperative Peripheral Nerve Injuries. Continuing Education in Anaesthesia, Critical Care and Pain. 2012; 12: 38–42.

[109] Radka N, Oldřich V, Edvard E, et al. The dependence of age on ulnar nerve conductive study parameter adaptation after compressive ulnar neuropathy operations in the elbow. Acta Neurochir. 2015; 157(8): 1405–9.

[110] Patel HP, Syddall HE, Jameson K, et al. Prevalence of sarcopenia in community-dwelling older people in the UK using the European working group on sarcopenia in older people (EWGSOP) definition: findings from the Hertfordshire cohort study (HCS). Age Ageing. 2013; 42(3): 378–84.

[111] Doherty TJ. Invited review: aging and sarcopenia. J Appl Physiol. 2003; 95(4): 1717–27.

[112] Fried LP, Tangen CM, Walston J, et al. Frailty in older adults: evidence for a phenotype. J Gerontol Ser A Biol Med Sci. 2001; 56(3); M146–57.

[113] Denison HJ, Cooper C, Sayer AA, Robinson SM. Prevention and optimal management of sarcopenia: a review of combined exercise and nutrition interventions to improve muscle outcomes in older people. Clin Interv Aging. 2015; 10: 859–69.

[114] Practice advisory for the prevention of perioperative peripheral neuropathies: a report by the American Society of Anesthesiologists Task Force on prevention of perioperative peripheral neuropathies. Anesthesiology. 2000; 92(4): 1168–82.

[115] Loeser RF. Age-related changes in the musculoskeletal system and the development of osteoarthritis. Clin Geriatr Med. 2010; 26(3): 371–86.

[116] Lawrence RC, Felson DT, Helmick CG, et al. Estimates of the prevalence of arthritis and other rheumatic conditions in the United States: part II. Arthritis Rheum. 2008; 58(1): 26–35.

[117] Gould L, Abadir P, Brem H, et al. Chronic wound repair and healing in older adults: current status and future research. J Am Geriatr Soc. 2015; 63(3): 427–38.

15. 老年人围手术期的体温调节

丹尼尔·I. 塞斯勒（Daniel I. Sessler）

围手术期的体温失调很常见，有大量证据表明，老年人中体温失调尤为常见。与年轻人相比，老年人中围手术期体温失调（低体温）更常见且更严重。麻醉药会损害所有患者的体温调节能力，而体温调节防御能力不足是大多数患者体温过低的主要原因。老年人低体温主要是由于中枢和传出的体温调节障碍。围手术期低体温与药物代谢减慢和术后寒战等并发症相关。即使是轻微的低体温都会增加失血量和输血需求，增加术后伤口感染率以及延长住院时间，从而恶化围手术期预后。由于年龄相关的器官功能老化以及潜在基础疾病，老年患者尤其容易发生低体温并发症。但是，老年患者的体温管理与年轻患者的体温管理并无实质性区别。

正常体温调节

人体核心体温是非常关键的生理参数之一，是被广泛接受的"生命体征"。主要的体温调节防御措施是行为活动[1,2]、出汗[3]、毛细血管前血管舒张[4]、动静脉分流血管收缩[5]、非颤抖性生热[6]和颤抖[7]。它们都可以用其阈值（触发核心温度）、增益（强度随核心温度偏差而增大）、最大强度来表示[8]。第一次自主热反应（出汗）和第一次自主冷防御（缩血管）之间的温度差定义了阈间范围，这些温度不触发自主神经温控防御机制[9]。

人体核心温度的精确控制由一个强大的调温系统来维持包括温度传入、中枢控制和传出防御[10]。传出防御机制大致可分为自主反应（即出汗和发抖）和行为反应（即关上窗户，穿上毛衣）。自主反应在很大程度上依赖于核心温度，多由下丘脑前部介导。相比之下，行为反应多由皮肤温度决定，由下丘脑后方控制（图15-1）[11]。

温度传入

温度通过各种受体和神经在周围和整个人体中被感测到，其中瞬时受体电位（TRP）蛋白是最重要的。TRPV1受体在1997年被证实。此后，10个TRP（TRPV1、TRPV2、TRPV3、TRPV4、TRPM2、TRPM3、TRPM4、TRPM5、TRPM8和TRPA1）已被证实对温度高度敏感。其中TRPV1、TRPV2、TRPM3、TRPM8和TRPA1这5个在人类感觉神经元上表达。一些热TRP通道可能是负责接收外围温度的主要或唯一分子温度传感器[12-14]。

温度的传入信号通过无髓鞘C纤维传递，疼痛也是如此。相反，冷信号通过有髓鞘Aδ纤维传递。C纤维和Aδ纤维均分布广泛[15]。尽管传入和传出的热信号大部分都在神经轴内传导，但大多数传热是沿着脊椎丘脑束传导的[16]。

中枢温度调节控制系统接受来自全身组织的热觉输入。大多数组织的作用仍有待确定。但是动物研究表明，下丘脑、大脑其他部位、脊髓、深部胸部组织和腹部组织的影响各占大约20%[8,17-19]。

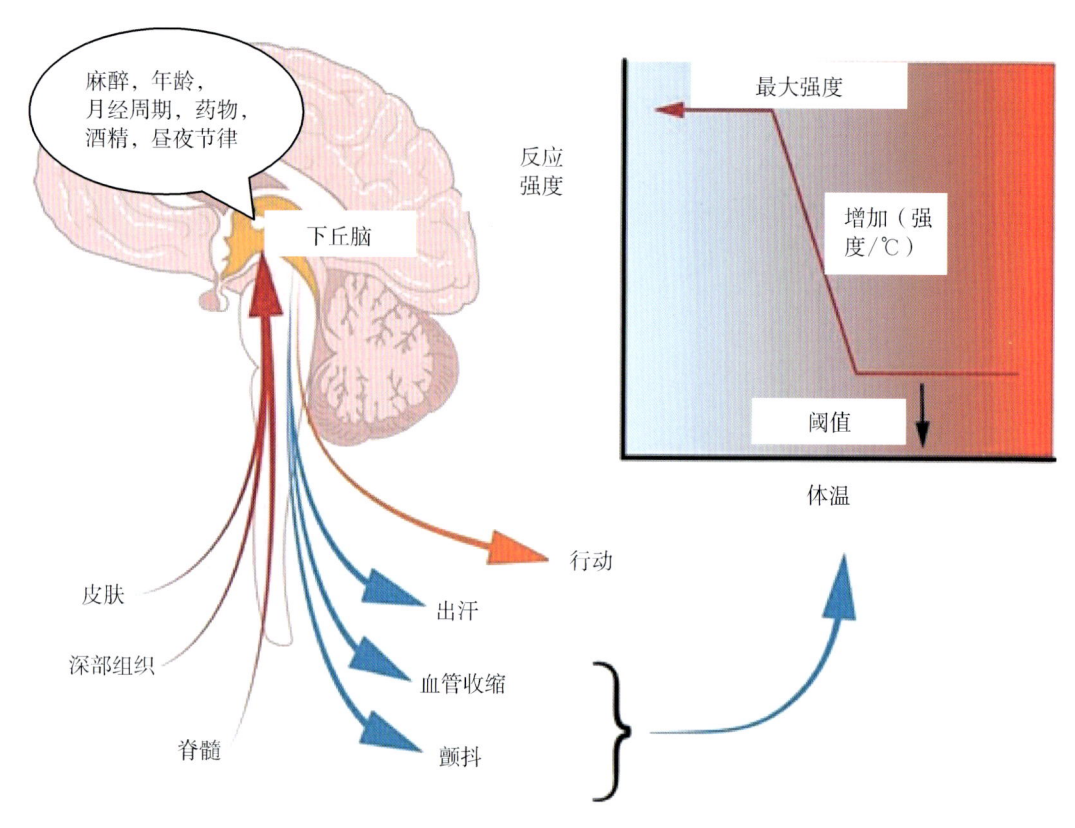

图 15-1　人类体温调节的一般模型

温度输入的整合发生在不同的水平,但是下丘脑是哺乳动物中最重要的控制者。传出的最重要的自主神经反应是出汗,动静脉分流血管收缩和颤抖。迄今为止,行为反应(意志活动)是最强的防御手段,但通常不适用于外科手术患者。每个响应的特征在于其阈值(触发核心温度),增益(响应强度增加且中心温度进一步偏差)和最大响应强度(经许可转载,克利夫兰医学艺术与摄影中心©2017。保留所有权利)

平均皮温对控制出汗和血管舒张作用的影响占核心温度(深部中枢组织和大脑)的5%~20%。此外,在响应阈值时,平均皮温与核心温度之间的关系是线性的[4,20-23]。也就是说,皮肤温度每升高1℃,出汗和主动毛细血管扩张阈值(以核心温度表示)降低0.05~0.2℃。在数学上,此关系采用以下公式计算:

$$\text{Thres}_{MBT} = \beta T_{skin} + (1-\beta) T_{core}$$

其中Thres_{MBT}是生理(而非解剖)平均体温下的出汗或血管舒张阈值,T_{skin}是平均皮肤温度,T_{core}是核心温度,均以摄氏度为单位。

在这种情况下,比例常数β为0.05~0.2。皮肤表面对控制血管收缩的影响占20%±6%,对控制颤抖的影响占19%±8%。影响呈线性(图15-2)[19]。在老年人中,尚未有具体区域感知对温度调节控制的评估。然而,并不能认为老年人的温度感知有明显衰退。

中枢控制

热传入信号在神经系统内的各个层面都得到了整合,包括脊髓和脑干。然而,哺乳动物的主要控制者是下丘脑(有趣的是,脊髓在鸟类体温控制中占主导地位)。

尽管核心温度会随着昼夜节律变化而变化[24],但无论环境如何,人体温度通常都控制在零点几摄氏度的范围内[22]。如此精确地控制是依靠结合脊髓传入,中央控制和脊髓传出防御的调节系统来维持的。

女性在卵泡期,触发温度调节防御的阈值统一升高约0.3℃[25],然后在黄体期,女性的核心温度比男性高大约1℃[26]。但是,男性和女性以相

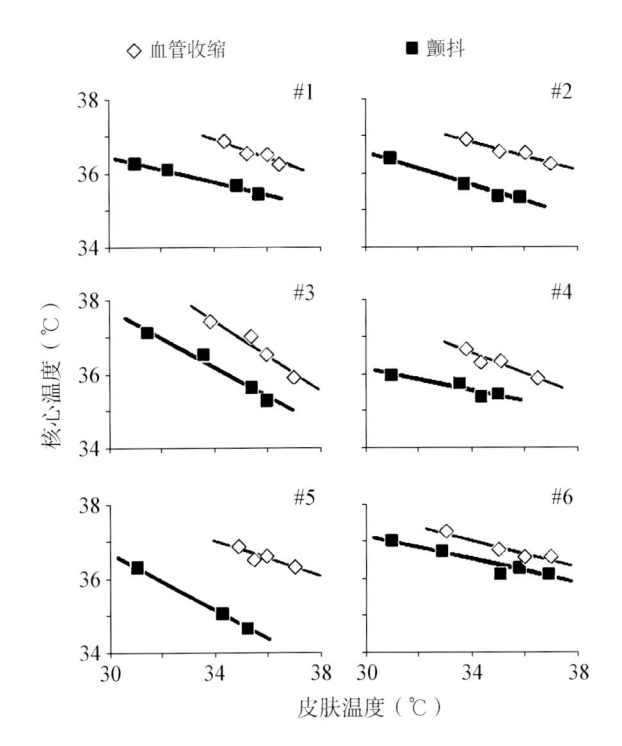

图15-2 6位男性平均皮肤温度对控制体温调节性血管收缩和颤抖的相对影响

纵轴是阈值（触发核心温度），横轴是平均皮肤温度。血管收缩和颤抖阈值下的核心和皮肤温度呈线性相关。使用公式：$\beta=S/(S-1)$，根据皮肤温度相对于核心温度回归的斜率（S）计算平均皮肤温度对中央体温调节的影响程度（β）。皮肤温度对血管收缩的影响为20%±6%，与颤抖的影响无显著差异：19%±8%（转载自Cheng等）[19]。经Wolters Kluwer Health, Inc.许可。

当的精度调节核心体温，通常将核心体温保持在目标温度的零点几摄氏度之内（图15-3）。

主要的自主热防御包括出汗和主动血管舒张，在大约相同的温度下触发，并且似乎是同步进行的[27]。相反，血管收缩是对寒冷的第一个自主反应[25]。只有当血管收缩不足以在特定的环境中维持核心温度时，才会非颤抖性生热或颤抖。在人类中，非颤抖性生热作用仅限于婴儿。婴儿会先采用这种防御而不是颤抖[28]。相反，非颤抖性生热在成年人中几乎没有什么意义[29-31]，尽管它是小型动物中最重要的防寒手段。

当一种传出反应不足以在给定环境中维持核心温度时，其他的机制则被激活。同样，二级防御也可以弥补不足的部分。例如，当动静脉分流血管收缩被血管舒张药物破坏时，核心体温过低将

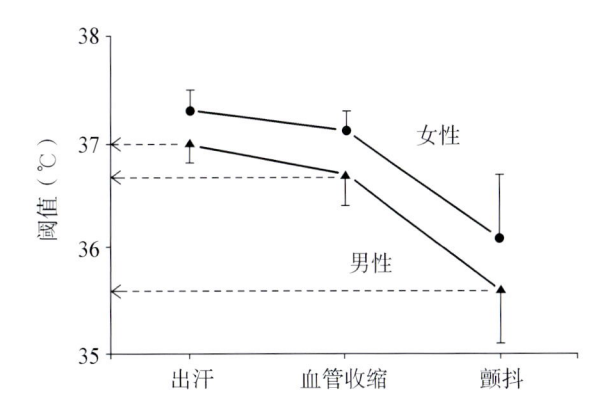

图15-3 3种主要的自主体温调节防御的阈值（触发核心温度）：出汗、血管收缩和颤抖

出汗和血管收缩阈值之间的温度定义阈值范围，温度不会触发自主反应。女性在卵泡期阈值比男性高0.3℃，而在黄体期的阈值高约0.5℃。但是，男人和女人以相当的精度调节核心体温。结果以平均值±SD表示（从Lopez等[25]重印。获得Wolters Kluwer Health, Inc.的许可）。

引起颤抖。由于老年人的自主反应在一定程度上受到损害，因此行为反应在这一人群中可能更为重要，尽管该理论尚未得到正式评估。

传出反应

出汗由终止于汗囊的神经节后胆碱能神经介导[32]。这些囊泡除了温度调节外没有其他作用。在这方面，它们与大多数其他温控效应器不同，这些温控效应器是由温控系统共同作用的，但仍然具有其他重要作用，如血压控制中的血管运动或姿势维持中的骨骼肌。

暴露于热环境会使经皮肤蒸发的失水量从微不足道的量增加到500 mL/h。受过训练的运动员的损失甚至可能超过1 L/h。在干燥、对流的环境中，出汗会散发大量热量，可能高达基础代谢率的10倍。

当环境温度超过核心温度时，出汗是唯一持续散发热量的温度调节防御措施。活跃的毛细血管前血管舒张作用是由汗腺释放的一种因子介导的，可能是CO[33,34]，因此与出汗同步发生。主动扩张可以极大地增加皮肤毛细血管流量，可能高达7.5 L/min[35]。据推测，这种扩张的目的是将热量从肌肉和核心传递到皮肤表面，在那里热量可以通过汗液的蒸发散发到环境中。

动静脉分流血管收缩是肾上腺素介导的。分流通过直径为100 μm的血管,输送的血液量是直径10 μm毛细血管的10 000倍(层流以血管半径的4次幂增加)[5]。从解剖学上讲,它们仅限于手指、脚趾、鼻子和乳头。尽管有这种限制,分流血管收缩是最常用和最重要的体温调节防御措施之一。原因是四肢的血液分流必须流经手臂和腿部,从而改变了这些大组织块的热量。

颤抖是一种非自主的产热性震颤[7]。通常它可以使代谢率翻倍[36,37],尽管可以短暂地维持更快的增长。颤抖阈值通常比血管收缩阈值低1℃左右,这表明它仅在临界条件下才被激活,而不是维持核心温度的首选方法。原因之一可能是颤抖是一种相对无效的响应。尽管颤抖有效地将代谢能转化为热量,但热量主要在最大肌肉周围产生。颤抖的肌肉的新陈代谢需要和由此产生的血管舒张作用进一步加剧了热量向寒冷环境的损失。

老年人体温调节受损

有大量的流行病学证据表明,老年人常常无法充分调节体温。偶然的体温过低最可能发生在三类人群中:吸毒者(尤其是酗酒者),遭受极端暴露者(例如浸入冷水)和老年人[38]。在年轻、健康的个体中,需要极端(通常是长时间)的冷暴露才会导致有临床意义的体温过低,但即使是轻度暴露,酗酒者也普遍存在严重的体温过低[39]。这些患者的体温过低大概是由药物诱导的体温调节防御抑制所致。乙醇对自主神经防御的损害程度仍存在争议[40-43],但是乙醇会严重损害对冷暴露的适当行为反应。

老年人的体温过低可能发生在中度寒冷的环境中,通常与吸毒无关[38,39]。观察结果表明老年人体温过低可能是由年龄引起的体温调节功能衰竭引起的。麦克米伦(MacMillan)等人的工作支持了这一观点[44]。他在1967年证明了意外体温过高的老年受害者对寒冷挑战的反应异常。随后

的研究表明,冷暴露在老年人中比在年轻个体中产生更多的体温过低[45,46]。老年大鼠的耐寒性也很差[47]。老年人体温过低可能是由于体温调节防御系统的激活不足或功效不足引起的。与该理论相一致,已知老年人温度调节控制的几个特征与年轻受试者中的特征不同。出汗阈值在大约70岁时仍保持正常水平。但是,老年人的出汗率降低了。与年龄相关的出汗率下降似乎取决于健身水平[48],尽管健身水平本身可能取决于整体健康状况。收益减少的原因是每个活化腺体的汗液产量减少,而不是调动的腺体减少[49]。儿童出汗也比青少年少[50]。然而,其他研究未能识别出与年龄相关的出汗差异[51]。

老年人对冷暴露的血管收缩减少[45]。这是临床上重要的观察结果,因为血管收缩是对冷暴露的主要自主反应。同样,老年人的颤抖阈值也有所降低[52]。有趣的是,在80岁以下的受试者中,阈值的异常降低并不明显,即使那样,阈值降低也仅在部分人群中出现(图15-4)。这些数据

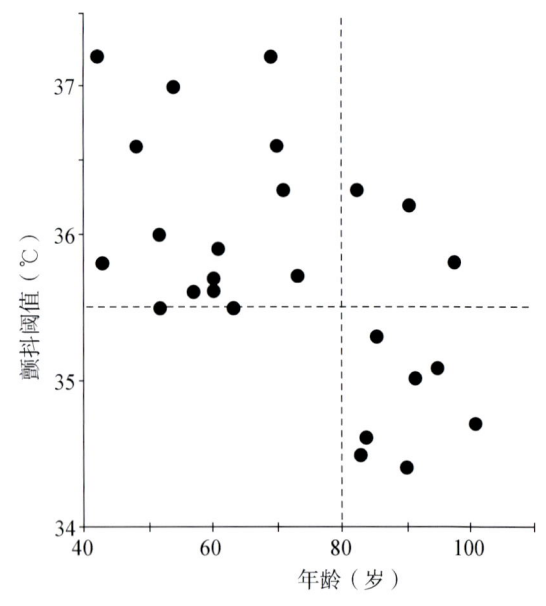

图15-4 老化对颤抖阈值的影响

15名年龄<80岁(58±10岁)(平均±SD)的患者在36.1±0.6℃时发抖;相比之下,十名年龄≥80岁(89±7岁)的患者在平均温度低至35.2±0.8℃时发抖($P<0.001$)。在80岁以上的10名患者中,有7名患者的颤抖阈值为<35.5℃,而在所有年轻患者中,该阈值等于或超过该值(转载自Vassilieff等[52]。经Wolters Kluwer Health许可,Inc.)。

表明，与年龄有关的体温调节障碍在80岁以下可能并不常见。数据进一步表明，调节功能受损和年龄不呈线性函数相关，而是在一部分老年人中不可预测地发生。

总体而言，很少有研究评估人群中年龄相关的体温调节变化，特别是在80岁以上的受试者中。最近的研究更少，并且使用现代方法来控制（或补偿）皮肤温度的变化。大多数不能将改变的阈值与增益降低或最大响应强度区分开来。在老年人中进行控制性的生理评估的伦理和实践的困难是显而易见的，而这些困难在极高龄的受试者中更明显，这些受试者最可能有反应缺陷。然而，随着美国人口大部分进入这个年龄段，显然需要对年龄依赖性的温度调节抑制有更多的理解。

麻醉期间的体温调节

麻醉期间的体温调节防御

全身麻醉药和大多数镇静药会略微增加温热防御的阈值。但是这些药物还显著降低了寒冷反应阈值，在全身麻醉药的常规剂量下令阈值范围提高了10～20倍，约为4℃。由于温度在此范围内不会触发自主温度调节防御（按定义），并且由于麻醉患者无法获得行为补偿，因此麻醉期间体温变化很常见。

手术中发现的第一个温度问题是体温过高[53]。体温过高的部分原因是频繁使用乙醚，这与大量的交感神经系统活化导致周围血管收缩有关。然而更重要的是，当麻醉药引起的温度调节障碍与温暖的手术环境相协同时，就会导致体温过高。尽管乙醚已被氟烷所取代，但该机制仍在一些发展中国家继续产生具有临床意义的体温过高。随着空调的引入，发达国家的体温过低替代了体温过高。低温是迄今为止最常见的围手术期温度障碍，其原因是麻醉药诱导的体温调节防御抑制以及寒冷的手术环境。

除咪达唑仑[54]外，镇静药和全身麻醉药会明显损害体温调节机制。例如丙泊酚[55]、阿芬太

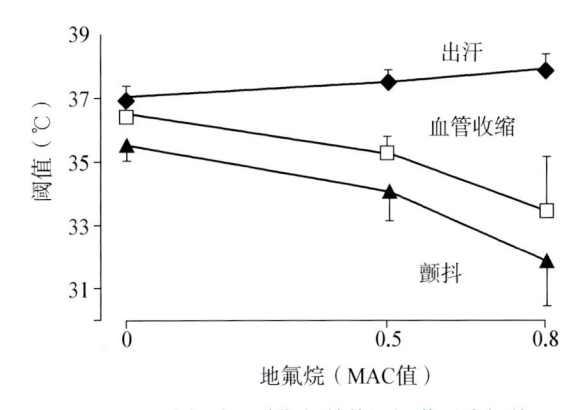

图15-5 地氟烷麻醉期间的体温调节反应阈值

在地氟烷麻醉期间，出汗阈值呈线性增加，略有增加。地氟烷显著的（尽管是非线性的）降低了血管收缩阈值。因此，在地氟烷给药期间，阈值间范围（温度不会触发自主的温度调节防御）极大地增加了。相反，血管收缩的范围基本上保持不变。结果表示为平均值±SD。MAC的最低麻醉药浓度（转载自Annadata等[57]。经Wolters Kluwer Health, Inc.许可）。

尼[56]、异氟烷[27]和地氟烷[57]可使出汗阈值线性增加。丙泊酚[55]、右美托咪定[58]、哌替啶[59]和阿芬太尼[56]降低血管收缩和颤抖的阈值，与药物浓度呈线性相关。然而，地氟烷和异氟烷在主要的冷反应阈值上产生了非线性的降低，在较高的麻醉药浓度下不成比例地降低了血管收缩和发抖的阈值（图15-5）[57]。结果所有麻醉药以及大多数麻醉药与阿片类药物的"平衡"组合的临床剂量都显著增加了阈值范围，从而大大损害了温度调节防御能力。

麻醉药引起的老年人体温调节障碍

术中体温过低在老年人中更为常见和严重[60]。因为术中体温过低的主要原因是麻醉药诱导的温度调节反应抑制，所以这两个观察结果表明，麻醉药对老年人的温度调节作用比对年轻患者的损害更大。老年外科患者的血管收缩阈值比年轻患者低约1℃（图15-6）[61]。

术中体温过低不仅在老年人中更为普遍，而且术后持续的时间更长[62]。与年轻患者相比，颤抖发生率较低[60,63]，并且颤抖的强度较低[64]。长时间的体温过低而不颤抖，表明体温调节防御功能尚未激活，这与降低围手术期血管收缩[61]和老

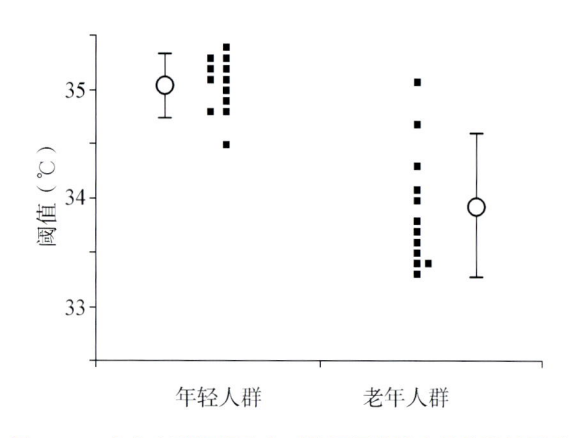

图15-6 全身麻醉期间衰老对体温调节性血管收缩的影响
老年人的血管收缩阈值(33.9±0.6℃，平均值±SD)显著低于年轻患者(35.1±0.3℃)(P<0.01)。实心方块表示每位患者的血管收缩阈值；空心圆圈显示各组的平均值和标准偏差（转载自 Kurz 等人[61]。经 Wolters Kluwer Health, Inc.许可）。

年人颤抖[52]的阈值相符。

要考虑的另一个因素是麻醉药物的年龄依赖性作用。老年人的肾功能和肝功能普遍降低。因此在老年人中，临床上药物有效的血浆浓度可能会持续更长的时间，并保持较高的水平。同样重要的是，药物既定血浆浓度都会对老年人产生更大的影响。例如，老年人的挥发性麻醉药的最低肺泡浓度降低约25%[65,66]。同样，咪达唑仑的作用明显与年龄有关[67]。因此，麻醉药物的药代学和药效学作用增强可能会进一步损害老年人的体温调节。

围手术期热量平衡

物理和生理因素均能导致围手术期低体温。如果没有麻醉药引起的对体温调节的抑制，就不会发生体温过低的情况，因为即使在凉爽的手术室环境中，体温调节防御通常也足以防止核心温度的波动。然而，大多数麻醉剂显著升高了触发体温调节防御系统的温度范围[68]。在此阈值范围内，体温变化取决于患者与其周围环境的相互作用。因此，较长的手术时间和较冷的房间会导致体温过低。然而，一旦被触发，温度调节性血管收缩通常可以防止进一步的体温过低，无论手术多大，时间多长[69]。

尽管存在多种热量损失模式，每种热量损失模式也均可由不同方程式描述（大多为非线性），但经患者皮肤的热量损失与皮肤和环境温度差大约呈线性函数关系。热量传导的物理定律和方程式对所有有生命和无生命的物质都相对有效，当然，在年轻和老年患者中同样适用。

热传递机制

传热有4种类型：辐射、对流、传导和蒸发[70]。其中，辐射和对流是迄今为止外科手术中最重要的，约占总损失的85%[71]。但是，每种途径的损失取决于多种物理和生理因素，包括切口大小、静脉注射（冷）液量和体温调节性血管收缩。

辐射损耗是由光子介导的，不依赖于任何中间介质。通过这种机制造成的损耗与表面特性（发射率）以及裸露的皮肤面积的四次方和室温的差异（绝对温度）有关。因此，辐射损耗不受环境温度的直接影响，尽管环境温度间接影响室温和皮肤的温度。辐射可能占总热量损失的60%[71,72]。

传导是通过相对表面之间的热能直接传递来定义的。它仅与表面（或中间层）的绝缘性能以及表面之间的温差有关。围手术期的传导对总热量损失的影响不超过5%。传导影响很小的原因是身体只有表面积的很小一部分与另一个固体表面直接接触，并且该表面很可能是手术台床垫，是很好的绝缘体。冰冷的静脉补液造成的热量损失被视为最主要的热量传导损失途径。通过这种途径造成的损失通常超过常规的两个表面之间的热传递。

对流通常被称为"促进传导"，其影响远大于传导，约占总损耗的25%。通常，基本上没有空气传导，因为静止空气是极好的绝缘体，而且在皮肤表面附近有一层静止的空气。但是，当皮肤旁边的热空气被推开时，周围环境中的冷空气就会将其代替。这种空气本身是通过从皮肤中吸取热量来变暖的，现在只能被冷空气代替。描述对流的方程式类似于表征传导的方程式，只是增加了空气速度的平方根。对流是熟悉的"风寒系数"的

15. 老年人围手术期的体温调节

基础。

水的汽化热是所有物质中最高的：0.58 kcal/g。因此，大量水的蒸发吸收了大量的热量，这就是为什么出汗能有效抵抗热应激。但是除了婴儿以外，不可知的皮肤水分流失可以忽略不计[73,74]，而蒸发性热流失仅占不出汗个体总数的很小一部分。当用水或乙醇基溶液擦洗皮肤表面后，蒸发损失会导致皮肤准备过程中的手术低温。由于皮肤准备工作通常局限于相对较小的区域，并且由于仅允许在短时间内进行蒸发，因此皮肤准备工作所产生的热量损失通常在临床上并不重要[75]。

肺通气时干燥的冷气通过肺泡，水分也会蒸发并从肺泡流失。大量的临床研究[76,77]和热力学计算[78]表明，成年人的呼吸热损失少于总热损失的10%。其他研究发现气道加热和加湿对核心温度的影响似乎很难与传热的热力学计算相吻合[79-81]。在某些情况下，这些异常结果可归因于研究设计缺陷。相比之下，婴儿和儿童的呼吸损失比成人的更为重要[82,83]。

最后，当水分从手术切口的裸露表面蒸发时，热量就会散失。尽管临床经验表明，这种损失在人体内的程度仍是未知的，因为进行大手术的患者与较小手术的患者相比，体温降低的可能性更大。大切口的蒸发损失可能高达动物总热量损失的一半[84]，尽管这一比例在人类中可能更少。

体内热量的分布

术中低体温以特征性的三相模式发展。首先是在诱导麻醉后的第一个小时内，核心温度迅速降低了1~1.5℃[85]。随后，核心温度会缓慢地呈线性下降，持续2~3 h[86]。最后，核心温度达到平稳状态，并且不会进一步降低[69]。该曲线的每个部分都有不同的原因。

全身麻醉诱导后，核心温度最初的快速下降是由人体热量从核心向周围重新分布造成的。再分布的结果是由麻醉药的使用造成的，它们抑制了调温血管的收缩，使热量从相对温暖的核心热腔室流向较冷的周围组织室。(令人惊讶的是，麻醉药引起的血管舒张作用仅使皮肤的热量损失略有增加[87]。)尽管按照定义，重新分布不会改变人体的热量，但会明显降低核心温度。在大多数患者中，体热的内部重新分布是核心体温过低的主要原因(图15-7)[85]。硬膜外麻醉期间，再分布

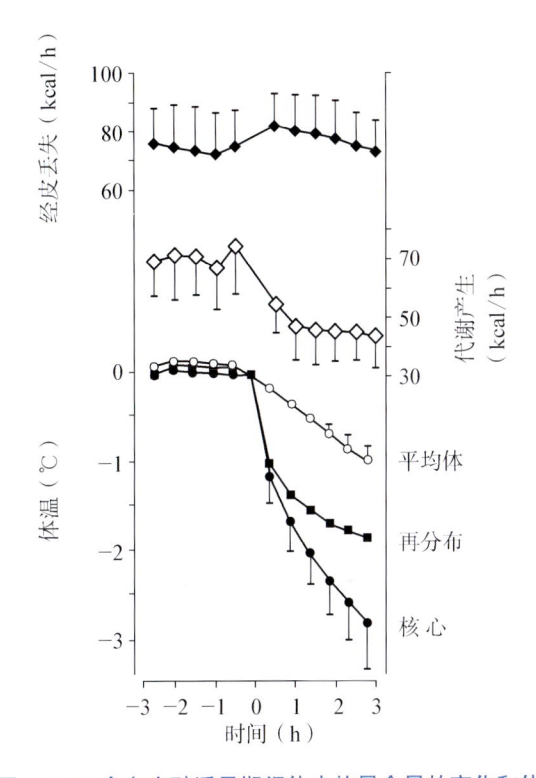

图15-7 全身麻醉诱导期间体内热量含量的变化和体内热量的分布

最初的热损失和代谢热产生相似。因此，在麻醉诱导之前，总热量平衡接近于零(在零时间流逝)，但随后降低了约31 kcal*/h。通过将整体热量平衡的变化乘以体重和人体的比热，可以分离出整体热量平衡降低和人体热量内部重新分布对核心温度降低的贡献。从核心温度("core")的变化中减去平均体温("平均体")的变化，从而使核心体温过低特别是由重新分布("redistribution")引起的。麻醉1小时后，核心温度下降了1.6±0.3℃，重新分布导致下降了81%。在随后的2 h麻醉期间，核心温度又降低了1.1±0.3℃，而重新分配仅占43%。因此，在麻醉的3小时内，重新分布对核心温度整个2.8±0.5℃下降的贡献为65%。所有结果均以平均值±标准差表示（由Matsukawa等人转载[85]。经Wolters Kluwer Health, Inc.许可）

---

*kcal，1 kcal=4.184 kJ。——译者注

也是体温过低的主要原因。

第二相,核心体温2~3h呈线性的下降仅是由于热量损失超过了热量产生[76]。在某种程度上,这是因为全身麻醉过程中机体的代谢热产生减少了约30%[85]。麻醉期间代谢热的产生几乎恒定,并且几乎不受麻醉技术的影响[69,88]。呼吸热损失(不论有无呼吸回路或未加热的干燥气体)与患者代谢率呈线性相关。相反,皮肤的热量损失主要取决于表面的绝缘性和环境温度,因此可以通过麻醉管理来改善。第二阶段的低温曲线斜率取决于代谢热的产生与皮肤和呼吸道热散失之间的差异。虽然通常为负值,但是当通过高环境温度,足够的隔热或有效的加热系统能将热损失降低到代谢热产生以下,其斜率可能为正。

麻醉3~4小时后,核心温度通常会达到平衡状态,并且不会进一步降低。该平台期通常与动静脉分流血管的收缩有关。血管收缩通过两种不同的机制形成。首先是简单地减少皮肤热损失[89]。第二种是通过将代谢热限制在核心热室中,从而重新形成正常的核心到外围温度的梯度,该梯度被初始的重新分配体温过低所抵消。因为在核心温度平稳期间,热量损失可能继续超过热量产生,所以即使在核心温度恒定的情况下,人体热量通常会继续减少(图15-8)[69]。对于围手术期热量平衡的进一步讨论,请读者参阅详细的评论[89]。

轻度体温过低的好处

几十年来,深度的低体温(即核心温度接近28℃)被认为可预防脑缺血[90]。理论依据是脑代谢率降低至正常水平的一半[91]。尽管新陈代谢速度的降低肯定有助于低温保护,但越来越多的证据表明其他机制也起了作用。这些措施包括减少兴奋性氨基酸(如谷氨酸)和游离脂肪酸的释放[92,93],抑制钙/钙调蛋白依赖性蛋白激酶II[94],血脑屏障的保护[95,96],CO的减少[97]和泛素[98]的合成。

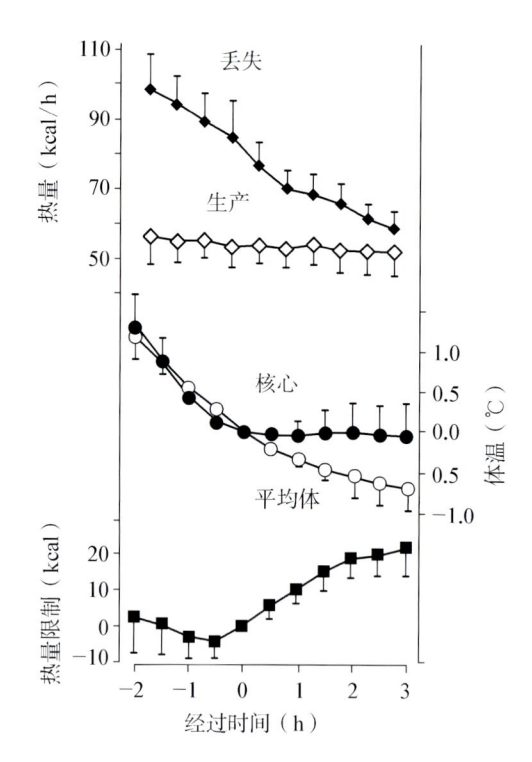

图15-8 在麻醉对象的核心温度平稳期间,人体热量含量的变化和体内热量的分布

血管收缩使皮肤的热损失减少了约25 kcal/h。但是,在整个研究过程中,热量损失超过了热量产生。因此,平均体温在血管收缩前以≈0.6℃/h的速度下降,随后以≈0.2℃/h的速度下降。在血管收缩之前,核心温度也以≈0.6℃的速度下降,但在随后的3 h内几乎保持恒定。由于平均体温和体热含量持续下降,因此对核心热室的代谢热量的限制导致核心温度趋于平稳。也就是说,血管收缩通过防止代谢热(在核中大量产生)逸出到周围组织而重新建立了正常的核周温度梯度。约束热量是累积出现的,是指定义为时间为零的剧烈血管收缩的发作。数据表示为均值±SD(转载自Kurz等人[69]。经Wolters Kluwer Health, Inc.许可)。

实际上,在每个缺血模型中进行的100多次动物研究 均表明,仅1~3℃的脑低温就可有效抵抗缺血[93,99-102]。这种保护作用似乎远远超过了仅由于新陈代谢速度降低而产生的保护作用。也有证据表明,轻度的低温可以保护脊髓和肝脏免受局部缺血的侵害[103]。此外,轻度低温在脊髓缺血期间似乎具有保护作用[104],在缺氧和休克期间有益。

轻度低温改善人脑缺血的程度尚不清楚。有据可查的最好适应证是新生儿窒息[105-108]。两项主要试验表明,轻度低温可改善心脏骤停后的神经功能[109,110]。然而,随后的一项更大的试验显示没有任何益处[111]。试验没有显示出动脉瘤手术[112]，脑外伤[113]和急性心肌梗死[114]等患者从低温治疗中受益。但是，所有这些试验都具有很大的局限性，在所研究的背景下出现阴性结果并不一定意味着低温脑保护的概念存在缺陷。

低体温明显降低了颅内压，但是对颅内压严重升高的患者进行体温过低的随机试验并不能改善长期预后[115]。与轻度低体温相关的脑卒中，败血症和其他各种状况的大型试验正在进行中。假设最终证明受益，则老年人似乎会因年龄相关的血管受损而面临较高风险的局部缺血，而同时又面临体温过低的相关并发症。在缺乏具体数据的情况下，临床医师可能不得不对老年患者做出艰难的风险效益判断。

体温过低的并发症

凝血障碍和异体输血的需求

体温过低通过减少血栓素A2的释放[117]，因而降低血小板功能[116]。这种对血小板功能的影响似乎完全与局部温度相关而非核心温度。（这是解释出血时间时应考虑的一个因素。）体温过低还会直接抑制凝血酶[118,119]。通常，临床医师忽视体温过低对出血的影响，主要是因为凝血测试无论患者的实际温度如何，均在37℃下进行测试的。

髋关节置换术是老年人中最常见的手术，它会造成大量失血。如某些[120,121]但并非所有[122]研究显示，仅2℃的核心体温过低会大大增加全髋关节置换术期间的术中失血量，也增加了异体输血的需求（表15-1）。荟萃分析总结了可用的试验结果[123]，一项大规模的观察性研究表明，体温过低会使输血需求增加[124]。

手术伤口感染和住院时间

伤口感染是麻醉和手术的常见且严重的并发症。在进行结肠手术的患者中，伤口感染的风险为3%~22%[125]。感染通常会使住院时间延长

表15-1 术中轻度低温会增加髋关节置换术期间的失血量

	常温	低温	P
最终术中核心温度（℃）	36.6 ± 0.4	35.0 ± 0.5	<0.001
失血量（L）	1.7 ± 0.4	2.2 ± 0.6	<0.001
同种异体血液（mL/患者）	10 ± 55	80 ± 154	<0.02

注意：轻度低温（<2℃）对全髋关节置换术患者的失血量和异体输血的需求明显增加。按照该手术的典型做法，患者年龄较大，平均年龄为63 ± 10岁（基于Schmied等人的数据[120]）。

5~20天，并显著增加费用[126,127]。低体温通过两种方式增加围手术期伤口感染的风险。首先，术中体温过低会触发体温调节性血管收缩[128]，而体温过低的患者术后血管收缩普遍存在[129]。血管收缩降低组织氧分压，降低对感染的抵抗力[130,131]。其次，轻度的核心体温过低直接损害许多免疫功能[132,133]。

最后，血管收缩引起的组织缺氧在其对感染抵抗力的影响外还降低了伤口强度。瘢痕的形成需要脯氨酸和赖氨酸的羟基化，使胶原线之间的交联提供伤口的拉伸强度[134]。催化该反应的羟基酶依赖于氧张力[135]。因此，胶原蛋白沉积与动物中的动脉PO2成比例[136]，与人伤口组织的氧张力成正比[137]。

与这些体外数据一致，麻醉期间的轻度低温降低了豚鼠对大肠杆菌和金黄色葡萄球菌的抵抗力[138,139]。此外，在进行结肠手术的患者中，仅2℃的核心体温过低就会使伤口感染的发生率增加3倍（表15-2）[140]。最近对温度管理指南的依从性进行的回顾性分析支持了低温对感染（尤其是非伤口感染）的不利影响。依从指南的患者医院感染的风险显著降低，住院时间缩短，死亡率降低[141]。

从1996年开始的一项试验中，体温过低的患者还需要更长的住院时间[140]。但是，最近的一项观察性分析表明，在目前住院时间较短的情况下，体温过低并不是重要因素[124]。

表 15-2 术中轻度体温过低会增加手术伤口感染的发生率和住院时间

	常温	低温	P
最终术中核心温度(℃)	36.6 ± 0.5	34.7 ± 0.6	<0.001
感染/患者人数	6/105	18/95	<0.01
住院时间(天)	11 ± 4	14 ± 4	<0.01

注意：在进行择期结肠切除的患者中，轻度的低温(<2℃)使手术伤口感染的发生率增加了两倍，住院时间延长了25%（基于Kurz等人的数据[140]）。

术后寒战

在综述和书籍章节中，通常包含以下逻辑：① 寒战可将代谢率"提高至400%"；② 新陈代谢率的提高可能对患有心血管疾病的老年患者有害[142,143]。但是，老年患者术后寒战相对较少[64]，并且在发生时通常强度较低。平均而言，年轻患者术后的寒战会使氧气消耗增加一倍（尽管偶尔会保持较高的值）[144,145]，而老年人的代谢率仅增加约20%[64]。因此，几乎没有理论支持老年患者体温过低会引起寒战继发心肌缺血。

但是，仍有一些患者在从全身麻醉中恢复的过程中发生寒战。至少，寒战是令人不舒服的，并且让许多患者记忆深刻，是关于手术经历的不良体验。多数术后寒战是体温调节引起的[129]，因此，可以通过维持术中正常体温来完全预防[146]。然而，还有一小部分非温度调节的低强度寒战发生[147]，这种寒战与手术疼痛的治疗不足有关[148]。在硬膜外分娩镇痛时，可观察到类似的非温度调节性颤抖样震颤[149]。

有多种方法可以预防治疗颤抖，最无创伤性的是皮肤表面保温。平均皮肤温度对寒战的影响大约占了20%[19]，因此皮肤保温可相应地降低颤抖的阈值。常用的暖风加热器可将平均皮肤温度提高约3℃，从而将颤抖阈值降低到了约0.6℃。如果颤抖患者的中心体温在颤抖阈值的0.6℃以内，则温暖的皮温可提高阈值，停止颤抖[150]。

多种药物也已被证明可有效治疗术后颤抖。最常用的药物是哌替啶，它比其他阿片类药物、镇静药物有效得多[151]。例如，哌替啶降低的颤抖阈值是阿芬太尼等镇痛浓度的两倍[56]。此外，哌替啶显著降低了发抖的效果，而阿芬太尼则没有[152]。

哌替啶的特殊抗寒战作用被认为是由其κ受体活性介导的[153]，但是κ阿片类药物并没有降低寒战阈值[154]。哌替啶的中枢抗胆碱能活性也不能解释该药的特殊抗颤抖作用[154]。可乐定[155-157]、酮色林[157]、镁剂[158]和多沙普仑[159-161]一样，也可有效治疗术后寒战。各种抗颤抖疗法的功效一直是最近的荟萃分析的主题[162]。对于围手术期颤抖的进一步讨论，请读者参阅详细的评论[163]。

药物代谢受损

关于轻度体温过低对药代动力学影响的文献很少。尽管如此，核心低温降低2℃时，维库溴铵的作用持续时间翻倍[164]。核心温度降低3℃时[165]，阿曲库铵的作用持续时间增加约70%，这也许是因为与酶促降解相比，霍夫曼消除对温度不敏感。两种药物都不会损害神经肌肉阻滞的拮抗作用[164,165]。最后，在核心体温降低3℃的情况下（恒定速率输注期间），异丙酚的稳态血浆浓度增加约30%[165]。

体温过低对老年人药代动力学的影响尚待研究。但是，老年人的药物代谢受到影响。体温过低引起的药物作用延长似乎与年龄相关的药物代谢缺陷相协同，可能会导致老年患者体温过低时麻醉药的作用时间延长。在许多情况下，这些药代动力学作用会与药效学作用混淆。尽管这些作用的程度尚待量化，但在老年人中预防体温过低并使用最低所需药物剂量以尽量减少药物引起的体温调节障碍似乎是谨慎的做法。

心肌缺血和心律不齐

心肌梗死仍是围手术期患者死亡的主要原因

之一。45岁以上的外科手术住院患者中,约有4%患有心肌损伤(如肌钙蛋白升高)[166]。在这样的人群中,有4%会在1个月内死亡,这使心肌损伤或心肌梗死成为术后30天内死亡的主要原因[167]。

潜在冠状动脉疾病的患者更易出现围手术期的心肌缺血,在年轻患者中不常见,但在老年人中很典型。因此,老年人更易患围手术期心肌缺血,并且最受益于围手术期正常体温的维持。

即使是轻微的体温过低也会增加循环内儿茶酚胺的浓度,并引发心动过速和高血压[168,169]。因此,人们可能会认为体温过低会在脆弱的手术患者中引发心肌损伤,但其危害尚未得到令人信服的证据。有一项随机试验比较了300例血管外科患者在轻度低温和正常体温下对心肌结局的影响[170]。由于该研究是在肌钙蛋白可被检测之前进行的,因此研究者依赖于连续心电图分析。他们在整个研究中仅发现了一个心肌梗死(仅占预期数目的一小部分),因此无法充分检验其假设。因此,轻度的低温对术后心肌损伤的影响程度仍然未知。

保温管理

麻醉药诱导抑制了温度调节的防御,协同冷暴露使大多数外科手术患者体温降低。体温过低会在年轻和老年患者中引起并发症,并且这些并发症的在老年人中似乎更加严重。因此,积极的保温管理在老年患者中尤其重要。热传递的物理原理适用于所有患者。因此,在一般外科手术患者人群中有效的保温技术也同样适用于老年人。对于患者保温技术的讨论,请参阅详细的评论[171]。

环境温度、被动绝缘和皮肤保温

热损失和皮肤-环境之间温度差呈线性函数关系。术中典型的皮肤温度接近34℃,比环境温度高约14℃。因此,环境温度每升高1℃,热量损失约7%左右。在麻醉诱导后的最初30 min内,患者的体温下降最快,这是患者最容易低体温的时期。但是,在此期间,核心体温过低是由体内热量的内部重新分布引起的,而不是主要是由于热量向环境丢失引起的[85]。因此,在麻醉诱导之前和之后的短时间内升高环境温度对患者的温度几乎没有影响[172]。

单层的绝缘体可将皮肤热量损失减少30%。但是隔热材料的类型差别不大,棉毯、塑料袋、布或纸的手术单和"太空毯"的功效都差不多[173]。在手术过程中仅覆盖一层隔热层就能保持患者正常体温而无须额外的温度管理。但是增加隔热层数几乎没有什么区别,三层减少的总损失仅为50%。此外,冷热毯提供类似的隔热效果(图15-9)[174]。因此,仅通过提供额外的隔热层不能成功地治疗术中进行性体温过低。相反,将需要主动的皮肤加热。

尽管有证据表明循环水床垫几乎无效[175],并被证明会引起压力-热量坏死("灼伤")[176,177],但它仍是一种常见的温度管理方法。因为从患者背部流失到覆盖大多数手术台的泡沫隔热材料中[76]的热量相对较少。相反,大多数热量是通过患者前表面的辐射和对流而损失的,这种损失无

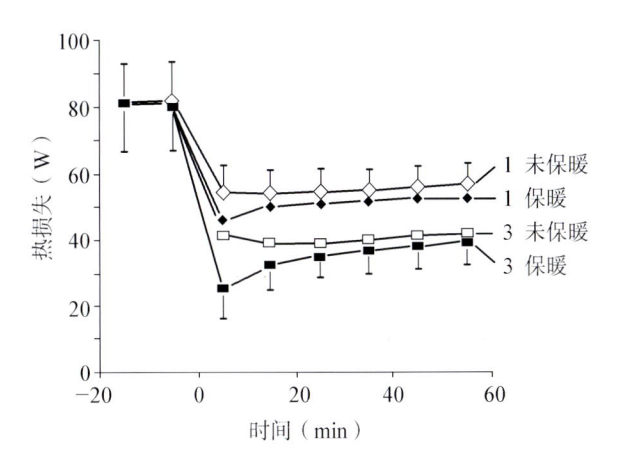

图15-9 隔热效果线性图

在控温期间(经过实验前20 min),以及当志愿者使用一张温暖或未保温的毯子("1温暖"或"1未保暖")或三张温暖("3温暖")或未保温"3未预热"的毯子时,平均皮肤热量的损失在加热和未加热毯子之间,在临床上没有重要的区别。将层数从一层增加到三层会稍微减少热量损失,但减少的热量不足以防止进一步的术中体温过低(由Sessler和Schroeder转载[174]。经Wolters Kluwer Health, Inc.许可)。

法通过水床垫来防止。结合减压材料的新型背部加温系统可以有效地为患者加温[178,179]。空气加热鼓风机被证实有效，易于使用，价格便宜且非常安全，是迄今为止最常用的主动加热系统[175]。最近开发的循环水衣传递的热量比空气加热鼓风系统传递的热量还要多，但价格却昂贵得多[180-183]。

液体保温

我们无法通过加热静脉输液来加热患者。因此，仅靠体液加热不可能维持围手术期的正常体温，因为它不能补偿体温过低的再分配，更不能弥补皮肤和手术切口产生的热量损失。然而，可以通过给予患者远低于体温的液体来降温。

降低的温度很容易计算：在中等身材的成年人中，给予1L室温的液体可平均降低体温0.25℃。给予1个单位的冰冻血制品可引起类似的体温下降[184]。因此，液体加温仅使用在已经使用某种有效表面保温技术（例如空气加热鼓风系统）且需要使用大量液体（＞1 L/h）的患者。除了需要大量补液的少量新生儿以外，加热器至管路之间的液体冷却在临床上并不重要[185]。

预热

在大多数患者中，体内的热量从内到外的内部重新分布是体温过低的最重要原因[85]。由于内部热量流动很大，因此已证明难以通过表面加热来处理[76]。另一种选择是预防再分布。达到最小化再分布的一种方法是在诱导麻醉之前就使用药物诱导外周血管的舒张。由于中心体温调节控制在麻醉诱导前保持正常，因此行为补偿可以保护核心温度。结果是核心温度恒定并伴随着周围组织温度的升高。因为热量沿着温度梯度向下流动，所以麻醉的诱导与重新分布几乎无关，因为核心到周围的温度梯度很小。使用硝苯地平[186]、去氧肾上腺素[187]和氯胺酮[188]都已经证明了这一观点，所有这些都支持再分布低温的重要性。

降低再分布导致体温过低的另一种方法是在诱导麻醉前主动加热周围组织。甚至仅用30 min

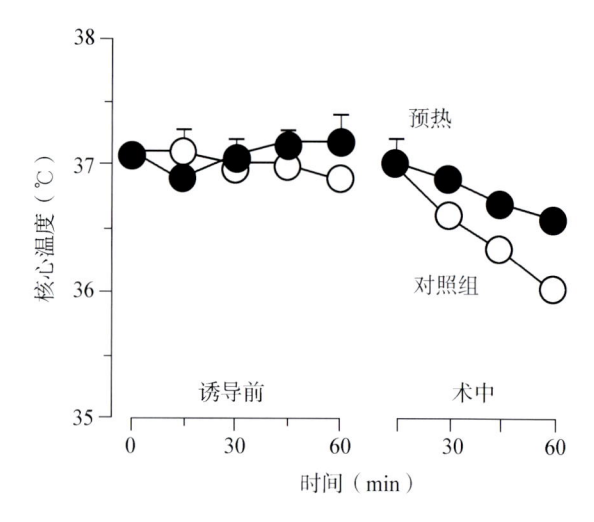

图15-10 预热对照实验线性图

在对照组（空心圆）或用空气加热鼓风预热的患者（实心圆）中，诱导前的核心温度没有明显变化。麻醉后，对照组的核心温度下降的速度大约是预热患者的2倍。麻醉1 h后，预热患者的核心温度比对照组高0.6℃。结果表示为平均值±SEM（转载自Camus等人[191]。经Elsevier许可）。

的鼓风机"预热"就能将周围组织的热量增加到约69 kcal，而预热1小时将传递到136 kcal[189]。任何一种都足以使重新分布最小化。已在志愿者[190]和外科手术患者[146、191、192]中得到证实（图15-10）。假设会在术中使用空气加热鼓风机，那么在手术前和手术期间可以使用相同的一次性覆盖物，因此预热不会增加患者的费用。在典型的临床环境中，预热将重新分布的量减少约0.5℃，这可能对临床没有明显影响。

总结

老年人的正常体温调节控制受到损害，全身麻醉期间体温调节也受到损害。影响术中核心温度变化的主要因素是体内热量从核心到外围的重新分布，这是由麻醉药诱导的对体温调节控制的抑制作用所致。在老年人中，许多已确定的轻度围手术期低温的并发症可能更常见且更严重。同样，核心温度平稳期是由于温度调节控制的重新平衡导致的，老年人可能会有缺陷。相反，影响热量散失的物理因素在年轻和老年患者中相差不大，并且温度管理策略在年轻和老年患者中相似。

参考文献

[1] Cabanac M, Dib B. Behavioural responses to hypothalamic cooling and heating in the rat. Brain Res. 1983; 264: 79–87.

[2] Satinoff E, McEwen GN Jr, Williams BA. Behavioral fever in newborn rabbits. Science. 1976; 193: 1139–40.

[3] Nadel ER, Pandolf KB, Roberts MF, Stolwijk JAJ. Mechanisms of thermal acclimation to exercise and heat. J Appl Physiol. 1974; 37: 515–20.

[4] Nadel ER, Cafarelli E, Roberts MF, Wenger CB. Circulatory regulation during exercise in different ambient temperatures. J Appl Physiol. 1979; 46: 430–7.

[5] Hales JRS. Skin arteriovenous anastomoses, their control and role in thermoregulation. In: Johansen K, Burggren W, editors. Cardiovascular shunts: phylogenetic, ontogenetic and clinical aspects. Copenhagen: Munksgaard; 1985. p. 433–51.

[6] Nedergaard J, Cannon B. The uncoupling protein thermogenin and mitochondrial thermogenesis. New Comp Biochem. 1992; 23: 385–420.

[7] Israel DJ, Pozos RS. Synchronized slow-amplitude modulations in the electromyograms of shivering muscles. J Appl Physiol. 1989; 66: 2358–63.

[8] Jessen C, Mayer ET. Spinal cord and hypothalamus as core sensors of temperature in the conscious dog. I Equivalence of responses. Pflügers Arch. 1971; 324: 189–204.

[9] Sessler DI. Perianesthetic thermoregulation and heat balance in humans. FASEB J. 1993; 7: 638–44.

[10] Satinoff E. Neural organization and evolution of thermal regulation in mammals – several hierarchically arranged integrating systems may have evolved to achieve precise thermoregulation. Science. 1978; 201: 16–22.

[11] Sessler DI. Perioperative thermoregulation and heat balance. Lancet. 2016; 387(10038): 2655–64.

[12] Erickson R. Thermometer placement for oral temperature measurement in febrile adults. Int J Nurs Stud. 1976; 13: 199–208.

[13] Heinz J. Validation of sublingual temperatures in patients with nasogastric tubes. Heart Lung. 1985; 14: 128–30.

[14] Tandberg D, Sklar D. Effect of tachypnea on the estimation of body temperature by an oral thermometer. N Engl J Med. 1983; 308: 945–6.

[15] Poulos DA. Central processing of cutaneous temperature information. Fed Proc. 1981; 40: 2825–9.

[16] Kosaka M, Simon E, Walther O-E, Thauer R. Response of respiration to selective heating of the spinal cord below partial transection. Experientia. 1969; 25: 36–7.

[17] Jessen C. Independent clamps of peripheral and central temperatures and their effects on heat production in the goat. J Physiol Lond. 1981; 311: 11–22.

[18] Jessen C, Feistkorn G. Some characteristics of core temperature signals in the conscious goat. Am J Phys. 1984; 247: R456–R64.

[19] Cheng C, Matsukawa T, Sessler DI, Kurz A, Merrifield B, Lin H, Olofsson P. Increasing mean skin temperature linearly reduces the core-temperature thresholds for vasoconstriction and shivering in humans. Anesthesiology. 1995; 82: 1160–8.

[20] Wyss CR, Brengelmann GL, Johnson JM, Rowell LB, Silverstein D. Altered control of skin blood flow at high skin and core temperatures. J Appl Physiol. 1975; 38: 839–45.

[21] Nadel ER, Metchell JW, Stolwijk JAJ. Control of local and total sweating during exercise transients. Int J Biometeorol. 1971; 15: 201–6.

[22] Tam H-S, Darling RC, Cheh H-Y, Downey JA. The dead zone of thermoregulation in normal and paraplegic man. Can J Physiol Pharmacol. 1978; 56: 976–83.

[23] Wenger CB, Roberts MF, Stolwijk JJA, Nadel ER. Forearm blood flow during body temperature transients produced by leg exercise. J Appl Physiol. 1975; 38: 58–63.

[24] Mistlberger T, Rusak B. Mechanisms and models of the circadian time keeping system. In: Kryger MH, Roth T, Dement WC, editors. Principles and practice of sleep medicine. Philadelphia: WB Saunders; 1989. p. 141–52.

[25] Lopez M, Sessler DI, Walter K, Emerick T, Ozaki M. Rate and gender dependence of the sweating, vasoconstriction, and shivering thresholds in humans. Anesthesiology. 1994; 80: 780–8.

[26] Stephenson LA, Kolka MA. Menstrual cycle phase and time of day alter reference signal controlling arm blood flow and sweating. Am J Phys. 1985; 249: R186–91.

[27] Washington D, Sessler DI, Moayeri A, Merrifield B, Prager M, McGuire J, Belani K, Hudson S, Schroeder M. Thermoregulatory responses to hyperthermia during isoflurane anesthesia in humans. J Appl Physiol. 1993; 74: 82–7.

[28] Mestyan J, Jarai I, Bata G, Fekete M. The significance of facial skin temperature in the chemical heat regulation of premature infants. Biol Neonate. 1964; 7: 243–54.

[29] Jessen K. An assessment of human regulatory nonshivering thermogenesis. Acta Anaesthesiol Scand. 1980; 24: 138–43.

[30] Jessen K, Rabl A, Winkler K. Total body and splanchnic thermogenesis in curarized man during a short exposure to cold. Acta Anaesthesiol Scand. 1980;

24: 339-44.

[31] Joy RJT, Matone JC, Newcomb GW, Bradford WC. Responses of cold-acclimatized men to infused norepinephrine. J Appl Physiol. 1963; 18: 1209-12.

[32] Brück K. Thermoregulation: control mechanisms and neural processes. In: Sinclair JC, editor. Temperature regulation and energy metabolism in the newborn. New York: Grune & Stratton; 1978. p. 157-85.

[33] Warren JB. Nitric oxide and human skin blood flow responses to acetylcholine and ultraviolet light. FASEB J. 1994; 8: 247-51.

[34] Hall DM, Buettner GR, Matthes RD, Gisolfi CV. Hyperthermia stimulates nitric oxide formation: electron paramagnetic resonance detection of. NO-heme in blood. J Appl Physiol. 1994; 77: 548-53.

[35] Detry J-MR, Brengelmann GL, Rowell LB, Wyss C. Skin and muscle components of forearm blood flow in directly heated resting man. J Appl Physiol. 1972; 32: 506-11.

[36] Giesbrecht GG, Sessler DI, Mekjavic IB, Schroeder M, Bristow GW. Treatment of immersion hypothermia by direct body-to-body contact. J Appl Physiol. 1994; 76: 2373-9.

[37] Horvath SM, Spurr GB, Hutt BK, Hamilton LH. Metabolic cost of shivering. J Appl Physiol. 1956; 8: 595-602.

[38] Danzl DF, Pozos RS. Accidental hypothermia. N Engl J Med. 1994; 331: 1756-60.

[39] Lønning PE, Skulberg A, Abyholm F. Accidental hypothermia: review of the literature. Acta Anaesthesiol Scand. 1986; 30: 601-13.

[40] Kalant H, Le AD. Effects of ethanol on thermoregulation. Pharmacol Ther. 1984; 23: 313-64.

[41] Fellows I, Bennett T, Macdonald IA. Influence of environmental temperature on the thermoregulatory responses to ethanol. In: JRS H, editor. Thermal physiology. New York: Raven Press; 1984. p. 221-3.

[42] Fox GR, Hayward JS, Hobson GN. Effect of alcohol on thermal balance of man in cold water. Can J Physiol Pharmacol. 1979; 57: 860-5.

[43] Hobson GN, Collis ML. The effects of alcohol upon cooling rates of humans immersed in 7.5 C water. Can J Physiol Pharmacol. 1977; 55: 744-6.

[44] MacMillan AL, Corbett JL, Johnson RH, Smith AC, Spalding JMK, Wollner L. Temperature regulation in survivors of accidental hypothermia of the elderly. Lancet. 1967; 2: 165-9.

[45] Khan F, Spence VA, Belch JJF. Cutaneous vascular responses and thermoregulation in relation to age. Clin Sci. 1992; 82: 521-8.

[46] Wagner JA, Robinson S, Marino RP. Age and temperature regulation of humans in neutral and cold environments. J Appl Physiol. 1974; 37: 562-5.

[47] McDonald RB, Day C, Carlson K, Stern JS, Horwitz BA. Effect of age and gender on thermoregulation. Am J Phys. 1989; 257: R700-R4.

[48] Tankersley CG, Smolander J, Kenney WL, Fortney SM. Sweating and skin blood flow during exercise: effects of age and maximal oxygen uptake. J Appl Physiol. 1991; 71: 236-42.

[49] Inoue Y, Nakao M, Araki T, Murakami H. Regional differences in the sweating responses of older and younger men. J Appl Physiol. 1991; 71: 2453-9.

[50] Falk B, Bar-Or O, Macdougall JD, McGillis L, Calvert R, Meyer F. Sweat lactate in exercising children and adolescents of varying physical maturity. J Appl Physiol. 1991; 71: 1735-40.

[51] Yousef MK, Dill DB, Vitez TS, Hillyard SD, Goldman AS. Thermoregulatory responses to desert heat: age, race and sex. J Gerontol. 1984; 39: 406-14.

[52] Vassilieff N, Rosencher N, Sessler DI, Conseiller C. The shivering threshold during spinal anesthesia is reduced in the elderly. Anesthesiology. 1995; 83: 1162-6.

[53] Clark RE, Orkin LR, Rovenstine EA. Body temperature studies in anesthetized man: effect of environmental temperature, humidity, and anesthesia system. JAMA. 1954; 154: 311-9.

[54] Kurz A, Sessler DI, Annadata R, Dechert M, Christensen R. Midazolam minimally impairs thermoregulatory control. Anesth Analg. 1995; 81: 393-8.

[55] Matsukawa T, Kurz A, Sessler DI, Bjorksten AR, Merrifield B, Cheng C. Propofol linearly reduces the vasoconstriction and shivering thresholds. Anesthesiology. 1995; 82: 1169-80.

[56] Kurz A, Go JC, Sessler DI, Kaer K, Larson M, Bjorksten AR. Alfentanil slightly increases the sweating threshold and markedly reduces the vasoconstriction and shivering thresholds. Anesthesiology. 1995; 83: 293-9.

[57] Annadata RS, Sessler DI, Tayefeh F, Kurz A, Dechert M. Desflurane slightly increases the sweating threshold, but produces marked, non-linear decreases in the vasoconstriction and shivering thresholds. Anesthesiology. 1995; 83: 1205-11.

[58] Talke P, Li J, Jain U, Leung J, Drasner K, Hollenberg M, Mangano DT. Effects of perioperative dexmedetomidine infusion in patients undergoing vascular surgery. Anesthesiology. 1995; 82: 620-33.

[59] Kurz A, Ikeda T, Sessler DI, Larson M, Bjorksten AR, Dechert M, Christensen R. Meperidine decreases the shivering threshold twice as much as the vasoconstriction threshold. Anesthesiology. 1997; 86: 1046-54.

[60] Vaughan MS, Vaughan RW, Cork RC. Postoperative hypothermia in adults: relationship of age, anesthesia,

and shivering to rewarming. Anesth Analg. 1981; 60: 746–51.
[61] Kurz A, Plattner O, Sessler DI, Huemer G, Redl G, Lackner F. The threshold for thermoregulatory vasoconstriction during nitrous oxide/isoflurane anesthesia is lower in elderly than young patients. Anesthesiology. 1993; 79: 465–9.
[62] Frank SM, Beattie C, Christopherson R, Norris EJ, Rock P, Parker S, Kimball AW. Epidural versus general anesthesia, ambient operating room temperature, and patient age as predictors of inadvertent hypothermia. Anesthesiology. 1992; 77: 252–7.
[63] Roe CF, Goldberg MJ, Blair CS, Kinney JM. The influence of body temperature on early postoperative oxygen consumption. Surgery. 1966; 60: 85–92.
[64] Frank SM, Fleisher LA, Olson KF, Gorman RB, Higgins MS, Breslow MJ, Sitzmann JV, Beattie C. Multivariate determinants of early postoperative oxygen consumption in elderly patients. Anesthesiology. 1995; 83: 241–9.
[65] Nakajima R, Nakajima Y. Ikeda: minimum alveolar concentration of sevoflurane in elderly patients. Br J Anaesth. 1993; 70: 273–5.
[66] Stevens WC, Dolan WM, Gibbons RT, White A, Eger EI II, Miller RD, DeJong RH, Elashoff RM. Minimum alveolar concentrations (MAC) of isoflurane with and without nitrous oxide in patients of various ages. Anesthesiology. 1975; 42: 197–200.
[67] Jacobs JR, Reves JG, Marty J, White WD, Bai SA, Smith LR. Aging increases pharmacodynamic sensitivity to the hypnotic effects of midazolam. Anesth Analg. 1995; 80: 143–8.
[68] Sessler DI. Perioperative hypothermia. N Engl J Med. 1997; 336: 1730–7.
[69] Kurz A, Sessler DI, Christensen R, Dechert M. Heat balance and distribution during the core-temperature plateau in anesthetized humans. Anesthesiology. 1995; 83: 491–9.
[70] English MJM, Farmer C, Scott WAC. Heat loss in exposed volunteers. J Trauma. 1990; 30: 422–5.
[71] Robins HI, Grossman J, Davis TE, AuBuchon JP, Dennis W. Preclinical trial of a radiant heat device for whole-body hyperthermia using a porcine model. Cancer Res. 1983; 43: 2018–22.
[72] Hardy JD, Milhorat AT, DuBois EF. Basal metabolism and heat loss of young women at temperatures from 22 degrees C to 35 degrees C. J Nutr. 1941; 21: 383–403.
[73] Baumgart S. Radiant energy and insensible water loss in the premature newborn infant nursed under a radiant warmer. Clin Perinatol. 1982; 9: 483–503.
[74] Hammarlund K, Sedin G. Transepidermal water loss in newborn infants III. Relation to gestational age. Acta Paediatr Scand. 1979; 68: 795–801.

[75] Sessler DI, Sessler AM, Hudson S, Moayeri A. Heat loss during surgical skin preparation. Anesthesiology. 1993; 78: 1055–64.
[76] Hynson J, Sessler DI. Intraoperative warming therapies: a comparison of three devices. J Clin Anesth. 1992; 4: 194–9.
[77] Deriaz H, Fiez N, Lienhart A. Influence d'un filtre hygrophobe ou d'un humidificateur-rchauffeur sur l'hypothermie peropratoire. Ann Fr Anesth Ranim. 1992; 11: 145–9.
[78] Hendrickx HHL, Trahey GE, Argentieri MP. Paradoxical inhibition of decreases in body temperature by use of heated and humidified gases (letter). Anesth Analg. 1982; 61: 393–4.
[79] Ip Yam PC, Carli F. Maintenance of body temperature in elderly patients who have joint replacement surgery. Anesthesia. 1990; 45: 563–5.
[80] Goldberg MI, Epstein R, Rosenblum F, Larijani GE, Marr A, Lessin J, Torjman M, Seltzer J. Do heated humidifiers or heat and moisture exchangers prevent temperature drop during lower abdominal surgery? J Clin Anesth. 1992; 4: 16–20.
[81] Stone DR, Downs JB, Paul WL, Perkins HM. Adult body temperature and heated humidification of anesthetic gases during general anesthesia. Anesth Analg. 1981; 60: 736–41.
[82] Bissonnette B, Sessler DI. Passive or active inspired gas humidification in infants and children. Anesthesiology. 1989; 71: 381–4.
[83] Bissonnette B, Sessler DI. Passive or active inspired gas humidification increases thermal steady-state temperatures in anesthetized infants. Anesth Analg. 1989; 69: 783–7.
[84] Roe CF. Effect of bowel exposure on body temperature during surgical operations. Am J Surg. 1971; 122: 13–5.
[85] Matsukawa T, Sessler DI, Sessler AM, Schroeder M, Ozaki M, Kurz A, Cheng C. Heat flow and distribution during induction of general anesthesia. Anesthesiology. 1995; 82: 662–73.
[86] Kurz A, Sessler DI, Narzt E, Lenhardt R. Morphometric influences on intraoperative core temperature changes. Anesth Analg. 1995; 80: 562–7.
[87] Sessler DI, McGuire J, Moayeri A, Hynson J. Isofluraneinduced vasodilation minimally increases cutaneous heat loss. Anesthesiology. 1991; 74: 226–32.
[88] Stevens WC, Cromwell TH, Halsey MJ, Eger EI II, Shakespeare TF, Bahlman SH. The cardiovascular effects of a new inhalation anesthetic, Forane, in human volunteers at constant arterial carbon dioxide tension. Anesthesiology. 1971; 35: 8–16.
[89] Sessler DI. Perioperative heat balance. Anesthesiology. 2000; 92: 578–96.

[90] Todd MM, Warner DS. A comfortable hypothesis reevaluated: cerebral metabolic depression and brain protection during ischemia (editorial). Anesthesiology. 1992; 76: 161–4.

[91] Hagerdal M, Harp JR, Nilsson L, Siesjo BK. The effect of induced hypothermia upon oxygen consumption in the rat brain. J Neurochem. 1975; 24: 311–6.

[92] Busto R, Globus MY-T, Dietrich WD, Martinez E, Valdes I, Ginsberg M. Effect of mild hypothermia on ischemia-induced release of neurotransmitters and free fatty acids in rat brain. Stroke. 1989; 20: 904–10.

[93] Illievich UM, Zornow MH, Choi KT, Strnat MAP, Scheeller MS. Effects of hypothermia or anesthetics on hippocampal glutamate and glycine concentrations after repeated transient global cerebral ischemia. Anesthesiology. 1994; 80: 177–86.

[94] Churn SB, Taft WC, Billingsley MS, Blair RE, DeLorenzo RJ. Temperature modulation of ischemic neuronal death and inhibition of calcium/calmodulin-dependent protein kinase II in gerbils. Stroke. 1990; 21: 1715–21.

[95] Dietrich WD, Busto R, Halley M, Valdes I. The importance of brain temperature in alterations of the blood-brain barrier following cerebral ischemia. J Neuropathol Exp Neurol. 1990; 49: 486–97.

[96] Jurkovich GJ, Pitt RM, Curreri PW, Granger DN. Hypothermia prevents increased capillary permeability following ischemiareperfusion injury. J Surg Res. 1988; 44: 514–21.

[97] Kader A, Frazzini VI, Baker CJ, Saloman RA, Trifiletti RR. Effect of mild hypothermia on nitric oxide synthesis during focal cerebral ischemia. Neurosurgery. 1994; 35: 272–7.

[98] Yamashita I, Eguchi Y, Kajiwara K, Ito H. Mild hypothermia ameliorates ubiquitin synthesis and prevents delayed neuronal death in the gerbil hippocampus. Stroke. 1991; 22: 1574–81.

[99] Busto R, Dietrich WD, Globus MY-T, Ginsberg MD. Postischemic moderate hypothermia inhibits CA1 hippocampal ischemic neuronal injury. Neurosci Lett. 1989; 101: 299–304.

[100] Minamisawa H, Smith ML, Siesjo BK. The effect of mild hyperthermia and hypothermia on brain damage following 5, 10, and 15 minutes of forebrain ischemia. Ann Neurol. 1990; 28: 26–33.

[101] Sakai F, Amaha K. The effects of hypothermia on a cloned human brain glutamate transporter (hGLT-1) expressed in Chinese hamster ovary cells: -[3H] L- glutamate uptake study. Anesth Analg. 1999; 89: 1546–50.

[102] Popovic R, Liniger R, Bickler PE. Anesthetics and mild hypothermia similarly prevent hippocampal neuron death in an in vitro model of cerebral ischemia. Anesthesiology. 2000; 92: 1343–9.

[103] Vacanti RX, Ames A III. Mild hypothermia and Mg^{++} protect against irreversible damage during CNS ischemia. Stroke. 1984; 15: 695–8.

[104] Pontius RG, Brockman HL, Hardy EG, Cooley DA, DeBakey ME. The use of hypothermia in the prevention of paraplegia following temporary aortic occlusion: experimental observations. Surgery. 1954; 36: 33–8.

[105] Azzopardi D, Strohm B, Marlow N, Brocklehurst P, Deierl A, Eddama O, Goodwin J, Halliday HL, Juszczak E, Kapellou O, Levene M, Linsell L, Omar O, Thoresen M, Tusor N, Whitelaw A, Edwards AD, Group TS. Effects of hypothermia for perinatal asphyxia on childhood outcomes. N Engl J Med. 2014; 371: 140–9.

[106] Jacobs S, Hunt R, Tarnow-Mordi W, Inder T, Davis P. Cooling for newborns with hypoxic ischaemic encephalopathy. Cochrane Database Syst Rev. 2007: CD003311.

[107] Shankaran S, Laptook AR, Ehrenkranz RA, Tyson JE, McDonald SA, Donovan EF, Fanaroff AA, Poole WK, Wright LL, Higgins RD, Finer NN, Carlo WA, Duara S, Oh W, Cotten CM, Stevenson DK, Stoll BJ, Lemons JA, Guillet R, Jobe AH. Whole-body hypothermia for neonates with hypoxic-ischemic encephalopathy. N Engl J Med. 2005; 353: 1574–84.

[108] Shankaran S, Pappas A, McDonald SA, Vohr BR, Hintz SR, Yolton K, Gustafson KE, Leach TM, Green C, Bara R, Petrie Huitema CM, Ehrenkranz RA, Tyson JE, Das A, Hammond J, Peralta-Carcelen M, Evans PW, Heyne RJ, Wilson-Costello DE, Vaucher YE, Bauer CR, Dusick AM, Adams-Chapman I, Goldstein RF, Guillet R, Papile LA, Higgins RD. Childhood outcomes after hypothermia for neonatal encephalopathy. N Engl J Med. 2012; 366: 2085–92.

[109] Bernard SA, Gray TW, Buist MD, Jones BM, Silvester W, Gutteridge G, Smith K. Treatment of comatose survivors of out-of-hospital cardiac arrest with induced hypothermia. N Engl J Med. 2002; 346: 557–63.

[110] Hypothermia after Cardiac Arrest Study Group. Mild therapeutic hypothermia to improve the neurologic outcome after cardiac arrest. N Engl J Med. 2002; 346: 549–56.

[111] Moler FW, Silverstein FS, Holubkov R, Slomine BS, Christensen JR, Nadkarni VM, Meert KL, Clark AE, Browning B, Pemberton VL, Page K, Shankaran S, Hutchison JS, Newth CJ, Bennett KS, Berger JT, Topjian A, Pineda JA, Koch JD, Schleien CL, Dalton HJ, Ofori-Amanfo G, Goodman DM, Fink EL, McQuillen P, Zimmerman JJ, Thomas NJ, van der Jagt EW, Porter MB, Meyer MT, Harrison R, Pham N, Schwarz AJ, Nowak JE, Alten J, Wheeler DS, Bhalala

US, Lidsky K, Lloyd E, Mathur M, Shah S, Wu T, Theodorou AA, Sanders RC Jr, Dean JM, Investigators TT. Therapeutic hypothermia after out-of-hospital cardiac arrest in children. N Engl J Med. 2015; 372: 1898–908.
- [112] Todd MM, Hindman BJ, Clarke WR, Torner JC. Mild intraoperative hypothermia during surgery for intracranial aneurysm. N Engl J Med. 2005; 352: 135–45.
- [113] Clifton GL, Miller ER, Choi SC, Levin HS, McCauley S, Smith KR, Muizelaar JP, Wagner FC, Marion DW, Luerssen TG, Chesnut RM, Schwartz M. Lack of effect of induction of hypothermia after acute brain injury. N Engl J Med. 2001; 344: 556–63.
- [114] Dixon SR, Whitbourn RJ, Dae MW, Grube E, Sherman W, Schaer GL, Jenkins JS, Baim DS, Gibbons RJ, Kuntz RE, Popma JJ, Nguyen TT, O'Neill WW. Induction of mild systemic hypothermia with endovascular cooling during primary percutaneous coronary intervention for acute myocardial infarction. J Am Coll Cardiol. 2002; 40: 1928–34.
- [115] Andrews PJ, Sinclair HL, Rodriguez A, Harris BA, Battison CG, Rhodes JK, Murray GD, Eurotherm Trial C. Hypothermia for intracranial hypertension after traumatic brain injury. N Engl J Med. 2015; 373: 2403–12.
- [116] Michelson AD, MacGregor H, Barnard MR, Kestin AS, Rohrer MJ, Valeri RC. Reversible inhibition of human platelet activation by hypothermia in vivo and in vitro. Thromb Haemost. 1994; 71: 633–40.
- [117] Valeri CR, Khabbaz K, Khuri SF, Marquardt C, Ragno G, Feinhold H, Gray AD, Axford T. Effect of skin temperature on platelet function in patients undergoing extracorporeal bypass. J Thorac Cardiovasc Surg. 1992; 104: 108–16.
- [118] Reed L, Johnston TD, Hudson JD, Fischer RP. The disparity between hypothermic coagulopathy and clotting studies. J Trauma. 1992; 33: 465–70.
- [119] Rohrer M, Natale A. Effect of hypothermia on the coagulation cascade. Crit Care Med. 1992; 20: 1402–5.
- [120] Schmied H, Kurz A, Sessler DI, Kozek S, Reiter A. Mild intraoperative hypothermia increases blood loss and allogeneic transfusion requirements during total hip arthroplasty. Lancet. 1996; 347: 289–92.
- [121] Winkler M, Akça O, Birkenberg B, Hetz H, Scheck T, Arkilic CF, Kabon B, Marker E, Grubl A, Czepan R, Greher M, Goll V, Gottsauner-Wolf F, Kurz A, Sessler DI. Aggressive warming reduces blood loss during hip arthroplasty. Anesth Analg. 2000; 91: 978–84.
- [122] Johansson T, Lisander B, Ivarsson I. Mild hypothermia does not increase blood loss during total hip arthroplasty. Acta Anaesthesiol Scand. 1999; 43: 1005–10.
- [123] Rajagopalan S, Mascha E, Na J, Sessler DI. The effects of mild perioperative hypothermia on blood loss and transfusion requirement: a meta-analysis. Anesthesiology. 2008; 108: 71–7.
- [124] Sun Z, Honar H, Sessler DI, Dalton JE, Yang D, Panjasawatwong K, Deroee AF, Salmasi V, Saager L, Kurz A. Intraoperative core temperature patterns, transfusion requirement, and hospital duration in patients warmed with forced air. Anesthesiology. 2015; 122: 276–85.
- [125] Culver DH, Horan TC, Gaynes RP, Martone WJ, Jarvis WR, Emori TG, Banerjee SN, Edwards JR, Tolson JS, Henderson TS, et al. Surgical wound infection rates by wound class, operative procedure, and patient risk index. National Nosocomial Infections Surveillance System. Am J Med. 1991; 91: 152S-7S.
- [126] Bremmelgaard A, Raahave D, Beir-Holgersen R, Pedersen JV, Andersen S, Sorensen AI. Computer-aided surveillance of surgical infections and identification of risk factors. J Hosp Infect. 1989; 13: 1–18.
- [127] Haley RW, Culver DH, Morgan WM, White JW, Emori TG, Hooton TM. Identifying patients at high risk of surgical wound infection: a simple multivariate index of patient susceptibility and wound contamination. Am J Epidemiol. 1985; 121: 206–15.
- [128] Leslie K, Sessler DI, Bjorksten A, Ozaki M, Matsukawa T, Schroeder M, Lin S. Propofol causes a dose-dependent decrease in the thermoregulatory threshold for vasoconstriction, but has little effect on sweating. Anesthesiology. 1994; 81: 353–60.
- [129] Sessler DI, Rubinstein EH, Moayeri A. Physiological responses to mild perianesthetic hypothermia in humans. Anesthesiology. 1991; 75: 594–610.
- [130] Chang N, Mathes SJ. Comparison of the effect of bacterial inoculation in musculocutaneous and random-pattern flaps. Plast Reconstr Surg. 1982; 70: 1–10.
- [131] Jonsson K, Hunt TK, Mathes SJ. Oxygen as an isolated variable influences resistance to infection. Ann Surg. 1988; 208: 783–7.
- [132] Van Oss CJ, Absolam DR, Moore LL, Park BH, Humbert JR. Effect of temperature on the chemotaxis, phagocytic engulfment, digestion and O_2 consumption of human polymorphonuclear leukocytes. J Reticuloendothel Soc. 1980; 27: 561–5.
- [133] Leijh CJ, Van den Barselaar MT, Van Zwet TL, Dubbeldeman-Rempt I, Van Furth R. Kinetics of phagocytosis of staphylococcus aureus and Escherichia coli by human granulocytes. Immunology. 1979: 37: 453–65.
- [134] Prockop DJ, Kivirikko KI, Tuderman L, Guzman NA.

[134] The biosynthesis of collagen and its disorders: part one. N Engl J Med. 1979; 301: 13-23.

[135] De Jong L, Kemp A. Stoichiometry and kinetics of the prolyl 4-hydroxylase partial reaction. Biochim Biophys Acta. 1984; 787: 105-11.

[136] Hunt TK, Pai MP. Effect of varying ambient oxygen tensions on wound metabolism and collagen synthesis. Surg Gynecol Obstet. 1972; 135: 257-60.

[137] Jönsson K, Jensen JA, Goodson WH, Scheuenstuhl H, West J, Hopf HW, Hunt TK. Tissue oxygenation, anemia, and perfusion in relation to wound healing in surgical patients. Ann Surg. 1991; 214: 605-13.

[138] Sheffield CW, Sessler DI, Hunt TK, Scheuenstuhl H. Mild hypothermia during halothane anesthesia decreases resistance to S. aureus dermal infection in guinea pigs. Wound Repair Regen. 1994; 2: 48-56.

[139] Sheffield CW, Sessler DI, Hunt TK. Mild hypothermia during isoflurane anesthesia decreases resistance to E. Coli dermal infection in guinea pigs. Acta Anaesthesiol Scand. 1994; 38: 201-5.

[140] Kurz A, Sessler DI, Lenhardt RA. Study of wound infections and temperature group: perioperative normothermia to reduce the incidence of surgical-wound infection and shorten hospitalization. N Engl J Med. 1996; 334: 1209-15.

[141] Scott AV, Stonemetz JL, Wasey JO, Johnson DJ, Rivers RJ, Koch CG, Frank SM. Compliance with surgical care improvement project for body temperature management (SCIP Inf-10) is associated with improved clinical outcomes. Anesthesiology. 2015; 123: 116-25.

[142] Flacke W. Temperature regulation and anesthesia. Int Anesthesiol Clin. 1963; 2: 43-54.

[143] Flacke JW, Flacke WE. Inadvertent hypothermia: frequent, insidious, and often serious. Semin Anesth. 1983; 2: 183-96.

[144] Eyolfson DA, Tikuisis P, Xu X, Weseen G, Giesbrecht GG. Measurement and prediction of peak shivering intensity in humans. Eur J Appl Physiol. 2001; 84: 100-6.

[145] Tikuisis P, Eyolfson DA, Xu X, Giesbrecht GG. Shivering endurance and fatigue during cold water immersion in humans. Eur J Appl Physiol. 2002; 87: 50-8.

[146] Just B, Trévien V, Delva E, Lienhart A. Prevention of intraoperative hypothermia by preoperative skin-surface warming. Anesthesiology. 1993; 79: 214-8.

[147] Horn E-P, Sessler DI, Standl T, Schroeder F, Bartz H-J, Beyer J-C. Schulte am Esch J: non-thermoregulatory shivering in patients recovering from isoflurane or desflurane anesthesia. Anesthesiology. 1998; 89: 878-86.

[148] Horn E-P, Schroeder F, Wilhelm S, Sessler DI, Standl T, von dem Busche K, Schulte am Esch J. Postoperative pain facilitates nonthermoregulatory tremor. Anesthesiology. 1999; 91: 979-84.

[149] Panzer O, Ghazanfari N, Sessler DI, Yücel Y, Greher M, Akça A, Donner A, Germann P, Kurz A. Shivering and shivering-like tremor during labor with and without epidural analgesia. Anesthesiology. 1999; 90: 1609-16.

[150] Sharkey A, Lipton JM, Murphy MT, Giesecke AH. Inhibition of postanesthetic shivering with radiant heat. Anesthesiology. 1987; 66: 249-52.

[151] Guffin A, Girard D, Kaplan JA. Shivering following cardiac surgery: hemodynamic changes and reversal. J Cardiothorac Vasc Anesth. 1987; 1: 24-8.

[152] Ikeda T, Sessler DI, Tayefeh F, Negishi C, Turakhia M, Marder D, Bjorksten AR, Larson MD. Meperidine and alfentanil do not reduce the gain or maximum intensity of shivering. Anesthesiology. 1998; 88: 858-65.

[153] Kurz M, Belani K, Sessler DI, Kurz A, Larson M, Blanchard D, Schroeder M. Naloxone, meperidine, and shivering. Anesthesiology. 1993; 79: 1193-201.

[154] Greif R, Laciny S, Rajek AM, Larson MD, Bjorksten AR, Doufas AG, Bakhshandeh M, Mokhtarani M, Sessler DI. Neither nalbuphine nor atropine possess special antishivering activity. Anesth Analg. 2001; 93: 620-7.

[155] Delaunay L, Bonnet F, Duvaldestin P. Clonidine decreases postoperative oxygen consumption in patients recovering from general anaesthesia. Br J Anaesth. 1991; 67: 397-401.

[156] Delaunay L, Bonnet F, Liu N, Beydon L, Catoire P, Sessler DI. Clonidine comparably decreases the thermoregulatory thresholds for vasoconstriction and shivering in humans. Anesthesiology. 1993; 79: 470-4.

[157] Joris J, Banache M, Bonnet F, Sessler DI, Lamy M. Clonidine and ketanserin both are effective treatments for postanesthetic shivering. Anesthesiology. 1993; 79: 532-9.

[158] Kizilirmak S, Karakas SE, Akça O, Ozkan T, Yavru A, Pembeci K, Sessler DI. Magnesium sulphate stops postanesthetic shivering. Proc NYAS. 1997; 813: 799-806.

[159] Gautier H. Doxapram and shivering. Anaesthesia. 1991; 46: 1092-3.

[160] Singh P, Dimitriou V, Mahajan RP, Crossley AW. Double-blind comparison between doxapram and pethidine in the treatment of postanaesthetic shivering. Br J Anaesth. 1993; 71: 685-8.

[161] Sarma V, Fry EN. Doxapram after general anaesthesia. Its role in stopping shivering during recovery. Anaesthesia. 1991; 46: 460-1.

[162] Kranke P, Eberhart LH, Roewer N, Tramer MR. Pharmacological treatment of postoperative shivering:

a quantitative systematic review of randomized controlled trials. Anesth Analg. 2002; 94: 453–60.
[163] De Witte J, Sessler DI. Perioperative shivering: physiology and pharmacology. Anesthesiology. 2002; 96: 467–84.
[164] Heier T, Caldwell JE, Sessler DI, Miller RD. Mild intraoperative hypothermia increases duration of action and spontaneous recovery of vecuronium blockade during nitrous oxide-isoflurane anesthesia in humans. Anesthesiology. 1991; 74: 815–9.
[165] Leslie K, Sessler DI, Bjorksten AR, Moayeri A. Mild hypothermia alters propofol pharmacokinetics and increases the duration of action of atracurium. Anesth Analg. 1995; 80: 1007–14.
[166] The Vascular Events In Noncardiac Surgery Patients Cohort Evaluation (VISION) Study Investigators. Association between postoperative troponin levels and 30-day mortality among patients undergoing noncardiac surgery. JAMA. 2012; 307: 2295–304.
[167] The Vascular events In Noncardiac Surgery Patients Cohort Evaluation (VISION) Investigators. Myocardial injury after non-cardiac surgery: a large, international, prospective cohort study establishing diagnostic criteria, characteristics, predictors, and 30-day outcomes. Anesthesiology. 2014; 120: 564–78.
[168] Frank SM, Higgins MS, Breslow MJ, Fleisher LA, Gorman RB, Sitzmann JV, Raff H, Beattie C. The catecholamine, cortisol, and hemodynamic responses to mild perioperative hypothermia. Anesthesiology. 1995; 82: 83–93.
[169] Frank SM, Higgins MS, Fleisher LA, Sitzmann JV, Raff H, Breslow MJ. Adrenergic, respiratory, and cardiovascular effects of core cooling in humans. Am J Phys. 1997; 272: R557–R62.
[170] Frank SM, Fleisher LA, Breslow MJ, Higgins MS, Olson KF, Kelly S, Beattie C. Perioperative maintenance of normothermia reduces the incidence of morbid cardiac events: a randomized clinical trial. JAMA. 1997; 277: 1127–34.
[171] Sessler DI. Complications and treatment of mild hypothermia. Anesthesiology. 2001; 95: 531–43.
[172] Roizen MF, Sohn YJ, L'Hommedieu CS, Wylie EJ, Ota MK. Operating room temperature prior to surgical draping: effect on patient temperature in recovery room. Anesth Analg. 1980; 59: 852–5.
[173] Sessler DI, McGuire J, Sessler AM. Perioperative thermal insulation. Anesthesiology. 1991; 74: 875–9.
[174] Sessler DI, Schroeder M. Heat loss in humans covered with cotton hospital blankets. Anesth Analg. 1993; 77: 73–7.
[175] Kurz A, Kurz M, Poeschl G, Faryniak B, Redl G, Hackl W. Forcedair warming maintains intraoperative normothermia better than circulating-water mattresses.

Anesth Analg. 1993; 77: 89–95.
[176] Gendron F. "Burns" occurring during lengthy surgical procedures. J Clin Eng. 1980; 5: 20–6.
[177] Gendron FG. Unexplained patient burns: investigating iatrogenic injuries. Brea: Quest Publishing Co., Inc; 1988.
[178] Egan C, Bernstein E, Reddy D, Ali M, Paul J, Yang D, Sessler DI. A randomized comparison of intraoperative Perfec Temp and forced-air warming during open abdominal surgery. Anesth Analg. 2011; 113: 1076–81.
[179] Engelen S, Himpe D, Borms S, Berghmans J, Van Cauwelaert P, Dalton JE, Sessler DI. An evaluation of underbody forced-air and resistive heating during hypothermic, on-pump cardiac surgery. Anaesthesia. 2011; 66: 104–10.
[180] Nesher N, Zisman E, Wolf T, Sharony R, Bolotin G, David M, Uretzky G, Pizov R. Strict thermoregulation attenuates myocardial injury during coronary artery bypass graft surgery as reflected by reduced levels of cardiac-specific troponin I. Anesth Analg. 2003; 96: 328–35.
[181] Hofer CK, Worn M, Tavakoli R, Sander L, Maloigne M, Klaghofer R, Zollinger A. Influence of body core temperature on blood loss and transfusion requirements during off-pump coronary artery bypass grafting: a comparison of 3 warming systems. J Thorac Cardiovasc Surg. 2005; 129: 838–43.
[182] Motta P, Mossad E, Toscana D, Lozano S, Insler S. Effectiveness of a circulating-water warming garment in rewarming after pediatric cardiac surgery using hypothermic cardiopulmonary bypass. J Cardiothorac Vasc Anesth. 2004; 18: 148–51.
[183] Taguchi A, Ratnaraj J, Kabon B, Sharma N, Lenhardt R, Sessler DI, Kurz A. Effects of a circulating-water garment and forced-air warming on body heat content and core temperature. Anesthesiology. 2004; 100: 1058–64.
[184] Sessler DI. Consequences and treatment of perioperative hypothermia. Anesth Clin North Am. 1994; 12: 425–56.
[185] Presson RGJ, Bezruczko AP, Hillier SC, McNiece WL. Evaluation of a new fluid warmer effective at low to moderate flow rates. Anesthesiology. 1993; 78: 974–80.
[186] Vassilieff N, Rosencher N, Sessler DI, Conseiller C, Lienhart A. Nifedipine and intraoperative core body temperature in humans. Anesthesiology. 1994; 80: 123–8.
[187] Ikeda T, Ozaki M, Sessler DI, Kazama T, Ikeda K, Sata S. Intraoperative phenylephrine infusion decreases the magnitude of redistribution hypothermia. Anesth Analg. 1999; 89: 462–5.
[188] Ikeda T, Kazama T, Sessler DI, Toriyama S, Niwa

K, Shimada C, Sato S. Induction of anesthesia with ketamine reduces the magnitude of redistribution hypothermia. Anesth Analg. 2001; 93: 934–8.

[189] Sessler DI, Schroeder M, Merrifield B, Matsukawa T, Cheng C. Optimal duration and temperature of pre-warming. Anesthesiology. 1995; 82: 674–81.

[190] Hynson JM, Sessler DI, Moayeri A, McGuire J, Schroeder M. The effects of pre-induction warming on temperature and blood pressure during propofol/nitrous oxide anesthesia. Anesthesiology. 1993; 79: 219–28.

[191] Camus Y, Celva E, Sessler DI, Lienhart A. Pre-induction skinsurface warming minimizes intraoperative core hypothermia. J Clin Anesth. 1995; 7: 384–8.

[192] Horn EP, Schroeder F, Gottschalk A, Sessler DI, Hiltmeyer N, Standl T, Schulte AM, Esch J. Active warming during cesarean delivery. Anesth Analg. 2002; 94: 409–14.

第三部分
药理学

16. 吸入麻醉药

加里·R. 海恩斯（Gary R. Haynes）

吸入麻醉药在全身麻醉是最常用的麻醉方法。尽管在某些情况下首选区域麻醉和神经阻滞麻醉，但吸入麻醉药在全身麻醉仍然使用广泛。全凭静脉麻醉在欧洲已被广泛接受，约占全身麻醉40%。但是，在美国只有一小部分的全身麻醉使用吸入麻醉。

对老年人而言，使用吸入麻醉药进行全身麻醉优于使用静脉麻醉药[1]。然而，我们对于挥发性麻醉药对老年人影响的认识尚不完全。许多关于吸入麻醉药的最全面的研究都是在年轻人中进行的。临床药物试验的安全性、剂量和有效性通常是在较年轻的患者中进行验证。当临床试验招募不同年龄段的受试者时，他们通常不会将患者按年龄分组。因此，很难描述年轻患者和老年患者之间的差异。

过去吸入麻醉药临床研究的重点是它们的即刻作用和短期结果。对心血管反应的控制和全身麻醉苏醒的时间都是即刻作用和短期结果典型的例子。关于老年患者围手术期即刻作用的研究有限，关于其长期结果的报道更少。当老年患者应用吸入麻醉药时，我们总是发现很多问题并无答案。

老年患者吸入麻醉药的药代动力学

吸入麻醉药的药代动力学方面包括药物吸收、分布和代谢。静脉药物的药代动力学与年龄密切相关。因此可以预期，年龄也会影响吸入麻醉药药代动力学。但是，药代动力学如何随年龄变化很少研究。

随着年龄的增长，体内影响这些药物代谢的系统均发生改变。因此，基于年轻患者吸入麻醉药的代谢数据，可能不适用于老年人。也有一些研究来自中年人或老年人，但这些并不是研究药代动力学。

挥发性麻醉剂的药代动力学可以通过两种方法进行研究。其一，在实验室条件下，可以将亚麻醉剂量的几种麻醉剂联合应用于单个受试者，这种方法的优点是限制了个体之间的变异性，同时测量了每种药物的动力学，缺点是无法测量每种药物特有的药理效应[2,3]。其二，可以将单一麻醉剂应用于单个受试者，并进行追踪，但需要许多方面的验证。通常这类研究并不涉及年龄问题。

呼吸系统功能减退的影响

当新鲜气体将挥发性药物带入患者体内时，吸入性麻醉剂的摄取开始。麻醉剂摄入量即为吸气浓度和呼出浓度之间的差乘以肺泡通气量。

吸入剂的消耗速率是由挥发罐的总气流决定的[4]。在年轻受试者中，地氟烷最快达到动态平衡，其次是七氟烷。与使用低流量气体时相比，使用高流量（>3 L/min）气体将更快消耗挥发性试剂，因此可以通过使用低流量技术来降低麻醉药的成本。采用低流量技术，新鲜气体的流量减少到患者每分通气量的1/2以下，通常为3.0 L/min，同时必须监测吸入和呼出气体浓度。在低流量时，不溶性试剂（如地氟烷）的消耗取决于新鲜气体流量，但氟烷例外。异氟烷和恩氟烷的消耗量随新鲜气体的最小流量及最低流速的变化而变化[5]。

在低流量时，挥发性麻醉药是否以相同的方式抑制手术刺激反应？对于血/气溶解度低的麻醉气体，肺动脉血挥发性麻醉药分压应随着挥发罐设置的变化而迅速变化。地氟烷在1 L/min和3 L/min的气体流量下，可更迅速地控制血流动力学，并且小幅增加即可控制手术刺激的急性反应。在新鲜气体流量为1 L/min的情况下，与地氟烷相比，异氟烷需要更多干预措施以控制老年患者的血压[6]。

研究者已全面回顾了老年患者特征性的呼吸改变[7-11]。主要的解剖变化包括肺萎缩和肺弹性丧失。肺泡壁缺失，结缔组织弹性蛋白减少，间质纤维组织增加。衰老肺的组织病理学变化有时被称为"老年性肺气肿"，它是指类似轻度肺气肿的肺泡萎缩和扩张（图16-1）。

肺泡壁的破坏导致小的肺泡聚集形成较大的囊。因此，老年人的肺的弹性降低，自然回弹力减小，当肺容量随着呼吸的变化，不能保持小气道的畅通[12,13]。从细支气管水平到肺泡管的气道缺乏软骨支撑。在被动呼气过程中，由于缺乏半刚性结构使其保持开放，这些气道依靠肺实质的弹性回缩，来防止在低肺容量时发生塌陷（图16-2）。从40岁开始，小支气管直径随年龄增长而减小，这与肺顺应性降低是一致的[14]。与年轻患者相比，在高龄患者中，肺闭合容量增加。在生理上，随着年龄的增长，通气血流（V/Q）失调增加。随着肺泡数量的逐渐减少和解剖无效腔的增加，进行性低氧血症发生增加[15]。

肺闭合容积的增加使高龄患者更易在围手术期出现缺氧。由于V/Q不匹配严重，而导致血红蛋白去饱和速率更快。手术室中，仰卧位正压通气时，氧气的输送效率不如自主呼吸时有效。缺氧引起的通气反应改变、残留吸入剂的镇静作用以及止痛药的应用，使全身麻醉后缺氧的风险增加。如果老年性的改变基础上合并肺部疾病，缺氧进一步加剧。

年龄相关的肺通气和血流不匹配可能会影响挥发性麻醉剂的摄取。肺部通气良好但灌注不良的区域，麻醉气体浓度上升，并无证据证实肺泡（FA）与吸入（FI）药物浓度平衡会更迅速达到。在无明显肺功能异常的情况下，进行性V/Q失调引起的FA/FI比值的微弱增加可能被老年人的低代谢率所抵消，因此每千克体重的通气/血流比降低。在正常患者中，很难证明仅由于年龄引起的

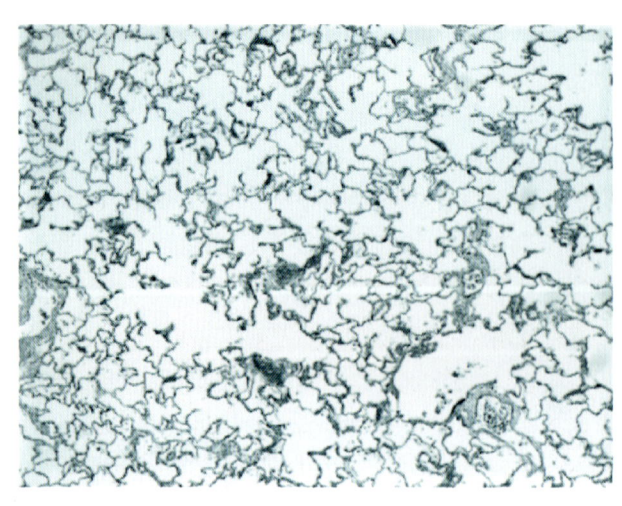

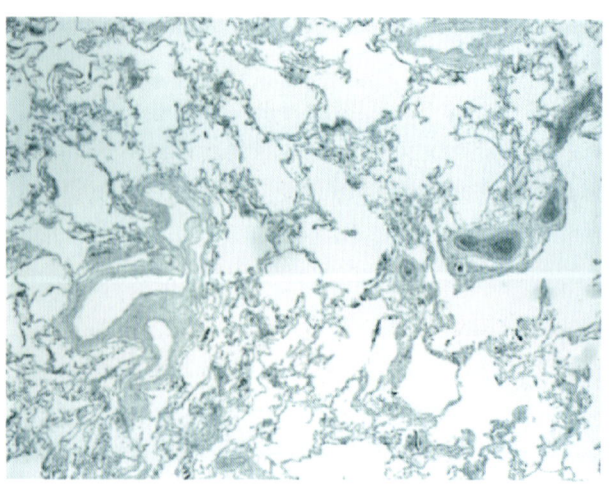

图16-1 非吸烟的正常肺的组织学切片

a. 22岁的凶杀受害者；b. 75岁的老年人（苏木精和曙红染色，2X倍）。

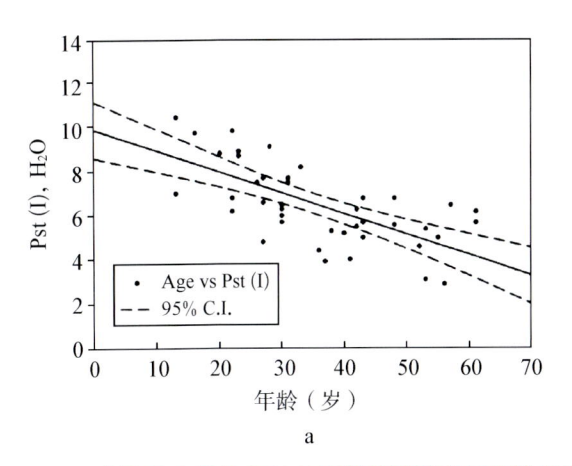

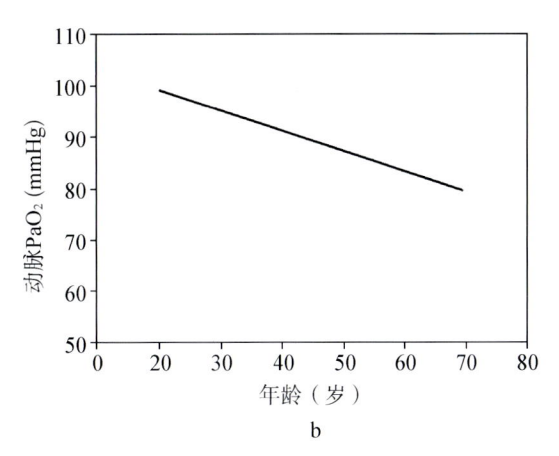

图 16-2　a. 在肺总容量的 60% 处测得的肺静态顺应性变化。随着年龄的增长，顺应性明显下降。肺实质的萎缩导致弹性降低，从而在低潮气量下的小气道保持开放。b. 随着年龄的增长，通气血流不匹配的增加会导致静息 PaO_2 降低。假设 BMI 为 25 且 $PaCO_2$ 为 40 mmHg，静息动脉分压由方程 PaO_2（mmHg）= 143.6 −（0.39 × 年龄）−（0.56 × BMI）−（0.57 × $PaCO_2$）确定。a. 基于 Turner 等人的数据[13]。b. 基于 Cerveri 等人的数据[15]。

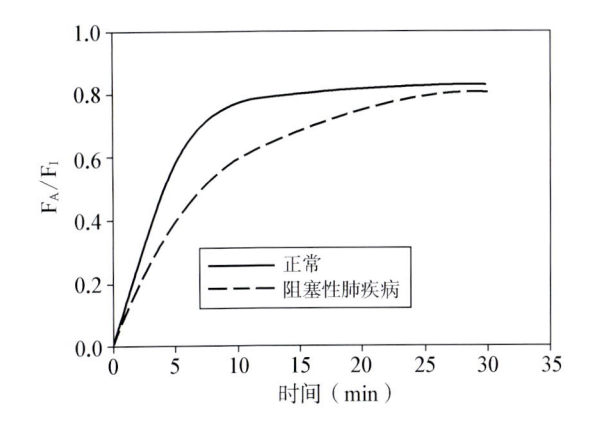

图 16-3　与吸入浓度（FI）相比，肺部疾病对肺泡浓度（FA）增加的影响

肺部疾病患者的 FA/FI 升高较慢（改编自 Gloyna[166]。经 Wolters Kluwer Health 许可）。

麻醉剂摄取差异（Edmond Eger, 2005）。但是，患有肺气肿、慢性支气管炎或哮喘的慢性肺阻塞性疾病的患者，其挥发性麻醉剂的肺泡浓度（FA）升高较慢（图 16-3）。

并无证据表明随着年龄的增长，麻醉剂的弥散减缓。异常疾病（如特发性肺纤维化）或常见问题（如因心力衰竭引起的肺充血）导致肺泡增厚，阻碍麻醉气体的弥散，但未证明这些肺静脉中麻醉剂分压增加速度减缓。

血/气分配（B/G）系数低的吸入剂更易受到 V/Q 失调的影响[16]，其中包括七氟烷、地氟烷和无机化合物一氧化二氮（表 16-1）。研究者卢（Lu）等[17]在心脏手术中测定患者动脉和颈静脉血样中七氟烷的浓度，研究对象包括 10 位年龄在 51～73 岁的患者，接受恒定浓度 3.5% 七氟烷 1 小时。结果发现：静脉血中七氟烷在 40 分钟后达到动脉血中的浓度，动脉七氟烷浓度比呼气末的七氟烷低约 40%。因此，呼气末七氟烷的浓度不能准确地反映出同时期大脑中七氟烷的浓度，动脉血和脑组织之间的平衡所需时间比预期的时间长 4 倍，而大脑中七氟烷的吸收时间约为 1 h[17]。以上变化减缓吸入麻醉药的摄取速度，因此，肺功能的改变可能会减缓麻醉药的消除速度[18]。

肺泡通气量不随年龄变化。然而，肺泡通气量的变化会导致 V/Q 不匹配，以及缺氧和高碳酸血症反应引起的每分通气量的变化。在老年患者中，动脉血中 CO_2 的正常分压 34.5～39.8 mmHg[19,20]。随着年龄的增长，通气反射对动脉血中 CO_2 的敏感性降低。对高碳酸血症的正常反应是分钟通气量增加，在年轻人中这种反射较为明显，CO_2 每升高 1 mmHg，潮气量增加约 2～5 L/min[21,22]，平均年龄 26 岁的男性，潮气量增加 3.4 L/min，70 岁左右的男性潮气量增加仅为 1.8 L/min[23]。因此，全身麻醉后通气功能受损可能更易引起呼吸性酸中毒，但尚无文献记载。

随着年龄的增长，缺氧引起的通气反射大大减弱[23]。老年患者应用吸入麻醉药，其镇静作用

表16-1 包括一氧化二氮在内的吸入麻醉药物的物理性质

药　物	分子量 (g)	沸点 (℃)	蒸气压	分配系数 油/气	分配系数 血/气	分配系数 脂肪/血	分解代谢率 (%)
氟烷	197.4	50	243	224	2.3	51	11～25
恩氟烷	184.5	57	172	98.5	1.91	36	2.4
异氟烷	184.5	49	238	90.8	1.4	45	0.2
地氟烷	168	24	669	19	0.45	27	0.02
七氟烷	200	59	157	53.4	0.60	48	5.0
二氧化氮	44	−88	38.770	1.4	0.47	2.3	0

注意：除非另有说明，否则值均基于37℃下的测量值
适用于30～60岁的个人
a 史蒂文斯和金斯敦的数据[158]。
b 来自Eger等人的数据[159]。
c 在20℃下以mmHg计。
d 来自Eger的数据[160]。
e Carpenter等人的数据[77]。

进一步减弱通气反射，导致缺氧风险增加。这可能导致恢复期出现多种呼吸系统并发症，包括低氧血症、通气不足、肺不张[24]。因此，低溶性吸入麻醉药是老年患者的合理选择。将老年患者从手术室转移到复苏室（PACU）过程中谨慎的做法是补充氧气，PACU中必须给予大流量吸氧并进行密切监控。

心血管系统的影响

随着年龄的增长，心血管变化主要包括泵功能受损和脉管系统的动脉粥样硬化改变。这些变化与影响心脏和外周血管系统的疾病无关。最常见的心血管问题是高血压、动脉硬化、脉管粥样硬化、冠心病。心绞痛和心肌缺血导致心肌梗死是发生率最高的心肌不良事件[25]。心律失常的发生率随着年龄的增长而增加，最常见的是心室传导异常、I度房室传导阻滞、房颤、ST-T波异常、大Q波、S波异常以及左心室肥厚[26]。心力衰竭是老年人的常见问题，其发病率和患病率随年龄增长而增加。65岁以上患者心力衰竭发生率逐步增加，80岁以上每1 000人中有20～30例[27,28]。大约一半的充血性心力衰竭发生在收缩功能保留的患者中，这一问题现在被认为是舒张功能障

碍[29]。舒张功能障碍很常见,与收缩功能减退一样,可预示最终死亡。舒张功能障碍常与冠状动脉疾病和心室肥厚有关[30]。这可能是由于心内膜下心肌缺血加剧所致,舒张功能障碍与心脏病以及衰老的关系,可能是另一个重要影响因素,影响体液分布、麻醉药和其他围手术期药物导致的血流动力学改变。

各大系统的疾病均影响心血管系统,年龄也影响心血管系统,其功能随着年龄的增长而下降。心脏运动试验的结果被用作外科手术风险的指标。心脏功能中一项常见指标,即最大氧转运或最大摄氧量$VO_{2\,max}$在30岁以后会以每年约1%的速度下降[31-33]。依靠心输出量来评估年龄对心脏的影响是很有想法的。然而,心血管功能的改变不确定,不易归因于单一因素。心输出量作为单一指标具有多个决定因素,不足以完全衡量老年人的麻醉效应。

在健康的老年受试者中,与年轻的受试者相比,外周血流量减少,外周血管阻力增加。身体状况不影响这些变化[34](图16-4)。血管阻力的增加引起心输出量的减少,但是心输出量的减少也可能是变时性反应、收缩压和舒张功能下降的结果。人们一致认为最大心率反应会随着年龄增长而降低。仅仅年龄的变化对最大心脏搏动量不会有太大变化,但可能由于其他多种原因而降低,例

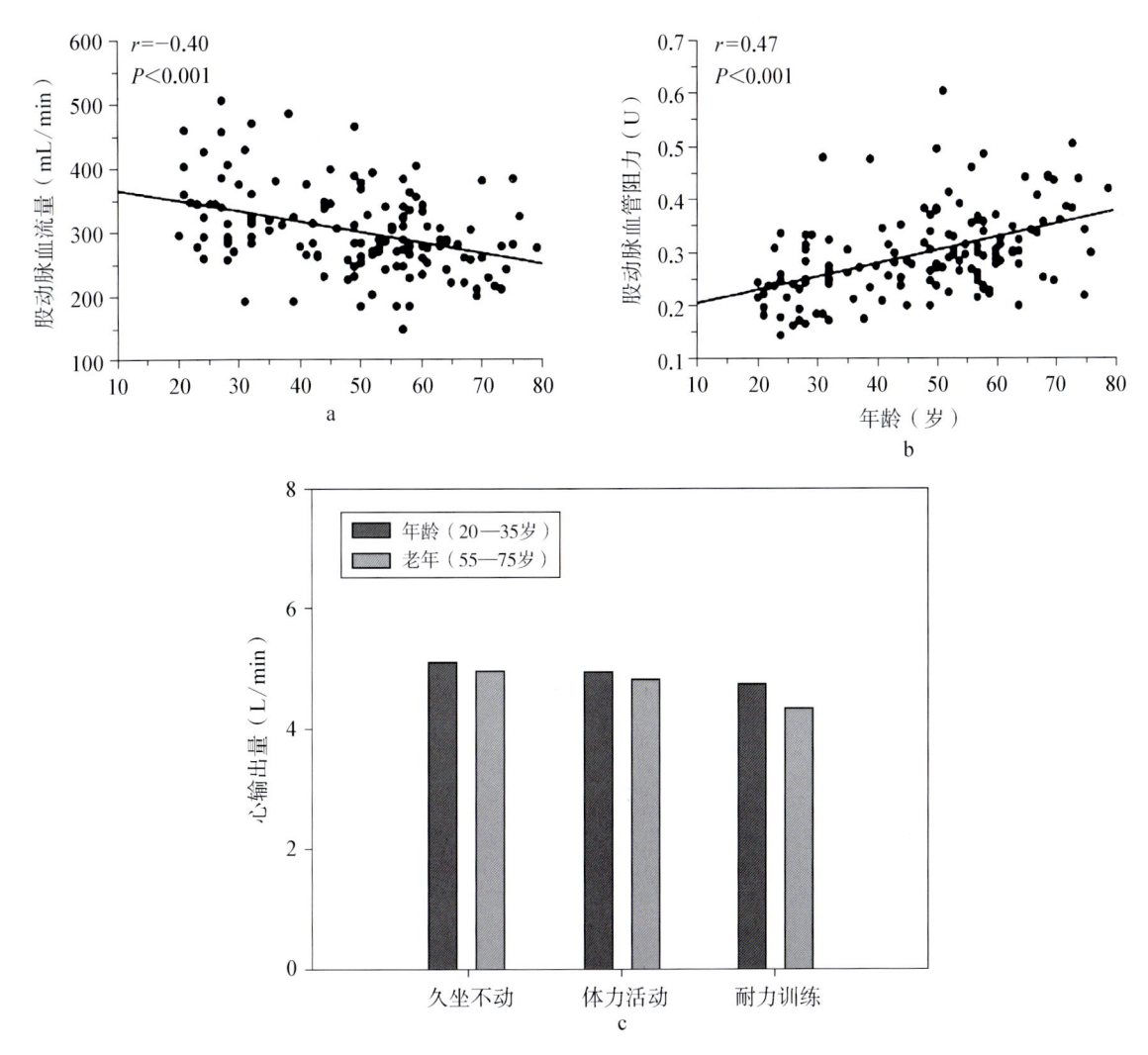

图 16-4 在健康男性受试者中,随着年龄的增长心血管发生变化

a. 随着年龄的增长,股骨血流量减少,b. 外周血管阻力增加,年龄对这些变量的影响不受运动条件的影响;c. 与年龄有关的心输出量变化较小(a、b转载自Dienno等人[34]。经John Wiley and Sons许可,c基于Dienno等人[34]的数据)。

如心室肥厚,心室壁硬化,低前负荷和高后负荷。哈格贝里(Hagberg)等[35]人通过将年长的专业运动员与年轻的竞技者的体力进行仔细匹配,证明 $VO_{2\,max}$ 随着年龄增长而降低,仅归因于最大心率的降低。每搏量和动-静脉氧分压差降低会造成较低的心输出量,但是在此研究中,两者均无变化[35]。当正常受试者处于应激状态时,可以看到年龄对心功能的影响。左室舒张期容量指数(LEDVI)通常不会随着年龄的增长而降低,运动或应激时会通过β-肾上腺素能刺激增加LEDVI。这是Frank-Starling机制,随着年龄的增长,舒张末期容积增加,从而增加了心搏量和心输出量,弥补了心率升高引起的反应性下降(图16-5)[36]。

心输出量由心率和心搏量决定。当心泵功能下降时,吸入麻醉剂的吸收和分布会发生变化。心输出量降低的患者体循环减慢,肺循环也相应减慢。在全身麻醉期间,较慢的肺循环导致挥发性麻醉剂扩散到血液中的时间延长,于是肺静脉血中麻醉气体分压比预期高。因此,心输出量较低时,麻醉药更多的达到心肌和中枢神经系统。一般情况下,氟烷和恩氟烷等可溶性较高的麻醉剂才会产生这种效应。低B/G溶解度的麻醉药可减弱低心输出量增加摄取的作用。因此,心输出量低时,使用低溶解度的试剂更加有利,例如地氟烷和七氟烷。

体循环变慢可减缓麻醉剂向靶组织(包括中枢神经系统)的输送(图16-6)。临床结果是麻醉起效变慢。但是,对于易溶性高的吸入剂,较低的心输出量时,动脉血将产生更高的麻醉吸入剂气血分压,更多的吸入剂进入中枢神经系统,因此,随着药物输送增加,可能会加深麻醉深度。心脏病患者的低心输出量会加剧这种效应。挥发性麻醉剂可引起心肌抑制循环,导致摄取增加,肺泡浓度增加,并进一步抑制心输出量。因此,挥发性麻醉药潜在的心脏抑制作用是显著的。

麻醉药可通过降低收缩力或减慢心率来减少每搏量。在许多临床情况下都会遇到心动过缓,这通常是一个简单的临床问题。新型挥发性麻醉剂的一个优点是它们通常不会引起心率的变

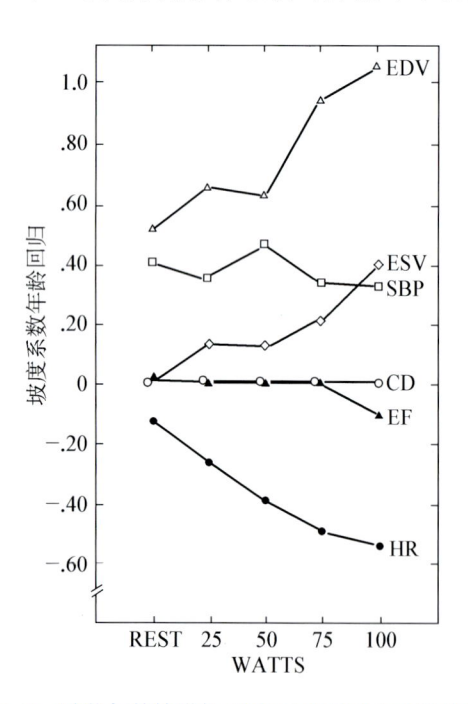

图16-5 随着年龄的增长,增加工作量对心功能的作用

每个点是在25~79岁的一组正常受试者中测得的每个生理参数的斜率。受试者进行了固定的自行车运动,同时进行了血流动力学测量,并且直至疲惫状态。斜率随着工作量的增加而增加或减少表明年龄的增加或减少。CO心输出量,EDV舒张末期容积,ESV收缩末期容积,SBP收缩压,EF射血分数,HR心率(经Rodeheffer等[118]许可转载。由Wolters Kluwer Health许可)。

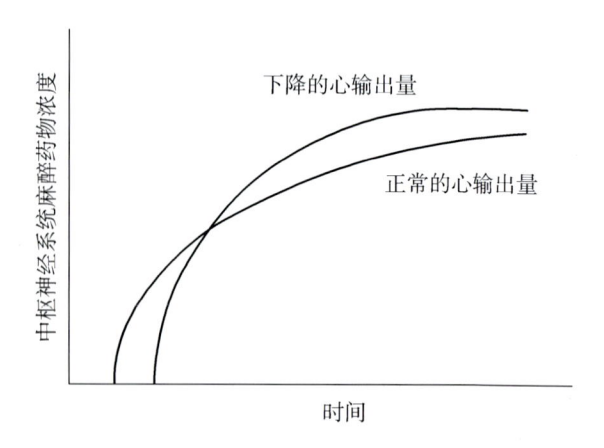

图16-6 体循环变慢可减缓麻醉剂向靶组织的输送

心输出量减少会导致肺循环变慢,并使更多的麻醉剂扩散到血液中。这导致血液中麻醉剂的分压更加迅速地增加,更多地输送到中枢神经系统,并且麻醉深度更深。对于高度可溶的麻醉剂,这更有可能发生。但是,与心输出量正常的患者相比,起效时间可能会延迟(改编自Gloyna[166]。在Wolters Kluwer Health的许可下)。

化，或者在较高浓度下它们会略微提高心率（图16-7）。在较年轻的患者中，地氟烷用量突然增加超过1个MAC（最低肺泡浓度）可导致心动过速（图16-8）。异氟烷也有类似的反应但不太明显[37]。麻醉剂降低心肌收缩力是一个更重要的考虑因素。氟烷，恩氟烷和一定浓度的异氟烷最可能导致全身性心脏抑制。这些药物比地氟烷或七氟烷在血液中的溶解度更高，因此对心肌的抑制更大（表16-2）。

很难预测挥发性麻醉药在心肺疾病患者进行全身麻醉中的反应。临床医师可以预测的是吸入麻醉诱导较慢，苏醒时间较长。这些患者在麻醉期间血流动力学波动可能更大。

身体成分变化的影响

影响吸入剂药代动力学的主要因素是身体成分的变化。包括骨骼肌含量的减少和体内脂肪含量的增加[38]。尽管差异很大，但总体趋势是体内脂肪百分比增加（图16-9）。男性的身体成分变化更大，其中约25%的总体重为脂肪。对于老年妇女，体内总脂肪含量平均为35%[39]。随着体内

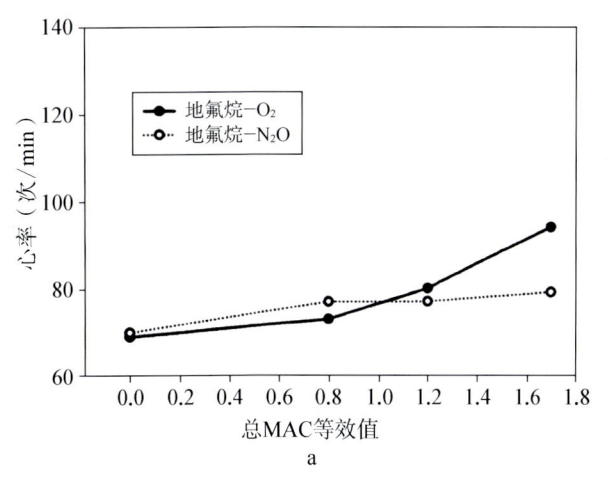

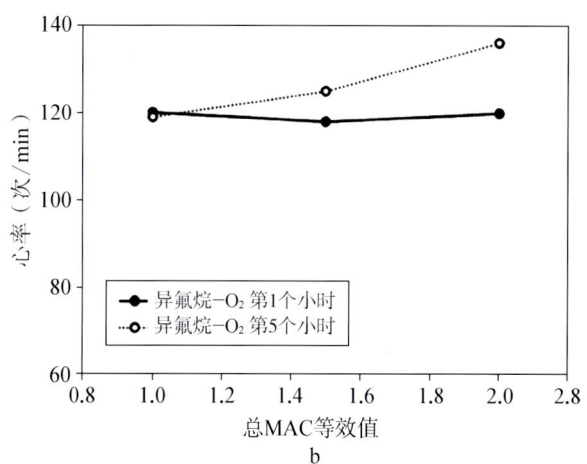

图16-7　a.在年轻志愿者控制通气期间，地氟烷（DES）的血流动力学效应。受试者没有接受其他药物。MAC最低肺泡浓度。b.年轻志愿者在控制通气期间异氟烷的血流动力学效应。在连续麻醉的第1个小时和第5个小时进行了测量，结果表明在长时间麻醉下，心率响应发生了微小变化（a基于Cahalan等人的数据[165]。b基于Stevens等人的数据等[45]）。

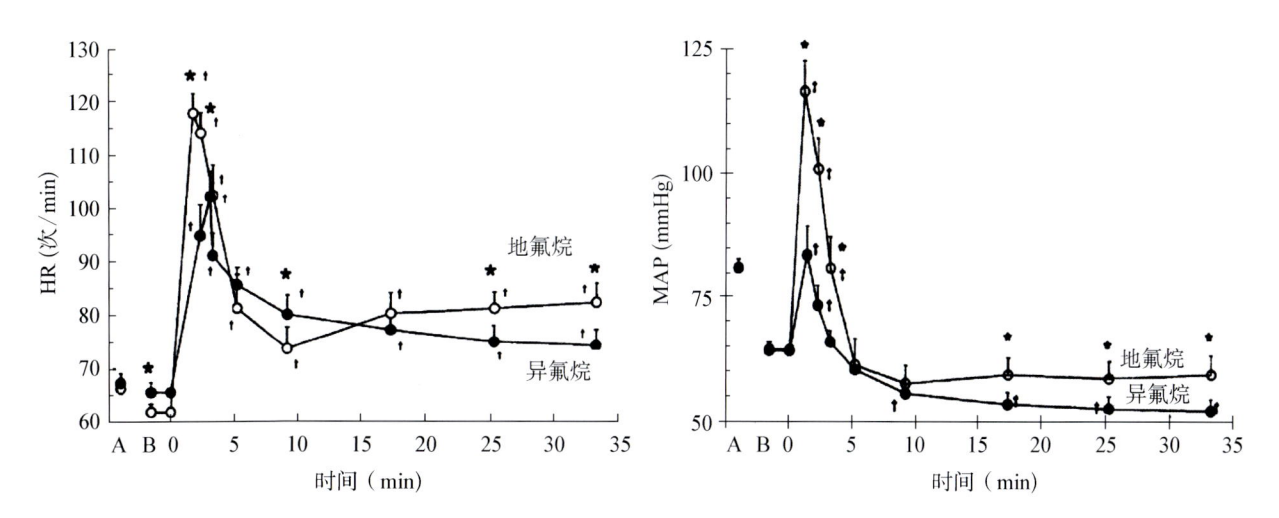

图16-8　当异氟烷和地氟烷的浓度迅速增加至超过1个最低肺泡浓度时，心率，血压和交感神经活动会突然升高。已经描述了几种干预措施来有效地应对这种情况，包括避免使用"高压"技术。HR心率，MAP平均动脉压（转载自Weiskopf等人[37]。经Wolters Kluwer Health, Inc.许可）

表16-2 氟烷、恩氟烷在犬模型中和冠状动脉搭桥手术期间对心肌收缩力EES的影响

	犬类模型		CABG手术	
	氟烷($n=7$)	恩氟烷($n=7$)		
对照组	10.1 ± 0.6	15.2 ± 0.4	对照组	11.5 ± 2.0
1%	6.7 ± 0.4	12.3 ± 0.6	60% N_2O	9.0 ± 2.2
2%	4.2 ± 0.5	9.3 ± 0.5	0.5%氟烷	8.1 ± 2.4

根据Van Trigt等人的数据。[161] E_{ES}(mmHg/mm)=收缩末压力和直径关系的斜率,收缩率的敏感指数不受容积负荷的影响;CABG冠状动脉搭桥术

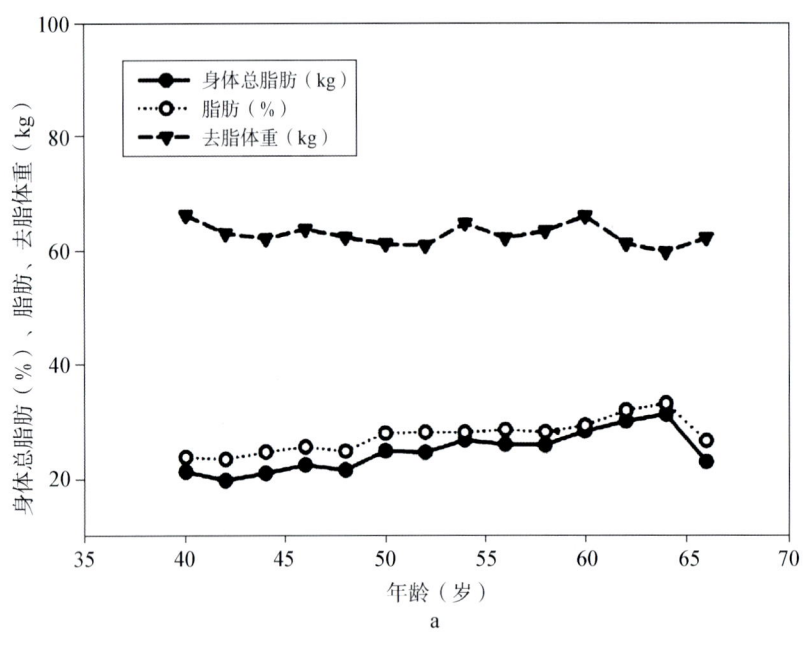

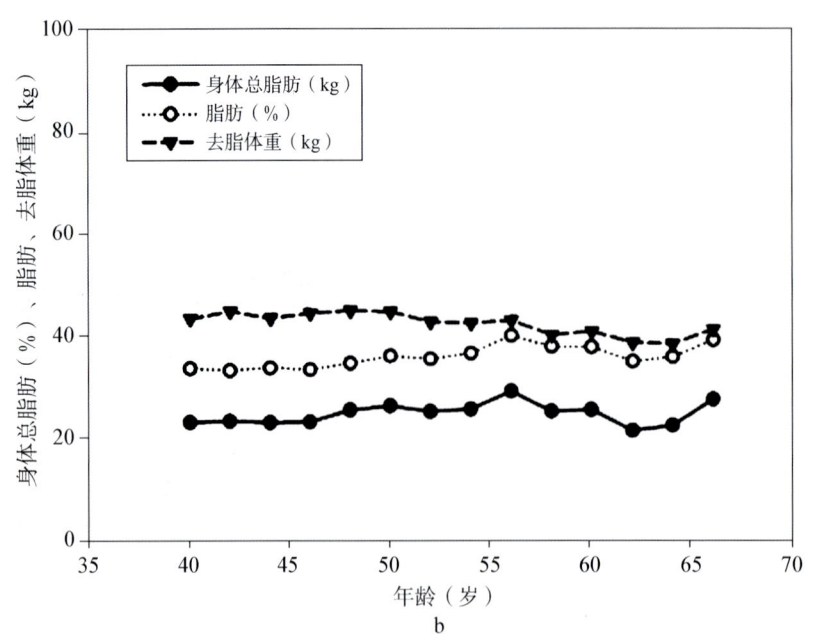

图16-9 随着年龄的增长,身体成分发生变化

来自Fels纵向研究的数据,包括男性(a)($n=102$)和女性(b)($n=108$),排除了已知的与身体成分有相关性的受试者。在所有年龄段,女性的体内脂肪百分比均高于男性。男性的体重和体内脂肪百分比呈上升趋势。妇女随着年龄的增长往往会失去无脂肪的物质(基于Guo等人的数据[38])。

总脂肪随着年龄增长而增加,体内总水分的比例也随之降低。

脂肪组织具有强大的储存脂溶性药物的能力。对于那些脂溶性吸入剂,体内分布容积会增加(表16-1和16-3)。脂肪可作为挥发性物质的储存库,导致在维持过程中吸入性麻醉剂累积并排出延迟。体内脂肪比例的增加可能会延长排出时间,这取决于许多变量,包括试剂的脂溶性,流向脂肪组织的血流量比其他组织少及麻醉时间。尽管在所有年龄段,男性和女性体内脂肪成分的差异都很大,但在吸入麻醉剂的药代动力学方面,尚无性别差异的迹象。

脂溶性药物在脂肪中缓慢重分布,其作用可能会延长。因为骨骼肌血供丰富,所以肌肉含量减少对药物的药代动力学有重大影响。随着体内脂肪含量的增加,流经脂肪组织的血流减少,弱脂溶性药物的分布容积也相应减少。

大多数体脂在皮下和腹部区域。然而,人体脂肪可能是异质的,并且不同解剖性脂肪在脂溶性药物储库的能力上可能有所不同[40]。过量进食产生的皮下脂肪,与非常瘦的个体体内存在的心外膜或肠系膜脂肪,可能在功能上有所不同。这如何影响脂溶性吸入剂的摄取和潴留尚待确定。

异氟烷的稳态分布容积(V_{dss})最大[41],而地氟烷则最小(表16-3)。地氟烷中挥发性物质从中央到外周的移动最快,七氟烷次之,异氟烷最慢。异氟烷的溶解度是地氟烷的6倍,这不仅是因为它的溶解度更高,而且异氟烷增加了流向骨骼肌等组织的血流量,骨骼肌本身是一种储存容量很大的组织[41,42]。

清醒时刻的吸入麻醉药分压,即MAC-awake,决定了全身麻醉的苏醒。所有挥发性麻醉剂的MAC-awake约为MAC值的1/3。吸入麻醉药从脂肪组织缓慢持续释放,可以维持血液中血药浓度,导致过度镇静、呼吸抑制,并导致麻醉后谵妄。这可能会增加术后并发症的发生率并延长在PACU的停留时间。

老年人体内脂肪比例的增加,应用难溶性挥发性麻醉药具有优势。通过比较老年患者的地氟烷和异氟烷全身麻醉苏醒情况,地氟烷组的苏醒时间和气管导管拔除的时间大约是异氟烷组的一半,苏醒时间比静脉麻醉快[43]。对于短小手术(<2h),与七氟烷相比,地氟烷组患者苏醒以及拔管较早[44]。

肾功能改变的影响

肾萎缩随着年龄的增长而发生,主要是肾皮质的萎缩。到80岁时,肾脏重量减少约20%,肾萎缩伴随着功能的改变,大多数受试者的肾血流量,肾小球滤过率(GFR)和肌酐清除率下降。肾血流量减少可能是由于除肾脏变化以外的心血管变化所致[45]。但是,巴尔的摩衰老纵向研究表明,GFR的下降并不是不可避免的,因为30%的健康个体的GFR不会随着年龄的增长而下降[46]。血浆肌酐水平随肌肉质量以及衰老的身体组

表16-3 新型吸入麻醉药的药代动力学

药 物	MAC	B/G[a]	FGF[b]	k_{12}(min^{-1})	Cl_{12}[c](mL$_{vapor}$/kg·min)	v_{dss}[c](mL$_{vap}$/kg$_{bw}$)
七氟烷	2.1	0.69	2	0.117(0.070~0.344)	13.0(9.8~22.4)	1 748(819~8 997)
异氟烷	1.2	1.4	<1	0.158(0.065~0.583)	30.7(15.9~38.7)	4 285(1 509~9 640)
地氟烷	6	0.42	<1	0.078(0.029~0.186)	7.0(4.4~11.1)	698(408~1 917)

MAC最低肺泡浓度,B/G血气分配,k_{12}=从中央室向周围室转运的微常数,Cl_{12}=从中央室到外围室的运输间隙,V_{dss}=稳态期间的总分配量
[a] 来自埃格尔的数据[160]。
[b] 来自FDA产品处方信息的数据:地氟烷和七氟烷。
[c] 来自Wissing等人的"Data。[41]

成变化而变化。因此,与仅使用血浆肌酐值[47](图16-10)相比,使用Cockroft-Gault公式[(140-岁)×体重(kg)/Cr×72]来评估老年人的肾功能更好。

临床上使用的所有挥发性麻醉剂均为氟化烷化合物。老年人肾脏综合性的改变使氟化物中毒的风险更大(表16-1)[48]。这些药物在肝脏细胞色素P450酶系统代谢过程中形成无机游离氟离子,游离氟的毒性导致高发的、加压素抵抗的急性肾功能衰竭[49]。1966年使用甲氧基氟烷首次报道了这种疾病。

现在使用的会产生氟化物的吸入剂是恩氟烷、异氟烷和七氟烷[50-52]。导致轻度肾脏浓缩能力下降的氟化物阈值水平为50 μmol/L[53]。肾脏导管细胞的实验表明,线粒体可能是游离氟离子的靶标[54]。

现代的吸入麻醉药是否会导致氟化物毒性?目前尚不确定。引起关注的是七氟烷的使用,因为约有5%的七氟烷被细胞色素P450 2E1亚型代谢[55]。其中,3.5%的尿中以游离氟离子的形式出现[56]。这比甲氧基氟烷代谢产生的氟化物少,但比恩氟烷或异氟烷高。

目前,氟中毒仍受到质疑。在七氟烷和恩氟烷的体内研究中,当氟化物的水平达到50 μg/L以上时,并未显示出肾毒性[57]。七氟烷麻醉的患者平均氟化物水平为47 μmol/L,是接受长时间恩氟烷麻醉(23 Mol/L)的2倍。超过40%长时间七氟烷麻醉的受试者有血浆氟水平大于50 μmol/L,对肾脏浓缩能力无损害,这项研究指出结果并未完全适用于老年人,因为该研究仅包括20多岁的年轻志愿者[58]。中度肾功能不全的患者中,恩氟烷和氟烷均不会使肾功能进一步降低[59],恩氟烷现在很少用于全身麻醉,目前尚无临床报告确定老年肾功能不全的患者应避免使用恩氟烷。

与氟烷相比,长时间接触异氟烷更可能达到氟化物中毒阈值,应用异氟烷10小时后24小时血浆氟化物达到峰值。这相当于暴露在19.2 MAC的异氟烷1小时,在这种暴露水平下,有40%患者的氟化物水平略高于50 μmol/L。相比之下,类似的氟烷暴露则产生较少的氟化物,最高的血药浓度出现在手术病例结束时。在患有肾功能不全的老年患者中,使用异氟烷,恩氟烷或七氟烷麻醉不

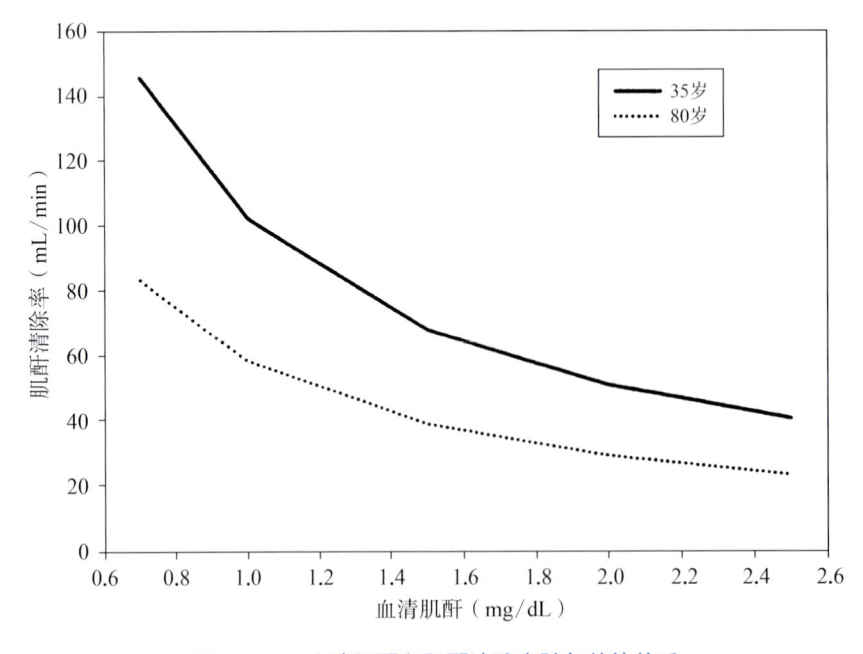

图16-10 血清肌酐和肌酐清除率随年龄的关系

肾小球滤过率(GFR)在30岁以后大多数人都会降低,但GFR的下降是不可避免的。图表是针对70 kg重男性进行标准化,并使用Cockroft-Gault公式计算得出的值(基于Hughes等人的数据[39])。

会导致肾功能进一步恶化[60]。地氟烷很少被代谢,对肾功能不全患者的风险很小[61]。

七氟烷在二氧化碳吸收器的碱性环境中分解形成氟甲基-2,2-二氟-1-(三氟甲基)乙烯基烷,或化合物A。与游离氟离子一样,化合物A也有肾毒性。化合物A的产量随着CO_2的产生和吸收的增加而增加,因为七氟烷的降解率随着吸收器温度的升高而增加[58-64]。促进化合物A产生包括CO_2吸收量的增加、CO_2吸附器温度升高、CO_2洗出的降低、高水平的七氟烷[23,65,66]。在实验室中,化合物A显然是具肾毒性的,但目前还不能确定是否有七氟烷导致肾功能衰竭的情况。在肾功能正常且年龄在30～69岁的患者中,在1 L/min气体流量的麻醉下,化合物A积聚,然而,当将这些患者与接受异氟烷麻醉的受试者进行比较时,在肾功能的临床或生化指标上未发现差异[67]。当气体流量为5 L/min时,化合物A不会在呼吸回路或CO_2吸收器中积聚,但是由于可能形成化合物A,不建议在新鲜气体流量低于2 L/min时使用七氟烷[68]。然而,在低流量(1 L/min)、高流量(5～6 L/min)或低流量异氟烷麻醉下,接受七氟烷的患者中,没有发现生化指标的差异,也没有肾脏毒性的证据[69]。此外,在肾功能中度受损的老年患者中,七氟烷麻醉不会对肾小管造成显著损伤[70],与使用异氟烷相比,七氟烷的低流量麻醉不会导致血尿素氮、肌酐或肌酐清除率明显变化[71]。

肝功能变化的影响

肝脏也有类似的萎缩,并伴有肝血流量减少[72-74]。肝脏血流量减少会导致依赖肝脏清除的药物代谢减少。肝脏血流量的减少似乎与药物的肝脏代谢减少有关,而与肝酶活性的变化无关[75]。

新型吸入剂没有被广泛代谢,在所有挥发性物质中,氟烷转化最广泛,其中约20%的氟烷在肝脏中代谢[76]。常用的其他药物的代谢要小得多。约有5%的七氟烷,2.4%的恩氟烷,0.2%的异氟烷和0.02%的地氟烷被代谢[16,77-79](表16-1)。氟烷、异氟烷和地氟烷的代谢产生三氟乙酸。地氟烷产生的这种代谢产物的量最低[76,80-83]。

衰老相关的肝功能减退可能仅对于氟烷和七氟烷有意义,因为其他药物在肝内的代谢很少。随着年龄的增长,肝组织的丧失可能导致挥发性物质的代谢降低,但这尚无文献记载,即使这些药物的代谢降低,也可能无临床意义。

挥发性麻醉剂对肝功能有不同程度的影响。与氟烷、异氟烷或恩氟烷相比,七氟烷减少实验室培养的肝细胞中纤维蛋白原,转铁蛋白和白蛋白的产生[84]。但是,与七氟烷相比,恩氟烷对白蛋白合成的抑制作用更大。地氟烷对肝脏合成的影响尚不清楚,由于它很少被代谢,因此预计不会产生太大的作用[85]。

许多药物与血浆蛋白结合,几种静脉麻醉药与血浆蛋白结合后在血液中携带转运。白蛋白是许多药物的载体,在老年患者,常出现白蛋白的浓度低的情况。由于未结合的游离药物的比例较高,这可能导致许多药物在老年受试者中效果增强。尚无证据表明挥发性药物依赖于蛋白质结合进行转运,或者挥发性麻醉剂的敏感性增加是通过这种机制起作用。

老年吸入麻醉药的药效学研究进展

现在的吸入麻醉药引入了溶解度逐渐降低的卤代醚。当新型试剂的溶解度接近一氧化二氮的溶解度时,可以更快地吸收和消除药物。从理论上讲,溶解度低和摄取快可以在麻醉维持阶段更好地控制麻醉药物的血药浓度。低溶解度的试剂的快速消除,可使患者迅速从麻醉中苏醒过来。用于全身麻醉的吸入剂包括异氟烷、七氟烷、地氟烷、氟烷和恩氟烷。实际应用中,异氟烷、七氟烷、地氟烷最值得考虑的,因为它们代表了所使用的大多数挥发性试剂。前3种是吸入麻醉药的性质见表16-1。

老龄化与MAC

对于挥发性麻醉剂药效学效应的经典表述是MAC。MAC在一个大气压下有50%的患者在切皮刺激时不动，此时的最小肺泡浓度[86]。在外科病例中，1个MAC挥发性药物浓度通常不能进行麻醉。通常需要大约1.3倍的MAC，或者基本上是ED_{95}剂量的麻醉剂[87]。

成人异氟烷、地氟烷和七氟烷的MAC值分别为1.15%、6%和1.85%。随着患者年龄的增长，所有挥发性药物的MAC值均降低，年龄每增长10岁，MAC值大约下降6%[88]。这种药物需求量的减少非线性关系，而是在40~50岁以后加速下降。这一现象同样适用于静脉麻醉药，其中静脉药物的药代动力学随年龄变化很大[89]。盖德尔（Guedel）等人[90]第一个注意到吸入性麻醉剂需求量随年龄增长而减少。随后氟烷[91]、异氟烷、[92]恩氟烷、地氟烷[93,94]和七氟烷[95]也记录了同样的变化。MAC、年龄、吸入麻醉药的终末浓度和N_2O之间的函数关系被确定[96]。MAC与年龄相关变化的诺模图见图16-11。

马丁（Martin）等人[97]对最常见的麻醉药物组合在全身麻醉中的使用情况进行回顾，当静脉和吸入药物的协同作用被控制时，80岁患者的药物需求量降低。不同的药物降幅不同，静脉用药减少了30%~50%，而异氟烷的需求量仅减少了11%~26%（图16-12）。虽然老年患者麻醉药需要减少，但关于吸入性麻醉药需求量减少的原因鲜为人知。

MAC值提供了一种方法可以比较不同吸入麻醉剂在特定终点的效能。麻醉深度是一个受关注的终点，而其他终点在老年患者中关注较少。MAC-awake通常是MAC值的1/3，氟烷除外，氟烷的MAC-awake是0.55MAC。MAC-awake随着年龄的增长而减少[98]。MAC-bar是当受试者受到刺激时，抑制交感神经系统反应（如心动过速或高血压）的吸入麻醉药的MAC。它表示为MAC的倍数（表16-4）。然而尚无证据表明，随

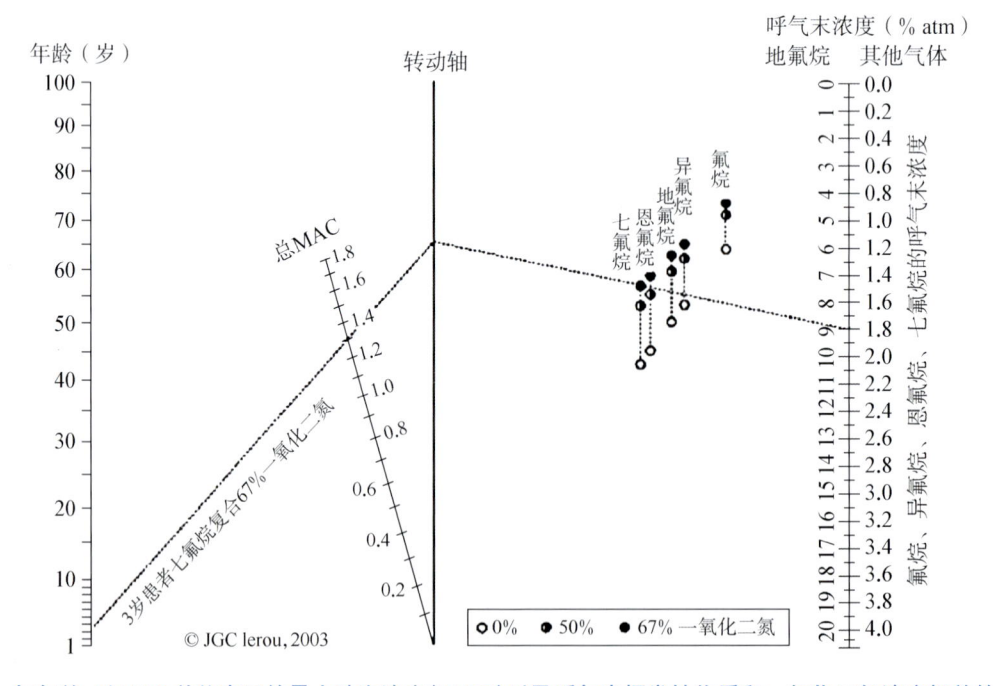

图16-11 与年龄，以MAC单位表示的最小肺泡浓度（MAC）以及呼气末挥发性物质和一氧化二氮浓度相关的图

通过绘制两条直线可以找到结果。示例（虚线）：如果测得的七氟烷和N_2O的终末浓度分别为1.8%和67%（在1个大气压下），则与年龄相关的总MAC在3岁儿童中为1.3。反向示例：使用七氟烷和氧气中的67% N_2O时，3岁儿童的总MAC为1.3，要求七氟烷的终浓度为1.8%。（转载自Lerou[96]。经牛津大学许可）

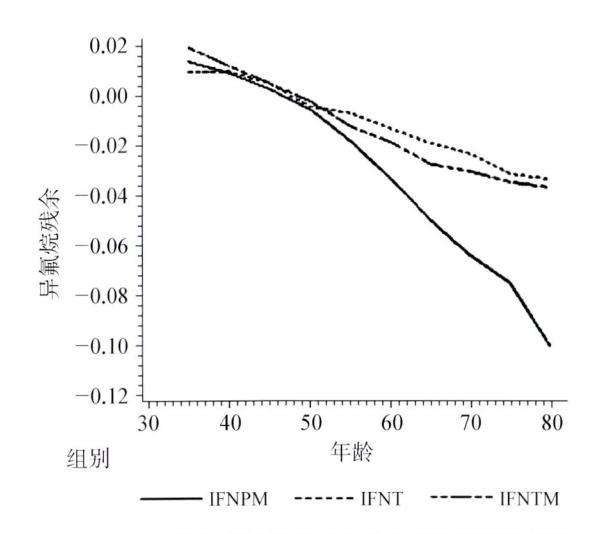

图16-12 随着年龄的增长异氟烷浓度降低的趋势图

与30岁时的最大值相比，到80岁时异氟烷的需要量降低了11%～16%。IFNTM：包括异氟烷，芬太尼，一氧化二氮，硫喷妥钠，咪达唑仑，IFNPM异氟烷，芬太尼，一氧化二氮，异丙酚，咪达唑仑，IFNT异氟烷，芬太尼，一氧化二氮，硫喷妥钠。(转载自Martin等人[97]。经Elsevier许可)

着年龄增长，抑制自主神经反射（MAC-BAR）所需的挥发剂浓度降低。

年龄增长导致吸入性麻醉剂的需求量降低，有几种可能的解释。老龄化全身系统变化导致麻醉药需求量降低：体脂增加、新陈代谢减少、心输出量减少、药物清除减少、器官系统特别是中枢神经系统萎缩[99]。意识丧失和脑电图模式改变所需的催眠药物剂量减少，可能是多种因素的综合作用[100-102]。表16-5、表16-6、框16-1及框16-2中列出了导致MAC变化的几个因素，表16-7列出了不影响MAC的因素。

老年人的常用药物影响挥发性药物的效能。这些药物包括钙通道阻滞剂[103]和可乐定[104]。有些药物可能通过耗尽神经递质来影响MAC[105,106]。苯二氮䓬类药物和阿片类药物与挥发性麻醉剂具有叠加作用[47]。

恢复室苏醒延长和长时间镇静通常对老年患者有害。大约10%的老年普外科患者发生术后镇静。接受急诊手术的老年患者中，全身麻醉后术后镇静的发生率可能高达61%。术中低血压和麻醉药导致术后镇静和住院时间延长[107]。

吸入麻醉剂的物理性质决定了药物的作用速度和重吸收。低血/气分布、低血/脂溶解度的吸入麻醉药，其血药浓度随给药剂量的变化而迅速变化。全身麻醉的恢复期，使用这些麻醉药可以更快地苏醒。而快速从全身麻醉中苏醒是减少老年人术后并发症的重要方法。据报道：地氟烷麻醉苏醒更快，在PACU中停留的时间更短[32]。

表16-4 吸入麻醉药在临床使用的特性

	不同年龄段MAC(atm,%)[a]			MAC[c,d]		
	2～5岁s[b]	36～49岁[b]	65岁[b]	MAC$_{awake}$	MAC$_{awake}$/MAC	MAC-BAR
一氧化氮		1.04		0.68	0.64	—
氟烷				0.004 1	0.55	1.3
异氟烷	0.016 0(1.6)	0.011 5(1.15)	0.010 5(1.05)	0.004 9	0.38	1.3
地氟烷	0.085 4(8.54)	0.060 0(6)	0.051 7(5.17)	0.025	0.34	1.45
七氟烷	0.025 0(2.5)	0.018 5(1.85)	0.017 7(1.77)	0.006 2	0.34	2.24

MAC：最小肺泡浓度
[a] 年龄数据[159]
[b] 不含一氧化氮吸入维持
[c] 对比20～60岁组
[d] Steven-Kingston分析[162]

表 16-5 增加最小肺泡浓度的因素

中枢神经递质增加

    单胺氧化酶抑制剂

    急性安非他命使用

    可卡因摄入

    麻黄素

高温

慢性酒精中毒

高钠血症

数据来源 Ebert and Schmid[163]

表 16-6 降低最低肺泡浓度因素

代谢酸中毒

缺氧（$PaO_2 < 38$ mmHg）

低血压（mean arterial pressure < 50 mmHg）

中枢神经递质降低（α-甲基多巴,利血平）

可乐定

低体温

锂

低渗透压

妊娠

急性酒精中毒

氯胺酮

泮库溴铵

毒扁豆碱（10 times clinical doses）

新斯的明（10 times clinical doses）

利多卡因

阿片类药物

阿片类拮抗药和兴奋剂

巴比妥盐

氯丙嗪

地西泮

羟嗪

Δ-9-四氢大麻酚

维拉帕米

数据来源于 Ebert and Schmid[163]

表 16-7 因素——不影响最小肺泡浓度

麻醉持续时间

刺激方式

性别

低碳酸血症（$PaCO_2$ to 21 mmHg）

高碳酸血症（$PaCO_2$ to 95 mmHg）

代谢性碱中毒

氧过多

血液稀释性贫血（hematocrit to 10%）

高血压

甲状腺功能异常

镁离子

高钾血症

高渗透压

普萘洛尔

异丙肾上腺素

异丙嗪

纳洛酮

氨茶碱

数据来自 Stevens and Kingston[164]

老年人神经退行性改变和吸入麻醉药

老年痴呆是临床常见病，阿尔茨海默病是痴呆症的其中一种。据估计，85岁以上的人口中有50%的人患有阿尔茨海默病。痴呆可以由多种原因引起，具有偶发性和特发性，但是疾病过程通常与脑萎缩有关。痴呆症的主要原因是阿尔茨海默氏病，血管性痴呆症（即多发卒中性痴呆症）并与帕金森病有关。痴呆的所有形式中，认知功能的恶化是最常见的，最低精神状态检查（MMSE）是临床研究中常用的评估认知变化的研究工具[108]。痴呆的发作是隐匿性且缓慢进行的，并可能造成预期寿命缩短。据报道，生存率可自诊断之日起3～13年，变化很大。然而，大约13%的患者在诊断后的两年内死亡，主要是那些患有非阿尔茨海默病类型的痴呆症患者[109]。

阿尔茨海默病典型的神经病理性病变是β淀粉样蛋白（淀粉样蛋白Aβ）的细胞外斑块和tau蛋白在细胞内的积累，形成神经元纤维缠结。尽管遗传因素可能导致阿尔茨海默病发病，但人们认为环境、饮食和医疗问题的影响在该疾病的发病机制中起着重要作用。由于很多人一生中的某个时候都曾接受过吸入麻醉药的全身麻醉，并且随着年龄增加，接受手术的可能性增加，因此，吸入麻醉药在神经元中促进淀粉样蛋白沉积的作用备受关注。氟烷和异氟烷促进淀粉样蛋白β的剂量依赖性寡聚。该作用对淀粉样蛋白所特有的，这些临床应用浓度的吸入剂在体外实验中加速了淀粉样蛋白β的剂量依赖性寡聚[110]。

由于老年患者在手术和麻醉后更有可能出现进一步的认知障碍，了解如何将有害影响降至最低是至关重要的。与其他麻醉技术相比，吸入剂尚未显示出对脑氧合的有害作用。将七氟烷和N_2O麻醉与脊麻进行比较时，未发现脑氧合的差异[111]。与静脉麻醉相比，当七氟烷为主要麻醉药时，老年患者需要稍多一点的时间苏醒（睁眼时间和拔管时间）。随着七氟烷暴露量的增加，术后精神状态检查评分降低；而S100-β——一种在循环中存在的急性脑损伤的蛋白标志物，在应用七氟烷的患者中升高，异丙酚麻醉下未升高[112]。当比较65岁以上患者的应用地氟烷和七氟烷时，使用地氟烷的患者早期苏醒较快，术后MMSE评分无差异[113]。

老年患者吸入麻醉的心血管作用

老年患者的心血管系统在解剖学和功能上与年轻患者不同。最明显的是最大心率对运动反应降低，对儿茶酚胺的敏感性降低，肺动脉压增加和左心室舒张压升高[114-117]。老年心血管当前的问题是：这些变化是否是老化的直接结果，以及这些结果是否可以逆转。心血管系统中的衰老机制和生活方式无疑都在这些变化中起作用[118]。

必须仔细评估老年患者在麻醉期间的生理反应，因为对老年患者反应的认知可能不正确。例如，约里斯（Joris）等[119]发现，腹部充气阻碍静脉回心血量时，年轻患者的心脏指数显著降低。随着年龄的增长，心血管功能发生变化不可避免，因此老年患者的血流动力学变化更大是符合预期的。但是，老年患者的反应可能好于预期。在75岁以上的患者中，异氟烷和一氧化二氮全麻诱导导致心脏功能下降，但是在腹腔镜胆囊切除术中，随着手术的开始，心脏功能提高，血压恢复到麻醉前的水平。腹腔镜手术中的前负荷降低和后负荷增加，令人惊讶的是，老年患者对此的耐受性相当好[120]。

在病情较重的ASA 3和4级的患者中，全身麻醉期间的血流动力学变化与ASA 1和2级的患者的血流动力学变化相似[121-127]。吸入麻醉可剂量依赖性地降低血压和抑制心血管系统[128-131]。挥发性麻醉剂可通过减少心输出量和扩张血管来降低血压。

吸入麻醉药会影响心脏的收缩功能，对老年人心肌收缩力的抑制因吸入麻醉药而异。在麻醉过程中，异氟烷不能像维持年轻人心输出量那样维持老年患者的心输出量[130]。在异氟烷中加入N_2O有助于维持心脏指数；然而，两者维持心肌收缩力的能力是不一致的，有报道表明，N_2O与氟烷混合使用时，既可维持心肌收缩力[132]，又可抑制心肌收缩力[133]。

吸入麻醉药也会影响心脏舒张功能。心肌舒张有两个组成部分：受心肌硬度影响的能量依赖性主动成分和被动成分。在60岁以上的患者中，氟烷和异氟烷降低左心室舒张的早期能量依赖性成分，异氟烷的影响更大[134]。挥发性麻醉药可通过缩短等容舒张期和提高二尖瓣环处的舒张峰值速度，改善舒张功能障碍，在异丙酚麻醉期间未见此效应。老年患者的心脏状况决定吸入麻醉剂反应的重要因素[135]。例如，高血压控制良好的健康老年外科患者可以耐受七氟烷吸入全麻诱导。无论是七氟烷快速给药（3 min 8%）还是分级给药（最初为8%，递减至2%），泵功能良好的患者均能耐受诱导,心率无改变,心电图无缺血迹象,血压中度下降。与在整个诱导过程中保持相同浓度相比,七氟烷递增造成的血压降幅小于小剂量七氟烷和异丙酚联合使用时[136]。

心脏功能减退的患者使用吸入麻醉药后血压会显著降低[137]。在充血性心力衰竭患者中,异氟烷麻醉期间血压和心脏指数下降;在左心室功能较差的患者中,使用氟烷时,血压和心脏指数降幅更大[138]。在这些情况下,吸入剂的儿茶酚胺阻断作用可能与低血压有关。

吸入麻醉药对心率有不同的影响,异氟烷可降低年轻人和老年人的全身血压。但是,异氟烷会降低老年受试者的心律指数和心率,但增加年轻个体的心率并保持心律指数不变。因此,异氟烷似乎可以通过增加心率来维持年轻患者的心脏指数,而老年患者则不然。正常健康的志愿者中,七氟烷会导致心率的剂量依赖性增加[139]。与之相反的是,4%或8%七氟烷诱导期间,心率无明显变化[140]。氟烷和恩氟烷对老年患者的心率影响很小[141]。氟烷麻醉诱导初期心率无明显差异;异氟烷麻醉后,老年患者的心率要比年轻患者低[130,142]。

吸入麻醉药还通过对自主神经系统的作用间接影响心血管系统。吸入浓度超过1MAC的异氟烷和地氟烷会触发短暂的交感神经刺激。地氟烷麻醉中,短暂的高血压和心动过速更为明显[37]。这种作用显然是通过快速适应气道受体介导的。芬太尼和α-肾上腺素能和β-肾上腺素能阻断药很容易阻断[143,144]。尽管这种现象发生在20多岁的受试者,但老年患者的交感神经系统活动状态较高,这种作用可能更明显。

许多麻醉药物会影响QT间期,即心室去极化和复极化的程度。年龄增长也是促进药物诱导的QT延长的共同因素[145]。年龄对七氟烷麻醉患者QT间期的影响研究中,与年轻受试者(20~69岁)相比,老年患者(70岁以上)的校正QT(QTc)间期显著延长[146]。在对近500名老年患者进行非心脏手术的前瞻性分析中,80%的研究对象QTc延长,而18%的患者的QTc降低。异氟烷麻醉中,54%的患者QTc延长超过30毫秒;N₂O麻醉中,40%患者延长;七氟烷麻醉中39%患者延长;地氟烷麻醉中,38%患者延长[147]。在另一项前瞻性研究中,对61~75岁接受经尿道前列腺切除术的患者使用了不同类型的麻醉,在全麻状态下,半数以上的患者QTc延长。虽然这项研究并未明确全身麻醉的方案,但大多数患者接受七氟烷或地氟烷维持,QTc延长30至60 ms[148]。

吸入麻醉药可能对血流动力学的抑制有延迟性。与接受异丙酚进行全身麻醉的患者相比,异氟烷麻醉用于颈动脉内膜切除术的患者需要更多地去氧肾上腺素来维持血压,并且在出现高血压期间需要更多的拉贝洛尔来控制血压。更重要的是,尽管在异氟烷或丙泊酚麻醉的患者之间血流动力学稳定性没有差异,但在异氟烷麻醉下的患者发生心肌缺血的频率明显更高[149]。

挥发性麻醉剂通常引起周围血管扩张。如果维持或增加心输出量,则需血流量增加。但是,在全身麻醉诱导期间,年轻(18~34岁)和健康老人(60~79岁)之间的外周血流量存在明显的年龄相关差异。异氟烷或氟烷与66%的一氧化二氮组合使用时,不同年龄组之间心率或平均血压的变化略有不同。在氟烷麻醉期间,皮肤和肌肉的灌注(通过前臂血流量评估)随着平均动脉压的下降而降低,并无年龄相关的差异。然而,在异氟烷麻醉下,年轻患者即使血压降低也能维持外周灌注,而老年人的外周灌注减少(图16-13)[150]。

评估挥发性麻醉药对老年心血管系统的有益或有害作用,需要评估术中效果和术后结果。七氟烷可能比丙泊酚更好地预防心肌缺血并保持心脏功能[151,152]。通过比较左前降支冠状动脉夹闭前后的心功能,显示七氟烷麻醉在微创非体外循环冠状动脉移植手术中能够保护心功能[153]。与异丙酚相比,地氟烷和七氟烷在体外循环后和冠状动脉旁路手术后保护左心室功能[154,155]。在体外循环手术中用作主要麻醉药时,地氟烷和七氟烷组的ICU住院时间较短[156]。术后继续使用七

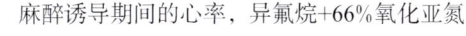

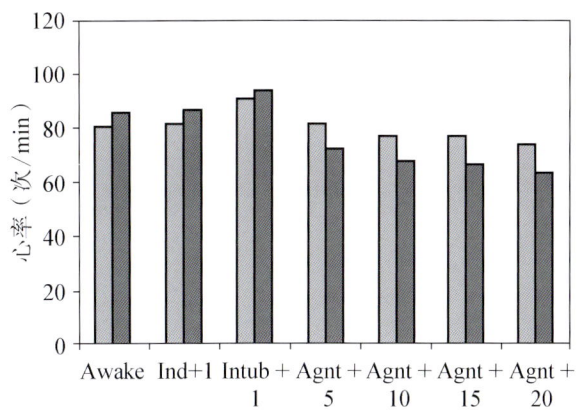

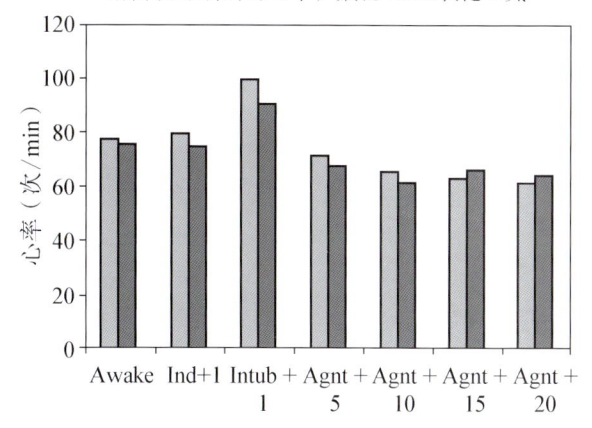

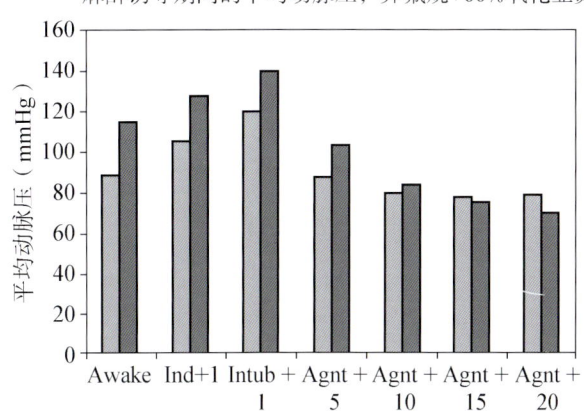

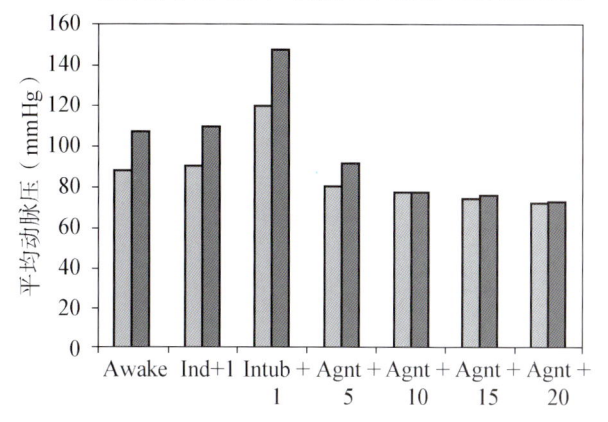

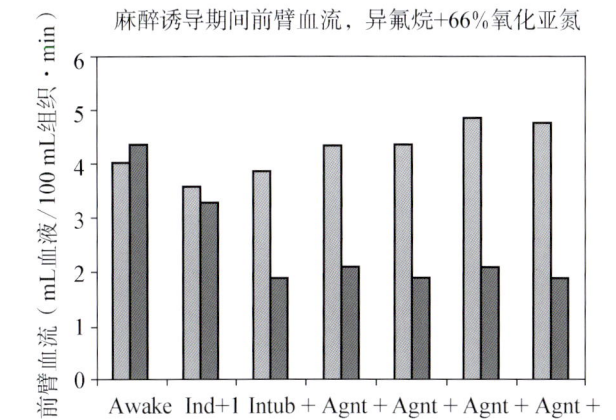

图16-13 在健康的年轻人和老年人中，在全身麻醉后开始测量心率，平均动脉血压和前臂血流量。依托咪酯和气管插管诱导后，患者接受异氟烷（0.8%～1.2%）或氟烷（0.7%～1.0%）和一氧化二氮（66%）麻醉。在受试者组之间，心率或血压变化几乎没有差异。接受氟烷的老年和年轻患者的前臂血流减少，而接受异氟烷的年轻患者的前臂血流大得多。显示平均值。浅灰色条=年轻人（18～34岁），深灰色条=老年人（60～79岁）。时间单位以分钟为单位。（基于Dwyer和Howe的数据[150]）

氟烷也会产生保护作用。Soro等人的研究显示，使用七氟烷而非丙泊酚镇静时，心肌肌钙蛋白 I 水平较低，住院时间较短。结果还表明，其血流动力学稳定性更高，对血管升压药的依赖更少[157]。

我们的认知差距

在过去的10年中，有关吸入麻醉药的临床文献很集中，都在试图证明一种药物优于另一种药物。临床问题在于，不是所有情况下一种药物都明显优于另一种药物，每种麻醉药均可控制全身麻醉期间对手术刺激的反应。需要考虑到患者的疾病或病理生理，应用哪种药物最佳，药物在多大程度上可以抑制意识和自主反应。人们对麻醉深度与长期生存关系的兴趣与日俱增，应用心血管药物作为辅助手段来控制心率和血压的可能性也随之增加。

由于描述年龄如何影响麻醉的出版物有限，因此从比较静脉和吸入药物的研究中提取与年龄相关的数据非常有用。回顾过去10年的麻醉文献，很明显人们对衰老与全身麻醉之间的关系越来越感兴趣。但是，关于年龄对麻醉的影响的知识有限，值得关注。

参考文献

[1] Luntz SP, Janitz E, Motsch J, Bach A, Martin E, Böttiger BW. Cost effectiveness and high patient satisfaction in the elderly: sevoflurane versus propofol anesthesia. Eur J Anaesthesiol. 2004; 21: 115–22.

[2] Carpenter RL, Eger EI II, Johnson BH, et al. A new concept in inhaled anesthetic pharmacokinetics [abstract]. Anesth Analg. 1984; 64: 197.

[3] Carpenter RL, Eger EI II, Johnson BH, et al. Pharmacokinetics of inhaled anesthetics in humans: measurements during and after simultaneous administration of enflurane, halothane, isoflurane, methoxyflurane, and nitrous oxide. Anesth Analg. 1984; 65: 575–82.

[4] Weiskopf RB, Eger EI II. Comparing the costs of inhaled anesthetics. Anesthesiology. 1993; 79: 1413–8.

[5] Coetzee JF, Stewart LJ. Fresh gas flow is not the only determinant of volatile agent consumption: a multi-centre study of low-flow anesthesia. Br J Anaesth. 2002; 88: 46–55.

[6] Avramov MN, Griffin JD, White PF. The effect of fresh gas flow and anesthetic technique on the ability to control acute hemodynamic responses during surgery. Anesth Analg. 1998; 87: 666–70.

[7] Pump KK. Emphysema and its relation to age. Am Rev Respir Dis. 1976; 114: 5–13.

[8] Kitamura H, Sawa T, Ikezono E. Postoperative hypoxemia—the contribution of age to the maldistribution of ventilation. Anesthesiology. 1973; 36: 244–52.

[9] Ward RJ, Tolas AG, Benveniste RJ, Hansen JM, Bonica JJ. Effect of posture on normal arterial blood gas tensions in the aged. Geriatrics. 1966; 21: 139–43.

[10] Wahba WM. Influence of aging on lung function—clinical significance of changes from age twenty. Anesth Analg. 1983; 62: 764–76.

[11] Pontoppdan H, Geffin B, Lowenstein E. Acute respiratory failure in the adult. N Engl J Med. 1972; 287: 690–8.

[12] Crapo RO, Morris AH, Clayton PD, Nixon CR. Lung volumes in healthy nonsmoking adults. Bull Eur Physiopathol Respir. 1982; 18: 419–25.

[13] Turner J, Mead J, Wohl M. Elasticity of human lungs in relation to age. J Appl Physiol. 1968; 25: 644–71.

[14] Niewoehner DE, Kleinerman J. Morphologic basis of pulmonary resistance in the human lung and effects of aging. J Appl Physiol. 1974; 36: 412–8.

[15] Cerveri I, Zoia MC, Fanfulla F, et al. Reference values of arterial oxygen tension in the middle-aged and elderly. Am J Respir Crit Care Med. 1995; 152: 934–41.

[16] Eger EI II. Uptake and distribution. In: Miller RD, editor. Anesthesia. New York: Churchill Livingstone; 1990. pp. 85–104.

[17] Lu CC, Tsai CS, Ho ST, et al. Pharmacokinetics of sevoflurane uptake into the brain and body. Anaesthesia. 2003; 58: 951–6.

[18] Muravchick S. Anesthesia for the elderly. In: Miller RE, editor. Anesthesia. New York: Churchill Livingstone; 1990. pp. 1977–8.

[19] Guénard H, Marthan R. Pulmonary gas exchange in elderly subjects. Eur Respir J. 1996; 9: 2573–7.

[20] Sorbini CAA, Grassi V, Solinas SE, et al. Arterial oxygen tension in relation to age in healthy subjects. Respiration. 1968; 25: 3–13.

[21] Kronenberg R, Hamilton FN, Gabel R, et al. Comparison of three methods for quantitating respiratory response to hypoxia in man. Respir Physiol. 1972; 16: 109–25.

[22] Eger EI II, Kellogg RH, Mines AH, et al. Influence of CO_2 on ventilatory acclimatization to altitude. J Appl Physiol. 1968; 24: 607–15.

[23] Kronenberg RS, Drage CW. Attenuation of the ventilatory and heart rate responses to hypoxia and hypercapnia with aging in normal men. J Clin Invest.

1973; 52: 1812–9.

[24] Pedersen T, Eliasen K, Henriksen E. A prospective study of mortality associated with anaesthesia and surgery: risk indicators of mortality in hospital. Acta Anaesthesiol Scand. 1990; 34: 176–82.

[25] McLeskey CH. Anesthesia for the geriatric patient. In: Barash PG, editor. Clinical Anesthesia. Philadelphia: JB Lippincott; 1992. pp. 1353–87.

[26] Furberg CD, Manolio TA, Psaty BM, et al. Major electrocar-diographic abnormalities in persons aged 65 years and older (the Cardiovascular Health Study). Cardiovascular Health Study Collaborative Research Group. Am J Cardiol. 1992; 69: 1329–35.

[27] Owan TE, Redfield MM. Epidemiology of diastolic heart failure. Prog Cardiovasc Dis. 2005; 47: 320–32.

[28] Schocken DD. Epidemiology and risk factors for heart failure in the elderly. Clin Geriatr Med. 2000; 16: 407–18.

[29] Senni M, Redfield MM. Heart failure with preserved systolic function. A different natural history? J Am Coll Cardiol. 2001; 38: 1277–82.

[30] Hart CY, Redfield MM. Diastolic heart failure in the community. Curr Cardiol Rep. 2000; 2: 461–9.

[31] Evans TI. The physiological basis of geriatric general anesthesia. Anaesth Intensive Care. 1973; 1: 319–22.

[32] Hurley B, Roth S. Strength training in the elderly: effects on risk factors for age-related diseases. Sports Med. 2000; 30: 244–68.

[33] Robergs R, Roberts S. Exercise physiology: exercise, performance, and clinical applications. 1st ed. St. Louis: Mosby-Yearbook; 1997.

[34] Dinenno FA, Seals DR, DeSouza CA, Tanaka H. Agerelated decreases in basal limb blood flow in humans: time course, determinants and habitual exercise effects. J Physiol. 2001; 531: 573–9.

[35] Hagberg JM, Allen WK, Seals DR, Hurley BF, EhsaniAA, Holloszy JO. A hemodynamic comparison of young and older endurance athletes during exercise. J Appl Physiol. 1985; 58: 2041–6.

[36] Fleg JL. O'Connor F, Gerstenblith G, et al. Impact of age on the cardiovascular response to dynamic upright exercise in healthy men and women. J Appl Physiol. 1995; 78: 890–900.

[37] Weiskopf RB, Moore MA, Eger EI II, et al. Rapid increase in desflurane concentration is associated with greater transient cardiovascular stimulation than with rapid increase in isoflurane concentration in humans. Anesthesiology. 1994; 80: 1035–45.

[38] Guo SS, Zeller C, Chumlea WC, Siervogel RM. Aging, body composition, and lifestyle: the Fels Longitudinal Study. Am J Clin Nutr. 1999; 79: 405–11.

[39] Hughes VA, Frontera WR, Roubenoff R, et al. Longitudinal changes in body composition in older men and women: role of body weight change and physical activity. Am J Clin Nutr. 2002; 76: 473–81.

[40] Arner P. Not all fat is alike. Lancet. 1998; 351: 1301–2.

[41] Wissing H, Kulin I, Riebrock FU. Pharmacokinetics of inhaled anesthetics in a clinical setting: comparison of desflurane, isoflurane and sevoflurane. Br J Anaesth. 2000; 84: 443–9.

[42] Stevens WC, Cromwell TH, Halsey MJ, et al. The cardiovascular effects of a new inhalational anesthetic, Forane, in human volunteers at a constant arterial carbon dioxide tension. Anesthesiology. 1971; 35: 8–16.

[43] Juvin P, Servin F, Giraud O, Desmonts JM. Emergence of elderly patients from prolonged desflurane, isoflurane, or propofol anesthesia. Anesth Analg. 1997; 85: 647–51.

[44] Haevner JE, Kaye AE, Lin B-K, King T. Recovery of elderly patients from two or more hours of desflurane or sevoflurane anaesthesia. Br J Anaesth. 2003; 91: 502–6.

[45] Hollenberg NK, Adams DF, Solomon HS, Rashid A, Abrams HL, Merrill JP. Senescence and the renal vasculature in normal man. Circ Res. 1974; 34: 309–16.

[46] Lindeman RD, Tobin J, Shock NW. Longitudinal studies on the rate of decline in renal function with age. J Am Geriatr Soc. 1985; 33: 278–85.

[47] Beck LH. The aging kidney: defending a delicate balance of fluid and electrolytes. Geriatrics. 2000; 55: 26–8. 31–32.

[48] Mazze RJ, Trudell JR, Cousins MJ. Methoxyflurane metabolism and renal dysfunction: clinical correlation in man. Anesthesiology. 1971; 35: 247–60.

[49] Aronson S. Renal function monitoring. In: Miller RD, editor. Anesthesia. Philadelphia: Churchill Livingstone; 2005. p. 1489.

[50] Crandell WB, Pappas SC, MacDonald A. Nephrotoxicity associated with methoxyflurane anesthesia. Anesthesiology. 1966; 27: 591–607.

[51] Baden JM, Rice SA. Metabolism and toxicity. In: Miller RD, editor. Anesthesia. New York: Churchill Livingstone; 1990. pp. 155–70.

[52] FDA. Prescribing information: sevoflurane. North Chicago: Abbott Laboratories; Ref. 06–9230–RZ. Rev. June, 1995.

[53] Cousins MJ, Mazze RI. Methoxyflurane nephrotoxicity: a study of the dose response in man. JAMA. 1973; 225: 1611–6.

[54] Cittanova ML, Lelongt B, Verpont MC, et al. Fluoride ion toxicity in human kidney collecting duct cells. Anesthesiology. 1996; 84: 428–35.

[55] Kharasch ED, Armstrong AS, Gunn K, Artru A, Cox K, Karol MD. Clinical sevoflurane metabolism and disposition. II. The role of cytochrome P450 2E1

[56] Kharason ED, Karol MD, Lanni C, Sawchuk R. Clinical sevoflurane metabolism and disposition. I. Sevoflurane and metabolite pharmacokinetics. Anesthesiology. 1995; 82: 1369–78.

in fluoride and hexafluoroisopropanol formation. Anesthesiology. 1995; 82(6): 1379–88.

[57] Gentz BA, Malan TPJ. Renal toxicity with sevoflurane: a storm in a teacup? Drugs. 2001; 61: 2155–62.

[58] Frink EJ, Malan TP, Isner J, et al. Renal concentrating function with prolonged sevoflurane or enflurane anesthesia in volunteers. Anesthesiology. 1994; 80: 1019–25.

[59] Mazze RI, Sievenpiper TS, Stevenson J. Renal effects of enflurane and halothane in patients with abnormal renal function. Anesthesiology. 1984; 60: 161–3.

[60] Conzen PF, Nuscheler M, Melotte A, et al. Renal function and serum fluoride concentrations in patients with stable renal insufficiency after anesthesia with sevoflurane or enflurane. Anesth Analg. 1995; 81: 569–75.

[61] Koblin DD, Eger EI II, Johnson BH, et al. I-653 resists degradation in rats. Anesth Analg. 1988; 67: 534–8.

[62] Frink EJ Jr, Malan T, Morgan S, et al. Quantification of the degradation products of sevoflurane in two CO_2 absorbents during low-flow anesthesia in surgical patients. Anesthesiology. 1992; 77: 1064–9.

[63] Eger EI II, Sturm DP. The absorption and degradation of isoflurane and 1653 by dry soda lime at various temperatures. Anesth Analg. 1987; 66: 1312–5.

[64] Munday I, Foden N, Ward P, et al. Sevoflurane degradation in a circle system at two different fresh gas flows. Anesthesiology. 1994; 81: A433.

[65] Bito H, Ikede K. Closed-circuit anesthesia with sevoflurane in humans. Effects on renal and hepatic function and concentrations of breakdown products with soda lime in the circuit. Anesthesiology. 1994; 80: 71–6.

[66] Bito H, Ikeda K. Deeradation products of sevoflurane during low-flow anaesthesia. Br J Anaesth. 1995; 74: 56–9.

[67] Kharasch ED, Frink EJ, Zager R, Bowdle TA, Artru A, Nogami WM. Assessment of low-flow sevoflurane and isoflurane effects on renal function using sensitive markers of tubular toxicity. Anesthesiology. 1997; 86: 1238–53.

[68] Frink EJ Jr, Isner RJ, Malan TP Jr, Morgan SE, Brown EA, Brown BR Jr. Sevoflurane degradation product concentrations with soda lime during prolonged anesthesia. J Clin Anesth. 1994; 6: 239–42.

[69] Bito H, Ikeda K. Renal and hepatic function in surgical patients after low-flow sevoflurane or isoflurane anesthesia. Anesth Analg. 1996; 82: 173–6.

[70] Tsukamoto N, Hirabavashi Y, Shimizu R, Mitsuhata H. The effects of sevoflurane and isoflurane anesthesia on renal tubular function in patients with moderately impaired renal function. Anesth Analg. 1996; 82: 909–13.

[71] Higuchi H, Adachi Y, Wada H, Kanno M, Satoh T. The effects of low-flow sevoflurane and isofurane anesthesia on renal function in patients with stable moderate renal insufficiency. Anesth Analg. 2001; 92: 650–5.

[72] Vestal RE. Drug use in the elderly: a review of problems and special considerations [review]. Drugs. 1978; 16: 358–82.

[73] Muravchick S. The aging patient and age related disease. ASA Annual Refresher Course Lecture #151. Park Ridge: American Society of Anesthesiologists; 1987.

[74] Carleden CM, Kaye CM, Parsons RL. The effect of age on plasma levels of propranolol and practolol in man. Br J Clin Pharmacol. 1975; 2: 303–6.

[75] Woodhouse KW, Mutch E, Williams FM, Rawlins MD, James OE. The effect of age on pathways of drug metabolism in human liver. Age Ageing. 1984; 13: 328–34.

[76] Rehder K, Forbes J, Alter H, et al. Halothane biotransformation in man: a quantitative study. Anesthesiology. 1967; 28: 711–5.

[77] Carpenter RL, Eger EI II, Johnson BH, et al. The extent of metabolism of inhaled anesthetics in humans. Anesthesiology. 1986; 65: 201–5.

[78] Koblin D, Weiskopf R, Holmes MA, et al. Metabolism of I-653 and isoflurane in swine. Anesth Analg. 1989; 68: 147–9.

[79] Yasuda N, Lockhart S, Eger EI II, et al. Kinetics of desflurane, isoflurane, and halothane in humans. Anesthesiology. 1991; 74: 489–98.

[80] Cascorbi HF, Blake DA, Helrish M. Differences in biotransformation of halothane in man. Anesthesiology. 1970; 32: 119–23.

[81] Holaday DA, Fiserova-Bergerova V, Latto IP, et al. Resistance of isoflurane to biotransformation in man. Anesthesiology. 1975; 43: 325–32.

[82] Koblin DD. Characteristics and implications of desflurane metabolism and toxicity. Anesth Analg. 1992; 75(4 Suppl): S10–6.

[83] Sutton TS, Koblin DD, Fuenke LD, et al. Fluoride metabolites after prolonged exposure of volunteers and patients to desflurane. Anesth Analg. 1991; 73: 180–5.

[84] Franks JJ, Kruskal JB, Holaday DA. Immediate depression of fibrinogen, albumin, and transferrin synthesis by halothane, isoflurane, sevoflurane and enflurane. Anesthesiology. 1989; 71: A238.

[85] Johnes RM. Desflurane and sevoflurane: inhalation anaesthetics for this decade? Br J Anaesth. 1990; 65: 527–36.

[86] Saidman LJ, Eger EI II. Effect of nitrous oxide and of narcotic premedication on the alveolar concentration

[87] deJong R, Eger EI II. MAC explained: AD_{50} and AD_{95} values of common inhalational anesthetics in man. Anesthesiology. 1975; 42: 384–9.

[88] Mapleson WW. Effect of age on MAC in humans: a meta-analysis. Br J Anaesth. 1996; 76: 179–85.

[89] Shüttler J, Ihmsen H. Population pharmacokinetics of propofol. A multicenter study. Anesthesiology. 2000; 92: 727–38.

[90] Guedel AE. Inhalation anesthesia: a fundamental guide. New York: Macmillan; 1937. pp. 61–2.

[91] Gregory GA, Eger EI II, Munson ES. The relationship between age and halothane requirement in man. Anesthesiology. 1969; 30: 488–91.

[92] Stevens WC, Nolan WM, Gibbons RT, et al. Minimum alveolar concentrations (MAC) of isoflurane with and without nitrous oxide in patients of various ages. Anesthesiology. 1975; 42: 197–200.

[93] Gold MI, Abello D, Herrington C. Minimum alveolar concentration of desflurane in patients older than 65 years. Anesthesiology. 1993; 79: 710–4.

[94] Rampil J, Lockart S, Zwass M, et al. Clinical characteristics of desflurane in surgical patients: minimum alveolar concentration. Anesthesiology. 1991; 74: 429–33.

[95] Nakajima R, Nakajima Y, Ikeda A. Minimum alveolar concentration of sevoflurane in elderly patients. Br J Anaesth. 1993; 70: 273–5.

[96] Lerou JGC. Nomogram to estimate age-related MAC. Br J Anaesth. 2004; 93: 288–91.

[97] Martin G, Glass PSA, Breslin DS, et al. A study of anesthetic drug utilization in different age groups. J Clin Anesth. 2003; 15: 194–200.

[98] Katoh T, Suguro Y, Kimura T, Ikeda K. Cerebral awakening concentration of sevoflurane and isoflurane predicted during slow and fast alveolar washout. Anesth Analg. 1993; 77: 1012–7.

[99] Jones AG, Hunter JM. Anaesthesia in the elderly. Special considerations. Drugs Aging. 1996; 9: 319–31.

[100] Avram MJ, Krejcie TC, Henthorn TK. The relationship of age to disposition of thiopental and indocyanine green. Anesthesiology. 1990; 72: 403–11.

[101] Avram MJ, Sanghvi R, Henthorn TK, et al. Determinants of thiopental induction dose requirements. Anesth Analg. 1993; 76: 10–7.

[102] Kirkpatrick T, Cockshodt ID, Douglas EH, Nimmo WS. Pharmacokinetics of propofol (Diprivan) in elderly women. Br J Anaesth. 1988; 60: 146–50.

[103] Schwartz AE, Maustisho FE, Bachus WW, et al. Nimodipine decreases the minimum alveolar concentration of isoflurane in dogs. Can J Anesth. 1991; 38: 239–42.

[104] Nagasaka H, Yaksh TL. Pharmacology of intrathecal adrenergic agonists: cardiovascular and nociceptive reflexes in halothane-anesthetized rats. Anesthesiology. 1990; 73: 1198–207.

[105] Johnston RR, White PF, Way WL, et al. The effect of levodopa on halothane anesthetic requirements. Anesth Analg. 1975; 54: 178–81.

[106] Miller RD, Way WL, Eger EI II. The effects of alpha-methyl-dopa, reserpine, guanethidine, and iproniazid on minimum alveolar anesthetic requirement (MAC). Anesthesiology. 1968; 29: 1153–8.

[107] Gustafson Y, Berggren D, Brannstrom B, et al. Acute confusional states in elderly patients treated for femoral neck fracture. J Am Geriatr Soc. 1988; 36: 525–30.

[108] Funder KS, Steinmetz J, Rasmussen LS. Anesthesia for the patient with dementia undergoing outpatient surgery. Curr Opin Anesthesiol. 2009; 22: 712–7.

[109] Staekenborg SS, Pijnenburg YAL, Lemstra AW, et al. Dementia and rapid mortality: who is at risk? J Alzheimers Dis. 2016; 53: 135–42.

[110] Eckenhoff RG, Johansson JS, Wei H, et al. Inhaled anesthetic enhancement of amyloid-β oligomerization and cytotoxicity. Anesthesiology. 2004; 101: 703–9.

[111] Lee A, Kim S-H, Hong J-Y. Effect of anesthetic methods on cerebral oxygen saturation in elderly surgical patients. World J Surg. 2012; 36: 2328–34.

[112] Qiao Y, Feng H, Zhao T, et al. Postoperative cognitive dysfunction after inhalational anesthesia in elderly patients undergoing major surgery: the influence of anesthetic technique, cerebral injury, and systemic inflammation. BMC Anesthesiol. 2015; 15: 154.

[113] Jadhav PK. A comparison of desflurane and sevoflurane in the recovery of cognitive function after general anesthesia in elderly patients. Int J Res Med Sci. 2015; 3(11): 3278–82.

[114] Lakatta EG. Diminished beta-adrenergic modulation of cardiovas-cular function in advanced age. Cardiol Clin. 1986; 4: 185–200.

[115] Virtanen K, Janne J, Frick MH. Response of blood pressure and plasma norepinephrine to propranolol, metoprolol and clonidine during isometric and dynamic exercise in hypertensive patients. Eur J Clin Pharmacol. 1982; 21: 275–9.

[116] Duncan AK, Vittone J, Fleming KC, Smith HC. Cardiovascular disease in elderly patients. Mayo Clin Proc. 1996; 71: 184–96.

[117] Elliott HL, Sumner DJ, McLean K, Reid JL. Effect of age on the responsiveness of vascular alpha-adrenoceptors in man. J Cardiovasc Pharmacol. 1982; 4: 388–92.

[118] Rodeheffer RJ, Gersten Glith G, Brecker LC, et al. Exercise cardiac output is maintained with advancing age in healthy human subjects: cardiac dilation and increased stroke volume compensate for diminished heart rate. Circulation. 1984; 69: 203–13.

[119] Joris J, Honore P, Lamy M. Changes in oxygen transport and ventilation during laparoscopic cholecystectomy. Anesth Analg. 1993; 76: 1067–71.

[120] Dhoste K, Lacoste L, Karayan J, et al. Haemodynamic and ventilatory changes during laparoscopic cholecystectomy in elderly ASA III patients. Can J Anaesth. 1996; 8: 783–8.

[121] Fox LG, Hein HAT, Gawey BJ, et al. Physiologic alterations during laparoscopic cholecystectomy in ASA III and IV patients. Anesthesiology. 1993; 79: A55.

[122] Feig BW, Berger DH, Dupuis JF, et al. Hemodynamic effects of CO_2 abdominal insufflation (CAI) during laparoscopy in high-risk patients. Anesth Analg. 1994; 78: S109.

[123] Safran D, Sgambati S, Orlando R III. Laparoscopy in high-risk cardiac patients. Surg Gynecol Obstet. 1993; 176: 548–54.

[124] Critchley LAH, Critchley JAJH, Gin T. Haemodynamic changes in patients undergoing laparoscopic cholecystectomy: measurement by transthoracic electrical bioimpedance. Br J Anaesth. 1993; 70: 681–3.

[125] Cunningham AJ, Turner J, Rosenbaum S, et al. Transoesophageal echocardiographic assessment of haemodynamic function during laparoscopic cholecystectomy. Br J Anaesth. 1993; 70: 621–5.

[126] Joris JL, Noirot DP, Legrand MJ, et al. Hemodynamic changes during laparoscopic cholecystectomy. Anesth Analg. 1993; 76: 1067–71.

[127] McLaughlin JG, Bonnell BW, Scheeres DE, et al. The adverse hemodynamic effects of laparoscopic cholecystectomy. Surg Endosc. 1995; 9: 121–4.

[128] Roizen MF, Lampe GH, Sheiner LB, et al. Aging increase hemodynamic responses to induction and incision [abstract]. Anesth Analg. 1985; 64: 275.

[129] Hoffman WE, Miletich DJ, Albrecht RF. Cardiovascular and regional blood flow changes during halothane anesthesia in the aged rat. Anesthesiology. 1982; 56: 444–8.

[130] McKinney MS, Fee JP, Clarke RS. Cardiovascular effects of isoflurane and halothane in young and elderly patients. Br J Anaesth. 1993; 71: 696–701.

[131] Haldermann G, Schmid E, Frey P, et al. Wirkung von ethrane auf die kreislaufgrossen geriatrischer patienten. Anaesthesist. 1975; 24: 343–6.

[132] Martin WE, Freund FG, Hornbein RF, et al. Cardiovascular effects of halothane and halothane-nitrous oxide anesthesia during controlled ventilation. Anesthesiology. 1969; 30: 346.

[133] MS MK, JPH F. Cardiovascular effects of 50% nitrous oxide in older adult patients anesthetized with isoflurane or halothane. Br J Anaesth. 1998; 80: 169–73.

[134] Houltz E, Caidahl K, Adin C, et al. Effects of halothane and isoflurane on left ventricular diastolic function during surgical stress in patients with coronary artery disease. Acta Anaesthesiol Scand. 1997; 41: 931–8.

[135] Filipovic M, Wang J, Michaux I, et al. Effects of halothane, sevoflurane and propofol on left ventricular diastolic dysfunction in humans during spontaneous and mechanical ventilation. Br J Anaesth. 2005; 94: 186–92.

[136] Yamaguchi S, Ikeda T, Wake K, et al. A sevoflurane induction of anesthesia with gradual reduction of concentration is well tolerated in elderly patients. Can J Anesth. 2003; 50: 26–31.

[137] Kemmotsu O, Hashimoto Y, Shimosato S. Inotropic effects of isoflurane on mechanics of contraction in isolated cat papillary muscles from normal and failing hearts. Anesthesiology. 1973; 39: 470–7.

[138] Urzua J, Serra M, Lema G, et al. Comparison of isoflurane, halothane and fentanyl in patients with decreased ejection fraction undergoing coronary surgery. Anaesth Intensive Care. 1996; 24: 579–84.

[139] Malan TP, DiNardo JA, Isner RJ, et al. Cardiovascular effects of sevoflurane compared with those of isoflurane in volunteers. Anesthesiology. 1995; 83: 918–28.

[140] Walpole R, Logan M. Effect of sevoflurane concentration on inhalational induction of anesthesia in the elderly. Br J Anaesth. 1999; 82: 20–4.

[141] Hilgenberg JC. Inhalation and intravenous drugs in the elderly. Semin Anesth. 1986; 5: 44–53.

[142] Linde HW, Oh SO, Homi J, et al. Cardiovascular effects of isoflurane and halothane during controlled ventilation in older patients. Anesth Analg. 1975; 54: 70–104.

[143] Weiskopf RB, Eger EI II, Noorani M, Daniel M. Repetitive rapid increases in desflurane concentration blunt transient cardiovascular stimulation in humans. Anesthesiology. 1994; 81: 843–9.

[144] Weiskopf RB, Eger EI II, Noorani M, Daniel M. Fentanyl, esmolol, and clonidine blunt the transient cardiovascular stimulation induced by desflurane in humans. Anesthesiology. 1994; 81: 1350–5.

[145] Letsas K, Efremidis M, Kounas S, et al. Clinical characteristics of patients with drug-induced QT interval prolongation and torsades de pointes: identification of risk factors. Clin Res Cardiol. 2009; 98: 208–12.

[146] Nakao S, Hatano K, Sumi C, et al. Sevoflurane causes greater QTc interval prolongation in elderly patients than in younger patients. Anesth Analg. 2010; 110: 775–9.

[147] Nagele P, Swatilika P, Brown F, et al. Postoperative QT interval prolongation in patients undergoing noncardiac surgery under general anesthesia. Anesthesiology. 2012; 117: 321–8.

[148] Duma A, Swatilika P, Helsten D, et al. High fidelity analysis of perioperative QTc prolongation. Anesth Analg. 2016; 122: 439–48.

[149] Mutch WAC, White IWC, Donen N, et al. Haemodynamic instability and myocardial ischaemia during carotid endarterectomy: a comparison of propofol and isoflurane. Can J Anaesth. 1995; 42: 577–87.

[150] Dwyer R, Howe J. Peripheral blood flow in the elderly during inhalational anesthesia. Acta Anesthesiol Scand. 1995; 39: 939–44.

[151] De Hert SG, van der Linden PJ, Cromheecke S, et al. Cardioprotective properties of sevoflurane in patients undergoing coronary surgery with cardiopulmonary bypass are related to the modalities of its administration. Anesthesiology. 2004; 101: 299–310.

[152] De Hert SG, ten Broecke PW, Mertens E, et al. Sevoflurane but not propofol preserves myocardial function in coronary surgery patients. Anesthesiology. 2002; 97: 42–9.

[153] Bein B, Renner J, Caliebe D, et al. Sevoflurane but not propofol preserves myocardial function during minimally invasive direct coronary artery bypass surgery. Anesth Analg. 2005; 100: 610–6.

[154] De Hert SG, Cromheecke S, ten Broecke PW, et al. Effects of propofol, desflurane, and sevoflurane on recovery of myocardial function after coronary surgery in elderly high-risk patients. Anesthesiology. 2003; 99: 314–23.

[155] Landoni G, Biondi-Zoccai GG, Zangrillo A, et al. Desflurane and sevoflurane in cardiac surgery: a meta-analysis of randomized clinical trials. J Cardiothorac Vasc Anesth. 2007; 21: 502–11.

[156] De Hert SG, van der Linden PJ, Cromheecke S, et al. Choice of primary anesthetic regimen can influence care unit length of stay after coronary surgery with cardiopulmonary bypass. Anesthesiology. 2004; 101: 9–20.

[157] Soro M, Gallego L, Silva V, et al. Cardioprotective effect of sevoflurane and propofol during anaesthesia and the postoperative period in coronary bypass surgery: a double-blind randomized study. Eur J Anaesthesiol. 2012; 29: 561–9.

[158] Stevens WC, Kingston HGG. Inhalational anesthesia. In: Barash PG, editor. Clinical anesthesia. Philadelphia: JB Lippincott; 1989. p. 295.

[159] Eger EI, Weiskopf RB, Eisenkraft JB. The pharmacology of inhaled anesthetics. San Francisco: The Dannemiller Memorial Educational Foundation; 2002. pp. 7–19.

[160] Eger EI. Uptate and distribution. In: Miller RD, editor. Anesthesia. Philadelphia: Elsevier Churchill Livingstone; 2005. p. 132.

[161] Van Trigt P, Christian CC, Fagraeus L, et al. Myocardial depression by anesthetic agents (halothane, enflurane, and nitrous oxide): quantitation based on end-systolic pressure-dimension relations. Am J Cardiol. 1984; 53: 243–7.

[162] Stevens WC, Kingston HCG. Inhalation anesthesia. In: Barash PG, et al., editors. Clinical anesthesia. 3rd ed. Philadelphia: Lippincott-Raven; 1997. pp. 359–83.

[163] Ebert TJ, Schmid PG. Inhalation anesthesia. In: Barash PG, Cullen BF, Stoelting RK, editors. Clinical anesthesia. 4th ed. Philadelphia: Lippincott Williams & Wilkins; 1997. p. 389.

[164] Stevens WC, Kingston HG. Inhalational anesthesia. In: Barash PG, editor. Clinical anesthesia. Philadelphia: JB Lippincott; 1992. p. 443.

[165] Cahalan MK, Weiskopf RB, Eger EI II, et al. Hemodynamic effects of desflurane/nitrous oxide anesthesia in volunteers. Anesth Analg. 1991; 73: 157–64.

[166] Gloyna DF. Effects of inhalation agents. In: McLeskey CH, editor. Geriatric anesthesiology. Baltimore: Williams & Wilkins; 1997.

17. 静脉镇静药物和麻醉药物

特雷西·乔宾·麦格雷恩（Tracy Jobin McGrane），马修·D. 麦克沃伊（Matthew D. McEvoy），J. G. 里夫斯（J. G. Reves）

介绍

围手术期麻醉药物的应用范围包括从非手术室（OR）或重症监护病房（ICU）进行的轻度镇静到手术室的全身麻醉。虽然用于老年人诱导镇静或麻醉的静脉药物通常与年轻人相同，但药代动力学（PK）和药效学（PD）随年龄的变化，所需的剂量可能会显著不同。因此，本章将介绍有关异丙酚、硫喷妥钠、咪达唑仑、氯胺酮、右美托咪定和依托咪酯的用法和注意事项。将讨论每种静脉麻醉药，包括每种药物与年龄相关的药代动力学和药效学以及老年人群适合剂量的最新知识。

异丙酚

异丙酚的研制最早出现在20世纪80年代的欧洲。最初，该药物由于引起某些患者类过敏反应而被暂停使用，在换用配方进行重新配制后得到了广泛的使用。由于它起效快，量效关系可预测且失效迅速，异丙酚已成为静脉注射全身麻醉最广泛使用的药物[1]。目前，无论是在手术室麻醉还是在非手术室麻醉中，异丙酚都是靶控输注技术的研究热点。

药理学：结构/作用

异丙酚（2,6-二异丙基苯酚）是烷基酚类的麻醉药，主要作用于中枢神经系统（CNS）的γ-氨基丁酸A（GABAa）受体[2,3]。异丙酚由带有两个异丙基的苯酚环组成，它不是水溶性的，因此是在由大豆油、卵磷脂和甘油组成的油水乳液中制备[4]。该制剂的重要特性是，即使含有能抑制细菌生长的乙二胺四乙酸二钠，它还是适宜细菌生长。由于这种独特的制备方法，美国药典规定异丙酚必须抗菌保存。因此，目前的建议是，包括所有静脉麻醉药在处理和给药时均应使用无菌技术。异丙酚抽药后应在6 h内使用，使用静脉输注应在12 h内用完，之后剩余的均应丢弃[5]。

药效学

中枢神经系统的影响

异丙酚对中枢神经系统存在有利影响，因为它降低了大脑的氧代谢率（CMRO$_2$），脑血流量（CBF）和颅内压（ICP）（表17-1）[6,7]。一次性大剂量推注异丙酚能够显著降低平均动脉压（MAP），可能会将脑灌注压（CPP）降低至临界水平（<50 mmHg）以下。后一问题在老年患者中尤为重要，因为他们更容易患有严重的颈动脉或主动脉瓣狭窄，尤其是慢性高血压患者，他们的脑血流自主调节范围可能会发生明显变化。此现象在行颈动脉内膜剥脱术和/或主动脉瓣置换术的患者中尤为明显，即使中度的后负荷降低也会威胁到脑灌注，因为脑自主调节曲线右移，这些患者

需要较高的基础血压,才能确保血流通过狭窄病变部位灌注到大脑[8]。

异丙酚可使双相脑电图(EEG)的电活动随着剂量的增加而减慢。在初始电活动后,脑电图的减慢与剂量有关,随后爆发抑制,然后电沉默[9]。在诱导过程中,年龄超过70岁的患者比年轻患者容易进入更深的EEG阶段,到达最深EEG阶段需要的时间更长,并且恢复到轻度EEG阶段的时间也更长[10]。异丙酚引起的脑电图变化可以缩短接受电休克疗法(ECT)的癫痫患者的发作持续时间,但也会降低这些患者的高血压和高动力反应[11]。尽管临床上异丙酚通常用于治疗癫痫[11],但是许多精神科医师更喜欢使用甲氧基西酮来进行ECT。尽管甲氧西酮延长癫痫发作的持续时间,但它并不会完全阻断ECT的高血压反应,因此在可能患有心脏病的老年患者中异丙酚并非理想用药。

随着年龄的增长,大脑对异丙酚敏感性增加。施耐德(Schnider)等[12]报道,通过脑电图监测,无论诱导剂量还是输注剂量,老年患者对异丙酚药效学的敏感性比年轻患者高约30%。因此,随着年龄增长引起的大脑变化,增加了异丙酚对老年患者的效能。

呼吸系统的影响

异丙酚引起剂量相关的呼吸抑制,并可引起支气管扩张,但存在争议(表17-1)[13,14]。在标准诱导剂量下,异丙酚可引起呼吸暂停[15]。但与硫喷妥钠相比,异丙酚导致的呼吸暂停较慢,恢复较快[15]。静脉泵注异丙酚时,主要是通过逐渐减少潮气量导致呼吸抑制加重。此外,异丙酚比等效剂量的硫喷妥钠或依托咪酯对呼吸道反射的抑制作用更大,并且辅助阿片类药物可大大增强这种作用[16]。同样,尽管异丙酚不能抑制低氧性肺血管收缩,但似乎可以减弱低氧和高碳酸血症引起的呼吸反射[15,17-19]。

上述这些变化与老年患者密切相关。由于随着年龄的增长,闭合气量会增加。即使是直立体位,65岁以上的老年人闭合气量也将超过功能残气量(FRC),因此氧饱和度下降的速度加快。在老年人中,这是由于肺内分流增加而不是FRC降低引起的,这和肥胖患者或患有限制性肺部疾病的患者相似[20]。老年人的咳嗽反射降低,因此清除分泌物的能力也降低[21]。老年患者固有的咳

表17-1 不同麻醉药对心血管、呼吸系统及大脑的影响

药 物	心血管[a]		呼吸系统[a]		大脑[a]		
	HR	MAP	Vent	B'dil	CBF	CMRO$_2$	ICP
异丙酚	0/↓↓	↓↓↓	↓↓/↓↓↓	?	↓↓↓	↓↓↓	↓↓↓
硫喷妥钠	↑↑/↑	↓↓/↓↓↓	↓↓/↓↓↓	↓	↓↓↓	↓↓↓	↓↓↓
依托咪酯	0	0/↓	↓/↓↓	0	↓↓	↓↓	↓↓
咪达唑仑	↑	↓↓	↓↓/↓↓↓	0	↓↓	↓↓	↓↓
氯胺酮	↑↑/↑	↑↑/↑	0	↑↑/↑	↑↑	↑↑	↑
右美托咪定	↓	↓	0	0	↓	0	0

基于Morgan等人的研究数据[6]
0=无变化,↑/↓=轻度升高/降低,↑↑/↓↓=中度升高/降低,
↑↑↑/↓↓↓=显著升高/降低。
HR:心率,MAP:平均动脉压,Vent:通气,B'dil:支气管扩张,CBF:脑血流,CMRO$_2$:脑氧代谢率,ICP:颅内压。
[a] 当年轻人和老年患者之间存在差异时,第一组箭头表示年轻人,第二组箭头表示老年患者。

嗽反射降低以及异丙酚对这种反射的抑制作用使老年人存在更高的误吸风险。此外，与普通成年人相比，老年患者对低氧和高碳酸血症的反应性也减弱[21]。这些生理基础要求对老年患者采用最低肺泡浓度（MAC）麻醉，甚至轻度镇静时使用异丙酚都要提高警惕。特别是辅助给氧时，应密切监测通气，因为高碳酸血症引起的通气反射将成为呼吸的主要调节机制。这很重要，因为吸氧可以预防低氧血症，但会导致进行性高碳酸血症，这可能会对患者造成危险。最后，同时使用阿片类药物会增加异丙酚的这些效应，因此，在老年患者通过自主呼吸维持氧合和通气而没有安全气道或呼气末二氧化碳监测的情况下，在用药时一定要重点关注。然而，到目前为止的研究证据都表明，在呼吸抑制和镇静催眠方面，老年患者药效敏感性的增加与呼吸抑制和镇静催眠呈线性关系，也就是说患者还没有完全清醒，并且呼吸动力下降。因此，在自主呼吸的患者中，逐步滴定异丙酚并保证充分的呼吸和镇静水平监测，才能提供安全有效的麻醉。

心血管系统的影响

异丙酚引起的心率变化很小，但在诱导剂量时MAP变化较大（表17-1）[22]。这些变化是由于全身血管阻力（通过抑制交感血管收缩）和前负荷降低以及其对心肌收缩力的直接影响而引起的。与硫喷妥钠，依托咪酯或咪达唑仑相比，这种低血压现象更为明显。正常成人患者对这种低血压耐受性良好，在喉镜刺激和插管过程中很容易逆转。但有研究表明，老年患者的低血压程度增加，对推注适当剂量异丙酚的血流动力学反应降低。这可能通过以下几种机制发生。首先，异丙酚削弱了动脉压力感受器对低血压的反应，在老年患者中这种反射本就减弱[23]。其次，老年患者更容易出现心室功能障碍。这些患者中，前负荷下降可能导致心输出量显著下降。第三，这些患者经常在围手术期服用β受体阻滞剂和利尿剂或其他导致有效血容量不足的药物。前者降低压力感受器介导的反射性心动过速从而引起低血压，而后者则使患者对全身血管阻力及前负荷的变化更加敏感，从而使有效血容量降低[23]。最后，前负荷的显著降低可能导致迷走神经介导的反射性心动过缓[24]。实际上，这些顾虑可在临床上总结为两点：首先，对于合并明显心血管疾病的老年患者，最好避免快速输注异丙酚。其次，待异丙酚达到药效学终点后再置入喉镜，然后减慢静脉输注的速度，则可以大大降低上述不良影响，例如脑电双谱指数（BIS）值＜60（请参阅以下部分的讨论）[25]。

其他作用

异丙酚有两个独特的益处值得注意，就是止吐和止痒作用[26,27]。因此，围手术期使用可能减少对传统止吐药和止痒药的需求。这对于老年患者尤其重要，他们在常规的恶心和瘙痒治疗中可能更容易受到胆碱能和多巴胺能受体药物的不良影响[28]。

代谢和体内过程（药代动力学）

异丙酚的药代动力学包括大量分布，快速重分配以及通过肝内外途径的快速消除（见表17-2）。由于脂溶性高，一个臂脑循环时间即可起效（几乎与硫喷妥钠一样快）。单次剂量的快速苏醒是由于全身非CNS位点广泛重分布，其初始半衰期在健康成人中约为2分钟[29-32]。

老年患者的异丙酚药代动力学有多种变化，分布的中心体积较小，系统清除率减小，隔室间清除率减小。异丙酚输注过程中，老年患者的血浆浓度比一般成年人高约20%[30]。而且时量相关半衰期会随着年龄的增长而变化。研究表明，随着年龄的增长，效应位点浓度降低50%所需的时间（50%效应位点减少时间）显著延长。异丙酚输液时间小于1 h，青壮年和老年患者的恢复时间差异不大。然而，在4 h输注后，80岁的患者与20岁的患者相比，50%的效应位点减少时间增加了1倍，而在10 h或更长时间的输注情况下，这种差异

表17-2 常用的静脉麻醉药的药代动力学参数

	Vdss(1 kg/g)	Cl(mL/kg·min)	t1/2 el(h)	CSHT1(min)	CSHT3(min)	F(%)
右美托咪定	2~3	9~30(↓)	2~3	~20	~40	94
依托咪酯	2~5	12~25	3~5	5	8	76
氯胺酮	1~3	11~18	2~3	5	22	50
咪达唑仑	1~2	6~11(↓)	2~3	32	60	95
异丙酚	2~10	20~30	4~7	10	21	98
硫喷妥钠	1~3	3~5	7~17	80	120	75

其中(↓)表示年龄对变量的影响,来自[29-31]

会变得更大[30]。因此,即使降低输注速度,老年患者也会比年轻患者花费更长的时间苏醒。

适应证

如上一节所述,异丙酚通常用于全身麻醉的诱导和维持阶段,以及用于手术室和手术室外麻醉中的镇静[1],也用于ICU。

老年人用药

当同时考虑药代动力学和药效学的变化时,目前文献表明,如果是一次性给药,异丙酚的诱导剂量可减少20%(见表17-3)[33-37]。实际上,据报道推注剂量可从2.0~2.5 mg/kg减少到1.5~1.8 mg/kg[31]。笔者的经验是,如果诱导剂量是滴定至脑电图麻醉深度(例如BIS或PSA4000)或按照效应室平衡速率常数(ke0)来缓慢给药,则老年人的剂量可降低至0.8~1.2 mg/kg,与卡丸马(Kazama)等人的研究相符[25]。此外,许多报道表明,与一次快速推注相比,给老年患者缓慢推注,血流动力学的不稳定性较小[25,30,32]。

对于老年患者,连续输注期间的剂量需求甚至更少。舒特勒(Schüttler)和伊姆森(Ihmsen)

表17-3 常用静脉麻醉药的用法及剂量

	镇静(iv)	诱导/维持 静推	诱导/维持 输液	老年人(降低百分比)
右美托咪定	0.5~1 μg/kg[a]	0.5~3 μg/kg[a]	0.1~2.5 μg/kg/h	30~50
依托咪酯		0.2~0.4 mg/kg	n/a	20~50
氯胺酮	0.2~0.5 mg/kg	1~2 mg/kg	10~20 μg/(kg·min)	?0
咪达唑仑	0.02 mg/kg	0.025~0.1 mg/kg	0.3~1.5 μg/(kg·min)	20
异丙酚	10~50 μg/(kg·min)	1.0~1.5 mg/kg	75~150 μg/(kg·min)	20
硫喷妥钠		2~5 mg/kg	n/a	20

[↓]表示年龄对变量的影响,来自[29,33-37]
[a] 超过10~20分钟

的研究[32]表明，对于连续的低血浆水平输注，例如在麻醉维持阶段用于镇静（血浆浓度为1 μg/mL），与25岁的患者相比，75岁的患者大约需要少30%的药量即可维持相同的药物浓度。但是，这仅考虑了药代动力学随年龄的变化（图17-1）[32]。当人们同时考虑药效数据和药代数据时，在同等程度麻醉下，与年龄相关的异丙酚用量下降将变得更加明显。对于满足手术要求的麻醉深度，谢弗（Shafer）在收集了几项药代动力学和药效学研究的基础上，提出了年龄调整剂量指南（图17-2）[12,31]。药效变化也显示在图17-3中，该图显示，75岁的患者需要比25岁的患者低50%的异丙酚血浆浓度，在1小时的输注后将获得相同的睡眠效果[12]。此外，必须注意的是老年患者

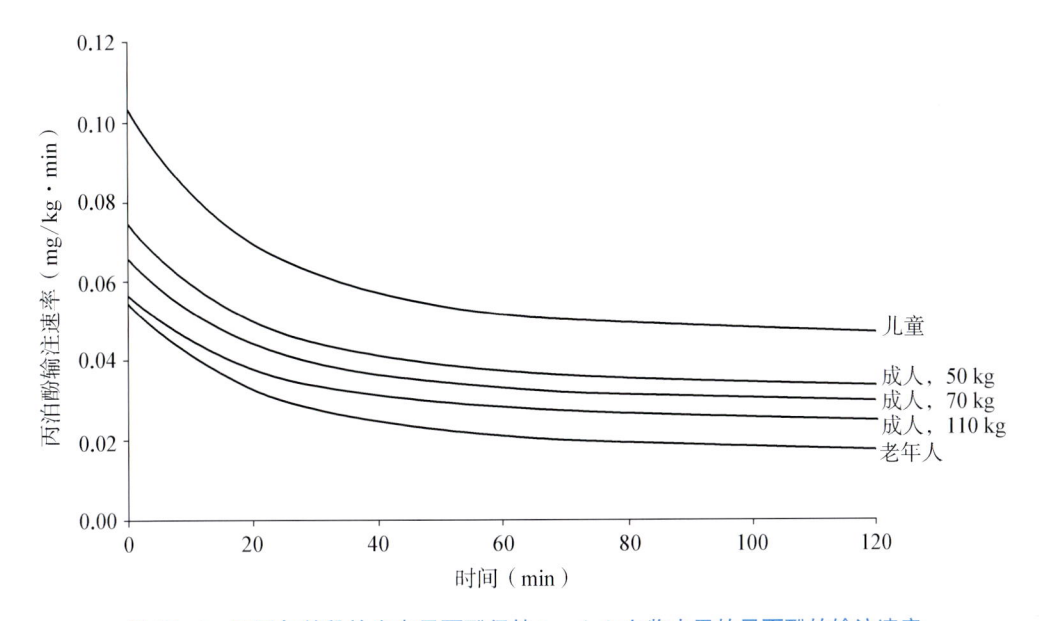

图17-1　不同年龄段的患者异丙酚保持1 μg/mL血浆水平的异丙酚的输注速度

达到轻度镇静的剂量指南考虑了随年龄增长的药代动力学变化。（转自Schuttler和Ihmsen[32]，获得Wolters Kluwer Health, Inc.的许可）

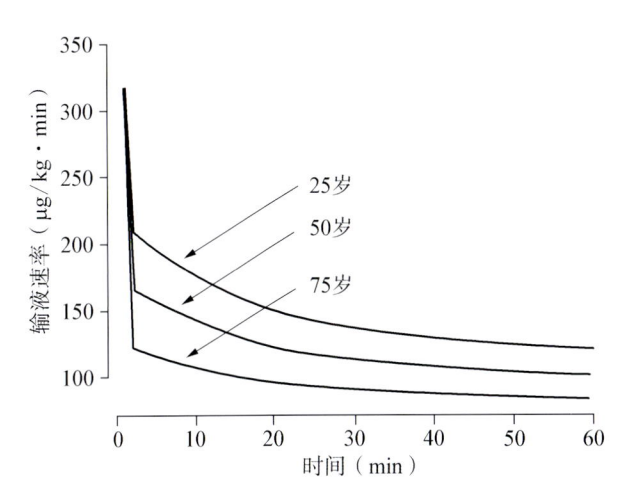

图17-2　不同年龄患者维持手术麻醉所需的异丙酚输注速率

这些剂量指南说明了异丙酚的药代动力学和药效学随年龄的变化。（转载自Shafer[31]，获得Elsevier的许可）

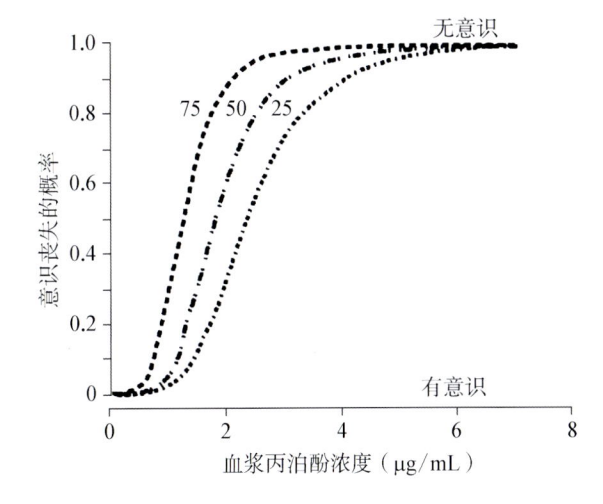

图17-3　年龄对异丙酚药效学的影响

这条回归曲线显示了在注射异丙酚1 h后，与年龄相关的意识消失概率。75岁的患者对异丙酚的敏感性比25岁的患者高30%～50%。（转载自Schnider等[12]，获得Wolters Kluwer Health, Inc.的许可）

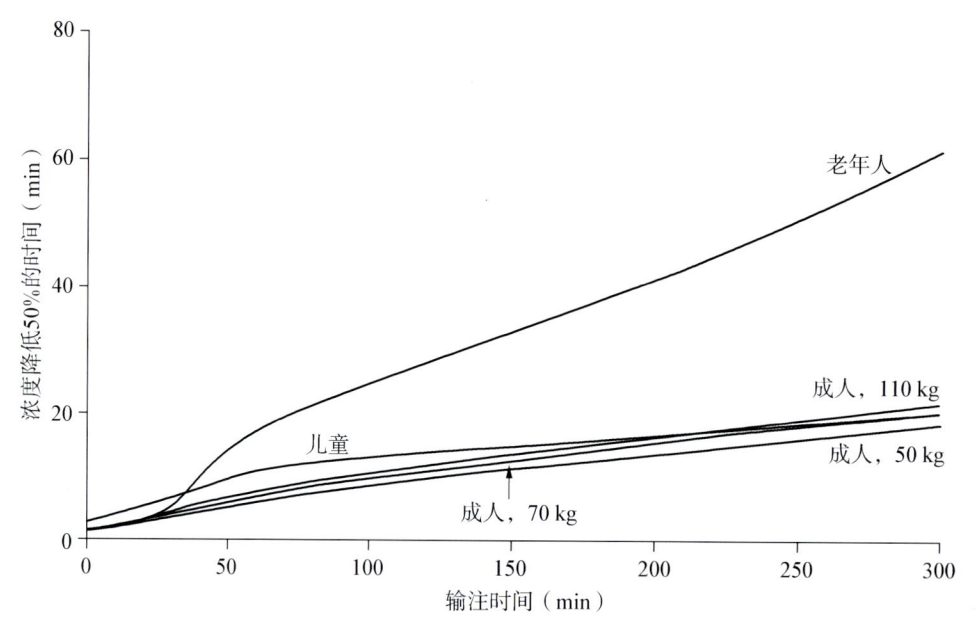

图17-4　不同年龄段患者异丙酚的时量相关半衰期

老年人药物代谢动力学的改变在1h输注后具有临床意义。(转自Schuttler和Ihmsen[32]，获得Wolters Kluwer Health, Inc.的许可)。

应尽早停止长时间的异丙酚输注，以便与年轻患者同时苏醒(图17-4)[32]。

不良反应及禁忌证

异丙酚的主要不良反应是显著降低血压。适当调整异丙酚剂量，老年人可以很好地耐受诱导和输注的不良反应。然而，对于有明显的心功能下降或血流动力学不稳定的患者，最好使用依托咪酯或硫喷妥钠进行诱导。值得注意的是，异丙酚在静脉注射时经常引起疼痛。然而，通常情况下，混合利多卡因或者提前注射利多卡因[30]可以减轻疼痛。

展望

在老年人群中使用异丙酚的一个潜在好处是其可能存在抗炎和抗氧化特性[38-41]。正在进行的研究表明，与挥发性麻醉剂相比，用于维持麻醉的异丙酚输注可降低老年患者炎症标志物升高的幅度。研究显示，炎症标记物的升高，如白介素6(IL-6)、肿瘤坏死因子-α(TNF-α)、C反应蛋白(CRP)和过氧化物酶，可使心血管事件的死亡率和发病率增加，同时也增加了术后认知功能障碍的发生[42,43]。

硫喷妥钠

巴比妥酸是尿素和丙二酸的混合物，本身并无镇静作用。1864年，诺贝尔奖获得者、德国有机化学家拜耳首次合成了巴比妥酸[44]。硫代巴比妥酸盐首次被发现是在1903年，然而在狗身上的实验出现了致命结果，科学家直到20世纪30年代才进一步探索它们的用途[45-47]。1935年，塔本(Tabern)和伏威勒(Volwiler)合成了一系列含硫的巴比妥酸盐，其中硫喷妥钠使用最广泛。硫喷妥钠由拉尔夫·沃特斯(Ralph Waters)和约翰·伦迪(John Lundy)引入临床，由于其起效快、持续时间短，没有环己巴比妥钠[48]的兴奋作用，成为临床首选药物。2011年，美国的硫喷妥钠制造商宣布反对将硫喷妥钠用于注射死刑，它不仅停止了美国的硫喷妥钠生产，而且停止在意大利工厂的生产(因为它是美国的供应商)。

药理学：结构/功能

硫喷妥钠是一种催眠药物，作用于中枢神经系统的$GABA_A$受体[49]。硫喷妥钠是硫代巴比妥酸盐的一种，在C2位置被一个硫基取代。在巴比妥酸盐环的5、2和1位上被取代会赋予巴比妥酸盐不同的药理活性。5位的芳基或烷基取代物产生催眠和镇静作用。C5的苯基取代产生抗惊厥作用。C5烷基的一侧或两侧链的长度增加，催眠作用增强。如硫喷妥钠[50]所示，在2位的硫基取代会产生更迅速起效的作用。

药效学

硫喷妥钠产生镇静和睡眠。足够的剂量会引起中枢神经系统抑制，并伴有意识丧失、记忆缺失、呼吸和心血管抑制。全身麻醉时对疼痛和其他伤害刺激的反应似乎被阻断。然而，疼痛研究的结果表明，实际上，巴比妥酸盐可能在小剂量时降低痛阈值，如用小剂量硫喷妥钠诱导或血浆浓度低至苏醒后疼痛增加[51]。巴比妥酸盐的遗忘效应还没有被明确证实，但它似乎不如苯二氮䓬类药物或异丙酚[52]产生的效果明显。

中枢神经系统作用

与其他中枢神经系统抑制剂类似，巴比妥酸盐对大脑代谢作用很强。20世纪70年代的几项研究证实了巴比妥酸盐对脑氧代谢率（$CMRO_2$）呈剂量相关性抑制，$CMRO_2$下降可导致脑电图（EEG）逐渐减慢，三磷腺苷消耗率降低，可以对不完全或局灶性脑缺血起到保护作用[53,54]。当脑电图变为等电状态时（此时脑代谢活动约为基线的50%），$CMRO_2$不再发生进一步的下降。这些发现支持了代谢和功能是相互关联的假设。然而必须注意的是，巴比妥酸盐减少的是与神经元信号和脉冲流量有关的代谢活动部分，而不是与基础代谢功能相对应的那部分。抑制与细胞活动相关的基础代谢活动的唯一方法是降低体温。因此，巴比妥酸盐对大脑代谢的影响在大脑功能下降50%的情况下达到最大，当$CMRO_2$减少时需要的氧气更少，所有的代谢能量都用来维持细胞功能[55]。这可能对动脉瘤夹闭术或颈动脉内膜剥脱术中发生局部缺血的老年患者很重要。

随着$CMRO_2$的降低，脑灌注也随之降低，这在CBF和ICP的降低中可体现（表17-1）。$CMRO_2$降低，脑血管阻力增加，CBF降低[56]。然而，对于硫喷妥钠，CBF与$CMRO_2$的比值没有变化。因此，给予巴比妥类药物后CBF降低导致ICP同时降低。此外，即使MAP减少，巴比妥酸盐也不会损害整个CPP，因为CPP=MAP−ICP。在这种关系中，使用巴比妥酸盐后，ICP相对MAP的下降幅度更大，从而保证了CPP。这与异丙酚不同，异丙酚在老年患者中更有可能使MAP减小到可能危及CPP的程度[57]。

影响进入中枢的因素

巴比妥酸盐能通过血脑屏障对中枢神经系统产生作用。有几个众所周知的因素决定药物进入脑脊液（CSF）和脑组织的速度。这些因素包括脂溶度、电离度、蛋白结合度和血浆药物浓度。具有高脂溶性和低电离度的药物能迅速穿过血脑屏障，产生快速的作用。约50%的硫喷妥钠在生理pH下呈非电离状态，这是静脉给药后硫喷妥钠在脑脊液中迅速积累的部分原因。蛋白结合程度也会影响中枢神经系统活动，巴比妥酸盐与白蛋白和其他血浆蛋白高度结合。由于只有非结合药物（自由药物）才能通过血脑屏障，血浆蛋白结合的程度与药物通过血脑屏障的速度成反比。

心血管系统

由巴比妥酸盐引起的心血管抑制是中枢和外周（血管和心脏的直接作用）共同作用的结果[59]。巴比妥酸盐对健康人和心脏病患者血流动力学都有影响，巴比妥酸盐诱导的心血管作用主要是外周血管舒张，导致血液在静脉系统中淤积。另一个作用是收缩力的降低，它与肌原纤维中钙的有效性降低有关,心率也会增加。巴比妥酸盐引起心输出量减少的机制包括:① 直接负性肌力作用;② 由于静脉系统容量增加而导致的心室充盈减少;③ 来自中枢神经系统的交感神经传出兴奋瞬间减少。硫喷妥钠给药后心率增加(10%~36%),可能是由于在输出量和压力下降时,压力感受器介导的交感反射刺激了心脏。硫喷妥钠产生与剂量相关的负性肌力作用,是由于细胞钙内流减少,从而导致肌膜部位钙的减少。心脏指数保持不变或降低,而MAP保持不变或略有降低。与快速注射相比,硫喷妥钠输注和低剂量注射往往只有较小的血流动力学改变;然而,尽管没有完全被取代,它们在当前临床工作中的应用非常有限[25]。

硫喷妥钠(1~4 mg/kg)麻醉引起的心率增加对于冠状动脉疾病患者是有害的,因为随着心率增加,心肌耗氧量(myocardial oxygen consumption, MVO_2)必然增加。而无冠脉疾病的患者可以维持足够的冠状动脉血流以满足增加的MVO_2[60]。低血容量患者给予硫喷妥钠后,心排血量明显减少(69%),血压明显下降[45-48]。因此,没有充分代偿机制的患者可能会因硫喷妥钠诱导而出现严重的血流动力学变化。这些问题在老年患者中格外突出,因为他们更可能患有冠脉疾病,全身血容量减少,维持心率和血压的代偿功能减退,这种减退与年龄和使用β受体阻断剂或钙通道阻滞剂等药物治疗有关。因此,适当减少剂量(进一步讨论)和减慢给药速度对老年患者至关重要。如果这些不被重视,老年患者在诱导后容易出现明显的低血压而需要给升压药,如果对上述问题有了正确的理解,这种现象是可以避免的。

呼吸系统

巴比妥酸盐产生剂量相关的呼吸中枢抑制作用。麻醉诱导后会出现一个显著而短暂的呼吸暂停[15]。呼吸中枢抑制的证据是脑电抑制和分钟通气量之间存在相关性[61],随着巴比妥麻醉作用的增强,分钟通气减少。呼吸抑制的时程尚未完全知晓,在给予硫喷妥钠3.5 mg/kg,1~1.5 min出现呼吸抑制峰值(通过血中CO_2浓度的斜率来测量),而后恢复迅速,15 min内几乎检测不到药物作用[62]。值得注意的是,与异丙酚相比,巴比妥酸盐用药后呼吸功能丧失得更早,恢复得更晚。慢性肺病患者对硫喷妥钠的呼吸抑制略敏感。通常硫喷妥钠诱导的通气模式被描述为"两次呼吸暂停":在给药期间出现第一次呼吸暂停持续几秒钟,接着是几次充分的潮气量呼吸,随后是较长时间的呼吸暂停。在硫喷妥钠麻醉诱导过程中,必须辅助或控制通气以提供充分的气体交换。与年轻的成年患者[21]相比,老年患者的闭合气量增加,发展成低氧血症的时间缩短,这一点尤其值得关注。

代谢和体内过程(药代动力学)

硫喷妥钠的药代动力学在生理和房室模型中均有描述。这些模型描述了药物与中心血容量的快速混合,然后药物快速分配到高灌注、低容量的组织(比如大脑)。药物以较慢的速度重新分配到非脂肪组织(比如肌肉)。在这些模型中,脂肪组织的摄取和代谢清除(消除)在诱导剂量的药效结束中仅起很小的作用,因为与其他组织相比,脂肪组织的灌注率最低,且清除速度较慢。这两种药代动力学模型都说明快速重分配是单次诱导剂量药效结束的主要机制[31,63]。

与年轻人相比,老年患者苏醒可能会延迟,因为他们的中枢分布体积减少[64]。与年轻患者(80岁与35岁患者)相比,老年患者的初始分布体积更小,这解释了脑电图和催眠效应的起始剂量需求降低了50%~75%[58,64]。然而,除了在疾病状态下,硫喷妥钠的清除率在老年人中并没有减少,因此,只有在大剂量给药而不是持续输注的情况下,才能延长老年人的苏醒时间。

适应证

虽然近年来许多国家的药物供应有限,但硫

喷妥钠是一种优良的催眠药物,可作为静脉诱导剂在中低收入国家继续广泛使用[62]。只要考虑到上述心血管抑制的风险,快速起效(15～30 s)和诱导平稳使硫喷妥钠成为一个理想的选择。特别是单次给药诱导苏醒较快,也是硫喷妥钠被广泛使用的原因。硫喷妥钠不具有镇痛作用,因此在麻醉诱导、插管和外科手术过程中,必须辅以镇痛药才能防止对伤害刺激产生明显反应。硫喷妥钠可以用来维持全身麻醉,因为持续输注会使人意识丧失,并产生遗忘。然而异丙酚用于轻度镇静和全静脉麻醉的易用性已经取代了硫喷妥钠,使其现在主要用于麻醉诱导。

老年人用药

与异丙酚不同的是,许多研究表明,老年患者的大脑对硫喷妥钠的反应并不比年轻患者[58]更敏感。进一步的研究得出结论,老年人需要减少硫喷妥钠的诱导剂量是由于减少了中心分布体积[65]。谢弗(Shafer)等[31]整理了几项研究的结果,表明80岁患者的最佳剂量是2.1 mg/kg,大约是年轻人所需剂量的80%。然而,需要再次指出的是,缓慢注射诱导剂量通常会减轻血流动力学的剧烈改变。此外,在缓慢诱导过程中监测脑电图可以指导给药量,得到更个性化的给药方案[66]。

不良反应及禁忌证

巴比妥酸盐对各种器官系统的影响已被广泛研究。有几种不良反应在患者中的发生是不可预测且不呈比例的,而心血管和呼吸系统的不良反应与剂量相关[67]。注射巴比妥酸盐的并发症包括出现大蒜或洋葱的味道(40%)、过敏反应、局部组织刺激,很少出现组织坏死。在头、颈部和躯干可能出现持续几分钟的红疹。更严重的反应有面部水肿、荨麻疹、支气管痉挛及过敏反应。过敏反应的治疗方法是立即停止给药,静脉推注1∶10 000肾上腺素,每次1 mL,对于支气管痉挛给予吸入型支气管扩张剂,如沙丁胺醇,然后给予抗组胺药,如苯海拉明和法莫替丁。

研究表明,注射痛发生率为9%,静脉炎约为1%[50]。如果使用5%溶液而不是标准的2.5%溶液,组织和静脉刺激更常见。注射入动脉很少发生,意外注射的后果可能很严重,损伤程度与药物浓度有关,治疗包括:① 在动脉内注入生理盐水稀释药物;② 肝素化以防止血栓形成;③ 臂丛神经阻滞。总的来说,将硫喷妥钠静脉注射到快速流动的静脉中,可以显著避免局部毒性[67]。但应该注意的是,如果溶液的碱度降低,硫喷妥钠会沉淀,这就是为什么它不能与乳酸林格氏溶液或与其他酸性溶液混合。不能与巴比妥类药物同时使用或混合使用的药物有泮库溴铵、维库溴铵、阿曲库铵、阿芬太尼、舒芬太尼和咪达唑仑。研究表明,在快速序贯诱导中,硫喷妥钠与维库溴铵或泮库溴铵混合形成沉淀,可能堵塞静脉留置导管[50]。

咪达唑仑

1955年发现第一个具有镇静催眠作用的苯二氮䓬类药物氯安定[68]。地西泮于1959年合成,成为第一个用于镇静和麻醉诱导的苯二氮䓬类药物。随后,一些苯二氮䓬类药物陆续出现,包括劳拉西泮和拮抗剂氟马西尼。苯二氮䓬类药物在麻醉中作用巨大,它们通过占据苯二氮䓬受体发挥作用。该受体首次出现于1971年[69],后来发现了配体与中枢受体的相互作用,于1977年发现了特定的苯二氮䓬受体[70]。老年人最常用的苯二氮䓬类药物是咪达唑仑。弗赖尔(Fryer)和瓦尔泽(Walser)等在1976年合成咪达唑仑,它是第一个临床使用的水溶性苯二氮䓬类药物[71],也是第一种主要用于麻醉的苯二氮䓬类药物[72]。

药理学:结构/功能

咪达唑仑制剂是水溶性的,但在生理pH下具有高脂溶性[72]。咪达唑仑溶液含1～5 mg/mL

咪达唑仑、0.8%氯化钠、0.01%依地酸二钠、1%苄醇(防腐剂)，用盐酸和氢氧化钠调节pH为3。咪达唑仑的咪唑环在溶液中稳定，代谢迅速，亲脂性高，中枢作用起效迅速，且分布体积较大[73]。

药效学

中枢神经系统作用

所有的苯二氮䓬类药物都具有催眠、镇静、抗焦虑、遗忘、抗惊厥和中枢性肌肉松弛作用。这些药物的效力因药效学差异而不同。苯二氮䓬类药物与受体的结合具有高度的亲和力和立体专一性，能使受体充分饱和。3种药物(受体激动剂)的受体亲和性(即效价)由大到小为氯西泮、咪达唑仑、地西泮。咪达唑仑的药效大约是安定的3～6倍[74]。

苯二氮䓬类药物的作用机制已相当清楚[75-77]。配体与苯二氮䓬类受体的相互作用是生物化学、分子药理学、遗传突变和临床行为模式相互作用的一个典型例子。通过最近的遗传学研究，发现$GABA_A$亚型介导不同的作用(遗忘、抗惊厥、抗焦虑和睡眠)[78]。镇静、顺行性遗忘和抗惊厥特性是通过α1 $GABA_A$受体介导的[78]，而焦虑和肌肉松弛是通过α2 $GABA_A$受体介导的[78]。作用于这些受体的程度与血浆水平呈函数关系。据估计，苯二氮䓬受体结合率不到20%就足以产生抗焦虑效果，而镇静是需30%～50%的受体结合率，无意识需要60%或更高的受体结合率[78]。

激动剂和拮抗剂通过与$GABA_A$受体的一个共同(或至少重叠)的苯二氮䓬区形成不同的可逆结合[79,80]。咪达唑仑的作用可以通过氟马西尼来逆转，氟马西尼是一种苯二氮䓬类拮抗剂，它与苯二氮䓬类受体结合但不产生活性，因此阻断咪达唑仑的作用。逆转时间取决于氟马西尼的剂量和咪达唑仑的残留浓度。

咪达唑仑静脉给药的起效时间和持续时间主要取决于给药剂量和给药时长；在较短时间内给予的剂量越大(bolus)，起效越快。咪达唑仑起效迅速(通常在30～60 s内)，达到血浆浓度与脑电图平衡的时间约为2～3分钟，不受年龄影响[81]。与起效相似，作用时间与脂溶性和血浆水平有关[82]。因此咪达唑仑药效结束相对较快。但临床医师有一个普遍的感觉，在镇静结束后咪达唑仑能使患者产生谵妄，这在以前的研究和病例报告中都有报道[83,84]。然而，最近的一项研究表明，情况可能并非如此，特别是在低剂量时[85]。综上所述，这些数据似乎表明，单次给药，低剂量咪达唑仑(0.03 mg/kg)不会导致谵妄，而高剂量(0.05～0.07 mg/kg)咪达唑仑的注入将会有更大可能造成老年患者谵妄，与低剂量异丙酚输注的情况相反[83-85]。

呼吸系统的影响

咪达唑仑与大多数静脉麻醉剂和其他苯二氮䓬类药物一样，会产生与剂量相关的中枢性呼吸抑制。老年患者咪达唑仑给药后分钟通气峰值下降(0.15 mg/kg)与健康患者给药后分钟通气峰值下降(0.3 mg/kg)几乎相同[86]。与阿片类药物联合使用时呼吸抑制加强，老年患者两种药同时使用时必须密切监测。咪达唑仑(0.13～0.2 mg/kg)可快速(约3 min)达到通气抑制的顶峰，且显著抑制持续约60～120 min[63,87]，这种抑制与剂量有关。咪达唑仑对慢性阻塞性肺疾病患者的呼吸抑制作用更明显、持续时间更长，咪达唑仑(0.19 mg/kg)较硫喷妥钠(3.3 mg/kg)呼吸抑制持续时间更长[63]。在足够的剂量下，咪达唑仑与其他安眠药一样可发生呼吸暂停。硫喷妥钠或咪达唑仑用于麻醉诱导后发生呼吸暂停的发生率相似。在临床试验中，给予咪达唑仑诱导的1 130例患者中有20%发生呼吸暂停，给予硫喷妥钠的580例患者中有27%发生呼吸暂停[72]。呼吸暂停与剂量有关，在有阿片类药物合用的情况下更容易发生。老年衰弱疾病和其他呼吸抑制药物也能增加咪达唑仑的呼吸抑制和呼吸暂停的发生率和严重程度。

心血管作用

咪达唑仑单独使用时血流动力学作用温和。

主要的血流动力学改变是动脉血压的轻微降低，这是由全身血管阻力的降低引起的。与硫喷妥钠类似，其降压作用很小[89]。即使咪达唑仑的剂量高达0.2 mg/kg，用在严重主动脉瓣狭窄的患者中也是安全有效的。咪达唑仑的血流动力学效应与剂量有关：血浆浓度越高，全身血压下降越明显[90]。然而，在一个稳定平衡的血药浓度下，很少产生动脉血压改变。咪达唑仑的平衡血浆浓度为100 ng/mL[90]。咪达唑仑麻醉诱导后心率、心室充盈压和心输出量可保持稳定。

咪达唑仑不能阻断气管插管和手术的刺激[91]。因此，阿片类药物常与苯二氮䓬类药物合用。苯二氮䓬类药物与阿片类药物和笑气的联合应用已在缺血性和瓣膜性心脏病患者中进行了研究[92-95]。虽然咪达唑仑（0.2 mg/kg）复合笑气的血流动力学影响很小，但苯二氮䓬类药物与阿片类药物的联合确实具有协同作用[96]。咪达唑仑联合芬太尼[93]或舒芬太尼[95]比单独使用每种药物更能降低全身血压。

代谢和体内过程（药代动力学）

所有苯二氮䓬类药物的生物转化都发生在肝脏。两种主要的途径包括肝微粒体氧化（n-脱烷基或脂肪羟基化）和葡萄糖醛酸结合[97,98]。这两种途径的差异明显，因为氧化过程易受外界影响，并可能受到某些人群特征（特别是老年）、疾病状态（如肝硬化）或其他可损害氧化能力的药物（如西咪替丁）的共同影响。两者中，葡萄糖醛酸结合对这些因素的影响较小[97]。咪达唑仑在肝脏中发生氧化还原或Ⅰ期反应[99]。细胞色素P450主要负责代谢[100]。咪达唑仑的融合咪唑环被肝脏迅速氧化，导致肝脏清除率高。年龄和吸烟都不会降低咪达唑仑的生物转化[101]。慢性饮酒可增加咪达唑仑的清除[102]。

苯二氮䓬类药物的代谢物可能很重要。咪达唑仑被生物转化为羟基咪达唑仑，羟基咪达唑仑是一种活性代谢物，当咪达唑仑长时间使用时，这些代谢物会积累[103]。这些代谢物随尿液迅速排出。1-羟基咪达唑仑的临床效力估计为咪达唑仑的20%～30%[104]。它主要由肾脏排出，对肾脏受损的患者可产生深度镇静作用[105]。总的来说，咪达唑仑的代谢物不如本体药物有效，清除速度也比母体药物快，因此在肝肾功能正常的患者中几乎不受影响。然而，对于肾功能受损的老年患者应给予重视。

咪达唑仑是一种短效苯二氮䓬类药物。它的血浆消除曲线符合二室或三室模型。咪达唑仑的清除率为6～11 mL/(kg·min)[101]。这些药物在大剂量或手术麻醉维持时，药物从中枢神经系统重分配到其他组织，在每日（长期）重复给药或长时间持续输注后，咪达唑仑血药浓度下降更慢。

已知影响苯二氮䓬类药物药代动力学因素有年龄、性别、种族、酶诱导、脓毒症相关器官功能障碍、肝肾疾病等[106,107]。高龄在一定程度上降低了咪达唑仑的清除[104]。在咪达唑仑随年龄变化显著的药代参数中，清除率的变化与年龄最为一致[105]。在健康成人中，咪达唑仑清除率很高，约占肝脏血流的50%[106]。然而，随着年龄的增长，肝功能下降，肝脏灌注减少，老年人的肝脏清除率比年轻人低30%。最近的模型预测老年患者的代谢清除率比年轻患者降低27%[108]。肝脏中CYP3A4酶活性的变化不受年龄的影响，这并不是清除降低的原因[106]。由于老年人的肌肉组织质量下降，体脂百分比增加，其分布体积也略有增加[107]。此外，根据一项研究，高龄本身就足以使咪达唑仑的平均消除半衰期加倍。尽管老年人肝脏白蛋白合成减少，人血白蛋白浓度降低，咪达唑仑的生物利用度和蛋白结合率均不受年龄影响[105]。最后，在ICU镇静剂量使用时，重复给药和持续给药的药代动力学变异没有显著差异[109]。

咪达唑仑的代谢受肥胖影响。当药物从血浆进入脂肪组织时，分布的体积增加。虽然清除率没有改变，但消除半衰期延长，因为在肥胖个体中药物延迟进入血浆[104]。这可能是老年肥胖患者值得关注的问题。虽然咪达唑仑的药代动力学受年龄影响明显,但除总清除率外,其余改变均无统计学意义。药代动力学随年龄的变化并不能解释[103]老年人对咪达唑仑敏感性的增加。还有一些药效学因素尚未被完全证实,这些因素使咪达唑仑用于老年人比年轻人更有效。

适应证

静脉镇静

咪达唑仑用于术前镇静[110],术中或局部麻醉时镇静,术后镇静。在局部麻醉时佐用苯二氮䓬类药物,可以起到抗焦虑、遗忘和提高局麻药中毒惊厥阈值的作用。它应该滴定给药,滴定终点为充分镇静或发音困难的同时保证通气。咪达唑仑起效相对较快,给药2~3分钟内达到高峰。镇静评分在单个个体中与血浆浓度的相关性极佳,但在个体之间,血浆浓度与镇静程度有相当大的差异[107]。作用时间主要取决于剂量。所谓记忆缺失镇静的程度常常存在差异(患者可能看起来是有意识的和连贯的,但他们对事件和指令是遗忘的)。咪达唑仑总体上比其他用于有意识镇静的镇静催眠药物(异丙酚可能除外)更好,镇静的程度恰好达到可靠的记忆缺失,以及呼吸和血流动力学功能的稳定[88]。然而,在老年患者中,有报道称内窥镜检查时不慎过量镇静会导致认知功能下降[111]。此外,在一小部分患者(1.4%)中,有报道称在内窥镜检查过程中,氟马西尼成功逆转了使用咪达唑仑发生的反常并发症,即导致躁动而非镇静[112]。在使用咪达唑仑镇静时,通常使用Ramsay镇静量表(Ramsay sedation Scale)进行镇静评分,而BIS对老年患者的镇静监测可靠性较差[113]。咪达唑仑与异丙酚用于镇静时,除了异丙酚苏醒更迅速外,两者基本相似[88]。咪达唑仑和异丙酚由于潜在的呼吸抑制和低血压需要密切监护[108,109]。尽管咪达唑仑有很大的安全范围,但在用于镇静时必须监测呼吸功能,以防止呼吸抑制[63,114,115]。这在老年患者和同时给予阿片类药物时尤其明显[88,116]。咪达唑仑与脊髓麻醉在通气方面可能存在轻微的协同作用[117]。因此,在局部麻醉和硬膜外麻醉中使用咪达唑仑用于镇静需要警惕呼吸功能抑制,当这些药物与阿片类药物同时使用时更甚。例如,在重症监护病房,长时间镇静是由苯二氮䓬类药物完成的。长时间的输注会导致药物的积累,而咪达唑仑则会导致活性代谢物的浓度显著增加。咪达唑仑的主要优点是记忆缺失和血流动力学的稳定性,缺点是与异丙酚相比,终止输注时药效的消除时间更长。

麻醉的诱导和维持

咪达唑仑麻醉诱导被定义为对指令无反应和睫毛反射消失。使用合适剂量的咪达唑仑诱导比硫喷妥钠或异丙酚起效速度慢[72],但更容易发生顺行性遗忘。影响咪达唑仑起效速度的因素很多,包括剂量、注射速度、用药量、年龄、ASA分级和联合麻醉药物[72,110]。咪达唑仑(0.2 mg/kg,5~15 s内给药)可在28秒内诱导完成,BIS可用于监测麻醉过程中咪达唑仑和辅助药物的麻醉深度[118,119]。苏醒时间与咪达唑仑的剂量及辅助麻醉药物的剂量有关[72]。咪达唑仑比异丙酚的苏醒时间更长[120,121]。这种差异导致一些麻醉医师更倾向于短时间内用异丙酚诱导。咪达唑仑麻醉监测深度的最佳方法是使用BIS[122]。自咪达唑仑投入使用以来,它在麻醉诱导和维持方面的应用越来越少,部分原因是高剂量的咪达唑仑会引起谵妄[123]。麻醉剂量后的遗忘期约为1~2小时。为保证麻醉的持续和适当的深度,可以使用咪达唑仑灌胃。经验表明,血浆水平大于50 ng/mL时辅助使用阿片类药物(芬太尼)和/或吸入麻醉药(如笑气和挥发性麻醉剂),负荷剂量0.05~0.15 mg/kg或连续输注0.25~1 μg/(kg·min)[124],可使患者保持睡眠和顺行性遗忘,而且在手术结束时可以唤醒。咪达唑仑在鼻内镜手术中与右美托咪定镇静相比,比右美托咪定更容易引起记忆缺失[125]。对于老年患者合并使用阿片类药物时必须降低咪达唑仑的输注剂量。

年龄对药理学的影响

与年轻患者相比,老年患者需要更低剂量的咪达唑仑即能达到镇静的临床效应终点,如对口头指令无反应(图17-5)[126]。咪达唑仑对老年预服药患者的常规诱导剂量为0.05~0.15 mg/kg。一些研究表明,年龄大于55岁的患者和ASA分级大于3级的患者需要减少20%或更多的咪达唑仑诱导剂量[72]。然而,Shafer等整理了大量药代动力学和药效学研究的结果,建议90岁的患者相比20岁减少75%的剂量[31]。因此,随着衰老,所需的药物剂量必然减少。在最近的一项对比研究中,在65~93岁高龄的髋关节手术患者接受椎管内麻醉下,咪达唑仑和异丙酚在血流动力学和通气效果方面相似,但咪达唑仑组患者的苏醒时间延长[127]。最后,咪达唑仑与其他麻醉药物协同作用时[124,128,129],诱导剂量应小于0.1 mg/kg。当咪达唑仑与阿片类药物和/或其他麻醉药如硫喷妥钠、异丙酚和依托咪酯一起使用时,也可观察到协同作用。

咪达唑仑麻醉后苏醒是药物从大脑向其他低灌注组织再分配的结果。苏醒的定义是恢复对时间和地点的定向能力。年轻健康的志愿者静注10 mg咪达唑仑后,苏醒时间在大约15分钟内[128],诱导剂量为0.15 mg/kg时,苏醒时间大约17分钟。目前年龄对苏醒期的影响还没有很好的研究,但相对年轻患者,咪达唑仑对老年人的药效更大,苏醒时间很可能会延长。

不良反应及禁忌证

咪达唑仑是一种非常安全的药物。特别是与巴比妥类相比,它有相对宽泛的安全范围。它没有过敏反应,也不引起肾上腺抑制[129]。咪达唑仑最严重的问题是呼吸抑制。它不存在静脉刺激和血栓性静脉炎,不存在与水溶性有关的问题,也不需要其他药物制剂中必需的溶剂[72]。咪达唑仑用作镇静或麻醉诱导和维持时,可延长顺行性遗忘、镇静和呼吸抑制的时间,但极少出现呼吸抑制。其残留效应可以用氟马西尼逆转。

依托咪酯

药理学:结构/功能

依托咪酯是一种结构上与其他诱导药物不同的催眠药。它含有一个羧基化咪唑环,在酸性环境中为水溶性,在生理性PH中为脂溶性。它溶解在丙二醇中,注射时常常引起疼痛。依托咪酯通过抑制网状激活系统发挥作用,并通过与GABAa受体的亚基结合增强GABA的抑制作用,从而增加其对GABA的亲和力。但与对网状激活系统具有全局抑制作用的巴比妥类药物不同,依托咪酯具有一定的去极化作用,给药后肌阵挛的发生率为30%~60%。有趣的是,一项研究表明,依托咪酯预处理可减少这种不良反应,类似于小剂量神经肌肉阻断药(NMBDs)预处理消除肌纤维收缩的用法[130]。

药效学

中枢神经系统作用

依托咪酯可引起脑血流、脑氧代谢率和颅内压的变化,其程度与硫喷妥钠和异丙酚相同。然

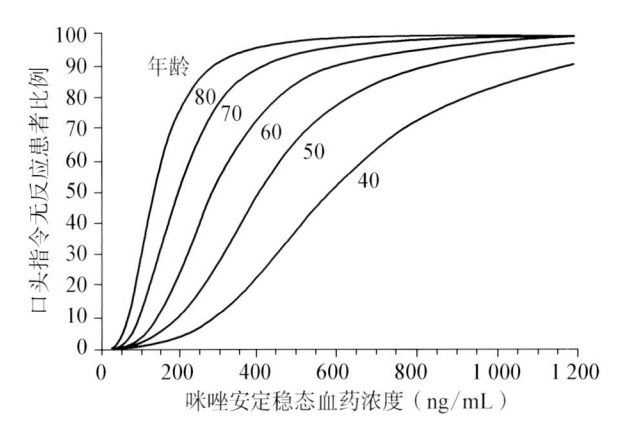

图17-5 不同年龄患者在不同血浆咪达唑仑浓度下对口头指令的反应曲线

此图显示咪达唑仑对衰老相关的药效学改变。(转自Jacobs等人[126],获得Wolters Kluwer Health Inc.的许可)

而,其机制并非动脉血压大幅降低,所以脑灌注压得到了很好的维持[130]。这对于有颈动脉闭塞继发缺血性卒中风险的老年人尤为重要。依托咪酯具有类似硫喷妥钠的脑电图改变,激活后伴有抑制的双相模式。然而,依托咪酯已被证明可激活躯体诱发电位[57]。此外,依托咪酯可在诱导后引起肌阵挛,这是一种未知的干扰效应,在大约75%的患者中存在,但这不是诱导剂量不足的证据[131]。值得注意的是,与其他静脉诱导药物相比,依托咪酯确实具有更高的术后恶心呕吐发生率[132]。最后,脑电图监测显示依托咪酯的药效学不随年龄的变化而改变[130]。

心血管的作用

与异丙酚不同,依托咪酯对心血管系统的影响很小。由于全身血管阻力仅轻微降低,动脉血压略有下降。依托咪酯似乎没有直接的心肌抑制作用,因为心肌收缩力、心率和心排血量通常不变[133]。依托咪酯不会引起组胺释放。这使依托咪酯对于血管内容量受损,冠状动脉疾病,或心室功能下降的患者非常受用,适合老年患者生理。

呼吸系统的作用

与诱导剂量的苯二氮䓬类、巴比妥类或异丙酚相比,依托咪酯引起的呼吸抑制较少。事实上,即使是诱导剂量的依托咪酯也常常不会引起呼吸暂停[61]。加上心血管影响轻微,使依托咪酯在可能困难气道、呼吸储备少、血流动力学脆弱的老年患者中,成为一种非常有用的药物。

内分泌的作用

诱导剂量的依托咪酯可暂时抑制皮质醇和醛固酮的合成,单次给药持续约12~18 h[134]。然而,这种作用对脓毒症患者的影响一直存在争议。一些研究表明,脓毒症患者单次给药可增加死亡率,而另一些研究则并不认同[135]。另外,长期输注或反复给药可导致肾上腺皮质抑制,这可能与增加感染和危重患者的死亡率有关[136]。

代谢和体内过程(药代动力学)

依托咪酯仅有静脉制剂,一般用于全麻诱导。依托咪酯的起效和分布与硫喷妥钠类似。虽然它与蛋白高度结合,但依托咪酯起效非常迅速,因为它的高脂溶性和其非电离成分。向非中央室重分布是其作用快速消除的原因。肝微粒体酶和血浆酯酶可使依托咪酯迅速水解为无活性代谢物。这种生物转化的速率比硫喷妥钠大5倍,但比异丙酚小。分布体积略大于巴比妥酸盐,消除间隙较大,然而消除间隙仍然小于异丙酚。因此,依托咪酯的消除半衰期比硫喷妥钠快,但比异丙酚长。在老年人中,这两个参数都降低了,导致任何给定剂量的依托咪酯都产生较高血浆浓度。此外,据我们所知,没有任何研究表明,随着年龄的增长,大脑对依托咪酯的敏感度会增加。因此,就像硫喷妥钠一样,任何剂量的减少都是由于改变了药代动力学,而不是药效学[33]。

适应证

依托咪酯用于静脉麻醉诱导。虽然报道不多,但它已被作为一种间断静脉注射技术用于快速诱导。一般情况下,每15~30 min给予25%的诱导剂量以维持手术麻醉。依托咪酯在美国没有被批准用于连续输注。

给老年人用药

依托咪酯的标准诱导剂量为静脉注射0.2~0.4 mg/kg。然而,老年人可能只需要0.1 mg/kg。这一剂量的变化仅可归因于药代动力学参数,而不是药效学[33]。

不良反应及禁忌证

依托咪酯的不良反应发生率高,其中大多数是轻微的。如前一节所述,依托咪酯术后恶心呕吐的发生率高于异丙酚或硫喷妥钠。据报道,在诱导过程中肌阵挛的发生率高达60%。这种效果以及注射时的疼痛可以通过缓慢注射到快速流动的静脉输注管道中来减轻,最好是通过大静脉给药。当依托咪酯注射入手部静脉时,据报道疼痛发生率超过40%。此外,由于丙二醇溶剂,研究表明,10%~20%的患者在使用[34]后出现静脉后遗症。

氯胺酮

历史

氯胺酮最初是由Parke-Davis公司在20世纪60年代早期开发的,它是一种快速作用的全身麻醉药。最初的临床试验在20世纪60年代中后期进行,1970年获得FDA批准,最初主要用于儿童进行各种诊断检查,如心导管插入术和放射成像[37],被证明特别有用[137]。由于呼吸得以维持,它被发现可在清创和植皮的烧伤患者中反复给药[138]。在新出现的冠状动脉旁路移植术中,它被发现与吗啡一样好或更好[139],但由于它能引起心动过速,加上大剂量芬太尼的同时出现[140],仅短时间内用于心脏麻醉。氯胺酮作为麻醉剂在20世纪80年代和90年代失宠,很大程度上是因为它的严重谵妄和娱乐滥用,因为它作为一种俱乐部或"狂欢"药物而流行,也用于约会强奸[141]。1999年,氯胺酮成为一种受美国联邦管制的药品,以限制其娱乐用途[141]。氯胺酮早期使用的历史在其他地方也有记载[142,143]。近年来,由于其低成本、安全性和通用性,它在医学界,特别是麻醉医师和急诊医师中的使用有所恢复。

药理学:结构/功能

氯胺酮是一种具有镇静和分离性健忘的苯环己哌啶衍生物,它不引起中枢神经系统的广泛抑制[143]。氯胺酮被认为是一种有效的镇痛药,其主要作用机制是非竞争性的N-甲基-d-天冬氨酸(NMDA)受体拮抗作用,其他常见作用还包括阿片受体(delta、kappa和mu)阻断,GABA抑制,去甲肾上腺素、血清素和多巴胺释放增加和重吸收减少[144,145]。氯胺酮部分溶于水,脂溶性是硫喷妥钠的5~10倍。只有12%与血浆蛋白结合,胃肠外给药生物利用度为93%[146]。它是R(-)-氯胺酮和S(+)-氯胺酮异构体的外消旋混合物,S(+)-氯胺酮异构体的效力是R(-)-氯胺酮的3到4倍,且具有较少的拟精神类不良反应[146,147]。氯胺酮药物剂量安全范围大,且S(+)-氯胺酮(美国只有外消旋混合物)效力高,最近的研究又着重强调了氯胺酮在亚麻醉剂量下对中枢敏化有调节作用,这些益处使研究人员在多模式、少阿片类药物镇痛技术领域对氯胺酮重新产生了兴趣[148]。

药效学

中枢神经系统作用

从历史上看,在中枢神经系统中氯胺酮对缺血脑组织的影响被普遍认为是有害的,因为它会增加$CMRO_2$、CBF和ICP[149]。表面上看这些不利的变化可能导致有脑缺血风险的患者避免使用氯胺酮,但最近的证据显示其具有神经保护作用,因为氯胺酮能够抑制谷氨酸和天冬氨酸的兴奋毒性信号通路,减少神经元凋亡,减弱引起组织损伤的全身炎症反应,并通过增加交感神经系统的活性来维持CPP,所有这些都可以抵消对CBF和代谢的不利影响,特别是在通过机械通气控制动脉二氧化碳压力时[150,151]。氯胺酮减弱引起组织损伤的全身炎症反应是通过抑制核转录因子κB(NF-κB)表达从而减少炎症介质如白介素-6(IL-6),肿瘤坏死因子(TNF-α)。氯胺酮通过阻断NMDA受体介导的Ca^{2+}内流,通过电压门控通道和缺血引发的谷氨酸释放来抑制神经细胞凋亡。

亚麻醉剂量的氯胺酮已被证明对难治性抑郁症的神经可塑性有辅助作用[152]。氯胺酮通过快速的蛋白质合成和细胞通路的激活来提高脊髓树突密度,促进神经元的成熟[153]。

对老年人尤其重要的是，过去10年的研究表明，氯胺酮（0.5～1 mg/kg）麻醉的老年患者在体外循环（CPB）术后谵妄发生率比安慰剂组低[150,154]。这可能与氯胺酮能治疗抑郁症有关，抑郁症是术后谵妄的已知危险因素。HCN1受体调节意识状态，并被炎症上调，抑制HCN1受体也被认为在预防和治疗炎症级联反应导致的谵妄和神经病理性疼痛中发挥重要作用[155,156]。目前尚不清楚氯胺酮相关的CPB后谵妄的减少是否可以外推到所有患者，正在进行一项大型国际多中心随机对照试验，以评估其他大手术后的认知功能[157]。

氯胺酮可增加脑电图 θ 波和β波的活动，因此在监测中可以观察到BIS值增加[137]。然而，考虑到氯胺酮对脑皮质NMDA的拮抗作用，这并不特别令人担忧。BIS监测反映的是皮层活动而不是意识水平，意识水平主要是丘脑和网状激活系统的功能[158]。

由于氯胺酮的兴奋特性以及在氯胺酮使用早期就有癫痫样发作的报道，因此以前有人担心氯胺酮可能具有促惊厥活性。对有服用氯胺酮的癫痫病史患者和在开始监测时出现癫痫放电患者的调查显示，氯胺酮组既没有恶化，也没有消除脑电图放电，由此支持了氯胺酮的抗惊厥作用[159,160]。事实上，最近的研究表明在使用依托咪酯诱导时使用亚麻醉剂量的氯胺酮可以减少2/3的癫痫样肌阵挛发生率[131]。

呼吸

氯胺酮的另一个显著的优点是它能在维持自主呼吸和气道反射的同时提供麻醉的能力。相比其他静脉麻醉剂，非大剂量的氯胺酮也不太可能产生呼吸抑制。使用氯胺酮可保留保护性的气道反射，同时又不会抑制呼吸功能，这使得该药物对需要在麻醉诱导过程中保持自主呼吸的患者特别有吸引力[161,162]。氯胺酮也被证明可以降低气道阻力[163]，降低吸气峰值压力，并通过增加胸壁顺应性来增加肺顺应性，这在严重或难治性支气管痉挛患者中特别有用[164]。虽然少数研究显示氯胺酮可以降低呼吸频率，但分钟通气量没有变化，而且确实增加了PaO_2[165]。FRC的维持是氯胺酮另一个独有的特征，对呼吸系统有益[145]。

心血管

与其他静脉镇静剂和麻醉剂相比，氯胺酮对心血管系统有更好的作用，特别是对低血压患者。它通常被称为类交感神经药物，通过抑制再摄取促进肾上腺素能神经传递。在使用氯胺酮期间，心率、收缩压（SBP）、舒张压（DBP）和心输出量确实会短暂升高，但在几分钟内就会恢复到基线水平[166]。尚不清楚这些影响是否发生在儿茶酚胺耗竭的患者。滴定剂量对老年患者（包括危重患者）似乎是安全的，但对于那些血压急性升高可能加重病情的患者（如活动性心肌缺血或失代偿性心力衰竭），则应避免使用。

代谢和体内过程（药代动力学）

氯胺酮由于其亲脂性而具有很大的分布容积，从健康人体内的5 L/kg到危重患者体内的16 L/kg。它的代谢符合二室开放模型，消除半衰期为危重患者4.9 h，而健康患者3 h[167]。它通过细胞色素p450 N-去甲基化和羟基化被肝脏代谢为非活性代谢物诺氯胺酮，其效力约为本体药物的1/3[145]。当使用p450抑制剂时，清除速率会减慢。其代谢产物诺氯胺酮由肾排出，因此，肾小球滤过功能减退的患者应减少剂量[168]。

适应证

对无心力衰竭失代偿或活动性心肌缺血的老年低血压患者进行麻醉诱导可能是使用氯胺酮的最佳适应证。氯胺酮使用的另一个重要的适应证是，已知有气道困难的患者，可以在确保气道安全的前提下进行自主呼吸，尽管分泌物增多可能会在一定程度上限制其效用。

在ICU中镇痛和镇静是氯胺酮使用的新适应证之一。与接受芬太尼输注的患者相比，接受氯胺酮输注用于镇痛的患者往往有更高的MAPs，更少的升压药需求，以及更好的疼痛控制[169]。

氯胺酮对超前镇痛也有效。已有研究表明，它可以通过拮抗脊髓背角神经元NMDA受体来抑制长时程增强，从而抑制疼痛的"上扬"现象[170]。

氯胺酮也可用于治疗顽固性支气管痉挛。它已成功用于儿童，但有足够的证据表明它可以用于治疗成人支气管痉挛，特别是在ICU[171]。

给老年人用药

关于老年人使用氯胺酮的数据很少，建议调整剂量，然而少数研究认为老年患者似乎不需要调整剂量。20世纪80年代早期的一项研究将氯胺酮作为单独麻醉剂用于8例（平均年龄83岁）髋部骨折修复的老年患者。在多个时间点（用药前、手术结束、术后15 min和术后2 h）观察心血管和代谢影响。患者诱导2 min并保持自主呼吸，直到他们无法对口头指令做出反应。平均诱导剂量为1.75（±0.14）mg/kg，平均维持剂量为88（±14）μg/（kg·min），而所有患者的标准诱导剂量为1～2 mg/kg。SBP、心脏指数（CI）、左室卒中工作指数（LVSWI）、耗氧量均有短暂变化，但在停止麻醉15分钟后恢复到术前水平，无明显不良反应[172]。另一项针对老年患者（平均年龄67岁）的腹部外科大手术，采用2 mg/kg的诱导，40 μg/（kg·min）滴定至镇静状态，再次出现心率、SBP、DBP、CO和PaO_2的短暂升高。这些指标在诱导后几分钟内恢复到基线水平，术后未发现不良的神经学后果[166]。氯胺酮作为辅助镇痛在老年人中可采用为0.5 mg/kg推注剂量，这与一般人群的镇痛建议类似[173]。在此剂量下不会引起血流动力学改变。

不良反应及禁忌证

氯胺酮有许多不良反应值得一提。如前所述，氯胺酮是一种拟交感活性药，特别是大剂量可短暂升高心率和血压，因此心衰、心源性休克和心肌缺血患者应避免使用。对于可能是儿茶酚胺耗竭的患者，应谨慎地滴定诱导剂量，因为它可能导致该人群低血压。氯胺酮对肺动脉高压患者应谨慎使用，目前至少有一项研究报道氯胺酮会增加肺动脉压力[174]。

使用氯胺酮也可能导致口腔分泌物增多，用抗胆碱能药物如甘酚酸盐可以改善。其他已被成功使用的抗胆碱能药物，如阿托品，可能应避免在老年人群中使用，因为它们具有致谵妄作用。氯胺酮的另一个需要重视的不良反应是增加眼内压，因此青光眼患者应该谨慎使用，尽管最近的一项研究表明接受眼科手术的老年患者使用氯胺酮并没有增加眼内压[170,175]。

右美托咪定

右美托咪定是一个高度选择性$α_2$-肾上腺素受体激动剂，1999年FDA批准临床使用[176,177]。它是美托咪定的右旋对映体[178]。右美托咪定被批准用于静脉注射镇静镇痛[176]。它与另一个批准临床使用的$α_2$-肾上腺素受体激动剂可乐定相似，但其对$α_2$-肾上腺素受体的亲和力比可乐定高8倍[178-180]。这种高选择性解释了它比可乐定拥有更强的镇静和镇痛作用，可乐定的主要用途是降压、戒酒和治疗儿童注意力缺陷多动障碍（ADHD）。与大多数镇静镇痛药不同，右美托咪定呼吸抑制轻微。

药理学：结构/功能

右美托咪定是一个咪唑衍生物，具有水溶性，离解常数pKa为7.1[181]，建议用0.9%氯化钠溶液稀释成4 μg/mL浓度静脉输注[176]。它是中枢和外周的$α_2$-肾上腺素受体激动剂[182]。α2受体在外周位于血管平滑肌，参与调节自主神经和心血管系统，抑制去甲肾上腺素的释放，从而降低血管阻力和血压。这些受体也存在于中枢神经系统，当受体被激动剂占用时，就会抑制去甲肾上腺素的释放，导致镇静和中枢迷走作用，引起心率减慢。最后，右美激活存在于脊髓背角的 α_2-肾上腺素受体从而抑制疼痛通路，能直接提供镇痛，并且在配伍阿片类药物镇痛时减少阿片药的用量[176,178,183,184]。因此，通过激活 α_2-肾上腺受体，右美托咪定能产生中枢镇静作用，并通过迷走神经降低心率，同时在外周介导镇痛和轻微低血压。

药效学

中枢神经系统作用

镇静、抗焦虑、镇痛、催眠（睡眠）与右美托咪定剂量相关[185,186]。α_2-肾上腺素介导的中枢神经系统影响迅速，特别是2A亚型。对脑干蓝斑神经元的抑制被认为是其主要的作用中枢。右美对呼吸的影响很小，不像大多数调节GABA或阿片受体的镇静催眠药。人类脑电图研究和动物实验研究[187,188]表明，与巴比妥类、异丙酚或苯二氮䓬类药物相比，右美托咪定诱发的睡眠更接近正常睡眠。右美托咪定的主要作用被认为是"可唤醒镇静"[178]，因为与苯二氮䓬类或异丙酚镇静相比，患者更容易被唤醒[189]。与咪达唑仑不同，右美托咪定不产生"记忆缺失"，除非是大剂量[186]。

"镇痛"主要是由 α_2-肾上腺素受体在脊髓背角介导[182,190]，并且与剂量相关[186]。这些感受器的激活进一步集中地抑制疼痛传导，并单独或佐用阿片类药物产生镇痛作用。当与阿片类药物联合用于镇痛时，需要更少的用量就能达到理想的镇痛效果，这被称为"阿片类药物的集约效应"[191-193]。右美托咪定相对于阿片类药物的镇痛优势在于没有中枢性呼吸抑制。椎管内给予右美托咪定可增强局麻药的镇痛作用[194,195]。

谵妄在外科患者尤其是老年人术后发病率高（11%～43%），影响大，因此谵妄的预防是药物治疗的一个重要新领域[196-198]。谵妄会增加患者发病率、死亡率、额外的住院时间和住院费用[196,199]。右美托咪定可降低下丘脑-垂体-肾上腺活动，而这被认为是谵妄的诱因[196,200]。临床试验比较右美托咪定与其他镇静剂在ICU和谵妄的发生率将在后面进一步讨论。

呼吸系统作用

在健康志愿者中，右美托咪定输注可导致轻度剂量相关的呼吸抑制和呼吸暂停[185]，没有发现中枢性呼吸暂停。所有患者给予0.25～2.0 μg/kg的不同剂量右美，动脉血氧饱和度都维持在95%以上，通气量降低最高峰发生在2.0 μg/kg剂量（最高）停止输注后60 min，给药10 min后通气量从8.7 l/min下降到6.3 l/min的同时，$PaCO_2$从42上升至46 mmHg。对二氧化碳的反应受到的损害最小。据另一项健康志愿者研究报道[186]，呼吸频率变化不大，总体呼吸抑制作用轻微，不需要辅助通气。类似的发现还有，在逐渐增加剂量的右美托咪定患者中几乎不产生呼吸抑制作用[201]。然而，在体弱的个体中，呼吸抑制可能是有害的，当然，当右美托咪定与呼吸抑制剂、镇静剂和阿片类药物同时使用时，需要实施呼吸监测。

心血管作用

心动过缓或心率减缓是右美托咪定常见的副作用，中枢 α_2-肾上腺素受体激活导致迷走介导的心率下降[182]。右美托咪定通常会引起双相血压反应，最初短暂（5～10 min）轻度升高[177,202]，随后血压和心率降低[176,203]。心排血量与心率呈剂量相关性下降[186]。在临床上，使用右美托咪定有窦性停搏的报道[176]，这意味着对合并心脏传导阻滞患者应慎用。右美托咪定的血流动力学效应在老年患者中更明显，这意味着应减少或更缓慢地给药[178]。

对手术和ICU的应激反应

右美托咪定已被研究用于各种手术和重症监护的患者，并发现它可以改善这些患者的应激反应[204-206]。右美托咪定使患者血清IL-6、IL-8和TNF-α水平降低。肾上腺皮质的应激功能得以保留，在正常志愿者中，肾上腺素和去甲肾上腺素显著降低[186]。

代谢和体内过程（药代动力学）

右美托咪定给药后几乎完全发生生物转化。它在肝脏中直接由N-葡萄糖醛酸化和细胞色素p450介导代谢[176]。大约80%~90%通过尿液排出，5%~13%通过粪便排出[182]，代谢物无活性。严重肝病者可使肝脏清除率降低50%[177]。药代动力学见表17-2，多数研究采用二室或三室模型来描述药代动力学[176,207]。低心排血量和年龄增加会降低清除率[207,208]。右美托咪定的药代动力学与咪达唑仑和异丙酚相似，但异丙酚的时量相关半衰期短于右美托咪定和咪达唑仑，这至少部分解释了异丙酚镇静作用比其他药物更迅速的原因。值得注意的是，老年患者对右美托咪定的清除率较低，而且老年患者对右美托咪定的敏感性明显增强，这意味着老年患者的用药量应比年轻患者减少。

剂量和用法

非阿片类药物麻醉镇静诱导/维持用量见表17-3。右美托咪定用于镇静和浅麻醉监护管理（MAC）的用法是1 μg/kg，10~20 min缓慢泵注[176]。深度镇静用法是负荷剂量0.5~1 μg/kg，随后0.2~1.0 μg/(kg·h)持续泵注[209]。请注意，老年患者的剂量应减少30%~50%，药物应滴定至所需的镇静水平，并根据镇静水平调整剂量。

适应证

FDA批准的右美托咪定有两个限定适应证：① ICU内镇静（时间不超过24 h）；② 术中镇静[176]。实际应用范围比这个广，尤其是在体弱和老年患者中应用更广[210]，因为与其他药物相比，右美托咪定产生的呼吸抑制更小，并减少了老年人颤搐和谵妄等不良反应。然而，由于该药具有心血管抑制作用，因此应谨慎用于心传导阻滞和低血容量患者[203]。

术前和术中镇静

临床工作中右美托咪定已被用于术前镇静[211,212]，以及手术和监测麻醉管理（MAC）期间的辅助用药[213]。它被证明是一种有效抗焦虑（安全剂量为2.5 μg/kg）的术前用药[211]。右美托咪定也用于非手术镇静，可以与咪达唑仑和异丙酚媲美。在一项随机试验中，分别用右美托咪定和异丙酚在纤支镜引导经鼻插管时镇静，右美（1.0 μg/kg，超过10分钟）与异丙酚（1.9 mg/kg总注射量）比较，前者得到一个更有利的结果，它可以减少气道不良事件和更稳定的血流动力学[214]。在一项结肠镜检查的镇静研究[215]中，两组均使用芬太尼1 μg/kg，其中一组右美托咪定（首剂1.0 μg/kg超过10分钟，随后是0.5 μg/(kg·h)静注），另一组采用咪达唑仑（0.5 mg/kg）。右美托咪定组有较好的血流动力学稳定性、镇静和满意度评分。然而，在另一项使用类似剂量的镇静研究中，发现咪达唑仑在结肠镜检查中优于右美托咪定，因为它具有稳定的血流动力学和起效时间[216]。在结肠镜检查中使用右美托咪定和咪达唑仑镇静，这两个相互矛盾的研究很难统一。

右美托咪定是MAC的组成部分，通常与阿片类药物或其他镇静剂一起使用。在早期一项严格的对照研究中，右美托咪定与异丙酚用于局麻时相比，右美托咪定产生类似的镇静作用，但起效和消除作用较慢[191]。异丙酚组血压较低，但呼吸变化相似。右美托咪定患者术后疼痛评分较低，术后吗啡用量较少。右美托咪定在碎石术中产生的镇静作用与异丙酚类似，但患者使用右美托咪定疼痛较轻，尽管呼吸频率较慢，但SpO$_2$值较高[217]。当右美托咪定[0.2 μg/(kg·h)]和瑞芬太尼在房颤导管消融术中联合使用时,它产生镇静和通气效果与给予咪达唑仑(1~2 mg)和瑞芬太尼合用时更理想[192]。可以认为咪达唑仑的剂量太低,不能进行很好的比较,但右美托咪定对阿片类药物的集约效应与已知的作用是一致的。

当手术时右美托咪定用作异丙酚和瑞芬太尼的辅助诱导和维持[1 μg/(kg·min)负荷后泵注0.5 μg/(kg·h)]时,维持满足手术要求BIS值的异丙酚和瑞芬太尼的剂量显著(P≤0.02)减少[193]。患者术后第一次要求镇痛的时间,在右美托咪定组中明显晚于对照组。两组间血流动力学及恢复时间无差异。右美托咪定在手术结束前输注(1 μg/kg,20分钟),可以改善麻醉苏醒[218]。随机分配使用右美托咪定的患者苏醒更平稳,而当使用类似方法时,结肠切除术患者的镇痛需求也降低[219]。手术期间使用右美托咪定有一个显著的优点是术后寒战减少[220,221]。虽然机制尚不清楚,但寒战减少可能是右美托咪定的一个适应证,特别是在老年患者中。总的来说,右美托咪定是一个有用的术中辅助药物,可以替代其他用于全身麻醉的静脉药物。

术后和重症监护的镇静

右美托咪定作为术后患者自控镇痛(PCA)的一个组成部分已被应用于术后镇痛。在7项比较阿片类药物单独或与右美托咪定联合使用的试验荟萃分析中,与阿片类药物联合使用的患者疼痛评分明显较低,对疼痛的阿片类药物需求较少,术后恶心、呕吐和瘙痒的发生率较低[222]。当右美托咪定联合阿片类药物作为PCA治疗方案时,患者满意度也更高。右美托咪定作为镇静、催眠和抗焦虑药物已被广泛研究,ICU患者可长时间(≥24 h)[207,223]和短时间(≤24 h)[202,224,225]输注。危重症医学学会认为,机械通气患者的镇静首选右美托咪定或异丙酚,而不是苯二氮䓬类[199]。还建议患者使用有规律觉醒的轻度镇静。镇静作用的监测应采用多种评分方法中的一种,但其中两种最有效的评分方法是Richmond Agitation-Sedation Scale(RASS)[226]和Sedation-Agitation Scale(SAS)[227]。这些都是可靠和有效的镇静程度的评价方法[228]。一般而言,在依赖呼吸机的患者中,右美托咪定优于苯二氮䓬类药物,因为其产生的谵妄更少[229],拔管时间更短,且更容易让患者苏醒[230]。右美与异丙酚镇静作用相似,虽然异丙酚拔管时间短,但发生谵妄多。与异丙酚或咪达唑仑相比,右美托咪定降低通气不明显。右美托咪定产生一定的镇痛作用,因此当它被用于伴有疼痛患者的镇静时,可以减少作为镇静鸡尾酒疗法中的阿片类药物的剂量[204]。

夏(Xia)等[231]进行了一项荟萃分析,比较右美托咪定和异丙酚用于ICU镇静的临床试验,联合研究涉及1 202名患者。右美托咪定与高血压显著相关。两种药物插管时间和死亡率相似。一个由68家医疗中心组成的研究组对右美托咪定或咪达唑仑进行了随机试验,其中375名患者被随机分配到两种药物的镇静组。这两种药物都达到并维持了RASS评分的镇静程度,并且在ICU的停留时间相似。咪达唑仑组谵妄发生率较高(76.6% vs 54%,P<0.001),心动过速发生率也较高。右美托咪定组患者拔管平均时间缩短1.9天(P=0.01)。右美托咪定组患者有较多的心动过缓和较少的高血压。然而,亚当斯(Adams)等回顾了6项比较右美托咪定和咪达唑仑的研究,发现两者都没有决定性的优势[232]。有资料支持咪达唑仑可显著(P=0.015)增加顺行性遗忘[233],而右美托咪定减少阿片[232]和咪达唑仑的使用[229],减少ICU住院时间和谵妄发生率。

右美托咪定比较突出的作用人群是心脏外科手术,主要由于该药物对谵妄和其他参数的有益影响。与异丙酚用于ICU镇静相比,右美托咪定拔管时间更短(P<0.001),患者满意度评分明显更好[234]。在另一项针对60岁以上心脏外科患者的研究中,右美托咪定的谵妄明显少于异丙酚[235]。在另一项心脏手术镇静研究中,右美谵妄的发生率是异丙酚或咪达唑仑的一半,并且可以

降低费用[236]。在一项大型(n=1 134)回顾性队列研究中,使用右美托咪定镇静的患者与在术后即刻使用其他镇静药物的患者相比,死亡率、所有并发症和谵妄发生率更低[123]。从这些研究看来,使用右美托咪定ICU镇静可能是心脏手术后优化预后的一个重要措施。

虽然在ICU使用右美托咪定的益处已被明确证实,但直到最近,还没有证据表明药物预防能改善谵妄的预后。由于之前的研究将右美托咪定与其他镇静剂进行了比较,目前尚不清楚右美托咪定对谵妄的有益作用是否应归因于其他镇静剂增加的致谵妄作用,或是否在药物预防中起作用。此外,上述ICU研究均为机械通气患者,是谵妄的危险因素之一。在苏(Su)等[237]最近发表的试验中,700名超过65岁的患者接受非心脏手术后被随机分配到低剂量右美托咪定组(1 μg/(kg·h))或安慰剂组(给予时间为1 h),每组中有一半的患者在入ICU时需要机械通气。术后第一天开始在ICU内使用谵妄评估量表(Confusion Assessment Method, CAM-ICU)评估谵妄。与安慰剂组相比,右美托咪定组术后前7天的谵妄发生率明显降低(9% vs 23%)。即使对机械通气患者和非机械通气患者进行分层,谵妄发生率仍然较低(分别为29% vs 12%和15% vs 6%)。右美托咪定组持续机械通气后拔管时间较短(6.9 h vs 4.6 h)。而且没有增加的不良事件,如心动过缓和低血压,但是有显著的心动过速和高血压发生并需要药物治疗。然而,有趣的是,两组间ICU滞留时间和总住院时间并无差异。这项研究的长期意义仍有待证实,但预防性右美托咪定给药预防老年人谵妄的结果令人鼓舞。

局部麻醉的辅助用药

右美托咪定鞘内给药[194]或静脉注射可增强局麻药阻滞效果。蛛网膜下腔麻醉时可作为镇静剂使用,与腰麻时给予咪达唑仑相比,可提高皮支阻滞的程度,延长感觉阻滞的时间,但对运动阻滞的持续时间无影响[238]。如果右美托咪定用于蛛网膜下腔或硬膜外麻醉患者的镇静,需要考虑这一点。在老年患者经尿道前列腺切除术中,右美托咪定已经被用于与低剂量丁哌卡因(6 mg)共同鞘内注射(3 μg)完成蛛网膜下腔麻醉[194]。给予右美托咪定的老年患者阻滞起效快,阻滞时间长,但也延长了运动阻滞时间。

年龄对药理学的影响

很少有研究比较右美托咪定对老年和年轻患者的疗效,但仍有三项特别有指导意义的研究[212,23,240]。在一项关于老年(≥65岁)肾功能衰竭患者MAC麻醉前用药的研究,在骨科手术腰麻中,右美托咪定组患者需要异丙酚镇静明显减少[212]。金(Kim)等[239]发现,在前列腺切除术中,使用右美托咪定产生适度镇静的剂量在老年(65~78岁)患者组比年轻(45~64岁)患者组少33%。这支持了在治疗老年患者时减少剂量的建议。第三项研究考察了在异丙酚/瑞芬太尼或七氟醚全麻中加入右美托咪定或生理盐水对65岁以上骨科手术患者的影响[240]。右美托咪定显著降低了Ricker躁动-镇静评分(Ricker's Agitation-sedation scores),患者的表现更平静,"危险症状"更少。由于骨科患者在老年麻醉中占相当大的比例,老年人麻醉可能会带来诸多问题,因此本研究显示右美托咪定在全身麻醉中可作为辅助用药。

不良反应及禁忌证

右美托咪定可引起低血压和心动过缓,特别是当快速输注负荷量时。右美也可能出现短暂的血压升高,该药已引起窦房结阻滞,对不同程度的房室传导阻滞或窦房结阻滞的患者应慎用。除此之外右美托咪定没有明显不良反应。对于老年人应减少剂量,必须使用血流动力学和呼吸监测。本品持续输注停药后可有较长时间的镇静作用。

认知上的缺口

- 在器官保护和围手术期并发症方面,右美托咪定减少应激相关标志物的优点还有待探究。
- 应该更充分地阐明右美用于脆弱老年患者的优势。
- 右美托咪定与其他药物在老年人中的相互作用需要进一步研究,以便更好地描述年龄和药物组合之间的相互作用。
- 术中氯胺酮对患者术后谵妄的效果不受体外循环的影响。
- 老年患者在ICU接受氯胺酮镇痛镇静治疗的长期认知效应。

总结

本章对老年患者常用静脉麻醉药的药理学进行了综述。有大量证据表明,异丙酚、硫喷妥钠、咪达唑仑、氯胺酮、右美托咪定和依托咪酯在该人群中的药代动力学和药效学行为均发生了显著变化。在考虑每一种麻醉药的变化时,还有几点需要注意。首先,医师应该对所有老年患者的心肺状况进行全面评估,因为在系统评估中缺失的主诉可能只是一种久坐不动的生活方式,更全面的病史会让麻醉医师做出改变麻醉诱导方法或药物组合/剂量的决定。其次,应该对患者以往全身性疾病的治疗病史进行全面回顾,因为老年人群经常出现手术合并其他系统疾病并服用多种药物的情况。应特别注意当前使用降压药,利尿剂,抗抑郁药,抗帕金森药物和勃起功能障碍药物,在使用本章中所述的诱导药时,对正在服用其中一种或几种药物的患者应保持警惕,仔细监测血压。第三,要完全了解老年患者对阿片类药物药代动力学和药效学的变化,对于在该人群中联合使用它们进行镇静或全身麻醉是至关重要的。最后,除非病情需要快速序贯诱导,使用较小剂量的麻醉剂和脑电监护(如BIS)缓慢而精确地滴定麻醉深度,可防止该人群用药过量,以及随后可能出现的低血压和延迟苏醒。

参考文献

[1] Miner JR, Burton JH. Clinical practice advisory: emergency department procedural sedation with propofol. Ann Emerg Med. 2007; 50(2): 182–7, 187 e181.

[2] Dong XP, Xu TL. The actions of propofol on gamma-aminobutyric acid-A and glycine receptors in acutely dissociated spinal dorsal horn neurons of the rat. Anesth Analg. 2002; 95(4): 907–14, table of contents.

[3] Irifune M, Takarada T, Shimizu Y, et al. Propofol-induced anesthesia in mice is mediated by gamma-aminobutyric acid-A and excitatory amino acid receptors. Anesth Analg. 2003; 97(2): 424–9, table of contents.

[4] Glen JB, Hunter SC. Pharmacology of an emulsion formulation of ICI 35 868. Br J Anaesth. 1984; 56(6): 617–26.

[5] Bennett SN, McNeil MM, Bland LA, et al. Postoperative infections traced to contamination of an intravenous anesthetic, propofol. N Engl J Med. 1995; 333(3): 147–54.

[6] Morgan GE Jr, Mikhail MS, Murray MJ. Clinical anesthesia. 3rd ed. New York/Stamford: McGraw-Hill/Appleton & Lange; 2002.

[7] Ludbrook GL, Visco E, Lam AM. Propofol: relation between brain concentrations, electroencephalogram, middle cerebral artery blood flow velocity, and cerebral oxygen extraction during induction of anesthesia. Anesthesiology. 2002; 97(6): 1363–70.

[8] van der Starre PJ, Guta C. Choice of anesthetics. Anesthesiol Clin North Am. 2004; 22(2): 251–64, vi.

[9] Kuizenga K, Wierda JM, Kalkman CJ. Biphasic EEG changes in relation to loss of consciousness during induction with thiopental, propofol, etomidate, midazolam or sevoflurane. Br J Anaesth. 2001; 86(3): 354–60.

[10] Schultz A, Grouven U, Zander I, Beger FA, Siedenberg M, Schultz B. Age-related effects in the EEG during propofol anaesthesia. Acta Anaesthesiol Scand. 2004; 48(1): 27–34.

[11] Ding Z, White PF. Anesthesia for electroconvulsive therapy. Anesth Analg. 2002; 94(5): 1351–64.

[12] Schnider TW, Minto CF, Shafer SL, et al. The influence of age on propofol pharmacodynamics. Anesthesiology. 1999; 90(6): 1502–16.

[13] Brown RH, Greenberg RS, Wagner EM. Efficacy of propofol to prevent bronchoconstriction: effects of preservative. Anesthesiology. 2001; 94(5): 851–5;

discussion 856A.
[14] Conti G, Dell'Utri D, Vilardi V, et al. Propofol induces bronchodilation in mechanically ventilated chronic obstructive pulmonary disease (COPD) patients. Acta Anaesthesiol Scand. 1993; 37(1): 105–9.
[15] Blouin RT, Conard PF, Gross JB. Time course of ventilatory depression following induction doses of propofol and thiopental. Anesthesiology. 1991; 75(6): 940–4.
[16] Tagaito Y, Isono S, Nishino T. Upper airway reflexes during a combination of propofol and fentanyl anesthesia. Anesthesiology. 1998; 88(6): 1459–66.
[17] Blouin RT, Seifert HA, Babenco HD, Conard PF, Gross JB. Propofol depresses the hypoxic ventilatory response during conscious sedation and isohypercapnia. Anesthesiology. 1993; 79(6): 1177–82.
[18] Van Keer L, Van Aken H, Vandermeersch E, Vermaut G, Lerut T. Propofol does not inhibit hypoxic pulmonary vasoconstriction in humans. J Clin Anesth. 1989; 1(4): 284–8.
[19] Abe K, Shimizu T, Takashina M, Shiozaki H, Yoshiya I. The effects of propofol, isoflurane, and sevoflurane on oxygenation and shunt fraction during one-lung ventilation. Anesth Analg. 1998; 87(5): 1164–9.
[20] Chan ED, Welsh CH. Geriatric respiratory medicine. Chest. 1998; 114(6): 1704–33.
[21] Zaugg M, Lucchinetti E. Respiratory function in the elderly. Anesthesiol Clin North Am. 2000; 18(1): 47–58, vi.
[22] Kirkbride DA, Parker JL, Williams GD, Buggy DJ. Induction of anesthesia in the elderly ambulatory patient: a doubleblinded comparison of propofol and sevoflurane. Anesth Analg. 2001; 93(5): 1185–7, table of contents.
[23] John AD, Sieber FE. Age associated issues: geriatrics. Anesthesiol Clin North Am. 2004; 22(1): 45–58.
[24] Rooke GA. Autonomic and cardiovascular function in the geriatric patient. Anesthesiol Clin North Am. 2000; 18(1): 31–46, v–vi.
[25] Kazama T, Ikeda K, Morita K, et al. Comparison of the effectsite k(eO)s of propofol for blood pressure and EEG bispectral index in elderly and younger patients. Anesthesiology. 1999; 90(6): 1517–27.
[26] Tramer M, Moore A, McQuay H. Propofol anaesthesia and postoperative nausea and vomiting: quantitative systematic review of randomized controlled studies. Br J Anaesth. 1997; 78(3): 247–55.
[27] Borgeat A, Wilder-Smith OH, Saiah M, Rifat K. Subhypnotic doses of propofol relieve pruritus induced by epidural and intrathecal morphine. Anesthesiology. 1992; 76(4): 510–2.
[28] Hufschmidt A, Shabarin V, Zimmer T. Drug-induced confusional states: the usual suspects? Acta Neurol Scand. 2009; 120(6): 436–8.
[29] Shafer A, Doze VA, Shafer SL, White PF. Pharmacokinetics and pharmacodynamics of propofol infusions during general anesthesia. Anesthesiology. 1988; 69(3): 348–56.
[30] Schnider TW, Minto CF, Gambus PL, et al. The influence of method of administration and covariates on the pharmacokinetics of propofol in adult volunteers. Anesthesiology. 1998; 88(5): 1170–82.
[31] Shafer SL. The pharmacology of anesthetic drugs in elderly patients. Anesthesiol Clin North Am. 2000; 18(1): 1–29, v.
[32] Schuttler J, Ihmsen H. Population pharmacokinetics of propofol: a multicenter study. Anesthesiology. 2000; 92(3): 727–38.
[33] Arden JR, Holley FO, Stanski DR. Increased sensitivity to etomidate in the elderly: initial distribution versus altered brain response. Anesthesiology. 1986; 65(1): 19–27.
[34] Korttila K, Aromaa U. Venous complications after intravenous injection of diazepam, flunitrazepam, thiopentone and etomidate. Acta Anaesthesiol Scand. 1980; 24(3): 227–30.
[35] Domino EF, Chodoff P, Corssen G. Pharmacologic effects of CI-581, a new dissociative anesthetic, in man. Clin Pharmacol Ther. 1965; 6: 279–91.
[36] Corssen G, Domino EF. Dissociative anesthesia: further pharmacologic studies and first clinical experience with the phencyclidine derivative CI-581. Anesth Analg. 1966; 45(1): 29–40.
[37] Corssen G, Groves EH, Gomez S, Allen RJ. Ketamine: its place for neurosurgical diagnostic procedures. Anesth Analg. 1969; 48(2): 181–8.
[38] Takaono M, Yogosawa T, Okawa-Takatsuji M, Aotsuka S. Effects of intravenous anesthetics on interleukin (IL)-6 and IL-10 production by lipopolysaccharide-stimulated mononuclear cells from healthy volunteers. Acta Anaesthesiol Scand. 2002; 46(2): 176–9.
[39] Alvarez-Ayuso L, Calero P, Granado F, et al. Antioxidant effect of gamma-tocopherol supplied by propofol preparations (Diprivan) during ischemia-reperfusion in experimental lung transplantation. Transpl Int. 2004; 17(2): 71–7.
[40] Sayed S, Idriss NK, Sayyedf HG, et al. Effects of propofol and isoflurane on haemodynamics and the inflammatory response in cardiopulmonary bypass surgery. Br J Biomed Sci. 2015; 72(3): 93–101.
[41] Qiao Y, Feng H, Zhao T, Yan H, Zhang H, Zhao X. Postoperative cognitive dysfunction after inhalational anesthesia in elderly patients undergoing major surgery: the influence of anesthetic technique, cerebral injury and systemic inflammation. BMC Anesthesiol. 2015; 15: 154.

[42] Lombardo A, Biasucci LM, Lanza GA, et al. Inflammation as a possible link between coronary and carotid plaque instability. Circulation. 2004; 109(25): 3158–63.

[43] Willerson JT, Ridker PM. Inflammation as a cardiovascular risk factor. Circulation. 2004; 109(21 Suppl 1): II2–10.

[44] Dundee JW, Hassard TH, McGowan WA, Henshaw J. The 'induction' dose of thiopentone. A method of study and preliminary illustrative results. Anaesthesia. 1982; 37(12): 1176–84.

[45] Ball C, Westhorpe R. The history of intravenous anaesthesia: the barbiturates. Part 2. Anaesth Intensive Care. 2001; 29(3): 219.

[46] Ball C, Westhorpe R. The history of intravenous anaesthesia: the barbiturates. Part 1. Anaesth Intensive Care. 2001; 29(2): 97.

[47] Ball C, Westhorpe R. The history of intravenous anaesthesia: the barbiturates. Part 3. Anaesth Intensive Care. 2001; 29(4): 323.

[48] Dundee JW. Fifty years of thiopentone. Br J Anaesth. 1984; 56(3): 211–3.

[49] Tanelian DL, Kosek P, Mody I, MacIver MB. The role of the GABAA receptor/chloride channel complex in anesthesia. Anesthesiology. 1993; 78(4): 757–76.

[50] Reves JGGP, Lubarsky DA. Nonbarbiturate intravenous anesthetics. 5th ed. New York: Churchill Livingstone; 2000.

[51] Archer DP, Ewen A, Froelich J, Roth SH, Samanani N. Thiopentone induced enhancement of somatic motor responses to noxious stimulation: influence of GABAA receptor modulation. Can J Anaesth. 1996; 43(5 Pt 1): 503–10.

[52] Veselis RA, Reinsel RA, Feshchenko VA, Wronski M. The comparative amnestic effects of midazolam, propofol, thiopental, and fentanyl at equisedative concentrations. Anesthesiology. 1997; 87(4): 749–64.

[53] Stullken EH Jr, Milde JH, Michenfelder JD, Tinker JH. The nonlinear responses of cerebral metabolism to low concentrations of halothane, enflurane, isoflurane, and thiopental. Anesthesiology. 1977; 46(1): 28–34.

[54] Smith AL. Barbiturate protection in cerebral hypoxia. Anesthesiology. 1977; 47(3): 285–93.

[55] Baughman VL. Brain protection during neurosurgery. Anesthesiol Clin North Am. 2002; 20(2): 315–27, vi.

[56] Albrecht RF, Miletich DJ, Rosenberg R, Zahed B. Cerebral blood flow and metabolic changes from induction to onset of anesthesia with halothane or pentobarbital. Anesthesiology. 1977; 47(3): 252–6.

[57] Cheng MA, Theard MA, Tempelhoff R. Intravenous agents and intraoperative neuroprotection. Beyond barbiturates. Crit Care Clin. 1997; 13(1): 185–99.

[58] Stanski DR, Maitre PO. Population pharmacokinetics and pharmacodynamics of thiopental: the effect of age revisited. Anesthesiology. 1990; 72(3): 412–22.

[59] Russo H, Bressolle F. Pharmacodynamics and pharmacokinetics of thiopental. Clin Pharmacokinet. 1998; 35(2): 95–134.

[60] Sonntag H, Hellberg K, Schenk HD, et al. Effects of thiopental (Trapanal) on coronary blood flow and myocardial metabolism in man. Acta Anaesthesiol Scand. 1975; 19(1): 69–78.

[61] Choi SD, Spaulding BC, Gross JB, Apfelbaum JL. Comparison of the ventilatory effects of etomidate and methohexital. Anesthesiology. 1985; 62(4): 442–7.

[62] Hung OR, Varvel JR, Shafer SL, Stanski DR. Thiopental pharmacodynamics. II. Quantitation of clinical and electroencephalographic depth of anesthesia. Anesthesiology. 1992; 77(2): 237–44.

[63] Gross JB, Zebrowski ME, Carel WD, Gardner S, Smith TC. Time course of ventilatory depression after thiopental and midazolam in normal subjects and in patients with chronic obstructive pulmonary disease. Anesthesiology. 1983; 58(6): 540–4.

[64] Wada DR, Bjorkman S, Ebling WF, Harashima H, Harapat SR, Stanski DR. Computer simulation of the effects of alterations in blood flows and body composition on thiopental pharmacokinetics in humans. Anesthesiology. 1997; 87(4): 884–99.

[65] Homer TD, Stanski DR. The effect of increasing age on thiopental disposition and anesthetic requirement. Anesthesiology. 1985; 62(6): 714–24.

[66] Avram MJ, Krejcie TC, Henthorn TK. The relationship of age to the pharmacokinetics of early drug distribution: the concurrent disposition of thiopental and indocyanine green. Anesthesiology. 1990; 72(3): 403–11.

[67] Mortier E, Struys M, De Smet T, Versichelen L, Rolly G. Closedloop controlled administration of propofol using bispectral analysis. Anaesthesia. 1998; 53(8): 749–54.

[68] Kawar P, Dundee JW. Frequency of pain on injection and venous sequelae following the I.V. administration of certain anaesthetics and sedatives. Br J Anaesth. 1982; 54(9): 935–9.

[69] Reves JGGP, Lubarsky DA. Nonbarbiturate intravenous anesthetics. In: Miller RD, editor. Anesthesia. 5th ed. New York: Churchill Livingstone; 2000. pp. 228–72.

[70] Haefely W, Hunkeler W. The story of flumazenil. Eur J Anaesthesiol Suppl. 1988; 2: 3–13.

[71] Braestrup C, Albrechtsen R, Squires RF. High densities of benzodiazepine receptors in human cortical areas. Nature. 1977; 269(5630): 702–4.

[72] Reves JG, Fragen RJ, Vinik HR, Greenblatt DJ. Midazolam: pharmacology and uses. Anesthesiology. 1985; 62(3): 310–24.

[73] Greenblatt DJ, Shader RI, Abernethy DR. Drug therapy. Current status of benzodiazepines. N Engl J Med. 1983; 309(7): 410–6.

[74] Arendt RM, Greenblatt DJ, de Jong RH, et al. In vitro correlates of benzodiazepine cerebrospinal fluid uptake, pharmacodynamic action and peripheral distribution. J Pharmacol Exp Ther. 1983; 227(1): 98–106.

[75] Mould DR, DeFeo TM, Reele S, et al. Simultaneous modeling of the pharmacokinetics and pharmacodynamics of midazolam and diazepam. Clin Pharmacol Ther. 1995; 58(1): 35–43.

[76] Mohler H, Richards JG. The benzodiazepine receptor: a pharmacological control element of brain function. Eur J Anaesthesiol Suppl. 1988; 2: 15–24.

[77] Amrein R, Hetzel W. Pharmacology of Dormicum (midazolam) and Anexate (flumazenil). Acta Anaesthesiol Scand Suppl. 1990; 92: 6–15; discussion 47.

[78] Mohler H, Fritschy JM, Rudolph U. A new benzodiazepine pharmacology. J Pharmacol Exp Ther. 2002; 300(1): 2–8.

[79] Amrein R, Hetzel W, Hartmann D, Lorscheid T. Clinical pharmacology of flumazenil. Eur J Anaesthesiol Suppl. 1988; 2: 65–80.

[80] Eilers H, Niemann C. Clinically important drug interactions with intravenous anaesthetics in older patients. Drugs Aging. 2003; 20(13): 969–80.

[81] Haefely W. The preclinical pharmacology of flumazenil. Eur J Anaesthesiol Suppl. 1988; 2: 25–36.

[82] Breimer LT, Burm AG, Danhof M, et al. Pharmacokinetic-pharmacodynamic modelling of the interaction between flumazenil and midazolam in volunteers by aperiodic EEG analysis. Clin Pharmacokinet. 1991; 20(6): 497–508.

[83] White PF, Negus JB. Sedative infusions during local and regional anesthesia: a comparison of midazolam and propofol. J Clin Anesth. 1991; 3(1): 32–9.

[84] Burnakis TG, Berman DE. Hostility and hallucinations as a consequence of midazolam administration. DICP. 1989; 23(9): 671–2.

[85] Christe C, Janssens JP, Armenian B, Herrmann F, Vogt N. Midazolam sedation for upper gastrointestinal endoscopy in older persons: a randomized, double-blind, placebo-controlled study. J Am Geriatr Soc. 2000; 48(11): 1398–403.

[86] Forster A, Gardaz JP, Suter PM, Gemperle M. Respiratory depression by midazolam and diazepam. Anesthesiology. 1980; 53(6): 494–7.

[87] Brogden RN, Goa KL. Flumazenil. A reappraisal of its pharmacological properties and therapeutic efficacy as a benzodiazepine antagonist. Drugs. 1991; 42(6): 1061–89.

[88] Parlak M, Parlak I, Erdur B, Ergin A, Sagiroglu E. Age effect on efficacy and side effects of two sedation and analgesia protocols on patients going through cardioversion: a randomized clinical trial. Acad Emerg Med Off J Soc Acad Emerg Med. 2006; 13(5): 493–9.

[89] Lebowitz PW, Cote ME, Daniels AL, et al. Comparative cardiovascular effects of midazolam and thiopental in healthy patients. Anesth Analg. 1982; 61(9): 771–5.

[90] Sunzel M, Paalzow L, Berggren L, Eriksson I. Respiratory and cardiovascular effects in relation to plasma levels of midazolam and diazepam. Br J Clin Pharmacol. 1988; 25(5): 561–9.

[91] Samuelson PN, Reves JG, Kouchoukos NT, Smith LR, Dole KM. Hemodynamic responses to anesthetic induction with midazolam or diazepam in patients with ischemic heart disease. Anesth Analg. 1981; 60(11): 802–9.

[92] Ruff R, Reves JG. Hemodynamic effects of a lorazepamfentanyl anesthetic induction for coronary artery bypass surgery. J Cardiothorac Anesth. 1990; 4(3): 314–7.

[93] Heikkila H, Jalonen J, Arola M, Kanto J, Laaksonen V. Midazolam as adjunct to high-dose fentanyl anaesthesia for coronary artery bypass grafting operation. Acta Anaesthesiol Scand. 1984; 28(6): 683–9.

[94] Benson KT, Tomlinson DL, Goto H, Arakawa K. Cardiovascular effects of lorazepam during sufentanil anesthesia. Anesth Analg. 1988; 67(10): 996–8.

[95] Windsor JP, Sherry K, Feneck RO, Sebel PS. Sufentanil and nitrous oxide anaesthesia for cardiac surgery. Br J Anaesth. 1988; 61(6): 662–8.

[96] Reves JGCN. Valium-fentanyl interaction. In: Reves JGHK, editor. Common problems in cardiac Anaesthesia. Chicago: Year Book; 1987. p. 356.

[97] Greenblatt DLSR. Benzodiazepines in clinical practice. New York: Raven Press; 1974.

[98] Elliott HW. Metabolism of lorazepam. Br J Anaesth. 1976; 48(10): 1017–23.

[99] Blitt C. Clinical pharmacology of lorazepam. In: Brown BR, editor. New pharmacologic vistas in anesthesia. Philadelphia: FA Davis; 1983. p. 135.

[100] Kronbach T, Mathys D, Umeno M, Gonzalez FJ, Meyer UA. Oxidation of midazolam and triazolam by human liver cytochrome P450IIIA4. Mol Pharmacol. 1989; 36(1): 89–96.

[101] Reves JG. Benzodiazepines. In: Prys-Roberts C, Hug CC, editors. Pharmacokinetics of anesthesia. Boston: Blackwell Scientific Publications; 1984. p. 157.

[102] Kassai A, Toth G, Eichelbaum M, Klotz U. No evidence of a genetic polymorphism in the oxidative metabolism of midazolam. Clin Pharmacokinet. 1988; 15(5): 319–25.

[103] Barr J, Donner A. Optimal intravenous dosing strategies for sedatives and analgesics in the intensive care unit. Crit Care Clin. 1995; 11(4): 827–47.

[104] Mandema JW, Tuk B, van Stevenick AL, Breimer DD, Cohen AF, Danhof M. Pharmacokinetic-pharmacodynamic modeling of the central nervous

[105] Bauer TM, Ritz R, Haberthur C, et al. Prolonged sedation due to accumulation of conjugated metabolites of midazolam. Lancet. 1995; 346(8968): 145-7.

[106] Klotz U. Pharmacokinetics and drug metabolism in the elderly. Drug Metab Rev. 2009; 41(2): 67-76.

[107] Bremer F, Reulbach U, Schwilden H, Schuttler J. Midazolam therapeutic drug monitoring in intensive care sedation: a 5-year survey. Ther Drug Monit. 2004; 26(6): 643-9.

[108] Polasek TM, Patel F, Jensen BP, Sorich MJ, Wiese MD, Doogue MP. Predicted metabolic drug clearance with increasing adult age. Br J Clin Pharmacol. 2013; 75(4): 1019-28.

[109] Beigmohammadi MT, Hanifeh M, Rouini MR, Sheikholeslami B, Mojtahedzadeh M. Pharmacokinetics alterations of midazolam infusion versus bolus administration in mechanically ventilated critically Ill patients. Iran J Pharm Res. 2013; 12(2): 483-8.

[110] Conway A, Rolley J, Sutherland JR. Midazolam for sedation before procedures. Cochrane Database Syst Rev. 2016; 20(5): Cd009491.

[111] Bell GD, Spickett GP, Reeve PA, Morden A, Logan RF. Intravenous midazolam for upper gastrointestinal endoscopy: a study of 800 consecutive cases relating dose to age and sex of patient. Br J Clin Pharmacol. 1987; 23(2): 241-3.

[112] Tae CH, Kang KJ, Min BH, et al. Paradoxical reaction to midazolam in patients undergoing endoscopy under sedation: incidence, risk factors and the effect of flumazenil. Dig Liver Dis. 2014; 46(8): 710-5.

[113] Yamashita K, Terao Y, Inadomi C, Takada M, Fukusaki M, Sumikawa K. Age-dependent relationship between bispectral index and sedation level. J Clin Anesth. 2008; 20(7): 492-5.

[114] Tsui BC, Wagner A, Finucane B. Regional anaesthesia in the elderly: a clinical guide. Drugs Aging. 2004; 21(14): 895-910.

[115] Ristikankare M, Julkunen R, Mattila M, et al. Conscious sedation and cardiorespiratory safety during colonoscopy. Gastrointest Endosc. 2000; 52(1): 48-54.

[116] Bailey PL, Pace NL, Ashburn MA, Moll JW, East KA, Stanley TH. Frequent hypoxemia and apnea after sedation with midazolam and fentanyl. Anesthesiology. 1990; 73(5): 826-30.

[117] Gauthier RA, Dyck B, Chung F, Romanelli J, Chapman KR. Respiratory interaction after spinal anesthesia and sedation with midazolam. Anesthesiology. 1992; 77(5): 909-14.

[118] Avidan MS, Zhang L, Burnside BA, et al. Anesthesia awareness and the bispectral index. N Engl J Med. 2008; 358(11): 1097-108.

[119] Punjasawadwong Y, Phongchiewboon A, Bunchungmongkol N. Bispectral index for improving anaesthetic delivery and postoperative recovery. Cochrane Database Syst Rev. 2014; 17(6): Cd003843.

[120] Kanto J, Sjovall S, Vuori A. Effect of different kinds of premedication on the induction properties of midazolam. Br J Anaesth. 1982; 54(5): 507-11.

[121] Norton AC, Dundas CR. Induction agents for day-case anaesthesia. A double-blind comparison of propofol and midazolam antagonised by flumazenil. Anaesthesia. 1990; 45(3): 198-203.

[122] Liu J, Singh H, White PF. Electroencephalogram bispectral analysis predicts the depth of midazolam-induced sedation. Anesthesiology. 1996; 84(1): 64-9.

[123] Ji F, Li Z, Nguyen H, et al. Perioperative dexmedetomidine improves outcomes of cardiac surgery. Circulation. 2013; 127(15): 1576-84.

[124] Theil DR, Stanley TE 3rd, White WD, et al. Midazolam and fentanyl continuous infusion anesthesia for cardiac surgery: a comparison of computer-assisted versus manual infusion systems. J Cardiothorac Vasc Anesth. 1993; 7(3): 300-6.

[125] Karaaslan K, Yilmaz F, Gulcu N, Colak C, Sereflican M, Kocoglu H. Comparison of dexmedetomidine and midazolam for monitored anesthesia care combined with tramadol via patientcontrolled analgesia in endoscopic nasal surgery: a prospective, randomized, double-blind, clinical study. Curr Ther Res Clin Exp. 2007; 68(2): 69-81.

[126] Jacobs JR, Reves JG, Marty J, White WD, Bai SA, Smith LR. Aging increases pharmacodynamic sensitivity to the hypnotic effects of midazolam. Anesth Analg. 1995; 80(1): 143-8.

[127] Ersoy A, Kara D, Ervatan Z, Cakirgoz M, Kiran O. Sedation in hypoalbuminemic geriatric patients under spinal anesthesia in hip surgery. Midazolam or Propofol? Saudi Med J. 2015; 36(10): 1191-8.

[128] Brown CR, Sarnquist FH, Canup CA, Pedley TA. Clinical, electroencephalographic, and pharmacokinetic studies of a watersoluble benzodiazepine, midazolam maleate. Anesthesiology. 1979; 50(5): 467-70.

[129] Nilsson A, Persson MP, Hartvig P, Wide L. Effect of total intravenous anaesthesia with midazolam/alfentanil on the adrenocortical and hyperglycaemic response to abdominal surgery. Acta Anaesthesiol Scand. 1988; 32(5): 379-82.

[130] Doenicke AW, Roizen MF, Kugler J, Kroll H, Foss J, Ostwald P. Reducing myoclonus after etomidate. Anesthesiology. 1999; 90(1): 113-9.

[131] Wu GN, Xu HJ, Liu FF, Wu X, Zhou H. Low-dose ketamine pretreatment reduces the incidence

[132] Watcha MF, White PF. Postoperative nausea and vomiting. Its etiology, treatment, and prevention. Anesthesiology. 1992; 77(1): 162–84.

[133] Kettler D, Sonntag H, Donath U, Regensburger D, Schenk HD. Haemodynamics, myocardial mechanics, oxygen requirement and oxygenation of the human heart during induction of anaesthesia with etomidate (author's transl). Anaesthesist. 1974; 23(3): 116–21.

[134] Allolio B, Dorr H, Stuttmann R, Knorr D, Engelhardt D, Winkelmann W. Effect of a single bolus of etomidate upon eight major corticosteroid hormones and plasma ACTH. Clin Endocrinol. 1985; 22(3): 281–6.

[135] Jabre P, Combes X, Lapostolle F, et al. Etomidate versus ketamine for rapid sequence intubation in acutely ill patients: a multicentre randomised controlled trial. Lancet. 2009; 374(9686): 293–300.

[136] Wagner RL, White PF. Etomidate inhibits adrenocortical function in surgical patients. Anesthesiology. 1984; 61(6): 647–51.

[137] Corssen G, Domino EF, Bree RL. Electroencephalographic effects of ketamine anesthesia in children. Anesth Analg. 1969; 48(1): 141–7.

[138] Bjarnesen W, Corssen G. CI-581: a new non-barbiturate shortacting anesthetic for surgery in burns. Mich Med. 1967; 66(3): 177–81.

[139] Reves JG, Lell WA, McCracken LE Jr, Kravetz RA, Prough DS. Comparison of morphine and ketamine anesthetic technics for coronary surgery: a randomized study. South Med J. 1978; 71(1): 33–6.

[140] Stanley TH, Philbin DM, Coggins CH. Fentanyl-oxygen anaesthesia for coronary artery surgery: cardiovascular and antidiuretic hormone responses. Can Anaesth Soc J. 1979; 26(3): 168–72.

[141] Jansen KL. A review of the nonmedical use of ketamine: use, users and consequences. J Psychoactive Drugs. 2000; 32(4): 419–33.

[142] Corssen GRJ, Stanley TH. Dissociative anesthesia. In: Corssen G, Reves JG, Stanley TH, editors. Intravenous anesthesia and analagesia. 1st ed. Philadelphia: Lea & Febiger; 1988. pp. 99–173.

[143] White PF, Way WL, Trevor AJ. Ketamine – its pharmacology and therapeutic uses. Anesthesiology. 1982; 56(2): 119–36.

[144] Stollings JL, Diedrich DA, Oyen LJ, Brown DR. Rapid-sequence intubation: a review of the process and considerations when choosing medications. Ann Pharmacother. 2014; 48(1): 62–76.

[145] Erstad BL, Patanwala AE. Ketamine for analgosedation in critically ill patients. J Crit Care. 2016; 35: 145–9.

[146] Bovill JG, Coppel DL, Dundee JW, Moore J. Current status of ketamine anaesthesia. Lancet. 1971; 1(7712): 1285–8.

[147] Bovill JG. Anesthetic pharmacology: reflections of a section editor. Anesth Analg. 2007; 105(5): 1186–90.

[148] Carstensen M, Moller AM. Adding ketamine to morphine for intravenous patient-controlled analgesia for acute postoperative pain: a qualitative review of randomized trials. Br J Anaesth. 2010; 104(4): 401–6.

[149] Takeshita H, Okuda Y, Sari A. The effects of ketamine on cerebral circulation and metabolism in man. Anesthesiology. 1972; 36(1): 69–75.

[150] Hudetz JA, Pagel PS. Neuroprotection by ketamine: a review of the experimental and clinical evidence. J Cardiothorac Vasc Anesth. 2010; 24(1): 131–42.

[151] Sakai T, Ichiyama T, Whitten CW, Giesecke AH, Lipton JM. Ketamine suppresses endotoxin-induced NF-kappaB expression. Can J Anaesth. 2000; 47(10): 1019–24.

[152] Melo A, Kokras N, Dalla C, et al. The positive effect on ketamine as a priming adjuvant in antidepressant treatment. Transl Psychiatry. 2015; 5: e573.

[153] Kavalali ET, Monteggia LM. How does ketamine elicit a rapid antidepressant response? Curr Opin Pharmacol. 2015; 20: 35–9.

[154] Hudetz JA, Patterson KM, Iqbal Z, et al. Ketamine attenuates delirium after cardiac surgery with cardiopulmonary bypass. J Cardiothorac Vasc Anesth. 2009; 23(5): 651–7.

[155] Emery EC, Young GT, Berrocoso EM, Chen L, McNaughton PA. HCN2 ion channels play a central role in inflammatory and neuropathic pain. Science (New York). 2011; 333(6048): 1462–6.

[156] Cho HJ, Staikopoulos V, Furness JB, Jennings EA. Inflammation-induced increase in hyperpolarization-activated, cyclic nucleotidegated channel protein in trigeminal ganglion neurons and the effect of buprenorphine. Neuroscience. 2009; 162(2): 453–61.

[157] Avidan MS, Fritz BA, Maybrier HR, et al. The Prevention of Delirium and Complications Associated with Surgical Treatments (PODCAST) study: protocol for an international multicentre randomised controlled trial. BMJ Open. 2014; 4(9): e005651.

[158] Anderson RE, Jakobsson JG. Entropy of EEG during anaesthetic induction: a comparative study with propofol or nitrous oxide as sole agent. Br J Anaesth. 2004; 92(2): 167–70.

[159] Corssen G, Little SC, Tavakoli M. Ketamine and epilepsy. Anesth Analg. 1974; 53(2): 319–35.

[160] Celesia GG, Chen RC, Bamforth BJ. Effects of ketamine in epilepsy. Neurology. 1975; 25(2): 169–72.

[161] Green SM, Krauss B. The semantics of ketamine. Ann Emerg Med. 2000; 36(5): 480–2.

[162] Kolenda H, Gremmelt A, Rading S, Braun U, Markakis

E. Ketamine for analgosedative therapy in intensive care treatment of head-injured patients. Acta Neurochir. 1996; 138(10): 1193–9.

[163] Huber FC Jr, Gutierrez J, Corssen G. Ketamine: its effect on airway resistance in man. South Med J. 1972; 65(10): 1176–80.

[164] Corssen G, Gutierrez J, Reves JG, Huber FC Jr. Ketamine in the anesthetic management of asthmatic patients. Anesth Analg. 1972; 51(4): 588–96.

[165] Mankikian B, Cantineau JP, Sartene R, Clergue F, Viars P. Ventilatory pattern and chest wall mechanics during ketamine anesthesia in humans. Anesthesiology. 1986; 65(5): 492–9.

[166] Idvall J, Ahlgren I, Aronsen KR, Stenberg P. Ketamine infusions: pharmacokinetics and clinical effects. Br J Anaesth. 1979; 51(12): 1167–73.

[167] Hijazi Y, Bodonian C, Bolon M, Salord F, Boulieu R. Pharmacokinetics and haemodynamics of ketamine in intensive care patients with brain or spinal cord injury. Br J Anaesth. 2003; 90(2): 155–60.

[168] Laskowski K, Stirling A, McKay WP, Lim HJ. A systematic review of intravenous ketamine for postoperative analgesia. Can J Anaesth. 2011; 58(10): 911–23.

[169] Elamin E. Impact of ketamine on dynamic compliance and airway resistance of sedated and mechanically ventilated ICU patients. Crit Care. 2009; 13(1): 1–1.

[170] Ketamine CR. Anaesthesia. 2007; 2007/12/06: 48–53. Available at, 62 Suppl 1.

[171] Goyal S, Agrawal A. Ketamine in status asthmaticus: a review. Indian J Crit Care Med. 2013; 17(3): 154–61.

[172] Stefansson T, Wickstrom I, Haljamae H. Hemodynamic and metabolic effects of ketamine anesthesia in the geriatric patient. Acta Anaesthesiol Scand. 1982; 26(4): 371–7.

[173] Lee KH, Kim JY, Kim JW, Park JS, Lee KW, Jeon SY. Influence of ketamine on early postoperative cognitive function after orthopedic surgery in elderly patients. Anesthesiol Pain Med. 2015; 5(5): e28844.

[174] Hedenstierna G. Pulmonary perfusion during anesthesia and mechanical ventilation. Minerva Anestesiol. 2005; 71(6): 319–24.

[175] Rascon-Martinez DM, Fresan-Orellana A, Ocharan-Hernandez ME, Genis-Zarate JH, Castellanos-Olivares A. The effects of ketamine on cognitive function in elderly patients undergoing ophthalmic surgery: a pilot study. Anesth Analg. 2016; 122(4): 969–75.

[176] https://www.accessdata.fda.gov/drugsatfda_docs/label/2013/021038s021lbl.pdf. Accessed May 20, 2016.

[177] Afonso J, Reis F. Dexmedetomidine: current role in anesthesia and intensive care. Rev Bras Anestesiol. 2012; 62(1): 118–33.

[178] Chrysostomou C, Schmitt CG. Dexmedetomidine: sedation, analgesia and beyond. Expert Opin Drug Metab Toxicol. 2008; 4(5): 619–27.

[179] van Meel JC, de Jonge A, Timmermans PB, van Zwieten PA. Selectivity of some alpha adrenoceptor agonists for peripheral alpha-1 and alpha-2 adrenoceptors in the normotensive rat. J Pharmacol Exp Ther. 1981; 219(3): 760–7.

[180] Gertler R, Brown HC, Mitchell DH, Silvius EN. Dexmedetomidine: a novel sedative-analgesic agent. Proc (Baylor Univ Med Cent). 2001; 14(1): 13–21.

[181] PubChem. Compound summary for CID 5311068. https://pubchem.ncbi.nlm.nih.gov/compound/dexmedetomidine. Accessed 21 July 2016.

[182] Giovannitti JA Jr, Thoms SM, Crawford JJ. Alpha-2 adrenergic receptor agonists: a review of current clinical applications. Anesth Prog. 2015; 62(1): 31–9.

[183] Khan ZP, Ferguson CN, Jones RM. Alpha-2 and imidazoline receptor agonists. Their pharmacology and therapeutic role. Anaesthesia. 1999; 54(2): 146–65.

[184] Buerkle H, Yaksh TL. Pharmacological evidence for different alpha 2–adrenergic receptor sites mediating analgesia and sedation in the rat. Br J Anaesth. 1998; 81(2): 208–15.

[185] Belleville JP, Ward DS, Bloor BC, Maze M. Effects of intravenous dexmedetomidine in humans. I. Sedation, ventilation, and metabolic rate. Anesthesiology. 1992; 77(6): 1125–33.

[186] Ebert TJ, Hall JE, Barney JA, Uhrich TD, Colinco MD. The effects of increasing plasma concentrations of dexmedetomidine in humans. Anesthesiology. 2000; 93(2): 382–94.

[187] Nelson LE, Lu J, Guo T, Saper CB, Franks NP, Maze M. The alpha 2–adrenoceptor agonist dexmedetomidine converges on an endogenous sleep-promoting pathway to exert its sedative effects. Anesthesiology. 2003; 98(2): 428–36.

[188] Huupponen E, Maksimow A, Lapinlampi P, el al. Electroencephalogram spindle activity during dexmedetomidine sedation and physiological sleep. Acta Anaesthesiol Scand. 2008; 52(2): 289–94.

[189] Purdon PL, Sampson A, Pavone KJ, Brown EN. Clinical electroencephalography for anesthesiologists: part I: background and basic signatures. Anesthesiology. 2015; 123(4): 937–60.

[190] Fairbanks CA, Stone LS, Wilcox GL. Pharmacological profiles of alpha 2 adrenergic receptor agonists identified using genetically altered mice and isobolographic analysis. Pharmacol Ther. 2009; 123(2): 224–38.

[191] Arain SR, Ebert TJ. The efficacy, side effects, and recovery characteristics of dexmedetomidine versus propofol when used for intraoperative sedation. Anesth Analg. 2002; 95(2): 461–6, table of contents.

[192] Cho JS, Shim JK, Na S, Park I, Kwak YL. Improved sedation with dexmedetomidine-remifentanil compared with midazolam-remifentanil during catheter ablation of atrial fibrillation: a randomized, controlled trial. Europace. 2014; 16(7): 1000–6.

[193] Le Guen M, Liu N, Tounou F, et al. Dexmedetomidine reduces propofol and remifentanil requirements during bispectral indexguided closed-loop anesthesia: a double-blind, placebo-controlled trial. Anesth Analg. 2014; 118(5): 946–55.

[194] Kim JE, Kim NY, Lee HS, Kil HK. Effects of intrathecal dexmedetomidine on low-dose bupivacaine spinal anesthesia in elderly patients undergoing transurethral prostatectomy. Biol Pharm Bull. 2013; 36(6): 959–65.

[195] Calasans-Maia JA, Zapata-Sudo G, Sudo RT. Dexmedetomidine prolongs spinal anaesthesia induced by levobupivacaine 0.5% in guinea-pigs. J Pharm Pharmacol. 2005; 57(11): 1415–20.

[196] Young J, Inouye SK. Delirium in older people. BMJ (Clin Res ed). 2007; 334(7598): 842–6.

[197] Siddiqi N, House AO, Holmes JD. Occurrence and outcome of delirium in medical in-patients: a systematic literature review. Age Ageing. 2006; 35(4): 350–64.

[198] Mehta S, Cook D, Devlin JW, et al. Prevalence, risk factors, and outcomes of delirium in mechanically ventilated adults. Crit Care Med. 2015; 43(3): 557–66.

[199] Barr J, Fraser GL, Puntillo K, et al. Clinical practice guidelines for the management of pain, agitation, and delirium in adult patients in the intensive care unit. Crit Care Med. 2013; 41(1): 263–306.

[200] Ford AH, Almeida OP. Pharmacological interventions for preventing delirium in the elderly. Maturitas. 2015; 81(2): 287–92.

[201] Wang T, Ge S, Xiong W, Zhou P, Cang J, Xue Z. Effects of different loading doses of dexmedetomidine on bispectral index under stepwise propofol target-controlled infusion. Pharmacology. 2013; 91(1–2): 1–6.

[202] Hoy SM, Keating GM. Dexmedetomidine: a review of its use for sedation in mechanically ventilated patients in an intensive care setting and for procedural sedation. Drugs. 2011; 71(11): 1481–501.

[203] Piao G, Wu J. Systematic assessment of dexmedetomidine as an anesthetic agent: a meta-analysis of randomized controlled trials. Arch Med Sci. 2014; 10(1): 19–24.

[204] Venn RM, Grounds RM. Comparison between dexmedetomidine and propofol for sedation in the intensive care unit: patient and clinician perceptions. Br J Anaesth. 2001; 87(5): 684–90.

[205] Li B, Li Y, Tian S, et al. Anti-inflammatory effects of perioperative dexmedetomidine administered as an adjunct to general anesthesia: a meta-analysis. Sci Rep. 2015; 5: 12342.

[206] Ueki M, Kawasaki T, Habe K, Hamada K, Kawasaki C, Sata T. The effects of dexmedetomidine on inflammatory mediators after cardiopulmonary bypass. Anaesthesia. 2014; 69(7): 693–700.

[207] Iirola T, Ihmsen H, Laitio R, et al. Population pharmacokinetics of dexmedetomidine during long-term sedation in intensive care patients. Br J Anaesth. 2012; 108(3): 460–8.

[208] Hannivoort LN, Eleveld DJ, Proost JH, et al. Development of an optimized pharmacokinetic model of dexmedetomidine using target-controlled infusion in healthy volunteers. Anesthesiology. 2015; 123(2): 357–67.

[209] Hansen TG. Sedative medications outside the operating room and the pharmacology of sedatives. Curr Opin Anaesthesiol. 2015; 28(4): 446–52.

[210] Ramsay MA, Luterman DL. Dexmedetomidine as a total intravenous anesthetic agent. Anesthesiology. 2004; 101(3): 787–90.

[211] Taittonen MT, Kirvela OA, Aantaa R, Kanto JH. Effect of clonidine and dexmedetomidine premedication on perioperative oxygen consumption and haemodynamic state. Br J Anaesth. 1997; 78(4): 400–6.

[212] Ergenoglu P, Akin S, Bali C, Eker HE, Yalcin Cok O, Aribogan A. Effect of low dose dexmedetomidine premedication on propofol consumption in geriatric end stage renal disease patients. Braz J Anesthesiol (Elsevier). 2015; 65(5): 326–32.

[213] Candiotti KA, Bergese SD, Bokesch PM, Feldman MA, Wisemandle W, Bekker AY. Monitored anesthesia care with dexmedetomidine: a prospective, randomized, double-blind, multicenter trial. Anesth Analg. 2010; 110(1): 47–56.

[214] Tsai CJ, Chu KS, Chen TI, Lu DV, Wang HM, Lu IC. A comparison of the effectiveness of dexmedetomidine versus propofol target-controlled infusion for sedation during fibreoptic nasotracheal intubation. Anaesthesia. 2010; 65(3): 254–9.

[215] Dere K, Sucullu I, Budak ET, et al. A comparison of dexmedetomidine versus midazolam for sedation, pain and hemodynamic control, during colonoscopy under conscious sedation. Eur J Anaesthesiol. 2010; 27(7): 648–52.

[216] Jalowiecki P, Rudner R, Gonciarz M, Kawecki P, Petelenz M, Dziurdzik P. Sole use of dexmedetomidine has limited utility for conscious sedation during outpatient colonoscopy. Anesthesiology. 2005; 103(2): 269–73.

[217] Kaygusuz K, Gokce G, Gursoy S, Ayan S, Mimaroglu C, Gultekin Y. A comparison of sedation with dexmedetomidine or propofol during shockwave

lithotripsy: a randomized controlled trial. Anesth Analg. 2008; 106(1): 114–9, table of contents.

[218] Lee SH, Lee CY, Lee JG, Kim N, Lee HM, Oh YJ. Intraoperative dexmedetomidine improves the quality of recovery and postoperative pulmonary function in patients undergoing video-assisted Thoracoscopic surgery: a CONSORT-prospective, randomized, controlled trial. Medicine. 2016; 95(7): e2854.

[219] Ge DJ, Qi B, Tang G, Li JY. Intraoperative dexmedetomidine promotes postoperative analgesia and recovery in patients after abdominal colectomy: a CONSORT-prospective, randomized, controlled clinical trial. Medicine. 2015; 94(43): e1727.

[220] Elvan EG, Oc B, Uzun S, Karabulut E, Coskun F, Aypar U. Dexmedetomidine and postoperative shivering in patients undergoing elective abdominal hysterectomy. Eur J Anaesthesiol. 2008; 25(5): 357–64.

[221] Lewis SR, Nicholson A, Smith AF, Alderson P. Alpha-2 adrenergic agonists for the prevention of shivering following general anaesthesia. Cochrane Database Syst Rev. 2015; 10(8): Cd011107.

[222] Peng K, Liu HY, Wu SR, Cheng H, Ji FH. Effects of combining dexmedetomidine and opioids for postoperative intravenous patient-controlled analgesia: a systematic review and metaanalysis. Clin J Pain. 2015; 31(12): 1097–104.

[223] Ozaki M, Takeda J, Tanaka K, et al. Safety and efficacy of dexmedetomidine for long-term sedation in critically ill patients. J Anesth. 2014; 28(1): 38–50.

[224] Keating GM. Dexmedetomidine: a review of its use for sedation in the intensive care setting. Drugs. 2015; 75(10): 1119–30.

[225] Gerlach AT, Murphy CV, Dasta JF. An updated focused review of dexmedetomidine in adults. Ann Pharmacother. 2009; 43(12): 2064–74.

[226] Sessler CN, Gosnell MS, Grap MJ, et al. The Richmond Agitation-Sedation Scale: validity and reliability in adult intensive care unit patients. Am J Respir Crit Care Med. 2002; 166(10): 1338–44.

[227] Riker RR, Picard JT, Fraser GL. Prospective evaluation of the Sedation-Agitation Scale for adult critically ill patients. Crit Care Med. 1999; 27(7): 1325–9.

[228] Robinson BR, Berube M, Barr J, Riker R, Gelinas C. Psychometric analysis of subjective sedation scales in critically ill adults. Crit Care Med. 2013; 41(9 Suppl 1): S16–29.

[229] Skrupky LP, Drewry AM, Wessman B, et al. Clinical effectiveness of a sedation protocol minimizing benzodiazepine infusions and favoring early dexmedetomidine: a before-after study. Crit Care. 2015; 19: 136.

[230] Jakob SM, Ruokonen E, Grounds RM, et al. Dexmedetomidine vs midazolam or propofol for sedation during prolonged mechanical ventilation: two randomized controlled trials. JAMA. 2012; 307(11): 1151–60.

[231] Xia ZQ, Chen SQ, Yao X, Xie CB, Wen SH, Liu KX. Clinical benefits of dexmedetomidine versus propofol in adult intensive care unit patients: a meta-analysis of randomized clinical trials. J Surg Res. 2013; 185(2): 833–43.

[232] Adams R, Brown GT, Davidson M, et al. Efficacy of dexmedetomidine compared with midazolam for sedation in adult intensive care patients: a systematic review. Br J Anaesth. 2013; 111(5): 703–10.

[233] MacLaren R, Preslaski CR, Mueller SW, et al. A randomized, double-blind pilot study of dexmedetomidine versus midazolam for intensive care unit sedation: patient recall of their experiences and short-term psychological outcomes. J Intensive Care Med. 2015; 30(3): 167–75.

[234] Karaman Y, Abud B, Tekgul ZT, Cakmak M, Yildiz M, Gonullu M. Effects of dexmedetomidine and propofol on sedation in patients after coronary artery bypass graft surgery in a fast-track recovery room setting. J Anesth. 2015; 29(4): 522–8.

[235] Djaiani G, Silverton N, Fedorko L, et al. Dexmedetomidine versus propofol sedation reduces delirium after cardiac surgery: a randomized controlled trial. Anesthesiology. 2016; 124(2): 362–8.

[236] Maldonado JR, Wysong A, van der Starre PJ, Block T, Miller C, Reitz BA. Dexmedetomidine and the reduction of postoperative delirium after cardiac surgery. Psychosomatics. 2009; 50(3): 206–17.

[237] Su X, Meng ZT, Wu XH, et al. Dexmedetomidine for prevention of delirium in elderly patients after non-cardiac surgery: a randomised, double-blind, placebo-controlled trial. Lancet 2016: 388: pii: S0140-6736(16)30580–3.

[238] Kaya FN, Yavascaoglu B, Turker G, et al. Intravenous dexmedetomidine, but not midazolam, prolongs bupivacaine spinal anesthesia. Can J Anaesth. 2010; 57(1): 39–45.

[239] Kim J, Kim WO, Kim HB, Kil HK. Adequate sedation with single-dose dexmedetomidine in patients undergoing transurethral resection of the prostate with spinal anaesthesia: a dose-response study by age group. BMC Anesthesiol. 2015; 15: 17.

[240] Kim DJ, Kim SH, So KY, Jung KT. Effects of dexmedetomidine on smooth emergence from anaesthesia in elderly patients undergoing orthopaedic surgery. BMC Anesthesiol. 2015; 15: 139.

18. 静脉阿片类药物的药理作用

斯蒂芬妮·怀特纳（Stephanie Whitener），马修·D. 麦克沃伊（Matthew D. McEvoy），
史蒂文·L. 谢弗（Steven L. Shafer），帕梅拉·弗勒德（Pamela Flood）

总体现状

阿片类药物是麻醉医师所用药物中最有效、最危险的一种。随着普通人群中阿片类药物滥用和药物过量使用的日益增加，使得对老年人群的阿片类药物处方具体考虑以及审查变得尤为重要。在美国，从1993年到2012年阿片类药物过度使用人口中的人数增加了一倍以上，其中老年人的增长率最高。世界卫生组织提出了一种三阶梯镇痛疗法，用于治疗慢性疼痛。他们建议从对乙酰氨基酚和非甾体镇痛药开始，进阶到中等强度的阿片类药物（如可待因），再到强阿片类药物（如吗啡）用于治疗严重疼痛[1]。卫生保健政策与研究机构（现称为卫生保健研究与质量机构）已经发布了类似的指南[2]。在老年患者中使用阿片类药物时必须特别注意，老年患者比年轻患者更容易患慢性病，一些幸运的人直到晚年仍保持健康的状态，而有些人似乎在年轻时就发生机体退化。此外，吸烟、饮酒和环境影响会加速个体的衰老退化。因此，在整个生命过程中生理状况是不断变化的[3]（请参见第1章）。衰老所致的生理变化增加了老年受试者的药代动力学和药效学的变化，这种变化在临床上表现为老年患者的药物不良反应发生率增加[4]。因此，老年患者用药时需要更为精准的滴定，并在可行的情况下，监测药物的血药浓度[5]。

阿片受体

由于药理拮抗剂的高效力和立体选择性，学者们长期以来一直怀疑阿片类受体的存在。珀特（Pert）[6]、西蒙（Simon）[7]和特伦修斯（Terenius）[8]的实验室在1973年独立报告了阿片受体的生化发现。立体选择性的发现导致对内源性配体的积极探索，并于1975年鉴定出了脑素[9]。随后分离出其他内源性肽配体[10,11]。内源性阿片类物质配体的结构和结合位点不同的事实表明存在不同类型的阿片受体类型[12]。在20世纪80年代，药理学鉴定出三类阿片受体：$\mu(\mu)$[13]，$\delta(\delta)$[14]和κ(Kappa)[15]。

常用的阿片类药物的镇痛效果是通过μ受体的激活，这也是大多数阿片类药物的毒性作用途径。在对μ受体进行鉴定后不久，帕斯特纳克（Pasternak）及其同事[16]证实了阿片类药物受体有两个群体：与痛觉相关的高亲和力位点，并能被纳洛酮拮抗；较低亲和力的位点，不能被纳洛酮拮抗。随后证明了吗啡诱导的镇痛作用是由可以被纳洛酮拮抗的受体群介导的，这些受体被称为μ_1受体，而吗啡诱导的呼吸抑制的受体则不能被纳洛酮拮抗，被称为μ_2受体[17,18]。更加复杂的是，发现了选择性的吗啡-6-葡萄糖醛酸拮抗剂，3-O-甲基纳曲酮，它对吗啡镇痛作用影响很小[19]。这表明μ_1受体本身内部存在变异性，有望开发出μ_1特异性激动剂，但目前尚未发现这种特

异性激动剂。

μ受体亚型的其他证据来自患者阿片类药物之间不完全交叉耐受性的临床观察[20]，如果患者从已经耐受的阿片类药物改用另一种阿片类药物，另一种阿片类药物存在严重过量的可能性[21]。关于多种μ受体亚型的其他证据来自患者之间镇痛效果和毒性的效力差异，因此没有单一的阿片类药物对所有患者具有最佳的治疗窗口[21]。在CXBK小鼠中发现了对阿片类药物的差异反应的一个极端例子，它对吗啡不敏感，但对芬太尼和吗啡-6-葡萄糖醛酸具有正常敏感性[22]。

μ阿片类受体亚型在体内具有独特的分布[23]。具体来说，μ₁在脑中表达，μ₂在脑、胃肠道和呼吸道中表达[24]。两种μ受体亚型的激活都降低钙和钾电导以及细胞内腺苷3′,5′-环一磷酸(cAMP)。最近发现的μ₃受体在单核细胞、粒细胞和血管内皮上表达，上皮细胞被激活后释放一氧化氮[25]。阿片类药物给药后组胺释放导致血管舒张，可能是通过μ₃受体的激活。

μ受体由单个基因Oprm编码，该基因位于小鼠[26,27]的10号染色体上和人[28]的6号染色体上。正如勒奇(Lötsch)和盖斯林格(Geisslinger)最近所综述的[28]，人类中已经发现了多种Oprm多态性。引起最多关注的是用天冬氨酸替代118位的天冬酰胺，缩写为118A > G SNP。这种多态性与吗啡的镇痛反应降低有关，但它不会降低阿片类药物引起的呼吸抑制的敏感性[29]。

Oprm基因通过将mRNA选择性剪接为μ阿片受体亚型而产生了μ受体家族[30]。1993年，第一个μ受体被克隆，即MOR-1[31,32]。从那时起，已经在小鼠中鉴定出至少15种不同的MOR-1剪接变体，它们均来自同一Oprm基因[24]。在人类中也发现了几种剪接变体[33]。剪接变体被翻译后生成不同药理特性的μ受体亚型，但是单个剪接变体和不同药理学特性μ受体亚型不能一一对应，当前发现的剪接变体不足以解释不同药理特性的μ受体亚型。随着发现其他剪接变体并鉴定其翻译生成的μ受体亚型，两者的关系将进一步明确。

迄今为止，所有已知的阿片受体均与Gi蛋白偶联[34]。在细胞水平上，阿片类受体具有抑制作用。当受体被阿片类激动剂占据时，细胞内cAMP含量降低，降低的cAMP水平既增加了K⁺通道的激活，又降低了电压门控钙通道开放的可能性。这些变化导致膜电位超极化，从而降低神经元兴奋性[35]。

在过去的15年中，由于发现阿片类药物与β-arrestin-2和Gi蛋白偶联，对阿片类药物信号传导分子基础的研究重新兴起[36]。阿片类药物的镇痛作用可能是由Gi途径介导，而耐受性、成瘾性、便秘和呼吸抑制可能是由β-arrestin-2途径介导[37]。这一发现使人们致力于寻找"有选择性的配体"，即只通过激活Gi途径产生阿片类药物的镇痛作用，但是较少激活β-arrestin-2介导的通路[38]。几种具有最低程度激活β-arrestin-2途径的阿片类激动剂正在积极开发研究[39,40]，奥利替丁最初的临床研究表明，它在术后疼痛模型中具有与吗啡相似的功效[41]。如果这些新颖的"有选择性"阿片类药物最终被批准用于临床，将大大增强临床使用阿片类药物的安全性。

衰老和阿片类受体

终末器官对各种配体的敏感性随年龄而变化，这种变化的部分原因是药物受体-效应机制水平的差异。例如，上野(Ueno)及其同事[42]研究了年轻、成熟和老年小鼠中的阿片受体，老年小鼠的μ受体密度降低，但μ受体亲和力增加。赫斯(Hess)等[43]还观察到随着年龄的增长，大鼠的μ受体密度降低，这与对疼痛的敏感性降低相关。同样，佩特科(Petkov)及其同事[44]观察到老年大鼠脑啡肽受体减少，对脑啡肽的敏感性降低。衰老可能会引起阿片受体结合信号通路下游的变化。在对多形核白细胞中阿片类受体的研究中，富禄普(Fulop)等人[45]已经表明，虽然成年动物细胞中的cAMP结合力降低，但成年动物细胞中的cAMP含量升高。霍斯金斯(Hoskins)和霍

(Ho)研究[46]显示了年龄引起的腺苷酸环化酶、cAMP磷酸二酯酶和鸟苷酸环化酶和cGMP磷酸二酯酶基础活性的变化。

史密斯(Smith)和格雷(Gray)[47]研究了年轻和老年大鼠对阿片类药物的镇痛反应,他们测试了两种不同的刺激强度的有害刺激,其他研究者使用相似的实验[48](浸入热水后甩尾反应)。在低强度刺激下(将尾巴浸入50℃的水中),老年大鼠对阿片类药物的敏感性有增加的趋势,但差异不显著。但是,当受到高强度刺激(将尾巴浸入55℃的水中)时,老年大鼠对阿片类药物的敏感性约为幼年大鼠的两倍,这一差异非常显著。霍斯金斯(Hoskins)及其同事[49]发现,老年小鼠对吗啡的敏感性约为成年小鼠的一半。

总之,动物模型中的总体证据表明,老年大脑中阿片受体的数量减少,但对吗啡镇痛作用敏感性的变化尚不明确,随着年龄的增长,吗啡镇痛作用敏感性有升高、降低或者没有变化。

衰老和痛觉

对于许多老年患者而言,疼痛是日常生活的一部分,在社区环境中,约有50%的老年患者患有慢性疼痛,而在长期护理机构中,老年慢性疼痛的患病率更高[50]。老年人比年轻人更容易患慢性疼痛[51,52]。但是从临床上看,老年受试者的疼痛体验与年轻受试者的疼痛体验是无法区分的[53]。

老年受试者和年轻受试者对实验性疼痛的反应存在一些有趣的差异。有证据表明,老年受试者对实验性疼痛更敏感[54],可能是疼痛刺激时,内源性镇痛物质[55,56],如β-内啡肽产生减少所介导[57]。与年轻受试者相比,老年受试者注射辣椒素后,痛觉过敏持续时间更长[58]。另外,老年受试者首次表示疼痛时的痛觉强度更高[56]。

研究之间的差异可能还与试验过程中激活了哪些疼痛途径有关。查库尔(Chakour)及其同事[59]证明,老年人与年轻人相比,通过C纤维进行传递的疼痛程度没有改变,但是通过Aδ纤维传递的疼痛程度有改变。

衰老和阿片类药物相关不良反应的风险

疼痛是老年人生活中的一种普遍现象,在围手术期尤其应当关注,但老年人呼吸抑制风险增加,使用阿片类药物必须非常谨慎。塞佩达(Cepeda)及其同事[60],研究了老年大鼠吗啡的镇痛作用,发现在老年及成年动物中,吗啡的镇痛作用没有差别。

在一项回顾性队列研究的次要分析中指出,阿片类药物引起呼吸抑制的风险随年龄的增加而增加,其中61~70岁的患者呼吸抑制的风险是16~45岁患者的2.8倍。尽管老年人阿片类药物引起呼吸抑制的风险更大,但并非所有阿片类药物的不良反应都如此。阿片类药物是术后恶心和呕吐的主要原因之一,在塞佩达等人的研究中,年龄不是恶心和呕吐的危险因素[60]。实际上年龄增长可以减少恶心和呕吐的风险。辛克莱(Sinclair)及其同事[61]观察到,每增加10岁,术后恶心和呕吐的风险就会降低13%。这一发现与容格(Junger)及其同事的发现一致[62]。

阿片类药物作用的起止

起效

阿片类药物的作用效应(药效学)取决于给药途径、给药剂量,阿片类药物的药代动力学取决于随时间变化的血浆浓度,以及血浆与药物作用部位之间的平衡速率。表18-1显示了芬太尼[63]、阿芬太尼[63]、舒芬太尼[64]、瑞芬太尼[65]、吗啡[66]、美沙酮[67]、哌替啶[68]和氢吗啡酮[69]的成人药代动力学数据。表18-1还显示了芬太尼[63]、阿芬太尼[63]、舒芬太尼[70]、瑞芬太尼[65]、吗啡[66]、美沙酮[71]、哌替啶[70]和氢吗啡酮[72]的k_{e0}。基于这些数据,可以预测静脉推注后血浆中药物浓度变化的时间过程(图18-1)。图18-1的上方图表显示了推注后24h内的药物浓度,而下

表18-1 常用阿片类药物的药代动力学参数

	芬太尼	阿芬太尼	舒芬太尼	瑞芬太尼	吗啡	美沙酮	哌替啶	氢吗啡酮
分布容积(L)								
V_1	12.7	2.2	17.8	4.9	17.8	7.7	18.1	11.5
V_2	50	7	47	9	87	12	61	115
V_3	295	15	476	5	199	184	166	968
清除率(L/min)								
CL_1	0.62	0.20	1.16	2.44	1.26	0.13	0.76	1.33
CL_2	4.82	1.43	4.84	1.75	2.27	2.19	5.44	3.45
CL_3	2.27	0.25	1.29	0.06	0.33	0.38	1.79	0.92
分级指数(min^{-1})								
α	0.67	1.03	0.48	0.96	0.23	0.50	0.51	0.51
β	0.037	0.052	0.030	0.103	0.010	0.025	0.031	0.012
γ	0.001 5	0.006 2	0.001 2	0.011 6	0.001 3	0.000 5	0.002 6	0.000 5
半衰期(min)								
$t_{1/2}α$	1.03	0.67	1.43	0.73	2.98	1.38	1.37	1.35
$t_{1/2}β$	19	13	23	7	68	28	22	59
$t_{1/2}γ$	475	111	562	60	548	1 377	271	1 261
K_{e0}								
k_{e0} (min^{-1})	0.147	0.770	0.112	0.525	0.005	0.110	0.067	0.015
$t_{1/2}k_{e0}$ (min)	4.7	0.9	6.2	1.3	139	6.3	10	46
T_{peak} (min)	3.7	1.4	5.8	1.6	93.8	11.3	8.5	19.6
VD峰值效果(L)	76.9	6.0	94.9	17.0	590.2	30.9	143.3	383.3

方图表仅显示了前30 min的药物浓度，曲线均已标准化为从100%开始，尽管药物剂量不同，但仍可直接比较药代动力学的差异。从上图可以看出，血浆清除的下限是超快的瑞芬太尼，上限是半衰期最长的美沙酮。在8种阿片类药物中，阿芬太尼的半衰期第二短。芬太尼、哌替啶、舒芬太尼、氢吗啡酮和吗啡都在中间。特别要注意的是，氢吗啡酮和吗啡药代动力学特性非常相似，在最初的30 min血浆浓度变化趋势大致相同，氢吗啡酮在初始分布阶段最初的10 min内血浆浓度几乎与瑞芬太尼一样低。

血浆不是药物作用的部位，因此图18-1所示的血浆浓度时间过程不能反映作用部位浓度或药物效应的时间过程。将血浆-作用位点平衡延

18. 静脉阿片类药物的药理作用

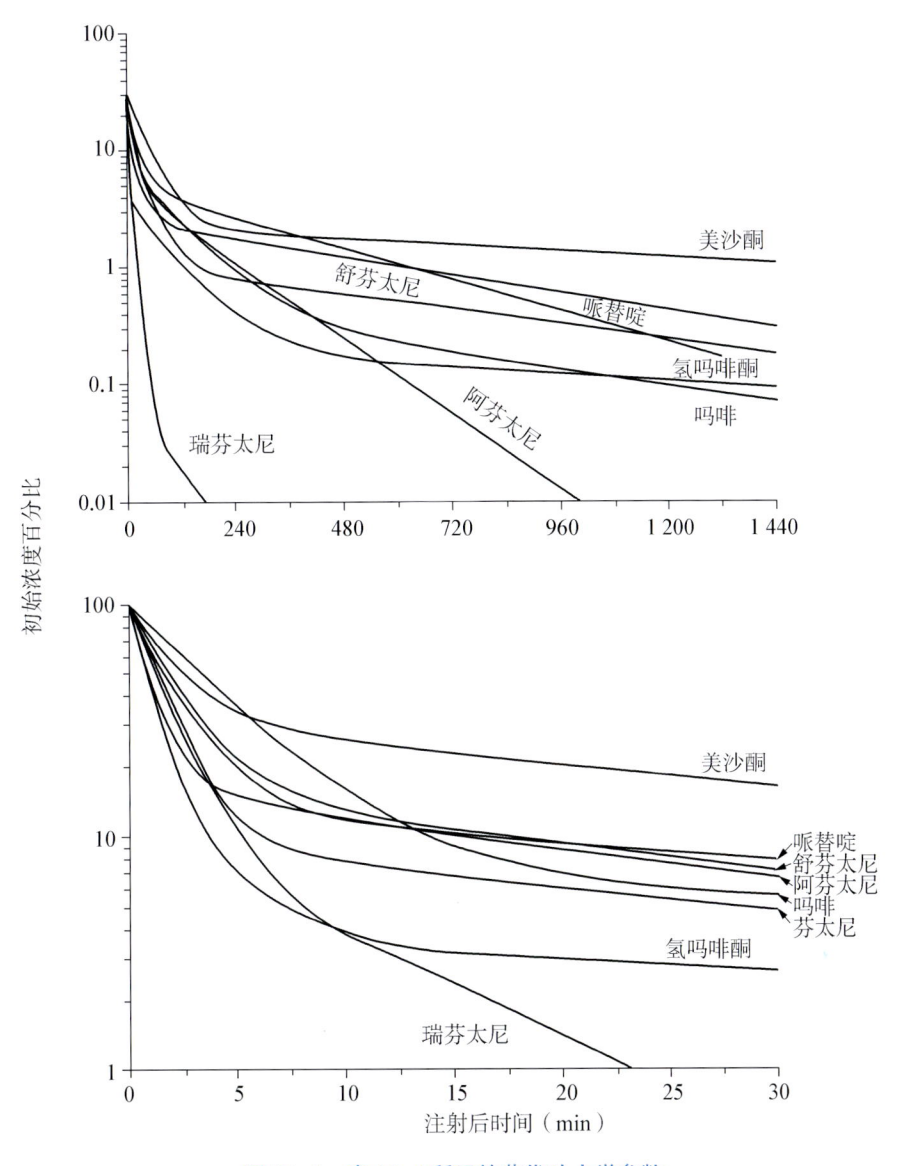

图 18-1 表 18-1 所示的药代动力学参数

在推注芬太尼、阿芬太尼、舒芬太尼、瑞芬太尼、吗啡、美沙酮、哌替啶和氢吗啡酮后，血浆浓度随时间的变化。y轴是初始浓度的百分数，根据定义，其在时间0处为100%，可以显示这些阿片类药物的相对时程，排除了给药剂量的影响。

迟纳入计算中，我们可以确定药物起效的时间过程。如图所示，我们将作用部位峰浓度标准化为100%，用来比较药物效应时程，排除了不同药物的剂量影响。大剂量注射后1.5 min，阿芬太尼和瑞芬太尼均达到峰值，推注后约3.5 min芬太尼达到峰值，推注后约6 min舒芬太尼出现峰值。美沙酮和哌替啶几乎无法区分，推注后约12 min达到各自的峰值。氢吗啡酮的峰值出现在推注后15~20 min。吗啡在起效方面与其他药物不同，

推注5 min后浓度为峰值的50%，推注约90 min后，吗啡在作用部位达到峰值浓度。表18-1列出了每种阿片类药物达到峰值浓度所需的时间，以及达到峰值作用时的分布容积，这对于计算初始负荷剂量很有用[74-76]。

临床上，可根据推注后药物作用的时程指导PCA设备的编程。氢吗啡酮和美沙酮锁定时间为10分钟是一个合理的选择，因为可以在患者达到药物峰值作用后做出是否再次用药的决定。

吗啡起效较慢有些问题,因为可能在患者先前剂量未达到峰值作用时再次给药,从而发生药物过量。

阿片类药物的镇痛剂量得到了相当大的关注,不同阿片类药物的效能、药代动力学特性以及血脑平衡速率的巨大差异等使镇痛药剂量的计算变得非常复杂。表18-2根据芬太尼[77]、阿芬太尼[78]、舒芬太尼、瑞芬太尼、吗啡[80]、美沙酮[81]、哌替啶[82]和氢吗啡酮[72,83]的最小有效镇痛浓度(MEAC,也称为MEC),给出了常用阿片类药物的镇痛剂量。麻醉医师对芬太尼比较熟悉,所有的计算均以芬太尼为参考。

阿片类药物的相对药效与作用时间相关。例如,芬太尼起效非常快,而吗啡起效很慢,在给药后10 min,5 mg吗啡与50 μg芬太尼镇痛效果相同,而在给药60 min后,1 mg吗啡与50 μg芬太尼具有相同的镇痛效果。同样,由于药物在输注过程中会以不同的速率累积,阿片类药物的相对药效会随着持续输注的时间而变化(表18-2)。

图18-2显示了这些阿片类药物在连续输注过程中效应部位的浓度增加。如预期的那样,瑞芬太尼增加最快,而美沙酮增加最慢。但是请注意,即使在用药10 h后,这些阿片类药物中的大多数也仅处于最终稳态浓度的60%~80%,这可能

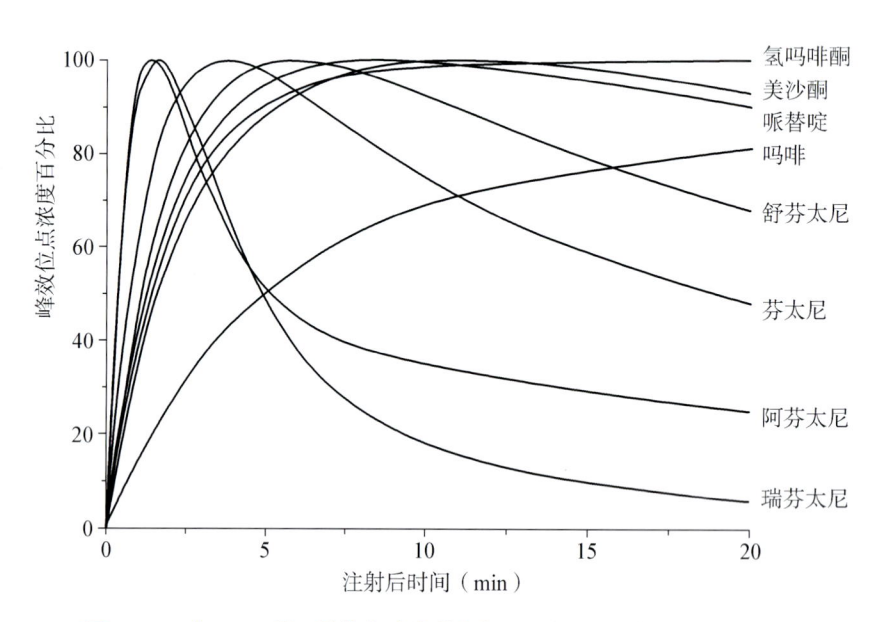

图18-2 表18-1所示的药代动力学参数和血浆-作用部位平衡的速率

在推注大剂量芬太尼、阿芬太尼、舒芬太尼、瑞芬太尼、吗啡、美沙酮、哌替啶和氢吗啡酮后,效应部位的浓度随时间的变化。曲线已经针对作用部位峰浓度进行标准化,排除了给药剂量的影响。达到峰值的时间对应于表18-1中所示的时间。

表18-2 不同作用时间,常用阿片类药物的相对效能

	芬太尼	阿芬太尼	舒芬太尼	瑞芬太尼	吗啡	美沙酮	哌替啶	氢吗啡酮
MEAC(ng/mL)	0.6	14.9	0.056	1.0	8	60	250	1.5
等量推注剂量	(μg)	(μg)	(μg)	(μg)	(mg)	(mg)	(mg)	(mg)
高峰效应	50	92	5.5	17	4.9	1.9	37	0.6
10 min	50	197	4.4	72	5.3	1.4	28	0.4
30 min	50	174	3.9	282	2.0	0.9	17	0.2

18. 静脉阿片类药物的药理作用　　317

影响到PCA时背景输注剂量。实施PCA即使经过很长时间，患者仍无法达到稳定的血药浓度，但输注12～24 h后不良反应增加，因此使用背景剂量输注可能是特别糟糕的选择。

消除

药物作用的消除是药代动力学和血脑平衡速率共同作用的结果，半衰期[73,84]是研究血浆药物消除的有用药代动力学参数。如图18-4所示，x轴是维持血药浓度稳定的输注时间，y轴是输注结束后血药浓度降低50%所需的时间。瑞芬太尼的代谢是如此之快，以至半衰期一直紧贴x轴延伸。令人惊讶的是，芬太尼在这里与其他药物明显不同，芬太尼会蓄积在脂肪中，停止输注后，脂肪中的芬太尼释放入血浆，从而使其半衰期延长，恢复缓慢。哌替啶同样显示出长半衰期。对于少于10 h的输注，吗啡、氢吗啡酮和舒芬太尼的消除过程相似，几乎无法区分。

血浆不是药物的作用部位，因此我们必须考虑作用部位的药物浓度半衰期[73,85]。如图18-5所示，芬太尼和瑞芬太尼血浆-作用部位平衡非常快速，血浆和作用部位两处的药物半衰期相差很小，而吗啡和氢吗啡酮血浆-作用部位平衡缓慢，作用部位的药物半衰期比血浆的药物半衰期要长得多。这里的"惊喜"是美沙酮，人们很少会认为美沙酮是麻醉期间持续输注的合理选择，但是美沙酮的药代动力学参数显示，对于4小时或更短时间内的用药，选择美沙酮也是可行的。

图18-6显示了这8个阿片类药物的作用部位药物浓度下降20%时间曲线，大致可以用来计算慢性疼痛患者将镇痛药调整至适当血药浓度后，需要隔多久再次用药。由于血脑平衡缓慢，大约每2小时需要再次使用吗啡，而芬太尼、氢吗啡酮

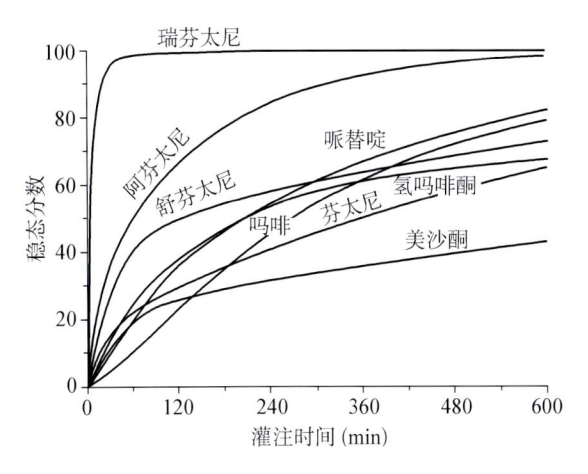

图18-3　表18-1所示的药代动力学参数和血浆-作用部位平衡的速率

持续输注芬太尼、阿芬太尼、舒芬太尼、瑞芬太尼、吗啡、美沙酮、哌替啶和氢吗啡酮达到稳态的时间曲线，曲线已经根据作用部位峰浓度进行标准化，排除了给药速率的影响。

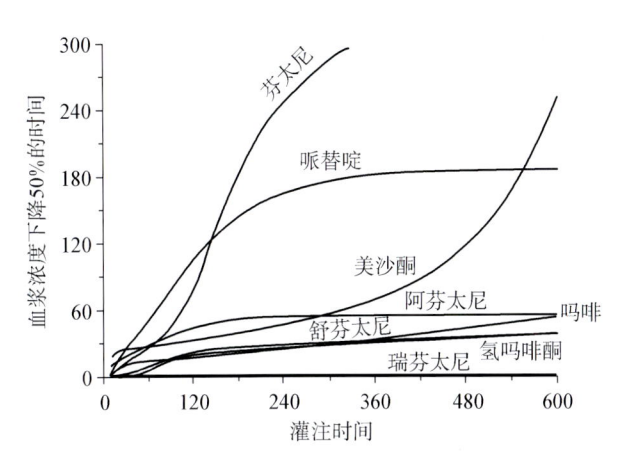

图18-4　阿片类药物的药代动力学参数

芬太尼、阿芬太尼、舒芬太尼、瑞芬太尼、吗啡、美沙酮、哌替啶和氢吗啡酮的血浆药物浓度半期的时间曲线。瑞芬太尼在持续输注过程中血浆半衰期几乎没有变化，而芬太尼血浆半衰期明显延长。

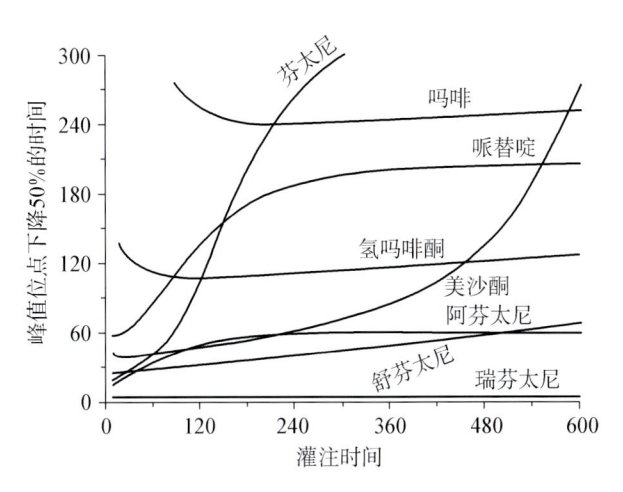

图18-5　阿片类药物的药代动力学参数和血浆-效应部位平衡速率

芬太尼、阿芬太尼、舒芬太尼、瑞芬太尼、吗啡、美沙酮、哌替啶和氢吗啡酮的作用部位药物浓度半衰期的时间曲线。

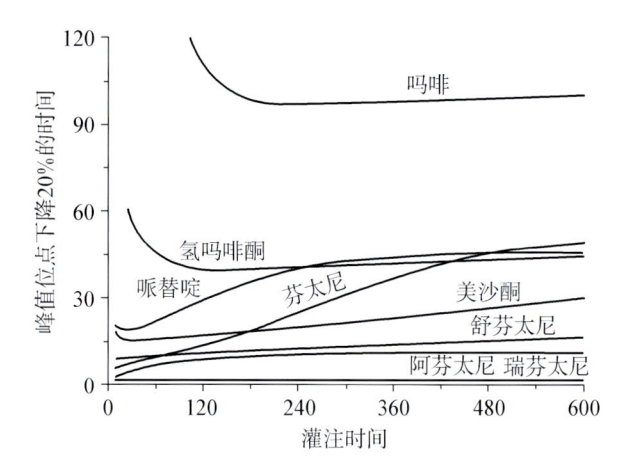

图18-6 表18-1所示的药代动力学参数和血浆-作用部位平衡速率

芬太尼、阿芬太尼、舒芬太尼、瑞芬太尼、吗啡、美沙酮、哌替啶和氢吗啡酮的效应部位药物浓度下降20%的时间曲线。停止输注后，除吗啡外，所有阿片类药物的作用部位药物浓度都会迅速降低20%，吗啡的下降速率较慢是由于其血浆-作用部位平衡缓慢。

或美沙酮大约每1个小时就需要再次使用。

特殊的阿片类药物

吗啡

吗啡是麻醉中经常使用的阿片类药物，其具有3个特性：它是μ受体的内源性配体，具有活性代谢产物，并且起效非常缓慢。最初在从未接触过外源吗啡的小鼠的大脑中发现了吗啡[86]，随后在牛[87]、大鼠[88]和人[89]的大脑中也发现了。可待因是μ受体唯一的内源性合成配体，它在大脑中的存在不会减弱吗啡的分布，临床上也经常使用。

吗啡通过葡萄糖醛酸化作用代谢为两种代谢物，无活性的吗啡-3-葡糖醛酸化物和具有镇痛作用的吗啡-6-葡糖醛酸化物[90]。尽管鞘内注射吗啡-6-葡糖醛酸的功效比吗啡效果高650倍[91]，但是吗啡-6-葡糖醛酸透过血脑屏障非常缓慢，以至于吗啡的急性镇痛作用不大可能是由其主导。但是长期服用后，吗啡-6-葡糖醛酸的浓度水平将增加，足以产生药理作用[94]。吗啡-6-葡萄糖醛酸由肾脏清除[95]，肌酐清除率随着年龄的增长而降低，如经常引用的Cockroft和Gault方程式所示[96]：

男性：肌酐清除率（mL/min）=｛140－年龄（年）×体重（kg）｝72×血清肌酐（mg%）

妇女：85%以上。

80岁患者的肌酐清除率约为20岁患者的肌酐清除率的一半，因此吗啡-6-葡糖醛酸在老年患者中会蓄积更多，因此老年患者长期服用吗啡有必要减少药物剂量。如果患者有肾功能不全，最好选择没有活性代谢物的阿片类药物。

吗啡的另一个特性是起效缓慢。推注吗啡后约90 min出现峰值效应，使用瞳孔缩小[97-99]、呼吸抑制[98]和镇痛[99]作为吗啡药物作用效应，可以充分证明这一点。可能的原因是吗啡是P-糖蛋白的底物，被主动转运出中枢神经系统[100]。

图18-7显示了3种不同剂量吗啡的镇痛（y轴＞1）和呼吸（y轴＜1）效果模拟：0.2 mg/kg推注，0.2 mg/kg，然后每小时输注1 mg/70 kg，每6小时重复推注0.1 mg/kg[101]。实线是预测值的中位数，而阴影区域表示95%的置信区间。如图18-7所示，镇痛作用和呼吸抑制作用的时间过程相似，镇痛作用要比呼吸抑制作用出现的时间稍快一些。

在滴定吗啡的剂量时要重视吗啡起效缓慢的特性。奥布兰（Aubrun）及其同事[102,103]提倡对老年患者术后吗啡进行滴定，每5分钟给予2~3 mg。对于推注后约1.5 h达到峰值的药物，这是不合逻辑的。不过令人惊讶的是，虽然反复滴加小剂量的吗啡具有潜在的蓄积作用，但奥布兰及其同事没有观察到这种方法用药导致的药物毒性，他们还观察到老年患者与年轻患者需要相同剂量的阿片类药物。

哌替啶

哌替啶，也称为"哌啶"，镇痛作用较小。由于医师对哌替啶的使用非常熟悉，特别是外科和妇产科医师，哌替啶仍然是一种常用流行的药物。哌替啶在阿片类药物中是独特的，因为它具

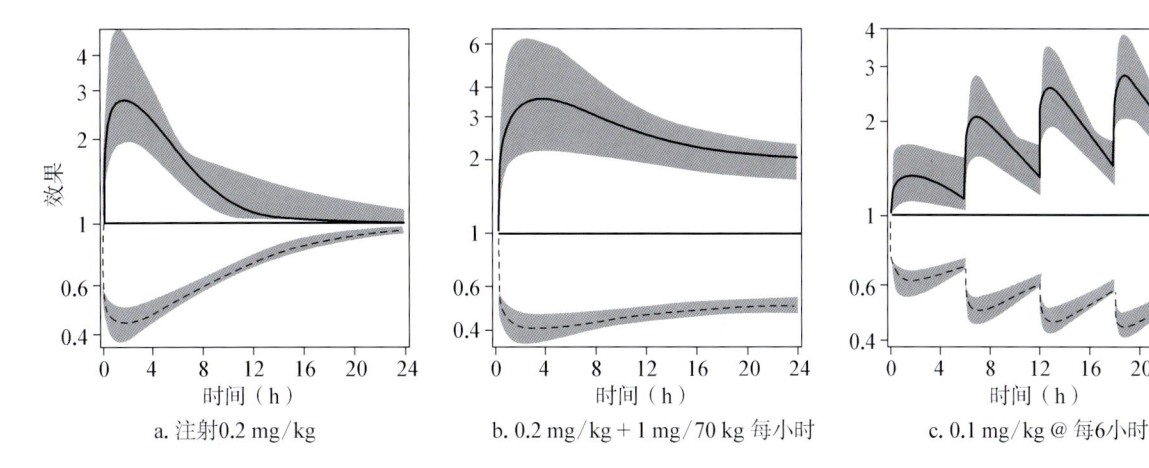

图18-7 3种不同剂量吗啡的模拟镇痛($y>1$)和通气($y<1$)效果模拟

a. 注射0.2 mg/kg
b. 0.2 mg/kg + 1 mg/70 kg 每小时
c. 0.1 mg/kg @ 每6小时

有显著的局部麻醉活性[104,105]。哌替啶已被用作产科麻醉的唯一鞘内镇痛药,但尚不清楚其与局麻药或另一类阿片类药物联合应用有何种益处。哌替啶可用于围手术期寒颤的治疗,常用剂量为10~20 mg。

哌替啶的主要问题是药理作用复杂及具有毒性代谢产物。霍姆伯格(Holmberg)和同事[106]研究了年轻和老年患者静脉注射哌替啶的药代动力学,他们发现老年患者的哌替啶清除率降低,半衰期更长。镇痛和呼吸抑制作用同时达到峰值,镇痛效果对应药物浓度的曲线比呼吸抑制作用对应的药物浓度曲线更陡,因此呼吸抑制之前疼痛就有明显减轻。初始剂量两组受试者相差很小,临床意义是不应降低老年患者的哌替啶初始剂量,但是老年患者反复给哌替啶会蓄积,老年患者使用PCA时,哌替啶不是很好的选择[107]。

哌替啶会产生毒性代谢产物去甲哌替啶。在随后的研究中,霍姆伯格及其同事研究了老年外科手术患者哌替啶和去甲哌替啶的肾脏排泄[108]。老年患者的肾脏排泄减少,尤其是去甲哌替啶会因为重复给药而蓄积。去甲哌替啶可能导致癫痫,因此在老年患者中,哌替啶不是PCA或持续输注阿片类药物的较好选择。

哌替啶还有其他几个独特的药理学特性。它是阿片类药物中唯一的负性肌力药[109]。哌替啶还具有内在的抗胆碱能特性,可导致心动过速。

药物如果具有负性变力或正性变时作用,患有冠状动脉疾病的老年患者有发生不良事件的风险。

最后,哌替啶与多种不良反应有关,包括与单胺氧化酶(MAO)-A抑制剂合用时可能导致5-羟色胺综合征,与其他阿片类药物相比,老年患者的谵妄明显增加[110]。幸运的是,现在很少使用经典的MAO-A抑制剂苯乙嗪,反式环丙胺和异羧嗪。司来吉兰通常用于帕金森病,是一种弱MAO-B抑制剂,与哌替啶合用无不良反应[111]。但是考虑到老年患者有多药联合使用的情况,当有更强选择性和无活性代谢产物的阿片类药物时,应避免使用哌替啶。

氢吗啡酮

氢吗啡酮在许多方面类似于吗啡,但起效较吗啡快,无吗啡的组胺释放作用,并且其代谢物没有活性,尚无研究表明年龄对氢吗啡酮的药代动力学或药效学有影响。围手术期使用氢吗啡酮的研究很少。基里-山托(Keeri-Szanto)[112]发现术中氢吗啡酮的药效比吗啡约高8倍,半衰期为4 h,吗啡为5 h。柯普(Kopp)等[113]研究了4 mg氢吗啡酮是否有超前镇痛的作用,但发现没有。

拉普(Rapp)及其同事[114]在下腹部手术患者术后镇痛中比较了氢吗啡酮PCA和吗啡PCA效应,他们发现氢吗啡酮PCA患者情绪评分较好,但恶心和呕吐的发生率增加。他们发现1 mg的氢吗啡酮与5 mg的吗啡药效大致相等,这大约是希尔(Hill)和扎克尼(Zacny)[72]所建议的一半,后者研究认为氢吗啡酮的药效比吗啡高10倍。吗啡的活性代谢物会积聚而氢吗啡酮不会,因此长期给药的话,吗啡的效能会逐步增加,而氢吗啡酮不会。刘(Lui)及其同事[115]将硬膜外氢吗啡酮与静脉内氢吗啡酮的PCA作用进行了比较,他们发现接受硬膜外氢吗啡酮治疗的患者瘙痒更多,但术后镇痛、肠功能恢复或患者满意度无差异。总体而言,硬膜外给药组氢吗啡酮使用量是静脉内给药组的一半,这表明通过硬膜外途径给药时,氢吗啡酮可能在脊髓中起作用。硬膜外给药约60 min后,氢吗啡酮和吗啡在宫颈以及脑脊液中均达到峰值浓度[116],硬膜外给药后两药具有相似的延迟性呼吸抑制作用。在一项对产科患者的研究中,哈尔佩恩(Halpern)及其同事[117]发现,0.6 mg氢吗啡酮与3 mg吗啡作用没有明显区别,这与静脉注射氢吗啡酮和吗啡的1∶5相对效力相符。

芬太尼

芬太尼在药理学上是"最干净的"阿片类药物之一,起效快,代谢快且可预测,代谢产物无活性,显然是"芬太尼"系列阿片类药物中的第一选择。它是可用于透皮和黏膜吸收的唯一一种阿片类药物。

本特利(Bentley)等[118]研究了年轻和老年人的药代动力学,他们发现老年人中的芬太尼清除率降低,半衰期延长。但斯科特(Scott)和斯坦斯基(Stanski)[63]使用高分辨率动脉采样来研究短暂输注芬太尼,年龄对芬太尼药代动力学的影响,发现年龄对芬太尼或阿芬太尼的药代动力学没有任何影响,除了室间快速清除率有微小变化。

辛格尔顿(Singleton)及其同事随后证实了年龄对芬太尼药代动力学的影响极小[119],这些研究人员发现,在年轻人和老年人之间芬太尼的血药浓度没有差异,只是在输注开始后2 min和4 min,老年人体内的芬太尼浓度出现了短暂增加,这些发现与斯科特(Scott)和斯坦斯基(Stanski)报告的老年人室间快速清除率降低一致。

斯科特和斯坦斯基使用脑电图作为药物作用的度量来评估芬太尼的效能[63,120]。他们观察到,从20岁到85岁,最大抑制50% EEG(C_{50})所需的芬太尼剂量减少了大约50%(图18-8)。由于年龄对芬太尼的药代动力学几乎没有影响,产生这种效应的原因可能是老年患者对阿片类药物的内在敏感性增加,产生相同临床作用需要更小剂量的芬太尼。换句话说,老年人大脑对阿片类药物的敏感性是年轻人大脑的两倍,因此预测老年人需要的芬太尼剂量是年轻人的一半。芬太尼的药效学受年龄的影响,而不是药代动力学的影响,老年人的药效消除与年轻人一样快。斯科特和斯坦斯基的综合药代动力学/药效学模型建议将芬太尼用量降低50%,这与马丁(Martin)及其同事[121]对术中使用芬太尼的分析相吻合,他们搜索杜克大学医院的自动电子记录系统,发现30岁以后术中芬太尼的剂量约每10年降低10%。

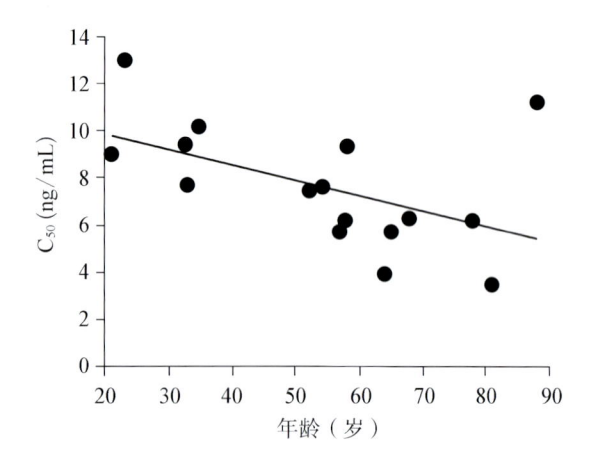

图18-8 年龄对芬太尼最大有效剂量(C_{50})的影响(通过脑电图抑制测量)

尽管差异很大,但总体而言,从20岁到80岁,C_{50}降低50%,这反映了随着年龄的增大,大脑的敏感性提高。

芬太尼其他吸收途径

芬太尼有两种独特的剂型:口服透黏膜枸橼酸芬太尼和透皮芬太尼。

霍尔兹沃思(Holdsworth)及其同事[122]研究了20 cm² 透皮芬太尼贴剂在年轻人和老年人中

的药代动力学和耐受性。与年轻受试者相比，老年受试者的血浆芬太尼浓度高出近两倍，这反映了吸收增加或清除率降低。鉴于在老年人中芬太尼清除率似乎没有变化，这种血药浓度的升高，可能是老年人透皮芬太尼的吸收较快，老年人皮肤较薄，对芬太尼吸收的阻碍较小。老年受试者血药浓度的升高与不良事件的增加有关，发生率极高，以至于每个老年人在受试过程中均撕除了用于研究的贴片，而年轻受试者则没有撕除贴片。

戴维斯(Davis)及其同事[123]还指出，老年人芬太尼通过皮肤吸收的时间过程有延迟，皮下脂肪充当了次要的储存库，即使去除了贴剂，皮下脂肪中的芬太尼仍在持续释放。

哈拉施(Kharasch)及其同事[124]研究了年龄对口服透黏膜枸橼酸芬太尼(芬太尼"棒棒糖")的药代动力学的影响，他们发现芬太尼的药代动力学不随年龄变化而变化，包括颊黏膜的吸收特性。出乎意料的是，他们还发现老年人芬太尼导致瞳孔缩小的敏感性没有增加，因此他们认为该数据不支持减少老年患者口服经黏膜枸橼酸芬太尼的剂量。

阿芬太尼

当我们考虑使用阿芬太尼时，阿片类药物与年龄之间的关系变得更加复杂。斯科特和斯坦斯基[63]报道了除了终末半衰期有微小变化，他们没有发现年龄对阿芬太尼的药代动力学有任何影响，这与先前芬太尼的研究结果相似。谢弗(Shafer)等[125]也报道年龄与阿芬太尼药代动力学之间没有关系。锡塔尔瑟(Sitar)及其同事[126]报道老年人阿芬太尼清除率和中央室容积较年轻人轻度降低。在一项回顾性的对列研究中，肯特及其同事[127]报道了随着年龄的增长，阿芬太尼清除率会轻度降低。莱门斯(Lemmens)等[128]观察到，阿芬太尼在男性中的药代动力学不受年龄的影响，而女性的药代动力学显示年龄和清除率之间存在明显的负相关。

为了弄清这些相互矛盾的结果，迈特雷(Maitre)等人[129]汇集了来自多个先前研究的阿芬太尼血药浓度数据，并进行了群体药代动力学分析，以评估年龄和性别对阿芬太尼药代动力学的影响。迈特雷等研究发现，清除率随年龄的增长而降低，稳态的分布容积随年龄的增长而增加，其净效应是半衰期随着年龄的增长而延长。但是，雷默(Raemer)及其同事[130]前瞻性地分析了迈特雷等人的数据，使用计算机运算两组患者(年轻女性和老年男性)的研究数据。迈特雷等报道了药代动力学公式不能准确预测实际测定的阿芬太尼血浆浓度，但是斯科特和斯坦斯基报道年龄或性别对阿芬太尼的药代动力学没有影响，药代动力学公式可以准确预测年轻女性和老年男性中阿芬太尼血浆浓度。从这些结果，我们可以得出结论，阿芬太尼的药代动力学不会随着年龄的增长而变化，从而影响临床药效。

斯科特和斯坦斯基发现老年受试者阿芬太尼导致脑电图抑制的C_{50}降低了50%，这与老年受试者芬太尼的药效提高相同[66]，由于并未发现阿芬太尼药代动力学随年龄的变化而变化，他们认为基于药效学变化，老年患者阿芬太尼的剂量应约为年轻患者的一半。莱门斯(Lemmens)等人的研究[131-133]基于临床终点，未发现年龄对阿芬太尼的药效有影响，但其后莱门斯等[134]观察到，通过TCI进行给药时，维持适当麻醉所需的阿芬太尼剂量在老年受试者中降低了约50%，也就是说老年人需要的阿片类药物是年轻患者的一半，莱门斯等解释并非药效学差异，而是实验中血药浓度差异所致。

这给我们留下了很多提示，老年受试者的阿芬太尼剂量约为年轻受试者的一半，现有数据表明该变化可能是老年人药代动力学变化所致，但是老年人药效学变化也是可能的原因。如果主要是药效学变化，那么老年受试者的阿芬太尼终末半衰期只有轻度改变，只要适当降低剂量，老年受试者阿芬太尼的消除应与青年受试者一样快。

舒芬太尼

舒芬太尼是最强效的阿片类药物，其效价大

约是芬太尼的10倍[79],年龄对舒芬太尼的药代动力学影响很小。赫尔默斯(Helmers)及其同事[135]发现,与年轻受试者比较,老年受试者的舒芬太尼药代动力学特性没有变化。吉普茨(Gepts)及其同事[136]也有同样的发现。

马迪奥(Matteo)及其同事[137]发现,老年患者舒芬太尼的中央室容积显著减少。在老年患者中,这种程度的药代动力学差异可能在推注药物后最初几分钟内增加舒芬太尼的作用,而不是随后增加,但是马迪奥研究中发现老年患者比年轻患者对舒芬太尼更加敏感。在本研究结束时,7名老年受试者中有6名需要纳洛酮,而7名年轻受试者中只有1名需要纳洛酮。马迪奥等的结论是,老年患者对一定浓度舒芬太尼的敏感性增加,类似于斯科特和斯坦斯基描述的老年患者对芬太尼和阿芬太尼的敏感性增加。

因此,根据老年患者对芬太尼和阿芬太尼的脑敏感性增加两倍,可以预期老年患者对舒芬太尼的脑敏感性也有类似的增加。但令人惊讶的是,霍夫鲍尔(Hofbauer)及其同事[138]在重症监护病房中未观察到年龄对机械通气患者的舒芬太尼需求量有任何影响。

瑞芬太尼

在所有可用的阿片类药物中,瑞芬太尼具有最快、最可预测的代谢过程。监督要求瑞芬太尼引入临床实践之前,应对包括老年人在内的特殊人群进行明确的药代动力学和药效学分析,因此使用高分辨率试验做了这方面的研究,针对瑞芬太尼的临床试验大约比芬太尼,阿芬太尼或舒芬太尼的试验多3倍。明托(Minto)及其同事[65]报道了瑞芬太尼的药代动力学和药效学模型,他们使用计算机模拟研究与年龄有关的复杂变化对瑞芬太尼剂量的影响。瑞芬太尼的药代动力学随年龄而变化(图18-9)。随着年龄的增长,中央室容积V_1从20岁到80岁减少约20%,同时清除率从20岁到80岁减少约30%。图18-10显示了瑞芬太尼与年龄相关的药效学变化。与芬太尼和舒

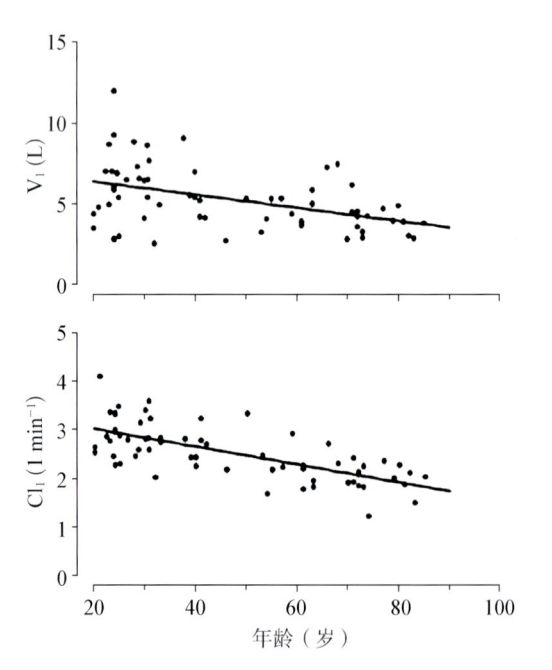

图18-9 年龄对瑞芬太尼药代动力学的影响
随着年龄的增长,从20岁到80岁,中央室的容积减少了50%,清除率减少了66%。(改编自Minto等人[65]。经Wolters Kluwer Health, Inc.许可)

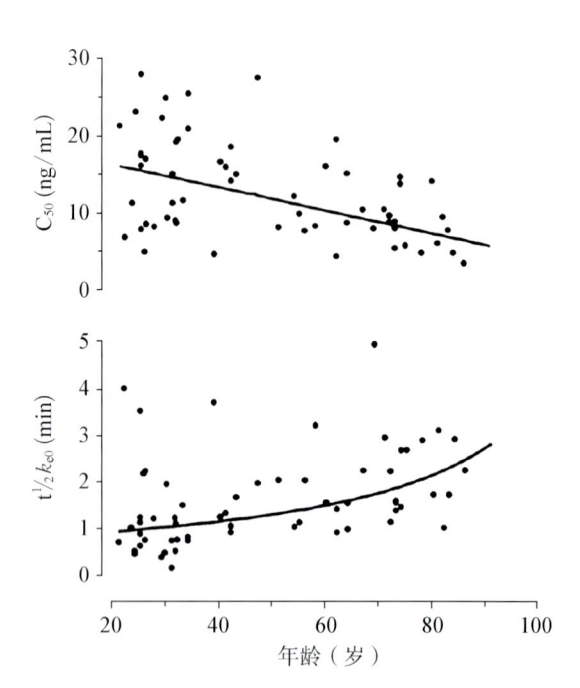

图18-10 年龄对瑞芬太尼药效学的影响
随着年龄的增长,最大有效浓度(C_{50})降低了50%,这与芬太尼和阿芬太尼类似。血浆-作用部位平衡的一半时间($t_{1/2}k_{e0}$)增加。(改编自Minto等人[65]。经Wolters Kluwer Health, Inc.许可)

芬太尼类似，老年受试者的EEG抑制C_{50}降低了50%，这表明老年受试者瑞芬太尼的内在药效是年轻受试者的两倍。1/2的血浆-作用部位平衡时间（$t_{1/2}k_{e0}$），在老年受试者中也有所增加，这意味着如果没有其他因素的影响，老年人瑞芬太尼药物作用的起效和消除较年轻人慢。

图18-11使用计算机模拟分析了瑞芬太尼单次推注后的血药浓度（实线）和作用部位浓度（虚线）的时间过程。老年人的血药浓度较高，因为中央室容积较小。老年受试者$t_{1/2}k_{e0}$较慢，导致血浆-作用部位平衡较慢，结果是老年人作用部位浓度增加与年轻人类似，但老年人瑞芬太尼的起效和消除较慢。例如，年轻个体在推注药物后约90 s预期药物作用达到峰值，而老年患者在推注药物后约2~3分钟可达到最佳效果。

图18-12显示了年龄和体重对瑞芬太尼给药的影响。如上部的图所示，年轻受试者需要比老年受试者大一倍的推注剂量，以达到相同水平的药物作用。这不是因为老年人药代动力学的变化，如图18-11所示，相同剂量瑞芬太尼推注后的作用部位峰值浓度在年轻和老年受试者中几乎相同。这是由于老年人大脑对瑞芬太尼作用的敏感性增加，瑞芬太尼单次剂量减少，这与芬太尼和阿芬太尼的作用完全相同。下部图表显示，年轻受试者需要比老年受试者快1/3的输注速度，以达到相同水平的药物作用，这是老年人瑞芬太尼作用敏感性增加和清除率降低综合影响的结果。

如图18-12所示，体重对瑞芬太尼剂量的影响远小于年龄的影响。我们指出这一点是因为麻醉医师会根据体重自动调整瑞芬太尼的输注量，但似乎不愿意适当降低老年患者的输注量。

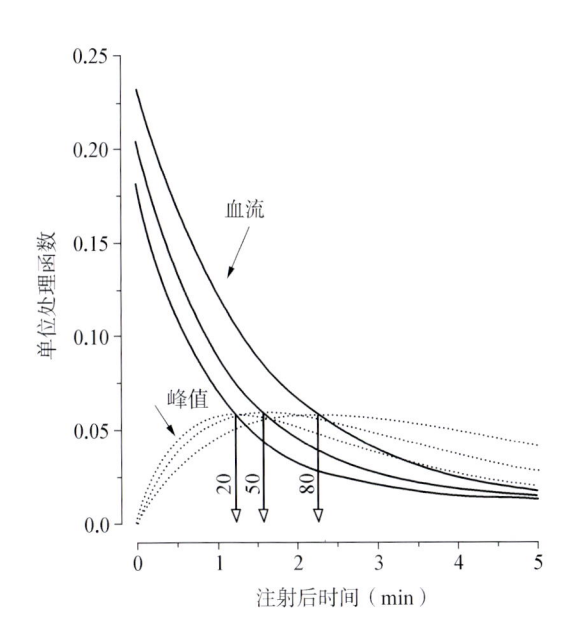

图18-11 计算机模拟瑞芬太尼单次推注后的血药浓度（实线）和作用部位浓度（虚线）的时间过程

显示在20岁，50岁和80岁的受试者中推注相同剂量瑞芬太尼，由于中央室减小，作用部位浓度在80岁的受试者中最高，但是由于80岁受试者的血浆-作用部位平衡较慢，三个年龄受试者作用部位峰值浓度几乎相同。因此，较小的V_1被较慢的血浆-作用部位平衡所抵消。老年受试者中瑞芬太尼大约需要的一分钟以上才能达到峰值浓度。（改编自Minto等人[139]。经Wolters Kluwer Health, Inc.许可）

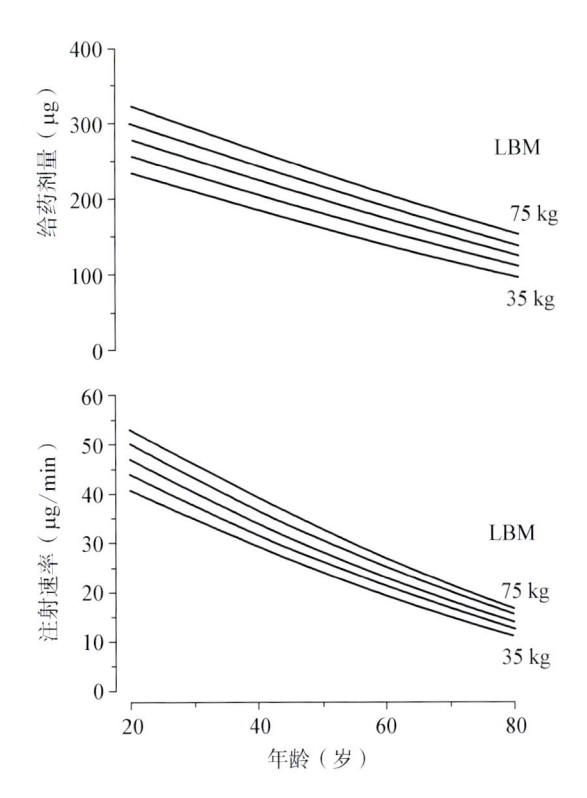

图18-12 年龄和体重对瑞芬太尼推注剂量和输注速率的影响

老年受试者单次注射剂量应减少50%，反映出其大脑敏感性增加；持续输注速率应降低66%，反映出其大脑敏感性增加和清除率降低。LBM 瘦体重（改编自Minto等人[139]。经Wolters Kluwer Health, Inc.许可）

图18-13显示了根据瑞芬太尼输注持续时间的不同,效应部位浓度降低20%、50%和80%所需的时间。它们分别是"20%效应部位递减时间"、"50%效应部位递减时间"和"80%效应部位递减时间"。对于每个递减时间,显示20岁患者和80岁患者的预期关系。图18-13表明,只要剂量已适当降低,可以预期老年患者从瑞芬太尼中恢复的速度与年轻受试者一样快。

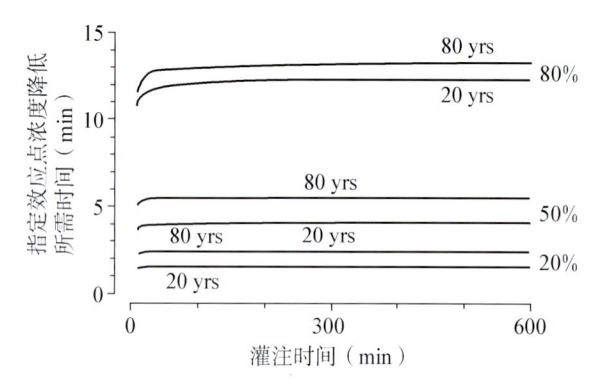

图18-13 不同持续注射时间对20岁和80岁受试者作用部位浓度降低20%,50%和80%所需时间的影响
如果瑞芬太尼的剂量已充分减少,则觉醒时间随年龄的变化应该很小。

瑞芬太尼的特点是其快速清除和快速 k_{e0},药物效应的快速起效和消除。这些特征使瑞芬太尼成为易于滴定的药物,临床医师在选择给药方案时无须考虑患者的协变量,例如高龄。但是,药物作用的快速起效可能伴随着不良反应的迅速发生,例如呼吸暂停和肌肉僵硬。药物作用的迅速消除可能会导致患者在没有补救镇痛时处于严重疼痛状态。因此,重要的是麻醉医师了解老年人所需的适当剂量,通过调整推注剂量和输注速率,避免瑞芬太尼浓度大幅波动使老年患者面临危险。进行适当的调整后,瑞芬太尼药代动力学的变异性要比任何其他静脉内阿片类药物小得多,这使得瑞芬太尼成为老年人适用的最可预测的阿片类药物。

美沙酮

美沙酮具有几个与众不同的特性,最长的终末半衰期,以消旋混合物的形式存在,不同立体异构体具有不同的药理特性。如表18-1和图18-1所示,美沙酮的终末半衰期约为1天[66],达到稳态药物浓度需要连续用药近1个星期。将美沙酮用作慢性镇痛药,尤其是在老年患者中,患者和医师必须意识到几天内不会达到稳态药物浓度。在达到稳态药物浓度之前的一段时间内,必须有足够的镇痛补救措施,也需要警惕美沙酮滴定过程中发生蓄积产生毒性反应。

美沙酮的另一个特性:它是两种对映异构体一起存在组成的消旋体。美沙酮是阿片类受体激动剂,N-甲基-D-天冬氨酸(NMDA)拮抗剂[140]。d-美沙酮在阻断NMDA方面的效力使得其在临床使用剂量下,可以有效减轻阿片类药物的耐受性并防止中枢敏化(痛觉过敏)[141,142]。没有具体研究能表明美沙酮在老年受试者中的药代动力学和药效学的变化,但是老年人大脑对阿片类药物作用的敏感性增加似乎是阿片类药物都具备的作用,因此与年轻患者相比,老年患者美沙酮剂量降低约50%似乎是谨慎的做法。另外,d-美沙酮NMDA-阻断活性可以使美沙酮阿片受体激动之外提供一些止痛协同作用。

美沙酮的持续作用、μ阿片受体激动作用和NMDA拮抗作用相结合,使其可能成为术后镇痛的良好选择。但是美沙酮在术后急性疼痛的治疗中必须格外谨慎,过长的半衰期可能导致术后几天发生延迟性呼吸抑制。此外,美沙酮与QT间期延长有关,可能导致致命性心律失常[143]。美沙酮门诊使用,心律失常的风险尤其大。在未经监测的情况下,美沙酮的浓度可能会明显上升。美沙酮产品插页上的黑框警告中突出显示了这些问题。必须仔细考虑美沙酮控制术后急性疼痛的风险和益处,并且很可能会限制美沙酮在出院后作为口服镇痛剂的使用。

自控镇痛

PCA设备是为老年患者提供术后镇痛非常

有效的手段(请参见第28章)。拉万德·霍姆(Lavand'Homme)和德科克(De Kock)[144]研究了老年人PCA,他们观察到不良的疼痛管理使老年患者处于烦躁和谵妄的风险中,这可能导致较差的预后。他们强调,加强监测和剂量个体化对于老年患者的PCA管理至关重要。他们还观察到,老年患者可能需要更多的时间来熟悉PCA设备,并且老年患者若感到困惑或情绪激动,这些设备将失效。

麦金太尔(Macintyre)和贾维斯(Jarvis)[145]研究了老年患者的吗啡PCA,观察到年龄是术后吗啡需求量的最重要的预测指标。他们发现年龄越大,术后24h平均使用PCA吗啡剂量越小。但是他们也强调剂量需要个体化,因为在每个年龄阶段不同个体吗啡剂量会有10倍的变化。

这类似于伍德·易斯(Wood house)和马瑟(Mather)[146]的研究结果,他们发现老年患者随年龄增加术后需要通过PCA给予的芬太尼和吗啡明显减少,他们还确定了哌替啶有相似趋势,但显著性较低,并且变异性较高。如图18-14所示,老年患者所需要的吗啡和芬太尼约为年轻患者的一半。

加格利斯(Gagliese)及其同事[146]发现老年患者使用PCA阿片类药物可减少约50%。在他们的研究中,年轻组(平均年龄为39)的患者预计比老年组(平均年龄为67)的患者疼痛更严重,但是两组均从其PCA装置获得了相似的镇痛功效,并且对PCA作为术后镇痛的一种手段表示满意。年轻患者的吗啡(或吗啡当量)平均24 h剂量在第一天结束时为67 mg,第二天结束时为44 mg。在老年患者中,平均剂量在第1天结束时为39 mg,在第2天结束时为28 mg。雷迪(Ready)[148]在随附的编者按中强调,患者必须能够理解并参与他们的康复护理,有必要对可能使用PCA老年患者进行认知评估和个体化治疗。

将其他干预措施(例如神经阻滞,局部麻醉药输注和辅助镇痛治疗)与PCA结合很有必要,在提供足够镇痛作用的前提下尽可能降低老年患者阿片类药物的剂量(请参阅第19和28章)。贝蒂

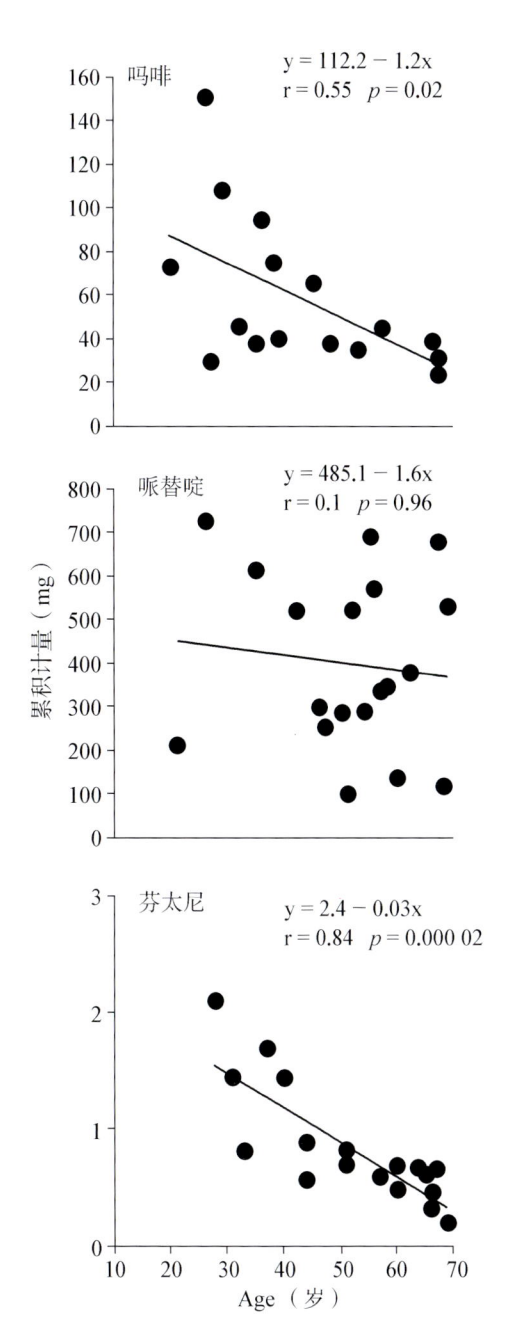

图18-14 不同年龄患者,24小时累积的自控镇痛剂量

如药代动力学/药效学模型所预测,吗啡和芬太尼均显示出老年人较年轻人剂量减少约50%。哌替啶的变异较大,可能是其药理作用复杂或是去甲哌替啶具有活动作用。(转载自Woodhouse和Mather[147]。经John Wiley & Sons许可)

(Beattie)等[149]报道,酮咯酸可有效降低老年受试者的吗啡剂量,应充分衡量减少阿片类药物使用的收益与酮咯酸引起胃出血和液体潴留的风险,保持收益与风险的平衡。在相当的患者中,一或两次剂量的酮咯酸仅存在中等风险,并与吗啡产

生显著的镇痛协同作用[150,151]。

老年人慢性阿片类药物的建议指南

阿片类药物治疗老年人急慢性疼痛的问题受到广泛关注[152,153],这里将强调一些基本原则:

1. 一般而言,阿片类药物应给那些使用毒性较低的替代品无效的老年患者使用,例如对乙酰氨基酚和非甾体抗炎药已被证明无效的患者。

2. 最好从较弱的阿片类药物(如可待因)开始,然后滴定以达到效果。对于较弱的阿片类药物治疗效果不足的患者,应使用较强的阿片类药物。

3. 初始剂量滴定过程中的严密监控是绝对必要的,尤其是对于长半衰期和达到稳态血药浓度时间长的阿片类药物或给药方式,例如美沙酮、口服缓释制剂和透皮芬太尼贴。

4. 阿片类药物引起的便秘可通过使用外周阿片类药物拮抗剂(如alvimopan)[154]和甲基纳曲酮[155]治疗。

5. 老年患者发生药物相互作用的风险增加(参见第21章)。由于药物相互作用的风险,老年患者应避免长期使用哌替啶。如果将阿片类药物与任何镇静药物(例如苯二氮䓬类药物)联合使用,应格外谨慎。图18-15显示了某学者及其同事报道的健康志愿者中瑞芬太尼和丙泊酚之间的相互作用[156]。异丙酚和瑞芬太尼分别对呼吸有中等抑制作用;但是,当复合使用时(实心三角形),可导致通气不良。由于对阿片类药物作用的敏感性增加,老年患者中这种作用会增大。

6. 老年患者中,阿片类药物引起谵妄的风险增加。

7. 换用另一种阿片类药物,应从较低的剂量开始,因为不同药物之间的交叉耐受性不完全,并且存在个体差异。

结论

阿片类药物可用于全身麻醉,并且适用于老

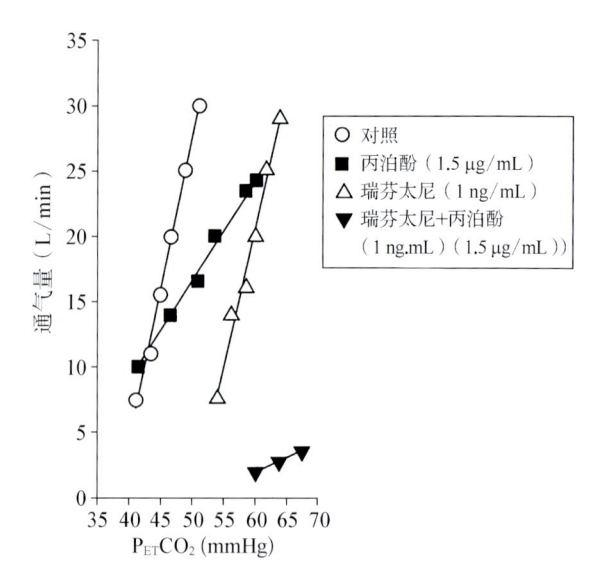

图18-15 瑞芬太尼和丙泊酚在抑制通气方面产生协同作用

在该图中,丙泊酚非常轻微地改变了CO_2与通气曲线的斜率,而瑞芬太尼在不改变斜率的情况下非常轻微地改变了呼吸暂停阈值。然而,丙泊酚和瑞芬太尼的组合(三角形,右下角)极大地改变了斜率和呼吸暂停阈值。(由Nieuwenhuijs等人转载[156]。经Wolters Kluwer Health, Inc.许可)

年患者的急性和慢性疼痛治疗,尤其是当非阿片类镇痛药未能充分缓解疼痛时。要达到相同的镇痛效果,老年患者需要阿片类药物的平均剂量是年轻患者的一半。老年患者大脑对阿片类药物敏感性增加(药效学效力增强),其生物学基础尚未完全研究清楚。老年患者有阿片类药物毒性风险增加的因素,包括药理学变异增加,多种药物联合用药,不遵守给药方案以及肾和肝功能受损。

参考文献

[1] Ventafridda V, Tamburini M, Caraceni A, De Conno F, Naldi F. A validation study of the WHO method for cancer pain relief. Cancer. 1987; 59: 850–6.

[2] Jacox A, Carr DB, Payne R. New clinical-practice guidelines for the management of pain in patients with cancer. N Engl J Med. 1994; 330: 651–5.

[3] Bafitis H, Sargent F. Human physiological adaptability through the life sequence. J Gerontol. 1977; 32: 402–10.

[4] Klein U, Klein M, Sturm H, et al. The frequency of adverse drug reactions as dependent upon age, sex and duration of hospitalization. Int J Clin Pharmacol Biopharm. 1976; 13: 187–95.

[5] Crooks J. Aging and drug disposition—pharmacodynamics. J Chronic Dis. 1983; 36: 85–90.

[6] Pert CB, Snyder SH. Opiate receptor: demonstration in nervous tissue. Science. 1973; 179: 1011–4.

[7] Simon EJ, Hiller JM, Edelman I. Stereospecific binding of the potent narcotic analgesic (3H) Etorphine to ratbrain homogenate. Proc Natl Acad Sci U S A. 1973; 70: 1947–9.

[8] Terenius L. Characteristics of the "receptor" for narcotic analgesics in synaptic plasma membrane fraction from rat brain. Acta Pharmacol Toxicol (Copenh). 1973; 33: 377–84.

[9] Hughes J, Smith TW, Kosterlitz HW, Fothergill LA, Morgan BA, Morris HR. Identification of two related pentapeptides from the brain with potent opiate agonist activity. Nature. 1975; 258: 577–80.

[10] Li CH, Chung D. Isolation and structure of an untriakontapeptide with opiate activity from camel pituitary glands. Proc Natl Acad Sci U S A. 1976; 73: 1145–8.

[11] Goldstein A, Tachibana S, Lowney LI, Hunkapiller M, Hood L. Dynorphin-(1–13), an extraordinarily potent opioid peptide. Proc Natl Acad Sci U S A. 1979; 76: 6666–70.

[12] Martin WR, Eades CG, Thompson JA, Huppler RE, Gilbert PE. The effects of morphine- and nalorphine-like drugs in the nondependent and morphine-dependent chronic spinal dog. J Pharmacol Exp Ther. 1976; 197: 517–32.

[13] Chang KJ, Cooper BR, Hazum E, Cuatrecasas P. Multiple opiate receptors: different regional distribution in the brain and differential binding of opiates and opioid peptides. Mol Pharmacol. 1979; 16: 91–104.

[14] Robson LE, Kosterlitz HW. Specific protection of the binding sites of D-Ala2-D-Leu5-enkephalin (delta-receptors) and dihydromorphine (mu-receptors). Proc R Soc Lond B Biol Sci. 1979; 205: 425–32.

[15] Schulz R, Wuster M, Krenss H, Herz A. Selective development of tolerance without dependence in multiple opiate receptors of mouse vas deferens. Nature. 1980; 285: 242–3.

[16] Pasternak GW, Childers SR, Snyder SH. Opiate analgesia: evidence for mediation by a subpopulation of opiate receptors. Science. 1980; 208: 514–6.

[17] Ling GS, Spiegel K, Nishimura SL, Pasternak GW. Dissociation of morphine's analgesic and respiratory depressant actions. Eur J Pharmacol. 1983; 86: 487–8.

[18] Ling GS, Spiegel K, Lockhart SH, Pasternak GW. Separation of opioid analgesia from respiratory depression: evidence for different receptor mechanisms. J Pharmacol Exp Ther. 1985; 232: 149–55.

[19] Brown GP, Yang K, King MA, et al. 3-Methoxynaltrexone, a selective heroin/morphine-6beta-glucuronide antagonist. FEBS Lett. 1997; 412: 35–8.

[20] Crews JC, Sweeney NJ, Denson DD. Clinical efficacy of methadone in patients refractory to other mu-opioid receptor agonist analgesics for management of terminal cancer pain. Case presentations and discussion of incomplete cross-tolerance among opioid agonist analgesics. Cancer. 1993; 72: 2266–72.

[21] Mercadante S. Opioid rotation for cancer pain: rationale and clinical aspects. Cancer. 1999; 86: 1856–66.

[22] Chang A, Emmel DW, Rossi GC, Pasternak GW. Methadone analgesia in morphine-insensitive CXBK mice. Eur J Pharmacol. 1998; 351: 189–91.

[23] Abbadie C, Rossi GC, Orciuolo A, Zadina JE, Pasternak GW. Anatomical and functional correlation of the endomorphins with mu opioid receptor splice variants. Eur J Neurosci. 2002; 16: 1075–82.

[24] Cadet P. Mu opiate receptor subtypes. Med Sci Monit. 2004; 10: MS28–32.

[25] Stefano GB, Hartman A, Bilfinger TV, et al. Presence of the mu3 opiate receptor in endothelial cells. Coupling to nitric oxide production and vasodilation. J Biol Chem. 1995; 270: 30290–3.

[26] Kozak CA, Filie J, Adamson MC, Chen Y, Yu L. Murine chromosomal location of the mu and kappa opioid receptor genes. Genomics. 1994; 21: 659–61.

[27] Belknap JK, Mogil JS, Helms ML, et al. Localization to chromosome 10 of a locus influencing morphine analgesia in crosses derived from C57BL/6 and DBA/2 strains. Life Sci. 1995; 57: PL117–24.

[28] Lötsch J, Geisslinger G. Are mu-opioid receptor polymorphisms important for clinical opioid therapy? Trends Mol Med. 2005; 11: 82–9.

[29] Romberg RR, Olofsen E, Bijl H, et al. Polymorphism of muopioid receptor gene (OPRM1: c. 118A > G) does not protect against opioid-induced respiratory depression despite reduced analgesic response. Anesthesiology. 2005; 102: 522–30.

[30] Pasternak GW. Multiple opiate receptors: deja vu all over again. Neuropharmacology. 2004; 47(Suppl 1): 312–23.

[31] Chen Y, Mestek A, Liu J, Hurley JA, Yu L. Molecular cloning and functional expression of a mu-opioid receptor from rat brain. Mol Pharmacol. 1993; 44: 8–12.

[32] Wang JB, Imai Y, Eppler CM, Gregor P, Spivak CE, Uhl GR. Mu opiate receptor: cDNA cloning and expression. Proc Natl Acad Sci U S A. 1993; 90: 10230–4.

[33] Pan YX, Xu J, Mahurter L, Xu M, Gilbert AK, Pasternak GW. Identification and characterization of two new human mu opioid receptor splice variants, hMOR-1O and hMOR-1X. Biochem Biophys Res Commun. 2003; 301: 1057–61.

[34] Connor M, Christie MD. Opioid receptor signalling

[34] mechanisms. Clin Exp Pharmacol Physiol. 1999; 26: 493–9.
[35] North RA. Opioid actions on membrane ion channels. In: Herz A, editor. Opioids. Handbook of experimental pharmacology, vol. 104. Berlin: Springer-Verlag; 1993. pp. 773–97.
[36] Bohn LM, Lefkowitz RJ, Gainetdinov RR, Peppel K, Caron MG, Lin FT. Enhanced morphine analgesia in mice lacking betaarrestin 2. Science. 1999; 286: 2495–8.
[37] Raehal KM, Walker JK, Bohn LM. Morphine side effects in beta-arrestin 2 knockout mice. J Pharmacol Exp Ther. 2005; 314: 1195–201.
[38] DeWire SM, Yamashita DS, Rominger DH, Liu G, Cowan CL, Graczyk TM, Chen XT, Pitis PM, Gotchev D, Yuan C, Koblish M, Lark MW, Violin JD. A G protein-biased ligand at the μ-opioid receptor is potently analgesic with reduced gastrointestinal and respiratory dysfunction compared with morphine. J Pharmacol Exp Ther. 2013; 344: 708–17.
[39] Soergel DG, Subach RA, Burnham N, Lark MW, James IE, Sadler BM, Skobieranda F, Violin JD, Webster LR. Biased agonism of the μ-opioid receptor by TRV130 increases analgesia and reduces on-target adverse effects versus morphine: a randomized, doubleblind, placebo-controlled, crossover study in healthy volunteers. Pain. 2014; 155: 1829–35.
[40] Manglik A, Lin H, Aryal DK, McCorvy JD, Dengler D, Corder G, Levit A, Kling RC, Bernat V, Hübner H, Huang XP, Sassano MF, Giguère PM, Löber S, Da Duan, Scherrer G, Kobilka BK, Gmeiner P, Roth BL, Shoichet BK. Structure-based discovery of opioid analgesics with reduced side effects. Nature. 2016; 537: 185–90.
[41] Viscusi ER, Webster L, Kuss M, Daniels S, Bolognese JA, Zuckerman S, Soergel DG, Subach RA, Cook E, Skobieranda F. A randomized, phase 2 study investigating TRV130, a biased ligand of the μ-opioid receptor, for the intravenous treatment of acute pain. Pain. 2016; 157: 264–72.
[42] Ueno E, Liu DD, Ho IK, Hoskins B. Opiate receptor characteristics in brains from young, mature and aged mice. Neurobiol Aging. 1988; 9: 279–83.
[43] Hess GD, Joseph JA, Roth GS. Effect of age on sensitivity to pain and brain opiate receptors. Neurobiol Aging. 1981; 2: 49–55.
[44] Petkov VV, Petkov VD, Grahovska T, Konstantinova E. Enkephalin receptor changes in rat brain during aging. Gen Pharmacol. 1984; 15: 491–5.
[45] Fulop T Jr, Kekessy D, Foris G. Impaired coupling of naloxone sensitive opiate receptors to adenylate cyclase in PMNLs of aged male subjects. Int J Immunopharmacol. 1987; 9(6): 651–7.
[46] Hoskins B, Ho IK. Age-induced differentiation of morphine's effect on cyclic nucleotide metabolism. Neurobiol Aging. 1987; 8: 473–6.
[47] Smith MA, Gray JD. Age-related differences in sensitivity to the antinociceptive effects of opioids in male rats. Influence of nociceptive intensity and intrinsic efficacy at the mu receptor. Psychopharmacology. 2001; 156: 445–53.
[48] Van Crugten JT, Somogyi AA, Nation RL, Reynolds G. The effect of old age on the disposition and antinociceptive response of morphine and morphine-6 betaglucuronide in the rat. Pain. 1997; 71: 199–205.
[49] Hoskins B, Burton CK, Ho IK. Differences in morphine-induced antinociception and locomotor activity in mature adult and aged mice. Pharmacol Biochem Behav. 1986; 25: 599–605.
[50] Ayers E, Warmington M, Reid MC. Chronic pain perspectives: managing chronic pain in older adults: 6 steps to overcoming medication barriers. J Fam Pract. 2012; 61: S16–21.
[51] Helme RD, Gibson SJ. The epidemiology of pain in elderly people. Clin Geriatr Med. 2001; 17: 417–31.
[52] Verhaak PF, Kerssens JJ, Dekker J, Sorbi MJ, Bensing JM. Prevalence of chronic benign pain disorder among adults: a review of the literature. Pain. 1998; 77: 231–9.
[53] Sorkin BA, Rudy TE, Hanlon RB, Turk DC, Stieg RL. Chronic pain in old and young patients: differences appear less important than similarities. J Gerontol. 1990; 45: pp.64–8.
[54] Edwards RR, Fillingim RB. Age-associated differences in responses to noxious stimuli. J Gerontol A Biol Sci Med Sci. 2001; 56: M180–5.
[55] Edwards RR, Fillingim RB, Ness TJ. Age-related differences in endogenous pain modulation: a comparison of diffuse noxious inhibitory controls in healthy older and younger adults. Pain. 2003; 101: 155–65.
[56] Washington LL, Gibson SJ, Helme RD. Age-related differences in the endogenous analgesic response to repeated cold water immersion in human volunteers. Pain. 2000; 89: 89–96.
[57] Casale G, Pecorini M, Cuzzoni G, de Nicola P. Betaendorphin and cold pressor test in the aged. Gerontology. 1985; 31: 101–5.
[58] Zheng Z, Gibson SJ, Khalil Z, Helme RD, McMeeken JM. Agerelated differences in the time course of capsaicininduced hyperalgesia. Pain. 2000; 85: 51–8.
[59] Chakour MC, Gibson SJ, Bradbeer M, Helme RD. The effect of age on A delta- and C-fibre thermal pain perception. Pain. 1996; 64: 143–52.
[60] Cepeda MS, Farrar JT, Baumgarten M, Boston R, Carr DB, Strom BL. Side effects of opioids during short-

term administration: effect of age, gender, and race. Clin Pharmacol Ther. 2003; 74: 102–12.

[61] Sinclair DR, Chung F, Mezei G. Can postoperative nausea and vomiting be predicted? Anesthesiology. 1999; 91: 109–18.

[62] Junger A, Hartmann B, Benson M, et al. The use of an anesthesia information management system for prediction of antiemetic rescue treatment at the postanesthesia care unit. Anesth Analg. 2001; 92(5): 1203–9.

[63] Scott JC, Stanski DR. Decreased fentanyl/alfentanil dose requirement with increasing age: a pharmacodynamic basis. J Pharmacol Exp Ther. 1987; 240: 159–66.

[64] Hudson RJ, Bergstrom RG, Thomson IR, Sabourin MA, Rosenbloom M, Strunin L. Pharmacokinetics of sufentanil in patients undergoing abdominal aortic surgery. Anesthesiology, 1989; 70: 426–31.

[65] Minto CF, Schnider TW, Egan T, et al. The influence of age and gender on the pharmacokinetics and pharmacodynamics of remifentanil. I. Model development. Anesthesiology. 1997; 86: 10–23.

[66] Lotsch J, Skarke C, Schmidt H, Liefhold J, Geisslinger G. Pharmacokinetic modeling to predict morphine and morphine-6-glucuronide plasma concentrations in healthy young volunteers. Clin Pharmacol Ther. 2002; 72: 151–62.

[67] Inturrisi CE, Colburn WA, Kaiko RF, Houde RW, Foley KM. Pharmacokinetics and pharmacodynamics of methadone in patients with chronic pain. Clin Pharmacol Ther. 1987; 41: 392–401.

[68] Bjorkman S. Reduction and lumping of physiologically based pharmacokinetic models: prediction of the disposition of fentanyl and pethidine in humans by successively simplified models. J Pharmacokinet Pharmacodyn. 2003; 30: 285–307.

[69] Drover DR, Angst MS, Valle M, et al. Input characteristics and bioavailability after administration of immediate and a new extended-release formulation of hydromorphone in healthy volunteers. Anesthesiology. 2002; 97: 827–36.

[70] Qiao GL, Fung KF. Pharmacokinetic-pharmacodynamic modelling of meperidine in goats (II): modelling. J Vet Pharmacol Ther. 1994; 17: 127–34.

[71] Inturrisi CE, Portenoy RK, Max MB, Colburn WA, Foley KM. Pharmacokinetic-pharmacodynamic relationships of methadone infusions in patients with cancer pain. Clin Pharmacol Ther. 1990; 47: 565–77.

[72] Hill JL, Zacny JP. Comparing the subjective, psychomotor, and physiological effects of intravenous hydromorphone and morphine in healthy volunteers. Psychopharmacology. 2000; 152: 31–9.

[73] Shafer SL, Varvel JR. Pharmacokinetics, pharmacodynamics, and rational opioid selection. Anesthesiology. 1991; 74: 53–63.

[74] Shafer SL, Gregg KM. Algorithms to rapidly achieve and maintain stable drug concentrations at the site of drug effect with a computer-controlled infusion pump. J Pharmacokinet Biopharm. 1992; 20: 147–69.

[75] Henthorn TK, Krejcie TC, Shanks CA, Avram MJ. Timedependent distribution volume and kinetics of the pharmacodynamic effector site. J Pharm Sci. 1992; 81: 1136–8.

[76] Wada DR, Drover DR, Lemmens HJ. Determination of the distribution volume that can be used to calculate the intravenous loading dose. Clin Pharmacokinet. 1998; 35: 1–7.

[77] Gourlay GK, Kowalski SR, Plummer JL, Cousins MJ, Armstrong PJ. Fentanyl blood concentration-analgesic response relationship in the treatment of postoperative pain. Anesth Analg. 1988; 67: 329–37.

[78] Lehmann KA, Ribbert N, Horrichs-Haermeyer G. Postoperative patient-controlled analgesia with alfentanil: analgesic efficacy and minimum effective concentrations. J Pain Symptom Manag. 1990; 5: 249–58.

[79] Scott JC, Cooke JE, Stanski DR. Electroencephalographic quantitation of opioid effect: comparative pharmacodynamics of fentanyl and sufentanil. Anesthesiology. 1991; 74: 34–42.

[80] Dahlstrom B, Tamsen A, Paalzow L, Hartvig P. Patientcontrolled analgesic therapy. Part IV. Pharmacokinetics and analgesic plasma concentrations of morphine. Clin Pharmacokinet. 1982; 7: 266–79.

[81] Gourlay GK, Willis RJ, Wilson PR. Postoperative pain control with methadone: influence of supplementary methadone doses and blood concentration-response relationships. Anesthesiology. 1984; 61: 19–26.

[82] Mather LE, Glynn CJ. The minimum effective analgetic blood concentration of pethidine in patients with intractable pain. Br J Clin Pharmacol. 1982; 14: 385–90.

[83] Coda B, Tanaka A, Jacobson RC, Donaldson G, Chapman CR. Hydromorphone analgesia after intravenous bolus administration. Pain. 1997; 71: 41–8.

[84] Hughes MA, Glass PS, Jacobs JR. Context-sensitive half-time in multicompartment pharmacokinetic models for intravenous anesthetic drugs. Anesthesiology. 1992; 76: 334–41.

[85] Youngs EJ, Shafer SL. Pharmacokinetic parameters relevant to recovery from opioids. Anesthesiology. 1994; 81: 833–42.

[86] Gintzler AR, Gershon MD, Spector S. A nonpeptide morphinelike compound: immunocytochemical localization in the mouse brain. Science. 1978; 199: 447–8.

[87] Goldstein A, Barrett RW, James IF, et al. Morphine and

other opiates from beef brain and adrenal. Proc Natl Acad Sci U S A. 1985; 82: 5203–7.

[88] Donnerer J, Oka K, Brossi A, Rice KC, Spector S. Presence and formation of codeine and morphine in the rat. Proc Natl Acad Sci U S A. 1986; 83: 4566–7.

[89] Cardinale GJ, Donnerer J, Finck AD, Kantrowitz JD, Oka K, Spector S. Morphine and codeine are endogenous components of human cerebrospinal fluid. Life Sci. 1987; 40: 301–6.

[90] Lotsch J, Geisslinger G. Morphine-6-glucuronide: an analgesic of the future? Clin Pharmacokinet. 2001; 40: 485–99.

[91] Paul D, Standifer KM, Inturrisi CE, Pasternak GW. Pharmacological characterization of morphine-6 beta-glucuro-nide, a very potent morphine metabolite. J Pharmacol Exp Ther. 1989; 251: 477–83.

[92] Lotsch J, Kobal G, Stockmann A, Brune K, Geisslinger G. Lack of analgesic activity of morphine-6-glucuronide after short-term intravenous administration in healthy volunteers. Anesthesiology. 1997; 87(6): 1348–58.

[93] Lotsch J, Kobal G, Geisslinger G. No contribution of morphine-6-glucuronide to clinical morphine effects after short-term administration. Clin Neuropharmacol. 1998; 21: 351–4.

[94] Wolff T, Samuelsson H, Hedner T. Morphine and morphine metabolite concentrations in cerebrospinal fluid and plasma in cancer pain patients after slow-release oral morphine administration. Pain. 1995; 62: 147–54.

[95] Portenoy RK, Foley KM, Stulman J, et al. Plasma morphine and morphine-6-glucuronide during chronic morphine therapy for cancer pain: plasma profiles, steady-state concentrations and the consequences of renal failure. Pain. 1991; 47: 13–9.

[96] Cockcroft DW, Gault MH. Prediction of creatinine clearance from serum creatinine. Nephron. 1976; 16: 31–41.

[97] Lotsch J, Skarke C, Schmidt H, Grosch S, Geisslinger G. The transfer half-life of morphine-6-glucuronide from plasma to effect site assessed by pupil size measurement in healthy volunteers. Anesthesiology. 2001; 95: 1329–38.

[98] Skarke C, Jarrar M, Erb K, Schmidt H, Geisslinger G, Lotsch J. Respiratory and miotic effects of morphine in healthy volunteers when P-glycoprotein is blocked by quinidine. Clin Pharmacol Ther. 2003; 74: 303–11.

[99] Skarke C, Darimont J, Schmidt H, Geisslinger G, Lotsch J. Analgesic effects of morphine and morphine-6-glucuronide in a transcutaneous electrical pain model in healthy volunteers. Clin Pharmacol Ther. 2003; 73: 107–21.

[100] Letrent SP, Polli JW, Humphreys JE, Pollack GM, Brouwer KR, Brouwer KL. P-glycoprotein-mediated transport of morphine in brain capillary endothelial cells. Biochem Pharmacol. 1999; 58: 951–7.

[101] Dahan A, Romberg R, Teppema L, Sarton E, Bijl H, Olofsen E. Simultaneous measurement and integrated analysis of analgesia and respiration after an intravenous morphine infusion. Anesthesiology. 2004; 101: 1201–9.

[102] Aubrun F, Monsel S, Langeron O, Coriat P, Riou B. Postoperative titration of intravenous morphine in the elderly patient. Anesthesiology. 2002; 96: 17–23.

[103] Aubrun F, Bunge D, Langeron O, Saillant G, Coriat P, Riou B. Postoperative morphine consumption in the elderly patient. Anesthesiology. 2003; 99: 160–5.

[104] Wagner LE 2nd, Eaton M, Sabnis SS, Gingrich KJ. Meperidine and lidocaine block of recombinant voltage-dependent Na^+ channels: evidence that meperidine is a local anesthetic. Anesthesiology. 1999; 91: 1481–90.

[105] Wolff M, Olschewski A, Vogel W, Hempelmann G. Meperidine suppresses the excitability of spinal dorsal horn neurons. Anesthesiology. 2004; 100: 947–55.

[106] Holmberg L, Odar-Cederlof I, Boreus LO, Heyner L, Ehrnebo M. Comparative disposition of pethidine and norpethidine in old and young patients. Eur J Clin Pharmacol. 1982; 22: 175–9.

[107] Seifert CF, Kennedy S. Meperidine is alive and well in the new millennium: evaluation of meperidine usage patterns and frequency of adverse drug reactions. Pharmacotherapy. 2004; 24: 776–83.

[108] Odar-Cederlof I, Boreus LO, Bondesson U, Holmberg L, Heyner L. Comparison of renal excretion of pethidine (meperidine) and its metabolites in old and young patients. Eur J Clin Pharmacol. 1985; 28: 171–5.

[109] Huang YF, Upton RN, Rutten AJ, Mather LE. The hemodynamic effects of intravenous bolus doses of meperidine in conscious sheep. Anesth Analg. 1994; 78: 442–9.

[110] Fong HK, Sands LP, Leung JM. The role of postoperative analgesia in delirium and congnitive decline in elderly patients: a systematic review. Anesth Analg. 2006; 102: 1255–66.

[111] Zornberg GL, Bodkin JA, Cohen BM. Severe adverse interaction between pethidine and selegiline. Lancet. 1991; 337: 246.

[112] Keeri-Szanto M. Anaesthesia time/dose curves IX the use of hydromorphone in surgical anaesthesia and postoperative pain relief in comparison to morphine. Can Anaesth Soc J. 1976; 23: 587–95.

[113] Kopp A, Wachauer D, Hoerauf KH, Zulus E, Reiter WJ, Steltzer H. Effect of preemptive hydromorphone administration on postoperative pain relief—a randomized controlled trial. Wien Klin Wochenschr. 2000; 112: 1002–6.

[114] Rapp SE, Egan KJ, Ross BK, Wild LM, Terman

GW, Ching JM. A multidimensional comparison of morphine and hydromorphone patient-controlled analgesia. Anesth Analg. 1996; 82: 1043–8.

[115] Liu S, Carpenter RL, Mulroy MF, et al. Intravenous versus epidural administration of hydromorphone. Effects on analgesia and recovery after radical retropubic prostatectomy. Anesthesiology. 1995; 82: 682–8.

[116] Brose WG, Tanelian DL, Brodsky JB, Mark JB, Cousins MJ. CSF and blood pharmacokinetics of hydromorphone and morphine following lumbar epidural administration. Pain. 1991; 45: 11–5.

[117] Halpern SH, Arellano R, Preston R, et al. Epidural morphine vs hydromorphone in post-caesarean section patients. Can J Anaesth. 1996; 43: 595–8.

[118] Bentley JB, Borel JD, Nenad RE Jr, Gillespie TJ. Age and fentanyl pharmacokinetics. Anesth Analg. 1982; 61: 968–71.

[119] Singleton MA, Rosen JI, Fisher DM. Pharmacokinetics of fentanyl in the elderly. Br J Anaesth. 1988; 60: 619–22.

[120] Scott JC, Ponganis KV, Stanski DR. EEG quantitation of narcotic effect: the comparative pharmacodynamics of fentanyl and alfentanil. Anesthesiology. 1985; 62: 234–41.

[121] Martin G, Glass PS, Breslin DS, et al. A study of anesthetic drug utilization in different age groups. J Clin Anesth. 2003; 15: 194–200.

[122] Holdsworth MT, Forman WB, Killilea TA, et al. Transdermal fentanyl disposition in elderly subjects. Gerontology. 1994; 40: 32–7.

[123] Davis MP, Srivastava M. Demographics, assessment and management of pain in the elderly. Drugs Aging. 2003; 20: 23–57.

[124] Kharasch ED, Hoffer C, Whittington D. Influence of age on the pharmacokinetics and pharmacodynamics of oral transmucosal fentanyl citrate. Anesthesiology. 2004; 101: 738–43.

[125] Shafer A, Sung ML, White PF. Pharmacokinetics and pharmacodynamics of alfentanil infusions during general anesthesia. Anesth Analg. 1986; 65: 1021–8.

[126] Sitar DS, Duke PC, Benthuysen JL, Sanford TJ, Smith NT. Aging and alfentanil disposition in healthy volunteers and surgical patients. Can J Anaesth. 1989; 36: 149–54.

[127] Kent AP, Dodson ME, Bower S. The pharmacokinetics and clinical effects of a low dose of alfentanil in elderly patients. Acta Anaesthesiol Belg. 1988; 39: 25–33.

[128] Lemmens HJ, Burm AG, Hennis PJ, Gladines MP, Bovill JG. Influence of age on the pharmacokinetics of alfentanil. Gender dependence. Clin Pharmacokinet. 1990; 19: 416–22.

[129] Maitre PO, Vozeh S, Heykants J, Thomson DA, Stanski DR. Population pharmacokinetics of alfentanil: the average doseplasma concentration relationship and interindividual variability in patients. Anesthesiology. 1987; 68: 59–67.

[130] Raemer DB, Buschman A, Varvel JR, et al. The prospective use of population pharmacokinetics in a computer driven system for alfentanil. Anesthesiology. 1990; 73: 66–72.

[131] Lemmens HJ, Burm AG, Bovill JG, Hennis PJ. Pharmacodynamics of alfentanil as a supplement to nitrous oxide anaesthesia in the elderly patient. Br J Anaesth. 1988; 61: 173–9.

[132] Lemmens HJ, Bovill JG, Hennis PJ, Burm AG. Age has no effect on the pharmacodynamics of alfentanil. Anesth Analg. 1988; 67: 956–60.

[133] Lemmens HJ, Burm AG, Bovill JG, Hennis PJ, Gladines MP. Pharmacodynamics of alfentanil. The role of plasma protein binding. Anesthesiology. 1992; 76: 65–70.

[134] Lemmens HJ, Bovill JG, Burm AG, Hennis PJ. Alfentanil infusion in the elderly. Prolonged computer-assisted infusion of alfentanil in the elderly surgical patient. Anaesthesia. 1988; 43: 850–6.

[135] Helmers JH, van Leeuwen L, Zuurmond WW. Sufentanil pharmacokinetics in young adult and elderly surgical patients. Eur J Anaesthesiol. 1994; 11: 181–5.

[136] Gepts E, Shafer SL, Camu F, et al. Linearity of pharmacokinetics and model estimation of sufentanil. Anesthesiology. 1995; 83: 1194–204.

[137] Matteo RS, Schwartz AE, Ornstein E, Young WL, Chang WJ. Pharmacokinetics of sufentanil in the elderly surgical patient. Can J Anaesth. 1990; 37: 852–6.

[138] Hofbauer R, Tesinsky P, Hammerschmidt V, et al. No reduction in the sufentanil requirement of elderly patients undergoing ventilatory support in the medical intensive care unit. Eur J Anaesthesiol. 1999; 16: 702–7.

[139] Minto CF, Schnider TW, Shafer SL. The influence of age and gender on the pharmacokinetics and pharmacodynamics of remifentanil. II. Model application. Anesthesiology. 1997; 86: 24–33.

[140] Shimoyama N, Shimoyama M, Elliott KJ, Inturrisi CE. d-Methadone is antinociceptive in the rat formalin test. J Pharmacol Exp Ther. 1997; 283: 648–52.

[141] Davis AM, Inturrisi CE. d-Methadone blocks morphine tolerance and N-methyl-D-aspartate-induced hyperalgesia. J Pharmacol Exp Ther. 1999; 289: 1048–53.

[142] Callahan RJ, Au JD, Paul M, Liu C, Yost CS. Functional inhibition by methadone of N-methyl-D-aspartate receptors expressed in *Xenopus* oocytes: stereospecific and subunit effects. Anesth Analg. 2004; 98: 653–9.

[143] Alinejad S, Kazemi T, Zamani N, Hoffman RS, Mehrpour O. A systematic review of the cardiotoxicity

[144] Lavand'Homme P, De Kock M. Practical guidelines on the postoperative use of patient-controlled analgesia in the elderly. Drugs Aging. 1998; 13: 9–16.

[145] Macintyre PE, Jarvis DA. Age is the best predictor of postoperative morphine requirements. Pain. 1996; 64: 357–64.

[146] Gagliese L, Jackson M, Ritvo P, Wowk A, Katz J. Age is not an impediment to effective use of patient-controlled analgesia by surgical patients. Anesthesiology. 2000; 93: 601–10.

[147] Woodhouse A, Mather LE. The influence of age upon opioid analgesic use in the patient-controlled analgesia environment. Anaesthesia. 1997; 52: 949–55.

[148] Ready LB. PCA is effective for older patients, but are there limits? Anesthesiology. 2000; 93: 597–8.

[149] Beattie WS, Warriner CB, Etches R, et al. The addition of continuous intravenous infusion of ketorolac to a patient-controlled analgetic morphine regime reduced postoperative myocardial ischemia in patients undergoing elective total hip or knee arthroplasty. Anesth Analg. 1997; 84: 715–22.

[150] Malmberg AB, Yaksh TL. Pharmacology of the spinal action of ketorolac, morphine, ST-91, U50488H, and L-PIA on the formalin test and an isobolographic analysis of the NSAID interaction. Anesthesiology. 1993; 79: 270–81.

[151] Lashbrook JM, Ossipov MH, Hunter JC, Raffa RB, Tallarida RJ, Porreca F. Synergistic antiallodynic effects of spinal morphine with ketorolac and selective COX and COX2–inhibitors in nerveinjured rats. Pain. 1999; 82: 65–72.

[152] Gloth FM. Pain management in older adults: prevention and treatment. J Am Geriatr Soc. 2001; 49: 188–99.

[153] Wilder-Smith OH. Opioid use in the elderly. Eur J Pain. 2005; 9: 137–40.

[154] Taguchi A, Sharma N, Saleem RM, et al. Selective postoperative inhibition of gastrointestinal opioid receptors. N Engl J Med. 2001; 345: 935–40.

[155] Kurz A, Sessler DI. Opioid-induced bowel dysfunction: pathophysiology and potential new therapies. Drugs. 2003; 63: 649–71.

[156] Nieuwenhuijs DJ, Olofsen E, Romberg RR, et al. Response surface modeling of remifentanil-propofol interaction on cardiorespiratory control and bispectral index. Anesthesiology. 2003; 98: 312–22.

19. 局部麻醉药和区域麻醉

西尔维亚·H.威尔逊（Sylvia H. Wilson），迈克尔·安德森（Michael Anderson）

介绍

局部麻醉药通过阻断中枢神经系统（CNS）或周围神经系统（PNS）的神经传导产生麻醉或镇痛作用。除了回顾基础神经生理学外，本章还将讨论局部麻醉药药理学，包括局麻药的作用机制、持续时间、代谢以及全身毒性作用。并重点讨论老年患者局部麻醉药的使用。

神经解剖学

在周围神经系统，多层组织包裹并保护神经，产生局麻药作用屏障[1]。传入神经纤维和传出神经纤维捆绑组成神经束。交感纤维也可能存在于神经束中。每根纤维或轴突都被包含神经胶质细胞的松散结缔组织（称为神经内膜）所包围（图19-1）。数组神经纤维与毛细血管和成纤维细胞捆扎在一起，形成一个束。每个束进一步被致密的结缔组织层（称为神经束膜）围绕。许多束捆在一起，并被另一层致密的结缔组织（称为神经外膜）包裹。

周围神经按传导速度、大小和功能分类。传导速度的快慢与神经纤维直径和髓鞘厚度的大小呈正相关。髓鞘可改善神经电绝缘性，并通过跳跃传导方式加快脉冲传导。同时，有髓神经纤维的直径通常超过1 μm。负责运动和感觉功能的A纤维需要绝对的速度，通常为大直径、有髓鞘神经纤维[2]。A-α和A-β纤维具有最快的传导速度（直径2～33 μm，30～120 m/s）。这些纤维支配运动和本体感受功能，为肌肉和关节提供传入和传出神经支配。稍小的A-γ纤维速度仍相当快（3～6 μm，15～35 m/s），并通过肌梭的传出神经支配产生肌张力。同样，A-δ纤维（1～4 μm，5～25 m/s）为传入感觉神经，支配痛觉、触觉和温度觉。自主功能通常由小直径的神经纤维支配。最小的有髓鞘纤维，纤维（<3 μm，3～15 m/s），提供神经节前交感神经支配。C纤维是直径最小的（0.3～1.3 μm）神经纤维，也是唯一的无髓鞘纤维。它们为自主功能、疼痛和体温提供节后交感神经和传入感觉神经支配。

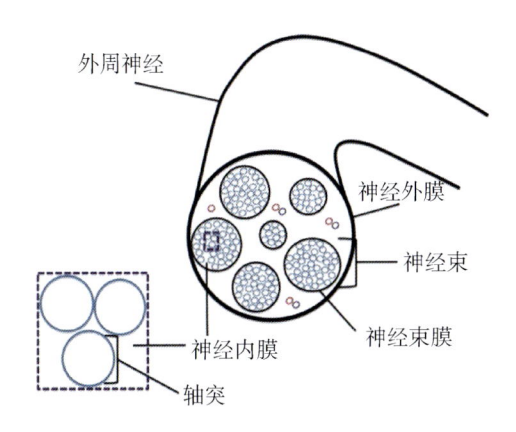

图19-1 神经纤维群与毛细血管和成纤维细胞捆绑在一起形成束状

每个神经束被束膜进一步包围，束膜是一层致密的结缔组织层。神经束被另一层致密结缔组织（称为外膜）包裹在一起。

随着年龄的增长，中枢神经系统和周围神经系统都会随之变化。脊椎椎体较脆，可能刺激骨骼过度生长，从而导致椎间盘间隙消失。这些变化可能会导致脊髓和传出脊神经根受压。在周围神经系统，随着年龄的增加外周神经出现萎缩，并因磷脂的降解引起周围神经的冲动传导减慢。脊髓磷脂的降解归因于多种因素，包括骨骼过度生长引起的神经受压和营养神经的血流减少。此外，诸如糖尿病等慢性疾病可能会加剧神经损伤。当近端神经细胞末梢受到损伤时，年轻患者的周围神经轴突具有一定的自我修复的能力，而老年人群的这种修复能力会大打折扣。中枢神经系统的改变可引起平衡失稳，体力下降和神经根病，而周围神经系统改变则导致反射延迟和感觉下降[3]。图19-1神经纤维群与毛细血管和成纤维细胞捆绑在一起，形成束状。每个神经束被束膜进一步包围，束膜是一层致密的结缔组织层。神经束被另一层致密结缔组织（称为外膜）包裹在一起。

基础神经生理学

热、化学或机械刺激将触发感觉神经远端的受体。足够的刺激会产生类似动作电位的电流。动作电位是瞬时的局部去极化事件，即钠离子在整个神经膜上沿电梯度和化学梯度跨膜运动引起正电荷沿神经传导。这会导致细胞膜极性反转，产生电流。

在静息状态，离子通道在整个神经膜上建立电梯度和化学梯度（图19-2）。活跃的Na^+-K^+-ATP通道分别以3∶2的比例将钠离子泵出细胞，将钾离子泵入细胞[4]。这产生了具有细胞内高钾和细胞外高钠的化学梯度。同时，被动离子通道允许离子跨膜自由移动，从而促使钾离子沿浓度梯度向胞外运动。除此化学梯度外，正离子（钠）的主动泵出细胞以及正离子（钾）被动外漏，产生电梯度。因此出现了内负外正的细胞膜静息电位（−70至−90 mV）现象。

除了被动和主动离子通道外，位于神经膜上的电压门控钠通道会根据膜电位差而打开和关闭。这些电压门控钠通道由一个α亚基和一个或两个β亚基组成[5]。刺激神经膜触发α亚基产生多种构象变化，包括四种功能状态（静止、激活、极化和去极化）。简而言之，可以认为该通道具有两个功能门，即内门（h）和外门（m）。当神经膜处

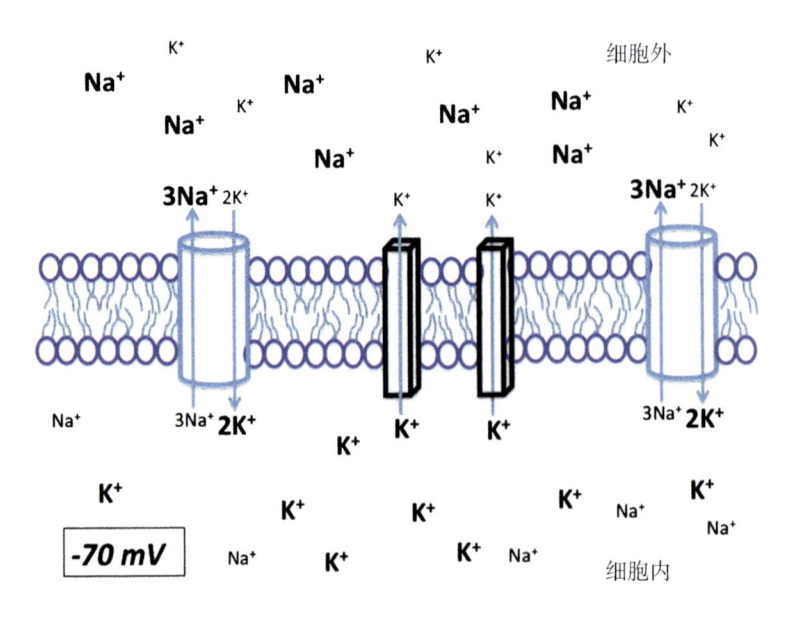

图19-2 在静息状态下，通过离子通道建立神经膜的电梯度和化学梯度

活跃的Na^+/K^+ ATP酶通道将钠离子和钾离子分别以3∶2的比例泵出细胞。被动离子通道允许钾离子流出细胞（浓度梯度）。主动泵送钠离子和被动漏出钾离子会产生电势梯度，导致静息电位差，而细胞内部带负电荷（−70至−90 mV）。

19. 局部麻醉药和区域麻醉

于静息电位(-70至-90 mV)时,外部m型闸门打开,内部h型闸门关闭。激活后,外部m型闸门打开产生快速内向钠离子流(沿电和化学梯度),膜电位增加。如果钠通道打开的足够多,将膜电位提高到-60 mV以上,则会触发钠通道的广泛打开,从而导致钠离子更快地流入。如果膜电位越过0电位到达+20 mV,则内部的h门关闭,钠通道失活,从而阻止更多的离子移动[6]。膜去极化产生相对于相邻区域的电势差,产生电流并升高连续区域的膜电势。这触发了无髓鞘神经中相邻神经膜和有髓鞘神经中郎飞结处的去极化波。

膜去极化到达峰值(+50 mV)之后,钠流入停止,钾流出,接着再次去极化使膜电位反转。神经在极化和去极化状态下难以被再次刺激,从而防止了轴突部分的快速去极化并抑制了逆行脉冲传导。在极化阶段,钠离子不会通过电压门控通道移动。但是,它们会被Na^+-K^+-ATP泵转移到细胞外空间。钾离子通过被动离子通道的运动进一步有助于恢复膜电位。当膜电位达到-60 mV时,外部m门打开,电压门控钠通道重新被激活。

药理学

作用机制

通常认为,局部麻醉药是通过与细胞内的电压门控钠通道上的一个或多个α-亚基的可逆结合来阻断神经传导(图19-3)[7]。局部麻醉药通常制成水溶性酸性盐(通常为盐酸盐)。它们必须转化为非离子化的脂溶性形式,才能在亲脂性脂蛋白膜上扩散并进入细胞。转化为非离子形式的局麻药的比例与组织pH和药物电离常数(pKa)相关。局麻药进入细胞内空间后,细胞内较低的pH环境会使其再次转变为离子形式,该离子形式与α亚基结合并阻断钠通道。图19-2在静息状态下,通过离子通道建立神经膜的电梯度和化学梯度。活跃的Na^+/K^+ ATP酶通道将钠离子和钾离子分别以3∶2的比例泵出细胞。被动离子通道允许钾离子流出细胞(浓度梯度)。主动泵送钠离子和被动漏出钾离子会产生电势梯度,导致静息电位差,而细胞内部带负电荷(-70至-90 mV)。

如果足够的钠通道被中断,神经细胞膜则无法达到阈电位,脉冲传导被阻断。在细胞内,离子

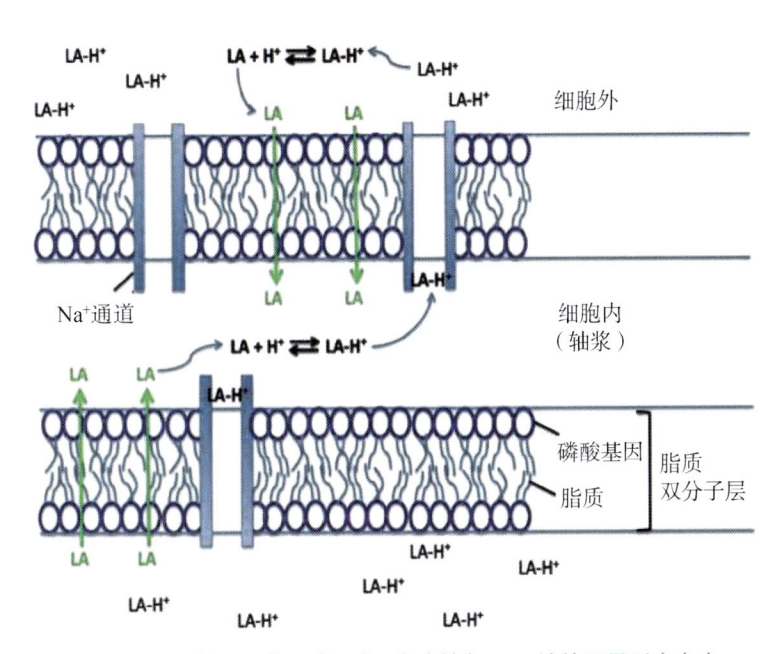

图19-3 注射局麻药以离子化、水溶性(LA-H^+)的四元形态存在

为了使脂质双分子层横移,必须使其变为非离子化的亲脂性(LA)三级结构。然后药物变回离子形式(LA-H^+),以便与电压门控钠(Na^+)通道结合。

化的局部麻醉药也可能进一步干扰钠通道的膜内部分；阻断钾通道、钙通道和G蛋白偶联受体的阻滞可能会放大这种效应[8-10]。此外局麻药还存在其他作用机制。局部麻醉药可能会通过干扰细胞膜表面电荷而改变传导。Meyer-Overton理论认为，局部麻醉药会导致细胞膜扩张，从而阻碍钠传导。

局部麻醉的亲和力随钠通道状态的变化而变化。当钠通道打开（激活或非激活）时，亲和力最高。当通道关闭（去极化或静息）时亲和力最小。因此，与经常受到刺激的神经相比，静息状态的神经对局麻药不那么敏感。

由于小神经纤维较大纤维更容易受阻滞，因此痛觉、温度觉最先被阻滞，其次是触觉、深压觉，最后是运动功能阻滞。由于轴突较短，较小神经纤维的传导阻滞更迅速。与较小的有髓鞘纤维（疼痛）相比，需要更高的浓度的局麻药才能充分阻滞大纤维（触觉、压觉和运动）。然而，有髓鞘纤维比无髓鞘纤维的阻滞速度更快，因为局麻药物聚集在轴突膜附近。因此，细小且无髓鞘的C纤维难以被阻滞。不幸的是，这些自主神经系统神经节后传入纤维携有痛觉、触觉和温度觉的信息，并与受损时的神经病理性疼痛有关。

最后，不同局部麻醉药对受体的亲和力不同。利多卡因结合和解离迅速，而布比卡因解离较慢。这与各种局麻药的化学结构差异有关。

局部麻醉药类型和代谢

局部麻醉药由亲脂性芳香环组成，该芳香环通过酯或酰胺键与末端胺连接（图19-4）。根据该中间链，局部麻醉药分为酯类或酰胺类（表19-1）。

中间链也决定了代谢和消除的机制。假性胆碱酯酶在血浆中水解酯类，假性胆碱酯酶的缺乏会延长神经阻滞作用。取代基的类型和在芳环上的位置决定了局麻药的水解速率。因此，普鲁卡因的水解速度是丁卡因的4倍。相反，酰胺类局麻药通过脱碱反应在肝脏中代谢。肝功能和血流

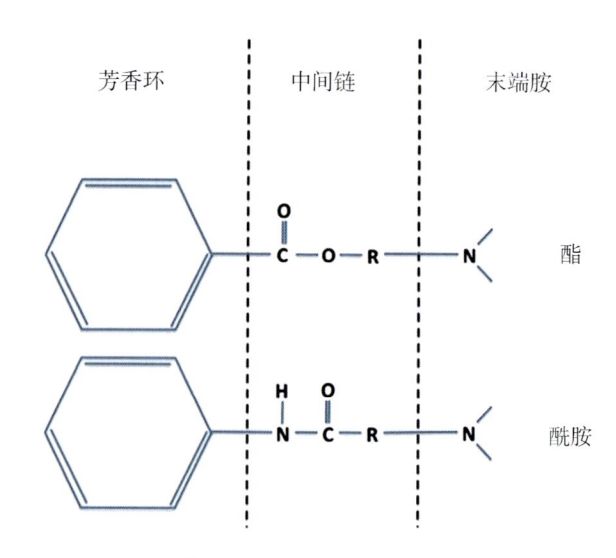

图19-4 局麻药由亲脂芳香环组成，芳香环通过酯键或酰胺键与末端胺相连

局部麻醉药根据中间链分为酯类和酰胺类。

量决定了酰胺清除率，降低酰胺清除率将增加消除半衰期。

据推测，与衰老相关的肌肉含量、白蛋白克数以及肝血流量的降低会改变局部麻醉药的代谢和消除。一项关于利多卡因研究发现，脂肪组织含量的增加会增加局部麻醉药的分布容积，但后续针对静脉注射利多卡因的研究并不支持这一观点[14,15]。同样，尽管白蛋白水平会随着衰老而降低，但局部麻醉药的血浆蛋白结合率却基本保持不变，因为α-1酸糖共蛋白水平的变化很小[16]。同理，尽管老年患者的肝血流量减少了20%～40%，但是局部麻醉药的肝脏代谢仍然没有改变[17]。因此，局部麻醉药的代谢在很大程度上不会因衰老而改变，除非并发严重的肝脏疾病。

效力和起效

局麻药的效力主要取决于局麻药的脂溶性。芳香环及其末端氨基的取代和添加决定了脂溶性。具体地，末端胺可以以季形式（4个键，正电荷，水溶性）或叔形式（3个键，中性，脂溶性）存在。药物在非极性溶液（正辛醇）中的溶解度比率可用于描述脂质性。这被称为正辛醇-水分配系数，其值越大脂质溶解度越高[11,18]（表19-1）。

19. 局部麻醉药和区域麻醉

表19-1 局部麻醉药：分类和特征

药 物	pKa	起效（分钟）	类脂溶解度	分配系数	效能	蛋白结合	持续时间（小时）
酰胺类局麻药							
利多卡因	7.7	10~20快	2.9	43	中效	64	2~5中效
马比佛卡因	7.8	10~20快	0.8	21	中效	77	2~5中效
丙胺卡因	7.9	10~20快		25	中效	55	2~5中效
依替卡因	7.7	10~20快	141	800	中效	94	
阿替卡因	7.8	10~20快			中效	95	2~5中效
布比卡因	8.2	15~30中速	28	346	高效	95	5~15长效
左布比卡因	8.1	15~30中速		346	高效	96	5~15长效
罗哌卡因	8	15~30中速	3	115	高效	94	5~15长效
酯类局麻药							
普鲁卡因	9	慢		1.7	低效	6	0.5~1.5短效
氯普鲁卡因	9.3	10~15快	0.14	810	中效	—	0.5~1.5短效
可卡因	8.7	慢		—	高效	98	长效
苯坐卡因	3.5	慢					
丁卡因	8.6	慢	4.1	221	中效	76	0.5~1.5短效

局麻药的起效速度由药物电离常数（pKa）决定。为了稳定溶液中基团，临床上使用的局部麻醉药常为盐酸盐（pH 4~6）溶液。这将它们转换为水溶性（四价的）状态。因此，生理pH为7.4时转化为三价盐（脂溶性）形式的速度直接影响局麻药的起效速度。该转化率由pKa决定，即引起50%电离和50%非电离局部麻醉药分子的pH。由于局麻药为较弱基团，因此其pKa值大于7.4。药物的pKa越大，四价形式的比例越大，起效也就越慢。

麻醉药的起效时间还受其他因素影响。诸如由于炎症引起的组织酸度增加等生理因素会增加药物离子化，并进一步延缓四价盐向三价盐转化。这解释了局部麻醉药为何难以阻滞被感染的组织[12,19]。增加局麻药浓度也可以加快其扩散速度。但是，起效时间与药物浓度之间呈对数关系，

而非线性关系。因此，浓度加倍只能轻微地加快阻滞；但是，它能提供更密集的阻滞。氯普鲁卡因是临床上常用的酯类局部麻醉药，其pKa值很高（8.9），可以通过增加浓度和剂量来实现快速阻滞的效果。由于其可以通过假性胆碱酯酶快速代谢，因此这是被允许的。可以配制一系列浓度的局部麻醉药来增加低效能局麻药的阻滞效果。例如，脂溶性较高的布比卡因常常与脂溶性较低的利多卡因（1%~2%；10~20 mg/mL）复合使用，降低药物浓度（0.25%~0.5%，2.5~5 mg/mL）。

持续时间

持续时间通常描述为短效、中效或长效。传统认为，局麻药持续时间与蛋白质结合直接相关。将药物聚集在神经附近的因素（增加脂溶性，减少

组织血流,添加血管收缩药)在延长作用时间方面也很重要。

为了加快局部麻醉药起效和延长持续时间,通常将短效和长效局部麻醉药(例如,甲哌卡因和布比卡因)复合使用。但是,对该方法的评估显示,其效果令人惊讶。分析比较甲哌卡因、布比卡因或两者等比混合液阻滞肌间沟神经的阻滞效果,各组的起效时间几乎相同。相反,与单独使用布比卡因相比,其他两组的阻滞时间明显减少[20]。同样的结果在臂丛神经阻滞中也得到证实[21]。而且,无论局部麻醉是混合使用还是顺序使用,神经阻滞效果都令人满意[22]。因此,如果为了增加阻滞的持续时间,应避免混合使用不同的局麻药。相反,复合某些非局麻药(表19-2)可以增加麻醉或镇痛时间。虽然肾上腺素是最常见的外周神经阻滞添加剂,但通常认为它仅能延长短效局麻药(例如利多卡因)的持续时间。然而,它作为血管内注射的标志物起着宝贵的作用。可乐定是另一个经过充分研究的添加剂,常用于外周和中枢神经区域麻醉阻滞[24]。虽然通常认为可乐定通过激动α-2受体发挥中枢作用,但其外周机制却归因于对超极化激活的阳离子电流的抑制作用[26]。可乐定剂量如果超过100～150 μm,一般产生镇静作用和引起低血压;对于老年人群,该影响要予以高度重视[31]。虽然外周和中枢使用可乐定被普遍接受,但外周使用可乐定仍然是没被临床试验认可的。同样,其他佐剂也被认为是没被临床试验认可的、实验性的,直至更多文献报道支持。随着可乐定的成功使用,很多研究聚焦于右旋美托咪定,一种更特异的α-2激动剂,作为周围神经阻滞剂的使用效果。右旋美托咪定的外周镇痛作用也归因于对超极化激活的阳离子电流的抑制作用[25]。复合100微克右旋美托咪定被认为是一个理想的剂量。研究显示,肌间沟神经阻滞的持续时间几乎增加了一倍,并延长了锁骨上神经阻滞的时间[32,33]。尽管右旋美托咪定具有镇静、低血压和心动过缓的已知副作用,但静脉和外周使用右美托咪定与安慰剂相比较,重大不良事件的发生率并无明显差异[34]。同样,许多报道显示,较低剂量(1～2 mg)与较高剂量(4～8 mg)的地塞米松均可有效地延长臂丛神经阻滞时间[27]。地塞米松改善镇痛效果是局部还是全身性的作用引起了很大的争议。但是,比较全身和神经周围给药的研究仅观察了接近全身止痛剂量(0.1 mg/kg)的大剂量地塞米松;这个问题将继续引起争论[28,29]。丁丙诺啡是另一种佐剂,其通过神经周围给药时,尚不清楚镇痛的机制是全身性的还是周围性的[23]。尽管丁丙诺啡可以改善坐骨神经和腋神经阻滞的镇痛效果,但药物相关的恶心呕吐限制了它的使用[23,35]。更为重要的是,由于神经元毒性与使用神经外添加剂有关,基础科学工作表明最具神经毒性的药物通常

表19-2 文献中检查的神经外添加剂的摘要

药 物	药物作用	潜在的担忧	网站研究	长期持续时间	剂 量
丁丙诺非[23]	争议	瘙痒	腘窝,坐骨	变化	0.3 mg
可乐定[24]	抑制超级化激活的阳离子电流	心动过缓,低血压,镇静	众多	2 h	30～300 μg(通常150 μg)
右美托咪定[25]	抑制超级化激活的阳离子电流	心动过缓,低血压	斜角肌间,腋窝,胫骨后	4～5 h	100 μg 150 μg 1 μg/kg
地塞米松[27-29]	争议	高剂量的毒性问题[30]	肌间沟锁骨上或坐骨	4～10 h	1～10 mg
肾上腺素	血管收缩	潜在的神经毒性[30]	众多	0 h	2.5～5 μg/mL

是局部麻醉药[30]。局部麻醉持续时间的延长可以减少对全身镇痛药的需求，这对较易受全身阿片类药物影响的老年患者可能有益。虽然局部添加剂可以帮助延长局部麻醉药物的作用时间，但它们并非没有不良反应，因此应充分权衡利弊。

最小有效量

超声引导的日益普及有助于减少血管损伤的发生率和区域麻醉的起效时间[36]。对于特定的区域阻滞，超声引导能极为精确的局部给药并能减少局部麻醉药物的用量。最重要的一点，与神经刺激技术形成鲜明对比可以体现超声技术的优越性。神经刺激技术时，通常推荐使用近40 mL局部麻醉剂才可以确保阻滞充分。

减少局麻药的使用量可以大大提高安全性；并允许多个区域性阻滞的同时，保证局麻药用量低于中毒性剂量。大多数研究表明，低容量局麻药的起效时间相似。然而，关于阻滞时间的结果喜忧参半，最大限度地减少局麻药容量可导致持续时间地减少。

毒性

局部麻醉药蛋白的结合是浓度依赖性的，并受血浆pH的影响。随着pH降低，结合药物的百分比降低。随着酸中毒的发展（如换气不足，癫痫发作或心脏骤停），游离（未结合）局部麻醉药的百分比会增加。当结合的布比卡因的百分比从95%变为75%时，尽管总药物浓度保持不变，但游离药物的百分比增加了5倍（5%~25%）。酸中毒引起的游离局部麻醉药浓度的增加使布比卡因具有明显的毒性。

局部麻醉全身毒性

局部麻醉药吸收至全身循环中可导致局麻药全身毒性（LAST）。局麻药全身毒性反应通常表现为一系列临床症状。局麻药全身毒性反应最先表现为中枢神经系统兴奋、耳鸣、躁动、金属味或口齿麻木。随后迅速发展为癫痫发作和中枢神经系统抑郁症。神经系统症状之后出现心血管系统表现，首先出现高血压和心律不齐，然后逐渐发展为传导阻滞、心动过缓和心搏停止。

经典的LAST表现为，注射局麻药后中毒症状立即出现，类似于直接血管内注射表现。慢性中毒症状也会在局部麻醉后几分钟内显著显现，原因为局麻药延迟吸收或部分注射入远端周围组织的血管内。由于局麻药中毒表现可能延迟出现，美国区域麻醉学会（ASRA）建议大剂量局部麻醉后至少监测30 min[37]。尽管经典的LAST表现易于发现，但多种中毒症状可能同时发生，或者心脏骤停可能是当时的标志性表现。

LAST的治疗依赖于当时的症状。ASRA发布了一份促进综合治疗的清单。在所有情况下，由于中毒症状可能迅速发展，应首先求助和将脂质乳剂送到床边。对于最初的中枢神经系统症状，支持治疗和预防低氧血症和酸中毒是主要目标。如果癫痫发作，必须迅速控制症状，以防止身体创伤和酸中毒。由于无心脏抑制作用，苯二氮䓬类药物是治疗癫痫发作的首选药物。硫喷妥钠和异丙酚应列为二线药物，并缓慢滴定以尽量减少心脏抑制作用。如果出现心脏症状，应控制气道以防止低氧血症和纠正酸中毒以减轻LAST的严重程度。随后应迅速实施CPR和ACLS；然而，应减少肾上腺素的剂量（1 μg/kg），避免使用垂体后叶素、钙通道阻滞剂和静脉注射利多卡因。应给予负荷剂量（1.5 mL/kg）的脂质乳剂（20%），随后持续输注（0.25 mL/(kg·min)）。在心血管衰竭持续的情况下，应再次给予负荷剂量；如果持续低血压，应增加输注量（0.5 mL/(kg·min)）。在心血管稳定后，脂肪乳剂输注应持续至少10分钟[38]。对老年人群，这些建议并无不同。

区域麻醉的基本原理和阻滞

区域麻醉可作为老年人群的主要麻醉方式或术后疼痛管理方法。与全麻患者相比，接受周围神经阻滞作为主要麻醉方法的患者术后镇静、恶心、呕吐的发生率降低，疼痛控制得到改善，住院时间缩短[39]。此外，区域麻醉降低某些特定手术人群慢性疼痛的发生率[40]。

由于关节炎和柔韧性下降，老年患者体位摆放存在一定困难，这对椎管内麻醉和区域麻醉的实施都是一个挑战。虽然超声引导可以减轻一些体位障碍，但是超声定位更实用于周围神经阻滞而非椎管内阻滞。

脊髓和硬膜外阻滞

老年患者可以安全地进行椎管内麻醉。然而，与年轻患者相比，它可能带来不同的挑战。人体随着年龄的增长，神经解剖结构会退化，从而导致多种脊椎异常。与年轻人群相比，老年患者更易出现骨质疏松症、压迫性骨折、椎间盘突出和许多其他变化。退行性改变可导致椎间盘高度下降或脊柱旋转变形。椎管狭窄是导致椎体管腔缩小的一种解剖学变化，在40岁的患者中发生率约为14%。当患者接近60岁时，该发病率增加到近40%[41]。这些解剖学变化导致硬膜外腔潜在容积减少，可能是硬膜外注射后皮区阻滞范围增大的部分原因。研究表明，与中年患者相比，相等剂量和容量的局麻药在老年患者中起效时间较慢，但会产生更高的阻滞平面[42]。因此，有些人主张减少硬膜外给药容量[43]。脊椎韧带的钙化也与衰老有关，可能导致无法顺利采用后正中入路法实施椎管内麻醉，通常需要采用旁正中入路法[44]。老年患者也更有可能接受过脊柱手术，从而导致硬膜外粘连、瘢痕形成、器械或骨移植引起的整体解剖学改变以及脊椎韧带损伤[45]。这些解剖学变化可以改变局部麻醉药在硬膜外腔中的扩散，从而导致斑块状或不充分的阻滞。老化还会引起脑脊液容量和产量的变化。脑脊液总容量随年龄增加而增加，主要是弥补脑体积的萎缩[46]。虽然容量有所增加，但随着年龄的增长，脑脊液的产生会减慢[47]。

尽管有这些解剖上的变化，但椎管内麻醉仍广泛用于多种老年外科手术中，包括下肢骨科手术和关节置换术，泌尿科手术以及某些血管手术。随着人体的不断衰老，人体的副交感活动有所下降，导致交感支配占主导地位。这会导致血压升高，对前负荷的依赖性增加以及对变时和正性肌力药物的反应性降低。自主神经系统的这些临床变化可能使血流动力学稳定性变得复杂，不管选择何种麻醉药都应密切监测生命体征。对于需要手术干预的髋部骨折患者，从术后谵妄发生率和住院时间到肺炎发生率和死亡率等一系列术后结果，区域麻醉优于全身麻醉的争议不断[48,49]。尽管研究仍在继续，但是区域麻醉至少与全身麻醉一样安全，并且对于老年髋部骨折患者可能具有多种益处。

可以利用超声来促进椎管内阻滞的定位。对于脊柱侧弯或肥胖的患者，即使经验不足的超声医师也可以使用超声引导来帮助确定中线结构（例如棘突）[50,51]。至今还没有关于在老年患者中使用超声的具体研究。由于硬膜骨化和脊柱骨刺的发生率增加，老年患者椎管内麻醉的实施变得相对困难；然而，常规使用超声成像可能有助于更快的置管和减少穿刺操作次数[52]。

臂丛神经阻滞

肌间沟

肌间沟入路以C5至C7神经根为目标，并用于麻醉肩部和肱骨近端的1/3区域。它不适用于上肢远端手术，因为尺神经阻滞不全。常见的不良反应包括同侧膈神经和喉返神经完全阻滞[53]。对于心脏、胸腔或耳鼻喉科手术史造成膈神经或迷走神经损伤的老年患者，肌间沟神经阻滞可能是禁忌。诸如慢性阻塞性肺疾病引起肺功能储备降低的患者，也可能不适合肌间沟神经阻滞。

超声定位下肌间沟神经阻滞可通过在锁骨上水平面追踪发至的臂神经的神经根来完成。为了寻找C5至C7神经根，首先需要对颈内静脉和颈内动脉进行超声鉴别。追踪这些血管到锁骨，然后横向移动超声探头以识别锁骨下动脉。锁骨下动脉的外侧即是臂丛。通过滑动超声探头确定前斜角肌和中斜角肌之间的神经根，可以很容易地定位臂丛神经（图19-5）。

锁骨上

锁骨上神经阻滞目标为臂丛神经的神经干和神经束水平，臂丛神经和锁骨下动脉在锁骨上均位于第一肋的上方。该神经阻滞由于其紧凑的神经排列和表面位置而被称为"手臂的脊柱"。它可能与尺骨不受累有关。可能的并发症包括同侧气胸（这种情况很少见，但历史上使用体表标记的情况为0.5%~6%），膈神经阻滞（36%~67%）和喉返神经阻滞[54-56]。为了确定锁骨上水平的臂丛神经，首先应确定颈动脉和颈内静脉。然后将超声波探头移动直到与锁骨接触。到达锁骨后，将探头倾斜以查看锁骨下方，然后横向移动以识别锁骨下动脉。臂丛神经位于锁骨下动脉外侧，第一肋骨上方（图19-5）。

锁骨下

锁骨下神经阻滞目标是胸大肌和胸小肌下的臂丛束，其位于腋窝动脉和静脉外侧。由于神经远端给予局部麻醉药，膈神经麻痹的发生率降低到0~26%[57,58]。锁骨下块最常见的入路是横向技术，可以尝试手臂内收或外旋和外部旋转。首先触诊喙突，超声定位在这个标志的下方。超声探头可移动到腋窝后方，以识别腋窝动脉周围的外侧、后束和内侧束，并根据动脉命名。局部麻醉药应注射至动脉后方，并能观察到局麻药向尾部扩散（图19-5）。

腋窝

最后，在腋窝入路中，局部麻醉药沉积在靠近腋窝动脉和静脉的肌皮神经、正中神经、尺神经和桡神经周围。由于局麻药的更远端的注射，膈神经麻痹发生率更低。超声引导腋窝神经阻滞通常在腋窝内使用线性探头进行，以显示腋窝动脉的短轴视图。3条神经围绕腋动脉。相对于腋动脉，桡神经位于深部和后方，尺神经位于内侧，正中神

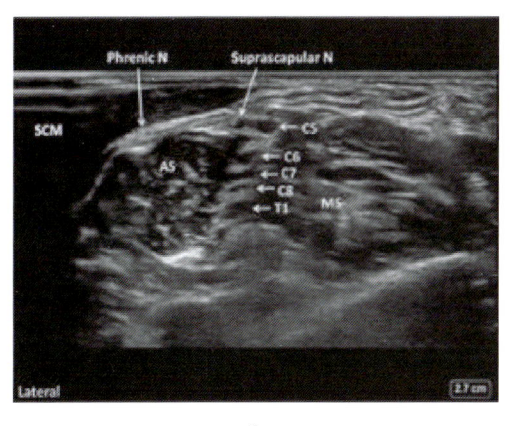

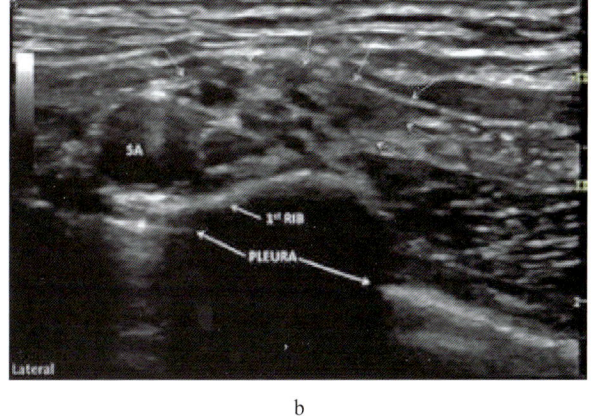

图19-5 臂丛神经阻滞的解剖学超声图像

a. 肌间沟。神经根（C5-T1）在前（AS）和中（MS）斜角肌之间可见。肩胛上神经和膈神经也可见。SCM：胸锁乳突肌，AS：前斜肌，MS：中斜肌。b. 锁骨上臂丛神经阻滞。丛位于锁骨下动脉（SA）的外侧，并高于第一肋（FR）和胸膜的胸膜肺。SA：锁骨下动脉，FR：第一肋骨。c. 锁骨下。丛深至胸大肌（PMM）和小肌（pmm）。外侧（LC），后（PC）和医用（MC）线围绕腋动脉（AA）。PMM：胸大肌，PMM：胸小肌，LC：侧索，PC：后索，MC：医用索，AA：腋动脉，AV：腋静脉。

经位于前外侧。肌皮神经已从臂丛神经分出，并经常走行于肱二头肌和臂肱肌之间的筋膜层中。局部麻醉药应注射在所有4根神经附近，以获得良好的阻滞效果。

下肢阻滞

股神经阻滞

股神经起源于腰丛的L2至L4神经根。股神经对大腿的前壁提供运动和感觉控制，并在支配膝盖以下的隐神经分布区域的感觉。股神经阻滞常用于前膝部位镇痛，最常用于接受全膝关节置换和前交叉韧带修复的患者。

超声引导下先在腹股沟水平处识别股动脉和股静脉，借此识别股神经。股神经位于股动脉外侧、阔筋膜和髂筋膜下方、髂腰肌上方（图19-6）。

由于闭孔和股外侧皮神经都起源于腰丛，因此经典的三合一股神经阻滞试图阻滞腰丛的所有3条神经。尽管通常可以成功地阻滞股外侧皮神经，但在大多数阻滞中闭孔神经都阻滞不全[59]。

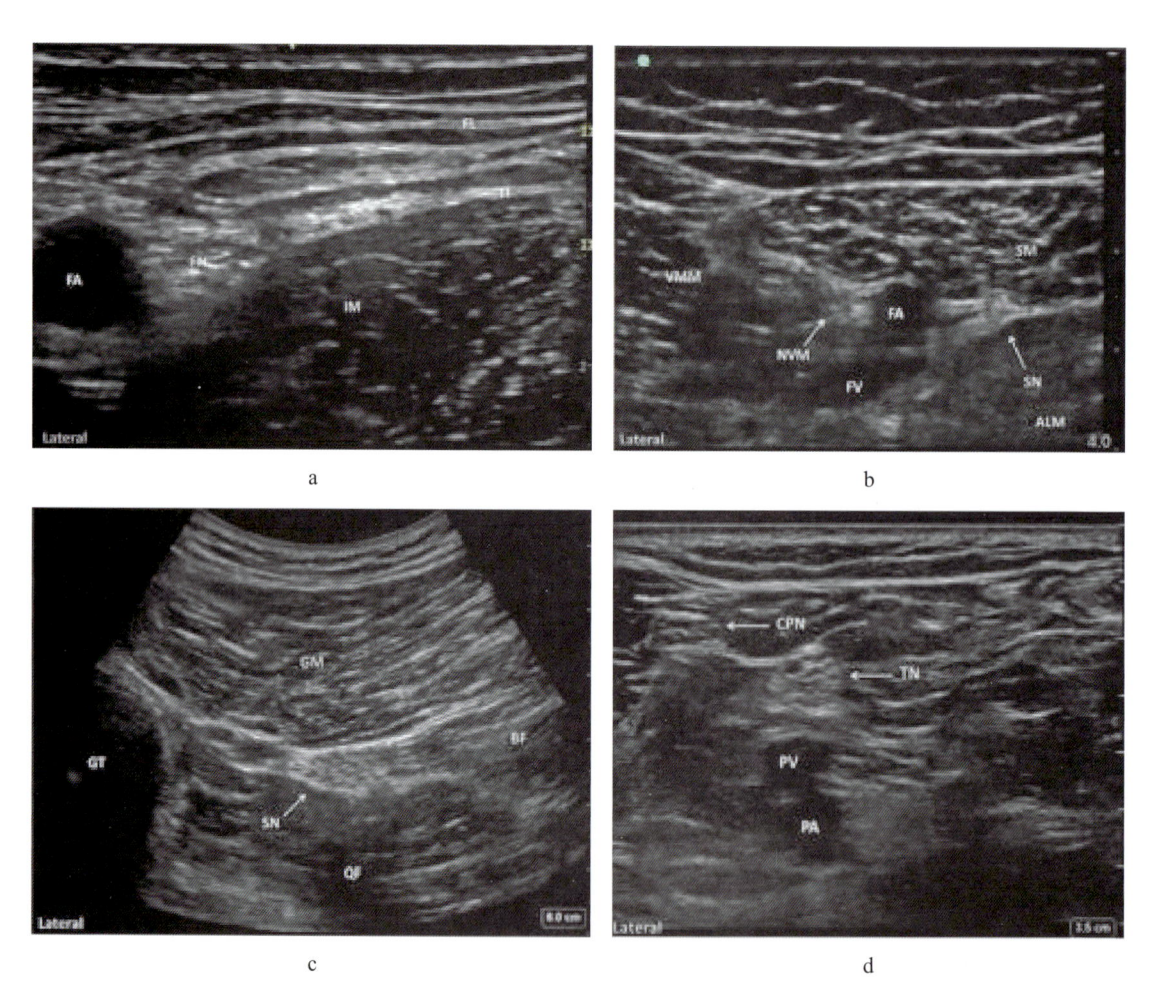

图19-6 下肢神经阻滞的解剖学超声图像

a. 股神经阻滞。股神经（FN）位于股动脉（FA）和股静脉（FV）的两侧。FA股动脉，FI 髂肌筋膜，FL筋膜筋膜，FV股静脉。b. 引流管阻滞。内收肌位于缝匠肌（SM）的深处，内侧股内肌（MVV）的内侧，内收肌的上外侧。它包含股血管，大隐神经（SN）和股内侧神经（NVM）的分支。肌层缝匠肌，VMM股内侧肌，FA股浅动脉，FV股浅静脉，NVM神经到股内侧，ALM内收肌长肌。c. 坐骨神经阻滞，臀下位置。坐骨神经（SN）在大转子（GT）的外侧，在股二头肌（BF）的起源内侧，在臀大肌（GM）的深处，在股四头肌（QF）的浅表。GT大转子，BF股二头肌，GM臀大肌，QF股四头肌。d. 坐骨神经阻滞，pop位置。在腘窝中，胫骨神经（TN）位于腘血管的浅表（背侧）。腓总神经（CPN）位于胫神经（TN）的外侧。CPN腓总神经，TN胫神经，PV腘静脉，PA腘动脉。

尽管感觉神经阻滞作用良好，但股神经阻滞可导致股四头肌肌力减退，所以需要保持下肢运动的患者中应予以警惕。因此，近来收肌管阻滞已代替股神经阻滞普及开来。

收肌管

收肌管阻滞是一种较新的阻滞方法，可对膝关节感觉神经提供良好的阻滞。该方法主要阻滞隐神经。然而，股内侧神经也经常被麻醉，并可能导致轻微的运动阻滞。据报道，闭孔神经的前支和后支偶尔会走行于收肌管中[60]。收肌管阻滞由于与股神经阻滞相比具有同等的镇痛作用而得到普及[61,62]。这种方法的主要益处是股四头肌的运动功能得以保留，可以允许患者更好地参与物理治疗并可维持身体平衡[63]。由于老年患者术后需要采取措施预防跌倒，因此股四头肌潜在功能的保留是该技术的巨大优势，也是内收肌管道阻滞已经超过股神经阻滞更为普及的原因。

通过超声识别大腿中部，髌骨和髂前上棘之间的收肌管，可以完成此阻滞。患者仰卧，膝盖弯曲并向外旋转（"青蛙腿"），将超声探头置于大腿内侧。识别股骨后，将超声探头向内移动以识别股内侧肌，该股内侧肌即为收肌管的外侧边界。缝降肌形成前边界，内收肌（内收肌和短肌）形成后内侧边界（图19-6）。

坐骨神经

坐骨神经起源于脊柱L5至S3的骶神经丛。该神经在坐骨切迹离开骨盆并继续延伸到股骨后方。腘窝的近端，神经分叉形成胫神经和腓总神经。除了隐神经支配大腿前内侧部分的感觉外，坐骨神经阻滞提供了小腿和足部大部分区域的麻醉和镇痛。坐骨神经阻滞常用于足部和脚踝手术、跟腱修复术，以及膝关节后部镇痛。虽然坐骨神经阻滞能可靠地为小腿下部提供镇痛作用，但即使在神经近端被阻滞的情况下，股后皮神经也常不被阻滞，因此常常能保留大腿后部的感觉神经支配[64]。从近端骶旁入路到远端腘窝入路，坐骨神经可以在多个位置被阻滞。

用臀下入路可以很容易地对该神经进行超声鉴别。坐骨神经位于大转子和坐骨粗隆之间的筋膜层，臀大肌下方，股方肌上方（图19-6）[65]。腘窝入路是另一种简单的阻滞技术，也是坐骨神经阻滞最常用的方法。患者取平卧位、侧卧位或俯卧位，首先在腘动脉折痕处识别腘动脉，胫神经位于动脉浅面。然后超声探头向头侧移动，追踪胫神经，直到它与腓总神经汇合形成坐骨神经。

其他的考虑

抗凝

随着患者继续衰老，许多医疗条件下需要使用止血药物。据估计，有近2%65岁以上的患者患有房颤，而且发病率随年龄的增长而增加[66]。此外，许多老年患者需要接受经皮冠状动脉介入治疗、瓣膜置换或针对静脉血栓或卒中的治疗。所有这些慢性疾病均需长期服用抗凝药或抗血小板药。虽然已经证明普通患者接受区域麻醉是安全的，硬膜外血肿发生的倾向已被注意到，特别是接受抗凝治疗的患者。由于神经轴性出血的灾难性后果，ASRA制定了共识声明，为接受抗凝治疗的患者提供治疗指南。这些指南为硬膜外操作、硬膜外置管前何时停用抗凝药提供专业建议，并为硬膜外操作后以及拔出硬膜外留置导管后何时开始抗凝治疗提供建议[67,68]。对于改变凝血级联反应的药物，鉴于没有已经发表的建议，应考虑停用5个半衰期的时长。如果药物改变血小板功能，则可能需要更长的时间，并且应根据特定的血小板抑制剂来个体化治疗。此外，应考虑药物消除和清除的机制，因为许多此类药物依赖于肾脏清除，对于肾功能减退的患者具有较长的作用时间（表19-3）。

尽管ASRA的推荐通常适用于深神经丛阻滞，但不适用于浅表周围神经阻滞。因为浅表神经阻滞的区域具有可扩张的腔室，而抗凝患者的主要风险是失血而不是神经缺血。因此，进行周

表 19-3 接受抗凝和抗血小板药物治疗的患者的神经轴技术的建议

药　物	药物对中枢影响	留置导管	神经轴放置	药物脱管	具体注意事项
阿司匹林/非甾体类抗炎药	没有限制	是	无限制	无限制	
肝素（预防性）	4～6 h	是	无限制	无限制	如果延长治疗检查血小板
肝素（治疗性）	规范化PTT	是	1 h	规范化PTT	如果延长治疗检查血小板，留置导尿管检查神经学
低分子肝素（预防性，每天一次）	12 h	是	12 h	4 h	如果延长治疗检查血小板
低分子肝素（预防性，每天两次）	12 h	否	12 h	4 h	如果延长治疗检查血小板
低分子肝素（治疗性）	24 h	否	12 h	4 h	如果延长治疗检查血小板
华法林	INR＜1.5	是	无限制	INR＜1.5	
华法林中止	正常的INR 4～5天	是	无限制	INR＜1.5	
氯吡格雷	7天	否	不知道	6 h	
噻氯匹定	14天	否	不知道	6 h	
普拉格雷	7～10天	否	6 h	6 h	
替格瑞洛	5～7天	否	6 h	6 h	
阿派沙班	3天	否	6 h	6 h	考虑较长的无药期和肾功能不全
利伐沙班	3天	否	6 h	6 h	考虑较长的无药期和肾功能不全
达比加群脂	5天	否	6 h	6 h	考虑较长的无药期和肾功能不全

围神经阻滞的决定时应进行风险/获益评估。

跌倒

区域麻醉特别是蛛网膜下腔和下肢周围神经阻滞虽然可以显著改善术后镇痛效果，但也可阻滞运动功能，引起术后跌倒。为此，腰丛神经阻滞的研究最为完善，连续腰丛阻滞引起跌倒的风险为2.2%，而单次注射的风险为1.7%[69]。另一项评估连续股神经置管阻滞进行全膝关节置换术的研究发现，其跌倒发生率为2%[70]。尽管一项对健康志愿者行收肌管阻滞并评估跌倒风险的研究并未发现跌伤[54]，但至少有两例患者出现明显的和长时间的股四头肌无力。在Veal等人的报告中，荧光透视显示，在收肌管导管内中注入的2 mL造影剂会导致逆行扩散到股神经[71,72]。

住院患者跌倒的平均可能发生率为1.6%。虽然局部麻醉导致的运动阻滞可能是跌倒的原因，但即使通过神经置管持续阻滞，其风险仍与普通住院患者几乎相同。疼痛、围手术期用药、伴随的并发症、术中失血和手术因素均可导致围手术期跌倒，必须对其进行评估以降低跌倒风险[73]。不幸的是，跌倒率随年龄增长而增加。56～70岁和70岁以上的患者跌倒频率是55岁以下患者的1.45和1.78倍[74]。同样，另一项关于关节置换术后跌倒的研究发现，年龄在68岁或以上的患者更容易跌倒[73]。虽然没有任何一种干预措施能减少跌倒的发生，但对所有患者进行干预后，员工和患者的教育、洗手间的辅助设备以及床外辅助设备均已证明可以减少住院患者的跌倒[75]。

低血压

众所周知，采用局麻药进行脊髓麻醉会降低体循环阻力（SVR）和阻断交感神经兴奋。老年患者腿部、肠系膜和肾脏中的血容量增加，引起全身血压降低约30%[76]。即使在年轻的人群中，脊麻也经常会导致心律不齐。接受剖宫产术的脊麻患者中，窦性心动过缓发生率大约为5%，其次一度和二度房室传导阻滞的发生率为3%，然后频发室性期前收缩的发生率为1.5%；该组患者的唯一可确定危险因素是年龄增长[77]。尽管血管内液体治疗是治疗脊麻相关性低血压的一线治疗方法，但尚未发现在进行脊麻给药前预先输液可有效预防老年患者的低血压[78]。对于脊麻后的明显低血压，选择的升压药应为直接作用的α-1激动剂，因为间接作用剂可能具有不可靠的血管收缩作用和正性变力作用[79]。

低体温

在老年患者中，体温下降可能是需要特别关注的，其次是与寒战相关的显著氧耗增加。脊髓麻醉后的低体温相关的特定危险因素是年龄增加和阻滞平面过高。脊髓麻醉后的第一小时内，平均核心体温将下降大约1℃[80]。虽然使用区域麻醉确实会导致阻滞区域的血管舒张，但尚未发现它比全身麻醉引起更严重的体温下降。相反，在寒冷的手术室中进行全身麻醉比采用硬膜外麻醉更易导致体温下降。如果将手术室加热到24.5℃，这些差异可以得到补偿[81]。

硬膜穿刺后头痛（脊髓性头痛）

硬膜穿刺后头痛是与脊髓麻醉相关的最常见的不良事件之一。中年患者头痛的发生率因脊髓穿刺针的粗细和针尖的切割频率而异。长期以来，人们就知道年轻患者的头痛风险更高，在30岁达16%的比率峰值，然后每10年下降一次。到60岁时，硬脑膜穿刺后头痛的风险降低到4%，并且随着年龄的增长而继续下降。此历史数据还反映了使用大号（16～20号）斜面尖针的情况[82]。最近，在老年人中使用22号Quincke针发现头痛的发生率为2.6%[83]。使用铅笔尖针时，该比率甚至可能更低。

我们的知识和未来方向上的重大差距

新的局麻药配方

如今使用的大多数局部麻醉药已经在市场上销售了很多年。尽管药物耐受性良好，制药公司仍在积极尝试开发作用较长或缓释的制剂，以延长局部麻醉作用。

脂质体布比卡因

脂质体布比卡因是市售的最新局部麻醉剂。该药物由布比卡因浸渍的多囊脂质体组成。注射后，脂质体基质会缓慢分解，释放出处方量和连续量的局麻药。当前可用的制剂包含266 mg布比卡因脂质体（1.33%，20 mL），这也是每日最大剂量。虽然这种药物以毫克剂量表示，但并不直接等同于普通布比卡因；266 mg布比卡因脂质体相当于300 mg普通布比卡因[84]。所谓的好处是因为这种药物在72 h内缓慢释放而延长了镇痛时间。尽管布比卡因在浸润后96 h仍能在血浆中检测到，但尚未发现其止痛作用具有长效性。将脂质体布比卡因与非脂质体局部麻醉药进行比较的研究发现，脂质体布比卡因没有或仅有有限的益处[85,86]。在接受全膝关节置换术的患者中，关节腔内注射脂质体布比卡因与普通布比卡因相比较；镇痛方面没有发现显著差异[85,87]。脂质体布比卡因仅被批准用于伤口浸润和浸润性阻滞，例如腹横筋膜平面阻滞。此外，制造商目前正在研究将其用在周围神经阻滞中，因此将来可能会出现新的适应证。当前，布比卡因脂质体在周围神经阻滞中的使用以及安全性方面的研究数据有限。值得注意的是，与安慰剂相比，发现使用266 mg布比卡因脂质体的股神经阻滞镇痛作用稍有改善[88]。还需要进一步的高质量研究来确定布比卡因脂质体使用引起的费用增加是否物有所值。迄今为止，还缺乏老年人群使用脂质体布比卡因的具体研究。

佩刀布比卡因

佩刀布比卡因是另一种正在开发的局部麻醉药。布比卡因悬浮在醋酸异丁酸蔗糖中。这导致局麻药的延长释放时间超过72 h。截至2015年11月，该制剂正在进行3期临床试验。唯一发表的试验在开放性疝修补术中比较了佩刀布比卡因与安慰剂的镇痛效果，发现佩刀布比卡因有一定优势[89]。目前，还没有这种新药与普通布比卡因比较的研究，其使用也没有得到FDA的批准。

前体脂质体罗哌卡因

目前，前体脂质体释放系统正处于研究开发阶段。在这个配方中，脂质体直到药物被水介质重新构成后才形成。这种配方的好处是延长了药物的保质期，使其在室温下稳定[90]。这种药物只在一项健康志愿者的人体研究中有记录。本试验发现，与普通罗哌卡因相比，该药物对针刺的感觉的阻滞持续时间（28 h vs 15 h）几乎是加倍的[91]。这种药物成为一种治疗选择，还需要进一步的研究和FDA的评估。

新岩蛤毒素

新岩蛤毒素是一种天然碱性神经毒素，来源于贝类。它通过与钠离子通道的外部结合起作用。其化学结构不能通过血脑屏障，对心脏钠通道的亲和力较差。目前该药正在一期临床试验中，已进行了单独使用研究，以及与布比卡因和肾上腺素联合使用研究。在健康志愿者的皮肤浸润过程中，与安慰剂相比，新岩蛤毒素提供了大约6~9 h的感觉阻滞[92]。已在动物模型中进行了这种药物的会阴应用评估。新索西托辛和布比卡因联合应用或不联合应用肾上腺素均可延长坐骨神经阻滞[93]。

其他未来的发展方向

患者安全

随着新的局麻药配方和区域技术的发明，应始终需要检查患者的安全，特别要关注神经毒性、神经损伤和使用当前局麻药、神经佐剂和新型局麻药的全身毒性。

区域麻醉与预后（短期和长期）

区域麻醉和改善预后仍然是具有争议的课题。虽然较早的文献显示，使用脊髓类麻醉药物能降低静脉血栓形成，但药物预防的出现和实施已经降低了这一益处。因此，关于神经轴麻醉是否比全身麻醉更安全或更有效存在争议[94]。但是，区域技术的其他益处已经受到关注。对36万多例下肢关节置换术患者的荟萃分析发现，与全身麻醉相比，脊髓麻醉术后手术部位不良事件发生率降低[95]。此外，区域麻醉也与术后认知功能障碍的发生率降低有关，但与术后谵妄无关[96]。不幸的是，虽然局部镇痛对术中镇痛和术后疼痛都有很好的效果，但它并不改善术后几个月的功能结果。虽然区域麻醉可能不能降低长期发病率，但它与术后心脏、肺、神经和内分泌并发症的减少有关[97]。

三维超声

虽然大多数区域麻醉是使用2D超声技术进行的，但3D超声确实存在，并已被用于引导注射区域麻醉药[98]。3D超声的所谓好处在于，它能更好地识别阻碍局部麻醉扩散的结缔组织平面，并能在不需要更多探头操作的情况下评估更多的组织平面[99]。尽管这种模式已经存在了近10年，但却没有得到普及。这种利用率的缺乏很可能归因于使用成本和较慢的处理速度。

区域麻醉和绕开PACU

周围神经阻滞是一种有用的工具，可以提供良好的麻醉，并有可能迅速恢复，允许绕过麻醉后复苏的第一阶段。虽然这已在普通患者中得到了证实，但对老年患者，还没有具体的研究评估这一评价。

结论

自从19世纪60年代可卡因首次从古柯叶中分离出来以来，局部麻醉的应用就有了长足的发展。从那时起，大量的局麻药被开发出来，它们在围手术期的潜在作用已被广泛学习。今天，局部麻醉药被广泛用于麻醉和镇痛。我们对局麻药作用机制的认识也不断加深，从而开发出延长镇痛时间的新剂型。然而，仍然需要开展更多的研究来更好地了解局麻药的神经毒性和全身毒性，并探索区域麻醉对改善老年患者围手术期护理的益处。

参考文献

[1] Ritchie JM, Ritchie B, Greengard P. The effect of the nerve sheath on the action of local anesthetics. J Pharmacol Exp Ther. 1965; 150(1): 160–4.

[2] Barash PG, ed. Liu S, Lin Y. Clinieal anesthesta. Chapter 21. Local anesthetics. Lippincott Williams & Wilkins; 2013: 531–548.

[3] Minaker KL. Chap 24: Common clinical sequelae of aging. In: Goldman L, Schafer Al, editors. Goldman's Cecil medicine. 24th ed. Philadelphia: Elsevier Saunders; 2011.

[4] Butterworth JF 4th, Strichartz GR. Molecular mechanisms of local anesthesia: a review. Anesthesiology, 1990; 72(4): 711–34.

[5] Catterall WA. From ionic currents to molecular mechanisms: the structure and function of voltage-gated sodium channels. Neuron. 2000; 26(1): 13–25.

[6] Hodgkin AL, Katz B. The effect of sodium ions on the electrical activity of the giant axon of the squid. J Physiol. 1949; 108(1): 37.

[7] Strickartz G. The inhibition of sodium currents in the myelinated nerves by quaternary derivatives of lidocaine. J Gen Physiol. 1973; 62: 37–57.

[8] Wolff M, Schnöbel-Ehehalt R, Mühling J, Weigand MA, Olschewski A. Mechanisms of Lidocaine's action on subtypes of spinal dorsal horn neurons subject to the diverse roles of Na^+ and K^+ channels in action potential generation. Anesth Anal. 2014; 119(2): 463–70.

[9] Xiong Z, Strichartz GR. Inhibition by local anesthetics of Ca^{2+} channels in rat anterior pituitary cells. Eur J Pharmacol. 1998; 363(1): 81–90.

[10] Hollmann MW, Herroeder S, Kurz KS, Hoenemann CW, Struemper D, Hahnenkamp K, Durieux ME. Time-dependent inhibition of G protein-coupled receptor signaling by local anesthetics. J Am Soc Anesthesiol. 2004; 100(4): 852–60.

[11] Anderson MR, Wilson SH, Rosenblatt MA ed. Madison S. Local anesthetics. Decision making in orthopedic and regional anesthesia: a case based approach. Cambridge: Cambridge University Press 2015. 19–21.

[12] Berde CB, Strichartz GR. Local anesthetics. In: Miller RD, Eriksson LI, Fleisher LA, et al., editors. Miller's anesthesia. 7th ed. Philadelphia: Elsevier, Churchill Livingstone; 2009.

[13] McLure HA, Rubin AP. Review of local anaesthetic agents. Minerva Anestesiol. 2005; 71(3): 59–74.

[14] Nation RL, Triggs EJ, Selig M. Lignocaine kinetics in cardiac patients and aged subjects. Br J Clin Pharmacol. 1977; 4(4): 439–48.

[15] Cusson J, Nattel S, Matthews C, Talajic M, Lawand S. Agedependent lidocaine disposition in patients with acute myocardial infarction. Clin Pharmacol Ther. 1985; 37(4): 381–6.

[16] Veering BT, Burm AG, Souverijn JH, Serree JM, Spierdijk JO. The effect of age on serum concentrations of albumin and alpha 1–acid glycoprotein. Br J Clin Pharmacol. 1990; 29(2): 201–6.

[17] Schmucker DL. Age-related changes in liver structure and function: implications for disease? Exp Gerontol. 2005; 40(8–9): 650–9.

[18] Lin Y, Liu SS. Chap 21: Local anesthetics. In: Clinical anestheisia. Lippincott Williams & Wilkins; 2013. p. 536.

[19] Katzung BG, White PF. Local anesthetics. In: Katzung BG, Masters SB, Trevor AJ, editors. Basic and clinical pharmacology. 11th ed. New York: McGraw-Hill Companies Inc; 2009.

[20] Gadsden J, Hadzic A, Gandhi K, Shariat A, Xu

D, Maliakal T, Patel V. The effect of mixing 1.5% mepivacaine and 0.5% bupivacaine on duration of analgesia and latency of block onset in ultrasoundguided interscalene block. Anesth Anal. 2011; 112(2): 471–6.
[21] Laur JJ, Bayman EO, Foldes PJ, Rosenquist RW. Triple-blind randomized clinical trial of time until sensory change using 1.5% mepivacaine with epinephrine, 0.5% bupivacaine. or an equal mixture of both for infraclavicular block. Reg Anesth Pain Med. 2012; 37(1): 28–33.
[22] Roberman D, Arora H, Sessler DI, Ritchey M, You J, Kumar P. Combined versus sequential injection of mepivacaine and ropivacaine for supraclavicular nerve blocks. Reg Anesth Pain Med. 2011; 36(2): 145–50.
[23] Candido KD, Hennes J, Gonzalez S, Mikat-Stevens M, Pinzur M, Vasic V, Knezevic NN. Buprenorphine enhances and prolongs the postoperative analgesic effect of bupivacaine in patients receiving infragluteal sciatic nerve block. J Am Soc Anesthesiol. 2010; 113(6): 1419–26.
[24] Popping DM, Elia N, Marret E, Wenk M, Tramer MR. Clonidine as an adjuvant to local anesthetics for peripheral nerve and plexus blocks: a meta-analysis of randomized trials. J Am Soc Anesthesiol. 2009; 111(2): 406–15.
[25] Fritsch G, Danninger T, Allerberger K, Tsodikov A, Felder TK, Kapeller M, Gerner P, Brummett CM. Dexmedetomidine added to ropivacaine extends the duration of interscalene brachial plexus blocks for elective shoulder surgery when compared with ropivacaine alone: a single-center, prospective, triple-blind, randomized controlled trial. Reg Anesth Pain Med. 2014; 39(1): 37–47.
[26] Kroin JS, Buvanendran A, Beck DR, Watts DE, Tuman KJ. Clonidine prolongation of lidocaine analgesia after sciatic nerve block in rats is mediated via the hyperpolarization-activated cation current, not by α-adrenoreceptors. J Am Soc Anesthesiol. 2004; 101(2): 488–94.
[27] Liu J, Richman KA, Grodofsky SR, Bhatt S, Huffman GR, Kelly JD, Glaser DL, Elkassabany N. Is there a dose response of dexamethasone as adjuvant for supraclavicular brachial plexus nerve block? A prospective randomized double-blinded clinical study. J Clin Anesth. 2015; 27(3): 237–42.
[28] Abdallah FW, Johnson J, Chan V, Murgatroyd H, Ghafari M, Ami N, Jin R, Brull R. Intravenous dexamethasone and perineural dexamethasone similarly prolong the duration of analgesia after supraclavicular brachial plexus block: a randomized, triplearm, double-blind, placebo-controlled trial. Reg Anesth Pain Med. 2015; 40(2): 125–32.
[29] Bolin ED, Wilson S. Perineural versus systemic dexamethasone: questions remain unanswered. Reg Anesth Pain Med. 2015; 40(4): 393–4.
[30] Williams BA, Hough KA, Tsui BY, Ibinson JW, Gold MS, Gebhart GF. Neurotoxicity of adjuvants used in perineural anesthesia and analgesia in comparison with ropivacaine. Reg Anesth Pain Med. 2011; 36(3): 225.
[31] Brummett CM, Williams BA. Additives to local anesthetics for peripheral nerve blockade. Int Anesthesiol Clin. 2011; 49(4): 104.
[32] Keplinger M, Marhofer P, Kettner SC, Marhofer D, Kimberger O, Zeitlinger M. A pharmacodynamic evaluation of dexmedetomidine as an additive drug to ropivacaine for peripheral nerve blockade: A randomised, triple-blind, controlled study in volunteers. Eur J Anaesthesiol (EJA). 2015; 32(11): 790–6.
[33] Bharti N, Sardana DK, Bala I. The analgesic efficacy of dexme-detomidine as an adjunct to local anesthetics in supraclavicular brachial plexus block: a randomized controlled trial. Anesth Anal. 2015; 121(6): 1655–60.
[34] Abdallah FW, Dwyer T, Chan VW, Niazi AU, Ogilvie-Harris DJ, Oldfield S, Patel R, Oh J, Brull R. IV and perineural dexmedetomidine similarly prolong the duration of analgesia after interscalene brachial plexus block; a randomized, three-arm, triple-masked, placebo-controlled trial. J Am Soc Anesthesiol. 2016; 124(3): 683–95.
[35] Candido KD, Winnie AP, Ghaleb AH, Fattouh MW, Franco CD. Buprenorphine added to the local anesthetic for axillary brachial plexus block prolongs postoperative analgesia. Reg Anesth Pain Med. 2002; 27(2): 162–7.
[36] Neal JM, Brull R, Chan VW, Grant SA, Horn JL, Liu SS, McCartney CJ, Narouze SN, Perlas A, Salinas FV, Sites BD. The ASRA evidence-based medicine assessment of ultrasound-guided regional anesthesia and pain medicine: executive summary. Reg Anesth Pain Med. 2010; 35(2): S1–9.
[37] Neal JM, Bernards CM, Butterworth JF, et al. ASRA practice advisory on local anesthetic systemic toxicity. Reg Anesth Pain Med. 2010; 35: 152–16.
[38] Neal JM, Mulroy MF, Weinberg GL. American Society of Regional Anesthesia and Pain Medicine checklist for managing local anesthetic systemic toxicity: 2012 version. Reg Anesth Pain Med. 2012; 37(1): 16–8. https://www.asra.com/advisory-guidelines/article/3/checklist-for-treatment-of-local-anesthetic-systemic-toxicity. Last checked 06/29/16 at 23: 31.
[39] Hadzic A, Arliss J, Kerimoglu B, Karaca PE, Yufa M, Claudio RE, Vloka JD, Rosenquist R, Santos AC, Thys DM. A comparison of infraclavicular nerve block versus general anesthesia for hand and wrist day-case surgeries. J Am Soc Anesthesiol. 2004; 101(1): 127–32.

[40] Andreae MH, Andreae DA. Regional anaesthesia to prevent chronic pain after surgery: a Cochrane systematic review and metaanalysis. Br J Anaesth. 2013; 111: aet213.

[41] Kalichman L, Cole R, Kim DH, Li L, Suri P, Guermazi A, Hunter DJ. Spinal stenosis prevalence and association with symptoms: the Framingham Study. Spine J. 2009; 9(7): 545–50.

[42] Veering BT, Burm AG, van Kleef JW, Hennis PJ, Spierdijk J. Epidural anesthesia with bupivacaine: effects of age on neural blockade and pharmacokinetics. Anesth Anal. 1987; 66(7): 589–93.

[43] Finucane BT, Hammonds WD, Welch MB. Influence of age on vascular absorption of lidocaine from the epidural space. Anesth Anal. 1987; 66(9): 843–6.

[44] Tsui BC, Wagner A, Finucane B. Regional anaesthesia in the elderly. Drugs Aging. 2004; 21(14): 895–910.

[45] Daley MD, Morningstar BA, Rolbin SH, Stewart JA, Hew EM. Epidural anesthesia for obstetrics after spinal surgery. Reg Anesth Pain Med. 1990; 15(6): 280–4.

[46] Gur RC, Mozley PD, Resnick SM, Gottlieb GL, Kohn M, Zimmerman R, Herman G, Atlas S, Grossman R, Berretta D. Gender differences in age effect on brain atrophy measured by magnetic resonance imaging. Proc Natl Acad Sci. 1991; 88(7): 2845–9.

[47] May C, Kaye JA, Atack JR, Schapiro MB, Friedland RP, Rapoport SI. Cerebrospinal fluid production is reduced in healthy aging. Neurology. 1990; 40(3 Part 1): 500–3.

[48] Neuman MD, Silber JH, Elkassabany NM, Ludwig JM, Fleisher LA. Comparative effectiveness of regional versus general anesthesia for hip fracture surgery in adults. Anesthesiology. 2012; 117(1): 72–92.

[49] O'Hara DA, Duff A, Berlin JA, Poses RM, Lawrence VA, Huber EC, Noveck H, Strom BL, Carson JL. The effect of anesthetic technique on postoperative outcomes in hip fracture repair. Anesthesiology. 2000; 92(4): 947–57.

[50] Manickam BP, McDonald A. Surface marking technique to locate needle insertion point for ultrasound-guided neuraxial block. Br J Anaesth. 2016; 116(4): 568–9.

[51] Chin KJ, Perlas A, Chan V, Brown-Shreves D, Koshkin A, Vaishnav V. Ultrasound imaging facilitates spinal anesthesia in adults with difficult surface anatomic landmarks. J Am Soc Anesthesiol. 2011; 115(1): 94–101.

[52] Srinivasan KK, Iohom G, Loughnane F, Lee PJ. Conventional landmark-guided midline versus preprocedure ultrasoundguided paramedian techniques in spinal anesthesia. Anesth Anal. 2015; 121(4): 1089–96.

[53] Riazi S, Carmichael N, Awad I, Holtby RM, McCartney CJ. Effect of local anaesthetic volume (20 vs 5 ml) on the efficacy and respiratory consequences of ultrasound-guided interscalene brachial plexus block. Br J Anaesth. 2008; 101(4): 549–56.

[54] Kakazu C, Tokhner V, Li J, Ou R, Simmons E. In the new era of ultrasound guidance: is pneumothorax from supraclavicular block a rare complication of the past? Br J Anaesth. 2014; 113(1): 190–1.

[55] Kumari A, Gupta R, Bhardwaj A, Madan D. Delayed pneumothorax after supraclavicular block. J Anaesthesiol Clin Pharmacol. 2011; 27(1): 121.

[56] Brull R, McCartney CJ, Chan VW, El-Beheiry H. Neurological complications after regional anesthesia: contemporary estimates of risk. Anesth Anal. 2007; 104(4): 965–74.

[57] Rettig HC, Gielen MJ, Boersma E, Klein J, Groen GJ. Vertical infraclavicular block of the brachial plexus: effects on hemidiaphragmatic movement and ventilatory function. Reg Anesth Pain Med. 2005; 30(6): 529–35.

[58] Rodríguez J, Bárcena M, Rodriguez V, Aneiros F, Alvarez J. Infraclavicular brachial plexus block effects on respiratory function and extent of the block. Reg Anesth Pain Med. 1998; 23(6): 564–8.

[59] Lang SA, Yip RW, Chang PC, Gerard MA. The femoral 3-in-1 block revisited. J Clin Anesth. 1993; 5(4): 292–6.

[60] Bendtsen TF, Moriggl B, Chan V, Børglum J. Basic topography of the saphenous nerve in the femoral triangle and the adductor canal. Reg Anesth Pain Med. 2015; 40(4): 391–2.

[61] Jæger P, Zaric D, Fomsgaard JS, Hilsted KL, Bjerregaard J, Gyrn J, Mathiesen O, Larsen TK, Dahl JB. Adductor canal block versus femoral nerve block for analgesia after total knee arthroplasty: a randomized, double-blind study. Reg Anesth Pain Med. 2013; 38(6): 526–32.

[62] Kim DH, Lin Y, Goytizolo EA, Kahn RL, Maalouf DB, Manohar A, Patt ML, Goon AK, Lee YY, Ma Y, YaDeau JT. Adductor canal block versus femoral nerve block for total knee arthroplasty. A prospective, randomized, controlled trial. J Am Soc Anesthesiol. 2014; 120(3): 540–50.

[63] Kwofie MK, Shastri UD, Gadsden JC, Sinha SK, Abrams JH, Xu D, Salviz EA. The effects of ultrasound-guided adductor canal block versus femoral nerve block on quadriceps strength and fall risk: a blinded, randomized trial of volunteers. Reg Anesth Pain Med. 2013; 38(4): 321–5.

[64] Barbero C, Fuzier R, Samii K. Anterior approach to the sciatic nerve block: adaptation to the patient's height. Anesth Anal. 2004; 98(6): 1785–8.

[65] Karmakar MK, Kwok WH, Ho AM, Tsang K, Chui PT, Gin T. Ultrasound-guided sciatic nerve block: description of a new approach at the subgluteal space. Br J Anaesth. 2007; 98(3): 390–5.

[66] Jeong JH. Prevalence of and risk factors for atrial

[67] Horlocker TT, Wedel DJ, Rowlingson JC, Enneking FK, Kopp SL, Benzon HT, Brown DL, Heit JA, Mulroy MF, Rosenquist RW, Tryba M. Regional anesthesia in the patient receiving antithrombotic or thrombolytic therapy: American Society of Regional Anesthesia and Pain Medicine Evidence-Based Guidelines. Reg Anesth Pain Med. 2010; 35(1): 64–101.

[68] American Society of Regional Anesthesia and Pain medicine. Draft recommendations and ASRA Coags mobile application. https://www.asra.com/advisory-guidelines/article/1/anticoagulation-3rd-edition. Last accessed 8/29/2017.

[69] Johnson RL, Kopp SL, Hebl JR, Erwin PJ, Mantilla CB. Falls and major orthopaedic surgery with peripheral nerve blockade: a systematic review and meta-analysis. Br J Anaesth. 2013; 24: 518–28.

[70] Kandasami M, Kinninmonth AW, Sarungi M, Baines J, Scott NB. Femoral nerve block for total knee replacement—a word of caution. Knee. 2009; 16(2): 98–100.

[71] Chen J, Lesser JB, Hadzic A, Reiss W, Resta-Flarer F. Adductor canal block can result in motor block of the quadriceps muscle. Reg Anesth Pain Med. 2014; 39(2): 170–1.

[72] Veal C, Auyong DB, Hanson NA, Allen CJ, Strodtbeck W. Delayed quadriceps weakness after continuous adductor canal block for total knee arthroplasty: a case report. Acta Anaesthesiol Scand. 2014; 58(3): 362–4.

[73] Memtsoudis SG, Dy CJ, MaY, Chiu YL, Della Valle AG, Mazumdar M. In-hospital patient falls after total joint arthroplasty: incidence. demographics, and risk factors in the United States. J Arthroplasty. 2012; 27(6): 823–8.

[74] Chelly JE, Miller G, Conroy L, Hudson M, Williams JP. Falls in hospitalized patients in a community hospital: an endemic problem. J Patient Saf. 2008; 4: 178–83.

[75] Lohse GR, Leopold SS, Theiler S, Sayre C, Cizik A, Lee MJ. Systems-based safety intervention: reducing falls with injury and total falls on an orthopaedic ward. J Bone Joint Surg Am. 2012; 94(13): 1217–22.

[76] Rooke GA, Freund PR, Jacobson AF. Hemodynamic response and change in organ blood volume during spinal anesthesia in elderly men with cardiac disease. Anesth Anal. 1997; 85(1): 99–105.

[77] Shen CL, Ho YY, Hung YC, Chen PL. Arrhythmias during spinal anesthesia for Cesarean section. Can J Anaesth. 2000; 47(5): 393–7.

[78] Buggy D, Higgins P, Moran C, O'Brien D. O'Donovan F, McCarroll M. Prevention of spinal anesthesia-induced hypotension in the elderly: comparison between preanesthetic administration of crystalloids, colloids, and no prehydration. Anesth Anal. 1997; 84(1): 106–10.

[79] Critchley LA. Hypotension, subarachnoid block and the elderly patient. Anaesthesia. 1996; 51(12): 1139–43.

[80] Frank SM, El-Rahmany HK, Cattaneo CG, Barnes RA. Predictors of hypothermia during spinal anesthesia. J Am Soc Anesthesiol. 2000; 92(5): 1330–4.

[81] Frank SM, Beattie C, Christopherson R, Norris EJ, Rock P, Parker S, Kimball AW Jr. Epidural versus general anesthesia, ambient operating room temperature, and patient age as predictors of inadvertent hypothermia. Anesthesiology. 1992; 77(2): 252–7.

[82] Vandam LD, Dripps RD. Long-term follow-up of patients who received 10,098 spinal anesthetics: syndrome of decreased intracranial pressure (headache and ocular and auditory difficulties). JAMA. 1956; 161(7): 586–91.

[83] Zetterberg H, Tullhög K, Hansson O, Minthon L, Londos E, Blennow K. Low incidence of post-lumbar puncture headache in 1,089 consecutive memory clinic patients. Eur Neurol. 2010; 63(6): 326–30.

[84] Bergese SD, Ramamoorthy S, Patou G, Bramlett K, Gorfine SR, Candiotti KA. Efficacy profile of liposome bupivacaine, a novel formulation of bupivacaine for postsurgical analgesia. J Pain Res. 2012; 5: 107–16.

[85] Bagsby DT, Ireland PH, Meneghini RM. Liposomal bupivacaine versus traditional periarticular injection for pain control after total knee arthroplasty. J Arthroplasty. 2014; 29(8): 1687–90.

[86] Nadeau MH, Saraswat A, Vasko A, Elliott JO, Vasko SD. Bupivacaine Versus Liposomal Bupivacaine for Postoperative Pain Control after Augmentation Mammaplasty: A Prospective, Randomized, doubleblind trial. Aesthet Surg J. 2016; 36(2): NP47–52.

[87] Bramlett K, Onel E, Viscusi ER, Jones K. A randomized, doubleblind, dose-ranging study comparing wound infiltration of DepoFoam bupivacaine, an extended-release liposomal bupivacaine, to bupivacaine HCl for postsurgical analgesia in total knee arthroplasty. Knee. 2012; 19(5): 530–6.

[88] Hadzic A, Minkowitz HS, Melson TI, Berkowitz R, Uskova A, Ringold F, Lookabaugh J, Ilfeld BM. Liposome bupivacaine femoral nerve block for postsurgical analgesia after total knee arthroplasty. J Am Soc Anesthesiol. 2016; 124: 1372–83.

[89] Hadj A, Hadj A, Hadj A, Rosenfeldt F, Nicholson D, Moodie J, Turner R, Watts R, Fletcher I, Abrouk N, Lissin D. Safety and efficacy of extended-release bupivacaine local anaesthetic in open hernia repair: a randomized controlled trial. ANZ J Surg. 2012; 82(4): 251–7.

[90] Davidson EM, Haroutounian S, Kagan L, Naveh M,

Aharon A, Ginosar Y. A novel proliposomal ropivacaine oil: pharmacokinetic-pharmacodynamic studies after subcutaneous administration in pigs. Anesth Anal. 2016; 122(5): 1663–72.

[91] Ginosar Y, Haroutounian S, Kagan L, Naveh M, Aharon A, Davidson EM. Proliposomal ropivacaine oil: pharmacokinetic and pharmacodynamic data after subcutaneous administration in volunteers. Anesth Anal. 2016; 122(5): 1673–80.

[92] Rodriguez-Navarro AJ, Lagos N, Lagos M, Braghetto I, Csendes A, Hamilton J, Figueroa C, Truan D, Garcia C, Rojas A, Iglesias V. Neosaxitoxin as a local anestheticpreliminary observations from a first human trial. J Am Soc Anesthesiol. 2007; 106(2): 339–45.

[93] Templin JS, Wylie MC, Kim JD, Kurgansky KE, Gorski G, Kheir J, Zurakowski D, Corfas G, Berde C. Neosaxitoxin in Rat Sciatic Block Improved Therapeutic Index Using Combinations with Bupivacaine, with and without Epinephrine. J Am Soc Anesthesiol. 2015; 123(4): 886–98.

[94] Johnson RL, Kopp SL, Burkle CM, Duncan CM, Jacob AK, Erwin PJ, Murad MH, Mantilla CB. arthroplasty: a systematic review of comparative-effectiveness research. Br J Anaesth. 2016; 116(2): 163–76.

[95] Zorrilla-Vaca A, Grant MC, Mathur V, Li J, Wu CL. The impact of neuraxial versus general anesthesia on the incidence of postoperative surgical site infections following knee or hip arthroplasty: a meta-analysis. Reg Anesth Pain Med. 2016; 41(5): 555–63.

[96] Mason SE, Noel-Storr A, Ritchie CW. The impact of general and regional anesthesia on the incidence of post-operative cognitive dysfunction and post-operative delirium: a systematic review with meta-analysis. J Alzheimers Dis. 2010; 22(s3): 67–79.

[97] Nordquist D, Halaszynski TM. Perioperative multimodal anesthesia using regional techniques in the aging surgical patient. Pain Res Treat. 2014; 2014: 902174.

[98] Feinglass NG, Clendenen SR, Torp KD, Wang RD, Castello R, Greengrass RA. Real-time three-dimensional ultrasound for continuous popliteal blockade: a case report and image description. Anesth Anal. 2007; 105(1): 272–4.

[99] Clendenen SR, Riutort K, Ladlie BL, Robards C, Franco CD, Greengrass RA. Real-time three-dimensional ultrasound-assisted axillary plexus block defines soft tissue planes. Anesth Anal. 2009; 108(4): 1347–50.

20. 神经肌肉阻滞剂和拮抗剂

辛西娅·A.利恩（Cynthia A. Lien）

缩略词

BChE	丁酰胆碱酯酶
ED$_{95}$	可以产生神经肌肉阻滞平均95%的剂量
NMB	神经肌肉阻滞
NMBAs	神经肌肉阻滞剂
PACU	麻醉后恢复室
TOFR	4个成串刺激比值

年轻患者或老年患者中是否要维持神经肌肉阻滞是一个值得争议的问题[1]。其结果受到给予的麻醉方式和计划的手术操作的影响。在老年人诱导和维持肌松时，必须特别考虑到神经肌肉阻滞剂（NMBAs）药理学改变的可能性。随着老年外科手术人群的增加，加上不断进展的外科手术趋势和手术方式，这就要求根据其特定的药效学特征选择合适的非去极化肌松药和麻醉药，以优化患者预后。

神经肌肉接头结构的变化

随着年龄增长而发生的很多变化可能会影响神经肌肉阻滞剂对老年患者的作用。由于骨骼肌的去神经支配，老年患者的全身肌肉强度和协调性降低。这些变化加上总体液和去脂体重降低，以及肾功能、心输出量和内脏血流下降都可能影响神经肌肉阻滞剂的药效学和药代动力学。

在60岁以上的人群中，神经肌肉接头不断退化和再生。再生的开始主要是通过脊髓运动神经元的[2]和脊神经前根纤维的数量[3]的减少。运动神经元的减少伴随着运动单位数量的减少，运动单位由运动神经元及其神经支配的肌纤维组成。由于神经支配不能弥补神经元的进行性丧失，肌肉纤维变性并被脂肪[4]和纤维组织替代。一般认为老年人肌肉质量通常下降25%～35%[5]是肌纤维减少和快颤搐纤维尺寸减小（主要）的结果。运动单位大小的增加（运动神经元对更多的肌纤维的神经支配）部分补偿了其数量的减少，并导致在刺激老年人单个运动神经元时肌颤反应增强。

老龄化还伴随着神经肌接头结构的变化。终末轴突增多以及数量更多的轴突进入单个终板。终末轴突与运动终板距离增加。另外，运动终板由更多的更小的烟碱样乙酰胆碱受体组成，并随着年龄的增长而延长。这些变化伴随着神经肌肉接头处终板的褶皱变平整[8]。

在老年人的肌肉中常见的接头外乙酰胆碱受体[9]可能是伴随老龄化的进行性去神经支配的结果。增加的接头外受体如何影响老年人的神经肌肉传递尚不清楚。虽然乙酰胆碱受体的增殖（如在失用性萎缩中所观察到的）导致对神经肌肉阻滞剂的相对耐药性[10]，但是老年患者对这些药物的耐药性并不增强。

动物神经肌肉接头处的乙酰胆碱储存和释放

的变化与年龄有关。老年大鼠中,膈肌神经肌肉接头处单个运动神经元的乙酰胆碱含量小于年轻的成年大鼠。但是,在这些相同的神经肌肉接头中,每个神经末梢的终板数量增加有助于在每个终板上释放更多的乙酰胆碱[11],并可能在这些大鼠中维持正常的神经肌肉传递。尽管如此,高龄仍是与乙酰胆碱释放量的总体下降有关[8]。

尽管神经肌肉接头上发生的所有变化,非去极化神经肌肉阻滞剂的药效学特性的变化似乎是其药代动力学改变的结果,而不是非去极化化合物与运动终板的相互作用改变的结果。

老年人中的量效关系

许多作用似乎矛盾的生理因素在老年患者中神经肌肉阻滞剂起效和持续时间的差异上发挥作用,老年人肌肉重量的丢失应该导致乙酰胆碱受体的上调[12]和对非去极化神经肌肉阻滞剂的相对耐药性。相反,去脂体重降低[13]和分布容积[14]减小会提示老年患者需要较小剂量的神经肌肉阻滞剂来达到与年轻人相同的肌松深度。同样,老年人血浆蛋白的减少应该会增加神经肌肉阻滞剂的生物利用度,因为与蛋白质结合减少,这导致只需要较小剂量就可以建立指定深度的神经肌肉阻滞。

正如右旋筒箭毒碱和氯二甲毒箭所证明的那样,非去极化神经肌肉阻滞剂是体积大、电荷高不容易离开中央室的化合物[15]。对年轻人和老年人给予单次剂量的神经肌肉阻滞剂后,发现老年患者分布容积较小且少[15]。关于其他非去极化化合物的分布容积的研究结果不一致,其原因可能是研究设计或NMBA动力学的差异。在70岁以上患者中的中效NMBA维库溴铵的药代动力学研究表明,初始分布容积量和单次静脉注射0.1 mg/kg剂量后的分布量与年轻患者没有差别[16]。

因为非去极化NMBA的蛋白结合率不高[17],它们的生物利用度在年轻人和老年人中是相同的[18],尽管老年人血浆蛋白减少。离体实验显示,长效、中效和短效化合物可利用的游离部分在老年人和年轻人中是相同的。

随着老年人中神经肌肉接头结构发生变化,可以预见老年患者对非去极化化合物的敏感性会增高。但是,杜瓦尔第斯特(Duvaldestin)[19]发现,给予泮库溴铵后,青年和老年患者血浆浓度-剂量-效应关系没有差异。同样,在老年人和年轻人中,右旋筒箭毒碱和氯二甲毒箭的浓度-剂量-反应关系没有差异(图20-1)[15]。中效非去极化肌松药的研究结果相似。鲁普(Rupp)等[20]研究发现维库溴铵使神经肌肉阻滞50%时的稳态浓度在老年和年轻患者中相同。这些结果在不同类别以及不同时效的NMBA中都一致,这表明在相同的肌松药血浆浓度下,老年患者和年轻患者具有相同的神经肌肉阻滞程度,而且老年患者对乙酰胆碱受体的敏感性没有增加。

虽然药代动力学差异会影响肌松药的起效和作用持续时间,但是在老年人和年轻人中,产生95%NMB的肌松药剂量(ED95)是相同的。在长

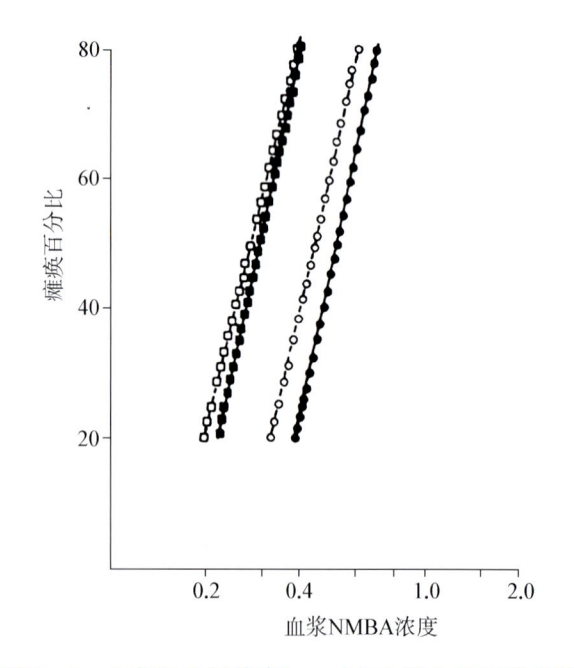

图20-1 血浆氯二甲箭毒(o-o)与血浆右旋筒箭毒箭(o-o)(□-□)在青年和老年患者中与肌松深度的关系

年轻的数值由未填满的符号(o和□)表示,老年人用填满的符号表示(·和■)。两种神经肌肉阻滞剂在老年人和青年人的差异不具有统计学意义。(改编自Matteo等[15]。获得Wolters Kluwer Health的许可)

效肌松药帕库溴铵[19]以及中效去极化肌松药维库溴铵[21]、罗库溴铵[22]和阿曲库铵[23]中的研究都发现了相同的结果。

神经肌肉阻滞的起效

NMBA_s的起效不仅取决于自身的效能,还取决于其到达神经肌肉接头所花费的时间。它们传递到神经肌肉接头的速度受:到肌肉的循环和心输出量的影响。一旦神经肌肉阻滞剂到达肌肉,它就必须扩散到神经肌肉接头中并与乙酰胆碱受体结合产生神经肌肉阻滞。在老年患者中,尽管有一定程度的差异(表20-1),但是当给予 $2 \times ED_{95}$(产生平均95%神经肌肉阻滞的剂量的两倍)或更大剂量时,年龄的增长通常会伴随神经肌肉阻滞的起效减慢。当药物的剂量不能引起完全神经肌肉阻滞时,起效的差异更加明显[24](图20-2)。引起完全肌松的给药剂量才允许测定达到100%神经肌肉阻滞所需的时间。较小剂量的给药($< ED_{95}$)允许测定化合物实际达到其最大作用所需的时间。尽管在老年人中产生最大作用所需的时间延长可能归因于心输出量的减少,然而健康的老年患者不一定有心功能下降[29,30]。

在一项针对65岁以上接受氧-氧化亚氮-异氟烷麻醉患者的研究中,麻醉诱导后给予顺阿曲库铵(0.1 mg/kg)麻醉[31]。与年轻人相比,老年患者中阻滞的起效较慢(分别为3 min和4 min)。药效动力学模型表明老年人的生物相平衡慢于年轻人(分别为0.06和0.071),并且作者将神经肌肉阻滞起效较慢归因于生物相平衡较慢。仍需要确定心输出量降低和生物相平衡较慢的原因。

老年患者中NMB起效较慢可能会导致肌松药的过量。为了缩短起效时间,可能给予较大剂量或额外剂量的NMBA_s。较大剂量导致神经肌肉阻滞剂的作用持续时间延长。此外,对于那些经过肝肾代谢的肌松药来说,更大的剂量和后续剂量的给予会导致累积,以至于每个后续剂量的持续时间都比之前给予的长[32]。作用时间逐渐

表20-1 非去极化肌松药在年轻人和老年人患者中的最大限度阻断

非去极化肌松药	剂量(mg/kg)	开始(min) 老年患者	开始(min) 年轻患者	参考
琥珀酰胆碱	1	1.58 [0.12]	1.18 [0.13]	[24]
中效非去极化神经肌肉阻滞剂				
维库溴铵	0.1	4.92 [0.52]	3.70 [0.23]	[24]
	0.1	3.52 (1.11)	2.57 (0.66)*	[25]
罗库溴铵	0.6	4.5 (2.4)	4.1 (1.5)	[26]
	1	1.33 (0.43)	1.04 (0.21)*	[27]
顺-阿曲库铵	0.1	4.0	3.0*	[24]
	0.1	3.4 (1.0)	2.5 (0.6)*	[28]

注解:数据-平均值(标准差)或者(标准误)
* 与老年患者相比存在明显统计学差异

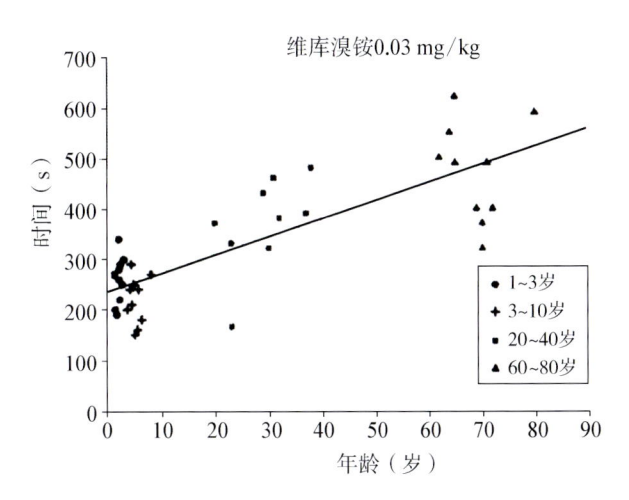

图20-2 维库溴铵0.03 mg/kg的最大起效时间
其中儿童达到最大效果时间最快,在老年人中最慢。$P < 0.00001$。(转载自 Koscielniak-Nielsen et al.[24]。获得Wolters Kluwer Health的许可)

延长的发生是因为神经肌肉功能的恢复开始于NMBAs（例如泮库溴铵或维库溴铵）从血浆再分布到储存部位，而不是药物从体内消除。在随后的剂量下，之间给予的剂量和后续剂量一起重新进入血浆来消除。因此，药物作用是后续给予的肌松药和之前剂量的一部分肌松药一起达到的血浆浓度产生的结果。长效肌松药潘库溴铵比中效维库溴铵作用更明显。

药代动力学和作用持续时间

随着年龄的增长，即使是健康的老年患者，其肝肾血流量和功能也会下降[33,34]。由于大多数非去极化神经肌肉阻滞剂是通过肝肾的一定组合而消除的，因此药代动力学和作用时间的变化是可以预期的。非去极化化合物药效动力学的变化是与正常衰老过程相关的药代动力学变化的结果，还是伴随的疾病引起的，可能难以区分。

长效肌松药

在长效神经肌肉阻断剂中，泮库溴铵是唯一可用于临床的药物。这些长效化合物一般主要依靠肾脏从体内消除（表20-2）。因此，它们在老年患者中作用时间延长是不足为奇的。对这些化合物的大多数研究发现，与年轻人相比，它们的作用时间延长可归因于消除半衰期延长和清除率降低（表20-3）。

泮库溴铵虽然在临床上仍可用，但是相对不常用。麦克劳德（McLeod）[36]证明了随着年龄增加泮库溴铵的清除率下降。在一个随后的研究中，杜瓦尔第斯特（Duvaldestin）[19]研究了泮库溴铵在年轻和老年患者中的药代动力学，并发现老年人恢复时间延长了至少60%。泮库溴铵的清除率从青年人的1.8 mL/(kg·min)到老年人的1.2 mL/(min·kg)，下降30%以上（图20-3）。因为老年人和年轻人的分布容积是相同的，药物清除率的降低伴随着消除半衰期从107 min延长到201 min。

表20-2 非去极化肌松药在体内的消除方式

肌松药	消除方式
长效化合物	
泮库溴铵	肾脏85%，肝脏15%
中间作用化合物	
维库溴铵	肾脏40%~50%，肝脏50%~60%
罗库溴铵	肾脏10%，肝脏70%
阿曲库铵	肾脏10%~40%，霍夫曼消除和水解酶60%~90%，
顺阿曲库铵	肾脏16%，霍夫曼消除＞75%
短效化合物	
米库溴铵	肾脏＜5%，丁酰胆碱酯酶＞95%

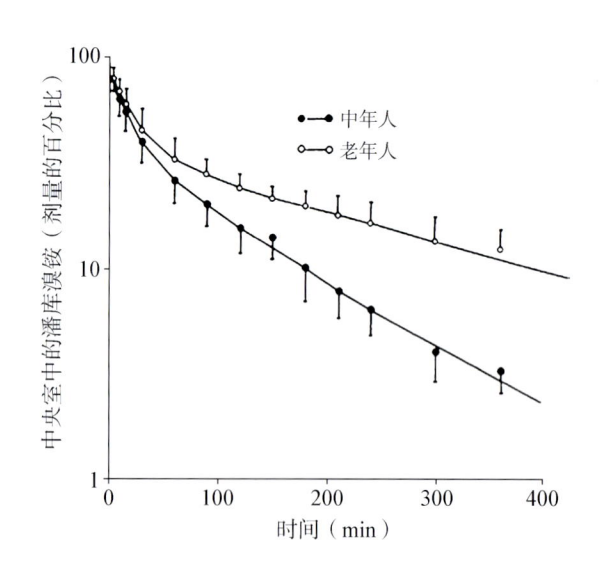

图20-3 在给泮库溴铵一个计量后，泮库溴铵在血浆中的清除

老年患者的血浆清除明显慢于中年患者。（Duvaldestin et al [19]。获得Wolters Kluwer Health的许可）

中效肌松药

与长效肌松药的消除依赖于肾脏不同，中效肌松药主要通过其他机制从体内消除排出其他机制（表20-2）。这些机制包括肝脏消除、酯酶水解和霍夫曼消除。除了肾功能和血液流量下降外，衰

表20-3 老年患者非去极化肌松药的药代动力学研究

肌 松 药	患者年龄	$t_{1/2}\beta$(min)	Cl(mL/kg·min)	V_d(L/kg)	参考文献
维库溴铵	年轻	78 ± 21	5.6 ± 3.2	0.49 ± 0.02	[16]
	老年	125 ± 55*	2.6 ± 0.6*	0.44 ± 0.01	
	年轻	70 ± 20	5.2 ± 0.8	0.24 ± 0.04	[20]
	老年	58 ± 10	3.7 ± 1.0*	0.18 ± 0.03*	
阿曲库铵	年轻	15.7 ± 2.5	5.3 ± 0.9	0.10 ± 0.01	[35]
	老年	21.8 ± 3.3*	6.5 ± 1.1	0.19 ± 0.06*	
苯磺顺式阿曲库铵	年轻	21.5 ± 2.4	4.6 ± 0.8	0.11 ± 0.01	[28]
	老年	25.5 ± 3.7*	5.0 ± 0.9	0.13 ± 0.02*	
泮库溴铵	年轻	107 ± 24	1.81 ± 0.36	0.27 ± 0.06	[19]
	老年	201 ± 69*	1.18 ± 0.39*	0.32 ± 0.10	

$t_{1/2}\beta$ 消除半衰期，Cl 等离子体清除率，V_d 分布体积
* 与年轻人相比，差异有统计学意义

老还与肝血流量和肝细胞功能下降相关[26,27,37]。因此，人们会认为，依赖于这其中一种消除方式的化合物其药代动力学都会改变。相反，霍夫曼消除不依赖于终末器官的功能，年龄增长对通过这个机制消除的化合物的药代动力学影响甚微。

维库溴铵是第一个应用于临床的中效非去极化肌松药。维库溴铵主要在胆汁中被消除[38,39]，但是依然有20%~25%以原型从尿液中排出。已经有4组不同的研究人员对维库溴铵在老年人中的作用进行了研究[16,20,39,40]，关于药代动力学和药效动力学的结果并不一致。d'Hollander及同事[39]检测了老年患者中维库引起的神经肌肉阻滞的恢复速率，并与年龄在40岁以下和40至60岁的患者相比较。在老年患者中10%~25%恢复时间和25%~75%恢复时间，即从基础肌力的10%恢复到25%和从25%恢复到75%的时间均显著延长。此外，老年人维持90%的神经肌肉阻滞90 min所需要的维库溴铵量比年轻人少[39]。麦卡锡（McCarthy）[40]报告了非常相似的结果：在老年患者中，给予单次剂量的维库溴铵后维库溴铵的临床作用持续时间（从给予NMBA到基础肌力恢复到25%的时间）显著延长。

鲁普（Rupp）[20]对老年患者输注维库溴铵，一旦NMB达到70%~80%就停止输注，并对其药代动力学进行了研究。在70岁以上患者中维库溴铵的清除率和分布容积约比年轻患者少30%。然而药物消除半衰期和25%~75%的恢复时间，在年轻人和老年人中是相似的。利每（Lien）[16]发现，在给予老年患者单个静注剂量的维库溴铵后，5%~25%和25%~75%的恢复时间都比年轻人长了约3倍。老年人维库溴铵的清除率是年轻人的一半（分别为2.6 mL/kg和5.6 mL/kg），消除也较慢（在年轻患者和老年患者分别是78和125 min）。作者得出结论，老年患者维库溴铵作用时间的延长可归因于其清除率的降低，这也支持了柯林斯（Hollander）及同事[39]的研究结果。清除率降低与鲁普等的发现[20]不一致。

和维库溴铵一样，罗库溴铵是一种具有甾体结构的中效非去极化肌松药。类似于维库溴铵，肾脏不是它从体内清除的主要途径。虽然其

清除并不依赖于肾，但是在肾功能衰竭患者中罗库溴铵的清除率降低，在体内平均停留时间延长[37]。和维库溴铵一样，不同的研究团队研究了罗库溴铵在老年患者中的作用[22,26,27]。然而对罗库溴铵的研究结果比较相似。拜卡拉（Baykara）等人[27]报道了在给予老年人 1 mg/kg 罗库溴铵后，4 个成串刺激中的第一个反应恢复慢于青年人。贝文（Bevan）等人[22]在一项重复给予罗库溴铵 1 mg/kg 的研究中发现罗库溴铵临床作用持续时间和 25%～75% 的恢复时间在老年人中延长。在肌颤搐高度恢复到 25% 时反复追加 0.1 mg/kg 罗库溴铵后，老年患者肌松作用时间延长，而在青年患者中则没有延长。马泰奥（Matteo）等人[26]研究了罗库溴铵 0.6 mg/kg 在老年患者的药代动力学和药效动力学，并发现在 70～78 岁的患者中清除率下降了 27%。果不其然，25%～75% 恢复时间从年轻患者的 13 min 延长到老年患者的 22 min。

与具有甾体结构的肌松药不同，阿曲库铵的主要代谢途径既不依赖于肾脏，也不依赖于肝脏。它通过酯酶水解以及碱和温度催化的霍夫曼消除（表 20-2）。由于阿曲库铵的消除不依赖于终末器官，与衰老相关的生理变化就不会影响其药代动力学和恢复特性。类似于维库溴铵实验，柯林斯及同事[41]对年龄超过 60 岁的患者应用阿曲库铵进行了研究。在这项研究中，给患者输注阿曲库铵使其神经肌肉功能抑制 90% 维持 90 min。计算 3 组年龄段（60 岁以上、40 至 60 岁和 40 岁以下）维持这个肌松深度所需要的肌松药剂量。10%～25% 和 25%～75% 的恢复时间以及维持 90% 的颤搐抑制所需的肌松药量在这 3 组患者之间均没有差异。

然而也有报道老年患者中阿曲库铵的药代动力学有轻度变化。肯特（Kent）等[42]给予老年和年轻患者阿曲库铵 0.6 mg/kg，发现清除率和分布容积在两组患者之间无差异。但是消除半衰期有比较小但显著的差异。老年患者中阿曲库铵的消除半衰期延长 15%，从 20 到 23 min。克里斯多福（Kitts）等[35]给予阿曲库铵的输注以达到 70% 的神经肌肉阻滞。与肯特[42]描述的相同，老年人的消除半衰期延长。因为年龄增长并不影响清除率，所以消除半衰期延长可归因于老年患者的分布容积较大。帕克（Parker）等[43]在最近的研究中发现老年患者的消除半衰期延长，清除率降低。克罗斯多福、肯特和帕克的研究结果都支持费雪（Fisher）等[44]的发现，即除了霍夫曼消除和酯酶水解以外，肝肾机制也参与了阿曲库铵的消除。虽然在老年患者中有这些药代动力学差异，但是阿曲库铵神经肌肉阻滞的药效动力学在年轻人和老年人之间无差异。

顺阿曲库铵是组成阿曲库铵的 10 个同分异构体之一。与阿曲库铵类似，它的消除主要通过霍夫曼消除。16% 的顺阿曲库铵经肾脏从体内清除[45]。与阿曲库铵一样，也有研究发现在老年患者中顺阿曲库铵的药代动力学有较小的变化。奥恩斯坦（Ornstein）等人[28]发现老年人半衰期延长了 4 min（青年人是 21.5 min 而老年患者为 25.5 min），分布容积增大（青年人是 108 mL/kg，老年人是 126 mL/kg）。而索罗希安（Sorooshian）等人[31]也发现清除率不受年龄增长的影响。但是，老年人的分布容积较大。两项研究发现在给予 0.1 mg/kg 顺阿曲库铵后神经肌肉功能恢复没有差异。在后来的一项研究中，皮林格尔（Puhringer）等人[46]也注意到了老年人中顺阿曲库铵药代动力学的微小变化对药物的作用持续时间无影响。给予顺阿曲库铵 0.15 mg/kg 产生，每次追加 0.03 mg/kg 顺阿曲库铵以维持神经肌肉阻滞。在年轻人和 65 岁以上老年人中，顺阿曲库铵首剂量后的临床作用持续时间和最后一个剂量后 4 个成串刺激比值恢复到 0.8 的时间都相同。

短效

虽然米库氯铵不再被广泛应用于临床，但它是唯一可用且使用了很长一段时间的短效非去极化神经肌肉阻滞剂。与琥珀酰胆碱一样，它由丁酰胆碱酯酶（BChE）代谢，不依赖肝肾清除。在老年人中米库氯铵产生的阻滞恢复延长[47]。在这项研究中，患者分为两组，一组给予0.15 mg/kg单次剂量的米库氯铵后允许其恢复，另一组在单剂量后给予输注以维持对刺激的神经肌肉反应抑制90%。在老年人中，所有恢复参数均延长了约30%。维持神经肌肉阻滞所需的米库氯铵的量也相应减少（老年人和青年人分别是3.7 μg/(kg·min)和5.5 μg/(kg·min)）。古德苏桑（Goudsouzian）等人[48]也发现老年患者维持稳定的阻滞深度需要的输注速率更低。关于老年患者米库溴铵的动力学研究不能解释在该患者群体中观察到的恢复延长[49]。研究者发现老年患者中米库氯铵的3种同分异构体（顺式-反式，反式-反式和顺式-顺式异构体）的半衰期和清除率没有差异。然而，肌松药的分布容积在老年人中较大。

老年人血浆胆碱酯酶活性降低[50]，需要量与BChE活性成反比[51]，因为在BChE活性较高的患者比BChE活性较低的患者需要更高的米库氯铵输注速率来维持理想的阻滞深度。当米库氯铵用于老年患者时，需要较低的输注速率来维持稳定的NMB深度，而且如果重复给药，预期的给药间隔将延长。

术后残余的神经肌肉阻滞

无论何时给予非去极化NMBA，都有残余NMB的风险。残余NMB的定义为4个成串刺激比值 <0.90，据报道其发生率高达62%[52]。虽然年轻人和老年人都会发生残余NMB，但是老年人的发生率较高[53,54]。老年群体残余NMB的发生率增高是由于多种因素的综合作用，这些因素包括由于起效较慢而产生的药物相对过量、清除率降低、肌肉质量下降和肌松药作用持续时间的个体差异增大[55-57]。

已高度公认残余NMB与不良事件相关[58-61]。一个针对中包含NMBA₈应用（维库溴铵、阿曲库铵或泮库溴铵）的全麻后患者预后的前瞻性试验[58]表明接受了泮库溴铵的老年患者在进入麻醉后恢复室时4个成串刺激比值低于0.7的发生率高于较年轻的成年患者，不管他们使用何种肌松药。此外，这些患者发生术后肺部并发症的概率高于到达麻醉后恢复室时四个成串刺激比值≥0.7的患者。最近，彼得拉谢夫斯基（Pietraszewski）[54]发现老年患者在麻醉后恢复室更有可能出现缺氧和神经肌肉功能恢复不充分。在这个相对较小的研究中发生术后肺炎的一例患者正是老年患者，而且发生此并发症的原因正是肌松残留。在一个较大的试验中，墨菲（Murphy）[53]发现尽管给予年轻患者的罗库溴铵剂量较大，残余NMB依然在老年患者中更常见。有残余NMB的老年患者在到达麻醉恢复室前比神经肌肉功能恢复充分的老年患者更容易出现气道梗阻和低氧血症及肌无力症状。类似研究发现残余NMB影响吞咽协调[62,63]和颈动脉体化学感受器对缺氧的反应[64]。与伯格（Berg）的研究[58]的结果一致，有残余NMB的老年人群有住院时间延长和肺部并发症增多的趋势。塞德堡（Cedborg）[65]在1年前发现，在老年志愿者中残余肌松导致了咽功能障碍的严重程度和发生率都增加。

抗胆碱酯酶药

由于许多非去极化神经肌肉阻滞剂在老年人中的作用持续时间延长，因此，衰老对其拮抗剂的药代动力学和药效动力学的影响值得关注。即便在年轻患者，抗胆碱酯酶药也不能一致且迅速地促进恢复到4个成串刺激比值≥0.90。剂量不足和拮抗过深的神经肌肉阻滞水平通常会导致神经肌肉功能恢复不完全。目前可用的3种抗胆碱酯酶药依酚氯铵、新斯的明和溴吡斯的明在老年人中作用时间延长，清除率下降（表20-4）。已有人研究了与维库溴铵和其他长效肌松药一起的这3种抗胆碱酯酶药的药代动力学和药效学。在临床实践中依酚氯铵和新斯的明更为常用，我们将在这一章中进行讨论。

表20-4 滕喜龙和新斯的明的药物动力学(老年人和年轻人)

抗胆碱酯酶	患者分组	$t_{1/2}\beta$(min)	Cl(mL/kg·min)	V_i(L/kg)	V_d(L/kg)
滕喜龙(1 mg/kg)[25]	老年人	84.2(17)*	5.9(2)*	0.05(0.02)	0.72(0.3)
	年轻人	56.6(16)	121.4(4)	0.2(0.2)	0.81(0.3)
新斯的明(0.07 mg/kg)[66]	老年人	16.7(0.8)	23.5(5)	0.068(0.018)*	0.566(0.13)
	年轻人	18.5(7)	33.5(4)	0.1(0.04)	0.549(0.12)

注解：数据平均值(标准差)
$t_{1/2}\beta$ 半衰期，Cl 血浆清除率，V_i 初分布体积，V_d 分布体积
* 与更年轻的成人相比较有明显统计学差异

依酚氯铵

依酚氯铵从血浆清除主要依赖于肾脏。正如所预料的那样，基于此消除途径，在老年人中依酚氯铵的清除率降低(1 mg/kg)，其消除半衰期延长[67]。因为药代动力学的改变，不需要调整这些患者的药物剂量。这在两种不同的剂量模型中得到证明。麦肯锡(McCarthy)等[68]在一项剂量-反应研究中表明拮抗单次剂量为0.08 mg/kg维库溴铵引起的肌肉神经阻滞90%所需的依酚氯铵剂量在老年和青年患者中没有差异。类似地，北岛(Kitajima)等人[25]在4个成串刺激比值(TOFR)恢复到25%时给予0.75 mg/kg依酚氯铵来拮抗维库溴铵0.1 mg/kg引起的NMB。他们发现TOFR恢复到75%所需要的时间在老年患者(70岁以上)和年轻人之间没有区别。马特奥等人[67]评价了1 mg/kg依酚氯铵在老年人和年轻人中拮抗持续输注氯二甲箭毒产生的深度稳态阻滞的能力。他们发现，抗胆碱酯酶药达到最大作用的时间在两组研究对象无显著差异(老年人组2.1 min，年轻人组1.7 min)。在这个模型中，依酚氯铵的血浆浓度在任何一个指定的恢复点上，老年患者都要高于年轻患者。

在老年人中依酚氯铵的药代动力学参数的变化对其在这个患者群体中拮抗肌松残余的作用没有影响。因为分布容积趋向于较小且清除较慢，依酚溴铵的剂量不需要调整就可以获得与年轻患者相同的恢复程度。

新斯的明

在一项与老年人中依酚氯铵动力学研究设计相似的研究中[67]，永(Young)等人[66]研究了老年患者中新斯的明的药代动力学。持续输注氨二甲箭毒以维持90%的神经肌肉阻滞，然后给予新斯的明。作者发现老年患者抗胆碱酯药清除率轻微下降但无统计学意义，初始分布容积减小。

新斯的明的剂量-反应研究并没有和依酚氯铵的研究一致。他们发现，老年患者中拮抗残余神经肌肉阻滞所需的新斯的明剂量与年轻人相似[69]或大于年轻人[70]。老年患者在新斯的明拮抗的恢复过程中，从维库溴铵引起的肌松中自行恢复缓慢可能是对新斯的明有更大需求的原因。尽管如此，但是因为在老年患者中其清除率下降，新斯的明在这些患者中作用时间也会延长[71]。此外，新斯的明的初始分布容积的减少[66](表20-4)导致给予单次剂量的抗胆碱酯酶药后其血浆浓度升高，并可能导致其作用时间延长。这一点对老年患者来说可能是有利的，因为在老年人中许多非去极化神经肌肉阻滞剂的作用时间延长。

需要注意的是，报道的4个成串刺激比值恢复到0.7的时间值是平均值。科克加德(Kirkegaard)等[72]证明，新斯的明拮抗顺阿曲库铵产生的神经肌肉阻滞所需时间的在不同患者间有很大程度的

个体差异。在年轻人中,当试图达到恢复到TOFR 0.9这个神经肌肉功能完全恢复的新标准时,这种患者之间的个体差异变得更加明显[73]。

抗胆碱酯酶药在老年患者中的不良反应

抗胆碱酯酶药的心脏毒蕈碱作用包括心律失常,如心动过缓和传导阻滞。尤其是在老年患者中,有很大比例并存心血管疾病,给予抗胆碱酯酶药会增加心律失常的风险[74]。在抗胆碱酯酶药中,新斯的明比吡斯的明更容易引起心律失常(分别为35%和14%)[75]。抗胆碱能药如阿托品或格隆溴铵总是与抗胆碱酯酶药一起合用以抵消它们引起的心动过缓。由于抗胆碱酯酶药和抗胆碱药剂量选择不用,经常发生心动过速。合并心血管疾病的患者可能无法耐受由此引起的心肌耗氧量增加,并可能导致心肌缺血。

此外,阿托品是叔胺类药物,因此可以穿过血脑屏障。众所周知在中枢神经系统中,抗胆碱能药物可以影响中枢胆碱能通路,这是术后认知功能退化的原因之一[76]。已有研究显示阿托品会产生定向障碍、幻觉和记忆丧失。格隆溴铵是季胺类药物,不容易通过血脑屏障,与新斯的明合用后的麻醉后唤醒时间短于使用合用阿托品和新斯的明[77]。

舒更葡糖

舒更葡糖是一种选择性肌松药螯合合剂,可以将甾体类神经肌肉阻断剂套住。一个舒更葡糖分子与一个罗库溴铵分子螯合,使其不再能结合到神经肌肉接头上(图20-4)。它的作用机制不同于抗胆碱酯酶药,当剂量适当时可以有效并迅速地逆转甚至是深度的神经肌肉阻滞。最近的一项研究[78]表明用舒更葡糖来逆转罗库溴铵引起的神经肌肉阻滞可以完全消除麻醉后恢复室中发生的肌松残余。相比之下,同一研究中43%接受新斯的明拮抗的患者在进入麻醉后恢复室时肌力

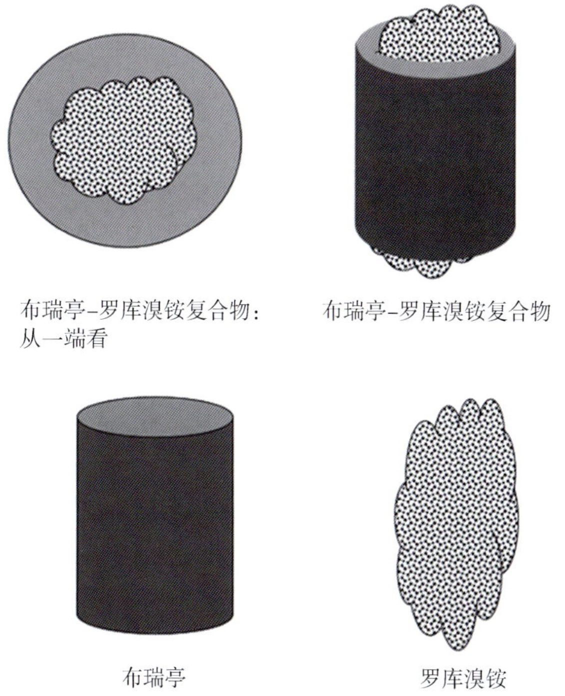

图20-4 以漫画形式展示舒更葡糖和罗库溴铵关系
每个分子舒更葡糖可以与一个罗库溴铵分子结合。罗库溴铵-舒更葡糖络合物通过肾脏以尿液形式排出。

恢复不充分。舒更葡糖的使用不仅保证了肌松完全恢复,它的使用在剂量指南中也有描述[79]。剂量指南是基于拇内收肌对尺神经刺激的反应。当对4个成串刺激有两个或两个以上的反应时,应该给予2 mg/kg的舒更葡糖,对4个成串刺激无反应且强直后计数是1~2时给予4 mg/kg舒更葡糖。舒更葡糖最大推荐剂量16 mg/kg应当用于逆转注射1.2 mg/kg罗库溴铵后3 min的深度肌松。为了遵循这些指南,必须监测肌松深度。科塔克(Kotake)等人[80]最近的一项研究证明了舒更葡糖的临床应用降低了肌力恢复不完全的发生率,即便手术室中不常规使用肌松监测。然而,它并没有消除部分患者在气管拔管时肌无力的可能性,其发生率保持在4.3%。

与在年轻人中效果一样,在老年人中舒更葡糖同样可以逆转罗库溴铵引起的神经肌肉阻滞[81-83]。尽管在每一个研究中给予罗库溴铵后都可以很快恢复,然而老年患者恢复到四个成串刺激比值>0.9的速度还是较年轻人慢。在电

休克治疗后舒更葡萄糖(8.0 mg/kg)逆转罗库溴铵(0.6 mg/kg)引起的肌松的研究中[84],恢复到某一个4个成串刺激比值的时间在老年人平均要慢40 s。起效较慢与心脏指数无关,提示与年龄相关的心功能改变并不是起效慢的原因。最近的一项剂量探索研究表明,老年患者需要更大剂量的舒更葡萄糖来逆转深度肌松(强直后计数为1~2)[85]。在这项研究中舒更葡萄糖老年人的ED50约比年轻人增加约1 mg/kg。如果肌松完全恢复时间有意义,那么给予老年患者较大剂量舒更葡萄糖可缩短神经肌肉功能恢复的时间。

舒更葡萄糖和舒更葡萄糖—罗库溴铵复合物通过肾脏排出[86]。老年患者中舒更葡萄糖的清除率降低,因为其肾血流量和功能下降[81]。

总结

在老年患者中,尽管与年龄相关的肝、肾和心功能的变化延缓了许多非去极化神经肌肉阻滞剂的起效和清除,神经肌肉接头处大量变化没有增加对这些化合物的敏感性。清除率降低延长神经肌肉阻滞,只有在肌松监测下当肌力恢复时才给予后续剂量。除了极少数情况外,一般都需要拮抗肌松残余。无论是抗胆碱酯酶药还是选择性肌松药螯合剂舒更葡萄糖,拮抗药的剂量同NMBAs一样都应该以神经肌肉功能监测的结果为基础。

随着手术人口的老龄化和外科手术的发展趋势以及实践的发展,神经肌肉阻滞剂,如麻醉药物一样,其选择不仅仅是基于它们的药代动力学和药效学性质,还要根据患者的年龄来选择。

参考文献

[1] Gueret G, Rossignol B, Kiss G, et al. Is muscle relaxant necessary for cardiac surgery? Anesth Analg. 2004; 99: 1330–3.

[2] Tomlinson BE, Irving D. The numbers of limb motor neurons in the human lumbosacral cord throughout life. J Neurol Sci. 1977; 34: 213–9.

[3] Kawamura Y, Okazaki H. O'Brien PC, et al. Lumbar motoneurons of man. I. Numbers and diameter histograms of alpha and gamma axons and ventral roots. J Neuropathol Exp Neurol. 1977; 36: 853–60.

[4] Young A, Stokes M, Crowe M. Size, and strength of the quadriceps muscles of old and young men. Clin Physiol. 1985; 5: 145–54.

[5] Lexell J, Taylor CC, Sjöström M. What is the cause of the ageing atrophy? Total number, size and proportion of different fiber types studied in whole vastus lateralis muscle from 15– to 83–year-old men. J Neurol Sci. 1988; 84: 275–94.

[6] Forbes GB, Reina JC. Adult lean body mass declines with age: some longitudinal observations. Metabolism. 1970; 19: 653–63.

[7] Doherty TJ, Brown WF. Age-related changes in the twitch contractile properties of human thenar motor units. J Appl Physiol. 1997; 82: 93–101.

[8] Frolkis VV, Martynenko OA, Zamostan VP. Aging of the neuromuscular apparatus. Gerontology. 1976; 22: 244–79.

[9] Oda K. Age changes of motor innervation and acetylcholine receptor distribution on human skeletal muscle fibres. J Neurol Sci. 1984; 66: 327–38.

[10] Martyn JA, White DA, Gronert GA, et al. Up-and-down regulation of skeletal muscle acetylcholine receptors. Effects on neuromuscular blockers. Anesthesiology. 1992; 76: 822–43.

[11] Smith DO. Acetylcholine storage, release and leakage at the neuromuscular junction of mature adult and aged rats. J Physiol. 1984; 347: 161–76.

[12] Gronert GA. Disuse atrophy with resistance to pancuronium. Anesthesiology. 1981; 55: 547–9.

[13] Novak LP. Aging, total body potassium, fat-free mass and cell mass in males and females between ages of 18–85 years. J Gerontol. 1972; 27: 438–43.

[14] Ritschel WA. Pharmacokinetic approach to drug dosing in the aged. J Am Geriatr Soc. 1976; 24: 344–54.

[15] Matteo RS, Backus WW, McDaniel DD, et al. Pharmacokinetics and pharmacodynamics of d-tubocurarine and metocurine in the elderly. Anesth Analg. 1985; 64: 23–9.

[16] Lien CA, Matteo RS, Ornstein E, et al. Distribution, elimination and action of vecuronium in the elderly. Anesth Analg. 1991; 73: 39–42.

[17] Wood M. Plasma drug binding: implications for anesthesiologists. Anesth Analg. 1986; 65: 786–804.

[18] Cameron M, Donati F, Varin F. In vitro plasma protein binding of neuromuscular blocking agents in different subpopulations of patients. Anesth Analg. 1995; 81: 1019–25.

[19] Duvaldestin P, Saada J, Berger JL, et al. Pharmacokinetics, pharmacodynamics, and dose-response relationships of pancuronium in control and elderly subjects.

Anesthesiology. 1982; 56: 36–40.

[20] Rupp SM, Castagnoli KP, Fisher DM, et al. Pancuronium and vecuronium pharmacokinetics and pharmacodynamics of vecuronium in younger and elderly adults. Anesthesiology. 1987; 67: 45–9.

[21] O'Hara DA, Fragen RJ, Shanks CA. The effects of age on the dose response curve of vecuronium in adults. Anesthesiology. 1987; 67: 45–9.

[22] Bevan DR, Fiset P, Balendran P, et al. Pharmacodynamic behavior of rocuronium in the elderly. Can J Anaesth. 1993; 40: 127–32.

[23] Bell PF, Mirakhur RK, Clarke RSJ. Dose-response studies of atracurium, vecuronium and pancuronium in the elderly. Anaesthesia. 1989; 44: 925–7.

[24] Koscielniak-Nielsen ZJ, Bevan JC, Popovic V, et al. Onset of maximum neuromuscular block following succinylcholine or vecuronium in four age groups. Anesthesiology. 1993; 79: 229–34.

[25] Kitajima T, Ishii K, Ogata H. Edrophonium as an antagonist of vecuronium-induced neuromuscular block in the elderly. Anaesthesia. 1995; 50: 359–61.

[26] Matteo RS, Ornstein E, Schwartz AE, et al. Pharmacokinetics and pharmacodynamics of rocuronium (org 9426) in elderly surgical patients. Anesth Analg. 1993; 77: 1193–7.

[27] Baykara N, Solak M, Toker K. Predicting recovery from deep neuromuscular block by rocuronium in the elderly. J Clin Anesth. 2003; 15: 328–33.

[28] Ornstein E, Lien CA, Matteo RS, et al. Pharmacodynamics and pharmacokinetics of cisatracurium in geriatric surgical patients. Anesthesiology. 1996; 84: 520–5.

[29] Rodeheffer RJ, Gerstenblith G, Becker LC, et al. Exercise cardiac output is maintained with advancing age in healthy human subjects: cardiac dilatation and increased stroke work compensate for a diminished heart rate. Circulation. 1984; 69: 203–13.

[30] Leithe ME, Hermiller JB, Magorien RD, et al. The effect of age on central and regional hemodynamics. Gerontology. 1984; 30: 240–6.

[31] Sorooshian SS, Stafford MA, Eastwood NB, et al. Pharmacokinetics and pharmacodynamics of cisatracurium in young and elderly adult patients. Anesthesiology. 1996; 84: 1083–91.

[32] Fisher DM, Rosen JI. A pharmacokinetic explanation for increasing recovery time following larger or repeated doses of nondepolarizing muscle relaxants. Anesthesiology. 1986; 65: 286–91.

[33] Bender AD. The effect of increasing age on the distribution of peripheral blood flow in man. J Am Geriatr Soc. 1965; 13: 192–8.

[34] Kato R, Vassanelli P, Frontino G, et al. Variation in the activity of liver microsomal drug-metabolizing enzymes in rats in relation to age. Biochem Pharmacol. 1964; 13: 1037–51.

[35] Kitts JB, Fisher DM, Canfell PC, et al. Pharmacokinetics and pharmacodynamics of atracurium in the elderly. Anesthesiology. 1990; 72: 272–5.

[36] McLeod K, Hull CJ, Watson MJ. Effects of ageing on the pharmacokinetics of pancuronium. Br J Anaesth. 1979; 51: 435–8.

[37] Cooper RA, Maddineni RK, Wierda JMKH, et al. Time course of neuromuscular effects and pharmacokinetics of rocuronium bromide (ORG 9426) during isoflurane anaesthesia in patients with and without renal failure. Br J Anaesth. 1993; 71: 222–6.

[38] Bencini AF, Scaf AHJ, Sohn YJ, et al. Hepatobiliary disposition of vecuronium bromide in man. Br J Anaesth. 1986; 58: 988–95.

[39] d'Hollander AA, Massaux F, Nevelsteen M, et al. Age-dependent dose-response relationship of Org NC45 in anaesthetized patients. Br J Anaesth. 1982; 54: 653–6.

[40] McCarthy G, Elliott P, Mirakhur RK, et al. Onset and duration of action of vecuronium in the elderly: comparison with adults. Acta Anaesth Scand. 1992; 36: 383–6.

[41] d'Hollander AA, Luyckx C, Barvais L, et al. Clinical evaluation of atracurium besylate requirements for a stable muscle relaxation during surgery: lack of age-related effects. Anesthesiology. 1983; 59: 237–40.

[42] Kent AP, Parker CJ, Hunter JM. Pharmacokinetics of atracurium and laudanosine in the elderly. Br J Anaesth. 1989; 63: 661–6.

[43] Parker CJ, Hunter JM, Snowdon SL. Effect of age, sex and anesthetic technique on the pharmacokinetics of atracurium. Br J Anaesth. 1992; 69: 439–43.

[44] Fisher DM, Canfell PC, Fahey MR, et al. Elimination of atracurium in humans: contribution of Hofmann elimination and ester hydrolysis vs. organ-based elimination. Anesthesiology. 1986; 65: 6–12.

[45] Kisor DF, Schmith VD, Wargin WA, et al. Importance of the organ-independent elimination of cisatracurium. Anesth Analg. 1996; 83: 1065–71.

[46] Pühringer FK, Heier T, Dodgson M, et al. Double-blind comparison of the variability in spontaneous recovery of cisatracurium- and vecuronium-induced neuromuscular block in adult and elderly patients. Acta Anesthesiol Scand. 2002; 46: 364–71.

[47] Maddineni VR, Mirakhur RK, McCoy EP, et al. Neuromuscular and haemodynamic effects of mivacurium in elderly and young adult patients. Br J Anaesth. 1994; 73: 609–12.

[48] Goudsouzian N, Charravorti S, Denman W, et al. Prolonged mivacurium infusion in young and elderly adults. Can J Anaesth. 1997; 44: 955–62.

[49] Østergaard D, Viby-Mogensen J, Pedersen NA, et al. Pharmacokinctics and pharmacodynamics of mivacurium

[50] Maddineni VR, Mirakhur RK, McCoy EP. Plasma cholinesterase activity in elderly and young adults. Br J Anaesth. 1994; 72: 497.
[51] Hart PS, McCarthy GJ, Brown R, Lau M, Fisher DM. The effect of plasma cholinesterase activity on mivacurium infusion rates. Anesth Analg. 1995; 80: 760–3.
[52] Todd MM, Hindman BJ, King BJ. The implementation of quantitative Electromyographic neuromuscular monitoring in an academic Anesthesia department. Anesth Analog. 2014. [Epub ahead of print].
[53] Murphy GS, Szokol JW, Avram MJ, Greenberg SB, Shear TD, Vender JS, Parikh KN, Patel SS, Patel A. Residual neuromuscular block in the elderly: incidence and clinical implications. Anesthesiology. 2015; 123: 1322–36.
[54] Pietraszewski P, Gaszyński T. Residual neuromuscular block in elderly patients after surgical procedures under general anaesthesia with rocuronium. Anaesthesiol Intensive Ther. 2013; 45(2): 77–81.
[55] Cope TM, Hunter JM. Selecting neuromuscular-blocking drugs for elderly patients. Drugs Aging. 2003; 20: 125–40.
[56] Arain SR, Kern S, Ficke DJ, Ebert TJ. Variability of duration of action of neuromuscular-blocking drugs in elderly patients. Acta Anaesthesiol Scand. 2005; 49: 312–5.
[57] Pühringer FK, Heier T, Dodgson M, Erkola O, Goonetilleke P, Hofmockel R, Gaetke MR, Mortensen CR, Upadhyaya B, Eriksson LI. Double-blind comparison of the variability in spontaneous recovery of cisatracurium- and vecuronium-induced neuromuscular block in adult and elderly patients. Acta Anaesthesiol Scand. 2002; 46: 364–71.
[58] Berg H, Viby-Mogensen J, Roed Mortensen CR, et al. Residual neuromuscular block is a risk factor for postoperative pulmonary complications: a prospective, randomized and blinded study of postoperative complications after atracurium, vecuronium and pancuronium. Acta Anaesthesiol Scand. 1997; 41: 1095–103.
[59] Lunn JN, Hunter AR, Scott DB. Anaesthesia-related surgical mortality. Anaesthesia. 1983; 38: 1090–6.
[60] Cooper AL, Leigh JM, Tring IC. Admissions to the intensive care unit after complications of anesthetic techniques over 10 years. Anaesthesia. 1989; 44: 953–8.
[61] Tiret L, Nivoche Y, Hatton F, Desmonts JM, Vourch G. Complications related to anesthesia in infants and children: a prospective survey in 40,240 anaesthetics. Br J Anaesth. 1988; 61: 263–9.
[62] Eriksson LI, Sundman E, Olsson R, et al. Functional assessment of the pharynx at rest and during swallowing in partially paralyzed humans: simultaneous videomanometry and mechanomyography of awake human volunteers. Anesthesiology. 1997; 87: 1035–43.
[63] Sundman E, Witt H, Olsson R, et al. The incidence and mechanisms of pharyngeal and upper esophageal dysfunction in partially paralyzed humans: pharyngeal videoradiography and simultaneous manometry after atracurium. Anesthesiology. 2000; 92: 977–84.
[64] Wyon N, Joensen H, Yamamoto Y, Lindahl SG, Eriksson LI. Carotid body chemoreceptor function is impaired by vecuronium during hypoxia. Anesthesiology. 1998; 89: 1471–9.
[65] Cedborg AI, Sundman E, Bodén K, Hedström HW, Kuylenstierna R, Ekberg O, Eriksson LI. Pharyngeal function and breathing pattern during partial neuromuscular block in the elderly: effects on airway protection. Anesthesiology. 2014; 120: 312–25.
[66] Young WL, Backus W, Matteo RS, et al. Pharmacokinetics and pharmacodynamics of neostigmine in the elderly. Anesthesiology. 1984; 61: A300.
[67] Matteo RS, Young WL, Ornstein E, et al. Pharmacokinetics and pharmacodynamics of edrophonium in elderly surgical patients. Anesth Analg. 1990; 71: 334–9.
[68] McCarthy GJ, Mirakhur RK, Maddineni VR, et al. Dose-responses for edrophonium during antagonism of vecuronium block in young and older adult patients. Anaesthesia. 1995; 50: 503–6.
[69] Koscietniak-Nielsen ZJ, Law-Min JC, Donati F, et al. Doseresponse relations of doxacurium and its reversal with neostigmine in young adults and healthy elderly patients. Anesth Analg. 1992; 74: 845–50.
[70] McCarthy GJ, Cooper R, Stanley JC, et al. Dose-response relationships for neostigmine antagonism of vecuronium-induced neurornuscular block in aclults and the elderly. Br J Anaesth. 1992; 69: 281–3.
[71] Young WL, Matteo RS, Ornstein E. Duration of action of neostigmine and pyridostigmine in the elderly. Anesth Analg. 1988; 67: 775–8.
[72] Kirkegaard H, Heier T, Caldwell JE. Efficacy of tactile-guided reversal from cisatracurium-induced neuromuscular block. Anesthesiology, 2002; 96: 45–50.
[73] Kopman AF, Yee PS, Neuman GG. Relationship of the train-of-four fade ratio to clinical signs and symptoms of residual paralysis in awake volunteers. Anesthesiology. 1997; 86: 765–71.
[74] Muravchick S, Owens WD, Felts JA. Glycopyrrolate and cardiac dysrhythmias in geriatric patients after reversal of neuromuscular blockade. Can Anaesth Soc J. 1979; 26: 22–5.
[75] Owens WD, Waldbaum LS, Stephen CR. Cardiac dysrhythmias following reversal of neuromuscular

[76] Simpson KH, Smith RJ, Davies LF. Comparison of the effects of atropine and glycopyrrolate on cognitive function following general anesthesia. Br J Anaesth. 1987; 59: 966–9.

[77] Baraka A, Yared JP, Karam AM, et al. Glycopyrrolate-neostigmine and atropine-neostigmine mixtures affect postanesthesia arousal times differently. Anesth Analg. 1980; 59: 431–4.

[78] Brueckmann B, Sasaki N, Grobara P, Li MK, Woo T, de Bie J, Maktabi M, Lee J, Kwo J, Pino R, Sabouri AS, McGovern F, Staehr-Rye AK, Eikermann M. Effects of sugammadex on incidence of postoperative residual neuromuscular blockade: a randomized, controlled study. Br J Anaesth. 2015; 115: 743–51.

[79] Bridion. Package insert.

[80] Kotake Y, Ochiai R, Suzuki T, Ogawa S, Takagi S, Ozaki M, Nakatsuka I, Takeda J. Reversal with sugammadex in the absence of monitoring did not preclude residual neuromuscular block. Anesth Analg. 2013; 117: 345–51.

[81] McDonagh DL, Benedict PE, Kovac AL, Drover DR, Brister NW, Morte JB, Monk TG. Efficacy, safety, and pharmacokinetics of sugammadex for the reversal of rocuronium-induced neuromuscular blockade in elderly patients. Anesthesiology. 2011; 114: 318–29.

[82] Suzuki T, Kitajima O, Ueda K, Kondo Y, Kato J, Ogawa S. Reversibility of rocuronium-induced profound neuromuscular block with sugammadex in younger and older patients. Br J Anaesth. 2011; 106: 823–6.

[83] Yazar E, Yilmaz C, Bilgin H, Karasu D, Bayraktar S, Apaydin Y, Sayan HE. A comparison of the effect of Sugammadex on the recovery period and postoperative residual block in young elderly and middle-aged elderly patients. Balkan Med J. 2016; 33: 181–7.

[84] Kadoi Y, Nishida A, Saito S. Recovery time after sugammadex reversal of rocaronium-induced muscle relaxation for electrocon-vulsive therapy is independent of cardiac output in both young and elderly patients. J ECT. 2013 Mar; 29(1): 33–6.

[85] Shin S, Han DW, Lee HS, Song MK, Jun EK, Kim SY. Elderly patients require higher doses of Sugammadex for rapid recovery from deep neuromuscular block. Basic Clin Pharmacol Toxicol. 2016 Jun; 118(6): 462–7.

[86] Peeters P, Passier P, Smeets J, Zwiers A, de Zwart M, van de Wetering-Krebbers S, van Iersel M, van Marle S, van den Dobbelsteen D. Sugammadex is cleared rapidly and primarily unchanged via renal excretion. Biopharm Drug Dispos. 2011; 32: 159–67.

21. 慢性疾病治疗用药物对麻醉的影响

R. 大卫·沃特斯（R. David Warters），塔玛斯·A. 绍博（Tamas A. Szabo）

引言

老年患者约占美国总人口的15%，但他们消耗的药物量超全部药物量的1/3[1]。老年人医疗保健面临的重大挑战包括：老年患者的规模不断扩大，衰老导致的多种生物学功能减退，并发症和多重用药的可能性增加以及老年患者药物有效性和安全性合理评估的证据有限。

合理用药的基础是需要了解老年生理学、药代动力学和药理学。潜在的不合理用药（potentially inappropriate prescribing, PIP）在老年人群中普遍存在。PIP是指对于特定患者，药物治疗的风险超过其潜在获益。当处方药物没有明确的循证指征、剂量高于必要剂量或与其他可能具有相互作用的药物联合使用时，可能会发生PIP。当患者没有接受针对某一疾病或情况的合适药物时也可能发生PIP[2]。从2007到2009年，美国有大约10万例老年人因不良药物事件（adverse drug events, ADE）而紧急住院治疗[3]。避免PIP可降低ADE的风险并提高老年护理水平。最近的一项前瞻性队列研究使用了德国保险集团的数据，数据显示：在服用潜在的不适当药物（potentially inappropriate medications, PIMs）后的180天内，全因住院的风险增加了38%。通过消除PIMs，可以使大约6%的老年患者避免住院治疗[4]。

1997年，Beers为65岁以上的成年人设计了一套潜在不适当药物使用的明确标准[5]。使用Beers标准中列出的药物会增加急诊就诊次数、增加跌倒和骨折的风险，并增加医疗总成本[6,7]。Beers标准自制定以来已经更新了数次，最新版本发布于2015年。2015年的更新增加了两个新的部分以提高老年人的药物使用安全性：① 需要根据肾功能调整剂量的药物；② 药物相互作用[8]。在美国，Beers标准被认为是优化老年人药物治疗的关键，当然目前也存在其他筛选标准。爱尔兰使用STOPP/START工具[2,9]，德国使用PRISCUS列表[10]作指南，挪威使用NORGEP标准[11]。通过从美国、加拿大、德国和法国获得数据，欧盟也开发了自己的EU（7）-PIM列表[12]。德国最近的一项描述性研究发现，28.3%的老年人中存在PIMs[13]。意大利的一项研究也表明，女性、年龄超过79岁、慢性肾病和高度多重用药（同时使用≥10种药物）等因素与多重PIPs的高风险密切相关[14]。加拿大一项回顾性队列研究显示，28%的不列颠哥伦比亚省社区老年人在2013年接受了一个或多个PIPs。由于苯二氮䓬类药物、三环类抗抑郁药（Tricyclic Antidepressants, TCAs）和非甾体抗炎药（nonsteroidal anti-inflammatory drugs, NSAIDs）的处方量相对男性患者更多[15]，女性受到PIPs的概率更高。在韩国的老年人中，PIPs发生率高达81%。最常用的处方药是第一代抗胆碱能抗组胺药（52.3%）、止痛药（43%）和苯二氮䓬类药物（42.5%）。女性、并发症的严重程度和多重用药是PIP的相关危险因素[16]。

老年患者的安全麻醉需要在理解慢性药物作用和不良反应的同时,对潜在的相互作用进行彻底的评估。因此本章的目的是:① 对老年患者不合理用药进行总结;② 对可能与麻醉实践中使用的药物有潜在相互作用的药物增强认识;③ 简要论述慢性疾病治疗用药物未来的研究方向。

抗胆碱能药物

乙酰胆碱是整个副交感神经系统和部分交感神经系统的神经递质。抗胆碱能药物竞争性地阻断乙酰胆碱对毒蕈碱受体的作用。乙酰胆碱在中枢神经系统参与多个认知过程,包括注意、记忆和学习功能。大脑中存在5种不同的毒蕈碱型受体亚型(M1-5)。躁动、意识模糊、谵妄、幻觉和认知能力下降提示中枢神经系统有抗胆碱能作用。在外周神经系统中,激活毒蕈碱受体可导致心率下降、瞳孔缩小、内分泌腺分泌增加、支气管收缩、膀胱张力增加、血管扩张和血压下降。外周抗胆碱能的不良反应包括心率增快、瞳孔扩大、睫状肌麻痹、口干、便秘、尿潴留、恶心、出汗减少和支气管扩张等。

脂溶性叔胺类抗胆碱能药物如阿托品比非脂溶性药物如季铵类药物噻托溴铵有更多的全身不良反应。除了单纯抗胆碱能药物(如阿托品、噻托品、东莨菪碱、吡咯酸甘酯和羟丁酸)外,其他一些药物也具有抗胆碱能特性,并增加了抗胆碱能药物ADEs的风险。抗胆碱能药物通常用于患有帕金森病、行为问题、抑郁症、精神症状、过敏和尿失禁的老年人。有些药物是利用其抗胆碱能特性(如抗帕金森病药、解痉药、抗利尿药),但另一些药物的抗胆碱能特性对其主要适应证(如组胺药、抗精神病药和抗抑郁药)并不重要[17]。

老年人特别容易发生抗胆碱能药物的中枢性ADEs。衰老会使大脑中毒蕈碱受体的数量下降;此外,富含毒蕈碱受体的区域其密度显示出更明显的下降。在老年人许多常见情况下(如阿尔茨海默病、帕金森病、卒中、头部损伤),血脑屏障的通透性也可能增加,可能使抗胆碱能药物进入中枢神经系统的量增加。一项横断面研究发现,27%患有痴呆的老年患者服用了可能不合理的抗胆碱能药物。奥昔布宁是最常用的药物,占总体用药量的16.8%。索利那辛(16.6%)、帕罗西汀(10.4%)、托特罗定(9.2%)、异丙嗪(8.9%)和环苯扎林(8.6%)也很常用。自述焦虑、情绪障碍和"一般/较差"健康状况与接受潜在不合理抗胆碱能药物的概率增加有关[18]。

最广泛地用于量化抗胆碱能药物载量的检测是血清抗胆碱能试验(serum anticholinergic assay, SAA)。已发表的各种研究的SAA结果普遍存在差异,不同研究中导致认知功能障碍的SAA水平也不同。血样采集的时间也可能影响结果。SAA可反映脑脊液中的抗胆碱能活性,但不同药物对中枢神经系统的渗透能力不同。因此,从外周血中做相关检测是有争议的。此外,未服用任何已知抗胆碱能药物的患者也可存在SAA活性[19]。

抗痴呆药物

根据世界卫生组织2010年的人口普查,全世界大约有3 560万人患有痴呆症。预计到2050年,这一数字将增加到现在的3倍[20]。阿尔茨海默病(Alzheimer's disease, AD)作为最常见的痴呆症,是一个日益严重的问题,给医疗保健带来了越来越重的负担。85岁以上的人中有1/3受到痴呆症影响,最近估计美国每年的护理费用为1 720亿美元[21]。美国食品药品监督管理局(Food and Drug Administration, FDA)已经批准了几种通过调节脑神经递质水平来缓解AD症状的药物。这些药物分为两类:胆碱酯酶抑制剂(cholinesterase inhibitors, ChEIs:多奈哌齐、卡巴拉汀、加兰他敏)和N-甲基-D-天冬氨酸(NMDA)受体拮抗剂(美金刚)。胆碱酯酶抑制剂抑制乙酰胆碱的酶分解以维持胆碱能神经元信号传导,而NMDA受体拮抗剂则调节谷氨酸信号传导。这些药物已被证实能暂时缓解AD的症状。由此引起的神经肌肉接头处乙酰胆碱的增加可能增强琥珀胆碱的作用,并拮抗非去极化的神经肌肉阻滞。

一般来说,ChEIs导致的ADEs比NMDA受体拮抗剂更多。头晕、头痛、恶心、呕吐、腹泻、腹痛和疲劳是ChEIs最常见的症状。多奈哌齐通常具有良好的耐受性,而卡巴拉汀的不良反应发生率最高。眩晕、头痛、高血压、嗜睡和便秘是美金刚的罕见症状[22]。在最近的一项药物警戒研究中,与美金刚相比,所有的ChEIs都更容易发生锥体外系症状、胸闷、恶心和呕吐。此外,一些ChEIs常有其他ADEs,如全身性惊厥、胃肠道出血、腹泻、阻塞性肺疾病和死亡。Stevens-Johnson综合征是美金刚与ChEIs在报道率上无明显差异的唯一不良反应。有趣的是,同时使用美金刚与ChEIs可以中和ChEIs的不良反应,因为联合使用的患者锥体外系症状、恶心和呕吐的报告频率并不显著高于单独使用美金刚的患者[23]。

Cochrane数据库研究评估了卡巴拉汀对血管性认知障碍、血管性痴呆或混合性痴呆的疗效。与安慰剂相比,24周时的认知反应有显著优势。然而,服用卡巴拉汀的受试者呕吐、恶心、腹泻和厌食的发生率明显较高[24]。同一作者分析了13个试验来研究卡巴拉汀在AD中的作用。与安慰剂相比,经口或经皮给予卡巴拉汀26周时在认知功能、日常生活活动和医师评定的全球印象量表方面(包括A Clinician's Interview – Based Impression of Change scale、The Global Deterioration Scale和The Clinical Global Impression of Change)与安慰剂相比有一些益处。在行为症状方面没有发现差异。在研究结束前,服用卡巴拉汀的患者发生不良事件或退出试验的可能性大约是对照组的两倍。一项试验的有限证据表明,与胶囊相比,经皮贴剂的不良反应更小,但疗效相当[25]。

高血压是认知障碍的最强预测因子之一。糖尿病、高脂血症、吸烟和老年是其他已知的增加AD相关痴呆风险的重要危险因素。中枢作用的血管紧张素转换酶抑制剂(Centrally acting angiotensin-converting enzyme inhibitors, CACEIs)是AD中最早研究的抗高血压药物之一。对一项多中心随机对照试验的二次分析显示,培哚普利可减缓已确诊的AD患者的疾病进展[26]。一项观察性病例对照研究比较了接受CACEIs治疗的痴呆患者、未接受CACEIs治疗的痴呆患者以及在治疗的头6个月接受CACEIs治疗的痴呆患者的认知下降率。快速轻度认知障碍筛查(The Quick Mild Cognitive Impairment Screen, Qmci)显示,服用CACEIs的患者的认知功能下降率有小幅度的降低,差异有显著性。对新近使用CACEIs治疗的患者,标准化简易智力状态检查量表(Mini-Mental State Examination, MMSE)显示在治疗的头6个月其中位数有提高。然而,抗高血压治疗后血管顺应性提高可能是新CACEIs组中位数改善的原因[27]。

血管紧张素转换酶抑制剂(angiotensin-converting enzyme inhibitors, ACEIs)和血管紧张素受体拮抗剂(angiotensin receptor blockers, ARBs)

肾素-血管紧张素-醛固酮系统(the renin-angiotensin system, RAAS)在维持心血管体内平衡中起着至关重要的作用。ACEIs和ARBs以不同的方式靶向RAAS。血管紧张素转换酶负责将十肽血管紧张素Ⅰ(angiotensin Ⅰ, ANG Ⅰ)转换为八肽血管紧张素Ⅱ(angiotensin Ⅱ, ANG Ⅱ)。血管紧张素Ⅱ通过血管紧张素Ⅱ1型(angiotensin Ⅱ type 1, AT1)和2型(angiotensin Ⅱ type 2, AT2)受体介导其作用。AT1受体刺激导致血管平滑肌收缩,也可能导致活性氧水平升高。活性氧升高对抗一氧化氮介导的血管舒张。AT2受体激活通过释放一氧化氮导致血管舒张。ACEIs可阻止ANG Ⅰ→ANG Ⅱ的转化,而ARBs可阻断ANG Ⅱ对AT1受体的激活。在人原代单核细胞中的证据表明,ANG Ⅱ可能以AT2受体依赖的方式促进动脉粥样硬化斑块破裂[28]。ACEIs介导的ANG Ⅱ减少可能减弱ANG Ⅱ的直接毒性组织效应,而不依赖于降低血压。ACEIs还可以阻止缓激肽的降解,缓激肽是一种在缺血预处理中起重要作用的血管扩张剂。然而,缓激肽也可能导致常见的不良反应,包括咳嗽和血管水肿。根据美国心脏病学会(American College of Cardiology,ACC)和美国心脏协会(American Heart Association,AHA)的指导方针,ACEIs被推荐用于治疗心力衰竭、左室功能障碍、左室肥厚、心肌梗死、颈动脉粥样硬化、房颤、代谢综合征和糖尿病肾病。ARBs通常用于老年人,他们可能不能忍受某些ACEIs不良反应(例如咳嗽)。ARBs是世界上最常用的抗高血压药。然而,文献中关于ARBs治疗提供心血管保护的证据是相互矛盾的。

在老年心衰患者使用ACEI对比ARB的心血管益处问题上,ELITE研究和ELITE Ⅱ研究结果相互矛盾[29,30]。在ELITE研究中,与卡托普利治疗的患者相比,氯沙坦治疗可显著降低全因死亡率。然而,在ELITE Ⅱ研究中,ARBs和ACEIs的全因死亡率和猝死率没有差异。一项高维倾向评分匹配研究比较了ACEIs和ARBs对老年高血压患者的影响[31]。两种药物在心肌梗死、缺血性卒中、全因死亡率、心力衰竭、急性肾损伤和高钾血症的风险方面具有相同的作用。

一项横断面研究比较了ARB和ACEI对老年高血压患者心脑血管发病率和死亡率的影响。年龄、药物类型、脑梗死史和肾功能不全是其主要终点(综合心血管死亡、非致命性心肌梗死和非致死性卒中)的独立预测因素。ARB组的主要终点事件发生率显著高于ACEI组[32]。

一些荟萃分析研究ARBs在预防心血管事件中的作用。与安慰剂相比,ARBs降低了卒中、心力衰竭和新发糖尿病的风险。然而,他们并没有降低心肌梗死的风险[33]。一篇对20项心血管事件发病率-死亡率试验的汇总分析显示,全因死亡率的降低完全归因于ACEIs对RAAS的抑制。使用ARB治疗没有这种益处[34]。另一项荟萃分析探讨了ACEI和ARB在糖尿病和高血压患者心血管疾病预防中的疗效[35]。ACEIs可显著降低糖尿病患者的全因死亡、心血管死亡和主要心血管事件(包括心肌梗死21%和心力衰竭19%)的风险。相反,ARBs只与心衰风险的降低相关。

尽管β-受体阻滞剂(β-blockers)和钙通道阻滞剂(calcium channel blockers,CCBs)通常建议在围手术期继续使用,但由于增加严重术中低血压的可能性,ACEIs和ARBs通常被停用。一项前瞻性随机对照试验评估了门诊手术患者术前持续或停用ACEIs或ARBs的效果。在预麻室,两组的收缩压,舒张压和平均动脉压没有显著差异。在复苏室,1级高血压和2级高血压的发生率也相似。然而,上述研究未评估术中血流动力学变化[36]。在另一项前瞻性研究中,颈动脉内膜切除术患者的麻醉技术和血压管理被标准化。服用β-blockers、CCBs、ACEIs或ARBs的患者的去氧肾上腺素需求没有显著增加。在3种不同类型的抗高血压药组合使用的患者中,术中血管加压药的总需求量高出75%。服用利尿剂的患者,无论是作为单一抗高血压药还是作为联合用药方案的一部分,与未服用利尿剂的患者相比,术中需要明显更多的去氧肾上腺素[37]。

地高辛

地高辛具有复杂的药代动力学特征,治疗窗狭窄并且可能与多种药物存在相互作用。地高辛可抑制细胞膜Na^+/K^+腺苷三磷酸酶,导致细胞内Na^+浓度增加,并通过刺激Na^+-Ca^{2+}交换,增加Ca^{2+}的细胞质浓度。只有一小部分(16%)地高辛在肝脏内经过水解、氧化和结合反应代谢。代谢不涉及细胞色素P450系统。静脉给药后,50%~70%的地高辛以原形经尿排泄。老年人肝肾功能减退可以改变地高辛的代谢。即使血药浓度在治疗窗内,低镁血症、高钙血症、高钠血症和低钾血症也会改变地高辛对心肌的影响。慢性心衰恶化可导致地高辛的清除率降低。慢性肺病的缺氧和碱中毒可能会导致地高辛中毒。中毒的表现包括胃肠道症状（例如腹痛、恶心、呕吐、腹泻），神经系统症状（例如精神状态改变、头痛、幻觉、惊厥）和各种心律失常（例如窦性心动过缓、房室传导阻滞）。血清地高辛浓度超过 12 nmol/L 或成人摄入超过 10 mg 地高辛，地高辛抗体 fab 片段（Digoxin immune fab, DIF）可导致危及生命的心律失常，血清钾浓度超过 5 mmol/L 等紧急事件的发生[38]。

85 岁以上患者的 ADEs 中，地高辛中毒占住院治疗的 5.9%[39]。一项回顾性队列研究发现，大多数（88%）地高辛中毒的患者≥65 岁，但只有 20% 的患者接受了 DIF 治疗[40]。

合用 β-blockers、非二氢吡啶类 CCB（例如维拉帕米和地尔硫卓）和决奈达隆（Ⅲ类抗心律失常药）可导致晚期或完全性心脏传导阻滞。普罗帕酮，胺碘酮和奎尼丁可以使地高辛血浆浓度加倍[41]。

遗传学-特别是单核苷酸多态性（single-nucleotide polymorphisms, SNPs）-可能对血清地高辛浓度产生至关重要的影响。ATP 结合盒 B1（ATP-binding cassette B1, ABCB1）基因位于染色体 7p21 上。已知 ABCB1 在许多药物的摄取，分布和排泄中起重要作用。自被发现以来，已在 ABCB1 基因中鉴定出数百个 SNPs。在一组欧洲使用地高辛的老年患者中，常见的 ABCB1 变异体 1236C→T，2677G→T，3435C→T 与血清地高辛浓度之间存在显著的统计学相关性。每个额外 T 等位基因增加 0.20～0.25 μg/L 等于 0.25 倍定义的每日剂量（defined daily dose, DDD）增加的效果。具有两个变异等位基因的患者血清浓度增加 0.4～0.5 μg/L，类似于剂量增加 0.5 倍 DDD 或 0.125 mg 的效果[42]。

地高辛治疗对死亡率的影响仍然值得怀疑。在 ROCKET AF 试验的事后分析中，地高辛治疗与全因死亡、血管死亡和猝死的风险增加有关（图 21-1）[44]。在 AFFIRM 试验中，地高辛与伴或不伴心衰的房颤患者的全因死亡率增加 41% 相关[45]。LIFE 试验的回顾性分析评估了地高辛治疗与现有或新发房颤高血压患者死亡风险之间的相关性。地高辛的使用被认为是全因死亡率和心血管死亡率的重要单变量预测因子，但在使用房颤危险因素和地高辛使用倾向评分进行校正后，地高辛就不再与全因和心血管死亡率相关。这些结果表明，单变量分析中风险增加更可能反映的是高风险房颤患者更容易使用地高辛，而不是地高辛确实会提高死亡风险[46]。目前的 ACC、AHA 和心律协会（Heart Rhythm Society, HRS）的指南建议使用地高辛控制房颤患者的心率[43]。老年患者应避免使用地高辛作为房颤或心衰的一线疗法。如果使用，应避免剂量 > 0.125 mg/d[8]。

决奈达隆是 P-糖蛋白（P-gp）转运系统的有效抑制剂；因此可升高地高辛血浆浓度。PALLAS 试验的亚组分析研究了地高辛和决奈达隆的相互作用对死亡率的影响。随机分配到决奈达隆的患者在第 7 天的地高辛血浆浓度显著高于随机分配到安慰剂的患者。在地高辛使用量为基线剂量的一组患者中，决奈达隆-地高辛相互作用导致心血管死亡率显著增加，尤其是心律失常导致的死亡。在不服用地高辛的患者中，决奈达隆对死亡率没有影响（图 21-2）。除了明显有害的药代动力学相互作用外，地高辛和决奈达隆合用可能会导致心律失常。另一方面，同时使用地高辛似乎不会增加决奈达隆引发心衰的风险[47]。

胺碘酮

胺碘酮是一种抗心律失常药物，主要具有Ⅲ类抗心律失常药的作用，但也具有Ⅰ、Ⅱ和Ⅳ类的特性[48]。它是治疗室上性和室性快速型心律失常最有效的抗心律失常药物之一。索他洛尔胺碘酮房颤疗效试验（SAFE-T）发现在一年时胺碘酮比索他洛尔或安慰剂更有效地降低房颤复发率（35% vs 60% vs 82%）[49]。在 DIONYSOS 研究中，胺碘酮与决奈达隆相比在预防房颤复发方面具有优势（42% vs 63.5%）[50]。

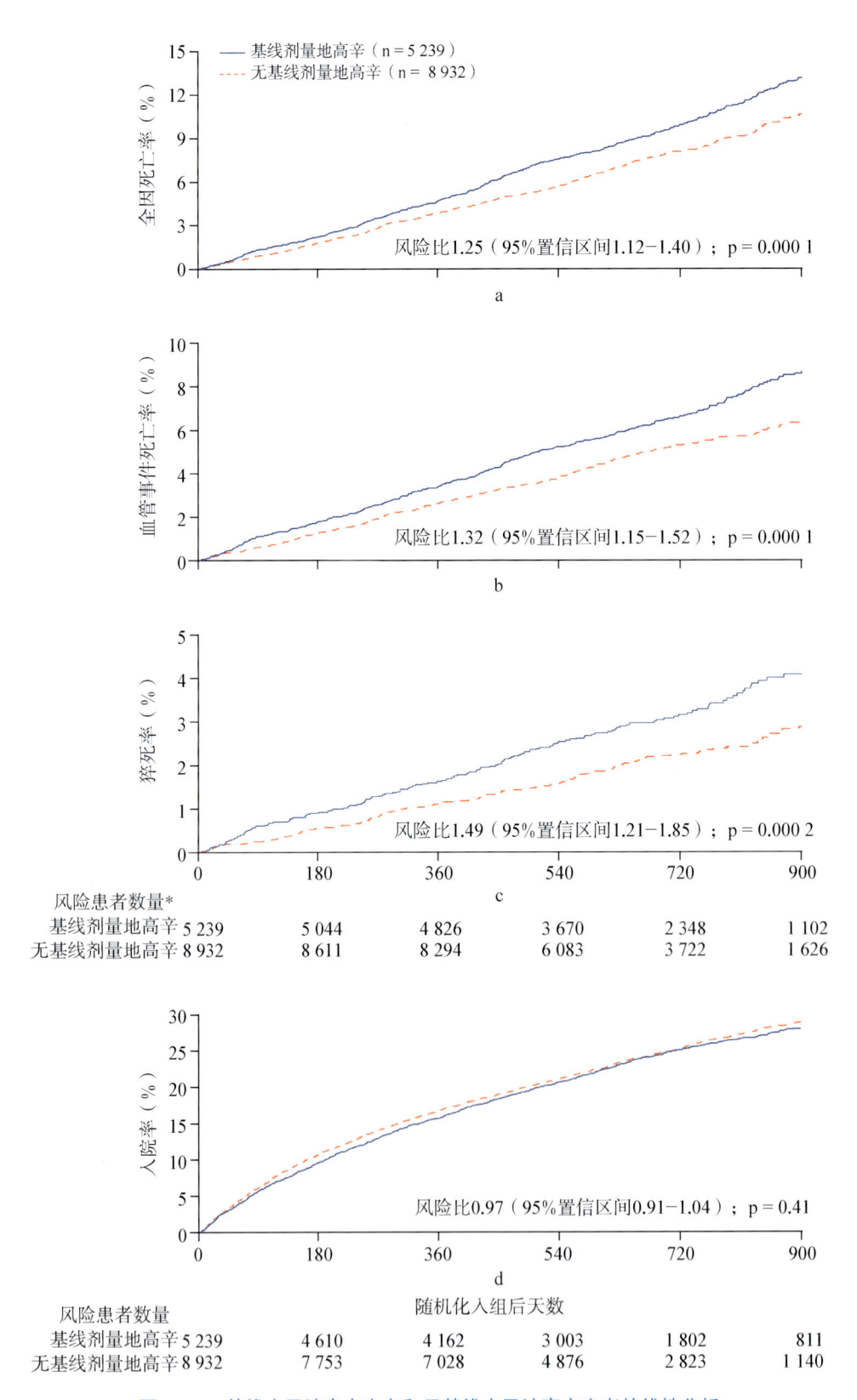

图21-1　基线水平地高辛患者和无基线水平地高辛患者的线性分析

a. 全因死亡率；b. 血管疾病死亡；c. 猝死；d. 入院的Kaplan-Meier曲线。*适用于a～c。（转载自Washam等人的研究[43]。经Elsevier许可）

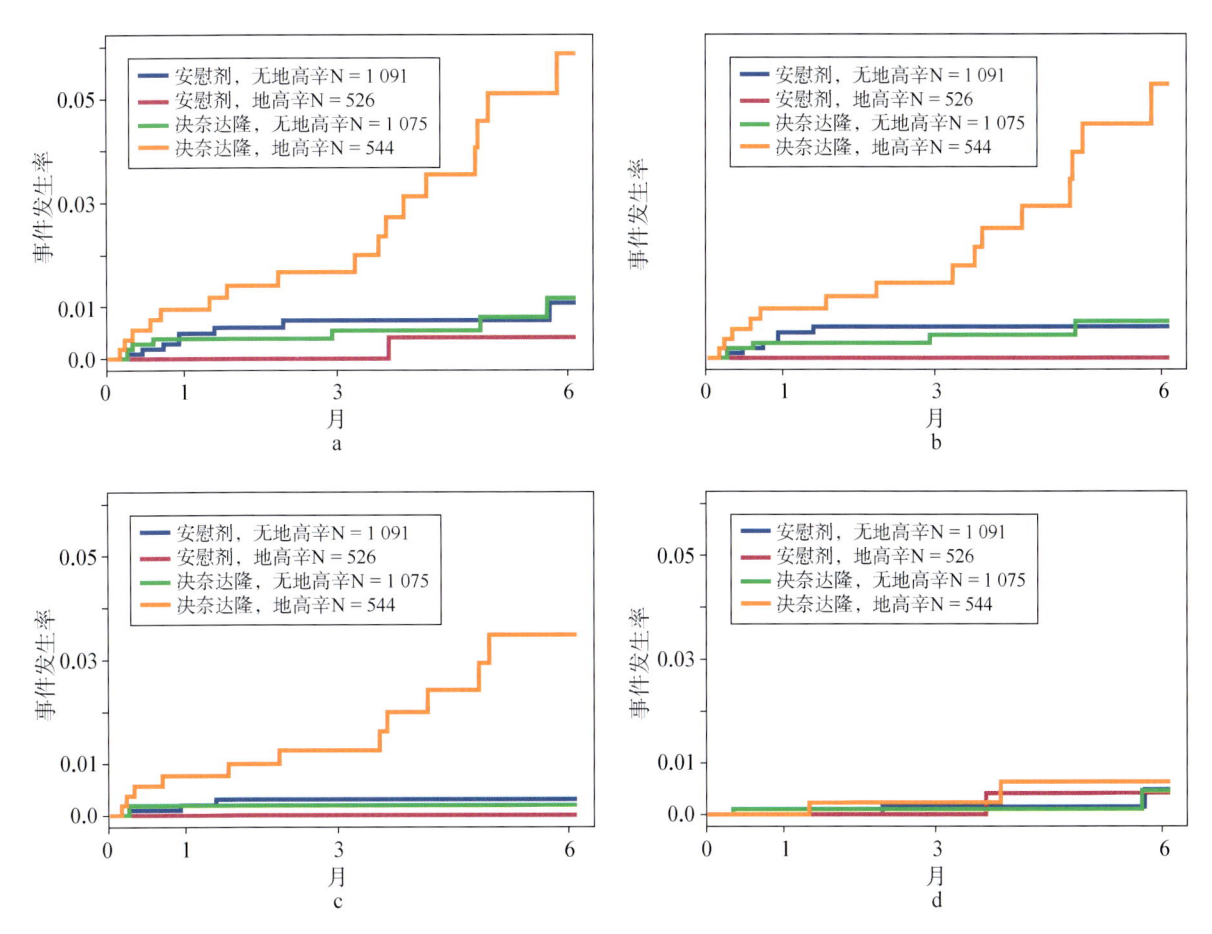

图21-2 决奈达隆和安慰剂联合或不联合地高辛治疗的患者死亡率结果的Kaplan-Meier曲线

a. 死亡；b. 心血管事件死亡；c. 心律失常死亡；d. 非心脏血管事件死亡。（转载自Hohnloser等人的研究[47]。经Wolters Kluwer Health许可）

脂肪组织是胺碘酮的主要分布部位。在肥胖患者中，胺碘酮将在脂肪组织中积聚更多，增加分布容积并降低血浆胺碘酮浓度。因此，在心肌中积累的药物就更少。分布容积大（60 L/kg）导致起效延迟数天至数周，并导致消除半衰期延长数周至数月。胺碘酮的清除与年龄呈负相关。

胺碘酮可以延长QTc间期，并可能导致尖端扭转型室性心动过速，这是一种危及生命的室性快速型心律失常。伴随使用其他QT延长药物（例如索他洛尔、美沙酮、氟哌啶醇）可加重致心律失常作用。

胺碘酮是房颤和房扑患者中使用最广泛的抗心律失常药物之一。一项回顾性队列研究评估了胺碘酮使用与新确诊房颤和房扑患者死亡率的关系。在多变量和倾向匹配分析中，胺碘酮与死亡风险增加无关。无论年龄、性别、心衰、β受体阻滞剂使用、评估肾小球滤过率或使用华法林，这些结果都是一致的[51]。

肺毒性是胺碘酮最严重并可能致命的不良反应之一。在基线和任何原因不明的咳嗽或呼吸困难时应进行一氧化碳的肺弥散功能（the diffusing capacity for carbon monoxide, DLCO）的肺功能检查。胺碘酮诱导的肺毒性最常见的临床表现是弥漫性间质性肺病或免疫介导的超敏反应。在接受低平均维持剂量的日本人群中，5年时的累积发病率为10.6%。年龄较大、血浆单去乙基胺碘酮浓度较高、维持剂量较高是危险因素[52]。

胺碘酮分子的高碘含量可影响甲状腺功能。胺碘酮在大多数组织中抑制甲状腺素转化为三碘甲状腺原氨酸。在基线和治疗期间，应至少每6

个月进行一次甲状腺功能检查(TSH、游离T4和游离T3)。胺碘酮可能在5%~25%的患者中诱发甲状腺功能减退,在2%~10%的患者中诱发甲状腺功能亢进[53]。

长期使用胺碘酮与皮肤不良反应(如光敏感和皮肤变为灰蓝色)和角膜微沉积物有关。一项基于人群的回顾性队列研究表明,在调整年龄、性别和医学并发症后,与对照组相比,胺碘酮治疗的患者视神经病变风险增加了两倍。从开始使用胺碘酮到发生视神经病平均需要371天[54]。

由于老年患者肾肝功能障碍的发生率较高,胺碘酮可以更快地累积。但是,没有针对这一人群剂量调整的具体指南。老年患者对胺碘酮所致心脏及甲状腺功能障碍也特别敏感。胺碘酮的多种不良反应似乎与剂量相关,因此应以最低有效剂量开始治疗。维持剂量100 mg/d通常是有效的[48]。胺碘酮可能是老年人合理的一线治疗方法,有助于维持心肌梗死后伴有心衰、左心室收缩功能障碍、左心室肥厚或药物难治性房颤的窦性心律。

决奈达隆

决奈达隆是一种Ⅲ类抗心律失常药物,是一种与胺碘酮有关的非碘化苯并呋喃衍生物。目前ACC、AHA和HRS指南建议使用决奈达隆用于房颤转律后维持窦性心律。不应用于永久性房颤或严重或最近失代偿性心衰患者的心率控制[43]。目前,建议老年人不要调整决奈达隆的剂量。如果同时给予决奈达隆和达比加群酯,P-gp抑制可能会提高达比加群酯的生物利用度[55]。决奈达隆还可以增加华法林使用者的INR,以及血浆CCB、β-blockers、西罗莫司、他克莫司和他汀类药物的水平[43,56]。

决奈达隆亲脂性较低,分布容积小,半衰期短于胺碘酮。决奈达隆的器官毒性也低于胺碘酮。不良反应包括心动过缓、QT间期延长、恶心、腹泻、皮疹和腹痛。在发生两例快速进展的肝功能衰竭病例之前,约有15万名患者在美国接受了决奈达隆治疗,这促使FDA发出肝毒性可能的警告。肝血清酶的常规监测应在药物开始使用前进行,在治疗的头6个月重复至少一次,然后每年重复一次。2005—2014年,向FDA不良事件报告系统(FDA Adverse Event Reporting System, FAERS)报告了174例急性肾衰和144例决奈达隆肾衰。决奈达隆可能导致管状有机阳离子转运蛋白的特异性部分抑制,导致血清肌酐增加有限[57]。意大利一项回顾性队列研究调查了肾损伤与决奈达隆之间的潜在关联。决奈达隆组急性肾功能衰竭的累积发生率为1.6%,胺碘酮组为2.3%($P=0.48$)。此外,倾向评分匹配模型和高维倾向评分匹配模型均未发现肾毒性增加的任何证据[58]。

与DIONYSOS试验中的胺碘酮相比,决奈达隆与较低的甲状腺、神经、皮肤和眼部不良反应相关。决奈达隆过早停药的概率较低(10.4% vs 13.3%)[50]。

在房颤患者中更换几种抗心律失常药物相对常见。对EURIDIS和ADONIS试验数据的回顾分析显示,即使药物因缺乏疗效而停药,决奈达隆可有效维持先前接受另一种抗心律失常药物治疗的患者的窦性心律[59]。

Cochrane对4项安慰剂对照决奈达隆研究(EURIDIS, ADONIS, ATHENA和DAFNE)的荟萃分析显示,决奈达隆与房颤复发和卒中风险显著降低相关,同时也与更多的不良反应和心律失常所致停药相关,总死亡率无显著差异[60]。

一项多中心,双盲研究评估了决奈达隆治疗心衰恶化和严重收缩功能障碍患者的疗效。由于与心衰恶化相关的早期死亡率增加,试验不得不在平均随访2个月后终止[61]。

瑞典的一项研究评估了决奈达隆用于房颤患者的实际安全性。在倾向评分匹配之前和之后,决奈达隆组的年死亡率显著降低(决奈达隆与对照人群:1.3% vs 14%和1.3% vs 2.7%)。服用胺碘酮和索他洛尔的患者年死亡率最高,而决奈达隆和氟卡尼治疗的患者未经校正死亡率最低(图21-3)。与ANDROMEDA试验的结果相反,心衰

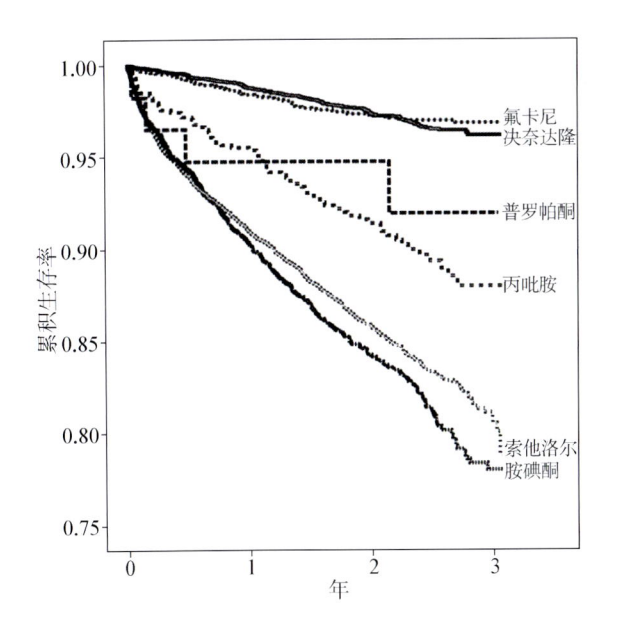

图 21-3 不同抗心律失常药物使用者未校正的年死亡率
注意纵轴的 Cum 是 cumulative 的缩写。（转载自 Friberg 的研究[62]。经 Elsevier 许可）

患者使用决奈达隆的死亡率也显著降低，但在决奈达隆组中出现了新诊断的肝病病例[62]。

止痛药物和疼痛相关药物

持续性疼痛通常会影响老年人生存质量，并且持续性疼痛仍然是老年人在门诊中寻求医疗保健的主要原因之一。65岁以上患者的处方止痛药使用率高于年轻人群。根据疾病预防控制中心的数据，在截至2011年以前的12年间，年龄≥65岁患者涉及阿片类镇痛药的死亡率增加了近5倍[63]。老年人最常见的疼痛类型是腰部疼痛或颈部疼痛（65%）、肌肉骨骼疼痛（40%）、周围神经性疼痛（40%）和慢性关节疼痛（20%）。慢性疼痛虽然并不是正常衰老过程的一部分，但慢性痛存在与老年人的器官功能障碍、食欲减退、睡眠受损、抑郁和社会孤立有关。疼痛阈值随衰老逐渐增加，而疼痛耐受性随着衰老逐渐降低。此外，产生与疼痛相关的应对压力的足够的生理反应的能力随着年龄的增长而减弱。

根据目前的美国老年学学会（American Geriatrics Society, AGS）建议，疼痛治疗计划应包括药物治疗和非药物治疗策略。非药物管理策略包括物理治疗、按摩护理、运动、经皮神经电刺激、磁铁和针灸，为药物疼痛管理提供了备选或补充方法。一项针对老年人的队列研究显示，近一半的参与者（49%）报告使用一种或多种药物来控制疼痛，1/4（27%）报告每天使用。1/3的老年人采用AGS建议的策略，使用以上两种方式来控制疼痛[64]。

对乙酰氨基酚

对乙酰氨基酚是美国最常用的镇痛药，它仍然是老年人中持续轻度至中度疼痛的一线治疗药物。肌肉骨骼疼痛，如骨关节炎和腰痛，首先考虑应用对乙酰氨基酚治疗。对乙酰氨基酚在缓解炎症方面效果较差，例如类风湿性关节炎。FDA建议每天最大剂量为3g。建议肝病患者使用较低剂量或避免使用[65,66]。与NSAIDs相比，对乙酰氨基酚的胃肠道、肾脏或心血管毒性较少，并且其清除率不存在与年龄相关的差异[67]。

非甾体类抗炎药（NSAIDs）

非选择性NSAIDs广泛用于治疗肌肉骨骼病症和炎性疼痛。老年患者ADE相关住院病例中有23.5%是由NSAIDs导致[68]。长期NSAIDs治疗与老年人住院率、肾毒性、心肌梗死、卒中和死亡风险增加有关[69-71]。对于老年人，不应开具特定的NSAIDs，如吲哚美辛、萘普生、奥沙普秦和吡罗昔康（表21-1）。这些药物使老年人胃肠道并发症的风险增加了两倍。胃肠道不良反应的发生率似乎更依赖于时间，而不是与使用的特定药物相关，但吲哚美辛可能在治疗开始后1周内引起显著的不良反应[72]。噻嗪类利尿剂和NSAIDs联用使老年患者充血性心力衰竭住院的风险增至3倍[73]。同时给予NSAIDs和阿司匹林会增加胃肠道出血的风险[74]。甚至环氧化酶-2（cyclooxygenase-2, COX-2）选择性抑制剂也会增加老年人胃肠道不良反应的风险。因此，当长期服用COX-2抑制剂时，建议共同给予质子泵抑

表21-1 老年人潜在不合理疼痛和疼痛相关用药

药　物	不良反应
非选择性非甾体抗炎药	
阿司匹林＞325 g/d	
双氯芬酸	
依托度酸	
布洛芬	高危患者（包括年龄＞75岁或服用皮质类固醇、抗凝药或抗血小板药物的患者）胃肠道出血或消化道疡性的风险增加
美洛昔康	
萘丁美酮	
萘普生	
奥沙普秦	
吡罗昔康	
吲哚美辛	中枢神经系统不良反应似乎比其他非甾体抗炎药更明显
酮咯酸（包括非口服制剂）	老年人消化道出血、消化性溃疡或急性肾损伤的风险增加
阿片类药	
哌替啶	肾脏清除的代谢物可能导致癫痫发作和死亡
喷他佐辛	可能导致意识模糊和幻觉
抗抑郁药	
阿米替林	
阿莫沙平	
氯丙咪嗪	
地昔帕明	
多塞平＞6 mg/d	高度抗胆碱能、镇静并引起体位性低血压
丙咪嗪	
去甲替林	
帕罗西汀	
普罗替林	
曲米帕明	

续 表

药　物	不良反应
骨骼肌松弛药	
卡立普多	
氯唑沙宗	
环苯扎林	高度抗胆碱能、镇静并增加骨折风险
美他沙酮	
美索巴莫	
奥芬那君	

（转载自Ref的研究[8]。经John Wiley & Sons公司许可）

制剂或其他胃保护剂（如米索前列醇）[74]。局部给药方式主要目的是降低口服相应药物所致的全身不良反应。在一些试验中，与安慰剂相比，局部双氯芬酸在止痛效果上表现更加优异。此外，局部使用双氯芬酸被证明与口服双氯芬酸，布洛芬和萘普生一样有效，但表现出较少的胃肠道并发症。局部双氯芬酸优先分布于浆液中，因此优先在局部用药的靶组织中达到治疗浓度[75]。

阿片类药物

根据2009年AGS指南[74]，中度至重度疼痛、疼痛相关功能障碍或疼痛引起生活质量下降的患者应考虑进行阿片类药物治疗。一些研究已经确定了阿片类药物在治疗神经性、躯体和内脏疼痛方面的益处。与NSAIDs或TCAs相比，强效阿片类药物在缓解疼痛方面明显更有效[76]。它们没有"天花板效应"，并且可以通过逐步剂量递增产生深度镇痛。因此长效阿片类药物常用来预防和解决爆发性疼痛。除吗啡，氢吗啡酮，羟吗啡酮和他喷他多外，大多数阿片类药物主要由CYP450酶代谢，并具有潜在的药物相互作用。吗啡和他喷他多的主要代谢产物经肾脏排泄；因此为肾功能不全的老年人开具这些药物时应小心。与长期使用NSAIDs相比，慢性阿片类药物的使用可能较少产生危及生命的不良反应，但阿片类药物仍具有不同的潜在风险。常见的阿片类药物不良反应包括恶心、呕吐、镇静、呼吸抑制、痛觉过敏、性腺功能减退、瘙痒、免疫抑制和心律失常等。有药物使用障碍史的患者可能容易擅自服用和滥用阿片类药物。阿片类药物风险工具（Opioid Risk Tool, ORT）和患者疼痛的阿片类药物评估筛查工具（Screener and Opioid Assessment for Patients with Pain, SOAPP）修订版可用于这些患者的风险分层[77,78]。另一方面，一些专家认为，老年人阿片类药物使用不足可能是一个更大的问题[74]。由于价格和对成瘾的恐惧，老年患者可能偶尔使用阿片类药物。由于可能发生5-羟色胺综合征（症状：激动、体温过高、腹泻、心动过速、出汗、震颤和意识障碍），正在使用或最近使用单胺氧化酶抑制剂（Monoamine Oxidase Inhibitor, MAOIs）的患者应避免使用哌替啶。曲马多是一种作用于中枢的合成μ受体激动剂，也可抑制5-羟色胺和去甲肾上腺素的再摄取。它可用于治疗急性、慢性、神经性和非神经性疼痛。曲马多最常见的不良反应是出汗、恶心、便秘、瘙痒和头晕。与MAOIs，TCAs或选择性5-羟色胺再摄取抑制剂（selective serotoninreuptake Inhibitor, SSRIs）合用可能导致5-羟色胺综合征。

抗惊厥药

发生低钠血症和不适当的抗利尿激素分泌过多综合征（syndrome of inappropriate antidiuretic hormone hypersecretion, SIADH）的潜在风险使早期的抗惊厥药物的使用受到限制，如卡马西平和奥卡西平。加巴喷丁和普瑞巴林由于不良反应更小、治疗窗更宽，通常用于治疗老年人的神经性疼痛。但不管怎样，在应用抗惊厥药物的同时，应监测患者的共济失调、头晕、嗜睡、体重增加和水肿等并发症。虽然萘普生和吗啡可能会增加全身加巴喷丁水平，但药物相互作用并不限制加巴喷丁的使用，因为加巴喷丁主要的代谢酶CYP450没有被抑制。肾功能不全患者应减少普瑞巴林或加巴喷丁剂量或增加给药间隔。普瑞巴林可有效治疗纤维肌痛、带状疱疹后神经痛、糖尿病周围神经病变和中枢神经性疼痛[79]。

抗抑郁药

TCAs可有效治疗神经性疼痛，但在老年人中使用应考虑到几个安全性因素。抗抑郁药的使用禁忌证包括：同时使用MAOIs、无法控制的闭角型青光眼、肝病或心脏传导阻滞。TCAs也可能不适合患有心血管疾病、癫痫发作或跌倒风险增加的老年人。由于具有抗胆碱能效应和认知障碍，老年人应避免使用阿米替林、丙咪嗪和多塞平等三胺类TCAs。去甲替林和地昔帕明等二胺类TCAs不良反应相对较小[80]。度洛西汀是一种5-羟色胺-去甲肾上腺素再摄取抑制剂（serotonin norepinephrine reuptake inhibitor, SNRI），适用于糖尿病周围神经性疼痛、纤维肌痛和慢性肌肉骨骼疼痛。度洛西汀可与CYP1A2抑制剂（例如氟喹诺酮类、西咪替丁），CYP2D6抑制剂（例如奎尼丁、利托那韦）和CYP2D6底物（例如美托洛尔、普罗帕酮、曲马多、可待因、右美沙芬和昂丹司琼）具有很强的药物相互作用[80]。度洛西汀和NSAIDs同时给药增加了出血风险。度洛西汀禁用于终末期肾病，慢性肝病和无法控制的闭角型青光眼。在开始用MAOIs治疗之前应该停止使用抗抑郁药。对于高血压，癫痫发作和空腹血糖升高的患者，应谨慎使用。对于合并抑郁和疼痛的患者，应考虑SNRIs或SSRIs治疗[81]。

骨骼肌松弛剂

骨骼肌松弛剂包括卡立普多、氯唑沙宗、环苯扎林、美他沙酮、美索巴莫和奥芬那君。这些药物可以缓解骨骼肌疼痛，但它们的作用是非特异性的，与肌肉松弛无关。2015年Beers标准不建议使用大多数肌肉松弛剂，因为它们具有抗胆碱能不良反应和镇静作用，并增加老年人跌倒风险。巴氯芬是一种γ-氨基丁酸（GABA）B型激动剂，在治疗阵发性神经病变方面特别有效。巴氯芬被用于因中枢神经系统损伤导致严重痉挛、脱髓鞘病症和其他神经肌肉疾病患者的治疗[82]。但由于其具有致谵妄和癫痫发作的可能性，长期使用该药者停药需要逐渐减量[77,78]。

苯二氮䓬类药物

苯二氮䓬类药物可增强GABA的活性，GABA是大脑中主要的抑制性神经递质。它们具有致睡眠、顺行性遗忘、抗焦虑和肌肉松弛等作用，还具有催眠和抗惊厥作用。苯二氮䓬类药物的所有作用都是通过它们与GABA$_A$受体的相互作用产生的。苯二氮䓬结合位点位于GABA$_A$受体的α-和γ-亚基之间的连接处。苯二氮䓬类药物的主要不良反应是中枢神经系统抑制，如嗜睡、镇静、肌肉无力和呼吸抑制。因此，对于既往存在中枢神经系统抑制、阻塞性睡眠呼吸暂停、呼吸功能不全和重症肌无力的患者，应避免使用苯二氮䓬类药物，此外在慢性阻塞性肺病患者中应谨慎使用[83,84]。2015年Beers标准强烈建议老年人避免使用短效和中效苯二氮䓬类药物。而长效苯二氮䓬类药物可能适用于癫痫发作、苯二氮䓬类药物戒断、乙醇戒断和广泛性焦虑症[8]。苯二氮䓬类药物和其他中枢神经系统抑制剂（镇静抗抑郁药、镇静抗组胺药、抗精神病药和阿片类药物）的联合使用可能导致严重甚至危及生命的呼吸衰竭。诸如脱抑制、焦虑和冲动行为等矛盾效应进一步限制了它们的使用。苯二氮䓬类药物在严重肝损伤患者中可能会导致脑病的发生。

在一些研究中，苯二氮䓬类药物与老年人跌倒相关（优势比为1.3～3.4）。风险因素包括女性、半衰期短的苯二氮䓬类药物、治疗持续时间与剂量突然增加以及同时使用多种苯二氮䓬类药物[85]。

加拿大一项回顾性观察研究调查了有近期跌倒史的老年人的苯二氮䓬类药物和佐匹克隆处方开具的情况，并分析预测因子。结果显示在5年的时间内，21.6%的66岁以上成年人在入院前100天内接触过佐匹克隆。其中，74.2%的患者在出院后继续接受佐匹克隆治疗。出院后服用佐匹克隆的概率与女性性别呈正相关，与年龄增长呈负相关[86]。

同时滥用阿片类药物和苯二氮䓬类药物是一种常见现象。在最近的一项时序研究中，阿片类药物受者同时使用过苯二氮䓬类药物的比例从2002年的7%逐渐增加到2014年的10%，相对增加41%（图21-4）。慢性阿片类药物使用者、女性和年龄>65岁的患者的同时使用率相对更高。最常见的与阿片类药物同时使用的苯二氮䓬类药物阿普唑仑、地西泮和劳拉西泮[87]。多项研究表明，法国苯二氮䓬类药物的消费量是欧洲最高的。在一项法国的横断面研究中，有23.6%的老年患者同时使用苯二氮䓬类药物和阿片类镇痛药。在年龄≥80岁的患者中，药物-疾病相互作用的发生率最高，可能导致苯二氮䓬类ADEs风险增加[84]。在年龄最大的（≥80岁）的比利时社区居民亚群中，长期使用苯二氮䓬类药物的比例为35.6%。多种药物同时使用占57.7%[88]。在全髋关节置换术之前或之后6个月，几乎一半的老年受试者使用苯二氮䓬类药物。在法国的一项基于人群的队列研究中，使用苯二氮䓬、佐匹克隆和唑吡坦导致全髋关节翻修术显著增加，未使用的累积翻修率为3%，低剂量为3.9%，中剂量为4.4%，高剂量组为4.8%（图21-5）[89]。在法国的一项回顾性研究中，43%的老年精神病患者被开具了不合适的苯二氮䓬类药物处方，并且与日常功能下降有关，与年龄、性别、精神病或躯体诊断无关[90]。

曲唑酮（一种三唑吡啶类抗抑郁药）和喹硫平（一种抗精神病药）具有组胺H1受体拮抗活性和α1受体拮抗剂活性，因而是快速起效且有强烈镇静作用的药物。加拿大一项基于人群的队列研究发现，在过去10年来，社区老年人（15.6%～10.6%）和需要长期护理的人员（30.8%～17.5%）中的苯二氮䓬类药物使用率显著下降。这种变化与该两种情况下曲唑酮和喹硫平配药的发生率显著增加同时出现[91]。

图21-4 2002年至2014年间在美国使用

a. 阿片类药物；b. 苯二氮䓬类药物的患者年度数量的国家预测趋势。（转载自Hwang等人的研究[87]，经Elsevier许可）

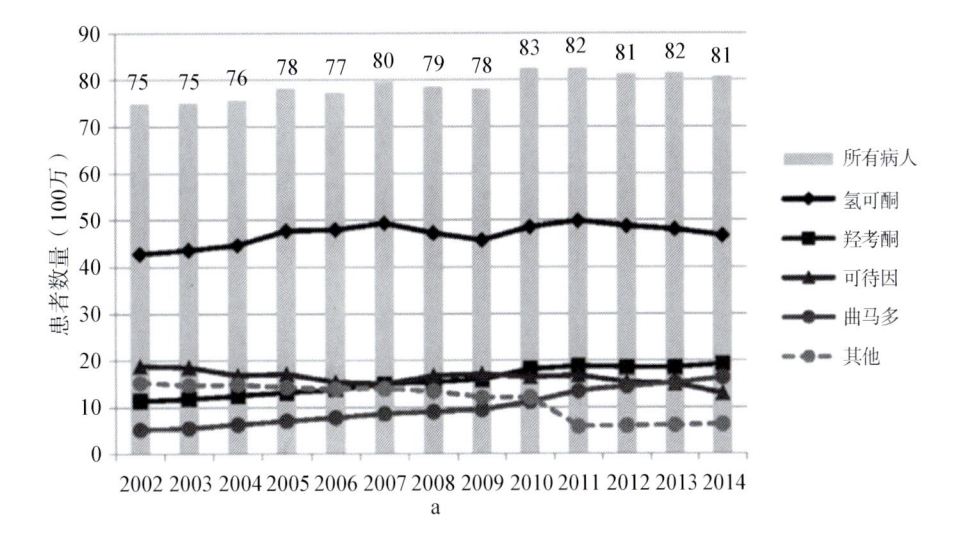

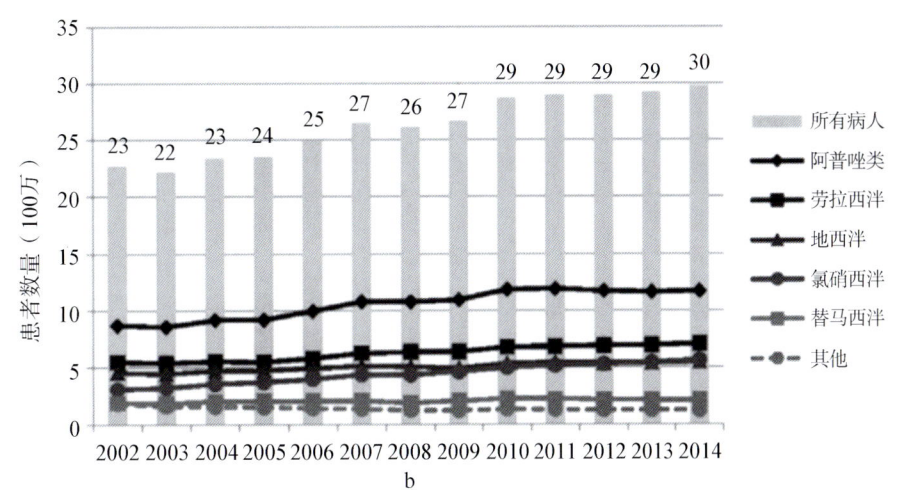

图21-5 Kaplan-Meier曲线显示使用不同苯二氮䓬类药物的患者全髋关节置换术的累积翻修风险

（转载自Beziz等人的研究[89]。经PLoS One许可）

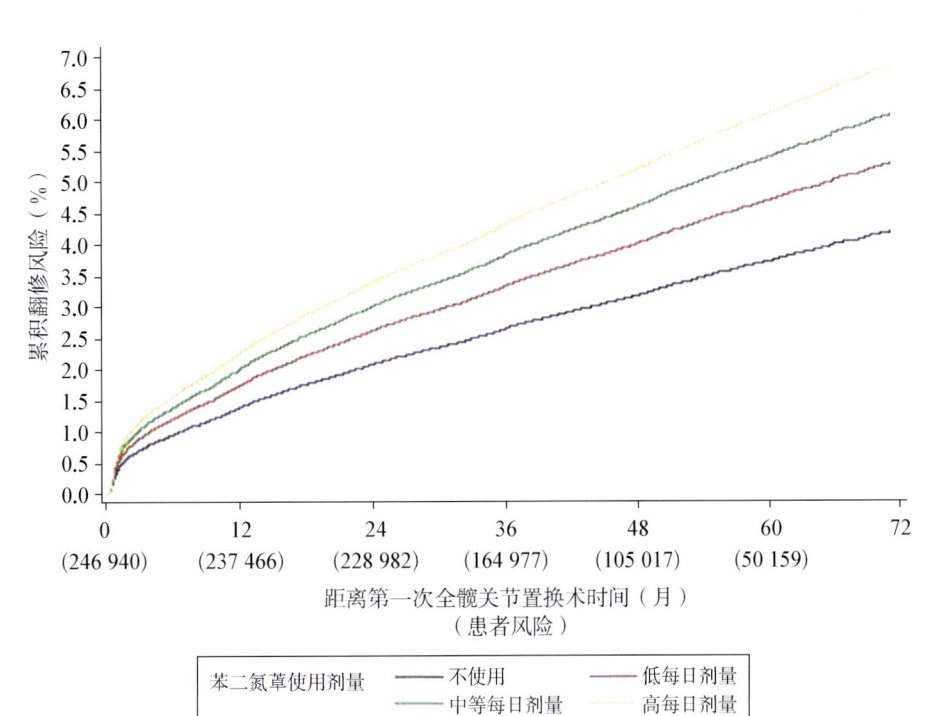

苏格兰很大一部分老年人通常使用苯二氮䓬类药物和Z-安眠药。总体而言，在横断面人群研究中，12.1%的年龄≥65岁的人接受了一项或多项佐匹克隆治疗。总共有28.4%的需长期护理的居民和11.5%的无护理的居民被开具了佐匹克隆。随着年龄的增加，需长期护理的居民估算出的年佐匹克隆使用量将减少，而无护理的居民佐匹克隆使用量增加。

在意大利一项现患研究中，苯二氮䓬类药物是老年人和高龄老年人（>79岁）最常用的10种处方药之一。1/4的需长期护理的居民和22.2%的门诊患者接受佐匹克隆治疗[14]。

新型口服抗凝药（New Oral Anticoagulants, NOACs）

在美国，1%的普通人群和9%的年龄>80岁人群受到房颤的影响。房颤是最常见的心律失常，并且使卒中风险增加5倍。维生素K拮抗剂（Vitamin K antagonists, VKA）已经在非瓣膜性房颤患者的卒中预防中使用了数十年。为克服常规抗凝剂的局限，已经研制出了两类NOACs。这些合成的选择性抗凝药为VKA提供了方便的固定剂量替代品，使用无须实验室监测。它们起效迅速，且药物或食物相互作用很少（见表21-2）。

达比加群酯是一种直接凝血酶抑制剂，可抑制凝血级联的最后一步，即纤维蛋白原向纤维蛋白的转化。利伐沙班、阿哌沙班和依多沙班直接抑制因子Xa（图21-6）[93]。肌酐清除率（creatinine clearance, CrCl）的波动可以使达比加群酯、利伐沙班和依多沙班的血浆药物浓度上升，从而增加出血风险，这一风险在老年患者中尤为突出。对于血液透析患者或CrCl<15 mL/min的患者，不需要调整阿哌沙班的剂量[94]。尽管出血风险增高，但NOACs可降低房颤患者卒中、全身血栓栓塞和死亡的风险。

在一项全国范围的倾向匹配队列研究中，在非瓣膜性房颤患者刚使用NOACs（达比加群酯或

表21-2 新型口服抗凝药患者的监测、逆转和区域麻醉的建议

药 物	半衰期	凝血检测	逆 转	停药到镇痛操作的推荐时间间隔	镇痛操作到恢复用药的推荐时间间隔
达比加群酯	13~18 h 28 h（肾损伤）	dTT[b] ECT[b] aPTT[c]	依达赛珠单抗 APCC 活性炭 血液透析	4~5天 6天（肾损伤）	24 h
利伐沙班	11~13 h	因子Xa[b] PT[d] aPTT[d]	活性炭 Andexanet alfa Ariprazine	3天	24 h
阿哌沙班	13~15 h	因子Xa[b]	活性炭 Andexanet alfa Ariprazine	3~5天	24 h
艾多沙班	10~14 h	凝血酶生成试验	Andexanet alfa Ariprazine	尚无数据	尚无数据

aPTT活化部分凝血活酶时间，dTT稀释凝血酶时间，ECT凝血时间，PT凝血酶原时间

[a] 中危和高危介入操作。对于低危操作，考虑2个半衰期间隔。但是，每一个病例都需要根据年龄、出血史、同时使用其他抗凝剂、肝肾功能损伤来进行个体化治疗
[b] 可定量的剂量反应
[c] 提供效果评估
[d] 剂量依赖性延长

21. 慢性疾病治疗用药物对麻醉的影响　　381

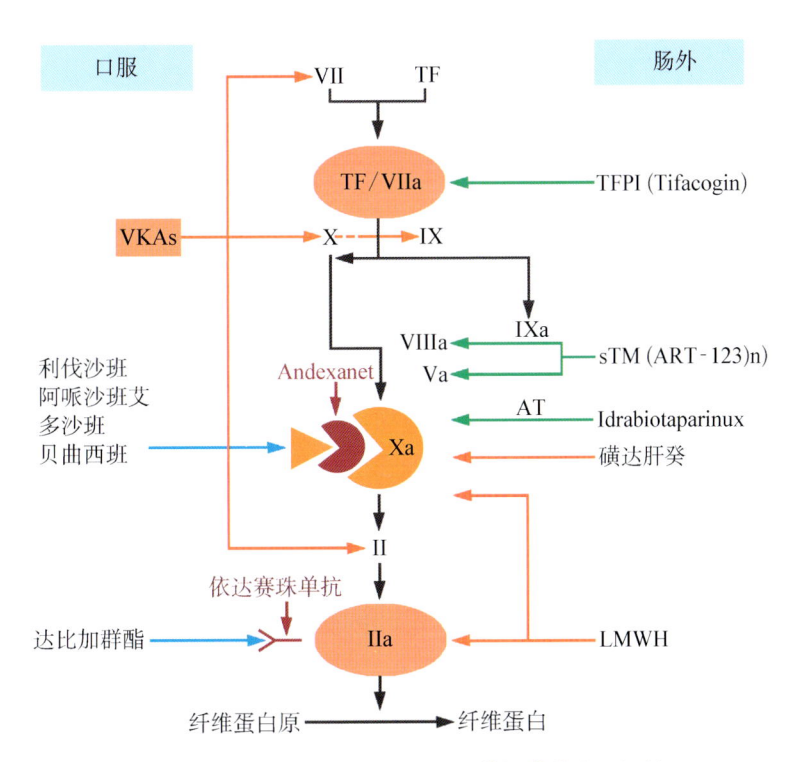

图21-6　抗凝药及新型口服抗凝药解药的作用机制

凝血级联和抗凝剂。抗凝靶点及新型口服抗凝药解药依达赛珠单抗和Andexanet的靶点。AT：抗凝血酶，LMWH：低分子量肝素，TF：组织因子，TFPI：组织因子途径抑制剂，VKAs维生素K拮抗剂。(转载自Becattini和Agnelli的研究[93]。经Elsevier许可)

利伐沙班)或VKA治疗的早期治疗阶段，出血倾向或动脉血栓栓塞事件方面无显著差异[95]。在老年糖尿病和非糖尿病患者，利伐沙班的相对安全性和有效性与华法林相当。这一数据支持了利伐沙班可作为预防糖尿病房颤患者卒中和全身栓塞的替代方案[96]。这些发现与糖尿病患者的RE-LY试验亚组分析结果一致，该分析显示，与华法林相比，糖尿病似乎不会影响达比加群酯的相对安全性和有效性[97]。

在RE-LY试验中，对于年龄≥75岁的患者，每日服用两次达比加群酯150 mg减少卒中和全身血栓栓塞发生的效果与华法林相似，但是达比加群酯更易导致大出血[98]。

在ROCKET-AF试验中，对于年龄≥75岁的患者，利伐沙班减少卒中和全身血栓栓塞发生的效果与华法林相似。对于年龄<75岁的患者，利伐沙班导致大出血风险与华法林类似。对于年龄>75岁患者，利伐沙班更易导致大出血[99,100]。

在ARISTOTLE试验中，对于年龄≥75岁的患者，阿哌沙班减少卒中和全身血栓栓塞发生的效果与华法林相似。对于年龄<75岁和>75岁的患者，阿哌沙班造成大出血的风险也较低[101-103]。

在ENGAGE-TIMI试验中，对于年龄≥75岁的患者，与华法林相比，依多沙班每日60 mg和每日30 mg均可显著减少卒中和全身血栓栓塞发生。与华法林相比，对于年龄<75岁和>75岁的患者，依多沙班治疗剂量造成大出血的风险较低[104]。

一项荟萃分析包括了来自RE-LY、ROCKET-AF、ARISTOTLE和ENGAGE AF-TIMI 48试验的大于70 000名患者，明确了与华法林相比，所有四种NOACs的有益的风险-效益特征：NOACs显著降低了19%的卒中和全身栓塞事件的风险。与华法林相比的优势主要是出血性卒中减少50%。随着出血性卒中的减少，可观察到的颅内出血亦显著减少。然而，NOACs却与胃肠道出血风险增加有关。NOACs减少老年患者亚组卒中或全身血栓栓塞发生的作用效果和大出血的风险与华法林相当[105]。

对于年龄≥75岁的患者，达比加群酯150 mg与华法林相比，胃肠道出血风险增加50%[106-108]。同样，一项回顾性倾向性匹配的队列研究显示，与华法林相比，达比加群酯和利伐沙班治疗的老年房颤患者(≥76岁)的胃肠道出血风险更高[109]。

总之，与华法林相比，NOACs在预防老年患者卒中和全身性血栓栓塞方面表现出有益的风险-效益特征。由于大出血风险较高，建议使用达比加群酯150 mg每天两次。

所有NOACs都是跨膜P-gp转运系统的底物。强P-gp诱导剂(例如卡马西平、苯妥英、利福平)可以降低NOACs血浆浓度，因此必须避免与之合用。另一方面，强P-gp抑制剂(例如胺碘酮、决奈达隆、奎尼丁)可以增加NOACs血浆浓度。

在某些临床情况下(例如潜在的药物过量、紧急手术或大出血)，可能需要紧急逆转NOACs。新鲜冰冻血浆和维生素K都不能有效逆转NOACs的作用。达比加群酯由于具有较低的血浆蛋白结合率而可以通过透析清除；然而，在出血患者建立透析通路可能具有较大的挑战性。

活化的凝血酶原复合物浓缩物(activated prothrombin complex concentrates, APCC)是非活化因子Ⅱ, Ⅸ, Ⅹ和活化因子Ⅶ的混合物。迄今为止，APCC一直是逆转达比加群酯效应的最合理的替代方案。依达赛珠单抗是一种单克隆抗体片段，可特异性逆转达比加群酯的抗凝作用。依达赛珠单抗与达比加群酯的结合力比凝血酶高约350倍，可以结合游离的或与凝血酶结合的达比加群酯。最近的一项研究评估了依达赛珠单抗的安全性和有效性。依达赛珠单抗用于严重出血或需要紧急手术的老年患者(中位年龄76.5岁)时，在中期分析中，在稀释凝血酶时间和蛇静脉酶凝结时间基线水平升高的人群中，100%的患者得到了完全逆转。而在止血能力正常或轻度异常的患者中，97%的患者得到逆转[110]。Andexanet alfa是因子Xa抑制剂的竞争性拮抗剂。它与因子Xa抑制剂结合并增强内源性因子Xa的活性，能够逆转阿哌沙班和利伐沙班在健康老年志愿者中的抗凝作用[111]。

研究展望

考虑到老年人并发症的发生率高，可能同时使用多种药物，ADEs的风险大大增加。未来的研究不仅应侧重于开发针对特定疾病的特定药物，还应研究各种药物之间的相互作用。由于多重用药的风险，未来的研究还应侧重于非药物替代品或辅助药物。例如多模式镇痛，包括物理和心理治疗在内的药物和非药物治疗，已被证明对老年患者非常有效[81]。认知能力下降的可能性进一步使老年人的药物管理复杂化，在评估新药时应予以考虑。例如，即使遵守药物治疗方案也可能对药物疗效有很大影响。此外，跌倒的风险增加可能会使某些药物(如NOACs)的风险复杂化。生物医学研究的持续进步将继续为临床医师提供更多的医疗措施以治疗各种疾病。对任何药物的评估不仅应关注特定的作用目标，还应关注与其他药物同时使用时对生活质量和认知的总体影响。

参考文献

[1] Qato DM, Alexander GC, Conti RM, Johnson M, Schumm P, Lindau ST. Use of prescription and over-the-counter medications and dietary supplements among older adults in the United States. JAMA. 2008; 300: 2867–78.

[2] Hill-Taylor B, Sketris I, Hayden J, Byrne S, O'Sullivan D, Christie R. Application of the STOPP/START criteria: a systematic review of the prevalence of potentially inappropriate prescribing in older adults, and evidence of clinical, humanistic and economic impact. J Clin Pharm Ther. 2013; 38: 360–72.

[3] Budnitz DS, Lovegrove MC, Shehab N, Richards CL. Emergency hospitalizations for adverse drug events in older Americans. N Engl J Med. 2011; 365: 2002–12.

[4] Endres HG, Kaufmann-Kolle P, Steeb V, Bauer E, Böttner C, Thürmann P. Association between potentially

[4] inappropriate medication (PIM) use and risk of hospitalization in older adults: an observational study based on routine data comparing PIM use with use of PIM alternatives. PLoS One. 2016; 11(2): e0146811. https://doi.org/10.1371/journal.pone.0146811. eCollection 2016. PMID: 26840396.

[5] Beers MH. Explicit criteria for determining potentially inappropriate medication use by the elderly. An update. Arch Intern Med. 1997; 157: 1531–6.

[6] Stockl KM, Le L, Zhang S, Harada AS. Clinical and economic outcomes associated with potentially inappropriate prescribing in the elderly. Am J Manag Care. 2010; 16: e1–10.

[7] Fick DM, Mion LC, Beers MH, L Waller J. Health outcomes associated with potentially inappropriate medication use in older adults. Res Nurs Health. 2008; 31: 42–51.

[8] American Geriatrics Society 2015 updated beers criteria for potentially inappropriate medication use in older adults. By the American Geriatrics Society 2015 Beers Criteria Update Expert Panel. J Am Geriatr Soc. 2015; 63: 2227–46.

[9] Hill-Taylor B, Walsh KA, Stewart S, Hayden J, Byrne S, Sketris IS. Effectiveness of the STOPP/START (screening tool of older Persons' potentially inappropriate prescriptions/screening tool to alert doctors to the right treatment) criteria: systematic review and meta-analysis of randomized controlled studies. J Clin Pharm Ther. 2016; 41: 158–69.

[10] Holt S, Schmiedl S, Thürmann PA. Potentially inappropriate medications in the elderly: the PRISCUS list. Dtsch Arztebl Int. 2010; 107: 543–51.

[11] Kersten H, Hvidsten LT, Gløersen G, Wyller TB, Wang-Hansen MS. Clinical impact of potentially inappropriate medications during hospitalization of acutely ill older patients with multimorbidity. Scand J Prim Health Care. 2015; 33: 243–51.

[12] Renom-Guiteras A, Meyer G, Thürmann PA. The EU(7)-PIM list: a list of potentially inappropriate medications for older people consented by experts from seven European countries. Eur J Clin Pharmacol. 2015; 71: 861–75.

[13] Amann U, Schmedt N, Garbe E. Prescribing of potentially inappropriate medications for the elderly: an analysis based on the PRISCUS list. Dtsch Arztebl Int. 2012; 109: 69–75.

[14] Cojutti P, Arnoldo L, Cattani G, Brusaferro S, Pea F. Polytherapy and the risk of potentially inappropriate prescriptions (PIPs) among elderly and very elderly patients in three different settings (hospital, community, long-term facilities) of the Friuli Venezia Giulia region, Italy: are the very elderly at higher risk of PIPs? Pharmacoepidemiol Drug Saf. 2016. https://doi.org/10.1002/pds.4026. PMID: 27184012.

[15] Morgan SG, Weymann D, Pratt B, Smolina K, Gladstone EJ, Raymond C, et al. Sex differences in the risk of receiving potentially inappropriate prescriptions among older adults. Age Ageing. 2016.; pii: afw074. PMID: 27151390.

[16] Nam YS, Han JS, Kim JY, Bae WK, Lee K. Prescription of potentially inappropriate medication in Korean older adults based on 2012 beers criteria: a cross-sectional population based study. BMC Geriatr. 2016; 16: 118. https://doi.org/10.1186/s12877-016-0285-3. PMID: 27255674.

[17] Carnahan RM, Lund BC, Perry PJ, Chrischilles EA. The concurrent use of anticholinergics and cholinesterase inhibitors: rare event or common practice? J Am Geriatr Soc. 2004; 52: 2082–7.

[18] Kachru N, Carnahan RM, Johnson ML, Aparasu RR. Potentially inappropriate anticholinergic medication use in older adults with dementia. J Am Pharm Assoc. 2015; 55: 603–12.

[19] Lampela P, Paajanen T, Hartikainen S, Huupponen R. Central anticholinergic adverse effects and their measurement. Drugs Aging. 2015; 32: 963–74.

[20] Wortmann M. Dementia: a global health priority – highlights from an ADI and World Health Organization report. Alzheimers Res Ther. 2012; 4: 40.

[21] Holtzman DM, Morris JC, Goate AM. Alzheimer's disease: the challenge of the second century. Sci Transl Med. 2011; 3: 77sr1. PMID: 21471435.

[22] Jones RW. A review comparing the safety and tolerability of memantine with the acetylcholinesterase inhibitors. Int J Geriatr Psychiatry. 2010; 25: 547–53.

[23] Hsi X, Lin X, Hu R, Sun N, Hao J, Gao C. Toxicological differences between NMDA receptor antagonists and cholinesterase inhibitors. Am J Alzheimers Dis Other Demen. 2016.; pii: 1533317515622283. PMID: 26769920.

[24] Birks J, McGuinness B, Craig D. Rivastigmine for vascular cognitive impairment. Cochrane Database Syst Rev. 2013; (5): CD004744. https://doi.org/10.1002/14651858. CD004744.pub3.

[25] Birks JS, Grimley EJ. Rivastigmine for Alzheimer's disease. Cochrane Database Syst Rev. 2015; (4): CD001191. https://doi.org/10.1002/14651858. CD001191.pub3.

[26] O'Caoimh R, Healy L, Gao Y, Svendrovski A, Kerins DM, Eustace J, et al. Effects of centrally acting angiotensin converting enzyme inhibitors on functional decline in patients with Alzheimer's disease. J Alzheimers Dis. 2014; 40: 595–603.

[27] Gao Y, O'Caoimh R, Healy L, Kerins DM, Eustace J, Guyatt G, et al. Effects of centrally acting ACE inhibitors on the rate of cognitive decline in dementia.

[28] Kim MP, Zhou M, Wahl LM, Angiotensin II increases human monocyte matrix metalloproteinase-1 through the AT2 receptor and prostaglandin E2: implications for atherosclerotic plaque rupture. J Leukoc Biol. 2005; 78: 195–201.

[29] Pitt B, Segal R, Martinez FA, et al. Randomised trial of losartan versus captopril in patients over 65 with heart failure (evaluation of losartan in the elderly study, ELITE). Lancet. 1997; 349: 747–52.

[30] Pitt B, Poole-Wilson PA, Segal R, et al. Effect of losartan compared with captopril on mortality in patients with symptomatic heart failure: randomised trial–the losartan heart failure survival StudyELITE II. Lancet. 2000; 355: 1582–7.

[31] Chien SC, Ou SM, Shih CJ, Chao PW, Li SY, Lee YJ, et al. Comparative effectiveness of angiotensin-converting enzyme inhibitors and angiotensin II receptor blockers in terms of major cardiovascular disease outcomes in elderly patients: a Nationwide population-based cohort study. Medicine (Baltimore). 2015; 94(43): e1751. https://doi.org/10.1097/MD.0000000000001751. PMID: 26512568.

[32] Ma C, Cao J, Lu XC, Guo XH, Gao Y, Liu XF, et al. Cardiovascular and cerebrovascular outcomes in elderly hypertensive patients treated with either ARB or ACEI. J Geriatr Cardiol. 2012; 9: 252–7.

[33] Bangalore S, Kumar S, Wetterslev J, Messerli FH. Angiotensin receptor blockers and risk of myocardial infarction: meta-analyses and trial sequential analyses of 147 020 patients from randomised trials. BMJ. 2011; 342: d2234. PMID: 21521728.

[34] van Vark LC, Bertrand M, Akkerhuis KM, Brugts JJ, Fox K, Mourad JJ, et al. Angiotensin converting enzyme inhibitors reduce mortality in hypertension: a meta-analysis of randomized clinical trials of renin-angiotensin aldosterone system inhibitors involving 158 998 patients. Eur Heart J. 2012; 33: 2088–97.

[35] Cheng J, Zhang W, Zhang X, Han F, Li X, He X, et al. Effect of angiotensin-converting enzyme inhibitors and angiotensin II receptor blockers on all-cause mortality, cardiovascular deaths, and cardiovascular events in patients with diabetes mellitus: a meta-analysis. JAMA Intern Med. 2014; 174: 773–85.

[36] Twersky RS, Goel V, Narayan P, Weedon J. The risk of hypertension after preoperative discontinuation of angiotensinconverting enzyme inhibitors or angiotensin receptor antagonists in ambulatory and same-day admission patients. Anesth Analg. 2014; 118: 938–44.

[37] Anastasian ZH, Gaudet JG, Connolly ES Jr, Arunajadai S, Heyer EJ. The effect of antihypertensive class on intraoperative pressor requirements during carotid endarterectomy. Anesth Analg. 2011; 112: 1452–60.

[38] MacLeod-Glover N, Mink M, Yarema M, Chuang R. Digoxin toxicity: case for retiring its use in elderly patients? Can Fam Physician. 2016; 62: 223–8.

[39] See I, Shehab N, Kegler SR, Laskar SR, Budnitz DS. Emergency department visits and hospitalizations for digoxin toxicity: United States, 2005 to 2010. Circ Heart Fail. 2014; 7: 28–34.

[40] Hauptman PJ, Blume SW, Lewis EF, Ward S. Digoxin toxicity and use of digoxin immune fab. J Am Coll Cardiol HF. 2016; 4: 357–64.

[41] Deneer VH, van Hemel NM. Is antiarrhythmic treatment in the elderly different? A review of the specific changes. Drugs Aging. 2011; 28: 617–33.

[42] Aarnoudse AJ, Dieleman JP, Visser LE, Arp PP, van der Heiden IP, van Schaik RH, et al. Common ATP-binding cassette B1 variants are associated with increased digoxin serum concentration. Pharmacogenet Genomics. 2008; 18: 299–305.

[43] Washam JB, Stevens SR, Lokhnygina Y, Halperin JL, Breithardt G, Singer DE, et al. Digoxin use in patients with atrial fibrillation and adverse cardiovascular outcomes: a retrospective analysis of the rivaroxaban once daily oral direct factor Xa inhibition compared with vitamin K antagonism for prevention of stroke and embolism trial in atrial fibrillation (ROCKET AF). Lancet. 2015; 385: 2363–70.

[44] Whitbeck MG, Charnigo RJ, Khairy P, Ziada K, Bailey AL, Zegarra MM, et al. Increased mortality among patients taking digoxin-analysis from the AFFIRM study. Eur Heart J. 2013; 34: 1481–8.

[45] Okin PM, Hille DA, Wachtell K, Kjeldsen SE, Boman K, Dahlöf B, et al. Digoxin use and risk of mortality in hypertensive patients with atrial fibrillation. J Hypertens. 2015; 33: 1480–6.

[46] January CT, Wann LS, Alpert JS, Calkins H, Cigarroa JE, Cleveland JC Jr, et al. 2014 AHA/ACC/HRS guideline for the managcment of patients with atrial fibrillation: executive summary: a report of the American College of Cardiology/Amercan Heart Association task force on practice guidelines and the Heart Rhythm Society. Circulation. 2014; 130: 2071–104.

[47] Hohnloser SH, Halperin JL, Camm AJ, Gao P, Radzik D, Connolly SJ. Interaction between digoxin and dronedarone in the PALLAS trial. Cire Arrhythm Electrophysiol. 2014; 7: 1019–25.

[48] Ehrlich C, Tsu L. Updates in antiarrhythmic therapy for atrial fibrillation in geriatric patients. Consult Pharm. 2015; 30: 82–91.

[49] Singh BN, Singh SN, Reda DJ, Tang XC, Lopez B, Harris CL, et al. Amiodarone versus sotalol for atrial fibrillation. N Engl J Med. 2005; 352: 1861–72.

[50] Le Heuzey JY, De Ferrari GM, Radzik D, Santini M, Zhu J, Davy JM. A short-term, randomized, double-blind, parallel-group study to evaluate the efficacy and safety of dronedarone versus amiodarone in patients with persistent atrial fibrillation: the DIONYSOS study. J Cardiovasc Electrophysiol. 2010; 21: 597–605.

[51] Ullal AJ, Than CT, Fan J, Schmitt S, Perino AC, Kaiser DW, et al. Amiodarone and risk of death in contemporary patients with atrial fibrillation: findings from the retrospective evaluation and assessment of therapies in AF study. Am Heart J. 2015; 170: 1033–41.

[52] Yamada Y, Shiga T, Matsuda N, Hagiwara N, Kasanuki H. Incidence and predictors of pulmonary toxicity in Japanese patients receiving low-dose amiodarone. Circ J. 2007; 71: 1610–6.

[53] Klein I, Ojamaa K. Thyroid hormone and the cardiovascular system. N Engl J Med. 2001; 344: 501–9.

[54] Cheng HC, Yeh HJ, Huang N, Chou YJ, Yen MY, Wang AG. Amiodarone-associated optic neuropathy. Ophthalmology. 2015; 122: 2553–9.

[55] Mochalina N, Juhlin T, Platonov PG, Svensson PJ, Wieloch M. Concomitant use of dronedarone with dabigatran in patients with atrial fibrillation in clinical practice. Thromb Res. 2015; 135: 1070–4.

[56] Tadros R, Nattel S, Andrade JG. Dronedarone: basic pharmacology and clinical use. Card Electrophysiol Clin. 2016; 8: 453–65.

[57] Tschuppert Y, Buclin T, Rothuizen LE, Decosterd LA, Galleyrand J, Gaud C, et al. Effect of dronedarone on renal function in healthy subjects. Br J Clin Pharmacol. 2007; 64: 785–91.

[58] Conti V, Biagi C, Melis M, Fortino I, Donati M, Vaccheri A, et al. Acute renal failure in patients treated with dronedarone or amiodarone: a large population-based cohort study in Italy. Eur J Clin Pharmacol. 2015; 71: 1147–53.

[59] Guerra F, Hohnloser SH, Kowey PR, Crijns HJ, Aliot EM, Radzik D, et al. Efficacy and safety of dronedarone in patients previously treated with other antiarrhythmic agents. Clin Cardiol. 2014; 37: 717–24.

[60] Lafuente-Lafuente C, Valembois L, Bergmann JF, Belmin J. Antiarrhythmics for maintaining sinus rhythm after cardioversion of atrial fibrillation. Cochrane Database Syst Rev. 2015; (3): CD005049.

[61] Køber L, Torp-Pedersen C, McMurray JJ, Gøtzsche O, Lévy S, Crijns H, et al. Increased mortality after dronedarone therapy for severe heart failure. N Engl J Med. 2008; 358: 2678–87.

[62] Friberg L. Safety of dronedarone in routine clinical care. J Am Coll Cardiol. 2014; 63: 2376–84.

[63] Data from: Health, United States. Centers for Disease Control and prevention. 2013. Available at: http://www.cdc.gov/nchs/data/hus/2013/032.pdf.

[64] Stewart C, Leveille SG, Shmerling RH, Samelson EJ, Bean JF, Schofield P. Management of persistent pain in older adults: the MOBILIZE Boston study. J Am Geriatr Soc. 2012; 60: 2081–6.

[65] Larson AM, Polson J, Fontana RJ, Davern TJ, Lalani E, Hynan LS, et al. Acetaminophen-induced acute liver failure: results of a US multicenter prospective study. Hepatology. 2005; 42: 1364–72.

[66] Malec M, Shega JW. Pain management in the elderly. Med Clin N Am. 2015; 99: 337–50.

[67] Fine PG, Herr KA. Pharmacologic management of persistent pain in older persons. Clin Geriatr. 2009; 17: 25–32.

[68] Franceschi M, Scarcelli C, Niro V, Seripa D, Pazienza AM, Pepe G, et al. Prevalence, clinical features and avoidability of adverse drug reactions as cause of admission to a geriatric unit: a prospective study of 1,756 patients. Drug Saf. 2008; 31: 545–56.

[69] Trelle S, Reichenbach S, Wandel S, Hildebrand P, Tschannen B, Villiger PM, et al. Cardiovascular safety of non-steroidal antiinflammatory drugs: network meta-analysis. BMJ. 2011; 342: c7086.

[70] Pérez Gutthann S, García Rodríguez LA, Raiford DS, Duque Oliart A, Ris Romeu J. Nonsteroidal anti-inflammatory drugs and the risk of hospitalization for acute renal failure. Arch Intern Med. 1996; 156: 2433–9.

[71] Wolfe MM, Lichtenstein DR, Singh G. Gastrointestinal toxicity of nonsteroidal antiinflammatory drugs. N Engl J Med. 1999; 340: 1888–99.

[72] Richy F, Bruyere O, Ethgen O, Rabenda V, Bouvenot G, Audran M, et al. Time dependent risk of gastrointestinal complications induced by nonsteroidal anti-infammatory drug use: a consensus statement using a meta-analytic approach. Ann Rheum Dis. 2004; 63: 759–66.

[73] Heerdink ER, Leufkens HG, Herings RM, Ottervanger JP, Stricker BH, Bakker A. NSAIDs associated with increased risk of congestive heart failure in elderly patients taking diuretics. Arch Intern Med. 1998; 158: 1108–12.

[74] American Geriatrics Society Panel on the Pharmacological Management of Persistent Pain in Older Persons. Pharmacological management of persistent pain in older persons. Pain Med. 2009; 10: 1062–83.

[75] Zacher J, Altman R, Bellamy N, Bruhlmann P, Da Silva J, Huskisson E, et al. Topical diclofenac and its role in pain and inflammation: an evidence-based review. Curr Med Res Opin. 2008; 24: 925–50.

[76] Furlan AD, Sandoval JA, Mailis-Gagnon A, Tunks E. Opioids for chronic noncancer pain: a meta-analysis of effectiveness and side effects. CMAJ. 2006; 174: 1589–94.

[77] Webster LR, Webster RM. Predicting aberrant behaviors in opioid-treated patients: preliminary validation of the opioid risk tool. Pain Med. 2005; 6: 432–42.

[78] Butler SF, Femandez K, Benoit C, Budman SH, Jamison RN. Validation of the revised screener and opioid assessment for patients with pain (SOAPP-R). J Pain. 2008; 9: 360–72.

[79] Moore RA, Straube S, Wiffen PJ, Derry S, McQuay HJ. Pregabalin for acute and chronic pain in adults. Cochrane Database Syst Rev. 2009; (3): CD007076. https://doi.org/10.1002/14651858. CD007076.pub2.

[80] Reisner L. Pharmacological management of persistent pain in older persons. J Pain. 2011; 12(3 Suppl 1): S21–9.

[81] Bicket MC, Mao J. Chronic pain in older adults. Anesthesiol Clin. 2015; 33: 577–90.

[82] Fromm GH. Baclofen as an adjuvant analgesic. J Pain Symptom Manag. 1994; 9: 500–9.

[83] Celli BR, MacNee W, Agusti A, Anzueto A, Berg B, Buist AS, et al. Standards for the diagnosis and treatment of patients with COPD: a summary of the ATS/ERS position paper. Eur Respir J. 2004; 23: 932–46.

[84] Bénard-Laribière A, Noize P, Pambrun E, Bazin F, Verdoux H, Tournier M, et al. Comorbidities and concurrent medications increasing the risk of adverse drug reactions: prevalence in French benzodiazepine users. Eur J Clin Pharmacol. 2016; 72: 869–76.

[85] Huang AR, Mallet L, Rochefort CM, Eguale T, Buckeridge DL, Tamblyn R. Medication-related falls in the elderly: causative factors and preventive strategies. Drugs Aging. 2012; 29: 359–76.

[86] Hill-Taylor B, Sketris IS, Gardner DM, Thompson K. Concordance with a STOPP (sereening tool of older Persons' potentially inappropriate prescriptions) criterion in Nova Scotia, Canada: benzodiazepine and Zoplicone prescription claims by older adults with fall-related hospitalizations. J Popul Ther Clin Pharmacol. 2016; 23(1): e1–e12. Epub 2016 Feb 10. PMID: 26949844.

[87] Hwang CS, Kang EM, Kornegay CJ, Staffa JA, Jones CM, McAninch JK. Trends in the concomitant prescribing of opioids and benzodiazepines, 2002–2014. Am J Prev Med. 2016. https://doi.org/10.1016/j.amepre.2016.02.014. pii: S0749-3797(16)00094-5. [Epub ahead of print] PMID: 27079639.

[88] Wauters M, Elseviers M, Vaes B, Degryse J, Dalleur O, Vander Stichele R, et al. Polypharmacy in a Belgian cohort of community-dwelling oldest old (80+). Acta Clin Belg. 2016; 71: 158–66.

[89] Beziz D, Colas S, Collin C, Dray-Spira R, Zureik M. Association between exposure to benzodiazepines and related drugs and survivorship of Total hip replacement in arthritis: a population-based cohort study of 246,940 patients. PLoS One. 2016; 11(5): e0155783. https://doi.org/10.1371/journal.pone.0155783. PMID: 27219105.

[90] Fond G, Fajula C, Dassa D, Brunel L, Lançon C, Boyer L. Potentially inappropriate psychotropic prescription at discharge is associated with lower functioning in the elderly psychiatric inpatients. A cross-sectional study. Psychopharmacology. 2016; 233: 2549–58.

[91] Iaboni A, Bronskill SE, Reynolds KB, Wang X, Rochon PA, Herrmann N, J Flint A. Changing pattern of sedative use in older adults: a population-based Cohort Study. Drugs Aging. 2016 May 30. [Epub ahead of print] PMID: 27241038.

[92] Johnson CF, Frei C, Downes N, McTaggart SA, Akram G. Benzodiazepine and z-hypnotic prescribing for older people in primary care: a cross-sectional population-based study. Br J Gen Pract. 2016; 66: 410–5.

[93] Becattini C, Agnelli G. Treatment of venous thromboembolism with new anticoagulant agents. J Am Coll Cardiol. 2016; 67: 1941–55.

[94] Ghanny S, Crowther M. Treatment with novel oral anticoagulants: indications, efficacy and risks. Curr Opin Hematol. 2013; 5: 430–6.

[95] Maura G, Blotière PO, Bouillon K, Billionnet C, Ricordeau P, Alla F, et al. Comparison of the short-term risk of bleeding and arterial thromboembolic events in nonvalvular atrial fibrillation patients newly treated with dabigatran or rivaroxaban versus vitamin K antagonists: a French nationwide propensity-matched cohort study. Circulation. 2015; 132: 1252–60.

[96] Bansilal S, Bloomgarden Z, Halperin JL, Hellkamp AS, Lokhnygina Y, Patel MR, et al. Efficacy and safety of rivaroxaban in patients with diabetes and nonvalvular atrial fibrillation: the rivaroxaban once-daily, oral, direct factor Xa inhibition compared with vitamin K antagonism for prevention of stroke and embolism trial in atrial fibrillation (ROCKET AF trial). Am Heart J. 2015; 170: 675–82.

[97] Brambatti M, Darius H, Oldgren J, Clemens A, Noack HH, Brueckmann M, et al. Comparison of dabigatran versus warfarin in diabetic patients with atrial fibrillation: results from the RE-LY trial. Int J Cardiol. 2015; 196: 127–31.

[98] Eikelboom JW, Wallentin L, Connolly SJ, Ezekowitz M, Healey JS, Oldgren J, et al. Risk of bleeding with 2 doses of dabigatran compared with warfarin in older and younger patients with atrial fibrillation: an analysis of the randomized evaluation of long-term anticoagulant therapy (RE-LY) trial. Circulation. 2011; 123: 2363–72.

[99] Patel MR, Mahaffey KW, Garg J, Pan G, Singer DE, Hacke W, et al. Rivaroxaban versus warfarin in

[100] Halperin JL, Hankey GJ, Wojdyla DM, Piccini JP, Lokhnygina Y, Patel MR, et al. Efficacy and safety of rivaroxaban compared with warfarin among elderly patients with nonvalvular atrial fibrillation in the rivaroxaban once daily, oral, direct factor Xa inhibition compared with vitamin K antagonism for prevention of stroke and embolism trial in atrial fibrillation (ROCKET AF). Circulation. 2014; 130: 138–46.

[101] Granger CB, Alexander JH, McMurray JJ, Lopes RD, Hylek EM, Hanna M, et al. Apixaban versus warfarin in patients with atrial fibrillation. N Engl J Med. 2011; 365: 981–92.

[102] Halvorsen S, Atar D, Yang H, De Caterina R, Erol C, Garcia D, et al. Efficacy and safety of apixaban compared with warfarin according to age for stroke prevention in atrial fibrillation: observations from the ARISTOTLE trial. Eur Heart J. 2014; 35: 1864–72.

[103] Lopes RD, Al-Khatib SM, Wallentin L, Yang H, Ansell J, Bahit MC, et al. Efficacy and safety of apixaban compared with warfarin according to patient risk of stroke and of bleeding in atrial fibrillation: a secondary analysis of a randomised controlled trial. Lancet. 2012; 380: 1749–58.

[104] Kato ET, Giugliano RP, Ruff CT, Koretsune Y, Yamashita T, Kiss RG, et al. Efficacy and safety of edoxaban in elderly patients with atrial fibrillation in the ENGAGE AF-TIMI 48 trial. J Am Heart Assoc. 2016; 5(5). https://doi.org/10.1161/JAHA.116.003432. pii: e003432. PMID: 27207971.

[105] Ruff CT, Giugliano RP, Braunwald E, Hoffman EB, Deenadayalu N, Ezekowitz MD, et al. Comparison of the efficacy and safety of new oral anticoagulants with warfarin in patients with atrial fibrillation: a meta-analysis of randomised trials. Lancet. 2014; 383: 955–62.

[106] Avgil-Tsadok M, Jackevicius CA, Essebag V, Eisenberg MJ, Rahme E, Behlouli H, et al. Dabigatran use in elderly patients with atrial fibrillation. Thromb Haemost. 2015; 115: 152–60.

[107] Graham DJ, Reichman ME, Wernecke M, Zhang R, Southworth MR, Levenson M, et al. Cardiovascular, bleeding, and mortality risks in elderly Medicare patients treated with dabigatran or warfarin for nonvalvular atrial fibrillation. Circulation. 2015; 131: 157–64.

[108] Hernandez I, Baik SH, Pinera A, Zhang Y. Risk of bleeding with dabigatran in atrial fibrillation. JAMA Intern Med. 2015; 175: 18–24.

[109] Abraham NS, Singh S, Alexander GC, Heien H, Haas LR, Crown W, et al. Comparative risk of gastrointestinal bleeding with dabigatran, rivaroxaban, and warfarin: population based cohort study. BMJ. 2015; 350: h1857. https://doi.org/10.1136/bmj.h1857. PMID: 25910928.

[110] Pollack CV Jr, Reilly PA, Eikelboom J, Glund S, Verhamme P, Bernstein RA, et al. Idarucizumab for dabigatran reversal. N Engl J Med. 2015; 373: 511–20.

[111] Siegal DM, Curnutte JT, Connolly SJ, Lu G, Conley PB, Wiens BL, et al. Andexanet alfa for the reversal of factor Xa inhibitor activity. N Engl J Med. 2015; 373: 2413–24.

第四部分
特别关注

22. 老年患者常用的手术室外麻醉方式

乔治·A. 杜马（George A. Dumas），朱莉·R. 麦克斯温（Julie R. McSwain），希拉·瑞安·巴尼特（Sheila Ryan Barnett）

镇静和监测

随着起效迅速，持续时间短，不良反应小的新型药物越来越多，不仅仅是医师，患者本身也希望在接受损伤较小的侵入性检查时处于一个比较有利（包括舒适、无痛苦记忆）的治疗环境中。对于这些患者而言，镇静是一个可供选择的方式。随着老年化人口的不断增加，接受相应手术的老年患者（甚至是高龄患者）越来越多。然而，实施合适的镇静和麻醉能够显著减少手术相关的并发症，缩短患者住院时间[1]。

什么是镇静？

美国麻醉医师协会（ASA）和卫生保健认证联合委员会组织将镇静分为3个层次，从镇静或抗焦虑到全身麻醉[2,3]（表22-1）：

表22-1 镇静深度及表现

等级	表现
轻度	患者可对正常音量的言语刺激做出快速的言语或动作方面反应。
中度	患者可对言语或轻度的触觉刺激做出有意识的反应，主要为语言或动作的表现。如睁开眼睛、把头转向某个方向或适当地改变体位。
深度	患者对语言或触觉刺激都没有反应，但对疼痛刺激有适当的反应。

轻度镇静或抗焦虑：患者处于意识减弱状态，但是自主呼吸保留，对平和的言语刺激有反应。该镇静状态对患者的心血管功能影响较小。众多非麻醉专业的专家称之为"清醒镇静"。ASA建议使用"镇静和镇痛"而不是"清醒镇静"来描述该镇静情形。

中度镇静或镇痛：是指麻醉相关药物使用后的状态，表现为患者不易唤醒，但是对于强力的言语刺激或者持续的光线刺激有反应。患者自主呼吸不受影响，心血管系统相关的指标不受影响。

深度镇静或镇痛：是指麻醉相关药物使用后的状态，表现为患者难以唤醒，但是仍对疼痛刺激出现目的性的反应。在深度镇静状态下，在无辅助的情况下，患者不能保持气道通畅，患者自主呼吸也不能保持。尽管目前对于是否需要麻醉医师实施深度镇静富有争议，但是，总的来说，ASA、许多医院都强烈建议由训练有素的麻醉医师来实施深度镇静。至少，深度镇静时需要有一位具有专业心肺复苏以及控制气道技能的医务人员。

意识变化是一个连续过程。实施镇静的医师不仅需要能够维持当前镇静状态，更重要的是对镇静过深做出合理的反应，尤其是由非麻醉医师（例如牙科医师，放射科医师，皮肤科医师，心脏病医师和消化内科医师）单独给患者实施镇静[4-9]。

为什么在老年患者镇静是一个特别需要关注的问题？

老年人群是一个特殊人群，其自然年龄与生理年龄并非完全一致。老年患者常有多种药物服用史，生理储备较差，且常伴有多种并发症[10,11]（见第4、7、8及27章）。因此，老年患者对镇静药物的效应尤其敏感，在联合使用其他药物时，其不良反应也明显增加。尽管短暂的低血压或低氧饱和度对年轻患者的影响可能微不足道，但是对于年老体弱的患者而言可能会导致严重的后果，例如心肌缺血及继发的心律失常[12]（表22-2）。

表22-2　老年患者实施镇静的注意事项

1. 伴有多种并发症：冠心病、心律失常、脑血管意外。
2. 手术体位带来的挑战。
3. 慢性疼痛，尤其是背部和脊柱的慢性疼痛。
4. 普遍存在慢性缺氧的情况，并需要居家给氧要求。
5. 听力和视力的障碍影响交流。
6. 痴呆与认知功能障碍。

并发症

老年患者通常合并多种不同脏器的疾病：在一项针对544名老年患者术前健康状况的研究发现，84%以上的患者至少有1种并发症，27%的患者伴有2种并发症，30%的患者伴有3种或以上的并发症[10]。此外，老年患者普遍存在行动受限情况：超过80岁的老人中有73%至少合并有1种残疾，这些因素可影响并限制镇静方式选择。老年患者普遍患有心绞痛，高血压和充血性心力衰竭等心脏病[13,14]。其中，冠状动脉疾病是老年患者在清醒状态接受治疗时发生心肌缺血的高风险因素，尤其治疗过程伴随着疼痛刺激或焦虑的情况。在没有合适的镇静的情况下，缓解治疗过程中伴随着的疼痛或焦虑是非常困难的。类似的情况也包括以下方面：老年患者对低血容量非常敏感，且交感神经反射受到抑制。导致老年患者在实施镇静时更易发生血流动力学紊乱，主要表现为低血压。然而，如果镇静深度不超过Ⅱ期，则不太可能导致低血压[2,15]。

与年龄相关的肺部变化也影响镇静的实施。老年患者的肺和胸壁顺应性下降，导致在镇静过程中易发生肺不张导致的低氧血症。随着年龄的增长，老年患者的肺和胸壁顺应性下降，镇静过程中易发生肺不张并伴有缺氧情况，单纯给予氧疗效果差[16]。此外，如果不给予额外的氧气，高碳酸血症持续的发展也可导致缺氧，并继发高血压和心动过速。

伴有肾脏疾病的老年患者需要调整镇静药的使用剂量。例如：尿毒症的患者对镇静药物尤其是麻醉性镇痛药非常敏感，易发生呼吸暂停。此外，随着美国肥胖症的流行，合并糖尿病的老年患者越来越普遍。血糖控制不佳与胃排空延迟密切相关。故禁食超过8 h仍可能存在饱胃情况。

由于中枢神经系统的衰老，老年患者对镇静剂和镇痛药物更加敏感，伴有轻度认知功能障碍的老年患者在使用少量镇静剂时极容易发生躁动。

镇静实施过程中的面临挑战

老年患者中存在一些影响镇静实施的特殊情况[11,17,18]（表22-3）。

表22-3　老年患者实施镇静管理的注意事项

- 需提前了解术前病史，包括药物治疗史和并发症。
- 提供大字体的书面说明。
- 尽可能给看护人员提供额外指导。
- 在治疗的开始和结束时，预留出更换衣服的时间。
- 在原本的镇静安排外，做好其他准备防止发生意外。
- 如果术后恢复缓慢，应进行术后监护。

体位

老年患者的皮下脂肪和肌肉内脂肪随年龄

增长明显减少,易导致骨骼突出部位的皮肤损伤,甚至在看似无害的姿势状态下也会受到意外的损伤。老年患者皮肤弹性丧失和伤口愈合缓慢可进一步加重伤口的损伤。慢性疼痛,尤其是背部疼痛,可能会限制老年患者长时间维持某些姿势的能力。椎基底动脉供血不足可能使高龄患者出现脑缺血意外风险增加,尤其是进行气道管理和颈部手术时。此外,某些特殊的体位也会影响老年患者的心肺功能。例如:患有严重心脏病的老年患者不能耐受俯卧位或头低脚高(Trendelenburg)位。

沟通

老年患者可能伴有视力下降,失明,听力受损,甚至耳聋,使得与之沟通变得非常的困难。此外,部分常规检查(如结肠镜和内窥镜检查)都需要在黑暗的内镜室进行。这样的环境进一步减弱了老年患者对外界的感知。所有知情同意书都应易于阅读理解,当老年患者存在认知或沟通障碍时,应向患者家属提供知情同意书的复印件。

术前评估

在实施镇静之前,需要对老年患者的整体健康状况进行评估,包括对患者主要器官系统储备功能的评估。至少包括:既往病史、药物服用史、简单的体格检查(包括气道的评估)。患者能否与医师团队互相配合是成功实施镇静的指导原则之一。术前评估应包括评估清醒状态下患者正常的合作能力。因痴呆,听觉或视力丧失等问题而无法合作的患者,或处于极度疼痛、因关节炎或卒中等原因而致残的患者都可能不适合简单的镇静处理,可能需要深度镇静或全身麻醉[2,11,19,20]。

转运方式

老年患者可能存在行动不便等诸多问题,使得将老年患者从椅子转移至担架的时间延长。因此,需要给予转运老年患者更多的时间。

所有说明应避免使用医学专业术语,同时使用大字体便于阅读。除了术前告知书以外,在出院前还应向患者及其家属说明术后需要注意的事项。并告知一旦出现问题该与谁联系并如何安排紧急救助等情况。

镇静药物应用史

镇静药物和麻醉药物应用史具有非常重要的价值。药物及酒精滥用史、大量止痛药的服用史导致镇静实施出现困难。此外,技术难度大或时间长的手术也增加了镇静管理的难度。在这些情况下,最好选择实施深度镇静或者全身麻醉进行手术[2,11,19,20](表22-4和22-5)。

表22-4 影响镇静实施的因素

病史:

药物滥用史

酗酒史

长期使用毒品

之前存在镇静问题

预期的长时间或复杂的手术

表22-5 全身麻醉的建议

以下患者推荐进行全身麻醉:

- 智力障碍
- 醉酒
- 脓毒血症
- 活动性呕血
- 有严重的认知障碍,如痴呆,或因不安、焦虑无法合作患者
- 存在误吸高风险,例如肥胖、反流或腹水患者
- 由于疼痛、意识混乱或其他医疗状况,无法继续躺下的患者

知情同意书

老年患者应了解并同意实施镇静的具体方案

和所涉及的风险。当老年患者存在严重残疾或明显依赖他人时,应尽早让护理人员介入。除知情同意书外,老年患者的术后管理也必不可少。一般情况下,不需要单独与患者签署镇静知情同意书,手术同意书应该涵盖镇静许可的相关内容。但是具体情况实施时,需要由当地的卫生主管部门或者当地医院决定。

术前禁食指南

ASA 和美国胃肠病内窥镜检查学会(ASGE)建议术前 6～8 h 禁止固体食物摄入,2～3 h 内禁止液体的摄入。对于老年患者,必须安排专人负责监管和执行。对于身体虚弱或伴有痴呆的老年患者而言,镇静的效果难以预料,且可能根据手术需要改为深度麻醉或全身麻醉;故严格遵守禁食指南尤为重要[19,20]。

手术注意事项

监测

ASA 监测指南指出:不管何种程度的镇静,所有患者必须全程接受监测。标准的监测内容包括:心率、间隔无创血压测量、呼吸频率和血氧饱和度。对于老年患者而言,推荐增加心电图监测。此外,在术后恢复期间仍应定期监测生命体征,直至所有药物代谢完毕,患者可以安全离开医院为止。

对于安装心脏起搏器,且有可能使用电刀的患者而言,备好磁铁是关键。

伴有明显心脏病史、持续性心绞痛、充血性心力衰竭或氧依赖性肺病的患者,由于几乎没有储备功能,不适合实施单纯的镇静,需要进行更多的监测。

患者存在严重通气不足和高碳酸血症时,仍可能保持正常的血氧饱和度。所以进行深度镇静时,尤其手术时间长时,应进行通气监测。二氧化碳波形常用于监测通气水平以便及早发现二氧化碳的变化[21]。类似的情况包括使用脑电双频谱指数(BIS)监测评估异丙酚镇静患者的镇静水平[22]。

我们必须意识到,老年患者比年轻患者更需要进行监测。而且,在手术过程中,需要安排一位医师对患者进行持续监测,包括:观察患者的反应能力、配合度、重要的生命体征。镇静患者在任何时候必须保持可唤醒状态,因此,与患者进行交流是最有价值的监测方法之一。

紧急复苏

在实施镇静时,应配备紧急复苏设备,以及接受过基本和高级生命支持的培训的人员。急救设备至少包括专用的口腔吸引器、氧气、气囊面罩装置、口咽通气道和相关麻醉药物及相应的拮抗剂[23,24]。

氧气

老年患者肺储备功能受限,易出现通气不足和低氧血症;当老年患者合并心肺疾病和其他疾病时更容易出现上述症状。在接受消化内镜治疗的老年患者中的研究发现,镇静和非镇静患者均出现氧饱和度降低,表明上述患者对手术的耐受性较差[25,26]。通过鼻导管给予 4 L/min 的氧气能够有效地改善镇静导致的低氧血症。如前所述,鉴于吸氧、额外给予麻醉性药物能够掩盖高碳酸血症,因此接受镇静的患者必须进行通气监测[2,19,21]。

结论

老年患者应在最小风险的镇静情况下接受简单的手术操作。而熟练的镇静管理可避免更多的疾病和复杂的手术以及改善预后。总之,在老年患者中实施镇静是安全的,但是需要更多的警惕性和耐心。

老年患者胃肠镜检查

老年患者最常见的非手术室操作是胃肠镜

检查。随年龄增长，胃肠道疾病的发病率逐渐增加，消化内镜成为消化道疾病常用的诊断和治疗方法。老年人更易罹患结直肠癌、食道癌和胃癌以及胆道胰腺疾病[27]。老年患者接受胃镜、结肠镜、小肠镜、经皮内镜胃造瘘术（PEG）、内镜逆行胰胆管造影（ERCP）、内镜超声检查（EUS）的适应证与年轻患者基本相同，但是75岁以上患者接受结肠镜检查的益处有限。

老龄化导致的胃肠道改变

整个消化道状态伴随着年龄的增长而改变。包括：细胞生长、分化、复制和免疫状态的改变[29]。这些改变可引起肠憩室病、消化道恶性肿瘤、胃肠蠕动减弱等一系列问题[30,31]。此外，吞咽困难、食道括约肌张力降低、咽部和声门上感觉减退、声门关闭反射减弱，使误吸发生率增加，引起继发性肺炎或局限性肺炎[32,33]。胆囊体积增大和胆囊收缩减弱可引起老年人的胆石症和胆总管结石发生[34,35]。消化道黏膜保护功能减弱、碳酸氢盐水平的改变以及血液稀释药物（包括非甾体抗炎药）的大量使用可能导致胃肠出血发生率增加[31]。

术前评估和处理

消化镜检查是一种低风险侵入性检查措施。在消化内镜检查中，无症状患者术前无须进行心功能检测，心血管疾病患者也无须进行12导联心电图监测。但近期接受冠脉介入治疗，包括裸金属支架和药物洗脱支架植入患者，需要消化内科医师、心脏内科医师和麻醉医师会诊后共同决定治疗方案。在心脏介入手术之前实施治疗性ERCP，癌症分期诊断的超声内镜是可以接受的。接受消化内镜检查的患者通常口服抗凝药和抗血小板药物，在无症状性出血或接受导致出血的手术（包括括约肌切开术、息肉切除术、内镜下黏膜切除术）的情况下可不停药。应该仔细衡量出血与血栓发生的风险，可根据指南意见和专家意见做出合适的决定。

心脏置入物的患者接受手术前需要对该装置的功能进行评估。单极电刀可用于括约肌切开术、圈套器息肉切除、热活检钳应用、氩等离子体凝固术等手术中[37]。正因如此，考虑到电刀对起搏器运行和内在除颤功能的影响，这类患者接受此类手术时需要引起格外的重视。如果预计会受到电磁干扰，应征求心脏病专家和制造商关于设备设置的建议、询问和磁铁使用的建议。

老年人容易发生脱水，尤其是天气炎热或服用利尿剂和抗高血压药物后，而液体限制和肠道准备使患者更容易发生低血压，特别是直立性低血压。聚乙二醇和磷酸钠口服制剂溶液常用于肠道准备。磷酸钠制剂禁用于肾功能不全、心力衰竭和容量超负荷的老年患者。磷酸钠可导致高磷血症、低钾血症和高钠血症[38]。聚乙二醇制剂可导致急性肾衰竭，特别是在老年患者中[39]。有些患者可接受分剂量的肠准备溶液，只要两次肠道准备溶液使用的时间间隔不超过5小时[40]，分次给药准备的患者与检查前一晚接受完整单剂量溶液准备的患者残胃体积相似。在大多数患者中，第二次肠准备液后禁食2小时即可满足镇静前的禁食（NPO）要求。

预防性抗生素使用

无论患者年龄大小，预防性抗生素的适应证相同，但一般消化内镜手术没有使用抗生素的指征。美国消化内镜协会和美国心脏协会已经发布相关指南[42,43]。对于罹患心脏疾病的高危患者以及消化道感染肠球菌的患者，可合理使用针对肠球菌的抗生素预防感染性心内膜炎的发生[42]。

除了预防感染性心内膜炎外，建议在以下特定情况下使用抗生素：不完全胆道梗阻或肝移植术后胆道狭窄的需要接受ERCP治疗的患者。

对于有不完全引流的胆道梗阻或肝移植术后胆道狭窄的ERCP患者，建议使用抗生素。所有患者在置胃造瘘管（PEG管）前应接受抗生素治疗。建议在纵隔或胰腺囊性病变手术之前进行预防性抗生素使用。对下消化道内镜检查的腹膜透析患者，建议使用抗生素预防腹膜炎。

上消化道内镜检查

上消化道内镜检查对于老年患者具有较高的使用价值。对于明确合并上消化道出血的老年患者的诊断率高达74%,对于有胃癌家族史的老年患者的有6%的诊断率。总体而言,消化性溃疡和恶性肿瘤的发病率随年龄增长而增加。与年轻患者相比,除急诊上消化道检查外,老年患者行上消化道内镜检查(EGD)的并发症发生率与年轻患者相同。因此,推荐使用便于插入和对口咽的刺激小超薄内窥镜(5~6 mm直径 vs. 8~11 mm直径),此时患者处于清醒状态或轻度镇静即可满足检查要求[46]。

经皮胃造瘘管通常给预期生存超过30天的患者使用,在极高龄患者中,由于患者的潜在疾病,放置胃造瘘后的死亡率较高[47]。

老年患者进行上消化道内镜检查时需注意高度关注以下几个方面。消化内镜医师需要使用麻醉后的患者的上呼吸道进行相关操作,这对麻醉技术提出了挑战。因此,需要根据患者具体情况仔细选择麻醉药物,并计算出使用的剂量。此外,可以使用具有二氧化碳监测能力的鼻咽通气道进行补充氧气,或者使用连接呼吸回路的鼻导管进行给氧。上消化道内镜检查患者常为侧卧位,通常在置入消化内镜的时候对机体的刺激最大。

与年轻患者相比,咽部对于内镜刺激的敏感度降低是老年患者的优势所在。据此,在上消化道内镜检查时,老年患者可能不需要太深的镇静深度即可完成。

误吸是接受上消化道内镜检查的镇静患者所面临的高风险因素。内镜医师在上消化道内镜检查是可以通过消化内镜主动吸引胃肠道内容物以减少误吸的风险。对于体弱的老年患者来说,误吸可导致严重的并发症[17,48]。对老年患者上消化道内镜镇静策略的研究表明,低剂量异丙酚镇静效果较好[49,50]。勾(Gotoda)等的研究发现,在复杂上消化道内镜检查中,年龄小于70岁的患者丙泊酚的平均维持剂量为85 mcg/(kg·min),大于等于80岁患者为60 mcg/(kg·min)[50]。肺功能异常的老年患者更易发生低氧血症。逐步、定量的镇静策略能够减少低氧血症的发生率[50,51]。一项针对720名老年患者(60~80岁)的前瞻性研究表明,有明显低血压风险的老年患者可使用依托咪酯进行镇静[52]。在胃镜检查中,与丙泊酚相比,使用依托咪酯镇静对血流动力学的影响更小。在进行上消化道内镜检查时,过度镇静可能会导致肺通气不足、低血压和缺氧等并发症;而镇静不足可导致咳嗽、喉痉挛和胃内容物的反流等并发症。

结肠镜检查

结肠镜检查时常伴有明显不适。卢肯斯(Lukens)等一项前瞻性研究发现,在接受结肠镜检查的高龄患者(80~90岁)中,肠道准备欠佳是比较常见的问题,发生率约为非高龄患者的4倍。该因素导致顺利完成结肠镜检查比率降低。与小于80岁的老年患者相比,大于80岁的老年患者接受结肠镜检查发生低氧血症的比率较高(27% vs 19%)。该现象可能与使用甲哌啶剂量有关[48]。在一项针对2 000名患者的大型前瞻性研究发现,结肠镜检查的总体并发症发生率较低且与年龄无关[53]。但结肠镜检查的穿孔风险随年龄的增加而增加[47]。此外,对老年患者结肠镜检查中不良事件的meta分析显示:与65岁以上老年患者(19.1/1 000)相比,80岁以上患者(28.9/1 000)由于镇静、并发症等原因发生心肺意外的事件的概率显著增加[54]。

在结肠镜检查中,镇静程度越深,发生误吸、脾损伤和结肠穿孔的风险越大。镇静可增加患者舒适度,有助于结肠内镜检查。然而深度镇静时,由于患者无法对检查的不适操作做出反应,使结肠镜穿孔的发生率增加。而且,由于镇静,导致老年患者对结肠镜在结肠脾区附近检查的耐受性增加,更容易发生脾脏的损伤。在镇静状态下,也更易发生主动或被动的胃内容物反流。此外,对于容易发生胃反流误吸的患者在接受结肠镜检查时,可进行气管内插管实施镇静或麻醉。丙泊酚具有起效快、作用时间短和效果好的优点,常为深度镇静的首选药物。镇静过程中可用脑电图监测(如BIS)来监测丙泊酚和其他麻醉药物的所产生的镇静深度[50]。

小肠镜检

老年患者不明原因的消化道出血和其他小肠疾病主要通过顺行或逆行小肠镜检查。Heyde综合征是一种获得2a型血管性血友病因子所致的血管增生性出血综合征,其病因为主动脉瓣狭窄(图22-1)。深度肠镜检查常需使用气管内插管进行深度镇静或全身麻醉。一项前瞻性综述表明,与年轻患者相比[57],较低的镇静深度即可对70岁以上老年患者实施具有较高诊断率的小肠镜检查。

逆行胰胆管造影

相比风险较高的外科手术干预措施以外,患有胰腺胆管疾病的老年患者首选内镜下进行治疗。既往研究表明内镜下治疗胰胆管疾病安全性高,并发症较少。常用于解决老年患者的胆道肿瘤、胆石症和胰头癌等导致的胰胆管问题。

通常逆行胰胆管造影(ERCP)手术至少持续1个小时,患者采取俯卧位,头偏向一侧。该治疗过程中需要进行充分的镇静作用。最近的一项大型回顾性研究显示:在ERCP手术实施镇静期间,80岁以上患者更易发生镇静相关的不良事件。包括:心肌梗死、心脏和/或呼吸停止、心律失常、低氧血症、低血压、心动过缓、心动过速[58]。在本研究中最常用的镇静药物为低剂量的异丙酚。并且在该研究中强调了老年患者ERCP手术需要专业护理和熟练的镇静管理团队。在临床治疗过程中,ERCP手术通常采用气管内插管进行全身麻醉,特别是时间较长和较复杂的病例。另一项针对80以上老年患者接受常规ERCP的研究发现,与咪唑安定/哌啶安定镇静相比[59],以丙泊酚为基础的镇静/麻醉更具有优势。表现为:患者合作性更好,恢复时间更短,并在恢复过程中去饱和事件明显降低。

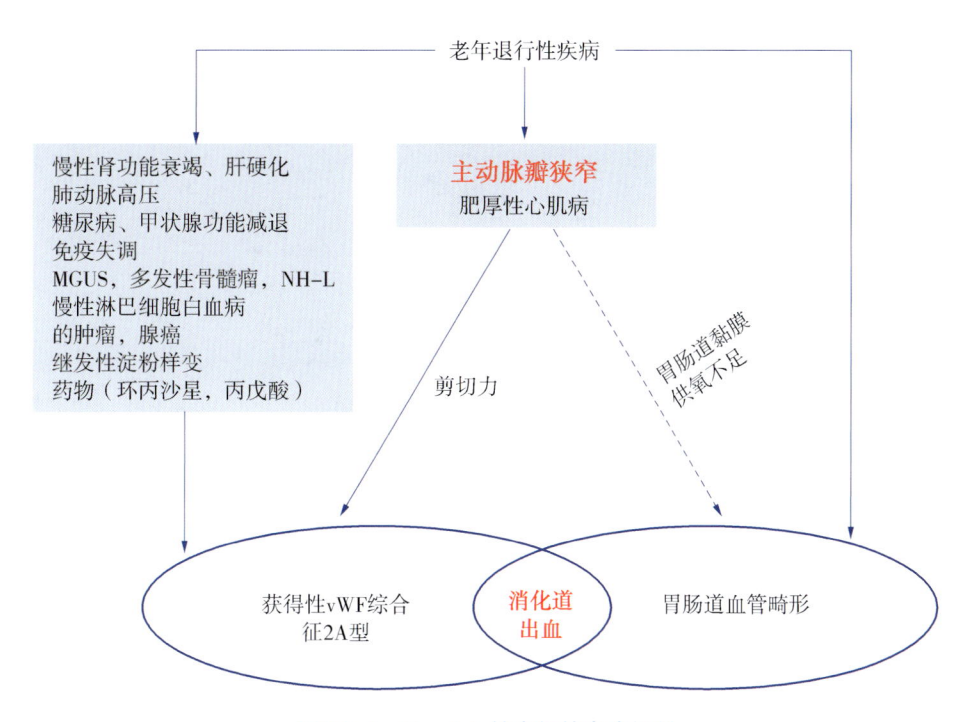

图22-1 Heyde's综合征的发病机制

胃肠道出血可能是由于主动脉狭窄或其他退行性疾病所致。(参考文献为Godino等人[56]发表在Elsevier的文献)

超声内镜检查

超声内镜常用于评估恶性肿瘤的分期、胆道通畅状态、腔外实性和囊性肿块。对于疑似胰腺癌的患者，超声检查非常有效，常结合ERCP进行细针穿刺活检。在75岁及以上患者中使用超声内镜也具有较好的安全性[60]。但是与标准内镜相比，超声内镜的头端更加坚硬，更易发生消化道穿孔[61]。与ERCP相似，超声内镜检查所需镇静时间较长，应合理制定镇静策略。

总结

消化道内镜检查对于老年人的胃肠道疾病的诊断和治疗具有重要的价值。实施镇静的技术与年轻患者类似，但药物的有效剂量偏低。此外，缺氧、低血压、心律失常和误吸在老年患者中更为常见[38]。有关老年患者消化道内镜检查镇静需求的研究中发现，短效的药物（例如丙泊酚）似乎比咪唑安定和哌啶等传统药物更有优势。在大剂量使用咪唑安定或哌替啶时，有可能会导致镇静效果延长或者导致谵妄的产生。由于术前的肠道准备或者禁食、禁饮等因素，老年患者更容易发生直立性低血压。因此，在消化内镜检查后，老年患者站起来进行走动时，必须进行严格的看护。

电休克疗法与老年人

据估计，大约12.5%的老年人患有某种形式的抑郁症[63]，其中，60岁以上患重度抑郁症的比例为2%[64]，住院或养老院的老年患者发生抑郁症的比率可能更高。研究表明，老年人群的重度抑郁症可能与脑血管疾病以及潜在的认知功能损害有关[65]。此外，老年患者出现抑郁症会导致认知功能进一步恶化。与年轻患者相比，老年患者接受电休克治疗（ECT）后，进一步加重认知功能障碍[66]，但是两者之间是否存在相关性并不明确。导致认知功能障碍的潜在生物学机制（见第30章）也并未明确[65]。

多项研究表明，老年患者，包括75岁以上的老年患者，对ECT治疗有效且耐受性良好[66-71]。在过去的几十年里，ECT技术快速发展。伴随着超短电脉冲治疗方法的开展，ECT的安全性已经得到较大程度的提高并且减少其对认知方面的影响。然而ECT技术对重度抑郁症老年患者的治疗效果没有明显改善[72]。但是这些研究大部分是小样本的回顾性研究，并且不是随机研究[68-70,73]。一篇发表在2003年的系统评价指出ECT治疗老年患者抑郁症的有效性和安全性的证据较少[63]。此外，对于伴有神经退行性疾病（如已存在的痴呆、帕金森病和脑血管疾病）的老年患者，尚无研究表明ECT治疗有效[63]。此外，老年患者常伴有多种基础疾病需同时服用多种药物治疗，而药物代谢常随年龄增长而发生相关变化，使老年人使用精神药物治疗抑郁症过程中，更易发生药物间相互作用而产生的不良反应。因此，ECT可能是老年患者治疗重度抑郁症最好的方法（表22-6）。如果不进行治疗，严重的抑郁症也会导致老年患

表22-6 ECT是有效的精神疾病治疗方法

- 严重抑郁症，单次或反复发作
- 双相抑郁症，抑郁症或混合型
- 躁狂（双相情感障碍）、躁狂或混合型
- 精神分裂症
  - 紧张症
  - 精神分裂症或分裂情感性障碍
- 非典型性精神病
- 其他情况
  - 器质性妄想障碍
  - 器质性情绪障碍
  - 急性精神病性障碍
  - 强迫症
  - 心境恶劣
- 其他情况
  - 帕金森病
  - 抗精神病恶性综合征
  - 继发性紧张症
  - 致命性紧张症

者更加虚弱,不能独立生活。

其他治疗老年人抑郁症的方法

经颅直流电刺激(tDCS)和重复经颅磁刺激(rTMS)等神经调节方法可以用于改善老年人情绪障碍。这些治疗不需要麻醉,也不引发痉挛和导致认知功能改变[72]。美国批准的其他治疗慢性抑郁症的方法包括迷走神经刺激(VNS)。通常需要再全身麻醉状态下安装VNS,包括发生器安装(通常在左侧胸区周围)和电极安装(通常在左侧颈区迷走神经附近)[72]。

术前评估

计划接受ECT的老年患者术前检查与其他老年患者围手术期检查相同。然而,对于可能存在认知功能障碍的重度抑郁症的老年患者(例如既往有痴呆症状),告知其相关的围手术期可能发生的事件面临着独一无二的挑战。许多机构为这些患者提供了教育材料,如视频、小册子和课程,以帮助他们了解治疗情况。

与年轻人群相比,老年患者合并脑卒中、心脏瓣膜病和房颤的比率更高。因此,这些患者在接受ECT治疗时可能正在服用抗凝药物,而电刺激引起的交感反应可导致短暂的血压升高,使长期抗凝患者出血风险增加。既往进行ECT治疗时,常使用抗凝药物(例如肝素)进行抗凝。然而,目前针对如何管理ECT治疗过程中抗凝药物的使用的研究较少。针对长期接受华法林抗凝治疗的患者接受ECT后的个案报道和回顾性分析发现:长期抗凝并未增加ECT治疗期间的脑出血的风险[74-76]。仅有一例个案报道慢性抗凝患者在接受ECT治疗后立即出现肉眼血尿[77]。因此,需要扩大样本量进行前瞻性评估是非常有必要的。特别是针对使用商品化的直接凝血酶抑制剂进行抗凝的患者。

有潜在心脏疾病的老年患者可能植入了心脏起搏器和/或植入式心脏除颤器(ICDs)。但是目前没有任何研究明确在一系列ECT治疗过程中如何确保上述设备的安全。然而,多个个案报道和相关的病例分析表明,ECT治疗对含有心脏起搏器老年患者是安全的。ECT治疗期间短时间的电刺激对当前型号的起搏器的功能没有显著影响[78]。在一项回顾性分析中发现,绝大多数(80%)患者在接受ECT治疗前并没有对他们的起搏器进行处理,但大约10%的患者将起搏器改为不同步模式。然而,在ECT治疗过程中,仍存在着发生室性心动过速(VT)或室颤(VF)的风险。这可能是归结于痉挛发作导致心率减慢-加速的转变所致[78]。几乎所有ICDs患者的ICD在手术过程中都处于失活状态[78],因此,在治疗前应禁用ICD设备,但允许与ICD无关的起搏器继续工作。

电休克治疗期间的生理变化

对大脑实施经皮电刺激治疗会导致机体生理上的多种变化。该刺激诱使大脑皮层血流高于基线133%,导致颅内压增加[79,80],但这些变化大多是短暂的。降压药不能完全消除这种情形,但是可以减轻经皮电刺激导致的脑血流增加的速率[80]。脑血流增加可能导致严重但罕见的并发症,包括颅内出血、短暂性脑缺血改变和失明。

对大脑实施经皮电刺激治疗时会导致心血管系统的变化,首先引起副交感神经兴奋,导致心动过缓或甚至持续数秒的心脏停搏,紧接着是交感神经兴奋和儿茶酚胺释放,导致高血压、心动过速和持续几分钟的心肌耗氧量增加。有文献表明[81],经皮电刺激导致心率增加20%,血压增加34%,心排出量增加80%。然而,运动或脑电图检测显示,这些血流动力学变化似乎与痉挛持续时间没有直接关系[82]。此外,也有研究提示痉挛发作后左室收缩功能暂时性下降[83]。ECT报道的罕见但危及生命的心脏不良反应包括室性心律失常、传导异常、心肌梗死,甚至心脏破裂[84-87] (表22-7)。

表22-7 电休克疗法的常见的生理反应和不良反应

部　位	变　化
中枢神经系统	血流加快、颅内压升高、脑代谢增加、头晕、健忘、神志不清、躁动和头痛
心血管系统	血压升高、心率加快、心输出量增加和心律失常
肌肉骨骼系统	肌阵挛性收缩、骨折/脱位、肌肉和关节疼痛
其他	唾液分泌增多、恶心呕吐、牙齿损伤和口腔撕裂

电休克治疗的药物

年龄越大，痉挛发作阈值越高[72]，且痉挛发作的持续时间与治疗效果有关。因此，麻醉医师必须合理选择药物，不仅可以抑制痉挛的发生，而且能够维持全身麻醉状态的药物。ECT治疗中可使用的安全有效的镇静催眠药物主要包括美索比妥、硫喷妥钠、丙泊酚和依托咪酯，根据其各自的药代动力学、药效学和不良反应概况各有优劣。在抑郁症评分方面，尚无明确证据表明这些药物的作用不同[88]。美索比妥因具有起效快、作用时间短和致痉挛发作的特点，常被认为是ECT的最佳诱导剂[79]。与美索比妥相比，异丙酚和硫喷妥钠可缩短痉挛发作时间[88]。与异丙酚、美索比妥和硫喷妥钠相比，依托咪酯在作用时间长和脑电图发作持续时间上具有统计学意义[89]，依托咪酯具有起效时间快和心血管系统稳定的优点，不良反应包括注射痛、肾上腺抑制和肌阵挛[89]。瑞芬太尼是一种不会增加痉挛发作阈值的超短效阿片类药物。该药物已经普遍用于在ECT治疗过程中的麻醉及镇静。最近的一项meta分析表明，如果减少其他诱导药物（如硫喷妥钠或丙泊酚）的剂量，那么瑞芬太尼作为其他诱导药物的辅助用药可以显著延长ECT期间的痉挛发作时间[90]；此外，瑞芬太尼可显著降低最高收缩压[90]。无论是亚麻醉剂量还是全麻剂量的氯胺酮都可以用于ECT治疗，特别是治疗难治性抑郁症时。有新的证据表明，氯胺酮的输注有抗抑郁作用，可以改善难治性抑郁症患者的情绪。此外，与异丙酚相比，氯胺酮已被证明可引起更长时间的痉挛发作，并可在第一次和第二次ECT治疗后更快地改善情绪[91]。此外，最近有证据表明氯胺酮注射液具有抗抑郁作用，可以改善情绪，未来可能替代ECT用于治疗难治性抑郁症患者[92]。

手术的并发症和不良反应

直接并发症和不良反应

诱发性痉挛所引起的交感反应可导致短暂性高血压和心动过速。对于有心肌缺血风险的老年患者而言，需要进行积极的干预。目前可使用几种短效降血压药进行治疗，包括硝酸甘油、硝普赛德、艾司洛尔、拉贝洛尔和尼卡地平。

单纯的面罩通气存在一定的风险，故患者在全身麻醉并给予肌肉松弛剂的状态下进行ECT治疗。虽然大多数患者口头明确处于禁食状态，但抑郁症患者通常存在沟通方面困难，并不能完整表达出相应的意思。尽管ECT期间发生误吸的概率很低，但仍有可能发生[93]。所以医师应同时做好建立稳定气道的准备。并在实施ECT的地方备好呼吸机以及快速吸引的装置。

术后早期出现的不良反应包括疲劳、虚弱、健忘症、头痛、神志不清和躁动[79]。由于患者术后躁动可能会在无意中伤害到自己，痉挛发作终止后可立即给予小剂量的苯二氮䓬类药物，如咪达唑仑或非典型抗精神病药，来降低躁动程度。手术后早期的谵妄较难诊断。因为谵妄可能与严重抑郁症的老年患者治疗前许多症状重叠，表现为一种亢奋状态[72]。

已有报道表明ECT治疗可导致严重的肌肉骨骼并发症，如骨折和关节错位[94,95]。然而，由于在刺激诱发痉挛之前常规使用肌肉松弛剂，发生上述并发症非常罕见。此外，有报道称在骨折修复和关节置换术后使用较高剂量的肌肉松弛剂进行ECT治疗是安全的[96,97]。但是，肌肉松弛不足以及肌肉松弛剂本身（通常为琥珀酰胆碱）可能会导致术后肌肉酸痛，甚至会增加具有骨折高危因素的患者（近期有骨折、关节置换、严重骨质疏松症）发生肌肉骨骼并发症的风险。

长期并发症和不良反应

既往个案报道和病例回顾发现，老年患者在接受ECT的过程中可能会出现跌倒[98,99]。然而，老年患者本身就可能会发生跌倒。目前关于ECT治疗过程中跌倒风险增加的理论有两种：一种是当患者抑郁症状改善时，患者主动增加活动量，从而增加的跌倒的概率[98]。另一种是与ECT或ECT相关的谵妄引起的短期认知改变也会增加跌倒的风险。通常，很少有数据可以量化或确定ECT与跌倒风险的关系。但我们应该意识到接受ECT的老年患者存在跌倒的风险，并在周围环境中布置的预防跌倒装置。

老年人白内障手术

白内障手术是老年人群中最常见的手术。在经济发达国家，每100万人中就有4 000～6 000例患者需要接受白内障手术[100]。尽管高龄患者存在多种系统性疾病和眼部并发症，但是对于白内障而言，手术仍可取得较好的预期结果[101]。白内障手术被认为是疾病控制优先考虑的"基本手术"，因为在资源有限的情况下其价值和成本效益都很高[102]。一般来说，这些风险非常低的门诊手术只需轻度镇静即可[103]。

白内障

在美国，绝大部分白内障的发生与年龄相关，白内障是老年人失明的主要原因[104]（表22-8）。目前，白内障的确切发病机制尚不明确；但有证据表明感光氧化机制是其主要作用机制之一。正常的晶状体是一种非常复杂的结构，这种结构由高度排列有序的特殊细胞组成；这种特殊细胞的细胞质富含丰富的蛋白质是晶状体透明的关键原因。在衰老过程中，晶状体上皮细胞不像在其他组织的上皮细胞一样进行脱落，而是表现为上皮细胞内的蛋白质和色素逐渐积累，构成白内障发生的病理基础。白内障形成的危险因素包括年龄、吸烟、饮酒、日照、受教育程度低、类固醇、创伤和糖尿病[105]。

表22-8 老年人视力下降的最常见原因

白内障

年龄相关性黄斑变性

青光眼

糖尿病性视网膜病变

现代白内障手术

所有的白内障手术包含摘除白内障这一步骤。在这一领域的最新进展包括可折叠小型植入性晶状体和超声乳化技术的发展。其中摘除白内障最常用的方法是超声乳化术[106]。超声驱动的振荡针通过一个小切口插入，用于乳化晶状体，通过连续冲洗/吸入系统去除破碎的晶状体，再通过小切口植入人工晶状体。这些微小的切口通常不需要缝合，因此手术时间短和恢复快（表22-9）[103,105-108]。飞秒激光辅助白内障手术是一种治疗白内障更安全可靠的新技术[105]。

表22-9 白内障手术并发症

散光

伤口渗漏或裂开

虹膜脱出

平前房

脉络膜血管的排出性破裂

斜视

继发性白内障

囊内白内障摘除术（ICCE）是指对不透明晶状体和被膜的全部摘除；然后在前房植入一个新的晶状体，这种技术很少使用。白内障囊外摘出术（ECCE）是指摘除晶状体，但保留后囊膜完整的手术。超声乳化技术很难处理成熟的、非常坚硬的白内障，这需要采用ECCE方法。ICCE和ECCE手术都需要较大的切口[105,106]。

手术适应证

手术的关键指征是视力障碍，伴随着视力下降所继发的其他功能障碍以及手术后视力有望恢复。预后一般取决于是否存在其他眼部并发症，如青光眼或视网膜病变。白内障摘除的其他适应证包括晶状体性青光眼、通过定期随访发现的糖尿病视网膜病变。

在老年患者中，即使是痴呆患者，矫正视力都可能会提高生活质量，并使患者有更多的独立性[109,110]。视力下丧失与老年患者认知功能下降密切相关。白内障摘出可延缓甚至改善认知功能下降的趋势[111-113]。抑郁症也与老年人白内障有关[114]。认知障碍、视力相关生活质量和抑郁症三者之间彼此相关[115]。抑郁性假性痴呆是由抑郁症引起的认知功能障碍[116]。如果白内障引起的视力下降导致抑郁症和假性痴呆，那么白内障摘除术可能会改善这些情况。老年人白内障手术后蓝光传输能力的改善也可改善认知能力和提高睡眠质量[117,118]。

老年人的视力变差和跌倒风险增加[119,120]，双眼的视觉在预防跌倒中起着重要的作用。如果需要进行双眼白内障手术，应及时进行，以优化双眼视力，防止跌倒等事故的发生[121]。

白内障手术的术前评估

如前所述，白内障手术的风险非常低，患者死亡率为0.014%[122]。但仍需进行术前评估，因为患者常患有多种疾病或伴有复杂的病史。需要进行麻醉的患者需要进行术前评估，例如：身体状况不稳定的患者，或在手术过程中的患者，或不能安静躺着的患者[123,124]。

针对白内障患者的术前检查是否有价值？一项包含1.8万名白内障患者的术前检查的价值的前瞻性试验发现，术前检查（EKG、电解质、尿素氮、肌酐、葡萄糖）对白内障手术结果无影响[124]。科克伦（Cochrane）最近的一项综述表明，白内障手术前常规检查对手术安全性评估无益处，但患者的常规检查成本要高出2.55倍[122]。一般来说，患者常伴有复杂的病史，故白内障手术前的病史和体格检查是有益的。

抗血栓治疗和白内障手术

老年白内障患者抗血栓治疗的管理包括权衡血栓形成和出血的风险。停用抗凝剂或抗血小板治疗明显增加血栓栓塞的风险。在人工心脏瓣膜、心房纤颤或近期冠状动脉支架的患者中，停用抗凝剂或抗血小板治疗围手术期血栓栓塞的风险更高[125,126]。白内障手术是一种无血管的手术，因此出血并发症的风险非常低，一般情况下，细针穿刺是安全的[125]。多数情况下，建议接受手术的患者继续进行抗血小板及抗凝治疗，包括球后阻滞下的视网膜手术[127,128]。但对于使用新型抗血小板药物（普拉格雷、替卡格雷）和新型抗凝药物（达比加群酯、利伐沙班、阿哌沙班）的患者，进行细针穿刺和套管封堵的安全性数据尚不足[126]。由于老年患者对这些新药物的代谢清除速度慢，在使用针或套管封堵前需特别考虑。

白内障手术麻醉

调查和研究表明，尽管美国和世界上仍有一些地区使用区域麻醉技术，但局部麻醉和眼球腔内麻醉是首选的麻醉技术[129-133]（表22-10），本节介绍不同类型的麻醉以及每种麻醉方法的相对优点。

眼球区域麻醉

眼部的区域麻醉使得眼球固定及处于无痛状态，有利于复杂或长时间，最常用球后和球周神经阻滞（针状阻滞）[134]。成功的区域阻滞需要阻滞

表 22-10 白内障手术常用麻醉方法

球后阻滞

球周阻滞

Sub-Tenon阻滞

局部麻醉

腔内注射局部麻醉

视神经和睫状神经节。睫状神经节阻滞可使瞳孔固定在中间位置。手术可能还需阻滞面神经来麻痹眼轮匝肌以防止术中眨眼。

球后和球周麻醉

球后阻滞和球周阻滞方法类似。球后阻滞包括在眼眶后肌肉内注射局麻药。通常使用23 G或25 G的长度为38 mm的针，在眶下缘上的下眼睑的外侧和中间三分之二的交界处进入。当针穿过眶隔时，针与眶底平行；在到达眼球中线后，针重新朝向眼球顶点。当针头穿过球根筋膜进入肌肉时，操作者可能会感到弹响时并向视神经附近的肌肉内注射2～4 mL的局麻药。在注射期间，要求清醒的患者直视前方（主要的凝视），尽量减少鼻内注射的机会。球周阻滞与球后非常相似，针进入路线与球后一样，但是针头保持平行于直肌并横向于直肌，不进入眼球筋膜，当针头到达球中线时，局部麻醉剂即在肌肉圆锥周围注射，而不是内部注射；对于眼球周围阻滞，需较大剂量的麻醉剂才能扩散（通常为4～6 mL），此外，可能需要接近20分钟才能达到所需的麻醉效果。眼球周围阻滞可能需要在眶内内侧再注射3～5 mL局麻药，建议使用长度小于31 mm的钝头针，以减少发生眼球或神经穿刺损伤的概率[129-131,134]。

Sub-Tenon阻滞

Sub-tenon阻滞是一个联合阻滞。首先在结膜处进行局部麻醉，暴露巩膜的一个象限，露出巩膜周围的Tenon囊。将钝性导管或针头插入sub-Tenon中，注入局麻药进行前路麻醉[135]（图22-2），但角膜和结膜需要先表面麻醉。这种类型的注射有眼球穿破的风险，但并发症比球后阻滞要低[131,134]。

监测和镇静

眼眶阻滞患者进行镇静时，应适当监测患者。在眼球阻滞过程中，患者需保持不动，可适当给患者注射短效镇静药并吸氧。可选择使用低剂量丙泊酚（30～50 mg），具有效果好、不良反应少和持续时间短的优点[136-138]。弗勒内（Freyet）等对老年患者的一项研究发现，在球后阻滞时，给予氯胺酮（13.2 ± 3.3 mg）可改善异丙酚的镇静质量，但不延长起效时间[139]。咪达唑仑也经常使用，但与老年人谵妄有关。短效麻醉剂也可以使用，但术后恶心和呕吐的风险增加[140]。

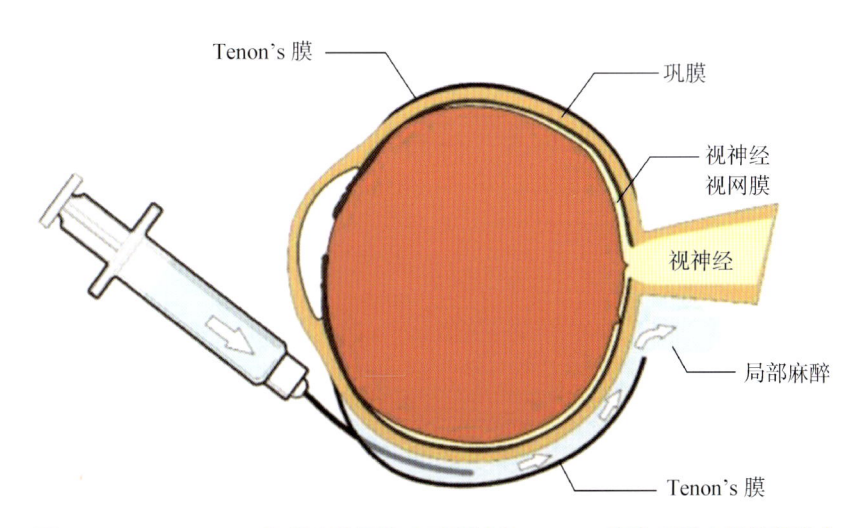

图22-2 Sub-Tenon阻滞为将局部麻醉剂注入Tenon's囊和巩膜之间的间隙中

（参考文献是Gayer和Palte[135]发表在Elsevier的文献）

苯二氮䓬类药物（如咪达唑仑）和氯胺酮的联合使用可改善患者的配合程度[141]。右美托咪定在白内障手术中的作用尚不明确。一项双盲研究比较了咪达唑仑与右美托咪定在球周阻滞下白内障手术中的镇静作用，发现右美托咪定效果更好[142]；但与咪达唑仑相比，右美托咪定具有降血压和作用时间长的缺点。在最近一项50～70岁患者的研究中发现，与咪达唑仑/芬太尼联合镇静用于球周阻滞相比，较低的负荷剂量的右美托咪定（0.25 mcg/kg）对血流动力学影响更小和提供更好的手术条件[143]，故老年眼科患者应减少右美托咪定的用量。

与区域麻醉相比，通常最低水平的镇静程度就可满足手术的需要。短效阿片类药物，如小剂量芬太尼即可提供镇痛和最小的镇静作用。咪达唑仑为短效抗焦虑药，可用于有酗酒史或苯二氮䓬依赖史的患者中，但咪唑安定和哌啶有增加谵妄的风险。在以老年人为主的白内障手术加用麻醉药的一项研究中发现，与丙泊酚和阿芬太尼镇静相比，非负荷剂量右美托咪定输注可提高患者满意度，并具有更稳定的血流动力学[144]。其他方案包括患者自控的异丙酚的输注给药[145,146]，但异丙酚引起的意识突变可能会导致不良的头部运动。此外，任何镇静都必须要避免产生患者在手术过程中丧失配合的能力。

眶内麻醉的不良反应和并发症

眶内麻醉的并发症并不常见，但其影响可能是毁灭性的，可导致永久性的视觉损伤或失明（表22-11）。虽然整体并发症发生率较低，但由于接受白内障手术的患者数量庞大，仍有可能影响成千上万的患者，最重要的不良事件描述如下：

球后出血发生在0.1%～3%的细针穿刺阻滞中[147]，出血是由于穿越视神经的眼动脉被穿刺针意外损伤所致。出血的直接症状包括眼球突出、结膜下出血和眼眶压升高。早期针对球后出血的治疗是直接对眼睛进行间歇性压迫，如果眼球放松（向后推）；如果眼压正常，可以继续白内障手术；如果眼压升高或持续眼球突出，则行侧眦切开术；若眼压仍然升高，则可加入水溶性抑制剂。值得注意的是，老年高血压和糖尿病患者的动脉脆弱性比球后血肿的凝血问题更危险[147]。

眼球穿孔最常见于球后阻滞，但也可能发生在球周或sub-Tenon阻滞；其发生率为0%～1%[147]。穿孔的主要危险因素包括操作者经验不足和眼葡萄肿，眼球穿孔后的视力损害取决于是否存在视网膜脱离和玻璃体出血[131,147]（表22-12）。

表22-12 增加眼球破裂风险的因素

不合作的患者

眼轴长＞26 mm

葡萄肿

用长针进行神经阻滞

视神经损伤在球后阻滞中非常罕见[147]。

中枢神经系统并发症

视神经鞘直接与脑脊液相通，若不慎将局部麻醉药注射入鞘内或直接通过视神经孔注入脑脊液中可导致脑干麻醉；在球后阻滞中发生率为0.3%～0.8%[147]。同样，动脉内局部麻醉药注射可引起中枢神经系统中毒和痉挛发作。

眼部手术局部麻醉

眼部实施局部麻醉以利多卡因或丁卡因滴眼液为主[133,148]。表面麻醉通常可减少晶状体操作时的不适。

表22-11 球后/球周麻醉的并发症

眼球后出血

眼球穿孔

视神经的神经注射

血管内注射

视网膜中央动脉或静脉阻塞

脑干麻醉

局部麻醉的优点

局部麻醉有几个优点(表22-13):避免了发生球后出血等并发症的风险,患者可立即看到,术后恢复非常快。在最近的几项研究中发现,与针刺相比,局部麻醉发生的不良事件较少[132,133];即使是复杂的白内障手术也可以在局部麻醉下进行。雅可比(Jacobi)等发现复杂手术中的手术并发症在局部麻醉和球后麻醉的患者之间没有差异[148]。

表22-13 局部阻滞与区域阻滞相比的优点

1. 消除球后出血的风险
2. 降低视神经和其他结构损伤的风险
3. 减少术后斜视的风险
4. 可快速恢复即时视力

麻醉医师的角色

在白内障手术中是否需要麻醉医师一直存在争议。罗斯菲尔德(Rosenfield)等人在对1 006名患者的研究中发现,三分之一的病例需要麻醉医师的参与,而且无法预测是否不需要麻醉医师的参与[149]。缺乏可预测性可能是麻醉医师介入最有力的论据之一。里夫斯(Reeves)等人通过对白内障手术麻醉管理的深入分析,发现了麻醉医师、镇静和手术阻滞的选择特点。但这些结果高度依赖于选择一个相对较小的专家小组[150]。调查结果显示眼科医师多选择局部麻醉,但白内障摘除过程中产生的焦虑、疼痛和恐惧情绪导致患者满意度得分较低[151]。因此,在白内障手术期间,麻醉医师仍常参与镇静管理和患者监测。

特殊情况

在老年患者中存在一些特殊情况,可能需要其他方法。例如,精神错乱或不合作的患者可能需要深度镇静甚至全身麻醉;慢性疼痛患者可能无法平躺和耐药;明显的后凸可能使患者难以定位,使眼睛直接位于显微镜正下方;过度镇静和手术可能导致患者出现高碳酸血症[152];故手术时必须管理好气道,特别是在睡眠呼吸暂停患者中常见的上气道阻塞;转换为全麻时应考虑使用喉罩气道。LMA容易取出,无须担心肌松残留。

术后注意事项

一般情况下,术后无疼痛或仅有轻微疼痛[153]。接受阻滞的患者常需带眼罩,视力恢复需要更长的时间[154],在康复期间可能需要家庭人员的帮助。

我们的知识和未来方向的差距

与镇静相关的不良事件在老年患者和偏远地区更为常见。故老年患者接受手术室外手术的安全问题需要深入研究;同时对手术室外老年患者的麻醉策略进行评估;探究不同程度的镇静或/和全麻下气道安全问题。必须分析在非手术室环境下实施各种镇静策略和手术相关的成本。而且,由于该患者人群的医疗保健经济趋紧,因此不执行这些手术的费用以及随后的健康状况恶化也是重要的考虑因素。有关新技术(包括自然孔腔内镜手术)和新的镇静剂(如雷马唑仑)对老年患者的影响都需要进一步研究。在老年患者镇静病例中,镇静深度和基于脑电图的脑部监测为将来的研究提供了帮助。最后,成功的白内障手术对老年人认知和整体健康的益处还有待进一步证实。

参考文献

[1] Rodriguez-Gonzalez FJ, Naranjo-Rodriguez A, Mata-Tapia I, Chicano-Gallardo M, Puente-Gutierrez JJ, Lopez-Vallejos P, et al. ERCP in patients 90 years of age and older. Gastrointest Endosc. 2003; 58(2): 220–5.

[2] American Society of Anesthesiologists Task Force on S, Analgesia by N-A. Practice guidelines for sedation and analgesia by non-anesthesiologists. Anesthesiology. 2002; 96(4): 1004–17.

[3] Gullo A. Sedation and anesthesia outside the operating room: definitions, principles, critical points and

[4] Arepally A, Oechsle D, Kirkwood S, Savader SJ. Safety of conscious sedation in interventional radiology. Cardiovasc Intervent Radiol. 2001; 24(3): 185–90.

[5] Anesthesia SSGfSi, Intensive C. Recommendations for anesthesia and sedation in nonoperating room locations. Minerva Anestesiol. 2005; 71(1–2): 11–20.

[6] Manninen PH, Chan AS, Papworth D. Conscious sedation for interventional neuroradiology: a comparison of midazolam and propofol infusion. Can J Anaesth. 1997; 44(1): 26–30.

[7] Otley CC, Nguyen TH. Safe and effective conscious sedation administered by dermatologic surgeons. Arch Dermatol. 2000; 136(11): 1333–5.

[8] Parlak M, Parlak I, Erdur B, Ergin A, Sagiroglu E. Age effect on efficacy and side effects of two sedation and analgesia protocols on patients going through cardioversion: a randomized clinical trial. Acad Emerg Med Off J Soc Acad Emerg Med. 2006; 13(5): 493–9.

[9] Jackson DL, Johnson BS. Conscious sedation for dentistry: risk management and patient selection. Dent Clin N Am. 2002; 46(4): 767–80.

[10] Leung JM, Dzankic S. Relative importance of preoperative health status versus intraoperative factors in predicting postoperative adverse outcomes in geriatric surgical patients. J Am Geriatr Soc. 2001; 49(8): 1080–5.

[11] Eisen GM, Chutkan R, Goldstein JL, Petersen BT, Ryan ME, Sherman S, et al. Modifications in endoscopic practice for the elderly. Gastrointest Endosc. 2000; 52(6 Pt 1): 849–51.

[12] Oei-Lim VL, Kalkman CJ, Bartelsman JF, Res JC, van Wezel HB. Cardiovascular responses, arterial oxygen saturation and plasma catecholamine concentration during upper gastrointestinal endoscopy using conscious sedation with midazolam or propofol. Eur J Anaesthesiol. 1998; 15(5): 535–43.

[13] Elveback LR, Connolly DC, Melton LJ 3rd. Coronary heart disease in residents of Rochester, Minnesota. VII. Incidence, 1950 through 1982. Mayo Clin Proc. 1986; 61(11): 896–900.

[14] Geroanesthesia SM. Principles for Management of the Elderly Patient. St. Louis: Mosby-Year Book; 1997.

[15] Christe C, Janssens JP, Armenian B, Herrmann F, Vogt N. Midazolam sedation for upper gastrointestinal endoscopy in older persons: a randomized, double-blind, placebo-controlled study. J Am Geriatr Soc. 2000; 48(11): 1398–403.

[16] Smetana GW. Preoperative pulmonary evaluation. N Engl J Med. 1999; 340(12): 937–44.

[17] Clarke GA, Jacobson BC, Hammett RJ, Carr-Locke DL. The indications, utilization and safety of gastrointestinal endoscopy in an extremely elderly patient cohort. Endoscopy. 2001; 33(7): 580–4.

[18] Waring JP, Baron TH, Hirota WK, Goldstein JL, Jacobson BC, Leighton JA, et al. Guidelines for conscious sedation and monitoring during gastrointestinal endoscopy. Gastrointest Endosc. 2003; 58(3): 317–22.

[19] Sedation and monitoring of patients undergoing gastrointestinal endoscopic procedures. American Society for Gastrointestinal Endoscopy. Gastrointest Endosc. 1995; 42(6): 626–9.

[20] Faigel DO, Baron TH, Goldstein JL, Hirota WK, Jacobson BC, Johanson JF, et al. Guidelines for the use of deep sedation and anesthesia for GI endoscopy. Gastrointest Endosc. 2002; 56(5): 613–7.

[21] Committee AT. Monitoring equipment for endoscopy. Gastrointest Endosc. 2004; 59(7): 761–5.

[22] Chen SC, Rex DK. An initial investigation of bispectral monitoring as an adjunct to nurse-administered propofol sedation for colonoscopy. Am J Gastroenterol. 2004; 99(6): 1081–6.

[23] Heuss LT, Schnieper P, Drewe J, Pflimlin E, Beglinger C. Conscious sedation with propofol in elderly patients: a prospective evaluation. Aliment Pharmacol Ther. 2003; 17(12): 1493–501.

[24] Bhardwaj G, Conlon S, Bowles J, Baralt J. Use of midazolam and propofol during colonoscopy: 7 years of experience. Am J Gastroenterol. 2002; 97(2): 495–7.

[25] Wang CY, Ling LC, Cardosa MS, Wong AK, Wong NW. Hypoxia during upper gastrointestinal endoscopy with and without sedation and the effect of pre-oxygenation on oxygen saturation. Anaesthesia. 2000; 55(7): 654–8.

[26] Yano H, Iishi H, Tatsuta M, Sakai N, Narahara H, Omori M. Oxygen desaturation during sedation for colonoscopy in elderly patients. Hepato-Gastroenterology. 1998; 45(24): 2138–41.

[27] Hall KE, Proctor DD, Fisher L, Rose S. American gastroenterological association future trends committee report: effects of aging of the population on gastroenterology practice, education, and research. Gastroenterology. 2005; 129(4): 1305–38.

[28] Qaseem A, Denberg TD, Hopkins RH Jr, Humphrey LL, Levine J, Sweet DE, et al. Screening for colorectal cancer: a guidance statement from the American College of Physicians. Ann Intern Med. 2012; 156(5): 378–86.

[29] Saffrey MJ. Aging of the mammalian gastrointestinal tract; a complex organ system. Age. 2014; 36(3): 9603.

[30] Camilleri M, Lee JS, Viramontes B, Bharucha AE, Tangalos EG. Insights into the pathophysiology and mechanisms of constipation, irritable bowel syndrome, and diverticulosis in older people. J Am Geriatr Soc. 2000; 48(9): 1142–50.

[31] Razavi F, Gross S, Katz S. Endoscopy in the elderly: risks, benefits, and yield of common endoscopic procedures. Clin Geriatr Med. 2014; 30(1): 133–47.

[32] Aviv JE, Martin JH, Jones ME, Wee TA, Diamond B, Keen MS, et al. Age-related changes in pharyngeal and supraglottic sensation. Ann Otol Rhinol Laryngol. 1994; 103(10): 749–52.

[33] Shaker R, Ren J, Bardan E, Easterling C, Dua K, Xie P, et al. Pharyngoglottal closure reflex: characterization in healthy young, elderly and dysphagic patients with predeglutitive aspiration. Gerontology. 2003; 49(1): 12–20.

[34] Pazzi P, Putinati S, Limone G, Barbieri D, Trevisani L, Lupi L, et al. The effect of age and sex on gallbladder motor dynamics. An echographic study. Radiol Med. 1989; 77(4): 365–8.

[35] Palasciano G, Serio G, Portincasa P, Palmieri V, Fanelli M, Velardi A, et al. Gallbladder volume in adults, and relationship to age, sex, body mass index, and gallstones: a sonographic population study. Am J Gastroenterol. 1992; 87(4): 493–7.

[36] Fleisher LA, Fleischmann KE, Auerbach AD, Barnason SA, Beckman JA, Bozkurt B, et al. 2014 ACC/AHA guideline on perioperative cardiovascular evaluation and management of patients undergoing noncardiac surgery: a report of the American College of Cardiology/American Heart Association task force on practice guidelines. Circulation. 2014; 130(24): e278–333.

[37] Slivka A, Bosco JJ, Barkun AN, Isenberg GA, Nguyen CC, Petersen BT, et al. Electrosurgical generators: MAY 2003. Gastrointest Endosc. 2003; 58(5): 656–60.

[38] Qureshi WA, Zuckerman MJ, Adler DG, Davila RE, Egan JV, Gan SI, et al. ASGE guideline: modifications in endoscopic practice for the elderly. Gastrointest Endosc. 2006; 63(4): 566–9.

[39] Choi NK, Lee J, Chang Y, Jung SY, Kim YJ, Lee SM, et al. Polyethylene glycol bowel preparation does not eliminate the risk of acute renal failure: a population-based case-crossover study. Endoscopy. 2013; 45(3): 208–13.

[40] Bucci C, Rotondano G, Hassan C, Rea M, Bianco MA, Cipolletta L, et al. Optimal bowel cleansing for colonoscopy: split the dose! A series of meta-analyses of controlled studies. Gastrointest Endosc. 2014; 80(4): 566–76. e2

[41] Huffman M, Unger RZ, Thatikonda C, Amstutz S, Rex DK. Splitdose bowel preparation for colonoscopy and residual gastric fluid volume: an observational study. Gastrointest Endosc. 2010; 72(3): 516–22.

[42] Wilson W, Taubert KA, Gewitz M, Lockhart PB, Baddour LM, Levison M, et al. Prevention of infective endocarditis: guidelines from the American Heart Association: a guideline from the American Heart Association Rheumatic Fever, Endocarditis, and Kawasaki Disease Committee, Council on Cardiovascular Disease in the Young, and the Council on Clinical Cardiology, Council on Cardiovascular Surgery and Anesthesia, and the Quality of Care and Outcomes Research Interdisciplinary Working Group. Circulation. 2007; 116(15): 1736–54.

[43] Committee ASoP, Khashab MA, Chithadi KV, Acosta RD, Bruining DH, Chandrasekhara V, et al. Antibiotic prophylaxis for GI endoscopy. Gastrointest Endosc. 2015; 81(1): 81–9.

[44] Buri L, Zullo A, Hassan C, Bersani G, Anti M, Bianco MA, et al. Upper GI endoscopy in elderly patients: predictive factors of relevant endoscopic findings. Intern Emerg Med. 2013; 8(2): 141–6.

[45] Monkemuller K, Fry LC, Malfertheiner P, Schuckardt W. Gastrointestinal endoscopy in the elderly: current issues. Best Pract Res Clin Gastroenterol. 2009; 23(6): 821–7.

[46] Garcia RT, Cello JP, Nguyen MH, Rogers SJ, Rodas A, Trinh HN, et al. Unsedated ultrathin EGD is well accepted when compared with conventional sedated EGD: a multicenter randomized trial. Gastroenterology. 2003; 125(6): 1606–12.

[47] Travis AC, Pievsky D, Saltzman JR. Endoscopy in the elderly. Am J Gastroenterol. 2012; 107(10): 1495–501. quiz 4, 502.

[48] Lukens FJ, Loeb DS, Machicao VI, Achem SR, Picco MF. Colonoscopy in octogenarians: a prospective outpatient study. Am J Gastroenterol. 2002; 97(7): 1722–5.

[49] Kerker A, Hardt C, Schlief HE, Dumoulin FL. Combined sedation with midazolam/propofol for gastrointestinal endoscopy in elderly patients. BMC Gastroenterol. 2010; 10: 11.

[50] Gotoda T, Okada H, Hori K, Kawahara Y, Iwamuro M, Abe M, et al. Propofol sedation with a target-controlled infusion pump and bispectral index monitoring system in elderly patients during a complex upper endoscopy procedure. Gastrointest Endosc. 2016; 83(4): 756–64.

[51] Xu CX, Chen X, Jia Y, Xiao DH, Zou HF, Guo Q, et al. Stepwise sedation for elderly patients with mild/moderate COPD during upper gastrointestinal endoscopy. World J Gastroenterol. 2013; 19(29): 4791–8.

[52] Shen XC, Ao X, Cao Y, Lan L, Liu XM, Sun WJ, et al. Etomidate-remifentanil is more suitable for monitored anesthesia care during gastroscopy in older patients than propofol-remifentanil. Med Sci Monit. 2015; 21: 1–8.

[53] Karajeh MA, Sanders DS, Hurlstone DP. Colonoscopy in elderly people is a safe procedure with a high

[54] Day LW, Kwon A, Inadomi JM, Walter LC, Somsouk M. Adverse events in older patients undergoing colonoscopy: a systematic review and meta-analysis. Gastrointest Endosc. 2011; 74(4): 885–96.

[55] Cooper GS, Kou TD, Rex DK. Complications following colonoscopy with anesthesia assistance: a population-based analysis. JAMA Intern Med. 2013; 173(7): 551–6.

[56] Godino C, Lauretta L, Pavon AG, Mangieri A, Viani G, Chieffo A, et al. Heyde's syndrome incidence and outcome in patients undergoing transcatheter aortic valve implantation. J Am Coll Cardiol. 2013; 61(6): 687–9.

[57] Sidhu R, Sanders DS. Double-balloon enteroscopy in the elderly with obscure gastrointestinal bleeding: safety and feasibility. Eur J Gastroenterol Hepatol. 2013; 25(10): 1230–4.

[58] Finkelmeier F, Tal A, Ajouaou M, Filmann N, Zeuzem S, Waidmann O, et al. ERCP in elderly patients: increased risk of sedation adverse events but low frequency of post-ERCP pancreatitis. Gastrointest Endosc. 2015; 82(6): 1051–9.

[59] Riphaus A, Stergiou N, Wehrmann T. Sedation with propofol for routine ERCP in high-risk octogenarians: a randomized, controlled study. Am J Gastroenterol. 2005; 100(9): 1957–63.

[60] Benson ME, Byrne S, Brust DJ, Manning B 3rd, Pfau PR, Frick TJ, et al. EUS and ERCP complication rates are not increased in elderly patients. Dig Dis Sci. 2010; 55(11): 3278–83.

[61] Jenssen C, Alvarez-Sanchez MV, Napoleon B, Faiss S. Diagnostic endoscopic ultrasonography: assessment of safety and prevention of complications. World J Gastroenterol. 2012; 18(34): 4659–76.

[62] American Geriatrics Society Expert Panel on Postoperative Delirium in Older A. American Geriatrics Society abstracted clinical practice guideline for postoperative delirium in older adults. J Am Geriatr Soc. 2015; 63(1): 142–50.

[63] Van der Wurff FB, Stek ML, Hoogendijk WL, Beekman AT. Electroconvulsive therapy for the depressed elderly. Cochrane Database Syst Rev. 2003; (2): CD003593.

[64] Beekman AT, Copeland JR, Prince MJ. Review of community prevalence of depression in later life. Br J Psychiatry. 1999; 174: 307–11.

[65] Butters MA, Young JB, Lopez O, Aizenstein HJ, Mulsant BH, Reynolds CF 3rd, et al. Pathways linking late-life depression to persistent cognitive impairment and dementia. Dialogues Clin Neurosci. 2008; 10(3): 345–57.

[66] O'Connor MK, Knapp R, Husain M, Rummans TA, Petrides G, Smith G, et al. The influence of age on the response of major depression to electroconvulsive therapy: a C.O.R.E. Report. Am J Geriatr Psychiatry. 2001; 9(4): 382–90.

[67] Tew JD Jr, Mulsant BH, Haskett RF, Prudic J, Thase ME, Crowe RR, et al. Acute efficacy of ECT in the treatment of major depression in the old-old. Am J Psychiatry. 1999; 156(12): 1865–70.

[68] Cattan RA, Barry PP, Mead G, Reefe WE, Gay A, Silverman M. Electroconvulsive therapy in octogenarians. J Am Geriatr Soc. 1990; 38(7): 753–8.

[69] Casey DA, Davis MH. Electroconvulsive therapy in the very old. Gen Hosp Psychiatry. 1996; 18(6): 436–9.

[70] Tomac TA, Rummans TA, Pileggi TS, Li H. Safety and efficacy of electroconvulsive therapy in patients over age 85. Am J Geriatr Psychiatry. 1997; 5(2): 126–30.

[71] Damm J, Eser D, Schule C, Obermeier M, Moller HJ, Rupprecht R, et al. Influence of age on effectiveness and tolerability of electroconvulsive therapy. J ECT. 2010; 26(4): 282–8.

[72] Riva-Posse P, Hermida AP, McDonald WM. The role of electroconvulsive and neuromodulation therapies in the treatment of geriatric depression. Psychiatr Clin North Am. 2013; 36(4): 607–30.

[73] Gormley N, Cullen C, Walters L, Philpot M, Lawlor B. The safety and efficacy of electroconvulsive therapy in patients over age 75. Int J Geriatr Psychiatry. 1998; 13(12): 871–4.

[74] Bleich S, Degner D, Scheschonka A, Ruther E, Kropp S. Electroconvulsive therapy and anticoagulation. Can J Psychiatr. 2000; 45(1): 87–8.

[75] Mehta V, Mueller PS, Gonzalez-Arriaza HL, Pankratz VS, Rummans TA. Safety of electroconvulsive therapy in patients receiving long-term warfarin therapy. Mayo Clin Proc. 2004; 79(11): 1396–401.

[76] Tancer ME, Evans DL. Electroconvulsive therapy in geriatric patients undergoing anticoagulation therapy. Convuls Ther. 1989; 5(1): 102–9.

[77] Blevins S, Greene G. Hematuria with electroconvulsive therapy: a case report. J ECT. 2009; 25(4): 287.

[78] Kokras N, Politis AM, Zervas IM, Pappa D, Markatou M, Katirtzoglou E, et al. Cardiac rhythm management devices and electroconvulsive therapy: a critical review apropos of a depressed patient with a pacemaker. J ECT. 2011; 27(3): 214–20.

[79] Ding Z, White PF. Anesthesia for electroconvulsive therapy. Anesth Analg. 2002; 94(5): 1351–64.

[80] Saito S, Kadoi Y, Iriuchijima N, Obata H, Arai K, Morita T, et al. Reduction of cerebral hyperemia with anti-hypertensive medication after electroconvulsive therapy. Can J Anaesth. 2000; 47(8): 767–74.

[81] Wells DG, Davies GG. Hemodynamic changes

[82] Fu W, Stool LA, White PF, Husain MM. Acute hemodynamic responses to electroconvulsive therapy are not related to the duration of seizure activity. J Clin Anesth. 1997; 9(8): 653–7.

[83] Kadoi Y, Saito S, Seki S, Ide M, Morita T, Goto F. Electroconvulsive therapy impairs systolic performance of the left ventricle. Can J Anaesth. 2001; 48(4): 405–8.

[84] Ali PB, Tidmarsh MD. Cardiac rupture during electroconvulsive therapy. Anaesthesia. 1997; 52(9): 884–6.

[85] Larsen JR, Hein L, Stromgren LS. Ventricular tachycardia with ECT. J ECT. 1998; 14(2): 109–14.

[86] Adams DA, Kellner CH, Aloysi AS, Majeske MF, Liebman LS, Ahle GM, et al. Case report: transient left bundle branch block associated with ECT. Int J Psychiatry Med. 2014; 48(2): 147–53.

[87] Heinz B, Lorenzo P, Markus R, Holger H, Beatrix R, Erich S, et al. Postictal ventricular tachycardia after electroconvulsive therapy treatment associated with a lithium-duloxetine combination. J ECT. 2013; 29(3): e33–5.

[88] Lihua P, Su M, Ke W, Ziemann-Gimmel P. Different regimens of intravenous sedatives or hypnotics for electroconvulsive therapy (ECT) in adult patients with depression. Cochrane Database Syst Rev. 2014; 4: CD009763.

[89] Singh PM, Arora S, Borle A, Varma P, Trikha A, Goudra BG. Evaluation of Etomidate for seizure duration in electroconvulsive therapy: a systematic review and meta-analysis. J ECT. 2015; 31(4): 213–25.

[90] Takekita Y, Suwa T, Sunada N, Kawashima H, Fabbri C, Kato M, et al. Remifentanil in electroconvulsive therapy: a systematic review and meta-analysis of randomized controlled trials. Eur Arch Psychiatry Clin Neurosci. 2016; 266(8): 703–17.

[91] Zhong X, He H, Zhang C, Wang Z, Jiang M, Li Q, et al. Mood and neuropsychological effects of different doses of ketamine in electroconvulsive therapy for treatment-resistant depression. J Affect Disord. 2016; 201: 124–30.

[92] Serafini G, Howland RH, Rovedi F, Girardi P, Amore M. The role of ketamine in treatment-resistant depression: a systematic review. Curr Neuropharmacol. 2014; 12(5): 444–61.

[93] Kurnutala LN, Kamath S, Koyfman S, Yarmush J, SchianodiCola J. Aspiration during electroconvulsive therapy under general anesthesia. J ECT. 2013; 29(4): e68.

[94] Uebaba S, Kitamura H, Someya T. A case of wrist fracture during modified electroconvulsive therapy. Psychiatry Clin Neurosci. 2009; 63(6): 772.

[95] Nott MR, Watts JS. A fractured hip during electroconvulsive therapy. Eur J Anaesthesiol. 1999; 16(4): 265–7.

[96] Bryson EO, Liebman L, Nazarian R, Kellner CH. Safe resumption of maintenance electroconvulsive therapy 12 days after surgical repair of hip fracture. J ECT. 2015; 31(2): 81–2.

[97] Galvez V, de Arriba AA, Martinez-Amoros E, Ribes C, Urretavizcaya M, Cardoner N. Acute bilateral ECT in a depressed patient with a hip-aztreonam-spacer and subsequent maintenance ECT after prosthesis collocation. Int Psychogeriatr/IPA. 2014: 1–4.

[98] Rao SS, Daly JW, Sewell DD. Falls associated with electroconvulsive therapy among the geriatric population: a case report. J ECT. 2008; 24(2): 173–5.

[99] de Carle AJ, Kohn R. Electroconvulsive therapy and falls in the elderly. J ECT. 2000; 16(3): 252–7.

[100] Foster A, ed. Vision 2020: the cataract challenge. Community Eye Health/International Centre for Eye Health. 2000; 13(34): 17–9.

[101] Lai FH, Lok JY, Chow PP, Young AL. Clinical outcomes of cataract surgery in very elderly adults. J Am Geriatr Soc. 2014; 62(1): 165–70.

[102] Prajna NV, Ravilla TD, Srinivasan S. Cataract surgery. In: Debas HT, Donkor P, Gawande A, Jamison DT, Kruk ME, Mock CN, editors. Essential surgery: disease control priorities, vol. 1. 3rd ed. Washington, DC: The World Bank; 2015.

[103] Hutchisson B, Nicoladis CB. Topical anesthesia—a new approach to cataract surgery. AORN J. 2001; 74(3): 340–2, 4–6, 8–50; quiz 52, 54, 56–60.

[104] Harvey PT. Common eye diseases of elderly people: identifying and treating causes of vision loss. Gerontology. 2003; 49(1): 1–11.

[105] Howes FW, Allen D, Packer M, Kohnen T, Ostovic M, Wang L, et al. Indications for lens surgery/indications for application of different lens surgery techniques, phacoemulsification, small incision and femtosecond laser cataract surgery, complications of cataract surgery, epidemiology, pathophysiology, causes, morphology, and visual effects of cataract. In: Yanoff M, Duker JS, editors. Ophthalmology. 4th ed. Philadelphia: Elsevier Saunders; 2014. pp. 343–50, 61–64, 71–77, 95–403, 12–18.

[106] Minassian DC, Rosen P, Dart JK, Reidy A, Desai P, Sidhu M, et al. Extracapsular cataract extraction compared with small incision surgery by phacoemulsification: a randomised trial. Br J Ophthalmol. 2001; 85(7): 822–9.

[107] Steinberg EP, Tielsch JM, Schein OD, Javitt JC, Sharkey P, Cassard SD, et al. National study of cataract surgery outcomes. Variation in 4–month postoperative

outcomes as reflected in multiple outcome measures. Ophthalmology. 1994; 101(6): 1131–40. discussion 40–1.

[108] Tielsch JM, Steinberg EP, Cassard SD, Schein OD, Javitt JC, Legro MW, et al. Preoperative functional expectations and postoperative outcomes among patients undergoing first eye cataract surgery. Arch Ophthalmol (Chicago, Ill: 1960). 1995; 113(10): 1312–8.

[109] Appollonio I, Carabellese C, Magni E, Frattola L, Trabucchi M. Sensory impairments and mortality in an elderly community population: a six-year follow-up study. Age Ageing. 1995; 24(1): 30–6.

[110] Keller BK, Morton JL, Thomas VS, Potter JF. The effect of visual and hearing impairments on functional status. J Am Geriatr Soc. 1999; 47(11): 1319–25.

[111] Rosen PN. Cognitive impairment and cataract surgery. J Cataract Refract Surg. 2004; 30(12): 2459–60. author reply 60.

[112] Tamura H, Tsukamoto H, Mukai S, Kato T, Minamoto A, Ohno Y, et al. Improvement in cognitive impairment after cataract surgery in elderly patients. J Cataract Refract Surg. 2004; 30(3): 598–602.

[113] Jefferis JM, Clarke MP, Taylor JP. Effect of cataract surgery on cognition, mood, and visual hallucinations in older adults. J Cataract Refract Surg. 2015; 41(6): 1241–7.

[114] Rovner BW, Ganguli M. Depression and disability associated with impaired vision: the MoVies project. J Am Geriatr Soc. 1998; 46(5): 617–9.

[115] Ishii K, Kabata T, Oshika T. The impact of cataract surgery on cognitive impairment and depressive mental status in elderly patients. Am J Ophthalmol. 2008; 146(3): 404–9.

[116] Fischer P. The spectrum of depressive pseudo-dementia. J Neural Transm Suppl. 1996; 47: 193–203.

[117] Asplund R, Lindblad BE. Sleep and sleepiness 1 and 9 months after cataract surgery. Arch Gerontol Geriatr. 2004; 38(1): 69–75.

[118] Schmoll C, Tendo C, Aspinall P, Dhillon B. Reaction time as a measure of enhanced blue-light mediated cognitive function following cataract surgery. Br J Ophthalmol. 2011; 95(12): 1656–9.

[119] Ivers RQ, Cumming RG, Mitchell P, Attebo K. Visual impairment and falls in older adults: the Blue Mountains eye study. J Am Geriatr Soc. 1998; 46(1): 58–64.

[120] Harwood RH, Foss AJ, Osborn F, Gregson RM, Zaman A, Masud T. Falls and health status in elderly women following first eye cataract surgery: a randomised controlled trial. Br J Ophthalmol. 2005; 89(1): 53–9.

[121] Meuleners LB, Fraser ML, Ng J, Morlet N. The impact of first- and second-eye cataract surgery on injurious falls that require hospitalisation: a whole-population study. Age Ageing. 2014; 43(3): 341–6.

[122] Keay L, Lindsley K, Tielsch J, Katz J, Schein O. Routine preoperative medical testing for cataract surgery. Cochrane Database Syst Rev. 2012; 3: CD007293.

[123] Bass EB, Steinberg EP, Luthra R, Schein OD, Tielsch JM, Javitt JC, et al. Do ophthalmologists, anesthesiologists, and internists agree about preoperative testing in healthy patients undergoing cataract surgery? Arch Ophthalmol (Chicago, Ill: 1960). 1995; 113(10): 1248–56.

[124] Schein OD, Katz J, Bass EB, Tielsch JM, Lubomski LH, Feldman MA, et al. The value of routine preoperative medical testing before cataract surgery. Study of medical testing for cataract surgery. N Engl J Med. 2000; 342(3): 168–75.

[125] Katz J, Feldman MA, Bass EB, Lubomski LH, Tielsch JM, Petty BG, et al. Risks and benefits of anticoagulant and antiplatelet medication use before cataract surgery. Ophthalmology. 2003; 110(9): 1784–8.

[126] Bonhomme F, Hafezi F, Boehlen F, Habre W. Management of antithrombotic therapies in patients scheduled for eye surgery. Eur J Anaesthesiol. 2013; 30(8): 449–54.

[127] Mason JO 3rd, Gupta SR, Compton CJ, Frederick PA, Neimkin MG, Hill ML, et al. Comparison of hemorrhagic complications of warfarin and clopidogrel bisulfate in 25-gauge vitrectomy versus a control group. Ophthalmology. 2011; 118(3): 543–7.

[128] Takaschima A, Marchioro P, Sakae TM, Porporatti AL, Mezzomo LA, De Luca Canto G. Risk of hemorrhage during needle-based ophthalmic regional anesthesia in patients taking Antithrombotics: a systematic review. PLoS One. 2016; 11(1): e0147227.

[129] Roman S, Auclin F, Ullern M. Topical versus peribulbar anesthesia in cataract surgery. J Cataract Refract Surg. 1996; 22(8): 1121–4.

[130] Boezaart A, Berry R, Nell M. Topical anesthesia versus retrobulbar block for cataract surgery: the patients' perspective. J Clin Anesth. 2000; 12(1): 58–60.

[131] Dutton JJ, Hasan SA, Edelhauser HF, Kim T, Springs CL, Broocker G. Anesthesia for intraocular surgery. Surv Ophthalmol. 2001; 46(2): 172–84.

[132] Lee RM, Thompson JR, Eke T. Severe adverse events associated with local anaesthesia in cataract surgery: 1 year national survey of practice and complications in the UK. Br J Ophthalmol. 2016; 100(6): 772–6.

[133] Thevi T, Godinho MA. Trends and complications of local anaesthesia in cataract surgery: an 8-year analysis of 12 992 patients. Br J Ophthalmol. 2016; 100(12): 1708–13.

[134] Ripart J, Lefrant JY, de La Coussaye JE, Prat-Pradal D, Vivien B, Eledjam JJ. Peribulbar versus retrobulbar anesthesia for ophthalmic surgery: an anatomical

comparison of extraconal and intraconal injections. Anesthesiology. 2001; 94(1): 56–62.
[135] Gayer S, Palte H. Ophthalmology and otolaryngology. In: Miller R, Pardo MC, editors. Basics of anesthesia. Philadelphia: Saunders; 2011. pp. 486–98.
[136] Bosman YK, Krige SJ, Edge KR, Newstead J, DuToit PW. Comfort and safety in eye surgery under local anaesthesia. Anaesth Intensive Care. 1998; 26(2): 173–7.
[137] Habib NE, Balmer HG, Hocking G. Efficacy and safety of sedation with propofol in peribulbar anaesthesia. Eye. 2002; 16(1): 60–2.
[138] Malhotra SK, Dutta A, Gupta A. Monitored anaesthesia in elderly ophthalmic patients. Lancet. 2002; 359(9305): 532.
[139] Frey K, Sukhani R, Pawlowski J, Pappas AL, Mikat-Stevens M, Slogoff S. Propofol versus propofol-ketamine sedation for retrobulbar nerve block: comparison of sedation quality, intraocular pressure changes, and recovery profiles. Anesth Analg. 1999; 89(2): 317–21.
[140] Mandelcorn M, Taback N, Mandelcorn E, Ananthanarayan C. Risk factors for pain and nausea following retinal and vitreous surgery under conscious sedation. Can J Ophthalmol. 1999; 34(5): 281–5.
[141] Rosenberg MK, Raymond C, Bridge PD. Comparison of midazolam/ketamine with methohexital for sedation during peribulbar block. Anesth Analg. 1995; 81(1): 173–4.
[142] Alhashemi JA. Dexmedetomidine vs midazolam for monitored anaesthesia care during cataract surgery. Br J Anaesth. 2006; 96(6): 722–6.
[143] Ramaswamy SS, Parimala B. Comparative evaluation of two different loading doses of dexmedetomidine with midazolamfentanyl for sedation in vitreoretinal surgery under peribulbar anaesthesia. Indian J Anaesth. 2016; 60(2): 89–93.
[144] Na HS, Song IA, Park HS, Hwang JW, Do SH, Kim CS. Dexmedetomidine is effective for monitored anesthesia care in outpatients undergoing cataract surgery. Korean J Anesthesiol. 2011; 61(6): 453–9.
[145] Pac-Soo CK, Deacock S, Lockwood G, Carr C, Whitwam JG. Patient-controlled sedation for cataract surgery using peribulbar block. Br J Anaesth. 1996; 77(3): 370–4.
[146] Janzen PR, Hall WJ, Hopkins PM. Setting targets for sedation with a target-controlled propofol infusion. Anaesthesia. 2000; 55(7): 666–9.
[147] Kumar CM, Dowd TC. Complications of ophthalmic regional blocks: their treatment and prevention. Ophthalmologica Journal international d'ophtalmologie International journal of ophthalmology Zeitschrift fur Augenheilkunde. 2006; 220(2): 73–82.
[148] Jacobi PC, Dietlein TS, Jacobi FK. A comparative study of topical vs retrobulbar anesthesia in complicated cataract surgery. Arch Ophthalmol. 2000; 118(8): 1037–43.
[149] Rosenfeld SI, Litinsky SM, Snyder DA, Plosker H, Astrove AW, Schiffman J. Effectiveness of monitored anesthesia care in cataract surgery. Ophthalmology. 1999; 106(7): 1256–60. discussion 61.
[150] Reeves SW, Friedman DS, Fleisher LA, Lubomski LH, Schein OD, Bass EB. A decision analysis of anesthesia management for cataract surgery. Am J Ophthalmol. 2001; 132(4): 528–36.
[151] Fung D, Cohen MM, Stewart S, Davies A. What determines patient satisfaction with cataract care under topical local anesthesia and monitored sedation in a community hospital setting? Anesth Analg. 2005; 100(6): 1644–50.
[152] Schlager A. Accumulation of carbon dioxide under ophthalmic drapes during eye surgery: a comparison of three different drapes. Anaesthesia. 1999; 54(7): 690–4.
[153] Porela-Tiihonen S, Kaarniranta K, Kokki M, Purhonen S, Kokki H. A prospective study on postoperative pain after cataract surgery. Clin Ophthalmol. 2013; 7: 1429–35.
[154] Shelswell NL. Perioperative patient education for retinal surgery. AORN J. 2002; 75(4): 801–7.

23. 心胸和血管手术

蒂莫西·L.海因克(Timothy L. Heinke),詹姆斯·H.阿伯纳西三世(James H. Abernathy Ⅲ)

心血管疾病是常见的老年疾病。在美国,≥60岁及以上的人群中估计有4 370万人患有心血管疾病(CVD)。2010年,心血管手术中65岁以上的患者占了51%。冠状动脉疾病、瓣膜性心脏病、心力衰竭、心房颤动和血管疾病的患病率随年龄增长而增加。80岁以上人群中84.7%的男性和85.9%的女性患有某种形式的CVD。在所有CVD死亡中,大约有2/3发生在75岁以上的人群中[1]。心血管系统与年龄相关的变化,除了心脏纤维肌骨架的变化(包括黏液变性和胶原浸润,称为硬化)之外,还包括动脉粥样硬化疾病的进展。其他与年龄相关的变化包括发生在主动脉瓣小叶,半月形尖瓣的基部和二尖瓣环上的钙沉积。瓣膜钙化引起的纤维化是老年人瓣膜狭窄的最常见病因。缺血性或高血压性疾病常导致瓣膜关闭不全,二尖瓣关闭不全尤其常见[2]。CVD的沉重负担促进了新疗法的发展,例如经皮左心耳附件闭合装置,以及微创技术(例如血管内支架移植物和经导管瓣膜疗法)的不断涌现。此外,年龄大于70岁的男性或女性被诊断出患有肺癌和/或支气管癌的概率分别为1/15和1/20[3]。在肺切除手术中合并CVD越来越普遍。本章概述心血管疾病新的治疗选择,并为心肺分流术和肺切除术提供了最新的管理策略。

经皮心脏手术

经导管主动脉瓣植入术(TAVR)

在2002年,克里比尔(Cribier)等人首次报道了经皮植入主动脉瓣的临床使用。尽管患者最终死于其他疾病,但在手术后9周,植入的主动脉瓣功能仍然良好,平均压差保持在16 mmHg,测量的瓣膜面积为1.5 cm^2[4]。随后经导管主动脉瓣技术的临床应用从根本上改变了老年人群中主动脉瓣狭窄(AS)的治疗策略。第一个随机对照试验PARTNER评估了球囊扩张式Edwards SAPIEN心脏瓣膜系统的使用。PARTNER试验的B队列随机入组了358名不适合进行主动脉瓣置换手术(SAVR)的严重AS患者(平均年龄83.1岁),对其施行TAVR术或包括球囊瓣膜成形术在内的传统治疗。与传统治疗组相比,TAVR组的主要终点——1年内死亡率显著较低(30.7% vs 50.7%)[5]。PARTNER试验的A队列将699例老年患者(平均年龄83.6岁)随机分为TAVR或SAVR高危人群。TAVR组和SAVR组的主要终点(1年内死亡率)没有显著差异(24.2% vs 26.8%,$P=0.44$)。这些结果证明了高危患者人群中TAVR手术的非劣效性。PARTNER试验的其他结果显示,与SAVR组相比,随机分入TAVR组的患者发生卒中和重大血管并发症的风险增加(5.1% vs 2.4%;$P=0.07$和16.1% vs 1.1%;$P<0.001$),分别在1年时出现[6]。其他TAVR设备也报告了类似的结果。ADVANCE试验评估了高风险手术患者的自扩展Medtronic Core Valve系统,并证明12个月内死亡率为17.9%(15.2%~20.5%),卒中发生率为4.5%(2.9%~6.1%)[7]。这些最初的临床试验证明了TAVR在不可手术和高危老年人群

中治疗严重主动脉瓣狭窄的安全性和有效性。最近,已有TAVR术应用于中危患者的结果。在随机分为TAVR或SAVR的患者(n=2 032)中,全因死亡率和致残性卒中的发生率相似。TAVR组急性肾损伤、严重出血和新发房颤的发生率较低。SAVR组的血管并发症和瓣周返流较少[8]。

自最初的试验发表以来,临床医师的经验不断丰富,经导管瓣膜技术也在不断发展。2014年霍姆斯(Holmes)等人对已行的26 414个TAVR手术进行了分析,并记录在STS/ACCTVT注册中心中,其结果显示了几个重要趋势。现在绝大多数(约80%)TAVR手术都是通过股动脉入路进行的,其中有66.8%是经皮完成的。血管并发症和卒中发生率分别为4.2%和2.2%。最常见的心血管并发症是需要新的起搏器或术后ICD(11%)[9]。阿尔萨兰(Arsalan)等人分析了同一注册表,从2011~2014年,对90岁以上的患者施行了3 773次TAVR手术。与90岁以下的患者相比,90岁以上患者的STS-PROM评分(10.9% vs 8.1%;$P<0.001$)和30天(8.8% vs 5.9%;$P<0.001$)和1年死亡率更高(24.8% vs 22.0%;$P<0.001$)。因此,两组之间观察到的死亡率与预期死亡率相似。在两个年龄组之间,卒中率、主动脉瓣再介入率和心肌梗死没有差异[10]。使用CT血管造影来确定瓣膜大小优于使用经食道超声心动图(TEE),主要并发症的减少以及经皮通路的广泛使用等已对麻醉医师产生了很大影响。为了减少手术时间、缩短重症监护病房和住院时间以及减少术中使用血管加压药,许多TAVR手术均在中度镇静下进行。尚未进行将全身麻醉(GA)与局部麻醉/中度镇静(MAC)进行比较的大型随机试验。对13项涉及6 718个TAVR术的非随机研究的回顾发现,GA组和MAC组之间的短期或长期死亡率无显著差异[11]。较小的研究显示住院或ICU住院时间没有差异[12,13]。从MAC到GA的转化率高达17%[14]。在决定使用GA或MAC时,应同时考虑患者并发症和手术风险,并且应考虑到心脏瓣膜团队的经验和偏好。

经皮二尖瓣修补术

目前,MitraClip是唯一获得FDA批准的经皮二尖瓣修复(MVR)设备。它的使用仅限于重度退行性二尖瓣返流(MR)、NYHA Ⅲ或Ⅳ级症状以及手术风险高的患者[15]。MitraClip的功能类似于Alfieri所描述的手术技术。在82例Barlows病患者中,有79例被Alfieri使用边缘对边缘MVR术成功治疗[16]。MitraClip是一个V形夹子,当闭合时,将前瓣和后瓣的相对部分固定在一起,形成一个双孔二尖瓣。通过经房间隔穿刺进入左心房,将夹子定位在二尖瓣口内。该手术依赖TEE下穿刺定位、放置引导装置以及对小叶附着和残留MR的评估。由于需要TEE,因此MitraClip术应在全身麻醉下进行。尽管与外科手术相比,EVERESTⅡ试验显示出较差的结果,但与历史对照组相比,对高危患者的亚组分析显示NYHA功能级别有所改善,1年生存率也有所改善[17,18]。这些结果似乎是持久的,另一项试验报告3年生存率为61.4%,而药物治疗为34.9%[19]。MitraClip术在治疗功能性MR中的作用尚未确定。目前有两项正在进行的试验将重度二尖瓣返流和心力衰竭的患者随机分配到MitraClip术或药物治疗。

经皮左心耳封堵

在80岁以上的患者中,30%的卒中是继发于心房颤动(AF)的栓塞事件引起的[20]。对于房颤和CHA2DS2-VASC评分≥2的患者,建议口服药物进行抗凝治疗[21]。抗凝药物的使用与每年约3.0%的大出血风险相关[22]。在非瓣膜病的房颤患者中,左心耳的血栓占栓塞事件的90%以上[23]。有一部分房颤患者有卒中的高风险,但由于存在大出血的风险而无法抗凝。从理论上讲,正是这组患者将从左心耳封堵中受益,以减少卒中的风险。已经开发了几种经皮左心耳封堵装置,并可将其分为心外和心内两类。心外设备使用圈套器关闭左心耳口。而心内装置通过经房间隔途径递送并使用自扩张装置封堵心耳口[24]。迄今为止,仅心内WATCHMAN装置通过随机对照试验进行了评估。PROTECT AF 试验证明在预防缺血性或出血性卒中、心血管疾病或无法解释的死亡以及装置引起全身栓塞方面具有非劣效性[25]。但是,出于对设备安全性的担忧,必须进行第二项随机PREVAIL试验。PREVAIL试验证明了WATCHMAN设备的可接受的风险状况[26]。WATCHMAN设备被批准用于房颤,且因使用华法林而有出血高风险的患者。TEE对于指导放置左心耳封堵装置和评估不完全的左心耳封堵至关重要。

传统心脏手术

尽管经皮手术改变了老年患者某些心脏病的治疗方法,但许多心脏病变的护理标准仍要求按照常规的心脏手术,例如冠状动脉旁路移植术(CABG)和开放的瓣膜置换术。对STS心脏外科手术数据库的分析显示,年龄增长是围手术期发病和死亡的危险因素。对于单独的CABG手术,年龄≥75岁的患者与65~74岁的患者相比,死亡率(4.7% vs 2.4%)、脑血管意外(2.3% vs 1.6%)、肾衰竭(6.4% vs 3.9%)、长时间通气手术(13.9% vs 10%)、再次手术(7.5% vs 5.5%)和延长的住院时间(9.6% vs 5.9%)[27]等风险都更高。对于单独的瓣膜手术和联合CABG手术,也有这种趋势[28,29]。麻醉医师和外科医师在心脏手术时面临着照顾更老龄和病弱患者的问题。正如本书中所讨论的(请见第1、4、5章)。老年患者患有多器官系统疾病,其生理储备要比年轻患者低。他们更有可能患有高血压、糖尿病以及脑血管和外周血管疾病。本节将重点介绍基于证据的策略,最大限度地减少老年人口的围手术期并发症。

心血管

心房颤动(AF)是一种病态事件,发生在心脏手术后多达30%的老年患者中。有证据显示,常规使用β受体阻滞剂和他汀类药物可预防术后房颤[30,31]。此外,老年患者的周围血管系统比年轻患者更加钙化、扩张性更差,因而增加了主动脉夹层、管路栓塞和启动体外循环(CPB)的风险。严重的主动脉疾病或下肢血管疾病可能会增加与主动脉内球囊泵IBP相关的风险。此外,不良的冠状动脉血管可能使患者容易发生CPB后的不完全血运重建和进一步缺血。弗格森(Ferguson)等证明,老年患者的乳内动脉未得到充分利用(老年人为77%,而年轻人为93%)。那些接受了乳内动脉搭桥术的老年患者,即使在控制了其他因素后,其手术和术后死亡率也较低[32]。

中枢神经系统/神经功能

神经系统损伤仍然是心脏手术后最大的发病率和死亡率原因之一。神经系统损伤有3种形式:术后认知功能减退(POCD),谵妄和卒中。这些主题在本文的其他各章中都有详细介绍(见第30章)。但是鉴于它们在心脏外科手术中的重要性,需要在这里复习相关信息。可能的脑损伤机制包括全脑灌注不足、脑血管局部阻塞或复温时的热损伤。看起来,尽管老年人CPB期间脑血流量减少,但伴随的脑耗氧量代谢率却随之降低,从而使动静脉血氧含量的差异保持正常[33]。POCD被简单地定义为认知功能的一个或多个区域的恶化。罗奇(Roach)等研究了2 108例CABG手术后不良脑结局的患者。Ⅰ型损伤定义为因卒中或缺氧性脑病、非致命性卒中、短暂性脑缺血发作或出院时木僵或昏迷所致的死亡。Ⅱ型损伤定义为智力障碍、意识混乱、躁动、神志不清、记忆力减退或癫痫发作等无局灶性损伤的新出现的恶化。Ⅰ型和Ⅱ型损伤的主要预测因素是年龄:年龄在70岁以上的患者中有6.1%经历过Ⅰ型损伤,5.8%的患者则经历过Ⅱ型损伤,而年龄<70岁的患者分别为1.9%和1.8%[34]。纽曼(Newman)等报道,CABG出院后认知功能障碍的发生率分别为出院时53%,6周时36%,6个月时24%,5年时42%[35]。

作者得出的结论是，体外循环（CPB）的心脏手术可能导致认知功能下降。随后的研究，包括未接受心脏手术或CPB的对照组，均未能显示二者均与认知能力下降之间存在关联[36,37]（图23-1）。

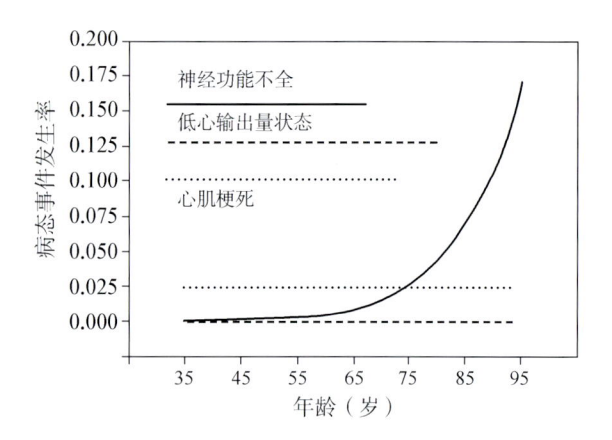

图23-1 围手术期心脏手术期间发生病态事件的可能性及其与年龄的关系

从65岁开始神经功能缺损急剧增加，而低心输出量状态和心肌梗死则保持相对稳定（经[76]许可转载。经Elsevier许可）

栓塞被认为是最有可能使老年人中枢神经系统受损的元凶。使用加强MRI后，高达43%的心脏手术后患者检测到了新的缺血事件[38]。将MRI结果与POCD相关联是具有挑战性的，目前关于MRI发现的缺血性病变与POCD之间关系的报道仍有争议[38,39]。尽管如此，努力减少栓塞事件已显示出大脑结局的改善。通过手术中触诊或主动脉超声检测升主动脉粥样硬化斑块可减少栓塞事件并改善体外循环后脑预后[40,41]。通过α-stat或pH-stat进行pH管理以及pH与脑预后的关系已经得到了大力研究。pH-stat通过增加CO_2来增加脑血流量，但是α-stat可以保留大脑的自主调节[42]。由于一些神经系统损伤是继发于栓塞现象的，因此更多的脑血流可能是有害的。一项小型（$n=86$）前瞻性随机试验未能显示成年患者的α-stat和pH-stat管理存在差异[43]。在保持自主调节的基础上，建议老年人使用α-stat血气管理。但是，尚没有针对65岁以上的人群进行干预的研究。

相对低灌注和低氧血症也与POCD有关。直到CPB结束后，由于灌注/氧气输送不足引起的组织损伤才可能显现出来。一项有前途的研究围绕着使用脑血氧饱和度测定法进行。不仅可用于监测脑灌注，还可以监测其他器官的灌注。局部脑血氧饱和度（rSO_2）的降低不仅与神经功能障碍（术后认知功能下降和谵妄）有关，而且与主要器官功能障碍、ICU和住院时间有关[44-48]。尽管有足够的文献支持术中rSO_2降低与灌注减少之间的相关性，但没有足够的证据表明逆转rSO_2降低会对结果产生积极影响。建议的逆转rSO_2降低的方案包括增加平均动脉压、使SaO_2和$PaCO_2$正常化、治疗贫血以及排除增加脑氧消耗的原因[49]。但是，尚未进行能够验证这些方法的随机试验。

肾脏

心脏手术后肾功能衰竭的患病率从2%~15%不等，这取决于术前肾功能不全的程度[23]。一旦发生，死亡率可高达80%。由于老年人的肾小球滤过率低，可能患有高血压和肾脏自身调节曲线改变，并且更有可能患有糖尿病，因此与年轻人相比，他们患肾衰竭的风险更高。对于术前使用利尿剂来治疗低射血分数和使用不透光染料通常会使术前肾功能恶化。不幸的是，对于预防老年患者CPB后肾功能不全，尚无大量研究。最重要的原因可能是体外循环后肾功能的恢复与心功能的恢复直接相关。

体外循环管理

CPB对正常的生理环境有许多改变。对于接受CPB的老年患者，尚未确定最佳平均动脉压、灌注流量、灌注模式（搏动性与非搏动性）、pH和CO_2管理、温度和血细胞比容。如前所述，应在主动脉周围超声扫描的帮助下选择主动脉插管部位，以最大限度地减少动脉粥样斑块栓塞。灌注流量范围为1.2~2.4 L/min·m²，灌注压力范围为30~80 mmHg。对于该范围内的流量或脉动血流与非脉动血流，结果均无差异。CPB的温度管理应由医院偏好决定。格里戈雷（Grigore）等人证实低温CPB（30℃）与常温CPB（35℃）的患者术后认知功能无差异[50]。

老年患者在CPB以及结束CPB时的最佳血细胞比容尚未确定。绝对安全水平取决于许多变量，包括心肌血运重建的充分性，心肌功能以及患者的年龄。用混合静脉血氧饱和度提示组织氧合和灌注是否充分，从而决定是否需要输血。常规应采用节血策略，例如细胞挽救技术和逆行自体灌注，以维持血细胞比容并减少输血的需要。老年人可能是较高血细胞比容有益的人群。马修（Mathew）等人证明CPB期间进行深度血液稀释（血细胞比容为15%～18%）与术后6周认知能力下降有关[51]。然而，输血带来了新的风险，其中大多数与炎症反应有关。胸骨伤口感染的增加、重症监护病房的停留时间延长以及与输血相关的肾功能衰竭的增加，证明组织氧输送不良。

麻醉管理

老年人心脏手术的理想麻醉药应具有血流动力学稳定、遗忘、镇痛、器官保护以及术后快速恢复的能力。尽管许多研究试图证明某种药物在众多结果中的优越性，但文献中有一些主要趋势正在影响当前的临床实践。由于苯二氮䓬类药物与术后谵妄有关，因此应尽量减少或避免使用苯二氮䓬类药物进行镇静[52]。右美托咪定可安全应用于术后镇静。在CPB后期开始输注右美托咪定可减少谵妄、术后房颤，减短拔管时间和降低死亡率[53-56]。然而，由于可能导致术中知晓，应继续使用挥发性麻醉药，直到手术完成并且神经肌肉阻滞被逆转为止。

虽然现有公认的科学证据不足，但一些作者凭经验提出以下建议：① α-stat血气管理；② 整个围手术期较高的灌注压力；③ 使用CPB时平均动脉压较高；④ CPB终止前的血细胞比容较高（＞24%）；⑤ 主动脉插管部位超声扫描；⑥ 高危患者的脑血氧饱和度测定；⑦ 避免使用苯二氮䓬类药物；⑧ 右美托咪定用于术后镇静。

腹主动脉瘤修复

在美国，腹主动脉瘤（AAA）的发病率约为每年5.5万人，平均年龄为72.3岁[57]。对来自NSQIP数据库的25 576名患者的分析显示，开放式修复（OAR）的30天死亡率每年增加6%。随着患者年龄的增长，血管内修复（EVAR）每年增加4%[58]。在EVAR1随机试验中，干预时的平均年龄为74岁，EVAR组的30天死亡率与OAR组相比更低（1.8% vs 4.3%）[59]。在≥80岁的患者中，EVAR组与OAR组相比，术后早期生存获益更为明显（30天死亡率为2.3% vs 8.6%）[60]。由于早期生存获益，EVAR术已成为老年人腹主动脉瘤的首选治疗方法[61]。涉及肠系膜和肾血管的近端复杂动脉瘤现在也能使用内移植物修复。使用开放式有孔的或烟囱式血管内修复技术对1 725例接受近端AAA修复的患者进行汇总分析，结果显示30天死亡率无差异，开放式修复与肾脏并发症增加相关，烟囱式修复则与卒中发生率升高相关[62]。由于血管内修复技术的广泛使用，区域和局部麻醉现已成为AAA修复的主要选择。尽管尚无比较EVAR的区域麻醉（RA）、局部麻醉（LA）和全身麻醉（GA）的随机对照试验，但一些回顾性研究已对该主题进行了研究。ENGAGE注册表中对1 261例患者进行分析显示，3组患者的围手术期发病率和死亡率无差异。接受RA和LA的患者手术时间更短，ICU住院时间和住院时间均减少。然而具有较高ASA级别的患者更可能接受GA，这可能会混淆这些结果[63]。麻醉技术的选择应基于患者的并发症、手术的复杂性和持续时间以及手术和麻醉小组的经验。

肺切除手术

由于肺癌手术切除的目的是治愈，年龄不应该成为评估患者手术候选资格的因素。老年患者应根据肺功能检查，心肺储备和其他并发症进行危险分层[64]。NSQIP数据库的最新分析表明，年龄增长是肺叶切除术后并发症和死亡率增加的危险因素[65]。围手术期管理策略可降低术后肺部并发症的发生率。单肺通气（OLV）和外科手术操作会增加肺切除术中发生急性肺损伤（ALI）的风险。保护性肺通气策略可以降低肺切除手术中ALI的发生率。使用低潮气量（＜8 mL/kg）、限制峰值吸气压力（＜35 cmH$_2$O）、使用PEEP（4～10 cmH$_2$O）以及频繁的肺复张动作能使ALI、肺不张和ICU入院率降低[66]。另外与丙泊酚相比，使用挥发性麻醉剂可能会预防ALI。对涉及365例接受单肺通气的患者的8项随机对照试验分析表明，挥发性麻醉剂可减少肺部并发症并缩短住院时间[67]。术中液体管理在预防术后肺部并发症中也发挥着作用。泽尔丁（Zeldin）等人首先描述了10例肺切除术后患者[68]中过多输液与肺部并发症之间的联系。在更小范围的肺切除的研究，也得到了类似的结果[69,70]。当前的最佳方案要求在术中和术后早期将输液量限制在＜2 L[71]。疼痛控制是麻醉医师可以在肺切除手术后对结局产生积极影响的另一个领域。多项研究表明，在开胸手术后区域麻醉可以预防术后肺部并发症[72,73]。此外，一些研究表明椎旁阻滞可以降低胸腔镜手术后的术后疼痛评分[74,75]。如果没有禁忌证，应为所有胸外科手术的患者提供局部镇痛、胸段硬膜外或椎旁阻滞。

我们知识的重大差距

尽管在照顾心胸和血管疾病的老年患者方面取得了进步，但仍有许多重要问题需要解答。一个正在积极研究的高度感兴趣的领域是上面讨论的经皮手术在不同患者人群中的实用性。一项评估低风险患者TAVR的研究正在进行。密特拉·克里鄡（Mitra Clip）正在评估对功能性MR的治疗。目前正在进行随机对照试验，以评估脑血氧饱和度测定方法及其对心脏手术结局的影响。

参考文献

[1] Mozaffarian D, Benjamin EJ, Go AS, Arnett DK, Blaha MJ, Cushman M, et al. Heart disease and stroke statistics—2015 update: a report from the American Heart Association. Circulation. 2015; 131(4): e29–322.

[2] Otto CM, Lind BK, Kitzman DW, Gersh BJ, Siscovick DS. Association of aortic-valve sclerosis with cardiovascular mortality and morbidity in the elderly. N Engl J Med. 1999; 341(3): 142–7.

[3] American Cancer Society FF. Probability of developing invasive Cancer during selected age intervals by sex, US, 2009–2011, 2015. Available from: http://www.cancer.org/acs/groups/content/@editorial/documents/document/acspc-044519.pdf.

[4] Cribier A, Eltchaninoff H, Bash A, Borenstein N, Tron C, Bauer F, et al. Percutaneous transcatheter implantation of an aortic valve prosthesis for calcific aortic stenosis: first human case description. Circulation. 2002; 106(24): 3006–8.

[5] Leon MB, Smith CR, Mack M, Miller DC, Moses JW, Svensson LG, et al. Transcatheter aortic-valve implantation for aortic stenosis in patients who cannot undergo surgery. N Engl J Med. 2010; 363(17): 1597–607.

[6] Smith CR, Leon MB, Mack MJ, Miller DC, Moses JW, Svensson LG, et al. Transcatheter versus surgical aortic-valve replacement in high-risk patients. N Engl J Med. 2011; 364(23): 2187–98.

[7] Linke A, Wenaweser P, Gerckens U, Tamburino C, Bosmans J, Bleiziffer S, et al. Treatment of aortic stenosis with a self-expanding transcatheter valve: the international multi-centre ADVANCE study. Eur Heart J. 2014; 35(38): 2672–84.

[8] Leon MB, Smith CR, Mack MJ, Makkar RR, Svensson LG, Kodali SK, et al. Transcatheter or surgical aortic-valve replacement in intermediate-risk patients. N Engl J Med. 2016; 374(17): 1609–20.

[9] Holmes DR Jr, Nishimura RA, Grover FL, Brindis RG, Carroll JD, Edwards FH, et al. Annual outcomes with Transcatheter valve therapy: from the STS/ACC TVT registry. Ann Thorac Surg. 2016; 101(2): 789–800.

[10] Arsalan M, Szerlip M, Vemulapalli S, Holper EM, Arnold SV, Li Z, et al. Should Transcatheter aortic valve replacement be performed in nonagenarians?: insights from the STS/ACC TVT registry. J Am Coll Cardiol. 2016; 67(12): 1387–95.

[11] Mayr NP, Michel J, Bleiziffer S, Tassani P, Martin K. Sedation or general anesthesia for transcatheter aortic valve implantation (TAVI). J Thorac Dis. 2015; 7(9): 1518–26.

[12] Brecker SJ, Bleiziffer S, Bosmans J, Gerckens U,

Tamburino C, Wenaweser P, et al. Impact of Anesthesia type on outcomes of Transcatheter aortic valve implantation (from the Multicenter ADVANCE study). Am J Cardiol. 2016; 117(8): 1332–8.

[13] D'Errigo P, Ranucci M, Covello RD, Biancari F, Rosato S, Barbanti M, et al. Outcome after general anesthesia versus monitored anesthesia care in transfemoral transcatheter aortic valve replacement. J Cardiothorac Vasc Anesth. 2016; 30(5): 1238–43.

[14] Covello RD, Ruggeri L, Landoni G, Guarracino F, Bignami E, Gonfalini M, et al. Transcatheter implantation of an aortic valve: anesthesiological management. Minerva Anestesiol. 2010; 76(2): 100–8.

[15] Magruder JT, Crawford TC, Grimm JC, Fredi JL, Shah AS. Managing mitral regurgitation: focus on the MitraClip device. Med Devices (Auckl). 2016; 9: 53–60.

[16] Maisano F, Schreuder JJ, Oppizzi M, Fiorani B, Fino C, Alfieri O. The double-orifice technique as a standardized approach to treat mitral regurgitation due to severe myxomatous disease: surgical technique. Eur J Cardiothorac Surg. 2000; 17(3): 201–5.

[17] Feldman T, Foster E, Glower DD, Kar S, Rinaldi MJ, Fail PS, et al. Percutaneous repair or surgery for mitral regurgitation. N Engl J Med. 2011; 364(15): 1395–406.

[18] Whitlow PL, Feldman T, Pedersen WR, Lim DS, Kipperman R, Smalling R, et al. Acute and 12-month results with catheterbased mitral valve leaflet repair: the EVEREST II (endovascular valve edge-to-edge repair) high risk study. J Am Coll Cardiol. 2012; 59(2): 130–9.

[19] Giannini C, Fiorelli F, De Carlo M, Guarracino F, Faggioni M, Giordano P, et al. Comparison of percutaneous mitral valve repair versus conservative treatment in severe functional mitral regurgitation. Am J Cardiol. 2016; 117(2): 271–7.

[20] Feinberg WM, Blackshear JL, Laupacis A, Kronmal R, Hart RG. Prevalence, age distribution, and gender of patients with atrial fibrillation. Arch Intern Med. 1995; 155(5): 469–73.

[21] January CT, Wann LS, Alpert JS, Calkins H, Cigarroa JE, Cleveland JC Jr, et al. 2014 AHA/ACC/HRS guideline for the management of patients with atrial fibrillation: a report of the American College of Cardiology/American Heart Association task force on practice guidelines and the Heart Rhythm Society. J Am Coll Cardiol. 2014; 64(21): e1–76.

[22] Roldan V, Marin F, Fernandez H, Manzano-Fernandez S, Gallego P, Valdes M, et al. Predictive value of the HAS-BLED and ATRIA bleeding scores for the risk of serious bleeding in a "real-world" population with atrial fibrillation receiving anticoagulant therapy. Chest. 2013; 143(1): 179–84.

[23] Blackshear JL, Odell JA. Appendage obliteration to reduce stroke in cardiac surgical patients with atrial fibrillation. Ann Thorac Surg. 1996; 61(2): 755–9.

[24] Iskandar S, Vacek J, Lavu M, Lakkireddy D. Left atrial appendage closure for stroke prevention: devices, techniques, and efficacy. Cardiol Clin. 2016; 34(2): 329–51.

[25] Holmes DR, Reddy VY, Turi ZG, Doshi SK, Sievert H, Buchbinder M, et al. Percutaneous closure of the left atrial appendage versus warfarin therapy for prevention of stroke in patients with atrial fibrillation: a randomised non-inferiority trial. Lancet. 2009; 374(9689): 534–42.

[26] Holmes DR Jr, Kar S, Price MJ, Whisenant B, Sievert H, Doshi SK, et al. Prospective randomized evaluation of the Watchman left atrial appendage closure device in patients with atrial fibrillation versus long-term warfarin therapy: the PREVAIL trial. J Am Coll Cardiol. 2014; 64(1): 1–12.

[27] Shahian DM, O'Brien SM, Filardo G, Ferraris VA, Haan CK, Rich JB, et al. The Society of Thoracic Surgeons 2008 cardiac surgery risk models: part 1—coronary artery bypass grafting surgery. Ann Thorac Surg. 2009; 88(1 Suppl): S2–22.

[28] Shahian DM, O'Brien SM, Filardo G, Ferraris VA, Haan CK, Rich JB, et al. The Society of Thoracic Surgeons 2008 cardiac surgery risk models: part 3—valve plus coronary artery bypass grafting surgery. Ann Thorac Surg. 2009; 88(1 Suppl): S43–62.

[29] O'Brien SM, Shahian DM, Filardo G, Ferraris VA, Haan CK, Rich JB, et al. The Society of Thoracic Surgeons 2008 cardiac surgery risk models: part 2—isolated valve surgery. Ann Thorac Surg. 2009; 88(1 Suppl): S23–42.

[30] Fuster V, Ryden LE, Cannom DS, Crijns HJ, Curtis AB, Ellenbogen KA, et al. 2011 ACCF/AHA/HRS focused updates incorporated into the ACC/AHA/ESC 2006 guidelines for the management of patients with atrial fibrillation: a report of the American College of Cardiology Foundation/American Heart Association task force on practice guidelines developed in partnership with the European Society of Cardiology and in collaboration with the European heart rhythm association and the Heart Rhythm Society. J Am Coll Cardiol. 2011; 57(11): e101–98.

[31] Patti G, Chello M, Candura D, Pasceri V, D'Ambrosio A, Covino E, et al. Randomized trial of atorvastatin for reduction of postoperative atrial fibrillation in patients undergoing cardiac surgery: results of the ARMYDA-3 (atorvastatin for reduction of MYocardial dysrhythmia after cardiac surgery) study. Circulation. 2006; 114(14): 1455–61.

[32] Ferguson TB Jr, Coombs LP, Peterson ED. Internal thoracic artery grafting in the elderly patient

undergoing coronary artery bypass grafting: room for process improvement? J Thorac Cardiovasc Surg. 2002; 123(5): 869-80.

[33] Newman MF, Croughwell ND, Blumenthal JA, White WD, Lewis JB, Smith LR, et al. Effect of aging on cerebral autoregulation during cardiopulmonary bypass. Association with postoperative cognitive dysfunction. Circulation. 1994; 90(5 Pt 2): II 243-9.

[34] Roach GW, Kanchuger M, Mangano CM, Newman M, Nussmeier N, Wolman R, et al. Adverse cerebral outcomes after coronary bypass surgery. Multicenter study of perioperative ischemia research group and the Ischemia Research and Education Foundation investigators. N Engl J Med. 1996; 335(25): 1857-63.

[35] Newman MF, Kirchner JL, Phillips-Bute B, Gaver V, Grocott H, Jones RH, et al. Longitudinal assessment of neurocognitive function after coronary-artery bypass surgery. N Engl J Med. 2001; 344(6): 395-402.

[36] Sauer AM, Nathoe HM, Hendrikse J, Peelen LM, Regieli J, Veldhuijzen DS, et al. Cognitive outcomes 7.5 years after angioplasty compared with off-pump coronary bypass surgery. Ann Thorac Surg. 2013; 96(4): 1294-300.

[37] Selnes OA, Grega MA, Bailey MM, Pham LD, Zeger SL, Baumgartner WA, et al. Do management strategies for coronary artery disease influence 6-year cognitive outcomes? Ann Thorac Surg. 2009; 88(2): 445-54.

[38] Barber PA, Hach S, Tippett LJ, Ross L, Merry AF, Milsom P. Cerebral ischemic lesions on diffusion-weighted imaging are associated with neurocognitive decline after cardiac surgery. Stroke. 2008; 39(5): 1427-33.

[39] Cook DJ, Huston J 3rd, Trenerry MR, Brown RD Jr, Zehr KJ, Sundt TM 3rd. Postcardiac surgical cognitive impairment in the aged using diffusion-weighted magnetic resonance imaging. Ann Thorac Surg. 2007; 83(4): 1389-95.

[40] Gold JP, Torres KE, Maldarelli W, Zhuravlev I, Condit D, Wasnick J. Improving outcomes in coronary surgery: the impact of echodirected aortic cannulation and perioperative hemodynamic management in 500 patients. Ann Thorac Surg. 2004; 78(5): 1579-85.

[41] Marshall WG Jr, Barzilai B, Kouchoukos NT, Saffitz J. Intraoperative ultrasonic imaging of the ascending aorta. Ann Thorac Surg. 1989; 48(3): 339-44.

[42] Murkin JM, Farrar JK, Tweed WA, McKenzie FN, Guiraudon G. Cerebral autoregulation and flow/metabolism coupling during cardiopulmonary bypass: the influence of PaCO2. Anesth Analg. 1987; 66(9): 825-32.

[43] Bashein G, Townes BD, Nessly ML, Bledsoe SW, Hornbein TF, Davis KB, et al. A randomized study of carbon dioxide management during hypothermic cardiopulmonary bypass. Anesthesiology. 1990; 72(1): 7-15.

[44] Murkin JM, Adams SJ, Novick RJ, Quantz M, Bainbridge D, Iglesias I, et al. Monitoring brain oxygen saturation during coronary bypass surgery: a randomized, prospective study. Anesth Analg. 2007; 104(1): 51-8.

[45] de Tournay-Jette E, Dupuis G, Bherer L, Deschamps A, Cartier R, Denault A. The relationship between cerebral oxygen saturation changes and postoperative cognitive dysfunction in elderly patients after coronary artery bypass graft surgery. J Cardiothorac Vasc Anesth. 2011; 25(1): 95-104.

[46] Yao FS, Tseng CC, Ho CY, Levin SK, Illner P. Cerebral oxygen desaturation is associated with early postoperative neuropsychological dysfunction in patients undergoing cardiac surgery. J Cardiothorac Vasc Anesth. 2004; 18(5): 552-8.

[47] Schoen J, Meyerrose J, Paarmann H, Heringlake M, Hueppe M, Berger KU. Preoperative regional cerebral oxygen saturation is a predictor of postoperative delirium in on-pump cardiac surgery patients: a prospective observational trial. Crit Care. 2011; 15(5): R218.

[48] Slater JP, Guarino T, Stack J, Vinod K, Bustami RT, Brown JM 3rd, et al. Cerebral oxygen desaturation predicts cognitive decline and longer hospital stay after cardiac surgery. Ann Thorac Surg. 2009; 87(1): 36-44. discussion -5.

[49] Deschamps A, Hall R, Grocott H, Mazer CD, Choi PT, Turgeon AF, et al. Cerebral oximetry monitoring to maintain normal cerebral oxygen saturation during high-risk cardiac surgery: a randomized controlled feasibility trial. Anesthesiology. 2016; 124(4): 826-36.

[50] Grigore AM, Mathew J, Grocott HP, Reves JG, Blumenthal JA, White WD, et al. Prospective randomized trial of normothermic versus hypothermic cardiopulmonary bypass on cognitive function after coronary artery bypass graft surgery. Anesthesiology. 2001; 95(5): 1110-9.

[51] Mathew JP, Mackensen GB, Phillips-Bute B, Stafford-Smith M, Podgoreanu MV, Grocott HP, et al. Effects of extreme hemodilution during cardiac surgery on cognitive function in the elderly. Anesthesiology. 2007; 107(4): 577-84.

[52] McPherson JA, Wagner CE, Boehm LM, Hall JD, Johnson DC, Miller LR, et al. Delirium in the cardiovascular ICU: exploring modifiable risk factors. Crit Care Med. 2013; 41(2): 405-13.

[53] Cheng H, Li Z, Young N, Boyd D, Atkins Z, Ji F, et al. The effect of Dexmedetomidine on outcomes of cardiac surgery in elderly patients. J Cardiothorac Vasc Anesth. 2016; 30(6): 1502-8.

[54] Curtis JA, Hollinger MK, Jain HB. Propofol-based versus dexmedetomidine-based sedation in cardiac

surgery patients. J Cardiothorac Vasc Anesth. 2013; 27(6): 1289–94.

[55] Djaiani G, Silverton N, Fedorko L, Carroll J, Styra R, Rao V, et al. Dexmedetomidine versus Propofol sedation reduces delirium after cardiac surgery: a randomized controlled trial. Anesthesiology. 2016; 124(2): 362–8.

[56] Turan A, Bashour CA, You J, Kirkova Y, Kurz A, Sessler DI, et al. Dexmedetomidine sedation after cardiac surgery decreases atrial arrhythmias. J Clin Anesth. 2014; 26(8): 634–42.

[57] McPhee JT, Hill JS, Eslami MH. The impact of gender on presentation, therapy, and mortality of abdominal aortic aneurysm in the United States, 2001–2004. J Vasc Surg. 2007; 45(5): 891–9.

[58] Arhuidese IJ, Salami A, Obeid T, Qazi U, Abularrage CJ, Black JH, et al. The age effect in increasing operative mortality following delay in elective abdominal aortic aneurysm repair. Ann Vasc Surg. 2015; 29(6): 1181–7.

[59] Greenhalgh RM, Brown LC, Kwong GP, Powell JT, Thompson SG. Participants et. Comparison of endovascular aneurysm repair with open repair in patients with abdominal aortic aneurysm (EVAR trial 1), 30-day operative mortality results: randomised controlled trial. Lancet. 2004; 364(9437): 843–8.

[60] Biancari F, Catania A, D'Andrea V. Elective endovascular vs. open repair for abdominal aortic aneurysm in patients aged 80 years and older: systematic review and meta-analysis. Eur J Vasc Endovasc Surg. 2011; 42(5): 571–6.

[61] Park BD, Azefor NM, Huang CC, Ricotta JJ. Elective endovascular aneurysm repair in the elderly: trends and outcomes from the Nationwide inpatient sample. Ann Vasc Surg. 2014; 28(4): 798–807.

[62] Katsargyris A, Oikonomou K, Klonaris C, Topel I, Verhoeven EL. Comparison of outcomes with open, fenestrated, and chimney graft repair of juxtarenal aneurysms: are we ready for a paradigm shift? J Endovasc Ther. 2013; 20(2): 159–69.

[63] Broos PP, Stokmans RA, Cuypers PW, van Sambeek MR, Teijink JA, Investigators E. Effects of Anesthesia type on perioperative outcome after endovascular aneurysm repair. J Endovasc Ther. 2015; 22(5): 770–7.

[64] Colice GL, Shafazand S, Griffin JP, Keenan R, Bolliger CT. American College of Chest P. Physiologic evaluation of the patient with lung cancer being considered for resectional surgery: ACCP evidenced-based clinical practice guidelines (2nd edition). Chest. 2007; 132(3 Suppl): 161S-77S.

[65] Jean RA, DeLuzio MR, Kraev AI, Wang G, Boffa DJ, Detterbeck PC, et al. Analyzing risk factors for morbidity and mortality after lung resection for lung cancer using the NSQIP database. J Am Coll Surg. 2016; 222(6): 992–1000. e1.

[66] Licker M, Diaper J, Villiger Y, Spiliopoulos A, Licker V, Robert J, et al. Impact of intraoperative lung-protective interventions in patients undergoing lung cancer surgery. Crit Care. 2009; 13(2): R41.

[67] Sun B, Wang J, Bo L, Zang Y, Gu H, Li J, et al. Effects of volatile vs. propofol-based intravenous anesthetics on the alveolar inflammatory responses to one-lung ventilation: a meta-analysis of randomized controlled trials. J Anesth. 2015; 29(4): 570–9.

[68] Zeldin RA, Normandin D, Landtwing D, Peters RM. Postpneumonectomy pulmonary edema. J Thorac Cardiovasc Surg. 1984; 87(3): 359–65.

[69] Alam N, Park BJ, Wilton A, Seshan VE, Bains MS, Downey RJ, et al. Incidence and risk factors for lung injury after lung cancer resection. Ann Thorac Surg. 2007; 84(4): 1085–91. discussion 91.

[70] Licker M, de Perrot M, Spiliopoulos A, Robert J, Diaper J, Chevalley C, et al. Risk factors for acute lung injury after thoracic surgery for lung cancer. Anesth Analg. 2003; 97(6): 1558–65.

[71] Chau EH, Slinger P. Perioperative fluid management for pulmonary resection surgery and esophagectomy. Semin Cardiothorac Vasc Anesth. 2014; 18(1): 36–44.

[72] Ballantyne JC, Carr DB, de Ferranti S, Suarez T, Lau J, Chalmers TC, et al. The comparative effects of postoperative analgesic therapies on pulmonary outcome: cumulative meta-analyses of randomized, controlled trials. Anesth Analg. 1998; 86(3): 598–612.

[73] Joshi GP, Bonnet F, Shah R, Wilkinson RC, Camu F, Fischer B, et al. A systematic review of randomized trials evaluating regional techniques for postthoracotomy analgesia. Anesth Analg. 2008; 107(3): 1026–40.

[74] Kaya FN, Turker G, Basagan-Mogol E, Goren S, Bayram S, Gebitekin C. Preoperative multiple-injection thoracic paravertebral blocks reduce postoperative pain and analgesic requirements after video-assisted thoracic surgery. J Cardiothorac Vasc Anesth. 2006; 20(5): 639–43.

[75] Vogt A, Stieger DS, Theurillat C, Curatolo M. Single-injection thoracic paravertebral block for postoperative pain treatment after thoracoscopic surgery. Br J Anaesth. 2005; 95(6): 816–21.

[76] Tuman KJ, RJ MC, Najafi H, Ivankovich AD. Differential effects of advanced age on neurologic and cardiac risks of coronary artery operations. J Thorac Cardiovasc Surg. 1992; 104(6): 1510–7.

24. 起搏器及植入式心律转复除颤器的围手术期管理

G. 亚历克·鲁克（G. Alec Rooke）

简介

永久性心脏起搏器和植入型心律复律除颤器（ICD）构成了绝大多数心脏植入型电子设备（CIED），在老年患者尤为常见。设备功能会因暴露在电磁干扰（EMI）中而受到影响。在手术室里，单极电刀是最常见的干扰因素。它可能会抑制起搏需求，并且触发ICD不需要的超速起搏或者电击除颤。

每个领域都有区别于其他专业的术语，这一现象非常普遍，这使得在使用CIED时可能会出现问题。因此框24-1列出了本章中使用的缩写，包括表和图。目前还不清楚这样的术语是否会让人难以理解，但经验表明，大多数麻醉医师将起搏器和ICD视为"黑匣子"。供应商可能对设备工作原理有基本的了解，但并不总是足以理解设备所能达到预期效果，也不足以正确解释心电图（EKG）所反映出的内容。然而，通过基本的培训，供应商应该能够评估设备是否正常工作，检查设备的起搏程度，并在外科手术中对这些设备的管理做出明确的决定。

麻醉医师对设备管理做出决断的能力很重要，就当前对设备管理而言充其量只是杂乱无章，很大程度上是因为目前没有一个团队来承担这项重要任务。这个领域的技术人员（公司代表）通常对设备有更深入的了解，然而他们的所能提供

框24-1 本章使用的缩略语

中 文 术 语	英文缩写
心脏植入型电子设备	CIED
植入型心律转复除颤器	ICD
心脏再同步治疗	CRT
每分钟跳动次数	次/min
心电图	EKG
毫秒	ms
窦房（结）	SA
房室（结）	AV
心房	A
心室	V
房室的	AV
抑制	I
触发	T
双重（心房和心室，或同时抑制或触发，取决于三字母代码中的位置）	D
心房搏动，自发或有节奏	AS, AP
心室搏动，自发或有节奏	VS, VP
电磁干扰	EMI
心室后心房不应期	PVARP

服务范围是有限的。心内科医师鲜少对进入手术室检测和调试设备有兴趣,因此心内科医师对麻醉医师术中管理起搏器设备作用有限,并且不幸的是他们的建议通常只是所谓的"放置一块磁铁"之类简单建议,而没有进一步的解释或讨论,从而加剧了术中起搏器管理混乱。鉴于麻醉医师在围手术期管理中重要性的逐步体现,同时他们的工作场所主要为手术室,因此麻醉医师更能胜任这项任务,但是几乎没有麻醉医师接受过评估和调试设备的培训。

CIED管理所有权不明确可能导致患者后期设备管理的欠佳。麻醉医师几乎只有一种治疗选择:放置一块磁铁。在起搏器中,使用磁铁可防止心动过缓,但也可能导致竞争性节律导致心动过速(如果磁铁使用不当,患者和设备均产生起搏节律),或者与磁铁相关的起搏速度更快。例如,在St. Jude和Boston Scientific起搏器中,磁率通常为100。在ICD中,尽管应该使用磁铁来关闭快速性心律失常的检测,这样可以避免意外电刺激,但是在某些设备中可以禁用此特定的磁铁功能。虽然这并不常见,但是一旦发生,可能会导致极大的安全隐患,并可能导致患者接受不必要的除颤[1]。

本章的主要是为麻醉医师提供必要的知识,以便在设备(和患者)评估和管理中发挥积极作用。

基本起搏器功能

关于CIED的起搏功能,由3个字母组成的代码提供了一些基本信息。简要地说,第一个字母表示发生起搏的腔室,第二个字母表示发生感应的腔室。对于前两个字母,选项为仅心房(A)、仅心室(V)或心房和心室(D为双)。第三个字母表示设备对感应到的搏动的响应。选项分别为抑制(I),当在心室中检测到的搏动将阻止下一个预定的起搏搏动;触发(T),当检测到的搏动将导致另一个心室需要的去极化;以及两者(D),用于视情况而定的I或T。要真正理解起搏,最简单的方法是从简单开始,然后逐步深入到更复杂的方面。

单腔起搏器

最简单的起搏器是单腔非同步起搏器。该装置通常被植入于胸部的皮下,导线穿过锁骨下静脉,尖端嵌入室壁。现在导线几乎都是双极导线,这意味着导线接收或传递的信号是通过尖端导线和环形电极之间的电压差,这个环形电极近段约1~2cm(图24-1)。对于心房和心室非同步起搏分别被设定为AOO或VOO。这样的设置不会长期使用,因为大多数患者都有一定程度的自主节律,即使只是偶发的异位节律。起搏器必须检测到相关事件并相应地延迟下一次起搏冲动。当患者自身产生足够的节律时,抑制起搏被

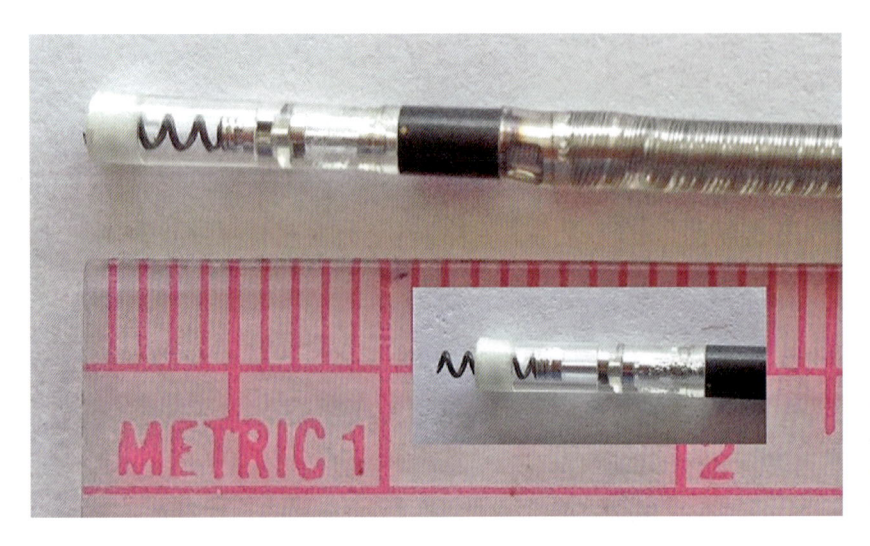

图24-1 起搏器引线端部
导线的尖端电极(这里是螺旋塞设计)最终被埋在心肌中。近端电极是金属环(黑色)。装置观察到的来自心脏组织的信号是两个电极之间的电压差。

视为"按需"起搏。对于心室起搏器,按需模式将被指定为VVI(需求起搏,其中心室起搏,在心室中发生感测,感测事件抑制起搏)。这种模式只有几个控制,特别是基本速率、脉冲幅度和脉冲持续时间。基本速率,也被称为下限速率,将规定起搏节律最早出现的时间。例如,60次/min的基本速率意味着起搏节律将在最后一个节律之后不晚于1 000 ms出现,而不管最后一个节律是被检测到的还是被起搏的。如果设备在定时器超时之前在各心腔中检测到自发去极化,则定时器重置,并且必须再次等待整个间隔才能触发电位。也就是说,只要感应到的起搏电位总是在1 000 ms之内出现,该电位将被抑制。当存在窦房结(SA)功能障碍,但传导系统功能正常时,通常仅使用心房起搏。如果患者通常不需要起搏,或者如果没有必要对心房进行检测或者起搏时,例如患者存在慢房颤,则在ICD中使用仅限心室的起搏。

双腔(心房及心室)起搏器

在有可能的情况下,保持心房和心室之间的同步性是有益的。心房"收缩"与心室充盈有关,若窦房结功能正常,最好由其控制心率。这一目标是通过心房和心室的导联来实现的。起搏模式通常是DDD,这仍需要一定的解释。该装置首先"寻找"心房去极化。如果设备倒计时到所需的心室除极,则设备期望看到心房除极不晚于预期心室除极之前的房室延迟时间。例如,在基本速率为60的情况下,该设备期望在最后一次心室除极后不晚于1 000 ms看到心室除极。如果房室延迟被编程为150 ms,那么该装置期望在最后一次心室除极后850 ms看到自发的心房除极。如果没有观察到心房除极,那么电脉冲就会传送到心房。无论心房是自主去极化还是通过起搏脉冲去极化,该装置都期望在房室延迟结束时看到心室去极化。如果达到预期,则计时器重置1 000 ms,整个过程重新开始。如果没有看到心室除极,那么电脉冲就会传送到心室。因此,使用DDD设备,可以观察到4种可能的基本节奏(式中A=心房,V=心室,S=感知,P=起搏;另见图24-2)。

AS-VS:心房自身去极化,心室也去极化(可能来自传导系统,例如正常窦性心律)。

AP-VS:心房被起搏,但是心室自身去极(可能来自传导系统,但室性早搏将具有相同的效果)。

AS-VP:心房自行去极化,但心室被去极化(正常的房室传导太慢,超过了程序所置的房室延迟时间,或者完全失效)。

AP-VP:心房心室同时被起搏。

选择AS-VP是"触发"的一个例子,在这种情况下,感应到的搏动(在心房)"触发"心室去极化。AS-VP也被称为"跟踪",因为心室的起搏冲动跟随或跟踪心房活动。这种模式将是完全性传导阻滞但窦房结功能正常的患者的标准模式。当观察到这种模式时,相关人员可能会感到困惑,因为他们可能会看到心室的起搏速度比基础频率高得多。这不是设备故障,而是设备试图保持AV同步。

追踪通常有一个上限,超过这个上限,心房活动不会导致起搏的心室产生搏动。在年龄较大、久坐不动的患者中,"最高跟踪率"可能低至120,但在基础活动更多的患者中会更高。决定调整节奏是在节拍的基础上做出的。如果心房频率超过上限跟踪率,则房室延迟将延长,以便尽可能长时间地以上限跟踪率起搏心室。不过,最终房性搏动出现得太早以至于不能进行心室起搏,节律将模仿莫氏Ⅰ型房室传导阻滞(文克巴赫起搏器)。

触发的弊端

允许设备在心房感知之后触发心室脉冲可导致不必要的心动过速。如果装置在每次心房去极化后对心室进行起搏,则心房纤颤或扑动将引起非常快的心室起搏。尽管上一段所述的较高的追踪率会限制心室起搏的速度,但更好的策略是阻断心房活动和心室起搏之间的联系。该目的通过称为模式切换的功能实现。如果设备检测到非常快的心房率,则设备将其起搏模式切换为DDI。注意,第三个字母指示感测到的搏动只能抑制起

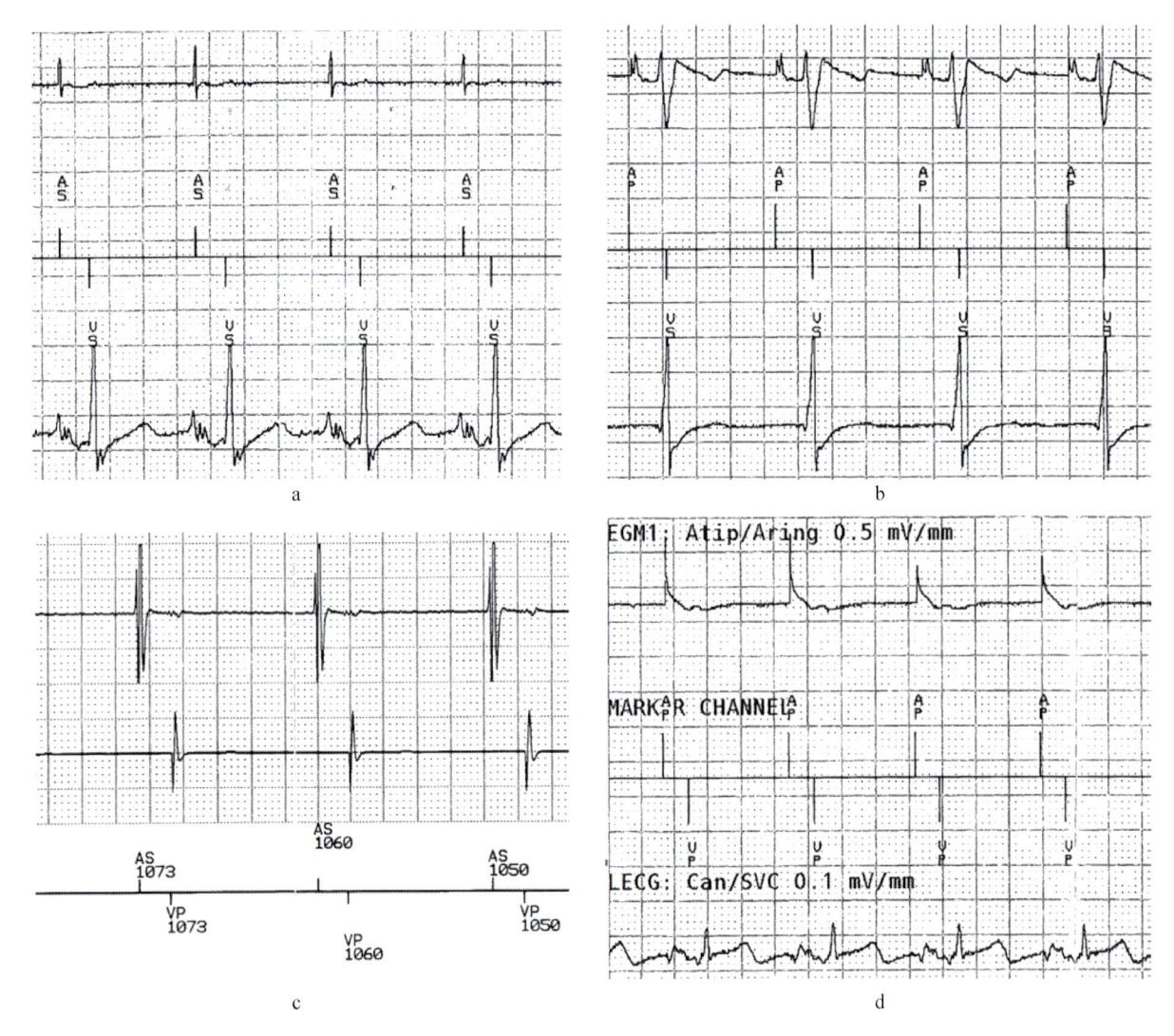

图 24-2 DDD 起搏的起搏选项

显示出了 4 个起搏选项。AS=感测心房去极化，AP=起搏心房去极化，VS=感测心室去极化，VP=起搏心室去极化。a. AS-VS，其是以高于基础起搏速率的实性心律。b. AP-VS，其中心房被起搏，但是患者的传导系统是完好的，并且在超过编程的房室延迟时间之前使心室去极化。c. AS-VP，其中患者自身的心房速率快于基础起搏速率，但是到心室的传导不存在或者太慢而不能防止心室起搏脉冲被递送。这种类型的起搏通常被称为跟踪，因为心室起搏正在跟踪自发的心房节律。d. AP-VP，其中两个室都被起搏。所有图片都来自询问箱生成的条带。所有都显示通道标记，指示心房和心室中的电事件是否被感知或起搏。心房和/或心室电图显示（双极）导联实际上观察到的东西。此外，在 a、b 和 d 中，存在看起来更类似于表面心电图导联的信号的条带。这些信号是由 ICD 线圈和装置本身之间的电压差产生的。

搏。没有更多的"触发"。在上述 4 种基本节律中，AS-VP 不再是一种选择。假设没有到心室的固有传导，如果心房跳动比基本速率快，心室仍将以基本速率起搏（图 24-3）。

触发功能的另一不良事件是称为起搏器介导的心动过速（PMT）或起搏器诱发的心动过速（PIT）的现象。在心室除极发现传导系统处于相对不应期状态的情况下，去极化可以以逆行方式传导到心房中。随后的心房去极化将被该装置检测到，进而在房室延迟后导致心室起搏（图 24-4）。当心室去极化时，其房室结/房室束可能是处于不应期的。（起搏的）心室去极化将再次以逆行方式传导到心房，并且该过程将重复。给定典型的起搏房室延迟时间、逆行传导的时间和检测心房去极化的时间，花费约 0.5 s，因此将形成 120 次/min 范围内的心率。PMT 的预防主要通

24. 起搏器及植入式心律转复除颤器的围手术期管理

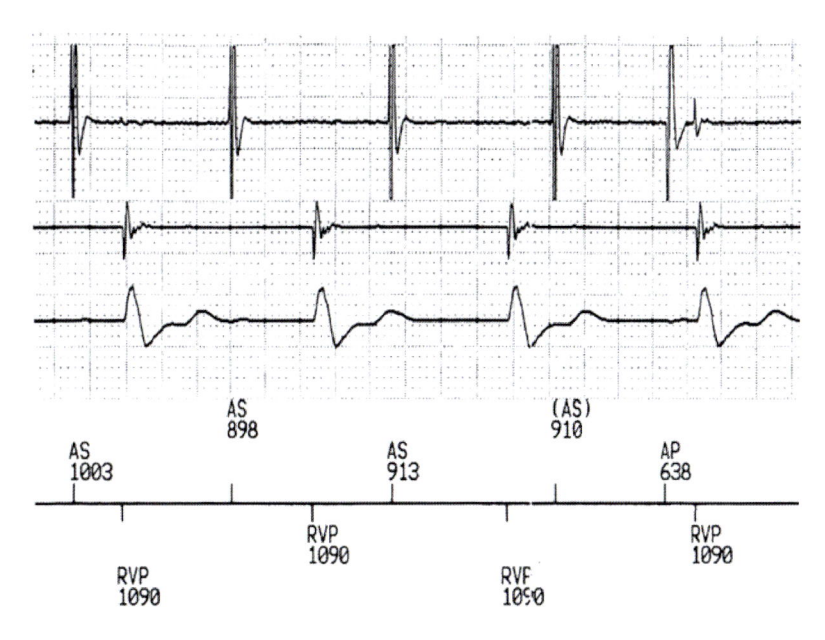

图 24-3 DDI 起搏

顶部迹线是来自心房导线的信号，下一迹线是来自心室导线的信号，第三迹线是从由 ICD 线圈产生的导线到装置的信号。底部迹线示出指示哪些事件被暂停或感测的标记。在本例中，患者具有完全的房室传导阻滞，并暂时从 60 次 /min 基本速率的 DDD 转换为 55 次 /min 的 DDI。心房率约为 66 次 /min，但由于 DDI 模式消除跟踪，心室起搏不再与心房事件相关。事实上，心室起搏速率是 55 次 /min。通过 AS 和 VP 之间的逐渐延长的时间，房室分离是明显的。还示出了当 AS 碰巧落在心室事件之后的时期中时发生的情况，在该时期中，AS 被记录但不被"计数"为事件（标记为"（AS）"）。因此，AP 发生在下一个 VP 之前，因为在明显缺乏固有心房活动的情况下，如果两个心室都被起搏，则将发生 AV 同步。

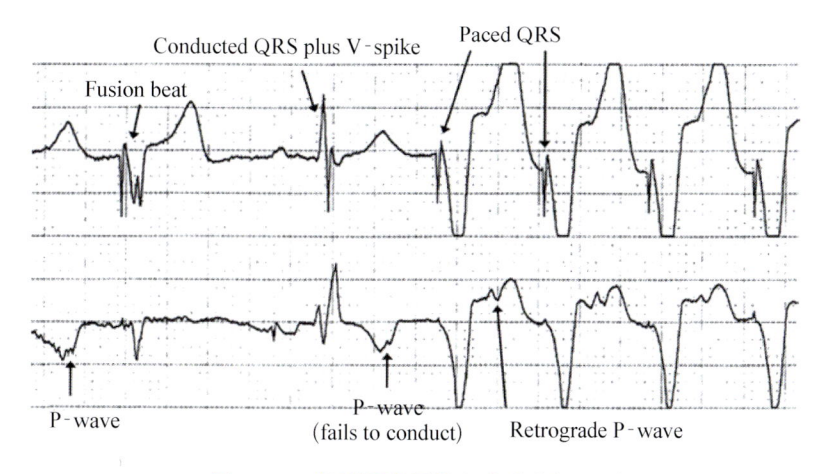

图 24-4 起搏器介导的心动过速（PMT）

图中显示两条体表心电图导联。前两个 QRS 完全波分别构成融合和伪融合搏动（后者是传导的心室去极化未能及时到达右心室导联以防止心室起搏尖峰）。在假融合搏动之后，有一个 PAC 不能传导到心室。因为起搏器被编程为 DDD，所以 PAC 使起搏器对心室起搏（参见图 24-2 中的 AS-VP 示例）。较长的房室延迟被允许发生以便尽可能多地发生固有传导。

过 PVARP 实现，PVARP 是存在于所有双腔起搏器中的特征。PVARP 代表心室后心房不应期。在 PVARP 期间，该装置将继续监测心房去极化，但不会使用心房去极化来触发心室去极化。PVARP 的普通编程持续时间是 250 ms。在图 24-4 所示的病例中，逆行传导非常慢，以至于逆行 P 波的尾端刚好落在 PVARP 的末端之外，从而允许心房感觉触发心室除极。

因为 PAC 不能导通，所以导通系统不再耐受。心室去极化现在可以以逆行方式进行回到心房（逆行P波）。逆行P波仅延伸超过240 ms的PVARP，因此P波"触发"另一心室去极化。这个过程会不断重复，直到有东西打断这个循环。例如，将磁铁放置在起搏器上会将模式改变为DOO并且会中断循环。当然，问题是下一个PAC会简单地重新启动PMT。

速率-反应

当人们运动时，心率通常增加以增加心输出量。慢性心功能不全的患者可能在运动时心率很慢或没有增加，因此有明显的运动受限。CIED的速率响应功能被设计成感测患者活动并相应地提高心率。存在可用于感测患者何时活动的若干方法。最常用的方法是加速计，几乎在所有的设备中都能找到。装置中的压电晶体检测加速度形式的运动，并将起搏速率增加到与加速度大小成比例但不高于编程上限的值。与所有需求起搏一样，如果患者的内在心率高于心率反应所指示的心率，则起搏将被抑制。

另一种随活动改变起搏速率的方法涉及生物抑制。由于肺容量的变化，导联尖端和装置本身之间的电阻（阻抗）将随着呼吸而变化。该测量提供呼吸速率，并且使用阻抗变化的幅度来反映潮气量，因此该方法被标记为分钟通气传感器。目前，只有波士顿科学公司（Boston Scientific/Guidant）制造的起搏器具备这一特点。在一些BIOTRONIK装置中存在替代的生物抑制方法。交感神经系统对心肌的刺激的变化引起导线阻抗的微小变化。这些改变用于提高装置的最小起搏速率，其中可编程增益和速率上限，与其他速率响应方法一样。

不是每个患者都适用速率反应，但是当它使用时，三字母代码变成一个末尾带有"R"的四字母代码，例如，VVIR将指示包括速率响应特征的心室需求起搏。

心脏再同步化治疗

CRT的目的是为左心室提供更同步的收缩。在严重的左心室扩大和肥厚，左束往往失效。左心室除极现在必须在右心室开始，首先到室间隔，然后扩散到左心室周围，使得左心室的外侧（游离）壁最后被除极。由于游离壁仍处于松弛状态，室间隔收缩可导致游离壁膨出。当游离壁收缩到顶峰时，室间隔开始松弛，因此室间隔向右心室膨大。简单地说，每道墙都会部分地"弹"到另一道墙，从而降低了冲程体积。在游离壁上放置起搏导线可使左心室大部分心肌同时开始收缩。在CRT中，允许从心房到右心室的自然传导是不利的，因为它可能导致与由右心室起搏导联和左心室起搏导联引发的去极化模式不同的去极化模式。为此，PR间隔被有意地设置为较短的持续时间，使得在任何内在激活发生之前递送起搏尖峰。心电图或节律条将只显示心室起搏搏动，但观察者不应自动假定患者是依赖于起搏的。如果起搏被抑制，很可能会有右心室传导，但是仅仅从心电图是无法分辨的。

ICD的基本功能

ICD功能的第一个重要方面是，所有ICD基本上都具有起搏器的所有功能。这些起搏器功能是否被完全利用是另外一回事。如果患者需要ICD但具有正常运行的SA节点和传导系统，则ICD可能以40的备份速率被编程为VVI的标称设置。然而，如果患者需要，该装置可以提供已经描述的所有起搏器功能。

ICD与起搏器的区别在于它们治疗室性快速性心律失常，特别是室性心动过速和心室颤动的能力。ICD并不像临床医师用节律条那样检测这些心律不齐；事实上，心室去极化的整体形态对于该装置是"不可见的"。当波扫过导联尖端时，双极导联只能"看到"一小部分心肌的去极化，而有限的组织视图不能提供关于整体心肌电活动的数据。由于这些原因，室性心动过速或室颤的基本判定是由心率决定的。如果设备发现心率高于某一值，则它认为节律是室性心动过速。如果装置看到高于不同（较高）值的速率，则它认为节律是心室颤动。如果还存在心房导联，则可以使用其他室性心律失常检查来进行确认,例如心室率高于心房率。

治疗由装置认为节律来决定的。在室性心动过速的情况下,该设备可以被编程为最初通过几个超速起搏来尝试做出反应。如果失败,可能会尝试一系列同步复律。如果心律满足心室颤动的标准,则可以在设备对除颤充电时尝试过超速起搏,但是主要治疗将是除颤。所有疗法都限于最大尝试次数。体内除颤的能量比体外除颤的能量小得多,大约为25~40 J。与现代外部设备一样,体内是双极的。电流被很好地局限在人体内,因此不存在在电击时在接触患者的风险。

EMI对CIED的影响

为了在手术期间适当地管理CIED,并正确地解释在手术期间观察到的节律,理解EMI如何能够破坏CIED功能是很重要的[2]。单极电烙术是最常见的EMI来源,但至少存在其他来源(例如射频消融)的干扰的理论可能性。较少遇到的干扰源包括TENS装置、脊髓刺激器和包含磁体的乳房组织扩张器(可能在设备上起到磁铁的作用)。双极烧灼术不干扰CIED功能。本章主要讨论单极电刀的作用。

EMI是否被设备"看到"取决于许多因素,但是关键问题是在导联处的EMI信号的幅度是否超过用于限定何时发生心脏去极化的最小电压。在引线处检测到的电压将受到EMI与引线的强度和接近度以及电极与EMI源之间的距离差的影响。如果引线的尖端和环形电极与源等距离,则两个电极看到相同的信号并且差为零(没有检测到EMI)。如果一个电极离EMI源更远,则电极之间的振幅差可能超过限定感测到的去极化的最小电压。对于双极感测,引线仅相距1 cm,因此EMI不太可能在这两个引线之间产生电压差,特别是当单极电刀的源远离引线时。事实上,应用于脐下的单极电刀不应该被双极导线检测到。

相反,单极传感测量心脏中的导线尖端与装置之间的电压差,这通常意味着单极电刀在两个位置处产生显著不同的电压。这就是单极感测比双极感测更可能检测EMI的原因。对于双极烧灼,电流在紧密接近的两个电极之间流动。由每个电极产生的信号在极性上是相反的。因此,即使从稍远的地方看,它们也倾向于相互抵消。CIED不应检测到双极烧灼,因此双极烧灼不会抑制所需起搏或触发快速性心律失常治疗。

如果设备感测到EMI,则通常将其解释为该心腔的较高速率的固有活动。正如预期的那样,检测到高心率将抑制需求起搏,对于ICD,可能会导致包括除颤在内的快速性心律失常治疗的事件的发生。被抑制的起搏的结果取决于心脏将自行做什么。如果固有速率刚好低于最小起搏速率,则结果可能是心率最低程度的减慢,或者如果心脏没有固有节律,则结果可能是心搏停止。ICD的意外点击在手术室中似乎很少见,但它们确实可能发生(图24-5)[1]。

为了防止EMI抑制所需起搏,许多CIED具有称为"噪声反转"的功能。如上所述,EMI通常被解释为非常高的心率。如果设备认识到这些"去极化"比任何生理过程所能解释的发生得更快,则CIED假设所观察到的必定是噪声。由于该设备不再能够确定心脏实际上是否正在跳动,因此作为一种安全措施,该设备开始对心脏进行起搏。这可能导致起搏节律和内在的节律互相竞争(图24-6),但有竞争的节律总比没有节律要好。如果不存在噪声反转,或者如果EMI不能触发噪声反转,则检测到的EMI将抑制所需起搏(图24-7)。

单极烧灼可在手术室中引起其他问题。如前所述,如果EMI被解释为心房中的高速率,但是没有被心室"看到",则设备将可能模式切换到DDI或DDIR模式。模式的改变可导致心率的增加或降低。如果在模式切换之前存在心室跟踪,则可能发生心室率的降低。也就是说,患者具有高于基础起搏速率的心房速率,并且患者具有心脏阻滞,因此基于心房速率对心室进行起搏(跟踪)。通过模式切换,跟踪被消除,心室现在很可

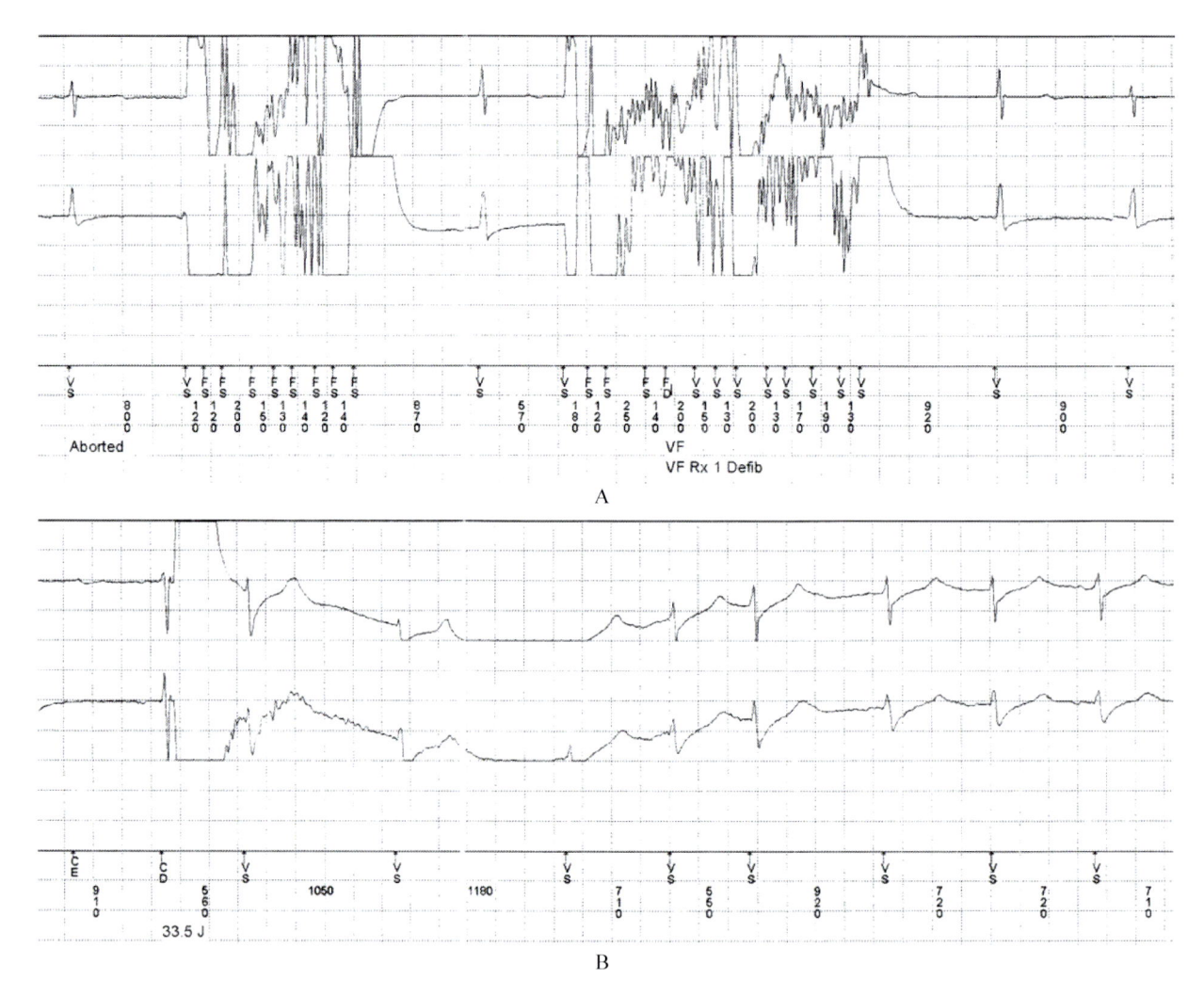

图24-5　EMI诱发的ICD电击

图中显示了从ICD下载的两个部分。每个部分示出RV导联信号、ICD线圈到设备的CAN信号和通道标记。ICD正在被移除的过程中,为此,使用了短的单极烧灼脉冲来切开装置周围的瘢痕组织。图A示出了烧灼产生的噪声。注意:设备以非常快的速率检测"QRS"(在信道标记上表示为VS、FS和FD)。在一系列这样的脉冲之后,即使在电击之前存在正常的节律,该装置也会传递电击(见图B底部的33.5J)。在电击之后出现短暂的心动过缓,并且在心脏恢复到更正常的节律之前需要多次搏动。下载由Jordan Prutkin提供。

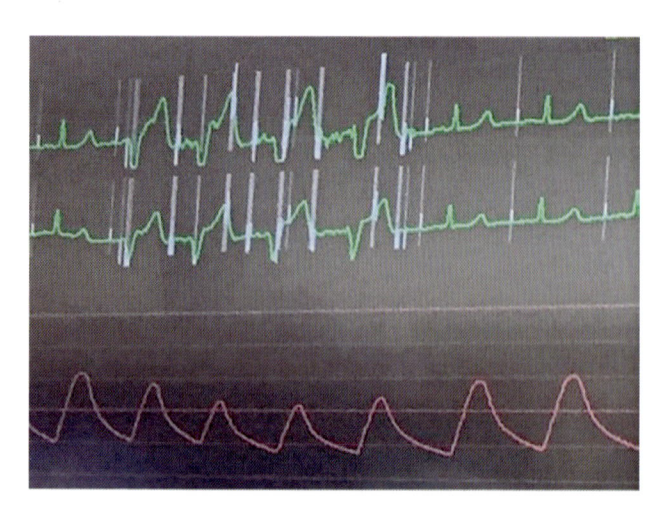

图24-6　噪声反转

图中显示了手术室中监护仪的照片,带有两条ECG导联和一条脉搏描记。在该示例中,起搏器不允许禁用噪声反转。应用单极烧灼术前的心律为心房起搏,心室传导正常(AP-VS)。频繁且不稳定的人为"起搏尖峰"以及信号中的一些噪声表明出现烧灼。电磁干扰(EMI)抑制所需的起搏,但是当存在噪声反转时,设备可以确定EMI是非生理的并且确实是"噪声"。"噪声"的存在将起搏模式改变为DOO。宽QRS波群证实了心室起搏的存在。当烧灼停止时,节律返回到AP-VS。

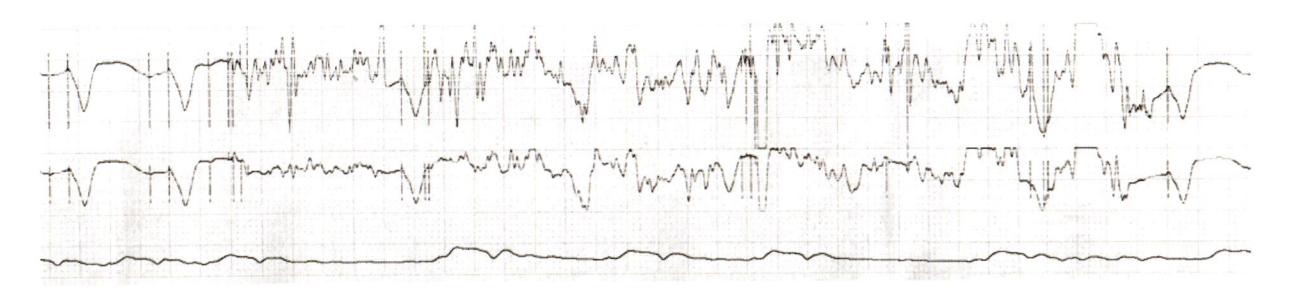

图24-7 抑制需求起搏

心脏手术期间获得的节律条说明单极烧灼期间需求起搏的抑制。顶部迹线显示出了导联Ⅱ，中间迹线显示出了V5，并且底部迹线是动脉压。在基线时，患者在75次/min（DDD）时进行AV起搏。患者对起搏有依赖性。从心电图痕迹中的噪声可以明显看出烧灼的存在。动脉迹线中的搏动在烧灼期间变得不频繁且定时不规律，这表明烧灼噪声在大部分时间被感测为具有起搏抑制的固有心脏活动。此设备不允许编程为异步起搏。

能在没有房室同步的情况下以基本速率起搏。如果模式切换响应包括速率-响应特征（如DDIR或VDIR），即使基本模式是DDD，也可能发生起搏速率的增加。如果速率响应传感器恰好在模式切换时被激活，则假定心室起搏没有被EMI抑制，则心室可以以高于预期基本速率的速率起搏。对于麻醉医师来说，重要的是不要对这样的瞬时速率或QRS宽度变化而感到恐慌，除非速率非常低或非常高。

当电池耗尽并且烧灼器相对靠近设备或引线施加时，可发生单极电刀的严重后果：EMI可导致电池电压的暂时性降低。如果电压下降到最小值以下，则设备关闭。当电池恢复时，设备启动，但可编程设置是设备的出厂设置默认值，这种现象被称为开机复位。通常，默认设置是非常基本的，并且起搏参数可能不适合患者。更糟糕的是，如果ICD的快速性心律失常检测被编程为关闭以用于手术，则开机复位将恢复快速性心律失常检测，并且进一步的EMI可能导致ICD尝试除颤。

几十年前，设备可以任意被高强度的EMI重新编程。尽管这不再是问题，如果单极烧灼器直接应用于该装置，则电子设备将被破坏并且该装置将停止工作。

虽然通过在设备上放置环形磁体可以防止EMI的一些不良反应，但是将设备编程用于手术具有若干优点。首先，消除了对磁体滑动和与装置失去联系的担忧。此外，在手术室中可能令人厌烦的其他功能也经常可以被处理，例如噪声反转或速率感知功能[3]。当手术程序不可用时，使用磁铁是唯一的其他选择。心脏病专家有些不加区别地建议放置磁铁，然而，它的使用有明显的限制。一些起搏器可以被编程为不对磁铁做出反应，包括波士顿科学公司（Boston Scientific）、圣何塞和BIOTRONIK公司（BIOTRONIK）的那些起搏器。单个起搏器中的磁体响应可以通过在监测患者的同时将磁体放置在装置上大约30 s来进行术前检查。如果在监护仪上以预期的起搏速率连续观察到不同步起搏，则手术期间磁体的使用应当能够维持足够的节律。该操纵还提供关于电池状态的有价值的信息，稍后将对此进行描述。对于ICD，磁体放置预计将禁用ICD中的快速性心律失常检测，但是波士顿科学公司和圣何塞公司ICD可能被编程为忽略磁体。当磁铁放置的装置发出音调时，可确认禁用的快速性心律失常检测，但有时无法确定磁铁是否被装置感应到（表24-2）。在所有情况下，必须知道设备将如何响应磁铁；如果没有观察到预期的响应，则应询问设备。

CIED的围手术期管理

CIED的综合管理是一个多步骤的过程。在正确识别设备之后，总体策略需要确保设备和导线正常工作，并且为手术室制定操作计划，该计划需要对设备进行手术编程、使用磁体或者在没有特定干预的情况下进行手术,除了在准备好磁体的情况下进行监视之外。

CIED的术前评估

应获取基本设备信息,以确认CIED功能正常,并能够为手术期间的设备管理制定适当的计划(表24-1)。手术的位置,对于将要使用的烧灼(可能是单极的)或其他射频设备的类型,EMI的程度(烧灼的频率和持续时间)以及患者的医疗状况都将影响计划。例如,如果单极电刀将仅应用于脐下方,如果设备感测是双极的,则设备受EMI影响的风险非常低。在这种情况下,不需要对用于手术的装置进行编程。如果烧灼EMI更接近CIED并且可能被设备感测,则编程的需要取决于该感测的结果是什么。需求起搏的抑制是可以预期的,但是如果EMI不频繁地施加并且一次仅持续几秒钟,即使心搏停止也是可以接受的。如果该装置是起搏器并且如果在手术期间放置和移除磁体是方便的,则可以用磁体来处理较长时间的由电刀引起的心率不足。然而,在起搏器上使用磁体的一个问题是起搏速率可能高达100次/min。当单极电刀的使用非常短暂、烧灼术将被应用于导线附近并且患者自身具有不足的节律时,编程将优于磁体放置。这对于ICD尤其重要,因为磁体不会将ICD切换到异步起搏。然而,装有ICD的患者不依赖于起搏,磁体将是可接受的选择,假设ICD没有被编程为忽略磁体,并且磁体易于放置和保持其位置。因此,关于手术是否需要编程的决定是以下各项的组合:设备类型、设备相对于手术部位的位置、与磁铁保持接触的能力、EMI对患者的影响、磁铁在预防这些后果方面的有效性,以及是否由于手术的严重性而需要增加基础心率。

由经过培训的专业人员管理

一旦建立了计划,下一个挑战是识别能够在需要编程的情况下对设备进行编程的供应。这些选择常常受到医院或手术室的规模和位置以及现场提供的心脏病学服务的影响。实际上,很少有机构有健全的系统。这说明了为什么围手术期麻醉医师需要基本掌握CIED管理并准备好主导该

表24-1 设备制造商联系信息和起搏器电池响应

公司,网址,技术支持	起搏器对磁铁的反应	ICD对磁铁的反应
Biotronikbiotronik.com 800-547-0394	异步起搏速率为90次/min,除非将此功能设置为关闭。a磁速率≥为80次/min即可	暂停对快速性心律失常的感知。没有音调。在某些型号中,在连续放置磁铁8 h后,恢复了快速性心律失常的感知(详细信息请致电公司)
Boston Scientific/Guidant bostonscientific.com 800-227-3422	异步起搏速度为100次/min,但可以编程为不响应磁体。磁化率≥85次/min就可以了	R波同步嘟嘟声表示快速性心律失常感应暂停(嘟嘟声无限期持续)。磁体响应可以被编程关闭。
Ela/Sorin(现更名LivaNova) livanova.sorin.com 877-663-7674	异步起搏速率为≥80次/min(从96次/min逐渐降低)	总是禁用快速性心律失常感应。起搏速率更改为磁铁速率,但仍处于需求模式
Medtronic medtronic.com 800-723-4636	以85次/min的速率进行异步起搏,在可选更换时变为65次/min的VOO	总是禁用快速性心律失常感应。初始磁体放置时发出持续10~30 s的连续音调
St. Jude sjm.com 800-933-9956	异步起搏速率至少为98.6次/min,除非此功能已编程关闭。在可选更换时变为小于87次/min。	暂停快速性心律失常检测,但此功能可以编程关闭。无音调

a 保持磁铁至少10次,因为设备可以恢复正常起搏。如果在磁铁仍在使用的情况下恢复到按需起搏,请致电该公司以获取详细信息。

过程。心脏病学家可能没有提供设备管理的资源或兴趣。完全依赖来自设备公司的代表是替代方案,但是公司代表是没有资质的,并且提供商不具有医院特权。不应期望他们对装置进行评估并确定计划。因此,许多机构向患者的心脏病学家发送表格以获得用于设备管理的计划,然后安排公司代表在手术当天执行推荐的编程。这种方法虽然可以接受,但并不理想。代表很忙,可能在需要时无法提供服务,特别是在农村地区没有提供重大预警的情况下。其次,心脏病学家和麻醉医师在手术期间可能对患者有不同的目标。通常,心脏病学家最关心的是保持足够的心率和避免意外的快速性心律失常治疗。相反,麻醉医师可能具有额外的顾虑,诸如基线备用起搏速率是否足以用于手术(假设患者依赖于起搏),或诸如速率响应功能,或噪声反转是否可能影响手术室中的节律。这些辅助功能可引起使麻醉护理者注意力分散的节律改变,但幸运的是很少对患者具有显著的不利影响。虽然禁用速率响应、噪声反转或其他功能不是强制性的,但是如果装置正被编程用于外科手术,那么这样做可能是有帮助的并且容易做到,但是这样的改变可能不包括在由心脏病学家提供的建议中。

为了避免不得不依赖心脏病学家或公司代表来手术室区域,一些医院现在使用受过评估和管理CIED培训的麻醉医师[2,3]。看来麻醉医师至少可以像(非电生理学)心脏病学研究员一样完成这项任务,并且提供了这样的优势:当参与的每个人都已经彼此认识时,执行编程的个人和麻醉团队更容易合作[3]。然而,基于麻醉医师的设备服务的开发并非微不足道。有很多东西需要学习,新的情况不断出现。接触到愿意提供培训和建议的知识渊博的电生理学家或心脏病学家对成功的麻醉学服务是非常有帮助的

无论是谁为手术评估和编程设备,麻醉团队和编程人员之间都应该进行讨论,以便解决所关注的问题,并且麻醉团队了解在手术过程中对设备的期望。特别重要的是,如果决定不对手术进行编程改变,麻醉团队应该理解磁体放置将达到什么效果。如果患者有ICD并且快速性心律失常检测被编程为关闭,则必须随身携带除颤设备。如果患者有除颤史,或者如果手术铺巾将使得除颤电极板的放置困难,则应该预防性地提前放置。

由麻醉医师管理

在许多情况下,没有受过训练的麻醉医师必须做好评估设备的准备,并决定如何最好地进行麻醉和手术。

第一步是识别设备类型和制造商。理想情况下,患者应该具有提供该信息的卡。如果患者不知道,那么胸部X射线(CXR)检查(如果可用)可以提供必要的信息。设备通常具有X射线可见的标志图标,并且设备的形状和内部图案可以提供关于品牌和制造商的线索[4]。CXR的发现也有助于区分起搏器和ICD;至少一个大线圈的存在表明该装置是ICD,而如果引线均匀,则该装置必须是起搏器。另一个选择是打电话给每家公司,询问患者是否有他们的设备。每家公司都对所有患者的设备和随时配备人员的技术支持热线进行登记(表24-2)。

下一步是确定植入该装置的原因。这将有助于确定患者依赖该设备维持令人满意的心率的可能性有多大。例如,有三度房室传导阻滞病史的患者可能依赖于起搏并需要干预,而其设备被放置用于罕见的晕厥发作可能不需要任何修改以进行手术。

应询问患者上一次检查设备的时间。检查可以在门诊或电话中进行,起搏器应在1年内检查,ICD或心脏再同步治疗起搏器应在6个月内检查[2]。如果已经对设备进行了常规监测,则可以安全地假定该设备工作正常。在手术时,建议至少保留3个月的电池寿命。当电池耗尽时,电池检查变得更加频繁,并且希望患者意识到这种情况。如果患者告诉你,他们的心脏病医师知道即将进行的手术,并不担心,这可能也是令人放心

的。如果设备是起搏器,那么可以用磁铁进行电池检查。与早期的起搏器不同,在早期的起搏器中,磁体使装置以基本起搏速率起搏,现代的起搏器则根据电池的状态改变其起搏速率。随着电池失去充电,与磁体放置相关联的起搏速率逐渐地或逐步地降低,或者根据公司的不同而逐步降低。如果知道磁铁响应的预期情况,则可以确定电池的状态(表24-2)。不幸的是,您不能对ICD执行类似的电池检查,因为磁体不影响起搏速率,但由Ela/Sorin制造的ICD可能例外。

表24-2 手术前应获得的关于CIED的信息

检 测 项 目	预 期 结 果
设备类型和植入原因	
12个月内(简易起搏器)或6个月内(所有ICD或带CRT的起搏器)进行设备检查	设备运行正常(无警报)。没有发现新的有害的节律。导联功能测试正常、稳定
电池预期寿命	手术时至少3个月(注:如果电池电量低,可能需要进行比过去6~12个月更近的检查)
起搏模式以及后备起搏频率	哪个心腔?(心房,右室,左室)
速率-响应	它开了吗?如果是,哪种方法?(加速计、分钟通气、组织阻抗)它能提供多高的速率?
ICD治疗	与治疗相关的最低心室率
起搏依赖性	患者接受治疗的时间百分比是多少?
潜在节律(当患者接受高百分比的时间时适用)	如果起搏被暂时抑制,节律是什么?
磁铁响应-起搏器	会产生不对称的结果吗?以什么速度?
磁体响应-ICD	快速性心律失常检测会暂停吗?该装置是否会用磁铁是发出任何声音以确认快速性心律失常暂停?

应当在监护仪上仔细地检查节律。所有监护仪都会过滤EKG信号,并且这个过程将防止实际的起搏尖峰出现在屏幕上。要"看到"起搏尖峰,必须打开监护仪内的一个模块,以便监护仪专门查找起搏尖峰的特征外观。如果监控器认为它是一个起搏尖峰,屏幕上呈现一条垂直的线。重要的是要认识到,你在屏幕或节奏条上看到的线不是起搏尖峰的实际电信号,而是人为的"尖峰"。外部电噪声会干扰该模块,使其"看到"不存在的起搏尖峰。因此,监护仪上提示存在起搏尖峰的线可能是伪像(图24-8)。对监护仪的持续观察应允许确定哪些起搏尖峰可能是伪迹,并由此确定是否存在不会引起去极化的起搏尖峰,或者是否存在不应存在的起搏尖峰。当存在起搏尖峰(在后去极化不应期之外)但不存在心室去极化时,则关注的是不能捕获到的起搏。当在自发心室去极化之后清楚地看到起搏尖峰时,这表明该装置没有感测到自发去极化(未感测到)。这两个问题都表明存在严重故障。如果在基线处未观察到起搏尖峰,则将磁体放置在起搏器上将开始不同步起搏。假设尖峰发生在不应期之后,每个起搏尖峰应会导致去极化。

一个重要的问题是患者是否依赖起搏。如果没有足够的记录,这对于麻醉医师来说很难确定,这就是为什么从管理设备的心脏病学家那里获取信息是很重要的。如果患者或医疗记录回顾未能提供答案,则节律条可提供线索。如果观察到P波、窄QRS和没有起搏尖峰(如正常的窦性心律),则患者不是起搏依赖性的。另一方面,如果看到起搏尖峰,则患者可能或可能不依赖于起搏。心房棘波的存在仅证明患者的自发心房率低于起搏率。当然,有多低是未知的。它可能在任何地方,从稍微低一点到心搏停止,只有正式的问询才能揭示答案。心室起搏的存在不能自动保证起搏依赖性。这可能仅仅意味着在装置起搏心室之前,固有传导碰巧太慢而不能到达心室。在双心室起搏的情况下,期望在固有传导到达心室之前启动右心室和左心室收缩;因此,房室延迟被有

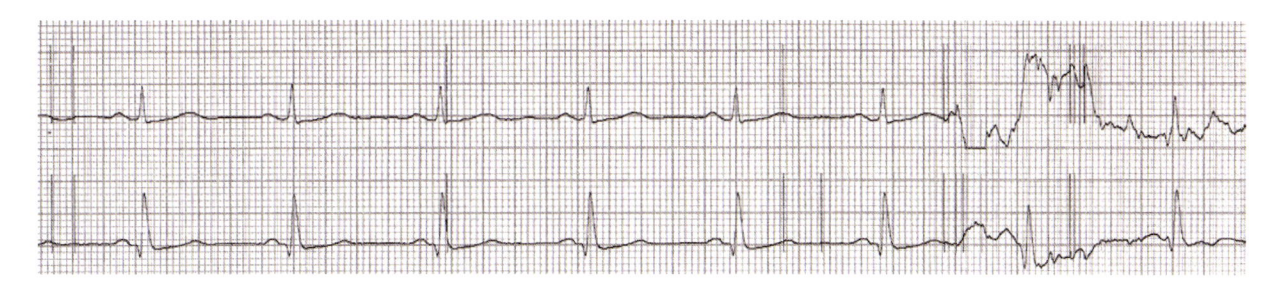

图 24-8 人工起搏尖峰

导联 II 和 V5 的节律带揭示了许多随机出现的起搏尖峰，特别是在使用单极烧灼术的节律带的末端。该患者没有 CIED；因此，所有起搏尖峰都是伪影。医院尤其是手术室的电子噪声很大。杂散的 EMI 有时可以模仿起搏尖峰的特征外观。

意地设置为较短。当然，患者也可能具有完全性心脏阻滞并且需要心脏再同步治疗。总之，在许多情况下，麻醉医师不能简单地通过查看节律来确定起搏依赖性。

考虑到上述困难，如果在监护仪上观察到起搏尖峰，则安全方法是假设患者是依赖于起搏的，因此如果出现抑制需求起搏的情况，则存在风险。下一步是考虑电刀的位置，具体是在脐上或脐下。如果单极电刀将应用于脐上，那么需要提前做出决定，如果抑制起搏需求导致患者心率不足，该怎么办。如果该装置是一个起搏器，那么磁铁是一个选择，只要它可以在不干扰手术的情况下放置。同样重要的是认识到磁体速率通常很高，并且需要做出关于患者是否能够容忍该速率的决定。如果磁体的使用不是合理的选择，则需要与外科医师认真讨论关于延迟手术直到可以评估和必要时重新编程该装置。

如果设备是 ICD，则情况变得更加复杂。磁体可能会抑制快速性心律失常检测，并且在磁体放置之后来自设备的音调的存在是可靠的，但是如前所述，当感测到磁体时，St.Jude ICD 可能不响应磁体并且不提供任何音调。考虑到这些注意事项，只要磁铁能够安全地固定在设备上，意外电刺激的风险就很低。不幸的是，对于所有 ICD，除了通过编程之外，没有办法提供异步调搏。因此，三重危险因素是一个依赖于起搏的 ICD 患者，在脐上进行单极烧灼手术。麻醉医师无法阻止对起搏需求的抑制。因此，再次与外科医师进行认真的讨论是有必要的。外科医师需要知道患者对电刀的反应，并且如果该反应是严重的心动过缓或更差，则单极烧灼触发的频率和持续时间可能需要被限制。

手术室内的操作

电极板在患者身上的位置是重要的考虑因素。对于单极电刀，电流从电刀尖端流到电极板。在最大可能的程度上，该电流应该被引导远离器件和引线。对于胸部以下应用的电刀，大腿或臀部上的电极板放置是可以的，但是当手术部位高于腹部时，可能需要修改垫放置。对于头颈手术，最好将电极板放置在设备对面的三角肌上。对于与装置在同侧的肩部手术，理想情况下，垫应该在同侧手臂更远的位置。如果这是不切实际的，同侧背部或侧翼是次佳选择。

手术室内应随时配备磁铁，特别是如果设备仍处于所需 ICD 状态，或者如果快速性心律失常检测仍处于 ICD 状态。即使起搏器被编程为用于手术的异步起搏，磁体也会将起搏速率改变为磁体相关速率。

单极烧灼通常干扰 EKG，脉搏的连续监测是必要的。最简单的方法是使用脉搏血氧饱和度。描记应显示在屏幕上，因为"嘟嘟声"通常是由心电图信号触发的，而不是脉搏血氧饱和度信号。在烧灼期间观察血氧计波形将容易揭示脉搏率的任何变化。例如，如果该装置已被编程为用于手术的异步起搏，则在烧灼期间不应观察到心动过缓。如果设备仍然处于需求模式，但是患者当前正在被起搏，则如果烧灼器抑制起搏，并且患者的固有节律比起搏速率慢，则脉冲将会减小并且是不稳定的。如果脉搏率确实降低，则确定脉搏是否适合患者变得重要。如果脉搏低的不可接受，那么如果设备是起搏器，则考虑磁体放置。另一种选择是让外科医师尽可能少地使用烧灼术，以最小化心动过缓的持续时间。当患者有ICD时，后一种选择是处理烧灼诱发的心动过缓的唯一可能的方法（除了编程为不同步起搏）。

再次重申，如果该装置是被编程为要求起搏的起搏器，那么在放置磁铁之前，等待观察烧灼对心律的影响是合理的。即使在保持中观察到起搏尖峰，患者也可能具有完全可接受的潜在节律，或者甚至更好的是，装置功能可能不受烧灼的影响。放置在起搏器上的磁铁也会破坏PMT，如果它发生在手术室的话。如果设备是ICD，并且快速性心律失常检测仍然激活，则从一开始就放置磁铁。如果预期设备会发出音调，请确保检测到这些音调，因为它表明设备已检测到磁体并禁用快速性心律失常检测。即使手术在脐下，在ICD上放置一块磁铁也不会造成任何损失。如果出现室性心动过速磁体立即恢复全部功能，然后ICD将治疗心律失常。

最后，被编程用于按需起搏的设备可具有可导致比基本起搏速率快的起搏节奏的许多特征。频率-反应特征是一个常见的例子，但是高起搏率的最常见原因是跟踪，当心室在适当的房室延迟之后匹配自发心房去极化时进行起搏（AS-VP；见图24-2c和图24-9）。还存在可导致高于基本速率的相对短的起搏周期但通常仅持续短时间且很少导致危险心动过速的其他特征。建议麻醉管理者忽略这些看似无法解释的快速起搏期。

术后管理

如果该装置被编程用于手术，则应在患者离开监护环境之前对其进行评估并恢复原始参数。如果在外科手术中没有以任何方式改变设备编程，则建议患者在几周内检查设备。然而，如果在手术期间有任何设备故障的迹象，或者如果发生了不利于患者的事件，例如发生了严重的代谢或血流动力学紊乱，或者进行了胸部按压或外部除颤，则应在患者离开监测环境之前检查设备[2]。

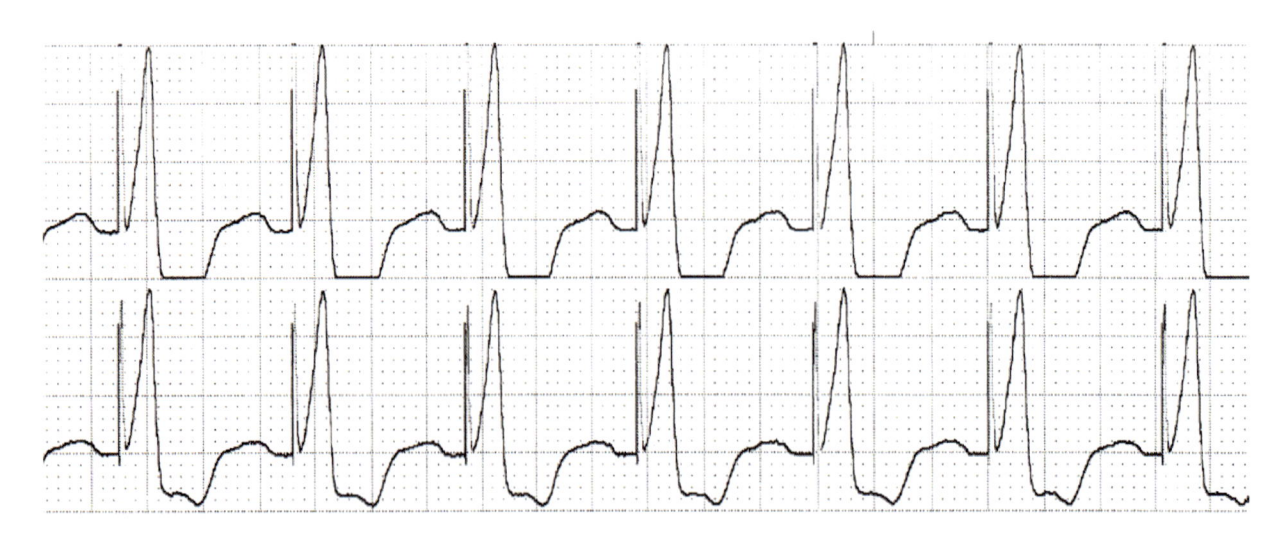

图24-9 起搏器跟踪的节律条

图中显示了双导联节奏带。患者具有以60次/min的基本速率编程到DDD的起搏器。起搏尖峰出现在每个QRS之前，频率接近100次/min。乍一看，人们很容易就会想知道为什么心脏的起搏速度如此之快。一旦认识到P波是固有的而不是被起搏的，则应当清楚，该设备仅仅是确保QRS跟随每个P波（跟踪）。事实上，这个患者有完全性传导阻滞。起搏器作为患者的传导系统并保持房室同步，正如它应该做的那样。

我们知识的重大差距

CIED是机器,因此它们对引线检测到的信号的响应是可预测的。在这方面,我们的知识没有差距,但只有极少数的麻醉医师了解每种设备的每一个功能。由于这种设备的复杂性,制造商在设计CIED时可以更好地着眼于手术期间的操作。例如,最好能在手术完成后将每个设备容易地重新编程到原始设置。目前,一些公司允许将设备设置存储在编程框中。术后,只需简单地按下按钮,即可将设备编程回所存储的设置。不幸的是,即使存在此"还原"功能,它也不总是将所有设置返回到其原始值[3]。另一个问题是设备有时利用不寻常的功能,这些功能可以至少瞬时地改变手术室中的节律,从而混淆麻醉团队。最好为处于需求模式的设备设置一个"手术室"模式,通过关闭这些不寻常的功能来简化编程。ICD中的磁体响应可以得到改善。对于所有ICD而言,在磁体放置的情况下提供可听见的声音以指示快速性心律失常感测已被禁用将是有用的。如果磁体还导致ICD在短时间内以基于电池状态的速率改变为异步起搏,则将更容易在手术之前确认足够的电池寿命而不需要使用编程。

总结

起搏器和ICD是复杂的装置,其功能可能杂散电磁信号的干扰,最常见的形式是单极电刀。麻醉医师了解装置的基本功能、监测手术室中的脉搏以及知道磁体将如何影响装置,这一点十分重要。应当努力确定电池电量是否充足,如果该设备是起搏器,则可以用磁体来完成。花时间了解设备应该做什么(基线编程),并分析患者当前是否正在进行起搏,这对于计划术中管理非常重要。例如,如果患者当前正被起搏并因此可能依赖于起搏,则必须提前制定关于将如何处理电刀诱发的心动过缓或停搏的计划(磁体对编程对限制烧灼持续时间和频率)。如果设备是ICD,则至少应该放置磁体以抑制快速治疗,并且如果期望可听音调,则确认可听音调的存在。麻醉医师应该认识到当他们控制这些装置的能力可能不够时,最坏的情况是患者有ICD,是起搏依赖性的,并且具有广泛使用单极电刀的胸内手术。有些患者真的需要因为手术专门为他们的设备编程。每个机构都应该有一个程序,通过这个程序可以获得必要的设备信息,并提前设计和实施计划,以使每个人在手术前不会突然出现意料之外的情况。

参考文献

[1] Schulman PM, Rozner MA. Use caution when applying magnets to pacemakers or defibrillators for surgery. Anesth Analg. 2013; 117: 422–7.

[2] Crossley GH, Poole JE, Rozner MA, et al. The Heart Rhythm Society expert consensus statement on the perioperative management of patients with implantable defibrillators, pacemakers and arrhythmia monitors: facilities and patient management. Heart Rhythm. 2011; 8: 1114–54.

[3] Rooke GA, Lombaard SA, Van Norman GA, et al. Initial experience of an anesthesiology-based service for perioperative management of pacemakers and implantable cardioverter defibrillators. Anesthesiology. 2015; 123: 1024–32.

[4] Jacob S, Shahzad MA, Maheshwari R, et al. Cardiac rhythm device identification algorithm using X-rays: CaRDIA-X. Heart Rhythm. 2011; 8: 915–22.

25. 骨科手术中的管理要点

约翰·P. 威廉斯（John P. Williams），卡塔林·伊扎鲁（Catalin Ezaru），林恩·辛特龙（Lynn Cintron）

骨科手术

全髋关节置换术

背景

全髋关节置换术是老年人群最常见的手术之一[1]。根据患者的年龄范围估算，全髋关节置换术在65～90岁及以上患者中是第二或第三常见的手术。而在18～64岁的患者中，全髋关节置换术甚至不在前十位。老年女性骨折的发生率非常之高，甚至高于脑卒中、乳腺癌和心脏病的发生率[2]。此外，40%的髋部骨折的老年患者需要长期护理，20%的患者术后无法恢复正常行走。

毫无疑问，根据以上的数据统计，在老年患者全髋关节置换术围手术期需要重点关注的是明确术前存在的风险因素以及尽力改善已知的并发症[3]。虽然老年患者的定义往往只关注年龄，但在过去的十年中，人们已经对衰老过程有了突破性的理解，并且需要进一步深入研究从而更好地确定衰老过程中的重要改善措施。其中，衰弱的诊断是最主要的改善措施[4-6]。

虽然衰弱是一个容易理解的概念，但很难给出一个准确的定义，并且超出了本章节的范围；建议读者参考第4章和第6章对衰弱的概念及其在围手术期护理中的应用[4-8]。另外还有一些指南有助于我们改善老年患者髋关节急诊手术和择期手术的围手术期护理[7-11]。

最后，有一些综述从衰弱的分级和衡量方法角度比较了外科围手术期家庭医疗模式（PSH）和加速康复外科（ERAS）之间的相互影响或相互交叉点[12]。通过PSH概念的应用和扩展已经促进了老年患者髋部骨折治疗的多项指南和流程的制定，其中最显著的是在英国[13]。但这些指南的传播是在通过一个使用了十多年的有效监测数据库辅助完成的[14-15]。

有趣的是，最初的指南[14]是根据一篇急诊髋部骨折手术后的Cochrane综述设计而成的[16]，还包括了对区域麻醉（特别是蛛网膜下腔麻醉）的推荐，即使这篇Cochrane综述指出"虽然最古早的试验（McLaren, 1978）因全麻组患者具有过高的死亡率而被中止，但也显示推荐区域麻醉的证据并不充分。"尽管这一评论和其他评论认为这篇综述存在一些问题，但它仍作为最近两次麻醉冲刺实践审计（ASAP）评估指南的基础[13-17]。虽然这些指南提供的建议不尽理想，但这些指南的框架为检验髋部骨折患者麻醉护理的各重要因素提供了绝佳的路线图。

术中管理

ASAP实践标准概述了关于麻醉实践的十二项标准。虽然第一个标准与本章无关，但其他标准都与本章相关。

标准2-所有患者应该考虑蛛网膜下腔或硬膜外麻醉

标准11-避免低血压

标准2似乎是所有标准建议中最具争议的一项。麻醉类型的选择,全身麻醉或区域麻醉,哪一种是"更安全"的技术,并不是一个公认的原则。之前有多篇文章和综述提到的这个问题,几乎所有21世纪的文章都不认为选择不同的麻醉方法会导致不同的结果。更重要的是,无论什么麻醉方法,都应该选择麻醉医师最熟悉的,并且对血压进行严格的管理[17]。

在过去的十年中,许多研究表明,血压管理是决定老年患者预后的一个重要变量[18,19]。至少仍然还是一个主要的问题。无论选择何种程度的低血压(即MAP＜55,MAP＜70,SBP＜20%低于清醒状态等),所选择的血压与预后(通常为死亡率、心脏或神经损伤)之间,并未被证实存在因果关系,只是存在相关性。一种可能的假设是血流动力学储备较少的患者最有可能出现低血压,并随着时间的推移而遭受更大的损伤。麻醉药物导致的低血压可能只是储备不足的生物标志。因此,虽然避免低血压仍然是麻醉医师最关心的问题,但这也不一定会降低当前或未来此类事件发生的可能性。这绝不是建议治疗虚无主义,但简单地说,我们需要直接集中精力研究避免低血压而不是寻找不良预后的替代指标。

标准3-椎管内麻醉应使用重比重布比卡因(＜10 mg),取侧卧位(臀部不要向下)

标准4-鞘内联合应用阿片类药物应该仅限于芬太尼

这些标准表明采用椎管内麻醉时,布比卡因的剂量少于10 mg可以降低低血压的发生[17,20]。还强烈建议出于同样的原因(低血压),应尽量避免低比重椎管内技术[20,21]。鞘内联合应用芬太尼可以改善患者术后镇痛效果,同时减少谵妄、镇静和呼吸抑制等不良反应。然而,几乎没有直接证据证明芬太尼能够改善髋部骨折患者的预后,所以这项建议也提供了重要的研究方向。ASAP[13]显示仅有32%的病例鞘内联合使用了芬太尼,而大多数病例(50%)加入了吗啡。因此,多数麻醉医师似乎并没有遵照这项标准,表明还有进一步探索的空间。

标准5-如果患者需要镇静,则应该使用咪达唑仑或丙泊酚

丙泊酚和咪达唑仑的优势主要在于它们的药代动力学特征和较宽的安全剂量范围,尤其用于老年患者时[22]。一般认为,与咪达唑仑相比,老年患者应用丙泊酚镇静后往往会更快达到排出标准;但数据显示两者达到排出标准的时间绝对值差异很小(咪达唑仑vs异丙酚,17.6 min vs 10.1 min),因此,这可能与临床无关[22]。这个观点与类似文章的结论相似(咪达唑仑vs异丙酚,10.4 min vs 4.2 min)[23]。患者使用咪达唑仑后术中遗忘更加完全[23],但这是否是老年患者至关重要的一项预后并不清楚(咪达唑仑和异丙酚的患者满意度得分,4.6 vs 4.7)[22]。ASAP审计表明[13],过度镇静是普遍存在的,并可能导致低血压的发生;因此,严格控制镇静水平对于避免这类后果发生是必要的。此外,ASAP也提示与苯二氮䓬类和阿片类药物相比较,丙泊酚可以降低术后认知功能障碍的发生[13]。

氯胺酮常用于椎管内麻醉时辅助镇静,主要是由于其平稳的血流动力学效应。但是,在镇静和避免术后认知障碍之间存在细微的剂量界限[13]。研究表明0.5 mg/kg氯胺酮与全麻药物联合使用时,并不增加全麻术后第1天和第6天认知功能障碍(POCD)的发生率[24]。

标准6-应始终提供额外的氧气

额外的氧气供给主要基于以下几点观察。首先是椎管内麻醉的实施与镇静有关,与麻醉药物无关[25,26]。此外,不论是否额外镇静,接受蛛网膜下腔麻醉的患者局部氧饱和度会低于基线水平[27]。因此,额外氧气的给与需要视乎既谨慎又敏锐的。此外,因为局部脑氧饱和度与外周氧饱和度有关[28],所以使用高浓度氧气吸入代替鼻导管吸氧被强烈推荐。

标准7-应考虑使用吸入麻醉药进行全身麻醉诱导

这个标准可以完全按照字面意思来解释,或

者有执业许可情况下，也可以理解为一种警告，以避免过量使用麻醉药物，并使用深思熟虑和审慎的诱导技巧。这些标准制定者更喜欢后一种解释。事实上，ASAP审计结果显示大多数麻醉医师也倾向于后一种解释[13]。被调查麻醉医师中足有93%推行静脉诱导而非吸入诱导。如果被问到"你是否考虑过使用吸入麻醉药诱导？"，我们确信以上93%麻醉医师中大部分会回答，"当然，我考虑了10秒左右，然后伸手去拿我信赖的静脉注射药物。"七氟烷缓慢而温和吸入诱导比静脉药物快速诱导在血流动力学上更稳定，这是由于从清醒到麻醉状态转变速度快并能够维持自主呼吸的特性（见标准8）。读者重要的收获是应该使用自己最熟悉的方法，并顺便提醒一下，已有完善的列线图和相应的指南推荐老年患者的麻醉药物剂量应适当减少[8,29,30]。

标准8-自主通气应优先于机械通气

这也是一条存在争议的建议，因为有许多理由支持气管内气道管理（ET）优先于喉罩（LMA）和面罩辅助通气。气管内气道管理减少患者误吸风险，并且当患者需要紧急干预时可以快速控制气道。气管内气道管理时并非不可能实现自主通气，但会增加呼吸功和低通气的风险（除非辅以压力支持）。自主通气确实可以改善通气血流灌注比，通常与低血压降低的程度有关。

最近的ASAP显示[13]，虽然这项建议并没有像先前的标准一样存在争议，但很显然，所有的或大部分的病例并没有遵循这项建议。在那些接受全身麻醉气管插管（占病例总数的44.2%）的患者中，81%呼吸肌麻痹采用机械通气，9%呼吸肌无麻痹但机械通气，9%无记录或其他情况，无一例采用自主通气方式。在喉罩气道管理（占51%）的患者中，73%采用了自主通气，呼吸肌未瘫痪但机械通气的比例为13%，呼吸肌瘫痪并机械通气的比例略低于9%。以上表明不到一半的患者可以采取自主呼吸方式。

标准9-所有手术患者应该考虑术中神经阻滞

在世界范围内，周围神经阻滞（PNB）越来越多的应用于各种类型的手术以及包括老年人群在内的各个年龄阶段的患者[31]。PNB的主要优点是在麻醉管理中注射和口服阿片类药物的需求量减少。然而，在临近手术前即刻实施PNB时，也会减少麻醉药用量，从而加快麻醉后恢复室（PACU）和门诊手术的转运[31]。此外，PNB还可以在实施蛛网膜下腔麻醉前辅助定位。

ASAP审计发现[13]，有56%的患者接受了PNB，并且大多数（54%）患者在接受该操作时不需要超声或神经刺激仪引导。这是因为56%的患者采用髂筋膜阻滞，而不是传统的（在美国）三合一（股外侧皮神经、闭孔神经和股神经）或腰大肌阻滞。与三合一阻滞相比，髂筋膜阻滞虽然达不到相同的镇痛效果，但它通过体表定位更容易操作，这可以解释其在研究中更常用的原因。我们发现26%的外周神经阻滞在超声引导下进行的。最有趣的是，在被统计的医院中，外周神经阻滞的实施率变化非常大，从8%至92%不等。

标准10-椎管内麻醉和全身麻醉不宜联合实施

虽然这种联合麻醉技术经常运用于年轻和比较健康的患者，然而除了某些非常特殊情况以外，对于老年患者却是不合适的。两种麻醉方法联合导致低血压的发生率高于其中某一种麻醉方法单独实施[13]。总体而言，低血压的发生率非常高，这取决于低血压的定义。ASAP根据低血压的8种不同定义，审计分析了低血压，分别为：收缩压下降大于20%或30%，最低收缩压小于90或100 mmHg，平均动脉压下降大于20%或30%，平均动脉压小于70或55 mmHg。

根据这些不同的定义，全身麻醉和蛛网膜下腔麻醉联合实施导致低血压的发生率为47%～93%。若单独采用蛛网膜下腔麻醉，低血压的发生率为22%～85%，相比之下，所有麻醉药物导致的低血压发生率为32%～89%。全麻组低血压的发生率为40%～92%，在宽度和方向上与联合麻醉组相似，但并没有那么严重。这些数据再次说明蛛网膜下腔麻醉在避免低血压方面优于全身麻醉。

标准12-常规定期评估患者骨水泥植入综合征（BCIS）发生率

骨水泥植入综合征（BCIS）的发生率在各个医院和国家都不尽相同[32]。在唐纳森（Donaldson）团队报道之前，BCIS并没有公认的定义[32]。其定义包括"接受骨水泥手术的患者在骨水泥填充、假体植入、关节复位、四肢止血带放气等操作中出现低氧、低血压或两者兼有以及突发意识丧失。"该研究组还提议根据BCIS反应进行严重程度分级：1级为SpO_2降至94%以下或收缩压下降大于20%；2级为SpO_2降至88%以下或收缩压下降大于40%或意外失去意识；3级是需要心肺复苏的循环衰竭[32]。

根据以上分级标准，瑞典的一项独立研究对1 016例骨水泥型半髋关节置换术患者进行了回顾性分析[33]。1级、2级和3级的发病率分别为21%、5%和1.7%。更重要的是，早期死亡率与其严重程度等级相关。围手术期总死亡率为2%，这与其他大型研究结果（1.3%~2.5%）相类似。虽然无症状和1级的早期死亡率差别不大（分别为5.2%和9.3%），但2级的早期死亡率为33%，3级为88%。

然而，BCIS对于患者长期预后的影响仍存在争议[36,37]。争议的主要原因在于骨水泥型假体的功效被认为优于非骨水泥型[36,37]。因此，现如今许多人把研究重点集中在BCIS发病率和死亡率风险最高的患者，以此作为提高髋关节手术安全性的关键步骤[38,39]。这两篇文章都识别了相似的BCIS相关危险分层：心肺功能损伤，特别是那些影响心肺功能储备的药物（利尿剂、β受体阻滞剂、ACEI类），年龄（这些文章中没有对患者衰弱程度进行评估），男性（可能与股骨髓管的大小有关），ASA 3级或4级（很可能是并发症发生的标志），最后，在植入骨水泥即刻的低血压/低血容量。

指南制定专家们（老年病学家、麻醉医师、外科医师）也应该相互讨论针对具有以上危险因素患者的治疗计划。清楚地讨论这些危险因素对手术、麻醉和术后管理的影响，从而确保每位患者能够获得最佳的治疗效果。更具有创性地监测血流动力学状态，虽然不能确切地改变结果，但可以更快地诊断和采取更个体化的治疗方法。正如俗话所说："有备无患"。

监测

对于大多数老年患者来说，术前进行动脉穿刺置管似乎是明智之举。这不仅有助于提供血压波形分析，还可以在必要时快速评估动脉血气。大多数患者随着BCIS发作，心输出量也下降，所以某种形式的心输出量监测对于调整治疗方案也是必不可少的。心输出量监测可采用经食道多普勒、经食道超声心动图、肺动脉导管或脉冲轮廓分析监测仪[40]。这些方法各有优缺点，但关键点是该设备是否可用于非插管的镇静患者（肺动脉导管和脉冲轮廓分析监测仪）。当然，在开始麻醉之前，ASA推荐的所有标准监测都应到位。

治疗

BCIS的治疗主要针对导致血流动力学紊乱的原因。虽然确切的病因还不清楚，但会导致一系列的生理变化，包括：肺血管阻力增加，肺动脉压升高，右心室功能下降，心输出量减少，每搏输出量减少，血氧饱和度降低，通气/血流比值严重失调[38,39,41]。虽然推测大多数问题的原因与某种栓塞现象（脂肪、水泥、骨头、空气），及多种主要作用于右心的血管活性物质（组胺、补体、细胞因子等）的激活有关[38]，但治疗的目标是提高全身血压，增加每搏输出量和心输出量。

在植入骨水泥前预防性地扩容，提高吸入氧浓度，并进行中心静脉压和肺动脉导管的监测，是高危患者治疗成功的关键[32]。低血压可以通过多种血管活性药物来改善，包括去氧肾上腺素、去甲肾上腺素和加压素，均可以增加全身血管阻力；肾上腺素和多巴酚丁胺，增加心输出量；如果放置了肺动脉导管，米力农可用来治疗单纯右心室超负荷和衰竭。然而，米力农具有强效血管扩张作用,如果没有单纯的右心室超负荷(高中心静脉压,三尖瓣反流或右心室功能差,以及超声心动图上显示的左心室充盈不足)的证据,则应尽量少使用。即便如此,也最好与血管收缩要联合使用。

输血

在过去十年中,血液和血液制品的使用越来越受到争议。最初,对老年人采用了更为宽松的政策(定义各不相同,但通常血红蛋白浓度低于10 gm/dL作为输血标准)。普遍认为,患者并发症(主要是心肺疾病)的发生率越高,并且具有迅速恢复功能状态的欲望,则需求更高的携氧能力[42]。

然而,在2011年,美国国立卫生研究院(NIH)的一项大型多中心研究(重点-接受髋部骨折修复手术的心血管患者的功能性预后)的结论强烈表明事实远非如此。该研究共纳入2 016名50岁以上的患者,合并有心血管病史或心血管疾病的危险因素,且血红蛋白水平低于10 gm/dL。然后将患者分为开放性(血红蛋白阈值为10 gm/dL)或限制性(阈值小于8 gm/dL)输血治疗组。随访60天,主要终点:死亡率或无法独立行走穿过房间。研究对象的平均年龄约为82岁,约1/4为男性;在心血管疾病的危险因素分类或程度、骨折类型、麻醉用药或主要居住地方面,两组之间没有统计学差异(两组中约88%退休或居家)。同样,两组在手术前(平均11.3 ± 1.5)或进入研究时(9.0 ± 0.8)患者的血红蛋白水平无差异;但是,统计分析显示限制组的失血量略微偏多(尽管与临床无关)(开放组209 ± 179 vs 限制组232 ± 257)。

限制组59%的患者没有输血,而开放组只有3.3%的患者没有输血。与开放组54.9%的患者相比,限制组16.6%的患者接受2 U或更多的红细胞。两组之间输血患者的年龄和减白细胞血的使用没有差异。限制组输血的主要原因是心动过速或低血压。30天时,开放组46.1%的患者和限制组48%的患者符合主要终点(死亡或不能行走)的标准,两组无显著统计学差异。60天时,这两组的百分比均降低(分别为35.2%和34.7%),但两组之间仍无统计学差异。开放组和限制组在这两个时间段的死亡率分别为5.2%和4.3%(30天),7.6%和6.6%(60天)。

至少其他两项研究证实了[44,45]。第一项试验主要评估305名患者功能性预后,并没有根据某种输血策略进行前瞻性分组,而是衡量患者在髋关节或膝关节置换术后预定时间(6 min)内行走的能力、最大手部力量和两种生活质量评分(SF36和CR10)[44]。患者在术前和术后第1~10天期间完成观察指标测评包括:首先患者完成SF36评分表,并在6分钟内尽可能走远,然后在CR10表上自我评定在行走过程中的努力程度,最后在他们的优势手上测量握力。根据术后当天的血红蛋白值对患者进行分组,共分为4组:≤8、8~9、9~10和≥10 gm/dL组。除了握力,四组之前4个预后变量并没有差异,握力存在差异的主要原因是血红蛋白≥10 gm/dL组的男性比例显著高于其他三组(47% vs 29%,19%和32%)。大多数患者在术后4~5天按照Hb组(分别为4.6 ± 1、4.5 ± 1.5、4.8 ± 1.5、4.6 ± 1.7)接受测评(虽然各组患者的功能状态都有明显地降低,但与术前阶段一样,他们的表现都相当好)。此外,各组患者在不良事件(心脏和呼吸系统)、贫血症状、住院时间或延长住院时间的发生率方面没有显著差异。

第二项实验纳入了603名患者,前瞻性随机分为限制性或开放性输血策略组,并在手术后随访14天,观察结果指标包括并发症(如感染、呼吸性疾病、神经精神性疾病、心血管疾病和出血),活动延迟,生活质量(FSI或功能状态指数)和死亡率[45]。除了COPD病史在限制性组患者中发生率较高(10.7% vs 4.6%)外,人口学资料在两组间均无统计学差异。正如预期所料,限制组患者的输血百分比较低(26.4% vs 39.1%)。两组患者在住院时间及失血量方面无统计学差异。输血患者中感染和呼吸系统并发症的发生率更高。在发生感染的患者中,66%被动输血,而患有呼吸系统并发症的患者中70%接受了输血。输血策略对生活质量评分无影响。

尽管这些研究似乎平息了关于输血指征的争论，但一项来自丹麦2016年发表的研究报道再次引发了讨论。该研究由3篇文章综合组成，作为博士论文的一部分而发表。这3篇文章通过对284名髋部骨折手术患者的分析，探讨了衰弱对输血策略的作用。

这些患者来自养老院和有保障的生活设施场所。这两组患者在多项人口学因素上均无统计学差异，包括但不限于日常生活能力、性别、居住地、并发症、痴呆、年龄、术前和术中输血。唯一有统计学意义的差异是年龄，但在临床上并不显著（限制组vs开放组为85.7% vs 86.9%）。限制组输血的血红蛋白阈值为9.7 gm/dL，开放组为11.3 gm/dL。这是本研究与我们之前探讨过的几乎所有其他研究的一个重要不同点，本研究中限制性组的输血阈值在其他研究中被认为是"开放性"的。

因此，首先提出的重要问题是，研究结果在多大程度上反映两种开放性输血策略本质上的不同？基本上，研究者创建了相对较少的患者的"更多"和"更少"开放输血组，确实发现，最衰弱的患者来自养老院（有趣的是，痴呆发生率在这两个居住地之间并无统计学差异），而且在更开放性输血组的患者存活率更高（90天时为36% vs 20%）。此外，在更开放组中，患者的30天死亡率显著降低（7% vs 16%）。然而，值得注意的是，这些预后的评估是基于意向治疗原则和符合方案分析为基础。

符合方案组患者人数少于意向治疗组，两组总共只有260名患者。采用这两种分析方法，限制性组患者的90天死亡率均更高，而只有采用符合方案分析30天死亡率才存在显著差异。另外，研究者也没有发现在其他研究中提到的更多开放输血组患者感染率增加。总体而言，这项研究最重要的发现是患者预后与衰弱相关，而不是和简单的年龄有关。不幸的是，对"限制性"组使用相对较高的阈值使得很难将这项研究与其他许多研究相关联。

因此，基于以上研究可以认为，除非患者既往患有冠状动脉或严重的肺部疾病，限制性策略似乎与开放性输血策略一样安全。此外，如果患者生活或工作在血液和血液制品昂贵或难以获得的环境中，那么限制性策略有助于节省这些资源，而不会对患者造成生理上的代价。

全膝关节置换术

与全髋关节置换术不同的是，很少有指南提出全膝关节置换术的最佳实践方案。然而，加速康复外科（ERAS）帮助我们找到了值得注意的事项。几乎所有的ERAS方案都关注关于行为、药理和程序问题的改变[51]。举例来说，对患者和医务人员进行有关ERAS原则的教育就是行为改变的体现，而是在手术前一天晚上使用加巴喷丁，以及在诱导前使用氨甲环酸和静脉注射对乙酰氨基酚即为药理变化。程序改变则是指满足规范化标准方可出院，从而取代外科医师权限许可出院流程。

ERAS路径在美国以外地区出现更早。因此，更大规模的临床试验和预后评估来自美国以外的地区[51-54]。据第一篇论文报道，ERAS路径在2008年首次被引入。最初的路径方案包括术前一天晚上口服加巴喷丁300 mg和地塞米松10 mg。麻醉诱导时，再给予4 mg地塞米松。首选的麻醉方案是小剂量蛛网膜下腔麻醉（2~3 mL 0.25%等比重布比卡因或2 mL 0.5%重比重布比卡因，不添加阿片类药物），或采用以丙泊酚为基础联合单次剂量0.5 mg/kg氯胺酮的全身麻醉。在以上两种方案中，对乙酰氨基酚和Cox-2抑制剂均被使用。虽然没有实施液体管理，但采用相对严格的血压支持策略，必要时鼓励使用血管加压药。在麻醉诱导时以15 mg/kg剂量给与氨甲环酸，但如果在过去6个月内有血栓性相关疾病史，则不用给与。

局部麻醉药（0.125%左旋布比卡因，罗哌卡因可以替代）注射到关节囊、肌肉、脂肪和皮肤中，总剂量为80 mL。如同用于硬膜外一样的导管被置入关节内，远离切口端，伤口闭合后再追加20 mL局部麻醉药。在术后第1天早上取出导管；然而，在取出之前，大约每隔6～8 h再给药3次，每次40 mL。术后镇痛还包括加巴喷丁，每天2次，每次300 mg，持续5天，并根据需要给予羟考酮，每天2次，持续2天，然后每4～6 h服用曲马多50～100 mg。患者术后3～5 h开始活动，一旦患者能在外部辅助下行走，就考虑准备出院了。出院后，可使用对乙酰氨基酚，弱阿片类和非甾体抗炎药来控制疼痛。

将四年期间(2004—2008年)采用上述ERAS方案的1 500名髋关节或膝关节置换患者与3 000名使用传统方案的患者进行比较。人口统计学差异较小，但ERAS方案组患者的高血压、非胰岛素依赖性糖尿病和慢性阻塞性肺病(COPD)的发病率比较高，30天和90天死亡率均显著降低(传统组 vs ERAS组，30天为0.5% vs 0.1%，90天为0.8% vs 0.2%)。并发症的发生率在两组之间无明显差异，ERAS组总住院时间(LOS)从平均8.5天降到4.8天，中位数从6天降到3天。这个研究的不足之处是没有区分进行全膝关节置换和全髋关节置换的结果评估；然而，两个手术组(THA与TKA)之间的死亡率似乎不太可能有重大差异。这一队列研究的4 500名患者随后又被随访了2年，两组之间死亡率的显著差异保持在1年和2年(传统组 vs ERAS组，1年为2.1% vs 1.3%，2年为3.8% vs 2.7%)[54]。

局部麻醉优于全身麻醉的相关内容已经在全髋关节置换部分讨论过。此外，有研究提到老年患者在全膝关节置换术时采用蛛网膜下腔麻醉可改善预后，包括降低谵妄和喉咙痛的发生率，以及术后第3天和第4天疼痛评分较低[55]。在穿刺前需要考虑术前及术后应用抗血小板抑制剂的时机。虽然在蛛网膜下腔麻醉中单独使用阿司匹林被认为是安全的，但同时使用其他抗血栓药物会显著增加脊髓血肿的风险，必须严格遵守这些药物的推荐安全时间[56]。

其余两项较大的研究来自澳大利亚和新西兰地区[52,53]，而且评估的手术类型均包括全髋关节置换(THA)和全膝关节置换(TKA)。第一项研究于2013年完成，招募研究对象过程分为3个阶段：2012年3月至2012年9月为传统方案阶段，2012年9月期间为培训阶段，2012年10月至2013年5月为ERAS方案实施阶段。总共纳入患者709人，其中第一阶段412人，第三阶段297人。如果患者达到预设的11或16项标准，则被认为成功完成了ERAS路径。预设的标准包括：协调心理咨询预入院、理疗师预入院检查、术前2 h内口服清洁液、术前口服碳水化合物、术前无镇静药物、蛛网膜下腔麻醉，局部麻醉(可以是局部浸润或股(或内收管)神经阻滞——我们将在本节末尾讨论哪些外周神经阻滞最有益)、少于10 mg的静脉吗啡、考虑失血后限制液体少于1 L、术中积极保温、止吐预防、术后第3天进行多模式口服镇痛、在PACU中口服碳水化合物、24 h内活动、5天内出院。

正如我们所见，这个研究中所用的标准几乎与前面提到的规范化标准相一致。除了术前使用NSAID/COX-2抑制剂的比率存在差异(分别为26%和37%)外，第1阶段和第3阶段的人口学资料统计无显著差异。总体而言，该研究中ERAS路径实施状况非常好，合格率为81%。此外，ERAS方案后患者的住院时间显著缩短[阶段1和阶段3的几何平均数为5.3(1.6) vs 4.5(1.5)]，5天内出院的患者比例更高(阶段1 vs 阶段3，分别为52% vs 60%)。与先前的研究报道类似，相对于外周神经阻滞，局部浸润是首选的局部镇痛方法(75% vs 15%)。尽管如此，在PACU和术后24 h，阶段3患者的动态疼痛(伴随着运动)较阶段1明显改善。其中，PACU疼痛评分(中位数(四分位间距))在阶段3 vs 阶段1为0(0～4) vs 0(0～7)，术后第24 h膝关节平均屈膝度在阶段3 vs 阶段1为5.7(2～4) vs 5.1(1～8)[18]。阶段3患者在及时负重、口服进食和液体摄入、拔除引流管和尿管方面也有显著改善。两个阶段的6周并发症发生率与再入院率相似，但阶段3的患者满意度较高。在本研究ERAS路径中，有59%的患者被认为第3天达到出院标准,而在规范化标准实践中,此类患者只有41%。

在对ERAS策略的最终评估中,将既往的传统方案组(2012年6月至2012年8月)与前瞻性的ERAS路径组(2013年8月至2013年12月)进行了比较。ERAS组的几乎各个方面与先前描述相一致,除了少数例外。此研究对术后恶心呕吐的预防更为重视(在第一个24 h内给予4～8 mg昂丹司琼),较少依赖于外周神经阻滞和局部浸润进行术后镇痛;两组共纳入100例患者。

两组人群之间的人口学差异无统计学差异。ERAS组的平均住院时间比传统组降低了1天(4天 vs 5天)。两组人群的并发症发生率和总死亡率并没有统计学差异。ERAS组的总花费略有下降,但和传统组之间的差异具有统计学意义。最终,ERAS组有81%的患者达到了早期活动目标,而传统组只有48%。此外,ERAS组达到早期活动目标的患者中,有82%在术后4天或更短的时间内出院。两组的再入院率相似。

总之,ERAS相关路径的实施,至少包括本文描述的各项措施,有效改善了患者死亡率、住院时间和住院费用等预后。总的来说,似乎没有理由不采用这些策略向前进。骨科老年患者的护理必须专注于以最少的财政资源提供最高质量的护理,以避免配给性护理或过度医疗(最终是社会性的)支出。

外周神经阻滞

如前所述,ERAS相关路径中多项内容(但不是全部)建议采用外周神经阻滞方法减少术中镇痛药物和麻醉药的需求,提高术后镇痛管理并减少对阿片类药物的依赖。膝盖周围皮肤和组织的神经支配来自股神经、闭孔神经和坐骨神经(最后两个分支胫神经和腓总神经)。关节腔主要受前方股神经、闭孔神经和后方的坐骨神经支配。

最近的一篇文章[57]研究了术后镇痛的各种不同方法,包括外周神经阻滞、关节周围浸润、硬膜外镇痛。文章作者确认了1987年至2016年之间发表的170项试验,涵盖了12 500多名患者,共采用了17种不同的治疗方案。针对不同的治疗方案,文章作者主要评估3项最基本的结果,包括在休息和活动时的急性术后疼痛、术后阿片类药物消耗和术后早期康复质量(包括运动范围和屈膝程度)。其他次要结果包括术后恶心、呕吐、瘙痒、尿潴留、下肢深静脉血栓,住院时间以及失血量。

大约59%的试验(121例)采用了某种脊髓麻醉,其中,绝大多数(87例N_2O)仅使用蛛网膜下腔麻醉。在170项试验中,57项采用全身麻醉(7例全凭静脉麻醉,其余为吸入麻醉,其中有16例使用N_2O)。71例使用对乙酰氨基酚(含或不含非甾体抗炎药),9.4%患者使用某种形式的加巴喷丁,24例(约14%)没有指明。

所有组合式PNBs的镇痛效果均优于任何单一的PNB。根据评价的主要结局不同,累计排名曲线也各不相同。在前72 h内根据每种主要结局的评估结果而分别排出了前5名最佳的镇痛方式,总结如下:在静息痛方面,股/闭孔神经,股骨/坐骨/闭孔神经,腰丛/坐骨神经,股/坐骨神经和髂筋膜阻滞;在活动范围方面,股/坐骨神经,股/闭孔神经,股神经,腰丛和关节周围浸润;在阿片类药物消耗减少方面,股/坐骨/闭孔神经,股/闭孔神经,腰丛/坐骨神经,腰丛和股/坐骨神经;以及运动痛方面,股/闭孔神经,鞘内吗啡注射,股/坐骨神经,关节周围浸润和腰丛/坐骨神经。

不同次要结局的评估结果显示镇痛方式不同的排名。恶心的发病率在耳穴针刺组最低,其次为股/闭孔神经、腰丛/坐骨神经、股/坐骨神经和收肌管阻滞。呕吐的发生率在注射布比卡因脂质体组最低,其次为股/闭孔神经阻滞、关节周围浸润、股神经和股/坐骨神经阻滞。瘙痒的发生率在腰丛/坐骨神经阻滞组最低,其次为耳穴针刺组,股神经阻滞,股/坐骨神经阻滞和关节周围浸润。最后,尿潴留的发生率在耳穴针刺组治疗组也最低,其次是腰丛,腰丛/坐骨神经,股/坐骨神经和股神经阻滞组。住院时间最短的收肌管阻滞组,其次为腰丛/坐骨神经阻滞,关节周围浸润,布比卡因脂质体注射和对照组。最后,深静脉血栓形成的发生率在股/坐骨神经阻滞组最低,安慰剂组次之,其次为硬膜外麻醉、收肌管阻滞、关节周围浸润。

这项荟萃分析研究中最有趣的发现是,耳穴针刺组在六项次要结局评估中占据了3项的前两名。恶心和尿潴留在耳穴针刺时发生率最低,瘙痒的发生率第二低。外周神经阻滞方法中,只有股/坐骨神经阻滞在6项中有5项次要结局评估中始终保持在前5名。腰丛/坐骨神经阻滞和关节周围浸润在4项次要结局评估中一直保持在前5名。

作者最后还指出,根据膝关节的神经分布,联合阻滞股神经和坐骨神经似乎是最好的选择。虽然再联合闭孔神经阻滞可以增强镇痛作用以及减少阿片类药物的使用,但也不能替代其余以上联合阻滞中任何一种神经阻滞。全膝关节置换术后需要尽早进行康复锻炼,从而显著改变了TKA的麻醉方案的选择。尽管硬膜外麻醉被认为是TKA的最佳选择,但是需要保留患者术后股四头肌功能,从而大大削弱了该方法的镇痛效果,这是因为局麻药剂量减少导致不能有效镇痛。股四头肌功能的保持也是收肌管阻滞使用率增加的可能原因,就像股神经阻滞一样,可以减少阿片类药物的使用和缩短住院时间(排名第一)。显然,有待进一步研究明确外周神经阻滞在术后康复期的镇痛作用。

最后,虽然试图建议外周神经阻滞有助于减少术后阿片类药物的使用和慢性阿片类药物滥用的可能性,但最近的一篇文章对这一建议提出了质疑[58]。10%~34%的患者在TKA术后长期使用阿片类药物[59]。在本文中,作者略微统计了2002—2012年12万多例患者的记录,根据账单数据确定65岁及以下患者接受PNBs或者椎管内阻滞的操作。长期阿片类药物使用被定义为在术后第一年内填写了10张或以上的处方或使用药物超过120天(不包括在术后的前90天内)。作者使用多变量逻辑回归的统计方法并调整大量可能的混杂变量(包括并发症、既往使用阿片类药物、其他替代药物的使用等)分析了数据。结果显示在3个亚组(未使用过阿片类药物者,间歇性阿片类药物使用者和慢性阿片类药物使用者)中,外周神经阻滞与术后长期使用阿片类药物之间无关联。

但这项研究中至少存在两个主要问题。首先是关于先前讨论的TKA的最佳镇痛方式,该研究并没有采用坐骨神经阻滞。大多数患者(88.6%)只接受了单纯股神经阻滞,而更少的患者接受腰丛阻滞(0.55%)或其他类型神经阻滞(3.61%)。这表明术后早期镇痛并不完全,可能对研究结果有影响。然而,既然也有研究表明椎管内麻醉与慢性阿片类药物的使用并无关联,那么以上解释似乎不太可能。术后第1年内长期使用阿片类药物的发生率分别为:未使用过阿片类药物组为1.78% vs 1.81%(神经阻滞组vs无神经阻滞组);间歇性为6.08% vs 6.15%(神经阻滞组 vs 无神经阻滞组);慢性组为67.6% vs 67.8%(神经阻滞组 vs 无神经阻滞组)。

因此,我们还可以得出结论,PNBs显著减轻术后早期疼痛和减少阿片类药物使用,但是极少的数据支持PNBs有助于减少术后长期阿片类药物的使用。

脊柱外科手术

颈椎

颈椎手术分为两大类最易于讨论:急诊和择期。择期手术包括减压、椎间盘和稳定性手术,随着年龄的增长,脊髓退行性变导致的颈椎病通常需要手术治疗[60],而且年龄通常被认为是手术的危险因素[61,62]。年龄的差别会导致不同的手术方式和相关的并发症。例如,与年轻人群相比,老年人群的颈椎前路手术通常比后路更普遍,而且减压程度也更高。同时,ERAS并不是影响患者围手术期管理的重要因素,虽然这些流程有助于缩短住院时间并提高康复率,而且其他外科手术已从中受益[63]。

最近的一项荟萃分析对18项研究中2 868名患者进行的统计分析[64]，结果发现老年（年龄＞65岁）患者的功能性恢复率较低（这一发现导致许多人认为高龄会导致更差预后）；然而，这些老年患者普遍注意到，术后较好的康复程度足以降低了他们的生活依赖性并提高了生活质量。这项荟萃分析表明，年龄只是功能相关的危险因素，患者得到的结果比单纯客观地衡量功能恢复更为重要。瑞典脊柱协会自1993年[65]以来一直跟踪随访，并报道了手术预后和患者自诉的预后。他们指出，与年轻患者相比，老年患者通常对自己的恢复过程更为满意。对于65岁及以上的患者，92%～93%对术后疼痛和不适的治疗感到满意，而在16～64岁的患者中，这一比例为84%～89%[64]。

因为年龄和并发症的区别，老年和年轻患者围手术期还会存在其他差异。老年患者的住院时间通常会延长，而失血量通常低于年轻患者群[63]。在所有年龄段中，手术后最常见的并发症和不良事件是C5神经麻痹、脑脊液漏、肺炎和谵妄[63]。然而，只有谵妄在老年群体中的发生率（更高）与年轻群体之间存在显著的统计学差异。因此，除了先前讨论的常见因素，ERAS路径未来的发展重点应该将谵妄管理作为主要内容。新近的一项针对10 232名80～103岁患者的预后分析[66]发现，老年人群不仅住院时间更长（3.62天 vs 3.11天），而且院内并发症的发生率也更高（11.3% vs 7.15%），及非常规出院率（33.7% vs 16.2%）和住院死亡率都较高（0.31% vs 0.06%）。

老年人群的急诊颈椎手术主要有两种：Ⅱ型齿状突骨折[67]和中央脊髓综合征[68]。Ⅱ型齿状突骨折是65岁以上患者最常见的颈椎骨折类型[66]。在对这些骨折治疗的系统回顾中，作者纳入了21篇文章，共有1 233名患者[66]。总的来说，手术组与非手术治疗组相比，其短期（3个月以内）和长期（12个月以上）死亡率都比较低[比值为0.43（0.3～0.63）和0.47（0.34～0.64）]。此外，两组在并发症方面没有统计学差异［1.01（0.63～1.63）]。此外，与择期颈椎病治疗不同的是，前路和后路手术方式大体上分布均匀，死亡率（短期或长期）和并发症的发生并没有明显差异。遗憾的是，以上回顾性研究存在明显的局限性；其中，最重要的是，由于大多数文章中并没有报道个体并发症，所以他们没有办法控制选择性偏倚。

中央脊髓综合征通常是由于既往颈椎病患者发生了过伸伤导致的，是最常见的不完整脊髓损伤[67]。在对中央脊髓综合征治疗趋势的回顾性分析中，作者评估了2003年到2010年期间16 134名患者的预后。总体而言，大约40%的患者接受了外科手术治疗；而65～79岁（27.4%）和80岁以上（7.8%）患者的手术率较低。然而，死亡率与年龄显著相关，79岁以上的患者占死亡人数的34.8%。死亡率也与一些并发症有关，包括充血性心力衰竭、体重减轻、凝血障碍和糖尿病[67]。

麻醉方法

有人可能会认为，气管插管全身麻醉是颈椎手术的唯一方法，事实上，还有区域麻醉和非插管全身麻醉两种方法可用于颈椎手术[69, 70]。我们先简单回顾下这两种麻醉方法，然后再主要讨论全身麻醉。

来自中国的研究组研究了颈深和颈浅丛阻滞（CPB）在颈椎前路椎间盘切除融合术（ACDF）中的应用[68]。他们纳入了356例进行单一节段ACDF术的患者，并分为全麻（GA）和颈丛神经阻滞（CPB）组，观察指标包括但不限于：准备/诱导时间、血流动力学变化、手术时间和恢复时间、失血量和患者满意度。正如预期所料，CPB组患者的诱导和恢复时间明显缩短。有趣的是，CPB组的手术时间也显著缩短（尽管只有临床上无意义的4分钟）。两组间失血量一致，但GA组的血流动力学波动并不明显。CPB组镇痛需求和术后恶心呕吐（PONV）的处理显著减少，而GA组组严重PONV的发生率明显升高。CPB组的患者满意度更差，187名患者中有29人（15.5%）表示他们以后不会再选择这项麻醉技术，而GA组169名患者中只有2人(1.2%)表示不会再选择此类麻醉方法。最后,CPB组中有3例出现了颈神经麻痹,2例出现了Horner综合征。

有趣的是,我们没有搜索到有关喉罩(LMA)在颈前路手术中应用的任何研究;只有一篇关于喉罩在颈后路手术中应用的报告。来自丹麦的这项研究比较了两组患者:术前俯卧位并于麻醉诱导后置入喉罩(LMA),和标准的常规气管内插管(GETA)继而转为俯卧位。排除标准包括BMI＞35 kg/m², Mallampati评分为3或4,手术时间超过2 h,年龄＞70岁。在我们看来,这些标准对结果的解释至关重要,因为最有可能发生体位和气道并发症的患者以及几乎所有老年患者最初就被排除在外。140名患者被随机分组,131名患者关于X线检查、气道问题、喉咙痛、声音嘶哑和肌痛/关节痛的时间接受评估。一旦胃管置入并完成固定,喉罩就被认为"正确就位"(在改为GETA之前允许尝试3次)。气管插管时不使用琥珀胆碱。只有2例患者因为喉罩的密闭性不好更改为GETA,第三例患者由于严重低血压而被取消。两组患者在手术持续时间、紧急情况发生和PACU停留时间上没有差异。GETA组在术后3 h有稍微更多的患者发生肌痛/关节痛,但在术后24小时前这个差异消失。总之,这项技术在美国似乎并不推荐常规使用。

如果不考虑术中神经生理监测的使用,关于老年人颈椎手术麻醉方法的讨论是不完整的。因为两者相互影响,所以我们选择把这两者结合一起讨论分析。

大多数作者认为血管内动脉压力评估在预防和处理低血压事件中发挥重要作用。尽管脊髓和大脑都具有血供的自身调节功能,但这种功能比较复杂,而且除了受二氧化碳分压和交感神经影响外,高血压、糖尿病和麻醉药物也会使之发生改变[71,72]。此外,如果采用运动诱发电位(MEP)监测,显著的低血压会改变MEP监测记录;因此,有创动脉压监测至关重要[73]。

MEP的记录也会影响麻醉药物的选择。静脉麻醉药普遍被认为优于包括N_2O在内的吸入麻醉药[72,74,75]。然而,已有案例成功使用吸入麻醉药,并建议总剂量维持在0.5 MAC或以下水平[76]。麻醉管理最重要的方面可能是维持稳定的麻醉深度,在此基础上进行术中监测。如果不进行MEP监测,似乎没有什么理由表明某项技术更优于其他技术。其他与患者相关的并增加监测难度的因素包括年龄和体重指数(BMI)。

在最近一项来自美国的关于颈椎手术监测实用性研究中[77],研究组回顾性分析了200例患者的临床资料,评估了神经监测在颈椎手术中的作用。手术入路分别有前路(114例)、后路(73例)和联合法(12例),平均年龄均不在老年范围内(前路50.1 ± 13.7,后路55.2 ± 13.4,联合54.8 ± 13.7)。该研究中采用了体感诱发电位(SSEP)和MEP监测,共检测到8例神经系统报警。3例(2.6%)出现SSEP报警,其中2例与手臂错位有关,1例与低血压有关。5例(4.4%)出现MEP报警,4例出现明显低血压,1例出现植骨加压。所有出现神经系统报警的患者均为前路手术组。单用SSEP和单用MEP的敏感性分别为37.5%和62.5%,但两种方法联合的敏感性和特异性均为100%。信号改变时平均动脉压(MAP)平均下降33.7%。MAP恢复正常水平后5分钟内信号恢复。

在充分考虑过术中监测和气管内定位后,下一个最有可能发生状况的阶段是在气道管理过程,插管和拔管时出现各种不同类型的意外[78,79]。在最新一项已结案并针对颈椎、神经根和骨性脊柱损伤索赔的综述中,欣德曼(Hindman)等发现54%(48例患者中26例)的颈椎损伤索赔与颈椎手术有关。96%的患者通过喉镜直视下气管插管,很少通过光纤引导插管。作者得到如下结论,"然而,至少一个或多个非手术因素可能对颈椎产生不利影响,特别是对高危患者(既往疾病史)。这些因素还包括手术或插管时的头/颈位置,和/或动脉血压等等……"

有趣的是,另一篇来自上述作者同一研究机构的综述发现,新发生术后损伤的总概率为

2.4%，而SSEP变化的发生率接近两倍，为5.3%（27例患者）。作者提到导致SSEP改变的最常见原因是低血压（11例），但手术过程相关因素的变化（椎体减压、椎间盘牵张、牵开器位置、硬脑膜切开、移植物移位）（13例）同样也会导致SSEP改变。两例患者的SSEP改变与其体位相关，一例与头部定位有关，另一例与手臂固定有关。尽管常规并不认为气管内插管操作与颈椎损伤相关联，但这种可能性显然存在，因此使用某种形式的可视化插管似乎是一种更为谨慎的方法[81]。

术后气道问题主要包括喉气管和咽喉部水肿的形成[78]。最近一篇关于该主题的综述文章分析发现了几个重要的事实。首先，不同文献中报道的气道问题总发病率从1.2%~6.1%不等，发病率随着手术干预程度的增加而升高（多水平或前后联合入路）[82]。气道损伤的病因范围非常广泛，从继发于长期压迫导致的水肿到血肿形成、脓肿形成和结构性破坏。引起气道问题发生的危险因素包括3个以上椎体的暴露、C2~C4水平的暴露、300毫升以上的失血量、手术时间超过5 h、既往脊髓相关疾病病史、接受联合手术[81]。

目前还没有足够证据表明可以阻止气道损害的发生。但是，有一个听起来很合理的风险分级系统建议，将患者分为3个风险等级：低风险、中风险和高风险[78]。没有合并复杂因素（如病态肥胖、OSA等）的患者进行低风险和中风险手术，如一到两个节段的减压和重建或三节段椎间盘切除和融合，术后可以在手术室安全地被拔管。然而，中风险手术患者可能需要持续监测到第二天以确保没有延迟性的后遗症。需要复杂手术或综合治疗并伴有其他困难患者特征的高风险患者，建议在ICU观察36 h再拔管。拔管后继续在ICU密切观察4~6 h后，再转回普通病房。

虽然最初建议使用地塞米松来预防气道水肿的形成，但目前一项前瞻性随机试验未能证实地塞米松有效。该研究共纳入66例患者，术前给予地塞米松20 mg，术后8、16 h分别给予10 mg。这些患者都属于高风险或中风险人群，因此均在术后第二天才被拔管，这很可能是研究人员未能发现水肿差异的原因所在。如果患者在术后即刻被拔管，研究结果可能会有所不同。研究人员注意到，在延迟拔管的患者中，女性比例明显更高（11例延迟拔管，其中8例女性）。除延迟拔管患者住院时间延长1.5天（4.27天 vs 5.63天）外，其他方面无显著性差异。因此，虽然这项试验表面来看地塞米松预防水肿的效果属于阴性结果，但有意推迟1天拔管可能掩盖了其中的差异。然而，可能有两种不同成分的因素导致术后气道损害的发生：一种是早期与物理创伤相关的对类固醇治疗有反应的成分因素，另一种是后期与外科炎症相关的反应较弱的成分因素。

还有两项试验研究了类固醇在颈椎前路手术（ACDF）中的应用。第一项研究纳入了25例行ACDF患者，在伤口闭合前将纤维状胶原海绵与曲安奈德混合应用于咽后间隙，并与25例没有接受填充的患者进行了比较。研究者没有评估严重气道问题的发生率，而是衡量了颈前软组织肿胀（PSTS）的程度和咽痛的发生率。比较术后即刻、48 h、4天、2周时激素组与对照组PSTS比值，分别为58.2%和74.3%，57.9%和84.1%，56.3%和82.9%，44.9%和51.4%；PSTS比值在所有时间段的差异均具有统计学意义。同时，类固醇组的咽痛发生率也较低。

在第二项研究中，接受多节段ACDF手术的112例患者在诱导时被给与0.2 mg/kg地塞米松，随后每隔6 h给予0.06 mg/kg地塞米松，一共4次，对照组给与生理盐水代替。术后1个月正式评估患者的吞咽功能。有严重吞咽困难或气道问题症状的患者给予类固醇治疗。有或没有这些症状的患者均被纳入结果评估。实验组患者术后1个月吞咽困难明显减轻，住院时间缩短和气道损伤问题也明显减轻。安慰剂组56名患者中有7名因吞咽困难需要类固醇治疗，而地塞米松组56名患者中只有1名需要类固醇治疗。虽然两组之间气道损害和插管的需求并没有达到统计学上的差异，但统计结果非常接近（$P=0.057$）。总的来说，气道困难的发生率为2.7%，安慰剂组中有3例患者需要气管插管或更进一步的治疗，而地塞米松组中无1例需要处理。尽管与本次讨论无关，但他们也注意到，类固醇的延迟使用并未降低其效果。

很多研究组都设法解决了术后疼痛管理问题。目前还没有被广泛接受的统一方案，因此大家都尝试了多种方法，并获得良好的效果，比如局麻药和输液技术。如果评价疗效的唯一参数是术后阿片类药物使用的减少，那么静脉注射右美托咪定或小剂量氯胺酮似乎比使用布比卡因或浅颈丛阻滞更可取。一组患者术后第一个24 h（在术中也使用后）继续使用右旋美托咪定0.2 mcg/(kg·h)，同时另一组诱导时使用氯胺酮1 mg/kg，接着术后第一个24 h继续注射83 mcg(kg·h)。两组患者术后自控镇痛泵（PCA）中阿片类药物消耗量均显著减少，并且改善了患者满意度。

最后，虽然还没有真正的颈椎前路手术（ACSS）管理相关的ERAS路径或指南，但最近一篇报道提出了最佳实践措施。这些建议由5名神经外科医师、3名麻醉医师、1名骨科脊柱外科医师和1名注册护士组成的团队提出。此外，这些共识声明旨在用于门诊ACDF（入院4～8 h内出院）。团队成员们将共识声明分为五大类：患者选择、术后恶心和呕吐、疼痛管理、手术和出院准备以及经济情况。只有那些合并严重心肺疾病的患者（ASA 4级及以上，NYHA 3～4级）被排除。PONV风险应在手术前评估，并调整预防性用药。为减少PONV而采取的干预措施包括使用非阿片类药物镇痛、积极输液、地塞米松或5-HT3拮抗剂、及时口服法莫替丁和对有晕动症的患者使用东莨菪碱。在术前制定镇痛方案方面团队成员也达成了共识。如果可能，术中应考虑静脉注射美索巴莫（舒筋灵）。非阿片类镇痛药（如对乙酰氨基酚）而不是非甾体类镇痛药和阿片类药物应被视为镇痛一线用药，并在术后根据有效的疼痛评分进行使用。患者和护理人员应该接受流程所有环节的培训，包括：手术目的、手术细节和麻醉相关问题。

这里还应包括对术后护理的期望，包括戒烟（最好在手术前6周）、用药、警告标志、如何获得紧急护理以及评估血栓栓塞风险。同时还应包括为那些疼痛阈值低或长期服用阿片类药物的患者提供咨询。最后，还应让患者和护理人员意识到血肿/水肿形成的风险，并认识到出现这些问题的迹象。团队还一致认为手术后应至少观察患者3小时，并且护士应在术后第二天早晨进行电话回访。

虽然这些建议不符合ERAS路径或外科指南所要求的规范标准，但如果ACSS在门诊开展，那么这些建议将是明智的。

腰椎手术

背景

尽管全世界脊柱疾病的发病率和流行率相似，但美国的腰椎手术率在世界上是最高的，而且美国各地区有明显的区域差异[91]。2007年，《消费者报告》将腰椎手术评为过度使用的检查和治疗清单中的第一名，并对手术适应证提出了质疑[92]。65岁以上人口是美国增长最快的部分，对脊柱保健的需求也将进一步增加[93]。接受腰椎手术的老年患者的主要问题是：① 即使在没有疾病的情况下，功能和认知储备也有限（"健康"的老年患者）；② 与年龄相关的并发症，可能会增加创伤性手术相关并发症；③ 骨质疏松易导致骨折和脊柱畸形，这可能导致再次手术和更具创伤性的手术。

老年化脊柱

与衰老相关的生理变化会影响所有的骨骼结构、关节和椎间盘，最终导致脊柱更加僵硬和脆弱[94]。一些退行性疾病在老年人中普遍存在。椎管狭窄是一种导致背部和神经根疼痛的狭窄性疾病，典型的表现是神经源性跛行。影像学检查通常与老年人的症状并没有很好的相关性，因此对椎管狭窄的诊断是以临床症状为基础的。腰椎滑脱是指头端椎体相对于尾端椎体和后部的任何移位。腰椎滑脱最常见于L4~L5水平,通常伴有相应节段的椎管狭窄。椎体骨折可能是由于与衰老有关的内分泌和代谢变化而引起的,会导致骨质疏松和骨质质量差。

老年脊柱手术:有效性与安全性

除非患者出现急性神经功能缺损或症状加重如顽固性疼痛,否则非手术治疗通常是第一线治疗。与脊柱疾病的非手术治疗相比,手术治疗的益处存在相当大的争议,主要原因可能是脊柱外科医师之间对于各种退行性腰椎疾病的最佳手术治疗方案并未达成一致。对2002年至2007年间接受腰椎管狭窄手术的医保患者进行了回顾性队列分析[95],结果显示,尽管在这段时间内总体手术率下降,但复杂融合手术的比率增加了15倍,即从每100 000名患者中1.3例增加到19.9例。更多的复杂手术会增加严重并发症风险、30天死亡率和资源使用。这项研究未能清楚地解释实施了更多复杂手术的原因,因为6年内复杂脊柱病变患者的数量增加了15倍,这似乎让人难以置信。

由于缺乏统一的基本定义、护理标准和标准化的结果评估,以及样本量小,关于老年患者临床预后的文献很少。在一篇来自多项比较腰椎融合手术和非手术治疗慢性背痛的随机对照研究的综述中,米尔扎(Mirza)和德约(Deyo)不能确定手术治疗的明显优势,同时指出试验的局限性阻碍得出确定性的结论[96]。脊柱患者预后研究试验(SPORT)是一项大型、随机、多中心试验,调查比较了手术治疗和保守治疗3种腰椎疾病(椎间盘突出症[97]、退行性腰椎滑脱症[98]和脊髓狭窄[99])。虽然该试验没有专门针对老年患者,但退行性腰椎滑脱患者的平均年龄为66岁。据报道,在2年和4年的随访中,手术治疗在减轻疼痛和改善功能方面明显优于保守治疗。这项研究(和许多其他外科试验一样)的一个显著不足是对随机治疗的显著不依从性(从保守治疗到外科治疗的交叉率高达40%),从而降低了意向性治疗分析论证治疗效果的能力。在该试验的椎管狭窄组(平均年龄65.5岁)和椎间盘突出组(平均年龄42.3岁)中观察到相似的结果和局限,随着时间的推移,两组之间的差异逐渐减小。

术中管理

脊柱手术包括各种各样的手术,包括微创手术,如微型椎间盘切除术,和复杂的融合手术。指导老年患者围手术期管理最重要的考虑因素是了解手术的创伤性,因为这可能与俯卧位的手术时间延长、失血量增加和严重的术后疼痛阻碍功能恢复相关。

麻醉选择

全身麻醉是目前腰椎手术最常用的麻醉方法。区域麻醉和椎管内麻醉(蛛网膜下或硬膜外)越来越受其他骨科手术的青睐,如髋关节或膝关节置换术,并可能与围手术期的良好预后相关[100]。然而,这些潜在的优势必须与腰椎手术中的重大缺点相权衡:不能俯卧位控制气道、控制麻醉维持时间或进行术中神经生理监测。限制镇静深度(通过选择区域麻醉而不是全身麻醉)可能对老年患者有潜在益处,例如减少谵妄和术后认知功能障碍的发生[101]。最近一篇针对11项比较接受全身麻醉和区域麻醉的腰椎手术患者研究的综述[102],表明没有证据确定两种方法之间的发病率、死亡率或长期并发症发生率有明显不同;在区域麻醉组,血流动力学特征和镇痛药物需求等次要结果更为有利。最终,麻醉方法的选择应该基于患者、外科医师和麻醉医师对该技术的熟练程度。

体位

绝大多数腰椎手术都是在患者俯卧位进行的,所有潜在的相关注意事项包括:气道水肿、气管导管移位、眼睛损伤、颈部操纵、腹部压力、上下肢位置和定位困难。由于骨质疏松症或未确诊的颈椎病等相关疾病,老年人特别容易受伤。晚期关节炎(不限于脊柱)可能使手臂和肩膀的摆放困难。在转向期间和完成俯卧位(颈部中立位,额外填充)后应该格外当心。

监测

腰椎手术患者的术中监测主要是两个方面：脊髓的神经生理监测，以确保神经通路的完整性；血流动力学监测，以确保对重要器官的足够灌注。

术中脊髓监测包括体感诱发电位（SSEP）、运动诱发电位（MEP）和肌电图（EMG），可单独或联合使用。许多因素可以减弱诱发电位，包括低血压、低体温、贫血和麻醉药物。SSEP和MEPs对吸入麻醉药物更敏感，因此通常首选静脉注射药物，尽管低浓度的吸入药物（< 0.5 MAC）是可以接受的。无论选择何种麻醉方法和药物，除了与外科医师和神经生理学家沟通外，保持平稳的麻醉状态对于建立适当的监测基线和参数至关重要。对于许多麻醉药物或技术，如何使用可能比使用什么更重要。

衰老可以显著改变药代动力学。药代动力学变化包括分布容量的减少（由于身体总水分的减少）、脂溶性药物的潜在蓄积（由于身体脂肪含量的增加）和更长的消除时间。总的来说，老年患者可能对麻醉药物更敏感，因为年龄相关的药效学变化，以及药物清除率的降低。

血流动力学监测的目标（理论上）是简单的：维持重要器官的充分灌注。这对所有患者都很重要，尤其是老年人，因为他们有限的储备更容易出现并发症，如神经和认知功能损害、肾功能衰竭或心肌缺血。虽然这个目标看起来很简单，但在临床实践中，监测末端器官的灌注压是很困难的。通常，平均压（MAP）和终末器官压之间的差值作为灌注压，但这可能过于简化，没有考虑血流和器官生理学的部位差异。大脑和脊髓都可以在一定范围内（通常为50～150 mmHg）自动调节血流，但最新的研究表明，自动调节的下限可能比先前认为的要高[103]。此外，即使平均动脉压在"安全"范围内，其他局部因素（如椎管狭窄、牵开器压力）也可能导致局部缺血。在临床实践中，通常保持MAP接近（或高于）基线水平，就需要密切注意神经生理参数的变化。这就意味着需要运用多种/多模式监测技术，加强有创监测，积极使用血管活性药物，尤其要持续保持警惕，因为没有一种单一方法被认为是最适合所有患者的。

术后视力丧失（POVL）

POVL是一种罕见但灾难性的脊柱手术相关并发症，美国麻醉医师协会建立了注册表试图找出原因[104]。危险因素包括长期俯卧位、肥胖、严重失血和贫血。虽然高龄与POVL没有明确的联系，但许多老年患者可能存在并发症，如血管病变和视神经病变，都可能导致POVL。此外，老年患者的手术时间可能会延长，因为年龄相关的脊柱特征（骨骼质量差）导致术中严重失血。

加速康复和脊柱手术

据报道，脊柱手术后并发症发生率、住院时间（LOS）、术后疼痛和功能恢复存在很大差异，这为实施加速康复方案提供了有力的论据[105]。然而，脊柱手术发展明显落后于其他矫形类骨科手术，如髋关节和膝关节置换术，其中的关键原因是腰椎手术根据不同的症状采用不同的手术方法。和前面提到的一样，不同的手术方案对不同的病症是有益的，许多腰椎疾病的护理标准还没有建立。

因此，脊柱手术的加速康复方案是非常少的，而且最近才出现，与结直肠等外科领域的前沿技术相比，它仅适用于一小部分患者。脊柱ERAS在很大程度上还处于初级阶段，在ERAS学会网站上还没有关于脊柱外科方面的指南。有少数非随机和非盲的相关研究。弗莱格（Fleege）等[106]报道了一或两节段腰椎退行性病变接受手术治疗的患者住院时间从10.9天减少到6.2天。布莱克本（Blackburn）等[107]制定了一个脊柱加强康复计划，包括整个围手术期的21个临床路径干预。术中干预措施包括：尽可能使用微创技术、旨在减少对阿片类药物依赖的标准化镇痛方案、硬膜外和局部浸润麻醉，以及使用氨甲环酸预防失血。实施该方案后，住院时间缩短了52%（从6天减少到2.9天），再入院率从7%下降到3%。某团队[108]

的研究纳入了42例（平均年龄66.1±11.7岁）采用新型的微创经椎间孔融合术治疗的患者，结果表明，与标准融合技术相比，住院时间从3.9天减少到1.29天。虽然有一些干预措施可以标记为"ERAS的组成部分"，例如使用布比卡因镇痛从而将阿片类药物的消耗减少到最低，但似乎手术方式从开放到内镜/微创的变化主要是对改善研究结果负责。然而，作者认为，他们的长期随访数据表明没有足够的证据得出关于融合技术的有效性和安全性的确切结论。

脊柱手术的多模式镇痛管理

根据其定义，ERAS是一种多模式和多学科途径，微小的增量收益会导致患者预后的全面改善。多模式疼痛管理是ERAS的一个组成部分，几乎完全是麻醉医师的领域。这一点非常重要，因为脊柱融合术在手术疼痛评分上排名很高[109]，特别是在术后前三天。关于多模式镇痛的研究越来越多，其研究对象主要针对普通患者，而不仅仅是老年患者。虽然对老年疼痛管理超出了本章的范围，但要记住以下几个重要原则：① 疼痛感知是一种固有的主观体验，在老年患者中可能会发生实质性改变；② 某些患者可能对阿片类镇痛药表现出特殊的敏感性；③ 阿片类药物节约技术，包括区域性和椎管内麻醉，对老年患者尤其有帮助。

阿片类药物仍然是重大脊柱外科手术后围手术期镇痛的主要药物，但其广为人知的不良反应（短期和长期）促使人们寻找安全有效的替代品和佐剂。德温（Devin）和麦格特（Mc Girt）[110]最近的一篇研究认为术前长期使用阿片类药物可能对脊柱手术后恢复产生负面影响。作者使用北美脊柱学会推荐等级进行审查：一级研究的良好证据（A级）视为一致的发现，二级或三级研究的合理证据（B级）视为一致的发现，以及不足或矛盾的证据（I级）定义为不一致的发现或缺乏调查。作者发现对乙酰氨基酚、加巴喷丁、神经阻滞和缓释类局部麻醉药能减少术后疼痛和阿片类药物的需求是良好证据（A级）。关于缓释局部麻醉剂（如布比卡因脂质体）的一个重要注意事项是，绝大多数研究是在其他类型的手术中进行的，而不是在脊柱手术中。合理证据（B级）表明，非甾体抗炎药（NSAIDs）可以在不降低骨愈合和融合率的情况下减少术后疼痛。但仍需谨慎，因为这些药物有可能会导致出血、胃溃疡和肾毒性的风险，特别是在老年患者中。最后德温和麦格特得出的结论是，有混合/冲突的证据表明，氯胺酮可以减轻脊柱手术后的疼痛和减少使用阿片类药物，鉴于最近氯胺酮的重新使用和新发现，几家欢喜几家愁。

邓恩（Dunn）等[111]也总结了重大脊柱手术的新型镇痛方法，虽然他们陈述的证据与德温和麦格特不相同，但观点是相似的。邓恩团队发现大量证据支持在脊柱手术中使用阿片类、对乙酰氨基酚、加巴喷丁和N-甲基-D-天冬氨酸（NMDA）受体拮抗剂止痛。但有限的证据支持使用α-2受体激动剂（右旋美托咪定）和静脉注射利多卡因。作者将用于神经的阿片类药物和非甾体抗炎药列为第三类；虽然它们是有用的镇痛药，但由于担心术后感染和神经损伤（神经轴突技术）以及出血和骨愈合风险（非甾体抗炎药），其使用受到限制。必须强调的是，在这些广泛的类别中还存在其他重要的细微差异。例如，在NMDA受体拮抗剂类（美沙酮、镁、氯胺酮）中，支持美沙酮和镁的数据是有利的，但有限的，特别是对镁。氯胺酮的研究更为广泛，但研究结果参差不齐，一些研究甚至没有显示出任何益处，与德温和麦格特报道的结果相似；然而，作者仍然推荐它作为脊柱手术中的一种有效辅助剂。此外，大多数的研究回顾分析了接受"小"脊柱手术（椎间盘切除术，单节段椎板切除术）的患者，其疼痛可能不同于接受更具创伤性手术的患者。

基于支持多模式治疗的现有证据，麦克邓恩等根据手术类型提出了一种阶梯式的围手术期镇痛方法：小手术（椎板切除术、椎间盘切除术）、中等手术（1～2个节段的融合）、大手术（多节段融合）。接受小手术的患者可以用阿片类药物和对乙酰氨基酚镇痛。对于中等手术的患者，可以在先前的治疗方案中增加氯胺酮和/或利多卡因。最后，接受大手术的患者在先前的治疗方案基础上，术前加用加巴喷丁类、术中美沙酮或神经阻滞麻醉。虽然这种方法可以看作基础，但由于缺乏关于最佳围手术期方案和指南的证据，还有待进一步的研究。

总结

老年患者术后保持活力和独立生活的愿望可能会增加其对手术的需求，特别是在骨科和脊柱外科。加速康复方案对老年患者尤为重要。腰椎手术明显落后于（但领先于颈椎手术）其他外科领域。对老年患者术前慢性疼痛状态、药代动力学和动态变化以及个体差异有更好的了解是关键。在制定改善围手术期过程和改善预后的治疗方案时，解决与患者相关的手术过程的异质性是至关重要的。

参考文献

[1] Deiner S, Westlake B, Dutton RP. Patterns of surgical care and complications in the elderly. J Am Geriatr Soc. 2014; 62(5): 829–35.

[2] Novotny SA, Warren GL, Hamrick MW. Aging and the musclebone relationship. Physiology. 2015; 30: 8–16.

[3] Egol KA, Strauss EJ. Perioperative considerations in geriatric patients with hip fracture: what is the evidence? J Orthop Trauma. 2009; 23: 386–94.

[4] Hubbard RE, Story DA. Patient frailty: the elephant in the operating room. Anaesthesia. 2014; 69(Suppl. 1): 26–34.

[5] Makary MA, Segev DL, Pronovost PJ, et al. Frailty as a predictor of surgical outcomes in older patients. J Am Coll Surg. 2010; 210: 901–8.

[6] Stoicea N, Baddigam R, Wajahn J, et al. The gap between clinical research and standard of care: a review of frailty assessment scales in perioperative surgical settings. Front Public Health. 2016; 4: 150.

[7] Murthy S, Hepner DL, Cooper Z, et al. Controversies in anaesthesia for noncardiac surgery in older adults. Br J Anaesth. 2015; 115(S2): ii15–25.

[8] Association of Anaesthetists of Great Britain and Ireland. Perioperative care of the elderly 2014. Anaesthesia. 2014; 69(Suppl. 1): 81–98.

[9] Chow WB, Rosenthal RA, Merkow RP, et al. Optimal preoperative assessment of the geriatric surgical patient: a best practices guideline from the American college of surgeons national surgical quality improvement program and the American geriatrics society. J Am Coll Surg. 2012; 215: 453–66.

[10] Brox WT, Roberts KC, Taksali S, et al. The American academy of orthopaedic surgeons evidence-based guideline on Management of hip Fractures in the elderly. J Bone Joint Surg Am. 2015; 97: 1196–9.

[11] National Clinical Guideline Centre (UK). The management of hip fracture in adults [Internet]. London: Royal College of Physicians; 2011. (NICE Clinical Guidelines, No. 124.) Available from: http://www.ncbi.nlm.nih.gov/books/NBK83014/.

[12] Aw D, Sahota O. Orthogeriatrics moving forward. Age Ageing. 2014; 43: 301–5.

[13] Royal College of Physicians and the Association of Anaesthetists of Great Britain and Ireland. National Hip Fracture Database. Anaesthesia Sprint Audit of Practice. 2014. http://www.nhfd.co.uk/20/hipfractureR.nsf/4e9601565a8ebbaa802579ea0035b25d/f085c664881d370c80257cac00266845/$FILE/onlineASAP.pdf.

[14] White SM, Griffiths R, Holloway J, Shannon A. Anaesthesia for proximal femoral fracture in the UK: first report from the NHS hip fracture anaesthesia network (HIPFAN). Anaesthesia. 2010; 65: 243–8.

[15] White SM, Moppett IK, Griffiths R. Outcome by mode of anaesthesia for hip fracture surgery. An observational audit of 65 535 patients in a national dataset. Anaesthesia. 2014; 69: 224–30.

[16] Parker MJ, Handoll HHG, Griffiths R. Anaesthesia for hip fracture surgery in adults. Cochrane Database Syst Rev. 2004; 18(4). https://doi.org/10.1002/14651858.CD000521.pub2.

[17] White SM, Moppett GKR, et al. Secondary analysis of outcomes after 11,085 hip fracture operations from the prospective UK anaesthesia sprint audit of practice (ASAP-2). Anaesthesia. 2016; 71: 506–14.

[18] Walsh M, Devereaux PJ, Garg AX, et al. Relationship between intraoperative mean arterial pressure and clinical outcomes after noncardiac surgery: toward an empirical definition of hypotension. Anesthesiology, 2013; 119: 507–15.

[19] Brady K, Hogue CW. Intraoperative hypotension and patient outcome: does "one size fit all?". Anesthesiology. 2013; 119: 495–7.

[20] Wood R, White SM. Anaesthesia for 1131 patients undergoing proximal femoral fracture repair: effects on blood pressure, fluid administration and perioperative anemia. Anaesthesia. 2011; 66: 1017–22.

[21] Ben-David B, Frankel R, Arzumonov T, et al. Mini-dose

[22] Ersoy A, Kara D, Ervatan Z, et al. Sedation in hypoalbuminemic geriatric patients under spinal anesthesia in hip surgery: midazolam or propofol? Saudi Med J. 2015; 36(10): 1191–8.

[23] Patki A, Shelgaonkar VC. A comparison of equisedative infusions of propofol and midazolam for conscious sedation during spinal anesthesia- a prospective randomized study. J Anaesthesiol Clin Pharmacol. 2011; 27: 47–53.

[24] Lee KH, Kim JY, Kim JW, et al. Influence of ketamine on early postoperative cognitive function after orthopedic surgery in elderly patients. Anesth Pain Med. 2015; 5(5): e28844.

[25] Pollock JE, Neal JM, Liu SS, et al. Sedation during spinal anesthesia. Anesthesiology. 2000; 93: 728–34.

[26] Kurup V, Ramani R, Atanassoff PG. Sedation after spinal anesthesia in elderly patients: a preliminary observational study with the PSA-4000. Can J Anesth. 2004; 51(6): 562–5.

[27] Lee A, Kim S-H, Hong J-Y, et al. Effect of anesthetic methods on cerebral oxygen saturation in elderly surgical patients: prospective, randomized, observational study. World J Surg. 2012; 36: 2328–34.

[28] Papadopoulos G, Karanikolas M, Liarmakopoulou A, et al. Baseline cerebral oximetry values in elderly patients with hip fractures: a prospective observational study. Injury. 2011; 42(11): 1328–32.

[29] Lerou JGC. Nomogram to estimate age-related MAC. Br J Anaesth. 2004; 93: 288–91.

[30] Reich DL, Hossain S, Krol M, et al. Predictors of hypotension after induction of general anesthesia. Anesth Analg. 2005; 101: 622–8.

[31] Cozowicz C, Poeran J, Memtsoudis SG. Epidemiology, trends, and disparities in regional anaesthesia for orthopaedic surgery. Br J Anaesth. 2015; 115(Suppl 2): ii57–67.

[32] Donaldson AJ, Thomson HE, Harper NJ, et al. Bone cement implantation syndrome. Br J Anaesth. 2009; 102(1): 12–22.

[33] Olsen F, Kotyra M, Houltz E, et al. Bone cement implantation syndrome in cemented hemiarthroplasty for femoral neck fracture: incidence, risk factors, and effect on outcome. Br J Anaesth. 2014; 113(5): 800–6.

[34] Parker MJ, Gurusamy KS, Azegami S. Arthroplasties (with and without bone cement) for proximal femoral fractures in adults. Cochrane Database Syst Rev. 2010(6.) Art. No: CD001706.

[35] Hailer NP, Garland A, Rogmark C, et al. Early mortality and morbidity after total hip arthroplasty in patients with femoral neck fracture. Acta Orthop. 2016; 87(6): 560–6.

[36] Li T, Zhuang Q, Weng X, et at. Cemented versus uncemented hemiarthroplasty for femoral neck fractures in elderly patients: a meta-analysis. PLoS One. 2013; 8(7): e68903.

[37] Langslet E, Frihagen F, Opland V, et al. Cemented versus uncemented hemiarthroplasty for displaced femoral neck fractures: 5-year Followup of a randomized trial. Clin Orthop Relat Res. 2014; 472: 1291–9.

[38] Pennsylvania Patient Safety Reporting System. Patient safety advisory. 2006; 3(4). http://patientsafetyauthority.org/ADVISORIES/AdvisoryLibrary/2006/Dec3(4)/Documents/dec; 3(4).pdf.

[39] Association of Anaesthetists of Great Britain and Ireland British Orthopaedic Association British Geriatric Society. Safety guideline: reducing the risk from cemented hemiarthroplasty for hip fracture 2015. Anaesthesia. 2015; 70: 623–6.

[40] Peyton PJ, Chong SW. Minimally invasive measurement of cardiac output during surgery and critical care: a meta-analysis of accuracy and precision. Anesthesiology. 2010; 113: 1220–35.

[41] Clark DI, Ahmed AB, Baxendale BR, et al. Cardiac output during hemiarthroplasty of the hip: a prospective, controlled trial of cemented and uncemented prostheses. J Bone Joint Surg (Br). 2001; 83(3): 414–8.

[42] Lawrence VA, Silverstein JH, Cornell JE, et al. Higher Hb level is associated with better early functional recovery after hip fracture repair. Transfusion. 2003; 43: 1717–22.

[43] Carson JL, Terrin ML, Noveck H, et al. Liberal or restrictive transfusion in high-risk patients after hip surgery. N Engl J Med. 2011; 365(26): 2453–62.

[44] Vuille-Lessard E, Boudreault D, Girard F, et al. Postoperative anemia does not impede functional outcome and quality of life early after hip and knee arthroplasties. Transfusion. 2012; 52: 261–70.

[45] So-Osman C, Nelissen R, Brand R, et al. The impact of a restrictive transfusion trigger on post-operative complication rate and well-being following elective orthopaedic surgery: a post-hoc analysis of a randomised study. Blood Transfus. 2013; 11: 289–95.

[46] Borg GA. Psychophysical bases of perceived exertion. Med Sci Sports Exerc. 1982; 14: 377–81.

[47] Gregersen M. Postoperative red blood cell transfusion strategy in frail anemic elderly with hip fracture. A randomized controlled trial. Dan Med J. 2016; 63(4): pii: B5221.

[48] Gregersen M, Borris LC, Damsgaard EM. Postoperative blood transfusion strategy in frail anemic elderly with hip fracture: the TRIFE randomized controlled trial. Acta Orthop. 2015; 86(3): 363–72.

[49] Gregersen M, Borris LC, Damsgaard EM. Blood transfusion and risk of infection in frail elderly after hip fracture surgery: the TRIFE randomized controlled trial. Eur J Orthop Surg Traumatol. 2015; 25: 1031–5.

[50] Gregersen M, Borris LC, Damsgaard EM. Blood transfusion and overall quality of life after hip fracture in frail elderly: the TRIFE randomized controlled trial. J Am Med Dir Assoc. 2015; 16(9): 762–6.

[51] Malviya A, Martin K, Harper I, et al. Enhanced recovery program for hip and knee replacement reduces death rate: a study of 4,500 consecutive primary hip and knee replacements. Acta Orthop. 2011; 82(5): 577–81.

[52] Stowers MDJ, Manuopangai L, Hill AG, et al. Enhanced recovery after surgery in elective hip and knee arthroplasty reduces length of hospital stay. ANZ J Surg. 2016; 86: 475–9.

[53] Christelis N, Wallace S, Sage CE, et al. An enhanced recovery after surgery program for hip and knee arthroplasty. Med J Aust. 2015; 202(7): 363–8.

[54] Savaridas T, Serrano-Pedraza I, Khan SK, et al. Reduced mediumterm mortality following primary total hip and knee arthroplasty with an enhanced recovery program: a study of 4,500 consecutive procedures. Acta Orthop. 2013; 84(1): 40–3.

[55] Kudoh A, Takase H, Takazawa T. A comparison of anesthetic quality in propofol-spinal anesthesia and propofol-fentanyl anesthesia for total knee arthroplasty in elderly patients. J Clin Anesth. 2004; 16: 405–10.

[56] Vela Vásquez RS, Peláez RR. Aspirin and spinal haematoma after neuraxial anaesthesia: myth or reality? Br J Anaesth. 2015; 115(5): 688–98.

[57] Terkawi AS, Mavridis D, Sessler DI, et al. Pain management modalities after total knee arthroplasty: a network metaanalysis of 170 randomized controlled trials. Anesthesiology. 2017; 126: 923–37.

[58] Sun EC, Bateman BT, Memtsoudis SG, et al. Lack of association between the use of nerve blockade and the risk of postoperative chronic opioid use among patients undergoing Total knee arthroplasty: evidence from the Marketscan database. Anesth Analg. 2017. https://doi.org/10.1213/ANE.0000000000001943. [Epub ahead of print].

[59] Beswick AD, Wylde V, Gooberman-Hill R, et al. What proportion of patients report long-term pain after total hip or knee replacement for osteoarthritis? A systematic review of prospective studies in unselected patients. BMJ Open. 2012; 2: e000435.

[60] Lawrence JS. Disc degeneration: its frequency and relationship to symptoms. Ann Rheum Dis. 1969; 28: 121–38.

[61] Tetreault L, Kopjar B, Côté P, et al. A clinical prediction rule for functional outcomes in patients undergoing surgery for degenerative cervical myelopathy. J Bone Joint Surg Am. 2015; 97: 2038–46.

[62] Satomi K, Nishu Y, Kohno T, et al. Long-term follow-up studies of open-door expansive laminoplasty for cervical stenotic myelopathy. Spine (Phila Pa 1976). 1994; 19(5): 507–10.

[63] Nakashima H, Tetreault LA, Nagoshi N, et al. Does age affect surgical outcomes in patients with degenerative cervical myelopathy? Results from the prospective multicenter AOSpine international study on 479 patients. J Neurol Neurosurg Psychiatry. 2016; 87: 734–40.

[64] Madhavan K. Chieng LO, Foong H, et al. Surgical outcomes of elderly patients with cervical spondylotic myelopathy: a meta-analysis of studies reporting on 2868 patients. Neurosurg Focus. 2016; 40(6): E13. 1–11.

[65] Strömqvist B, Fritzell P, Hägg O, et al. Swespine: The Swedish spine register 2014 report. http://www.4s.nu/pdf/Report_2014_Swespine_Engl_ver_141204.pdf.

[66] Lagman C, Ugiliweneza B, Boayke M, et al. Spine surgery outcomes in the elderly versus the general adult patient population in the United States: a MarketScan analysis. World Neurosurg. 2017; 103: 780–8. [Epub ahead of print].

[67] Schroeder GD, Kepler CK, Kurd MF, et al. A systematic review of the treatment of geriatric type II odontoid fractures. Neurosurgery. 2015; 77(Suppl 4): S6–14.

[68] Brodell DW, Jain A, Elfar JC, et al. National trends in the management of central cord syndrome: an analysis of 16, 134 patients. Spine J. 2015; 15: 435–42.

[69] Wang H, Ma L, Yang D, et al. Cervical plexus anesthesia versus general anesthesia for anterior cervical discectomy and fusion surgery: a randomized clinical trial. Medicine (Baltimore). 2017; 96(7): e6119.

[70] Olsen KS, Petersen JT, Pedersen NA, et al. Self-positioning followed by induction of anaesthesia and insertion of a laryngeal mask airway versus endotracheal intubation and subsequent positioning for spinal surgery in the prone position: a randomised clinical trial. Eur J Anaesthesiol. 2014; 31: 259–65.

[71] Rasulo FA, Balestreri M, Matta B. Assessment of cerebral pressure autoregulation. Curr Opin Anaesthesiol. 2002; 15: 483–8.

[72] Abd-Elrahman KS, Walsh MP, Cole WC. Abnormal Rhoassociated kinase activity contributes to the dysfunctional myogenic response of cerebral arteries in type 2 diabetes. Can J Physiol Pharmacol. 2015; 93(3): 177–84.

[73] MacDonald DB, Skinner S, Shils J, et al. Intraoperative motor evoked potential monitoring–a position statement by the American Society of Neurophysiological Monitoring. Clin Neurophysiol. 2013; 124: 2291–316.

[74] Tamkus AA, Rice KS, Kim HL. Differential rates of

false-positive findings in transcranial electric motor evoked potential monitoring when using inhalational anesthesia versus total intravenous anesthesia during spine surgeries. Spine J. 2014; 14: 1440–6.

[75] Deiner SG, Kwatra SG, Lin H-M, et al. Patient characteristics and Anesthetic technique are additive but not synergistic predictors of successful motor evoked potential monitoring. Anesth Analg. 2010; 111: 421–5.

[76] Rabai F, Sessions R, Seubert CN. Neurophysiological monitoring and spinal cord integrity. Best Pract Res Clin Anaesthesiol. 2016; 30(1): 53–68.

[77] Li F, Gorji R, Allott G, et al. The usefulness of intraoperative neurophysiological monitoring in cervical spine surgery: a retrospective analysis of 200 consecutive patients. J Neurosurg Anesthesiol. 2012; 24: 185–90.

[78] Hindman BJ, Palecek JP, Posner KL, et al. Cervical spinal cord, root, and bony spine injuries: a closed claims analysis. Anesthesiology. 2011; 114(4): 782–95.

[79] Palumbo MA, Aidlen JP, Daniels AH, et al. Airway compromise due to laryngopharyngeal edema after anterior cervical spine surgery. J Clin Anesth. 2013; 25: 66–72.

[80] Khan MH, Smith PN, Balzer JR, et al. Intraoperative somatosensory evoked potential monitoring during cervical spine corpectomy surgery: experience with 508 cases. Spine. 2006; 31: E105–13.

[81] Brück S, Trautner H, Wolff A, et al. Comparison of the C-MAC "and GlideScope" videolaryngoscopes in patients with cervical spine disorders and immobilization. Anaesthesia. 2015; 70: 160–5.

[82] Sagi HC, Beutler W, Carroll E, et al. Airway complications associated with surgery on the anterior cervical spine. Spine. 2002; 27: 949–53.

[83] Emery SE, Akhavan S, Miller P, et al. Steroids and risk factors for airway compromise in multilevel cervical corpectomy patients: a prospective, randomized, double-blind study. Spine (Phila Pa 1976). 2009; 34: 229–32.

[84] Lee S-H, Kim K-T, Suk K-S, et al. Effect of retropharyngeal steroid on prevertebral soft tissue swelling following anterior cervical discectomy and fusion: a prospective, randomized study. Spine (Phila Pa 1976). 2011; 36: 2286–92.

[85] Jeyamohan SB, Kenning TJ, Petronis KA, et al. Effect of steroid use in anterior cervical discectomy and fusion: a randomized controlled trial. J Neurosurg Spine. 2015; 23: 137–43.

[86] Grieff AN, Ghobrial GM, Jallo J. Use of liposomal bupivacaine in the postoperative management of posterior spinal decompression. J Neurosurg Spine. 2016; 25: 88–93.

[87] Mariappan R, Mehta J, Massicotte E, et al. Effect of superficial cervical plexus block on postoperative quality of recovery after anterior cervical discectomy and fusion: a randomized controlled trial. Can J Anaesth. 2015; 62(8): 883–90.

[88] Yamauchi M, Asano M, Watanabe M, et al. Continuous lowdose ketamine improves the analgesic effects of fentanyl patientcontrolled analgesia after cervical spine surgery. Anesth Analg. 2008; 107(3): 1041–4.

[89] Gandhi KA, Panda NB, Vellaichamy A, et al. Intraoperative and postoperative administration of dexmedetomidine reduces anesthetic and postoperative analgesic requirements in patients undergoing cervical spine surgeries. J Neurosurg Anesthesiol. 2017; 29(3): 258–63. [Epub ahead of print].

[90] Mohandas A, Summa C, Worthington B, et al. Best practices for outpatient anterior cervical surgery: results from a delphi panel. Spine (Phila Pa 1976). 2017; 42(11): E648–59. [Epub ahead of print].

[91] Pannell WC, Savin DD, Scott TP, et al. Trends in the surgical treatment of lumbar spine disease in the United States. Spine J. 2015; 15: 1719–27.

[92] Ten overused medical tests and treatments. Consumer reports. November 2007.

[93] Carragee EJ. The increasing morbidity of elective spinal stenosis surgery: is it necessary? JAMA. 2010; 303: 1309–10.

[94] Cloyd JM, Acosta FL, Ames CP. Complications and outcomes of lumbar spine surgery in elderly people: a review of the literature. J Am Geriatr Soc. 2008; 56: 1318–27.

[95] Deyo RA, Mirza SK, Martin BI, et al. Trends, major medical complications, and charges associated with surgery for lumbar spinal stenosis in older adults. JAMA. 2010; 303: 1259–65.

[96] Mirza SK, Deyo RA. Systematic review of randomized trials comparing lumbar fusion surgery to nonoperative care for treatment of chronic back pain. Spine. 2007; 32: 816–23.

[97] Lurie JD, Tosteson TD, Tosteson AN, et al. Surgery versus nonoperative treatment for lumbar disk herniation: eight-year results for the spine patient outcomes research trial (SPORT). Spine. 2016; 39: 3–16.

[98] Weinstein JN, Lurie JD, Tosteson TD, et al. Surgical compared with nonsurgical treatment for lumbar degenerative spondylolisthesis. Four-year results in the spine patient outcomes research trial (SPORT) randomized and observational cohorts. J Bone Joint Surg. 2009; 91: 1295–304.

[99] Weinstein JN, Tosteson TD, Lurie JD, et al. Surgery versus nonoperative treatment for lumbar spinal stenosis: four-year results of the spine patient outcomes research trial (SPORT). Spine. 2010; 35: 1329–38.

[100] Memtsoudis SG, Sun X, Chiu YL, et al. Perioperative

[100] comparative effectiveness of anesthetic technique in orthopedic patients. Anesthesiology. 2013; 118(5): 1046–58.
[101] Sieber FE. Postoperative delirium in the elderly surgical patient. Anesthesiol Clin. 2009; 27(3): 451–63.
[102] DeRojas JO, Syre P, Welch WC. Regional anesthesia versus general anesthesia for surgery on the lumbar spine: a review of the modern literature. Clin Neurol Neurosurg. 2014; 119: 39–43.
[103] Drummond JC, Patel PM, Lemkuil BP. Anesthesia for neurologic surgery. In: Miller's anesthesia. Philadelphia: Saunders Elsevier; 2015. p. 2158–99.
[104] Lee LA, Roth S, Posner KL, et al. The American Society of Anesthesiologists postoperative visual loss registry. Anesthesiology. 2006; 105: 652–9.
[105] Wainwright TW, Immins T, Middleton RG. Enhanced recovery after surgery (ERAS) and its applicability for major spine surgery. Best Pract Res Clin Anaesthesiol. 2016; 30: 91–102.
[106] Fleege C, Arabmotlagh M, Almajali A, et al. Pre-and postoperative fast-track treatment concepts in spinal surgery. Patient information and patient cooperation. Orthopade. 2014; 43: 1062–9.
[107] Blackburn J, Madhavan P, Leung YL, et al. An enhanced recovery program for elective spinal surgery patients. J Clin Outcomes Manag. 2016; 23: 462–9.
[108] Wang MY, Chang PY, Grossman J. Development of an enhanced recovery after surgery (ERAS) approach for lumbar spinal fusion. J Neurosurg Spine. 2017; 26: 411–6.
[109] Gerbershagen HJ, Aducktahil S, van Wijck AJ, et al. Pain intensity on the first day after surgery: a prospective cohort study comparing 179 surgical procedures. Anesthesiology. 2013; 118: 934–44.
[110] Devin CJ, McGirt MJ. Best evidence in multimodal pain management in spine surgery and means of assessing postoperative pain and functional outcomes. J Clin Neurosci. 2015; 22: 930–8.
[111] Dunn LK, Durieux ME, Nemergut EC. Non-opioid analgesics: novel approaches to perioperative analgesia for major spine surgery. Best Pract Res Clin Anaesthesiol. 2016; 30: 79–89.

26. 老年创伤和急诊外科手术

乔治·约瑟夫·古尔丹（George Jospeh Guldan Ⅲ）

老年人创伤流行病学

老年人最常见引起创伤的原因是跌倒和车祸。车祸是引起老年创伤的第二大原因，但占创伤死亡率的大部分[1]。据估计，约有25%的老年人车祸引起的胸部损伤，这个数据非常重要，因为这些伤害（最常见的是肋骨骨折）会加剧原有的心肺疾病的程度并增加呼吸衰竭的发生率[2]。由于车祸和各种形式的钝性创伤，与年轻患者相比，老年患者更容易遭受伤害（尤其是长骨骨折）。在美国，尽管老年人在创伤事件数量上少于儿童患者，但在车祸和行人死亡事故中，老年患者所占比例最高。

跌倒是最常见的老年人创伤原因，发生率在老年人创伤入院的50%以上。2013年，麦克斯韦（Maxwell）等人对美国2.5万多例老年创伤患者进行了大型回顾性研究。骨折，尤其是股骨颈等骨折，是最常见的创伤。颅内损伤，特别是硬膜下血肿，是第二常见的创伤类型，约占1级创伤中心伤害的20%[3]。一般来说，一级创伤中心是管理发病率和死亡率最高的患者，而大多数单次损伤由非创伤中心管理[4]。与一份1989年基于人群的研究相比较，80岁以上创伤受害者的是随着人数年龄的增加而增加（图26-1）。创伤患者年龄的增加对发病率和死亡率有显著影响，因为并存疾病和药物治疗潜在并发症的数量在高龄老年患者中也更高。

老年人急诊外科手术流行病学

老年人的急诊手术并不都与创伤事件有关。急诊手术需求随年龄增长，约占急诊/急诊事件的20%[5]。在一些研究中，急诊手术中老年患者的死亡率接近50%，而且恢复后也有长期依赖家庭的高风险[6]。了解这一人群中的特殊事件对于控制结果以及改善这一患者群体的经济和社会负担至关重要。由于高死亡率和高手术负荷，老年人最重要的紧急手术是髋部骨折、腹主动脉瘤破裂/渗漏（AAA）和紧急开腹手术[7]。每个过程的具体病理和注意事项将在本章后面详细介绍。

老年人术前评估

由于受高龄引起的生理变化和并存的疾病状态的影响，通常很难评估老年人创伤的严重程度。例如，获得一位80岁患有痴呆的创伤患者的准确病史是很难的。此外，入院的髋部骨折和其他单一损伤的老年患者并不总是需要外伤或重症监护服务，尽管这一年龄组的发病率和死亡率可能要高得多[8]。这在很大程度上是由于缺乏显示老年创伤患者在创伤中心接受治疗时生存率存在明显差异的大规模研究。但是，有越来越多的行动如创伤团队的组建、分诊和初始评估方面，有朝着标准化的老年特异性治疗方案发展的趋势。虽然所有患者创伤的初始评估都是相同的，但必须考虑

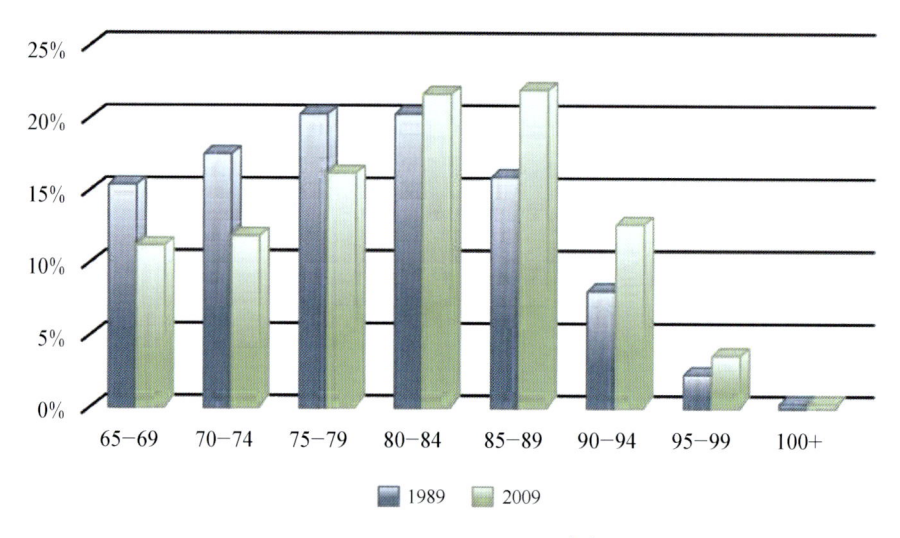

图26-1　1989年与2009年的老年创伤百分比[3]（东南外科大会批准）

老年疾病特有的生理因素（表26-1）。

1. 气道评估：老年患者因食道张力降低会增加误吸的风险，也经常因颞下颌关节炎而张口度减小，并且因骨关节炎颈部活动度受限。这些因素会增加气道困难的风险。

2. 心肺功能评估：老年患者因心肌收缩储备减少和舒张功能障碍引起心脏舒张末期容积变化。心脏传导系统与年龄相关变化可导致心动过速和心动过缓等心律失常。老年患者对儿茶酚胺的反应性也降低。胸壁顺应性下降，第1秒用力呼气量（FEV-1）降低，闭合容积增加，尽管呼吸频率正常，但老年人更易出现通气血流比例失调和缺氧。由于这些变化，在评估早期补充氧气非常重要的。老年创伤患者失代偿性心力衰竭已被证明可显著增加死亡率，特别是服β受体阻滞剂和抗凝血剂的患者[9]。研究表明，与年轻患者相比，老年患者的生命体征不太可靠。赫弗曼（Hefferman）等人发现，与心率＞130次/min、收缩压低于95 mmHg心脏病发作之前没有不良反应的年轻患者相比，心率＞90次/min、收缩压＜110 mmHg时，老年人死亡率增加[10]。

3. 神经系统评估：卒中和痴呆状态会使老年人神经系统初始评估变得困难。硬脑膜和桥静脉结构的改变、长期使用抗凝血剂等影响，使老年患者即使受到相对轻微的创伤，也更容易发生硬膜下血肿。随着年龄的增长，大脑的自我调节能力也会下降，在低血压状态下大脑损伤的可能性增加[11]。研究表明，即使血压在"正常"的范围内，老年人也会出现脑组织灌注损伤[12]。

4. 肌肉-骨骼评估：骨质疏松使老年人骨折

表26-1　推荐的老年创伤二次评估

实验室检测	并 存 疾 病	药　　物
血液碱剩余	低血容量/充血性心力衰竭（超声心动图）	β受体阻滞剂
血清电解质	急性冠状动脉综合征（EKG）	血管紧张素转换酶抑制剂
INR/PTT/PT	肺炎	阿司匹林/氯吡格雷/抗血小板药物
肾功能（血尿素氮/肌酐）	卒中，短暂性脑缺血，预先存在的痴呆	直接凝血酶抑制剂
毒理学检查	败血症（泌尿道感染等）	华法林

发生率大大增加,特别是髋部和肋骨[13,14]。

5. 实验室检查及影像学评估:老年人低灌注常在初始评估被忽视。研究表明,初始评估中动脉血气基础缺陷＞6 mEq/L是严重损伤间接指标,并与接近60%老年患者的死亡相关。此外,＜5 mEq/L的基础缺陷相当于增加23%的风险[15]。越来越多的老年患者为减少与慢性心血管疾病相关的栓塞事件服用抗凝剂和/或抗血小板药,在几项研究中都表明这会严重影响损伤后出血情况和术后护理[16-18]。最后,老年患者患慢性肾脏疾病及电解质异常的风险增加,因此肾功能评估也很重要。

6. 药物整合:老年患者可能正在服用许多药物,这些药物可能直接削弱他们对损伤的反应,如β受体阻滞剂和血管紧张素转换酶(ACE)抑制剂,或一些可增加并发症药物,如华法林和氯吡格雷[19]。在早期的治疗和复苏过程中,这些药物的使用对这些患者的护理和最终结果都至关重要。

7. 法律意愿和预立遗嘱:最后,还必须考虑其他因素,包括老年患者的基本功能状态及他们对照护的意愿,对于老年人来说对决断措施有预立医嘱是很常见的,而且很多人都有到位的医疗保健委托人。

分诊

老年患者的分诊很有挑战性,因老年人对创伤的最初生理反应可能与年轻患者不同,有些是由于使用了β受体阻滞剂等药物和预先存在的疾病造成的(如控制不当的高血压)。这可能影响对生命体征是否恶化的早期评估,造成分诊延迟和最终影响治疗。这些问题使一般的创伤评估指南和方法难以应用于老年人群。韦氏(Chang)等人对26 565例患者进行了回顾性研究,结果显示,65岁以上的患者中,49%的患者未接受分诊治疗[20]。最常用的伤检分类标准是ISS(损伤严重程度评分),它没有考虑到与年龄相关的并发症。此外,回顾性研究表明,尽管损伤评分相似(ISS＞15),但创伤组的激活在老年患者中较少发生[21]。泰勒(Taylor)等人在24个创伤中心的大型回顾性分析中也表明,无论ISS的严重程度如何,老年患者的死亡率都明显更高[22]。显然,对老年创伤患者进行适当的分诊评估并在具备大量老年患者的大型创伤中心的地方为他们提供即时照护是有好处的。一项回顾性队列研究表明,老年创伤者在具备大量老年体量的创伤中心接受治疗时,其主要发病率和死亡率较低。同样的研究表明,当创伤中心是主要照顾大量的年轻创伤患者时,会产生相反的效果[23]。

考虑到所有这些因素,我们有理由建议高危的老年创伤患者转移到有老年患者治疗经验的创伤中心。这也是推动在一些专家的建议建立老年特需急诊科和观察室,以进一步改善对这一独特患者群体的护理[24]。

由于传统的分诊系统存在困难和缺陷,人们在老年医学指标和评分系统上投入了大量的精力来纠正这一缺陷。在创伤界不乏评分系统,但没有一个是专门为特殊的老年人群设计的。姑息治疗联盟创建并验证了新的评分系统称为老年创伤结局评分(GTOS)。GTOS利用常用的ISS、患者的年龄和入院后24小时内输血的表现,使用专有公式创建的老年病学特异性评分模式。然后,他们验证了他们的预测死亡率与现有的帕克兰创伤数据的评分,后者显示了较高的准确性[25]。虽然GTOS与常用的现有指标一起使用很简单,但它没有考虑到可能影响结果的其他损伤和共存病。表26-2总结了一些较常用的与负面结果增加相关的老年创伤指标。

体弱

目前正在研究的最新指标是老年患者的体弱指标。体弱已被证明在老年创伤患者较高的死亡率中起主要作用。体弱被定义为一种状态或综合征,是由于多个系统的储备能力下降,导致许多生理系统接近或超过有症状的临床底线阈值[26]。

表26-2 常用的老年高危指标

评　估	损伤类型	临床共存病
ISS（损伤严重程度评分）＞16	钝性/锋利的胸部损伤	年龄＞75岁
格拉斯哥昏迷评分＜14	闭合性脑损伤	充血性心衰/严重心脏疾病
基础缺陷＞6 mmol/L	开放性骨折	肺疾病（COPD）
收缩压＜110 mmHg	腹内积血	肝硬化
心率＞90次/min	长骨/骨盆骨折	肾功能衰竭（Cr＞1.8）

因此，体弱状态有助于更好地确定患者在遭受创伤之前的生理基线状态。这比单纯利用年龄来估计整体生理状况和储量要有用得多。体弱的评价工具有很多种，但都有以下几个关键因素[27]。

体弱指标：
- 低体力活动
- 慢速度步行
- 非减肥导致的体重降低
- 自述疲惫无力
- 体弱状态（握力，由坐姿切换为站姿的能力）

在老年群体中，体弱的发生率一般在10%左右，而其中接受会紧急手术的是＞50%[28]。这一点很重要，因为损伤前的体弱与较高的1年死亡率是独立相关的[29]。体弱作为一项指标的有效性是显而易见的，但临床医师面临的困难是体弱指标的自我或家庭报告性质。体弱指数将是对现有创伤评估工具的有益补充，但如何将其与现有工具相结合，减少对自我报告的依赖还需要进一步研究。

复苏和初步管理

老年患者由于生理储备下降，早期复苏更具挑战性。及时、有针对性地进行复苏管理是非常必要的。在休克早期，老年患者可能因原有高血压而服用抑制交感神经反应的药物，此时呈现的生命体征可能掩盖患者的真实病情，因此当你怀疑患者存在大量血液丢失时，推荐早期开始输注液体和血液。年轻患者因外伤而增加心脏指数和供氧，而老年患者的初始水平较低，这些指标或许不会改变[30]。与任何患者群体一样，不存在理想的血细胞比容，但应根据持续的失血和末端器官低灌注的迹象（如排尿量低、乳酸性酸中毒和碱缺乏症增加）可以来确定输血的目标。在这些因素中，作为复苏终点的碱缺乏是研究最多的。戴维斯（Davis）等人指出，当碱缺失降低到低于6 mEq/L时，死亡率风险降低了近40%[15]。收缩压也进行了广泛的研究。在3项独立的研究中，收缩压低于90 mmHg预示着死亡率的大幅增加[22,31,32]。哈什米（Hashmi）等人汇总了收缩压为100 mmHg和110 mmHg的所有现有研究，发现收缩压小于100 mmHg和110 mmHg的患者的发病率和死亡率总体上均增加[8]。组织灌注不良的另一个指标是血清乳酸水平。超过2.5 mmol的血清乳酸水平与老年创伤患者死亡率增加两倍有关。此外，一些老年患者没有呈现传统休克早期的生命体征，而仅出现血清乳酸盐水平升高者，也提示器官灌注不足[33]。若患者对液体和/或血液复苏的最初管理反应较差，有必要进行超声心动图检查以排除患者合并收缩期或舒张期心力衰竭。

肺换气不足是另一个引起老年创伤患者高死亡率的严重问题。因此，任何换气不足的迹象都应该用正压通气迅速处理。为了更好地识别换气不足，应利用呼气末二氧化碳这个监测指标。胸腔钝挫伤伴多发肋骨骨折会大大增加该患者群体肺相关并发症的发病率[14]。如果积极应用多学科联合治疗的方法,将区域疼痛管理与呼吸治疗、物理治疗和营养学相结合,可以切实减少肋骨骨折相关的肺部并发症(图26-2)[34]。

在稳定老年创伤患者的过程中考虑抗凝治疗以及CT扫描评估潜在的颅内出血也很重要。辐射的危害对于高龄患者而言并不那么重要。在入

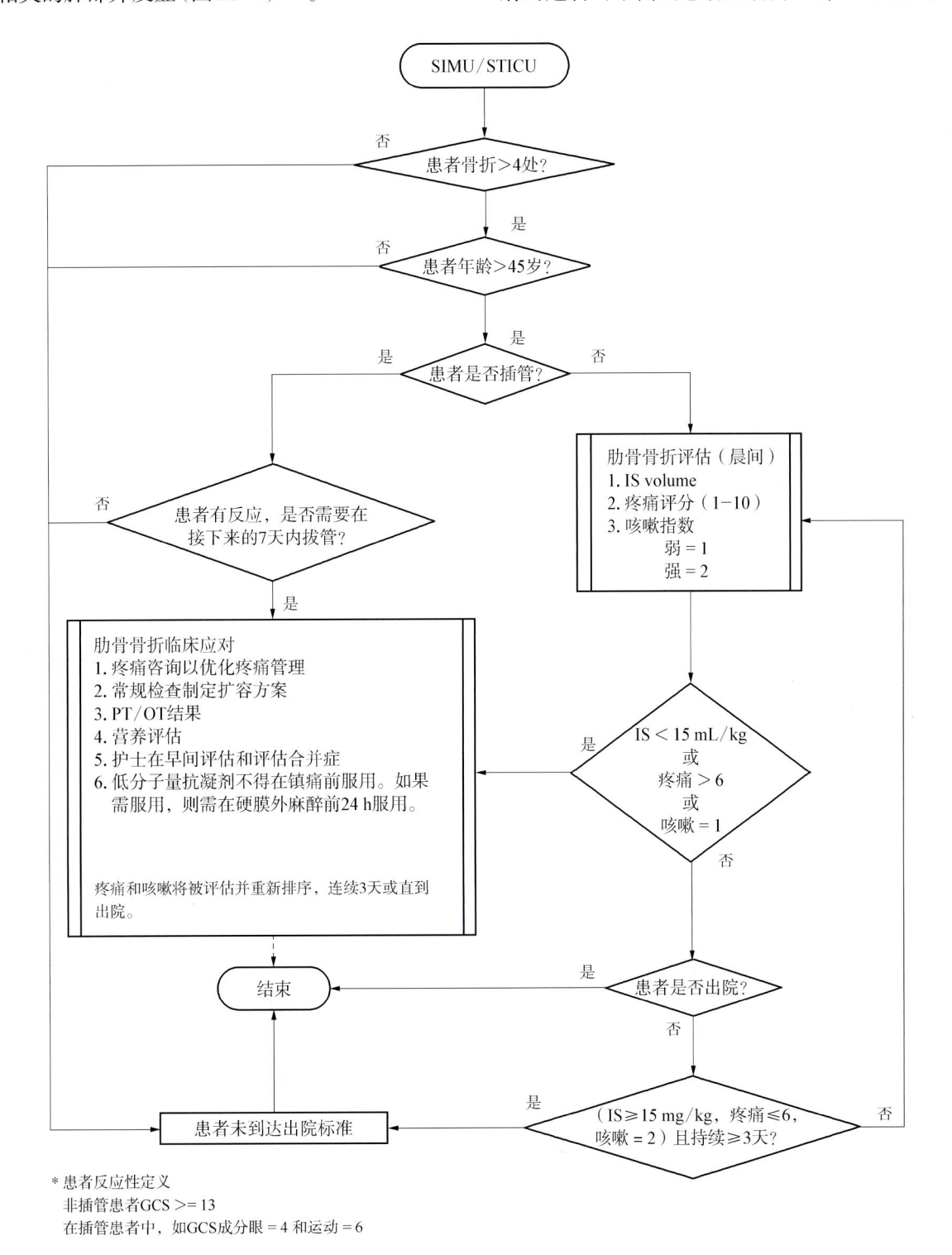

图26-2 治疗老年人多发肋骨骨折的方案

SIMU:外科重症监护病房,STICU:休克创伤重症监护病房,IS:诱发性肺活量测定,RT:呼吸疗法,PT:物理治疗、OT:职业疗法,GCS:格拉斯哥昏迷量表(转载自[34]。获得Elsevier的许可)

院后2小时内拮抗华法林凝血功能,后进行快速头部CT检查,已被证明可使老年创伤患者因创伤后颅内出血导致的死亡率降低75%[35,36]。在一些创伤中心常使用FFP和维生素K逆转华法林及使用新的凝血酶原复合物(PCC)逆转凝血状态的方案。最新的PCCs含有Ⅱ、Ⅶ、Ⅸ、Ⅹ 4种因子,能迅速、彻底逆转维生素K拮抗剂的作用。此外,这种疗法的优点是不会使心力衰竭高危患者的容量过多。不幸的是,随着口服直接凝血酶抑制剂(达比加群)和抗Xa药物(利伐沙班)的出现,通过INR测量患者凝血情况不总是很确切。虽然正常的INR应排除达比加替兰和利伐沙班的治疗水平,但对实验室检测的结果并不等同于治疗性华法林的结果。PTT水平只会被直接的凝血酶抑制剂或抗Xa药物的影响轻微升高。虽然达比加群没有拮抗剂,但研究表明,以25～50 U/kg剂量给药的PCCs可以完全拮抗利伐沙班的效果[37]。抗凝状态的另一种诊断方法是血栓弹性图(TEG),它将收集所有抗凝作用,并在检测抗血小板药物时也很有用。氯吡格雷没有拮抗剂,因此,如果已知手术后发生出血倾向,应输注血小板。

考虑到老年急诊外科手术人群面临的挑战和高死亡率,在制定治疗方案和指导方针改善结果方面已经做出了重大努力。2012年卡兰(Calland)等人基于现有证据创建了一套特定的指南,以优化这一具有挑战性的患者群体的分诊、复苏和医疗决策(图26-3)。

此外,其他研究小组也根据这些指南和其他证据为老年急诊患者实施了治疗方案。布拉德伯恩(Bradburn)等人在二级创伤中心对所有大于65岁且至少有一个高危创伤指标的患者启动了一项方案。该方案可以显著改善总死亡率[39]。他们的方案包括以下关键特性:

1. 检测动脉血气来评估通气状况、碱缺失情况和乳酸水平
2. 如果碱缺失为-6,则每4 h持续检测动脉血气,直到碱缺失降低到-2 mmol/L以内,以确保完全复苏

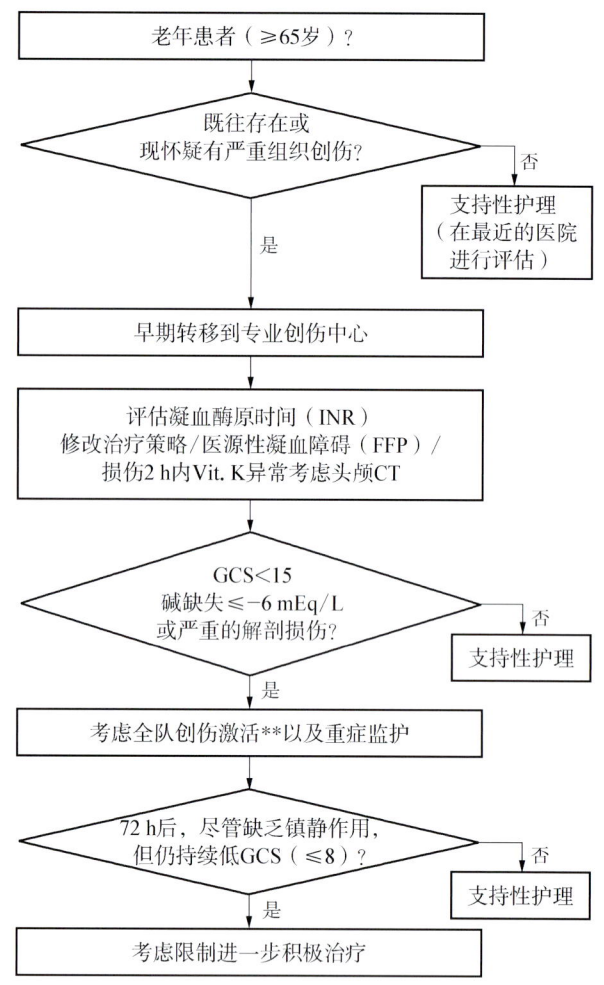

** 从对≥70岁患者的研究中得出了充分团队活动有益的证据

图26-3 受访老人的护理:循证流程图
(转载自[38]。获得Wolters Kluwer Health Inc.许可)

3. 每24 h检测基础代谢综合数据以随访肾功能及补充电解质
4. 每24 h检测INR PT/PTT以评估凝血障碍或药物治疗效果
5. 进入ICU后每1个小时进行一次神经系统检查,连续24 h,以监测精神状态和GCS
6. 通过超声心动图检查血流动力学是否稳定,排除收缩期或舒张期心衰、结构性心脏疾病或心脏损伤
7. 咨询老年专家团队,协调住院患者的护理和管理

其他研究小组则更进一步,创建一个完整的老年咨询服务。在这个服务模式中,一旦老年患

者进入ICU治疗阶段，受过创伤训练的核心医师团队将会接管患者。他们将重点关注患者的共存病，重点关注患者初始的生理和认知功能、情绪、药物和疼痛控制等方面。法伦（Fallon）等人实施了老年创伤咨询小组的研究工作，发现该项工作使药物使用不当现象减少20%，调整65%患者的药物治疗，影响49%的患者情绪。在91%的患者治疗上，初级创伤小组至少接受了一个建议[40]。很明显，有经验的老年病医师可以对高危人群的患者护理产生积极的影响。

具体的伤害类型和结果

头部创伤

即使是轻微的头部外伤也会导致老年人出现较高的发病率和死亡率的结果[41]。格拉斯哥昏迷评分（GCS）低于9分的患者有80%的概率致死或永久致残的可能，导致丧失独立生活自理能力[42]。大多数头部创伤是由跌倒引起的，尽管看起来或许只是轻微损伤，但是颅内出血为其主要并发症并出现预后不良的现象。如果老年患者的精神状态不良或出现颅内出血的风险较高，必须尽快进行头部CT扫描。研究表明，神经系统检查正常、轻微损伤的老年患者仍会出现明显的硬膜下或硬膜外血肿[43]。应迅速评估凝血功能，以便对凝血功能进行适当的纠正。如前所述，对新的口服抗凝血药物效果进行评估也很重要，这些指标并不总是在常规实验室检测中可测得（表26-3）。

表26-3 常用抗凝血药物的检测及拮抗

抗凝剂	实验室检测	拮 抗
华法林	INR延长	FFP, Vit K, PCC 25～50 U/kg
氯吡格雷/ASA	TEG具有抗血小板作用	输注血小板
达比加群	INR轻度延长	无拮抗手段
利伐沙班	INR轻度延长	PCC 25～50 U/kg

骨科创伤

髋部骨折是老年人最常见和最易使人衰弱的损伤之一。全世界每年有超过160万例髋部骨折，其中超过30万发生在美国[44]。一些人甚至预测，随着人口持续老龄化，髋部骨折的发生率将超过每年600万[45]。尽管髋部骨折的修复手术很简单，但老年患者术后可能会出现严重的并发症，预后较差。在术后1年，老年髋部骨折患者的死亡率为33%，术后患者的生活质量有显著影响[44,46]。尽管几项有益的举措在有效推动，包括微创手术技术、预防性抗生素使用、早期制动和抗凝治疗以减少深静脉血栓形成，自20世纪90年代末以来，死亡率已趋于平稳[46]。入院时老年骨科创伤患者死亡率为6%，30天时为10%，6个月时为23%[47]。6个月和1年患者出现较高死亡率是多因素的，由于先前存在的并发症、衰老状态、炎症和高凝状态的复杂相互作用。因此，个体患者先前存在的生理状态在老年患者对创伤性损伤是很重要的。普杰利（Pugely）等人对4 331例行髋关节骨折修补术的患者进行了研究，发现他们在30天内的死亡率为5.9%，而在同一时期内的发病率则接近30%[48]。他们确定了几个显著增加不良后果可能性的危险因素。在他们的研究中，年龄大于80岁的患者的死亡率优势比为2.41，发病率优势比为1.43。男性患者的死亡风险也显著增加，为2.28。较高的ASA分级也是一个大的危险因素，同时还有功能依赖性、恶性肿瘤、心脏病、开放与经皮手术、手术时长。

到目前为止，还没有前瞻性研究表明术中麻醉的类型对死亡率有任何显著的影响。然而，一些观察性研究显示区域麻醉的结果存在差异。纽曼（Neuman）等人在对18 158名患者大型数据库进行分析后发现，在接受椎管内麻醉的患者中，住院死亡率和肺部并发症的发生率都较低。然而，最近的一项观察分析显示了选择局部麻醉或全身麻醉的方式并不会影响结果[49]。根据目前的文献报道，目前还没有明确麻醉类型的选择是否影响预后,应该根据患者的情况来决定。然而,在这个患者群体中较常使用抗凝血药物的,使得局部神经阻滞麻醉技术在许多情况下成为禁忌。

术中管理,特别是目标导向治疗,已被提出可以改善髋部骨折手术预后[50]。这项研究面临的困难是髋关节手术所需时间非常短。当然,维持老年患者正常的血流动力学是有益的,但它对预后的影响可能小于围手术期的其他措施。

近期一项纳入19.1万名患者的大型meta分析结果显示,手术本身也是一个独立影响因素。早期接受手术的患者(24~48 h)可显著降低死亡率[51]。但与所有回顾性研究一样,它也存在局限性,包括无法确定患者是否因先前严重的并存疾病而导致手术延误,这样的情况显然会面临更高的风险。其他回顾性研究也表明,手术延迟超过48个小时,并发症的发生率(如压疮)会增加[52]。也有证据表明,早期接受手术的患者由于术前制动时间较短术后恢复更好。Al-Ani等人的研究显示,36 h内完成髋部骨折手术在术后4个月恢复独立生活能力的可能性增加[53]。

手术选择的类型也在考虑之中,手术目标是早期活动和负重。一般来说,选择关节置换术可以进行早期负重,在老年患者中可以获得更好术后结果[54]。尽管在假体植入时有脂肪/骨水泥栓塞的风险,经证实骨内真空操作可以减轻这种风险[55]。

为了解决这些问题制定了新的策略来改善老年人髋部骨折的预后。建立了老年病学合并正畸学最佳实验模型与多学科团队提供的老年特定术后护理相结合的个概念(图26-4)[56]。

在巴黎公共医院附属妇科医院,他们实施了一个系统,所有髋部骨折的患者都被收住到老年病房,并接受正畸外科顾问的建议。该系统将老年患者作为主要的术后观察者,显示出持续下降的死亡率和发病率以及较好的术后行走能力恢复(图26-5)。

不管使用什么治疗模式,目前已证实多学科联合来照护这些患者的方法是有效的。根据博达特(Boddaert)等人所述针对老年髋部骨折和其他

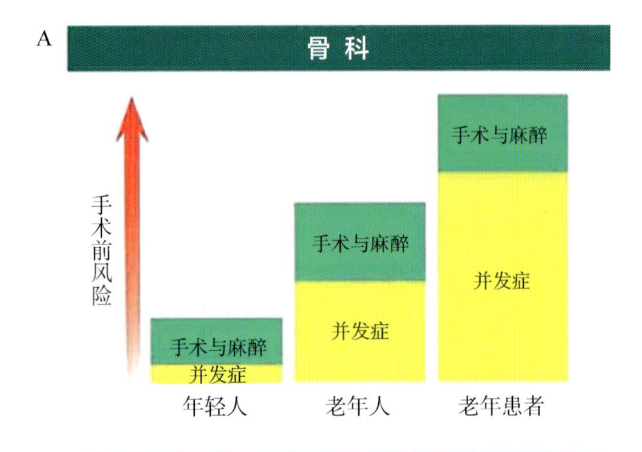

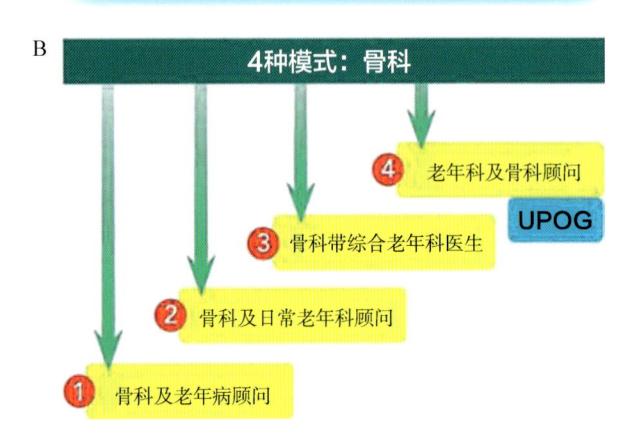

图26-4 正畸老年医学原理描述

(转载自[44]。获得Wolters Kluwer Health公司的许可)

创伤患者的重要因素如下所述[44]。

关键因素

1. 急诊科室的早期预警。
2. 将髋部骨折视为急诊手术范畴,如果可能在24 h内完成手术。
3. 术后48 h内迅速转移到老年病房。
4. 迅速将稳定的患者转移到康复中心。

急腹症

老年人出现急腹症的诊断病因是比较困难的,因为老年患者往往存在许多复杂病因。既往卒中史或痴呆会使腹痛的问诊方面变得困难。老年患者因各种原因接受紧急开腹手术的死亡率随年龄的增加而增加[57]。急腹症手术的死亡率随

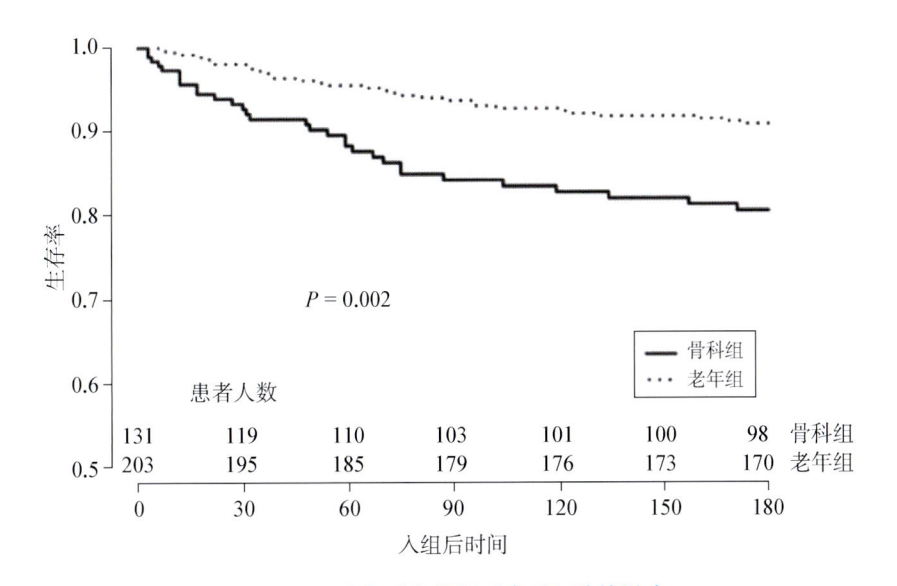

图26-5 老年髋部骨折手术后入院的影响

（转载自[44]。获得Wolters Kluwer Health公司的许可）

着年龄的增长而增加，超过80岁的患者死亡率最高达到50%[58]。斯图尔特（Stewart）等人在对急诊手术死亡率的评估中发现，复杂性消化性溃疡是最常见的死亡原因，其次是AAA、肠梗阻、胆道疾病、肠系膜缺血、周围血管疾病、软组织感染和阑尾炎[59]。

腹主动脉瘤最常见于高于70岁以上的患者，死亡率为75%。老年患者可采用血管内动脉瘤修复术（EVAR），避免进行大型开腹手术[27]。改良试验是一项大型多中心队列试验，研究对象为接受开放或血管内修复的假性动脉瘤破裂患者[60]。研究发现收缩压＜70 mmHg是死亡的独立影响因子，局部麻醉下进行EVAR相对于全身麻醉在生存率方面有积极作用。EVAR目前是高危人群AAA修复的首选方法。

在老年人中，肠梗阻很容易被误诊，必须获得详细的病史来评估贫血、排便习惯的改变和潜在疝的存在。还应注意的是，大肠癌的发病率在老年人群中较高，也应排除。斯普林格（Springer）等人的研究表明，需要手术的患者的非手术治疗死亡率为14%，而立即手术的患者的死亡率为3%[61]。

胆道系统疾病在老年人中很常见，65岁以上的患者中有50%患有胆结石。值得注意的是，多达25%的患者没有不适疼痛感，不到一半的患者伴有发热和白细胞增多。老年人急性胆囊炎的死亡率为10%[62]。延误诊断可导致胆囊穿孔、脓肿形成、败血症。患者最好在发病48小时内接受治疗以减少并发症。ERCP可用于高危人群胆石症的治疗，老年患者术后发生胰腺炎的可能性较小，并发症发生率较低仅为3%[63]。

肠系膜缺血症在老年人中越来越常见，常继发于动脉粥样硬化疾病、栓子或血栓形成[64]。急性肠系膜缺血有严重的并发症，如果发生肠梗死或需要紧急手术，死亡率接近60%～80%[65]。麻醉管理方便较为复杂的，必须考虑到并存的心血管疾病的可能性，往往需要大容量的液体复苏和血管升压支持。

外周血管疾病在65岁以上的患者中也很常见，是引起急腹症主要原因，截肢率为12%，死亡率为25%[66]。如果存在脑血管和心血管疾病、糖尿病和肾功能减退的情况，这些患者的护理会变得困难。介入放射学和血管内手术的技术发展便于对高危患者进行干预。

进行任何急诊手术的老年患者必须进行复杂的评估及决策过程，包括将患者本身、患者家属和多学科护理团队综合考虑（图26-6）[67]。

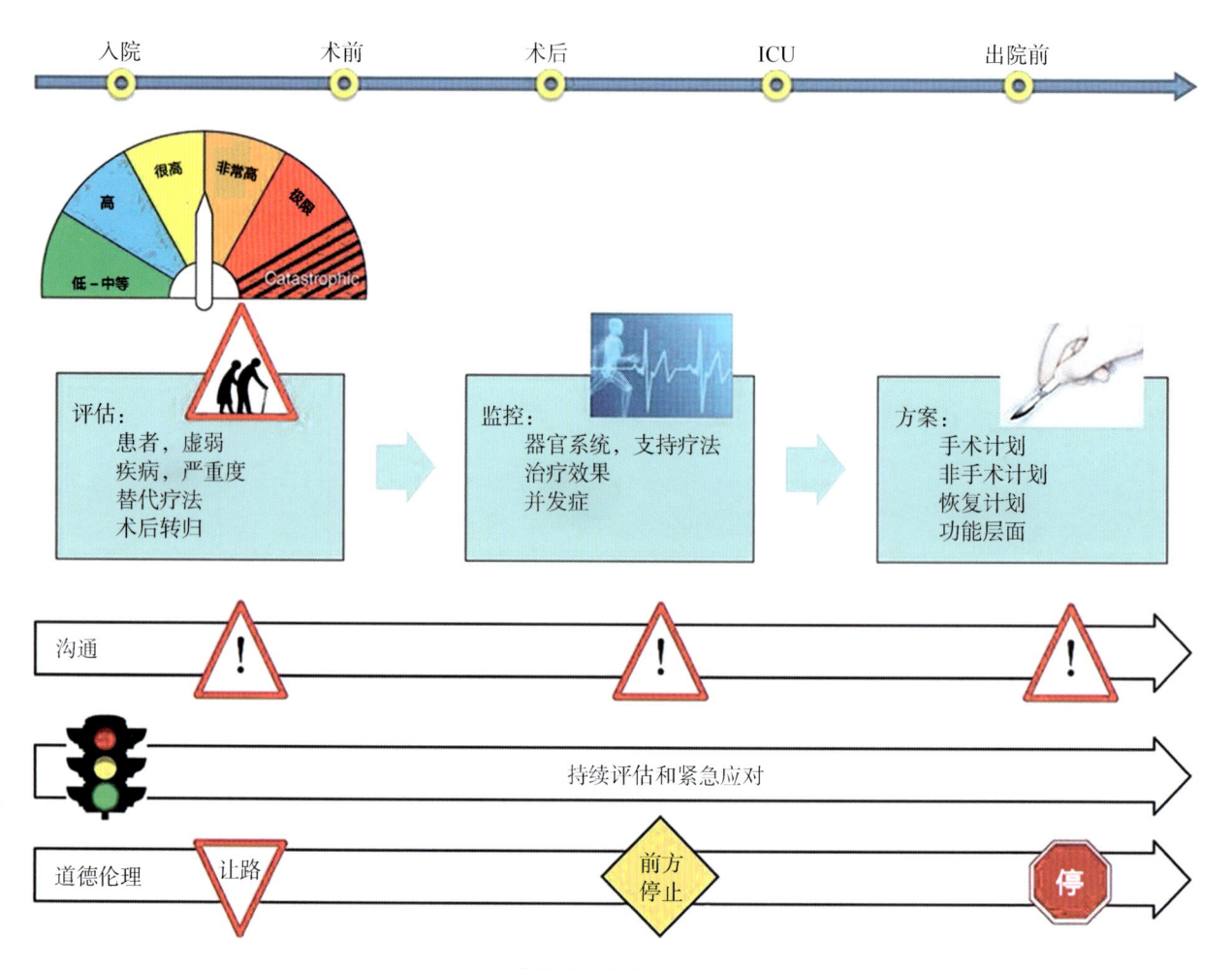

图26-6 照顾接受紧急手术的老年患者

（转载自[67]。获得John Wiley & Sons许可）

我们的最终目标不仅是改善手术结果,而且是根据患者既往衰老和功能状态,做出更好的围手术期决定。

未来研究展望

在急诊手术中,由于手术同意书问题和程序的紧迫性,很难进行前瞻性试验,但在老年急诊手术人群中,这些是必需的。在涉及手术的临床试验中,老年患者的代表性不足,创伤结局研究大多属回顾性研究[68]。未来的研究应包括以下几个方面:

1. 更好地理解老年患者弱点问题,并将其纳入现有的评估标准。

2. 研究老年患者治疗方案和治疗服务在各种损伤中的应用,试图建立如老年患者髋部骨折的治疗及护理的成功模式。

3. 进一步研究药物引发血小板功能障碍的积极治疗的必要性。

4. 评估老年人急诊手术前不同的术前优化模型。

5. 针对进行急诊手术的老年患者,制定不同的成本效益策略。

参考文献

[1] Labib N, et al. Severely injured geriatric population: morbidity, mortality, and risk factors. J Trauma. 2011; 71(6): 1908–14.

[2] Lee WY, Cameron PA, Bailey MJ. Road traffic injuries in the elderly. Emerg Med J. 2006; 23(1): 42–6.
[3] Maxwell CA, et al. The aging of America: a comprehensive look at over 25, 000 geriatric trauma admissions to United States hospitals. Am Surg. 2015; 81(6): 630–6.
[4] Staudenmayer KL, et al. Triage of elderly trauma patients: a population-based perspective. J Am Coll Surg. 2013; 217(4): 569–76.
[5] Deiner S, Westlake B, Dutton RP. Patterns of surgical care and complications in elderly adults. J Am Geriatr Soc. 2014; 62(5): 829–35.
[6] Lawrence VA, et al. Functional independence after major abdominal surgery in the elderly. J Am Coll Surg. 2004; 199(5): 762–72.
[7] Stoneham M, Murray D, Foss N. Emergency surgery: the big three—abdominal aortic aneurysm, laparotomy and hip fracture. Anaesthesia. 2014; 69(Suppl 1): 70–80.
[8] Hashmi A, et al. Predictors of mortality in geriatric trauma patients: a systematic review and meta-analysis. J Trauma Acute Care Surg. 2014; 76(3): 894–901.
[9] Ferraris VA, Ferraris SP, Saha SP. The relationship between mortality and preexisting cardiac disease in 5,971 trauma patients. J Trauma. 2010; 69(3): 645–52.
[10] Heffernan DS, et al. Normal presenting vital signs are unreliable in geriatric blunt trauma victims. J Trauma. 2010; 69(4): 813–20.
[11] Czosnyka M, et al. Age, intracranial pressure, autoregulation, and outcome after brain trauma. J Neurosurg. 2005; 102(3): 450–4.
[12] Martin JT, et al. 'Normal' vital signs belie occult hypoperfusion in geriatric trauma patients. Am Surg. 2010; 76(1): 65–9.
[13] Palvanen M, et al. Update in the epidemiology of proximal humeral fractures. Clin Orthop Relat Res. 2006; 442: 87–92.
[14] Bulger EM, et al. Rib fractures in the elderly. J Trauma. 2000; 48(6): 1040–6. discussion 1046–7.
[15] Davis JW, Kaups KL. Base deficit in the elderly: a marker of severe injury and death. J Trauma. 1998; 45(5): 873–7.
[16] Cohen DB, Rinker C, Wilberger JE. Traumatic brain injury in anticoagulated patients. J Trauma. 2006; 60(3): 553–7.
[17] Mina AA, et al. Intracranial complications of preinjury anticoagulation in trauma patients with head injury. J Trauma. 2002; 53(4): 668–72.
[18] Laroche M, et al. Coagulopathy after traumatic brain injury. Neurosurgery. 2012; 70(6): 1334–45.
[19] Neideen T, Lam M, Brasel KJ. Preinjury beta blockers are associated with increased mortality in geriatric trauma patients. J Trauma. 2008; 65(5): 1016–20.
[20] Chang DC, et al. Undertriage of elderly trauma patients to statedesignated trauma centers. Arch Surg. 2008; 143(8): 776–81. discussion 782.
[21] Lehmann R, et al. The impact of advanced age on trauma triage decisions and outcomes: a statewide analysis. Am J Surg. 2009; 197(5): 571–4. discussion 574–5.
[22] Taylor MD, et al. Trauma in the elderly: intensive care unit resource use and outcome. J Trauma. 2002; 53(3): 407–14.
[23] Perdue PW, et al. Differences in mortality between elderly and younger adult trauma patients: geriatric status increases risk of delayed death. J Trauma. 1998; 45(4): 805–10.
[24] Moseley MG, Hawley MP, Caterino JM. Emergency department observation units and the older patient. Clin Geriatr Med. 2013; 29(1): 71–89.
[25] Cook AC, et al. Multicenter external validation of the geriatric trauma outcome score: a study by the prognostic assessment of life and limitations after trauma in the elderly (PALLIATE) consortium. J Trauma Acute Care Surg. 2016; 80(2): 204–9.
[26] Campbell AJ, Buchner DM. Unstable disability and the fluctuations of frailty. Age Ageing. 1997; 26(4): 315–8.
[27] Torrance AD, Powell SL, Griffiths EA. Emergency surgery in the elderly: challenges and solutions. Open Access Emerg Med. 2015; 7: 55–68.
[28] Maxwell CA, et al. Feasibility of screening for preinjury frailty in hospitalized injured older adults. J Trauma Acute Care Surg. 2015; 78(4): 844–51.
[29] Maxwell CA, et al. Preinjury physical frailty and cognitive impairment among geriatric trauma patients determine postinjury functional recovery and survival. J Trauma Acute Care Surg. 2016; 80(2): 195–203.
[30] Jacobs DG, et al. Practice management guidelines for geriatric trauma: the EAST practice management guidelines work group. J Trauma. 2003; 54(2): 391–416.
[31] Lustenberger T, et al. Gunshot injuries in the elderly: patterns and outcomes. A national trauma databank analysis. World J Surg. 2011; 35(3): 528–34.
[32] Grossman MD, et al. When is an elder old? Effect of preexisting conditions on mortality in geriatric trauma. J Trauma. 2002; 52(2): 242–6.
[33] Salottolo KM, et al. A retrospective analysis of geriatric trauma patients: venous lactate is a better predictor of mortality than traditional vital signs. Scand J Trauma Resusc Emerg Med. 2013; 21: 7.
[34] Todd SR, et al. A multidisciplinary clinical pathway decreases rib fracture-associated infectious morbidity and mortality in high-risk trauma patients. Am J Surg. 2006; 192(6): 806–11.
[35] Ivascu FA, et al. Rapid warfarin reversal in anticoagulated patients with traumatic intracranial hemorrhage reduces hemorrhage progression and mortality. J Trauma. 2005; 59(5): 1131–7. discussion 1137–9.

[36] Ivascu FA, et al. Treatment of trauma patients with intracranial hemorrhage on preinjury warfarin. J Trauma. 2006; 61(2): 318–21.

[37] Eerenberg ES, et al. Reversal of rivaroxaban and dabigatran by prothrombin complex concentrate: a randomized, placebo-controlled, crossoverstudy in healthy subjects. Circulation. 2011; 124(14): 1573–9.

[38] Calland JF, et al. Evaluation and management of geriatric trauma: an eastern Association for the Surgery of trauma practice management guideline. J Trauma Acute Care Surg. 2012; 73(5 Suppl 4): S345–50.

[39] Bradburn E, et al. High-risk geriatric protocol: improving mortality in the elderly. J Trauma Acute Care Surg. 2012; 73(2): 435–40.

[40] Fallon WF Jr, et al. Geriatric outcomes are improved by a geriatric trauma consultation service. J Trauma. 2006; 61(5): 1040–6.

[41] Susman M, et al. Traumatic brain injury in the elderly: increased mortality and worse functional outcome at discharge despite lower injury severity. J Trauma. 2002; 53(2): 219–23. discussion 223–4.

[42] LeBlanc J, et al. Comparison of functional outcome following acute care in young, middle-aged and elderly patients with traumatic brain injury. Brain Inj. 2006; 20(8): 779–90.

[43] Rathlev NK, et al. Intracranial pathology in elders with blunt head trauma. Acad Emerg Med. 2006; 13(3): 302–7.

[44] Boddaert J, et al. Perioperative management of elderly patients with hip fracture. Anesthesiology. 2014; 121(6): 1336–41.

[45] Friedman SM, Mendelson DA. Epidemiology of fragility fractures. Clin Geriatr Med. 2014; 30(2): 175–81.

[46] Brauer CA, et al. Incidence and mortality of hip fractures in the United States. JAMA. 2009; 302(14): 1573–9.

[47] Patorno E, et al. Comparative safety of anesthetic type for hip fracture surgery in adults: retrospective cohort study. BMJ. 2014; 348: g4022.

[48] Pugely AJ, et al. A risk calculator for short-term morbidity and mortality after hip fracture surgery. J Orthop Trauma. 2014; 28(2): 63–9.

[49] Neuman MD, et al. Anesthesia technique, mortality, and length of stay after hip fracture surgery. JAMA. 2014; 311(24): 2508–17.

[50] Bartha E, et al. Randomized controlled trial of goal-directed haemodynamic treatment in patients with proximal femoral fracture. Br J Anaesth. 2013; 110(4): 545–53.

[51] Moja L, et al. Timing matters in hip fracture surgery: patients operated within 48 hours have better outcomes. A meta-analysis and meta-regression of over 190,000 patients. PLoS One. 2012; 7(10): e46175.

[52] Grimes JP, et al. The effects of time-to-surgery on mortality and morbidity in patients following hip fracture. Am J Med. 2002; 112(9): 702–9.

[53] Al-Ani AN, et al. Early operation on patients with a hip fracture improved the ability to return to independent living. A prospective study of 850 patients. J Bone Joint Surg Am. 2008; 90(7): 1436–42.

[54] Gjertsen JE, et al. Internal screw fixation compared with bipolar hemiarthroplasty for treatment of displaced femoral neck fractures in elderly patients. J Bone Joint Surg Am. 2010; 92(3): 619–28.

[55] Koessler MJ, et al. The clinical relevance of embolic events detected by transesophageal echocardiography during cemented total hip arthroplasty: a randomized clinical trial. Anesth Analg. 2001; 92(1): 49–55.

[56] Boddaert J, et al. Postoperative admission to a dedicated geriatric unit decreases mortality in elderly patients with hip fracture. PLoS One. 2014; 9(1): e83795.

[57] Symons NR, et al. Mortality in high-risk emergency general surgical admissions. Br J Surg. 2013; 100(10): 1318–25.

[58] Svenningsen P, et al. Increased mortality in the elderly after emergency abdominal surgery. Dan Med J. 2014; 61(7): A4876.

[59] Stewart B, et al. Global disease burden of conditions requiring emergency surgery. Br J Surg. 2014; 101(1): e9–22.

[60] investigators, I. t, et al. Observations from the IMPROVE trial concerning the clinical care of patients with ruptured abdominal aorticaneurysm. Br J Surg. 2014; 101(3): 216–24. discussion 224.

[61] Springer JE, et al. Management and outcomes of small bowel obstruction in older adult patients: a prospective cohort study. Can J Surg. 2014; 57(6): 379–84.

[62] Siegel JH, Kasmin FE. Biliary tract diseases in the elderly: management and outcomes. Gut. 1997; 41(4): 433–5.

[63] Pigot JP, Williams GB. Cholecystectomy in the elderly. Am J Surg. 1988; 155(3): 408–10.

[64] Karkkainen JM, et al. Acute mesenteric ischemia is a more common cause than expected of acute abdomen in the elderly. J Gastrointest Surg. 2015; 19(8): 1407–14.

[65] Vitin AA, Metzner JI. Anesthetic management of acute mesenteric ischemia in elderly patients. Anesthesiol Clin. 2009; 27(3): 551–67. table of contents.

[66] Martini R, et al. Amputation rate and mortality in elderly patients with critical limb ischemia not suitable for revascularization. Aging Clin Exp Res. 2012; 24(3 Suppl): 24–7.

[67] Desserud KF, Veen T, Soreide K. Emergency general surgery in the geriatric patient. Br J Surg. 2016; 103(2): e52–61.

[68] Hempenius L, et al. Inclusion of frail elderly patients in clinical trials: solutions to the problems. J Geriatr Oncol. 2013; 4(1): 26–31.

27. 老年癌症患者的围手术期管理

B.布赖斯·斯皮尔（B. Bryce Speer），维贾雅·格图穆卡拉（Vijaya Gottumukkala）

人口统计学特征

据统计，在美国患者人口中＞60岁的人口比例最高，且还在不断增加中。预计到2030年，年龄＞65岁的人口比例将超过20%。在2016年，估计确诊了170万新发癌症的患者，其中约有60万患者的死亡与癌症相关[1]。鉴于年龄是癌症的最重要独立危险因素，且中位年龄60岁的患者在新诊断出癌症的患者中占比大于50%，预计约有70%的癌症患者和85%的癌症相关死亡患者将会是大于60岁的患者人群[2]。2014年，美国45～64岁人群中癌症已经成为死亡的首要原因，同时在美国＞65岁人群中癌症是死亡的第二大原因，仅次于心血管疾病[3]。此癌症人群中大多罹患实体肿瘤，并且在合适的患者中手术依旧是控制肿瘤负荷的主要手段。然而，此类患者因高龄有很高概率合并年龄相关的并发症，且由于生理代偿能力下降、身体虚弱和药物代谢动力学/药效动力学的改变使得这类患者很难从术后并发症中快速恢复，此外此类患者人群中术后谵妄和意识障碍的发生率也更高；上述因素使得此类患者术后有更高的发病率和死亡率。尽管如此，目前老年患者人群中复杂癌症手术的发病率和死亡率数据差异较大，相互矛盾[4-6]。一方面，一些单中心的研究报告显示：老年患者癌症大手术后的手术死亡率小于5%[7-10]；另一方面，一些更大规模的观察性研究报告提出这类患者手术预后更差的风险性大大升高[11,12]。鉴于此年龄人群手术预后数据上相互矛盾，理解并区分老年人正常衰老的生理状况和老年人群中高发并发症的情况至关重要。最近一项关于老年人癌症大手术的研究报告显示：老年患者更容易有术前并发症并且在术中输注血液制品的可能性更高。年龄越高也意味着更高的手术死亡率[4.83%（＞75岁）vs 1.09%（40～55岁）]，且更大概率出现重大并发症，有更长的住院时间，这些结论在多变量校正分析后依然成立。作者们认为高龄除了和术后30天的死亡率有很强的相关性以外，高龄对短期手术预后的影响和其他能预测短期手术预后的术前危险因素相似[13]。因此，在这类高龄患者人群中，单纯的年龄因素不能成为拒绝给予辅助治疗、新辅助治疗、治愈性或姑息性治疗选择的理由。

术前评估

充分理解高龄患者人群中术前、术中及术后影响预后的因素有助于制定出针对该人群合适的治疗策略以减少短期的围手术期不良预后。虽然年龄和围手术期的发病率和死亡率呈正相关，但单纯年龄数值并不能作为评估患者个体衰老程度以及围手术期预后的良好指标。由于患者衰老程度、并发症情况、虚弱程度以及功能状态的生物学特征存在显著的个体间差异，因此具体评估每个患者的状况并明确治疗目标（治愈目的或缓解症状）对于老年癌症患者至关重要。无论疾病处于何种阶段，老年患者接受外科手术治疗的可能性更小[3]。与任何外科患者一样，采用医学手段控制并发症至关重要。手术干预前识别患者的症状困扰也很重要，因为这些症状直接影响患者的心理应激、生活质量（QOL）和生存率[14]。为了使患者恢复到术前基础水平，术前对症状困扰的评估有助于优化术中和术后管理策略。目前有许多工具量表可供医师使用以评估各种症状。每种工具量表的心理测量学有效性都有所不同[14]。

尽管在癌症患者的外科治疗中，老年医学专家的作用尚未确定，但许多研究表明，术前老年医学评估可预测老年肿瘤患者的术后死亡率和发病率以及生存率[15,16]。老年综合评估（CGA）被定义为"确定老年人的医疗、心理和功能能力的多层面、跨学科的诊断过程，以便制定一个协调、综合的治疗和长期随访计划"[17]。事实上，目前已有一些关于癌症患者CGA状态与围手术期发病率和死亡率关系的初步研究。研究中特别提到对工具性日常生活活动能力（IADLs）、并发症严重程度和多种药物合用的评估。最近，人们越来越关注对患者的实际测试，而不是使用问卷进行功能评估。基于活动能力的功能状态测量方法包括"起立行走计时"测试、6 min步行测试和握力测试。尽管如此，仍然需要更多的研究来检验此类基于活动能力的功能状态测评对于预后的评估能力，并且确定老年肿瘤患者功能状态客观和主观测评指标之间的统计学相关性。了解老年肿瘤患者的功能储备和虚弱程度可能有助于外科干预措施的选择[6]。老年癌症患者的术前评估（PACE）是一项前瞻性的国际研究，旨在确定能否通过精确评估外科老年恶性肿瘤患者的健康状况使得老年患者能接受个体化治疗方案[6]。总的来说，更多的并发症与癌症患者更低的生存率相关[18-22]。越来越多的证据显示，伴随的并发症不仅影响总体生存率，而且影响肿瘤本身的生物学行为。例如糖尿病降低了Ⅲ期结肠癌患者的8年无瘤生存率，其程度几乎可抵消氟尿嘧啶/左旋咪唑辅助治疗的有益效果[18]。同样的，高胰岛素血症与前列腺癌[19]、结肠癌[20]和乳腺癌[21]患者更差的疾病特异性生存率相关。肥胖与卵巢癌患者无进展生存期和总体生存率的下降有关[22]。纳格尔（Nagle）等人研究表明，与体重指数（BMI）在正常范围内的妇女相比，超重、肥胖和病态肥胖的卵巢癌妇女的生存率更低。此外，体重指数在$18.5\ kg/m^2$以上，每增加5个单位，死亡风险便增加3%[23]。肥胖对癌症生存率的影响不仅限于女性，因为肥胖也是男性前列腺癌的一个危险因素，并且与经活检证实后的低风险前列腺癌男性患者的疾病进展风险呈正相关[24-26]。IGF-1是一种生长因子，可能是肿瘤生长的病因，在肥胖和高胰岛素血症患者中均升高，并与这些患者群体的肿瘤发病有关[27]。在所有并发症情况具有可比性时，肥胖的老年患者与非肥胖的老年患者相比，再入院的风险增加了25%[28]。BMI直接与老年患者的再入院率成正比[28]。

尽管单纯手术治疗可以治愈早期实体肿瘤，但许多老年患者在手术切除肿瘤前需要新辅助治疗（化疗、放疗或激素治疗作为单一或联合干预措施）来缩小肿瘤。因此，了解此类治疗潜在的全身不良反应在时间上与手术之间的关系是非常重要的。哈迪（Hardy）等人在一项对34 000多名非小细胞肺癌患者的研究中发现，化疗/放疗和出现心脏毒性的风险性有显著的相关性。在左肺肿瘤患者中，治疗相关的缺血性心脏病或心功能不全的发病风险最大[29]。此外，与新辅助治疗相关的围手术期风险随着年龄的增长和手术距最初确诊时间的延长而增加。目前尚不明确联合新辅助治疗与单药治疗相比是否会增加额外的风险性[29-34]。有趣的是，与对右胸的放射治疗相比，对左胸的放射治疗引发心肌缺血风险更高[29]。无论是单一治疗还是多模式治疗，特定的化疗药物都有已知的心脏不良反应[35]。例如，蒽环类药物与急性心力衰竭、心律失常和QT间期延长有关，而以抗体为基础的TK抑制剂已被证实会导致左室功能障碍。抗代谢药（5-氟尿嘧啶、卡培他滨）与心肌缺血、急性心肌梗死和心律失常有关。其他化疗药物因肺毒性而闻名，包括阿霉素、甲氨蝶呤、博来霉素和白消安。报道显示博莱霉素急性肺毒性发生率高达40%，病死率为1.5%。毒性模式可从亚急性进行性肺纤维化到过敏性肺炎、机化性肺炎或急性胸痛综合征。虽然症状和体征通常在治疗期间出现，并随着治疗的停止而消退，但在治疗完成后的6个月内，症状和体征可能会延迟出现，并且可能无法完全治愈。组织内高氧浓度可增强博莱霉素的急性肺毒性，因此应避免吸入高浓度氧气[36,37]。一种可能的机制是：FiO_2的升高会增加高氧化自由基的产生。当细胞不能代谢过量的自由基时，就会发生氧化应激。这些自由基可能对肺泡表面活性物质产生毒性作用，并加强对肺泡和细胞核DNA的损伤，从而导致肺纤维化，并可能增加恶性肿瘤的风险[36,38]。术前询问这些药物的使用情况，关于药物耐受性和治疗过程的详细病史，以及用药引起的肺毒性症状和体征，对于制定围手术期治疗策略非常重要。对于有博莱霉素肺毒性病史的患者，应指导静脉输液治疗以避免出现容量超载和围手术期肺水肿。如患者没有博莱霉素肺毒性病史，博莱霉素用药史本身并不是限制高FiO_2的原因。

目前广泛认为虚弱程度是老年癌症患者不良预后的独立危险因素[39]。虚弱表型是研究最广泛的术前筛查工具，有5个标准，包括非自愿体重减轻、疲惫、步态缓慢、握力差和久坐行为[40]。两项独立的调查研究得出结论：虚弱程度是出院转入康复机构、并发症数量和住院时间的独立预测因素[41,42]。两个研究的结论都是：在预测手术并发症和出院转入康复机构或护理院的可能性时，在ASA评分或其他风险指标（如Lee或Eagle指数）中加入虚弱指数可使受试者工作特征（ROC）曲线下的面积提高至0.86左右[43]。最近，陈（Chen）等人提出：虚弱和肌肉减少的老年胃癌患者全胃切除术后并发症增加[44]。不幸的是，尽管存在这些风险因素，但很难找到一个虚弱程度的评估指标来筛选出需要进一步术前评估的患者[45]。

塔希里（Tahiri）等人已经证实，在腹部手术后经历更多更严重并发症的老年患者需要更长的时间才能恢复到术前的功能状态。然而，评估术后并发症的数量和严重程度对预后的总体影响一直是一个挑战。综合并发症指数（CCI）最初由克拉万（Clavein）等人提出，是一种既能反映并发症的数量又能反映并发症严重程度的量表工具，其数值范围为0~100，数值越大，提示患者可能需要更长的时间恢复到术前功能状态[46]。在所有具有统计学意义的预后预测指标中，综合并发症指数评分可能是唯一的可改变风险因子[47]。以循证医学为基础建立围手术期治疗流程以减少症状困扰，特别注重控制疼痛和预防谵妄；早期干预以预防心血管、血栓性、肺、肾和感染性并发症；早期下床运动（充分预防跌倒）改善功能恢复在此类老年易感患者群体中至关重要。其中一个流程是加速康复治疗。这是一种治疗理念，在术前、术中和术后治疗阶段采用多学科干预措施，使患者更快恢复到术前基础水平。围手术期治疗流程的一个重要组成部分是患者术前准备，包括预设临终照顾计划（ACP）和手术方案优化，特别关注预先康复治疗。预设临终照顾计划是当患者能够理解且有能力决定临终关怀措施时，与医师和家庭成员讨论并告知他们患者自身愿意选择采用的临终关怀措施[48]。怀特（Wright）等人研究显示：与那些曾明确表达意愿的患者相比，没有进行临终关怀讨论的患者接受了更为激进的临终关怀措施。此外，随着激进干预措施数量的增加，患者的生活质量也将随之下降[49]。在任何肿瘤患者的管理中，都有必要与患者及其亲人讨论预设临终照顾计划。

术中管理

老年患者的围手术期处理需要特别考虑减少的血管容量状态、较高的血管张力（交感神经支配）、左心室肥厚和舒张功能障碍，所有这些都会增加麻醉诱导时低血压的风险。此外，由于存在心室舒张功能障碍，他们同时依赖于心率和足够的心室充盈压力以维持心输出量。一项大型回顾性研究[50]和一项病例对照研究[51]分别报道：术中低血压增加老年患者术后30天死亡率和术后缺血性卒中的发生率。而在既往的一项研究中，基于人群的血压偏差阈下面积（AUT）与个体患者基础值数据之间存在一定的关系，后一项研究表明低血压的最佳定义为：平均血压相对于术前基础值降低。"三低"的概念可能是避免术中低血压重要性的进一步扩展。"三低"状态包括平均动脉压（MAP）＜75 mmHg，BIS＜45，以及呼气末挥发性麻醉药浓度＜0.8最低肺泡有效浓度（MAC）。"三低"累积持续时间与围手术期死亡率相关[52]。在随后的一项研究中，评估了入组B-Unaware、BAG-RECALL和密歇根术中知晓对照研究的患者中"三低"状态（MAC＜0.8、MAP＜75 mmHg和BIS＜45）的累积持续时间[53]。本研究中"三低"状态是术后30天和90天死亡率增加的独立危险因素，即使通过倾向性评分匹配校正患者的并发症情况后，其结论依然如此。可以推测：由于脑储备不足（年龄、虚弱、全身疾病和其他疾患），"三低"状态可能使患者对麻醉敏感并处于脑灌注不足的风险之中。

其他术中管理策略包括那些旨在减少术后并发症能够加速术后康复的策略。亨里克·克勒特（Henrik Kehlet）于20世纪90年代初首次提出加速康复外科的理念。这是一种多模式的方法，在围手术期的各个阶段采用各种策略减轻手术应激，从而缩短住院时间并减少术后并发症[54-57]。在术中阶段，关键的组成部分是液体管理和少阿片镇痛，以及尽量减少留置导管、引流管和鼻胃管的使用。目标导向液体治疗（GDFT）和基于调节血管容量、张力和完整性的血流动力学优化治疗在有严重失血风险的复杂手术患者中可能值得重视[58]；然而，这部分的数据仍存在争议[59-61]。术中液体管理直接相关的潜在并发症可能会因为特定的肿瘤手术，以及疾病特异性的病理生理学变化而显示出不同的结果。例如科兰托尼奥（Colantonio）等人研究报道示：与标准液体疗法相比，GDFT在接受肿瘤灭减手术和腹腔内热化疗的患者中应用，能够改善患者预后，减少术后全身并发症、减少住院时间[62]。另一项检查上皮性卵巢癌恶性腹水的前瞻性研究显示，高容量恶性腹水患者的液体需求量逐步增加，可使用GDFT结合心排血量监测进行治疗[63]。相反，与结肠切除术相比，GDFT并没有改善择期直肠大手术患者的预后[64]，再次支持不同的生理过程和患者个体特征[65]可能是决定GDFT适用性的原因。尽管如此，术中血流动力学的稳定对于维持终末器官灌注和减少术后并发症是至关重要的。

癌症患者围手术期输血治疗十分复杂。围手术期应综合考虑液体治疗、血流动力学优化和贫血治疗，以维持最佳的组织氧供。癌症患者通常合并贫血，手术方式复杂并伴有大量失血，常在围手术期接受大量静脉补液。为了维持组织氧供，这些患者经常需要输注同种异体红细胞并接受液体治疗以优化血流动力学状态。由于输血后的免疫调节和炎症反应，输注红细胞制品可能对癌症的进展和复发产生负面影响。与输血和癌症复发相关的随机试验相对很少。最近一篇Cochrane综述中对多项随机研究合并估计后得出结论：与没有输注血制品的患者相比，围手术期输血的结肠癌切除术患者术后复发OR值为1.42（95%可信限CI，1.20～1.67）。尽管存在异质性，但通过对疾病部位和阶段、血制品输注时机、输注血制品类型和输注量的分层荟萃分析证实了上述发现。然而，考虑到异质性且无法评估手术技术的效果，这些作者并不能确定输血和预后的因果关系[66]。最近在腹腔肿瘤大手术后入住ICU的患者中进行的一项随机对照试验显示：血红蛋白阈值为9.0 g/dL的宽松性红细胞输注策略优于血红蛋白阈值为7.0 g/dL的限制性策略[67]。因此，这些患者输血的决策应慎重权衡未经治疗的贫血对术后急性并发症的短期影响和红细胞输注对肿瘤的长期影响。在那些有可能在手术期间或术后立即发生严重贫血的患者（血红蛋白＜9 g/dL）中，积极的血液和贫血治疗方案被证明可能会有帮助,治疗方案包括术前补铁或输血、微创手术技术,术中血液保护和减少失血的策略。这在老年患者群体中尤为重要,因为他们生理储备能力差,无法耐受组织供氧不足,这些对发病率和死亡率有重大影响。

快速康复治疗的另一个关键组成部分是在提供有效动态镇痛治疗的同时慎用阿片类药物镇痛。在一篇追溯了超过30万名患者情况的综述中,12%的患者出现了阿片类药物相关不良事件(ORADE)[68]。ORADE可能延长住院时间并增加重新入院的可能性[68]。另外一项回顾性研究分析了10万多个接受腹部手术的患者,结果显示约10%的患者术后出现肠梗阻,导致再入院率增加,住院时间延长和治疗总费用增加[69]。大多数阿片类药物的药代动力学具有显著的变异性。由于药物的胃肠道吸收、代谢和清除随着年龄的增长而变化,再加上衰老导致的药效动力学改变,与年轻患者相比,阿片类药物通常在老年患者中的药效更强且作用时间更长[70]。少阿片的多模式镇痛可有效地控制术后疼痛,且无阿片类药物相关不良事件的风险。非甾体抗炎药和选择性Cox-2抑制剂能够持续减少术后阿片类药物的用量[71]。局部和区域麻醉作为多模式策略的一部分,也可减少术后阿片类药物用量[72]。虽然减少ORADE有助于改善老年人的预后,但广泛采用非甾体抗炎药(NSAIDs)和Cox-2抑制剂作为少阿片的多模式镇痛方案的一部分是否会导致其他意外的不良事件和致病率仍有待观察。在制定治疗计划时,评估患者的病史并了解外科手术计划非常重要。

术后注意事项

围手术期并发症与老年患者手术不良预后直接相关[73]。神经系统并发症是老年患者最常见的术后并发症[74]。进行大型复杂手术后的老年患者可能发生一系列认知功能异常。这些认知功能异常包括急性或迟发性谵妄,术后谵妄(手术后24~72 h)和术后认知功能障碍(POCD)。老年外科患者中术后谵妄(POD)的发病数量明显增多。亨彭纽斯(Hempenius)等人研究结果显示:术前认知水平和外科手术的重大程度是实体瘤择期手术老年患者发生POD的独立危险因素[75]。控制术后疼痛是预防谵妄的重要措施。老年非心脏手术患者术后谵妄与较高的疼痛评分相关[76]。虽然POD与术后并发症的发生率增加、住院时间延长和死亡率增加相关[77],但POCD对生理功能的影响程度尚不清楚。然而,据报道,POCD对功能性预后有影响,如ADLs(日常生活活动)和IADLs(工具性ADLs)[78]。术后认知功能障碍可随时间流逝逐渐好转。目前,老年患者首发认知能力下降的发生率似乎很高(2~10天为25%),且发生率逐渐降低(3个月时为10%,6个月时为5%,1年为1%)。在术后1年时,认知能力的下降与匹配的对照组没有区别[79]。尽管实验室数据观察到暴露于麻醉药与临床痴呆症进展有关,但这一关系在临床实践中还未被明确证实[80]。一些证据表明:避免使用镇静药物,充分镇痛,避免深度麻醉,保持睡眠周期的昼夜节律,尽可能减少对患者日常生活的干扰,保持患者与家人和亲朋好友的接触,早期控制感染和代谢紊乱等措施可以降低谵妄的发生[81]。识别POD高危患者,围手术期采用相关措施减少POD,高度关注患者POD发病迹象,术后及时采取干预措施,将有助于改善高危患者的预后。

心血管和肺部并发症是老年患者中另一个值得关注的问题。即使校准了并发症因素,年龄本身仍然是肺部并发症的危险因素[82]。尽管这是众所周知的事实,但很少有研究来探讨减少老年患者肺部并发症风险的治疗性干预措施。西贝尔(Sieber)等人指出肺部并发症的危险因素包括长效肌松、肺不张[83,84]、手术部位和误吸。赫克(Hoeks)等人证实:Lee风险指数是晚期死亡率和健康状况受损的预测因素[85]。增加晚期死亡率的因素有脑血管疾病、胰岛素依赖性糖尿病和肾功能不全。增加健康状况受损风险的因素有缺血性心脏病、心力衰竭、脑血管疾病、胰岛素依赖性糖尿病和肾功能不全。识别患者的并发症将有助于术后管理，减少总体并发症并改善高危患者的预后和生活质量（QoL）。抢救失败率定义为死于术后并发症患者数量与发生并发症患者总数的比值，是衡量机构诊断和治疗术后并发症能力的一个指标[86]。塔米蒂萨（Tamirisa）等人在利用国家外科质量改进项目（NSQIP）数据库进行的一项前瞻性研究中发现：80岁或80岁以上接受胰腺切除术患者的住院死亡率和抢救失败率更高。此外，糖尿病、慢性阻塞性肺病（COPD）和腹水与抢救失败的风险增加相关。患者"抢救失败"与急性肾功能衰竭、感染性休克和肺部并发症等并发症有相关性[86]。这些数据表明在80岁以上的患者群体中，抢救失败率的增加与死亡率的增加有相关性。这也表明及时的干预，尤其是尽早识别术后并发症，可以降低老年患者的术后死亡率。尽管老年患者比非老年患者更容易出现心血管和肺部并发症，但首发的肺部并发症或感染性并发症才与显著增加的抢救失败率有相关性[87]。考虑到超过2/3的抢救失败患者有多种并发症[88]，尽力识别出现术后并发症的高风险患者可能可以显著降低这一年龄组的发病率和死亡率。

另一个新的肿瘤外科和麻醉可测量预后指标为恢复预期肿瘤治疗（RIOT）的时间。这是一个有助于比较手术和围手术期干预措施（包括快速康复治疗）的量化指标，该指标能够用来确定开始术后辅助治疗所需的时间。目前已证实：高血压、多种术前化疗方案和术后并发症可能导致RIOT不可行[89]。此外，RIOT不可行与更短的无病生存时间和更低的总体生存率相关[89]。随着癌症治疗变得更加可能和有效，且癌症存活患者数量不断增长，RIOT时间长短、生存质量以及无病生存率和总体生存率等将成为衡量预后的重要指标。功能状态的恢复（在这个患者群体中的IADLs）尤其重要，因为它是术后恢复的一个组成部分，且该指标恢复到基础（术前）水平所需时间最长。此外，这在讨论以患者为中心的预后结果和改善人群健康（三重目标）时有更重大的意义，因为许多老年患者更看重功能上的生活自理，而不是导致认知或功能损害的救命式治疗。老年癌症患者的围手术期治疗是一个复杂的问题，需要在治疗的各个阶段注意细节，并且必须符合患者的治疗目的。

我们知识的重要差距

1. 以早期识别术后并发症和降低术后发病率和死亡率为衡量标准，预防抢救失败的最佳方法是什么？
2. 我们如何才能尽量缩短老年癌症患者恢复预期肿瘤治疗（RIOT）的时间？
3. 以预测术后并发症风险的敏感性为衡量标准，哪种筛查方法最适合评估虚弱程度？
4. 非甾体抗炎药和环氧合酶-2抑制剂与少阿片的多模式镇痛技术联合使用时，对老年患者的发病率和死亡率是否有影响？

参考文献

[1] Siegel RL, Miller KD, Jemal A. Cancer statistics, 2016. CA Cancer J Clin. 2016; 66(1): 7–30.

[2] Miller KD, Siegel RL, Lin CC, Mariotto AB, Kramer JL, Rowland JH, et al. Cancer treatment and survivorship statistics, 2016. CA Cancer J Clin. 2016; 66(4): 271–89.

[3] Zeng C, Wen W, Morgans AK, Pao W, Shu XO, Zheng W. Disparities by race, age, and sex in the improvement of survival for major cancers: results from the National Cancer Institute surveillance, epidemiology, and end results (SEER) program in the United States, 1990 to 2010. JAMA Oncol. 2015; 1(1): 88–96.

[4] Audisio RA, Pope D, Ramesh HS, Gennari R, van Leeuwen BL, West C, et al. Shall we operate? Preoperative assessment in elderly cancer patients (PACE) can help. A SIOG surgical task force prospective study. Crit Rev Oncol Hematol. 2008; 65(2): 156–63.

[5] Audisio RA, Ramesh H, Longo WE, Zbar AP, Pope D. Preoperative assessment of surgical risk in oncogeriatric patients. Oncologist. 2005; 10(4): 262–8.

[6] Pope D, Ramesh H, Gennari R, Corsini G, Maffezzini M, Hoekstra HJ, et al. Pre-operative assessment

of cancer in the elderly (PACE): a comprehensive assessment of underlying characteristics of elderly cancer patients prior to elective surgery. Surg Oncol. 2006; 15(4): 189–97.

[7] Adam DJ, Craig SR, Sang CT, Cameron EW, Walker WS. Esophagectomy for carcinoma in the octogenarian. Ann Thorac Surg. 1996; 61(1): 190–4.

[8] Ellis FH Jr, Williamson WA, Heatley GJ. Cancer of the esophagus and cardia: does age influence treatment selection and surgical outcomes? J Am Coll Surg. 1998; 187(4): 345–51.

[9] Lightner AM, Glasgow RE, Jordan TH, Krassner AD, Way LW, Mulvihill SJ, et al. Pancreatic resection in the elderly. J Am Coll Surg. 2004; 198(5): 697–706.

[10] Sabel MS, Smith JL, Nava HR, Mollen K, Douglass HO, Gibbs JF. Esophageal resection for carcinoma in patients older than 70 years. Ann Surg Oncol. 2002; 9(2): 210–4.

[11] Finlayson E, Fan Z, Birkmeyer JD. Outcomes in octogenarians undergoing high-risk cancer operation: a national study. J Am Coll Surg. 2007; 205(6): 729–34.

[12] Riall TS, Reddy DM, Nealon WH, Goodwin JS. The effect of age on short-term outcomes after pancreatic resection: a populationbased study. Ann Surg. 2008; 248(3): 459–67.

[13] Al-Refaie WB, Parsons HM, Henderson WG, Jensen EH, Tuttle TM, Vickers SM, et al. Major cancer surgery in the elderly: results from the American College of Surgeons National Surgical Quality Improvement Program. Ann Surg. 2010; 251(2): 311–8.

[14] Kirkova J, Davis MP, Walsh D, Tiernan E, O'Leary N, LeGrand SB, et al. Cancer symptom assessment instruments: a systematic review. J Clin Oncol Off J Am Soc Clin Oncol. 2006; 24(9): 1459–73.

[15] Parks RM, Rostoft S, Ommundsen N, Cheung KL. Peri-operative management of older adults with cancer-the roles of the surgeon and geriatrician. Cancers. 2015; 7(3): 1605–21.

[16] Ramesh HS, Boase T, Audisio RA. Risk assessment for cancer surgery in elderly patients. Clin Interv Aging. 2006; 1(3): 221–7.

[17] Ellis G, Whitehead MA, Robinson D, O'Neill D, Langhorne P. Comprehensive geriatric assessment for older adults admitted to hospital: meta-analysis of randomised controlled trials. BMJ(Clin Res Ed). 2011; 343: d6553.

[18] Meyerhardt JA, Catalano PJ, Haller DG, Mayer RJ, Macdonald JS, Benson AB 3rd, et al. Impact of diabetes mellitus on outcomes in patients with colon cancer. J Clin Oncol Off J Am Soc Clin Oncol. 2003; 21(3): 433–40.

[19] Hammarsten J, Hogstedt B. Hyperinsulinaemia: a prospective risk factor for lethal clinical prostate cancer. Eur J Cancer (Oxford, England: 1990). 2005; 41(18): 2887–95.

[20] Goodwin PJ, Ennis M, Pritchard KI, Trudeau ME, Koo J, Madarnas Y, et al. Fasting insulin and outcome in early-stage breast cancer: results of a prospective cohort study. J Clin Oncol Off J Am Soc Clin Oncol. 2002; 20(1): 42–51.

[21] Pavelka JC, Brown RS, Karlan BY, Cass I, Leuchter RS, Lagasse LD, et al. Effect of obesity on survival in epithelial ovarian cancer. Cancer. 2006; 107(7): 1520–4.

[22] Extermann M. Interaction between comorbidity and cancer. Cancer Control. 2007; 14(1): 13–22.

[23] Nagle CM, Dixon SC, Jensen A, Kjaer SK, Modugno F, de Fazio A, et al. Obesity and survival among women with ovarian cancer: results from the ovarian cancer association consortium. Br J Cancer. 2015; 113(5): 817–26.

[24] Allott EH, Masko EM, Freedland SJ. Obesity and prostate cancer: weighing the evidence. Eur Urol. 2013; 63(5): 800–9.

[25] Bhindi B, Kulkarni GS, Finelli A, Alibhai SM, Hamilton RJ, Toi A, et al. Obesity is associated with risk of progression for low-risk prostate cancers managed expectantly. Eur Urol. 2014; 66(5): 841–8.

[26] Liss MA, Schenk JM, Faino AV, Newcomb LF, Boyer H, Brooks JD, et al. A diagnosis of prostate cancer and pursuit of active surveillance is not followed by weight loss: potential for a teachable moment. Prostate Cancer Prostatic Dis. 2016; 19(4): 390–4.

[27] Roberts DL, Dive C, Renehan AG. Biological mechanisms linking obesity and cancer risk: new perspectives. Annu Rev Med. 2010; 61: 301–16.

[28] Reinke CE, Kelz RR, Zubizarreta JR, Mi L, Saynisch P, Kyle FA, et al. Obesity and readmission in elderly surgical patients. Surgery. 2012; 152(3): 355–62.

[29] Hardy D, Liu CC, Cormier JN, Xia R, Du XL. Cardiac toxicity in association with chemotherapy and radiation therapy in a large cohort of older patients with non-small-cell lung cancer. Ann Oncol. 2010; 21(9): 1825–33.

[30] Bonomi P. Carboplatin in non-small cell lung cancer: review of the eastern cooperative oncology group trial and comparison with other carboplatin trials. Semin Oncol. 1991; 18(1 Suppl 2): 2–7.

[31] Gridelli C, Gallo C, Shepherd FA, Illiano A, Piantedosi F, Robbiati SF, et al. Gemcitabine plus vinorelbine compared with cisplatin plus vinorelbine or cisplatin plus gemcitabine for advanced non-smallcell lung cancer: a phase III trial of the Italian GEMVIN investigators and the National Cancer Institute of Canada clinical trials group. J Clin Oncol Off J Am Soc Clin Oncol. 2003; 21(16): 3025–34.

[32] Han JY, Kim HK, Choi BG, Moon H, Hong YS,

Lee KS. Quality of life (QOL) assessment of MIP (mitomycin, ifosfamide and cisplatin) chemotherapy in advanced non-small cell lung cancers (NSCLC). Jpn J Clin Oncol. 1998; 28(12): 749–53.

[33] Kosmidis P, Mylonakis N, Dimopoulos A, Pavlidis N, Fountzilas G, Samantas E, et al. Combination chemotherapy with paclitaxel plus carboplatin versus paclitaxel plus gemcitabine in inoperable nonsmall cell lung cancer: a phase III randomized study. Preliminary results. Hellenic cooperative oncology group. Semin Oncol. 2000; 27(1 Suppl 2): 3–8.

[34] Wachters FM, Van Der Graaf WT, Groen HJ. Cardiotoxicity in advanced non-small cell lung cancer patients treated with platinum and non-platinum based combinations as first-line treatment. Anticancer Res. 2004; 24(3b): 2079–83.

[35] Monsuez JJ, Charniot JC, Vignat N, Artigou JY. Cardiac sideeffects of cancer chemotherapy. Int J Cardiol. 2010; 144(1): 3–15.

[36] Klein DS, Wilds PR. Pulmonary toxicity of antineoplastic agents: anaesthetic and postoperative implications. Can Anaesth Soc J. 1983; 30(4): 399–405.

[37] Kallet RH, Mathay MA. Hyperoxic acute lung injury. Respir Care. 2013; 58(1): 123–41.

[38] Pham-Huy LA, He H, Pham-Huy C. Free radicals, antioxidants in disease and health. Int J Biomed Sci. 2008; 4(2): 89–96.

[39] Morley JE, Vellas B, van Kan GA, Anker SD, Bauer JM, Bernabei R, et al. Frailty consensus: a call to action. J Am Med Dir Assoc. 2013; 14(6): 392–7.

[40] Huisingh-Scheetz M, Walston J. How should older adults with cancer be evaluated for frailty? J Geriatr Oncol. 2017; 8(1): 8–15.

[41] Makary MA, Segev DL, Pronovost PJ, Syin D, Bandeen-Roche K, Patel P, et al. Frailty as a predictor of surgical outcomes in older patients. J Am Coll Surg. 2010; 210(6): 901–8.

[42] Robinson TN, Wallace JI, Wu DS, Wiktor A, Pointer LF, Pfister SM, et al. Accumulated frailty characteristics predict postoperative discharge institutionalization in the geriatric patient. J Am Coll Surg. 2011; 213(1): 37–42. discussion –4.

[43] Deiner S, Silverstein JH. Long-term outcomes in elderly surgical patients. Mt Sinai J Med New York. 2012; 79(1): 95–106.

[44] Chen FF, Zhang FY, Zhou XY, Shen X, Yu Z, Zhuang CL. Role of frailty and nutritional status in predicting complications following total gastrectomy with D2 lymphadenectomy in patients with gastric cancer: a prospective study. Langenbeck's Arch Surg. 2016; 401(6): 813–22.

[45] Hamaker ME, Jonker JM, de Rooij SE, Vos AG, Smorenburg CH, van Munster BC. Frailty screening methods for predicting outcome of a comprehensive geriatric assessment in elderly patients with cancer: a systematic review. Lancet Oncol. 2012; 13(10): e437–44.

[46] Slankamenac K, Nederlof N, Pessaux P, de Jonge J, Wijnhoven BP, Breitenstein S, et al. The comprehensive complication index: a novel and more sensitive endpoint for assessing outcome and reducing sample size in randomized controlled trials. Ann Surg. 2014; 260(5): 757–62. discussion 62–3.

[47] Tahiri M, Sikder T, Maimon G, Teasdale D, Hamadani F, Sourial N, et al. The impact of postoperative complications on the recovery of elderly surgical patients. Surg Endosc. 2016; 30(5): 1762–70.

[48] Boyd K, Mason B, Kendall M, Barclay S, Chinn D, Thomas K, et al. Advance care planning for cancer patients in primary care: a feasibility study. Br J Gen Pract. 2010; 60(581): e449–58.

[49] Wright AA, Zhang B, Ray A, Mack JW, Trice E, Balboni T, et al. Associations between end-of-life discussions, patient mental health, medical care near death, and caregiver bereavement adjustment. JAMA. 2008; 300(14): 1665–73.

[50] Monk TG, Bronsert MR, Henderson WG, Mangione MP, Sum-Ping ST, Bentt DR, et al. Association between intraoperative hypotension and hypertension and 30-day postoperative mortality in noncardiac surgery. Anesthesiology. 2015; 123(2): 307–19.

[51] Bijker JB, Persoon S, Peelen LM, Moons KG, Kalkman CJ, Kappelle LJ, et al. Intraoperative hypotension and perioperative ischemic stroke after general surgery: a nested case-control study. Anesthesiology. 2012; 116(3): 658–64.

[52] Sessler DI, Sigl JC, Kelley SD, Chamoun NG, Manberg PJ, Saager L, et al. Hospital stay and mortality are increased in patients having a "triple low" of low blood pressure, low bispectral index, and low minimum alveolar concentration of volatile anesthesia. Anesthesiology. 2012; 116(6): 1195–203.

[53] Willingham MD, Karren E, Shanks AM, O'Connor MF, Jacobsohn E, Kheterpal S, et al. Concurrence of intraoperative hypotension, low minimum alveolar concentration, and low bispectral index is associated with postoperative death. Anesthesiology. 2015; 123(4): 775–85.

[54] Daneshmand S, Ahmadi H, Schuckman AK, Mitra AP, Cai J, Miranda G, et al. Enhanced recovery protocol after radical cystectomy for bladder cancer. J Urol. 2014; 192(1): 50–5.

[55] Gonzalez-Ayora S, Pastor C, Guadalajara H, Ramirez JM, Royo P, Redondo E, et al. Enhanced recovery care after colorectal surgery in elderly patients. Compliance and outcomes of a multicenter study from the Spanish

working group on ERAS. Int J Color Dis. 2016; 31(9): 1625–31.
[56] Kehlet H. Enhanced recovery after surgery (ERAS): good for now, but what about the future? Can J Anaesth. 2015; 62(2): 99–104.
[57] Muller S, Zalunardo MP, Hubner M, Clavien PA, Demartines N. A fast-track program reduces complications and length of hospital stay after open colonic surgery. Gastroenterology. 2009; 136(3): 842–7.
[58] Chawla LS, Ince C, Chappell D, Gan TJ, Kellum JA, Mythen M, et al. Vascular content, tone, integrity, and haemodynamics for guiding fluid therapy: a conceptual approach. Br J Anaesth. 2014; 113(5): 748–55.
[59] Gillies MA, Shah AS, Mullenhiem J, Tricklebank S, Owen T, Antonelli J, et al. Perioperative myocardial injury in patients receiving cardiac output-guided haemodynamic therapy: a substudy of the OPTIMISE trial. Br J Anaesth. 2015; 115(2): 227–33.
[60] Pestana D, Espinosa E, Eden A, Najera D, Collar L, Aldecoa C, et al. Perioperative goal-directed hemodynamic optimization using noninvasive cardiac output monitoring in major abdominal surgery: a prospective, randomized, multicenter, pragmatic trial: POEMAS study (PeriOperative goal-directed thErapy in major abdominal surgery). Anesth Analg. 2014; 119(3): 579–87.
[61] Wilms H, Mittal A, Haydock MD, van den Heever M, Devaud M, Windsor JA. A systematic review of goal directed fluid therapy: rating of evidence for goals and monitoring methods. J Crit Care. 2014; 29(2): 204–9.
[62] Colantonio L, Claroni C, Fabrizi L, Marcelli ME, Sofra M, Giannarelli D, et al. A randomized trial of goal directed vs. standard fluid therapy in cytoreductive surgery with hyperthermic intraperitoneal chemotherapy. J Gastrointest Surg. 2015; 19(4): 722–9.
[63] Hunsicker O, Fotopoulou C, Pietzner K, Koch M, Krannich A, Sehouli J, et al. Hemodynamic consequences of malignant ascites in epithelial ovarian cancer surgery*: a prospective substudy of a randomized controlled trial. Medicine (Baltimore). 2015; 94(49): e2108.
[64] Srinivasa S, Taylor MH, Singh PP, Lemanu DP, MacCormick AD, Hill AG. Goal-directed fluid therapy in major elective rectal surgery. Int J Surg (London, England). 2014; 12(12): 1467–72.
[65] Bartha E, Arfwedson C, Imnell A, Kalman S. Towards individualized perioperative, goal-directed haemodynamic algorithms for patients of advanced age: observations during a randomized controlled trial (NCT01141894). Br J Anaesth. 2016; 116(4): 486–92.
[66] Amato A, Pescatori M. Perioperative blood transfusions for the recurrence of colorectal cancer. Cochrane Database Syst Rev. 2006; 1: CD005033.
[67] de Almeida JP, Vincent JL, Galas FR, de Almeida EP, Fukushima JT, Osawa EA, et al. Transfusion requirements in surgical oncology patients: a prospective, randomized controlled trial. Anesthesiology. 2015; 122(1): 29–38.
[68] Oderda GM, Gan TJ, Johnson BH, Robinson SB. Effect of opioidrelated adverse events on outcomes in selected surgical patients. J Pain Palliat Care Pharmacother. 2013; 27(1): 62–70.
[69] Gan TJ, Robinson SB, Oderda GM, Scranton R, Pepin J, Ramamoorthy S. Impact of postsurgical opioid use and ileus on economic outcomes in gastrointestinal surgeries. Curr Med Res Opin. 2015; 31(4): 677–86.
[70] Chau DL, Walker V, Pai L, Cho LM. Opiates and elderly: use and side effects. Clin Interv Aging. 2008; 3(2): 273–8.
[71] Buvanendran A, Kroin JS. Multimodal analgesia for controlling acute postoperative pain. Curr Opin Anaesthesiol. 2009; 22(5): 588–93.
[72] Jin F, Chung F. Multimodal analgesia for postoperative pain control. J Clin Anesth. 2001; 13(7): 524–39.
[73] Manku K, Leung JM. Prognostic significance of postoperative inhospital complications in elderly patients. II. Long-term quality of life. Anesth Analg. 2003; 96(2): 590–4. table of contents.
[74] Liu LL, Leung JM. Predicting adverse postoperative outcomes in patients aged 80 years or older. J Am Geriatr Soc. 2000; 48(4): 405–12.
[75] Hempenius L, Slaets JP, van Asselt DZ, Schukking J, de Bock GH, Wiggers T, et al. Interventions to prevent postoperative delirium in elderly cancer patients should be targeted at those undergoing nonsuperficial surgery with special attention to the cognitive impaired patients. Eur J Surg Oncol. 2015; 41(1): 28–33.
[76] Egbert AM. Postoperative pain management in the frail elderly. Clin Geriatr Med. 1996; 12(3): 583–99.
[77] Robinson TN, Raeburn CD, Tran ZV, Angles EM, Brenner LA, Moss M. Postoperative delirium in the elderly: risk factors and outcomes. Ann Surg. 2009; 249(1): 173–8.
[78] Steinmetz J, Christensen KB, Lund T, Lohse N, Rasmussen LS. Long-term consequences of postoperative cognitive dysfunction. Anesthesiology. 2009; 110(3): 548–55.
[79] Abildstrom H, Rasmussen LS, Rentowl P, Hanning CD, Rasmussen H, Kristensen PA, et al. Cognitive dysfunction 1–2 years after noncardiac surgery in the elderly. ISPOCD group. International study of postoperative cognitive dysfunction. Acta Anaesthesiol Scand. 2000; 44(10): 1246–51.
[80] Baranov D, Bickler PE, Crosby GJ, Culley DJ, Eckenhoff MF, Eckenhoff RG, et al. Consensus statement: first international workshop on anesthetics and alzheimer's disease. Anesth Analg. 2009; 108(5): 1627–30.

[81] Sieber FE, Gottshalk A, Zakriya KJ, Mears SC, Lee H. General anesthesia occurs frequently in elderly patients during propofol-based sedation and spinal anesthesia. J Clin Anesth. 2010; 22(3): 179–83.

[82] Smetana GW. Postoperative pulmonary complications: an update on risk assessment and reduction. Cleve Clin J Med. 2009; 76(Suppl 4): S60–5.

[83] Lawrence VA, Cornell JE, Smetana GW. Strategies to reduce postoperative pulmonary complications after noncardiothoracic surgery: systematic review for the American College of Physicians. Ann Intern Med. 2006; 144(8): 596–608.

[84] Sprung J, Gajic O, Warner DO. Review article: age related alterations in respiratory function — anesthetic considerations. Can J Anaesth. 2006; 53(12): 1244–57.

[85] Hoeks SE, op Reimer WJ, van Gestel YR, Smolderen KG, Verhagen H, van Domburg RT, et al. Preoperative cardiac risk index predicts long-term mortality and health status. Am J Med. 2009; 122(6): 559–65.

[86] Tamirisa NP, Parmar AD, Vargas GM, Mehta HB, Kilbane EM, Hall BL, et al. Relative contributions of complications and failure to rescue on mortality in older patients undergoing pancreatectomy. Ann Surg. 2016; 263(2): 385–91.

[87] Sheetz KH, Krell RW, Englesbe MJ, Birkmeyer JD, Campbell DA Jr, Ghaferi AA. The importance of the first complication: understanding failure to rescue after emergent surgery in the elderly. J Am Coll Surg. 2014; 219(3): 365–70.

[88] Ferraris VA, Bolanos M, Martin JT, Mahan A, Saha SP. Identification of patients with postoperative complications who are at risk for failure to rescue. JAMA Surg. 2014; 149(11): 1103–8.

[89] Aloia TA, Zimmitti G, Conrad C, Gotumukalla V, Kopetz S, Vauthey JN. Return to intended oncologic treatment (RiOT): a novel metric for evaluating the quality of oncosurgical therapy for malignancy. J Surg Oncol. 2014; 110(2): 107–14.

第五部分
术后护理

28. 疼痛管理

杰克·M. 伯杰（Jack M. Berger），罗德尼·K. 麦基弗（Rodney K. McKeever）

预计到2060年，65岁以上美国人的数量将增加1倍以上，从今天的4 600万激增到9 800万以上，65岁以上人口占总人口的比例将从15%[1]上升到大约24%。考虑到这些不断变化的人口统计数据，预计对各种外科手术服务的需求将会随之增加[2]。在围手术期计划中越来越多地使用区域麻醉和镇痛技术，以改善疼痛控制，减少阿片类药物使用和改善依从性和预后。硬膜外麻醉包括低剂量的局部麻醉剂，其可导致交感神经阻滞，这在老年患者中可能被夸大[3-5]。

根据美国国家卫生统计中心（National Center for Health Statistics）的最新数据，2006年美国医院住院总手术量约为4 800万及急诊外科手术量超过5 000万，分别较1996年4 030万和3 150万明显上升，相对于年轻患者，老年患者经历了与其人口数量不成比例的外科手术。在过去的几十年里，门诊手术的增加已经大大超过了住院手术的增加，这为提供适当的疼痛管理带来了特殊的问题[7]。毫无疑问，手术后继发的急性疼痛，无论是住院还是门诊，都将继续成为医师面临的一个重大问题。

此外，据估计，80%～85%的65岁以上的人至少有一个严重的健康问题，使他们易发疼痛。布朗大学的流行病学家（1998年6月17日，JAMA报道）发现25%～40%的老年癌症患者每天都有疼痛。在这些患者中，21%的年龄在65到74岁的患者根本没有接受疼痛药物治疗。在75～84岁的老年人中，26%未接受疼痛药物治疗，而85岁以上的老年人中，30%未接受治疗[8]。

在北加州，加利福尼亚高等法院的陪审团第H205732-1号判决对一名老年肺癌患者家庭赔偿500万美元，在该诉讼中，医师对因未能开具足够的镇痛药的鲁莽行为和虐待老人负责。这导致加利福尼亚州议会第487号法案，该法案要求加利福尼亚州的所有医师在该法律通过后的未来3年中，在疼痛管理和姑息治疗方面获得12个继续医学教育学分，以便更新其执照。

例如，目前在加利福尼亚州，如果医师诊所中有25%患者年龄超过65岁，这些医师在每2年的继续医学教育中必须完成50个接触小时，其中20%必须在老年医疗领域，这特别适用于有家庭和/或内科执业的医师。在疼痛处理和晚期疾病的适当护理和治疗的主题中仍然存在12 h的一次性要求。加利福尼亚的医学委员会将接受针对一个或两个主题的课程或程序。这些要求加强了从事老年疼痛管理的医师进行更好教育的需要。其他州也提出了类似的建议，部分是为了减少阿片类药物滥用的流行。

因此，尽管提供适当的疼痛管理是一种道德义务，但不适当的疼痛管理也已成为一种责任。大约有150万体弱的老年患者居住在美国20 000个护理家庭。40%的人年龄在85岁以上。与25%～50%的社区老年患者相比，45%～85%可能患有疼痛[9,10]。来自路易斯·哈里斯的库纳

(Cooner)和阿莫罗西(Amorosi)进行的电话投票显示：在过去5年，一半以上的老年人开了超过6个月的止痛药处方，并且45%的老年人因疼痛问题至少就诊了3名医师[11]。因疼痛问题就诊最多的是15岁～44岁年龄组，而最低的是老年患者。然而，持续的疼痛困扰对老年患者来说是最常见的，而接诊医师发现疼痛是最常见的就诊症状[12]。老年人和幼儿经常被卫生保健服务系统认为对疼痛不敏感。因此，最依赖保健系统的人群最有可能得到最不理想的疼痛护理。

疼痛是一种高度主观、多变的感觉和情绪体验，其病理生理学由复杂的神经解剖学和神经化学过程组成[13]。每个人都直觉地知道什么是疼痛，疼痛总是"伤害"的东西，但很多事都有伤害。手臂断了有疼痛，这是一个急性躯体疼痛的例子。心脏病的疼痛，这是缺血性疼痛。肾结石和阑尾炎的疼痛，这是内脏疼痛的例子。截肢的腿可能有疼痛，这是幻肢痛。个体在受卒中影响的一侧的手臂或腿可能会受到疼痛，这两个都是中枢神经性疼痛的例子。所爱之人的死亡"很痛"，这是一种"痛苦的情感体验"，我们对它的描述和对身体伤害的描述是一样的。很明显，"疼痛"的感觉总是主观的，发生在大脑中。组织损伤被认为是伤害性感受。但是，感觉的部位不一定对应于身体中感觉到"疼痛"的区域。此外，当疼痛感觉持续时，组织损伤实际上可能已经愈合。

3种疼痛场景

从以上介绍可以很清楚地看出，老年患者的疼痛遵循3种情况之一：

1. 急性疼痛由手术，癌症，骨折，中度病症如血管缺血、带状疱疹等引起。
2. 慢性疼痛由各种持续的医疗和身体状况引起。已知会严重影响老年人群的特定慢性疼痛综合征，包括可影响80% 65岁以上患者的关节炎、癌症、带状疱疹和带状疱疹后神经痛、颞动脉炎、风湿性多肌痛、动脉粥样硬化周围血管疾病、糖尿病神经病变和背痛综合征[13]。在慢性疼痛状态下，常常缺乏急性疼痛的"正常"生理指标，例如心动过速、高血压和出汗。

然而，在没有任何组织损伤的物理表现的情况下，可能存在痛觉过敏、痛觉异常和痛觉过度：

- 痛觉异常是由无害刺激（衣服、空气运动和触摸）、机械刺激（由光压力引起）和温度刺激（由非疼痛的冷刺激或热刺激引起）引起的疼痛。
- 痛觉过敏是对轻微有害（机械或热）刺激的过度疼痛反应。
- 痛觉过度是对有害刺激的延迟和爆发性疼痛反应。

3. 最后，有些人患有持续性疼痛，然后遭受新的急性损伤或叠加在其主要疼痛状态上的主要症状加重。

在这3种情况下，老年患者在治疗疼痛方面都存在特殊问题。

抑郁、焦虑和痛苦

老年患者疼痛和抑郁的关系有充分的文献记载[14-16]。

研究表明，焦虑和/或抑郁的老年人比不焦虑和不抑郁的老年人有更多的局部疼痛抱怨。此外，焦虑和/或抑郁的个体表示疼痛更剧烈[17,18]。临床证据表明，尤其是在老年患者中，疼痛和/或其治疗可能加重认知损害。这些患者可能大大受益于心理或精神干预。老年患者常易误诊或漏诊可引起疼痛的疾病包括：内分泌紊乱，神经紊乱，包括电解质失衡在内的主要医学紊乱、多种药物治疗、烦躁不安、睡眠紊乱和食欲不振等[13]。

评估

许多老年人害怕报告疼痛[19,20]，他们往往担心由于慢性病而失去独立性。如果老年人担心报告疼痛会导致不可靠的诊断,可能导致养老院安置或进一步丧失身体独立性,他或她可能不太可能报告疼痛。或者患者可能害怕由于报告疼痛而导致的额外的手术、诊断测试或药物处方。对于急性术后疼痛,这是一个较小的问题,除非患者有痴呆或其他条件,阻碍了直接沟通。

老年患者在获得准确的疼痛病史方面可能存在着特殊问题。失忆、抑郁、感觉障碍可能会阻碍病史的获取。他们可能更倾向于少报告症状,因为他们预期疼痛与他们的年龄和疾病有关,或者因为他们只是不想成为任何人的麻烦。无法意识到自己的情绪状态,也无法用语言表达自己的情绪状态,这就是所谓的述情障碍。已经发现患有慢性疼痛的患者具有显著的述情障碍(发生率33%)。这可能是导致老年患者更多地通过身体不适来表达情绪沮丧的一个因素,因为他们被发现有更多的述情障碍[21]。

伤害并不是痛苦

伤害性刺激在伤害性感受器和伤害性感受通路中诱发的活动不是疼痛,而是一种心理状态。尽管我们意识到疼痛通常是由物理原因引起,特别是急性疼痛,虽然我们认识到疼痛通常有一个最接近的物理原因,特别是急性疼痛,但是伤害性感受系统活动并不等同疼痛。基于疼痛具有与生存有关的重要生物学功能的认识,人们提出了一个重要问题:与年龄相关的伤害感受变化在多大程度上影响了疼痛体验,实现"感受性"功能的能力,例如构成感官的口渴,饥饿和热感受身体健康的指标?[22]

年龄似乎并不影响传统的疼痛治疗干预措施的成功。对老年患者疼痛的评估和干预应从假设所有参与伤害感受的神经生理过程都是完整的开始。也就是说,组织损伤在老年人中产生的刺激强度与在年轻人中产生的刺激强度相同。有资料表明,随着年龄的增长,Aδ纤维会受到损伤,因此有组织损伤的早期预警[22]。也有数据表明,随着年龄的增长,在脊髓和中枢神经系统(CNS)的背角中发生结构、神经化学和功能的广泛和实质性的变化[22]。

多项研究报告了老年患者伤害性感受下行抑制调节系统的减少。吉布森(Gibson)和弗雷尔(Ferrell)[22]得出结论,长期的有害刺激后,内源性镇痛系统的功效降低可能导致更严重的疼痛。老年人内源性抑制机制的相应减少也可能抵消文献记载的传入传播途径的减少,而最终导致知觉疼痛经历的变化很小或没有变化[22]。他们进一步得出结论,内源性镇痛反应(其是刺激强度依赖性的)的任何缺陷都将变得至关重要,从而使老年人更难应对严重或持久的临床疼痛状况[22]。

虽然伤害传感器的数量和完整性是否随着年龄下降有争议,年龄会使疼痛感觉迟钝的观点是站不住脚的[22]。在老年患者对感觉信息的处理可能发生改变,并且老年患者可能对用于治疗疼痛的药物的不良反应更敏感。因此,这些观察给人的印象是,老年患者对疼痛更不敏感。但根据最近的一项五项研究,老年患者的疼痛感觉没有任何生理变化[8]。人们不应该假定老年患者的手术切口将"伤害"较少,因此不需要治疗。同样,任何观察过老年急性带状疱疹患者的人肯定可以证明这些不幸患者报告的剧烈疼痛。

疼痛类型的病理生理学研究

躯体疼痛

周围的有害刺激会激活伤害性感受器。这导致产生疼痛的物质(例如前列腺素、三烯和P物质)的释放,脉冲通过Aδ和C纤维传播到脊髓的后角,躯体疼痛得到很好的定位和咬合,通常还伴有压痛和肿胀。实例包括骨折、骨转移和术后疼痛。这种类型的疼痛通常是对阿片药物反应的。

内脏疼痛

当内脏被拉伸、压缩、侵入或扩张时,就会产生疼痛。疼痛的定位较差,并且可能指向远离内脏起源的看似体细胞的区域，被描述为深的，挤压的，抽筋似的，或挛缩似的，并经常伴有交感神经和副交感神经症状：恶心、腹泻和低血压。实例包括肠梗阻和直肠癌。这种类型的疼痛通常也是对阿片药物反应的。

神经性疼痛

创伤、压迫、肿瘤侵袭或癌症治疗对神经组织的损伤或神经系统的功能失调导致这种形式的疼痛。疼痛可能与感觉和运动缺陷有关，但并不总是如此。疼痛的性质通常被描述为烧灼、挤压、刀刺般的或电击似的，可能有相关的睡眠和进食障碍，以及严重的情绪痛苦。实例包括臂丛神经和腰骶神经病变、带状疱疹后神经痛、神经瘤、复杂局部疼痛综合征、糖尿病神经病变和放射病。神经性疼痛与阿片样物质耐受有关，称为"阿片药物明显耐受"。也就是说，神经性疼痛患者通常需要比预期剂量更高的阿片样物质来缓解疼痛，并且疼痛缓解通常是不完全的。

神经病理性疼痛和内脏超敏反应

支配躯体结构的神经损伤增强了内脏刺激，并伴有附近皮层的融合输入，从而刺激了内脏的伤害感受，这表明体神经痛可能伴有内脏疼痛的可能性增加[23]。这就增加了诸如纤维肌痛（FM），慢性疲劳综合征，慢性骨盆痛和慢性间质性膀胱炎之类的疼痛障碍，这些均代表神经性起源的内脏超敏性疼痛综合征的可能性。最近，越来越明显的是，FM的疼痛似乎伴随着全身性中央敏化，涉及脊髓神经的长度，因此，广泛的中枢敏化似乎是FM的特征，可能对这种普遍的疼痛综合征的临床病例定义是有用的[24]。

药物管理

疼痛与年龄相关性脑变性疾病之间的神经生理学关系知之甚少。然而，法恩（Fine）[25]回顾了老年患者持续性疼痛的药理学管理问题。一般来说，在正常的衰老过程中药效学（药物对患者的作用）不受影响。吗啡的分子作用在所有动物中是相同的，尽管产生相同作用的剂量需求可能随年龄而变化。但是，由于中枢性药物可能会与先前存在的疾病状态相互作用，因此在治疗中枢神经系统疾病（如帕金森病，阿尔茨海默病，痴呆症或卒中）患者的疼痛时，必须格外小心。

药代动力学（患者对药物的作用）经常受到衰老过程和疾病状态的影响。身体老化引起的药代动力学变化可能使药物管理复杂化[26]。肝脏质量和血流量减少，从而延长了阿片类药物和对乙酰氨基酚的代谢，这是值得关注的，特别是固定的药物组合，如氢可酮或可待因与对乙酰氨基酚（Vicodin®、Norco® 或 Tylenol® 3#）和具有活性代谢物的阿片类药物，如吗啡至吗啡-3-葡萄糖醛酸或哌替啶至去甲哌替啶。

肾功能下降会增加非甾体抗炎药（NSAID）肾毒性和药物如哌替啶的代谢产物积聚的风险。血浆结合减少，这增加血液中的活性药物、阿片物质和非甾体类抗炎药（甚至环加氧酶[COX-2]特异性抑制剂，如塞来昔布[西乐葆®]）水平[27]。

在老年患者中，CNS对阿片样物质的敏感性增加，导致兴奋、镇痛增强，以及包括呕吐在内的不良反应。但疼痛的经历往往会抵消阿片类药物的不良反应。因此，那些没有接受足够剂量的镇痛药并且仍在经历疼痛的患者不会遭受呼吸抑制[28]。

在急性疼痛或"疼痛危机"中，老年患者快速滴定阿片样物质是安全的。在一项对175名老年患者和875名年轻患者的研究中，在复苏室用静脉吗啡治疗术后疼痛，当严格按照疼痛水平滴定方案时，注意到不良反应的发生率并没有增加。因此，没有必要根据年龄改变治疗方案[29,30]。

在大多数临床情况下，快速滴定阿片类药物是减轻疼痛的首选策略。如果经常进行评估，不良反应通常是可控的。当然，为了控制不良反应，老年患者可能需要更频繁的评估和更小的增量剂量。间隔评估的确切时间必须由具体案例的需求决定。

急性疼痛危机的处理包括立即控制疼痛、维

持镇痛和长期处理计划。在疼痛缓解的初始滴定期间,有充足的机会评估患者疼痛的原因。获得控制的最佳方法是使注射器滴定并生效。剂量取决于当前的使用史或患者是否为阿片药物初次使用以及医师对不同镇痛药的熟悉程度。

阿片样物质如氢吗啡酮和哌替啶在静脉注射后10～15 min达到最大有效部位浓度。在3 min多的时间内芬太尼达到最大效果。吗啡在5 min内达到50%的药效,但再过60 min可能达不到完全药效。虽然芬太尼和它的同系物是非常有效的和快速起效的止痛剂,但它们不太适合作为手术室外的止痛剂。每10～15 min注射一次氢吗啡酮,直到患者感到舒适,开始镇静或呼吸频率降低已成为阿片类镇痛药起效的评估方法。

奥布半(Aubrun)等人报告说,在复苏室中控制急性疼痛是必要的[29]。用于快速疼痛控制的方案包括吗啡的滴定,尽管他们同意它不是用于快速静脉注射施用的最理想的药剂。然而,他们报告了吗啡滴定确实可以在老年患者、儿童或肥胖患者中谨慎使用。实际上,静脉吗啡滴定可以让医师快速满足个别患者的镇痛需求并且限制了过量给药的风险,使该方法成为术后疼痛管理的第一步[31]。

在患者获得首次剂量并感到舒适后,必须维持剂量。在PRN基础上由护理人员进行肌内或静脉推注给药是不好的选择。使患者感到舒适所需的剂量可以用作估计的3 h维持剂量需求,例如转换为静脉自控镇痛(PCA)。

用于静脉PCA的禁忌证包括由于受损的精神状态或身体限制而不能操作该装置的患者,以及不愿意使用该技术的患者,即一些患者不希望按下按钮并且希望由护士给予他们的药物。睡眠呼吸暂停障碍患者表现出相对的矛盾。在适当的试验后不能实现充分的镇痛而没有不良反应也是禁忌证。如果患者选择由护士进行镇痛,则建立PCA仍将是有利的,这将消除对老年患者造成伤害和产生组织损伤的肌肉注射。此外,护士可以频繁地使用小剂量滴定药物,以实现充分的镇痛。

术后镇痛

如前所述,老年患者接受大量的手术干预。充分的术后镇痛对于减少老年患者的酸中毒和死亡率的重要性是无可争议的[32]。硬膜外镇痛和静脉自控镇痛均是良好的术后镇痛技术。医师通常不愿意在老年患者中使用PCA[33,34]。但是PCA在这种应用中被发现是有效的,因为患者在身体上或精神上都有能力操作这台机器[35]。

作者通过对老年人腹部手术后静脉自控镇痛(PCIA)与硬膜外自控镇痛(PCEA)的比较研究[36],认为PCEA局部麻醉药和阿片类药物较传统的全麻后静脉PCA能更好地控制疼痛,改善精神状态,恢复肠道功能。直立性低血压和运动性缺陷并不是调整使用PCEA的问题[36]。

卡利(Carli)等人[37]将择期结肠手术患者随机分为静脉自控镇痛组或硬膜外组,发现硬膜外镇痛增强了结肠手术患者术后的功能锻炼能力和与健康相关的生活质量指标,结果表明,硬膜外组在镇痛、兴奋、胃肠动力、蛋白质和热量摄入等方面均有改善。这可能是局部麻醉药的功能利于肠功能恢复,减少恶心并增加食欲。疼痛减轻也能带来同样的好处,不仅在休息时,而且在活动时,疼痛减轻还能改善胰岛素敏感性、高分解代谢和更好地维持肌肉蛋白。在研究与健康相关的生活质量指标时,这些益处似乎可以持续6周,毫无疑问,硬膜外镇痛甚至优于全身性阿片类药物[37]。

区域麻醉技术也特别适用于老年患者。越来越多的证据表明,将外周神经阻滞作为唯一的麻醉剂或与全身麻醉结合使用是有益的。特别适用于增加区域麻醉技术的外科手术包括髋关节置换或骨折(腰丛导管或髂筋膜导管)、膝关节置换、前交叉韧带修复(股骨或内收管导管±坐骨神经导管)、肩部手术(斜角肌间导管)、上肢手术(锁骨上或锁骨下导管)、开胸或乳房手术(椎旁导管)、足部手术和踝关节手术(外侧或腘窝导管),腹部手术(经腹平面阻滞导管)和腹直肌鞘阻滞。对于门诊或短期住院手术,外周神经阻滞导管可能优于硬膜外导管。术后通过一次性泵持续输注低浓度局部麻醉药1～3天,患者在家拔除导管[38-49]。

阿片治疗

阿片样药物的镇痛作用有较大的个体间反应,治疗指数相对较窄[50]。遗传因素通过调节阿片类药物的药代动力学(代谢酶和转运蛋白)和药效学(受体和信号转导)而导致对阿片类药物的不同反应[51]。在黄(Hwang)等人的一项研究中,OPRM1 A118G Ⅶ受体基因多态性与阿片样物质术后反应的个体间变异性有关[52]。很明显,将来医师将从他们的患者口腔采集拭子,以确定镇痛活性的基因筛检。

如可能,应使用口服和透皮药物。阿片样药物可以溶解并置于G管中,直肠制剂可用或可以配制。快速起效和短效的药物应该用于间断疼痛,而长效的药物应该用于持续性疼痛。老年患者应避免使用哌替啶,因为它对中枢神经系统有较高的影响[53]。恶心和便秘应采取预防性治疗[20]。

阿片成瘾

美国疼痛医学学会和美国疼痛社会定义成瘾是一种强迫症,由于非医学原因或除止痛以外的其他原因,人们开始沉迷于获取和使用某种物质,而持续使用该物质会导致生活质量下降。这似乎不是老年患者疼痛管理中的临床问题。尽管如此,医师和患者双方都存在阿片类恐惧症。这在术后急性疼痛处理中是一个更小的问题。正如韦斯曼(Weissman)和哈多克斯(Haddox)[54]所描述的,大部分问题是缺乏对成瘾、容忍、身体依赖和假成瘾之间差异的认识。

任何接受数天阿片类药物治疗疼痛的患者,如果突然停药,都会出现戒断现象。这不是成瘾,并且会发生在许多不同种类的药物中,包括β受体阻滞药、胰岛素和各种抗高血压药物等。同样,随着时间的推移,增加阿片类药物剂量的需要可能是耐受性或疾病恶化的量度,而这两者都不等同于成瘾。在伪成瘾中,给药剂量不足患者可能表现出寻求药物的行为,试图获得足够的镇痛。吸毒者经常被医务人员解释为吸毒成瘾的迹象。但是,假性成瘾是医源性产生的疾病,对患者的仔细监测将使这种情况与上述真正的药物成瘾区分开[54]。

新的疾病控制和预防中心(CDC)为初级保健医师制定了阿片类药物处方指南,明确了阿片类药物选择和给药的国家标准,提醒处方人员仔细评估和重新评估阿片类药物对每位患者的风险和益处。具体而言,指南指出,初级保健临床医师应避免增加剂量超过每天90 mg吗啡当量(MME)的阈值[55]。

长期使用阿片类药物往往始于急性疼痛的治疗。当阿片类药物用于急性疼痛时,临床医师应开出最低有效剂量的速释阿片类药物,并且不应开出超过预期疼痛持续时间(严重到需要阿片类药物)所需剂量的药物。CDC指南指出3天或更少时间通常就足够了,很少需要超过7天[56]。这些指南的问题在于,老年患者经常经历痛苦的外科手术以及较早地将患者从医院出院的压力,并且需要在家中或康复设施中进行止痛处理。如CDC的指导方针,3～7天的阿片类药物治疗可能是不够的。

阿片类药物的滴定

阿片类药物一般不被认为是"器官毒性"的,尽管有数据表明,吗啡具有多种其他非镇痛相关的作用。例如在神经胶质被炎症激活的情况下神经和脑细胞凋亡。吗啡似乎有多种相反的作用,具体取决于急性小剂量,长期给药甚至单次给药[57]。此外,巴依奇(Bajic)等研究表明,新生大鼠(PD1-7)重复使用吗啡与在已知对感觉(皮质)和情绪记忆加工(杏仁核)重要的不同解剖区域内脊髓上神经细胞凋亡相关[58]。大脑区域对于学习(海马)很重要,自主神经和伤害感受处理(下丘脑和导水管周围的灰色)不受影响。

我们对阿片类药物的了解正在迅速增加。镇痛的物理学观点提出（－）-阿片类激动剂异构体立体选择性地结合经典的阿片受体，对伤害性信号传递产生抑制作用。越来越多的文献表明，镇痛的经典观点忽略了阿片样物质激动剂与神经胶质阿片样物质结合受体的结合，进而增加促炎性细胞因子（如白介素-1）的表达和释放，从而引起阿片类药物诱导的神经胶质激活所驱动的重要伤害感受调节作用，这导致低神经元部位的阿片类药物功效的降低[59]。

沃特金斯（Watkins）等人解释阿片类拮抗剂如何与神经元和神经胶质结合，从而阻断任何潜在的阿片类镇痛作用和神经胶质激活[59]。由于神经元阿片受体的立体选择性，仅阿片类激动剂和拮抗剂的负异构体能够绑定。因此，当将阿片样物质正拮抗剂和负激动剂的组合引入该系统时，正拮抗剂不能结合立体选择性神经元阿片样物质受体，但能够阻断非立体选择性神经胶质位点。阿片类药物负激动剂可在神经元类阿片受体上自由发挥作用，但由于被正拮抗剂阻断而无法与神经胶质部位结合，因此这种情况下产生的阿片类药物受体介导的镇痛作用没有阿片类药物诱导的神经胶质活化的相反作用力，从而增强阿片类药物的镇痛作用[59]。

慢性阿片给药可调节淋巴细胞功能增加感染性疾病的易感[60]，很明显，细胞因子可能导致人患抑郁症[61]，所以很显然，阿片类药物在疼痛治疗中的使用比以往认为的涉及压力、内分泌、免疫系统和大脑区域记忆和情绪（抑郁、焦虑）的关系复杂得多。然而，所有有经验的疼痛医师都已经治疗或正在治疗一小部分患者，这些患者似乎需要大剂量、长期的治疗，并保持功能。

那么镇痛药的正确剂量是多少呢？"正确剂量"是提供镇痛而不产生无法忍受和无法控制的不良反应的剂量。这是由路易·拉萨尼亚（Louis Lasagna）和亨利·比彻（Henry Beecher）在1954年定义的[62]。大约62年后的今天也是如此，阿片类药物没有天花板效应，因此，当治疗急性疼痛时，如果不出现针尖样瞳孔，如果患者有反应，如果呼吸速率足够并且通气有效，并且如果患者仍然处于疼痛中，仍然没有其他不良反应，则表明患者没有接受太多的阿片类药物，但必须注意防止便秘。

阿片类药物转换

在医院接受硬膜外阿片类药物或静脉阿片类药物治疗的患者很少能在不需要持续镇痛治疗的情况下出院。医疗保险、健康维护机构和私人保险公司为减少住院时间而向医师施加的压力，已使疼痛管理成为允许提前出院的优先事项。如前所述，持续输注低剂量局麻药的局部神经导管确实有助于术后镇痛，使患者尽早出院。

然而，要想成功地做到这一点，阿片类药物的镇痛等效物的知识仍然是必不可少的。等值图可以在许多不同的文本中找到。在伽马尼托尼（Gammaitoni）等人[63]的一篇相关文章中可以找到一篇出色的评论。根据本章作者的经验，对慢性管理的一些简单转换包括：

- 静脉吗啡 10 mg＝口服吗啡 30 mg
- 静脉吗啡 1 mg＝静脉氢吗啡酮 0.2 mg
- 口服吗啡 30 mg＝口服氢吗啡酮 6 mg
- 口服吗啡 30 mg＝口服羟考酮 15～20 mg
- 静脉吗啡 60 mg/天＝口服吗啡 180 mg/天＝100 μg/h 透皮贴剂
- 静脉吗啡 10 mg＝口服氢可酮 30 mg

常见错误的实例是患者每3小时通过PICA 10 mg吗啡获得疼痛缓解。当排出时间到来且终止PCA时，替代品通常是氢可酮/对乙酰氨基酚（Vicodin®）5 mg/325 mg片剂或（Norco®）10 mg/325 mg。静脉给予10 mg吗啡的镇痛作用的等效物是30 mg氢可酮。每3小时静脉给予10 mg吗啡将分别是每天8剂30 mg氢可酮或48或24片氢可酮/对乙酰氨基酚。当然，这个剂量是对乙酰氨基酚的致命剂量。任何患者实际上不太可能每天服用24～48片，但是对于每3小时需要10 mg吗啡静脉注射的人来说，每6小时PRN 1~2片用于疼痛的正常处方肯定是不够的。

因此，管理患者的医师应该在出院前几天将患者转换为可接受的口服药物，以确保充分的疼痛控制和没有副作用。作者发现，在从静脉注射吗啡到经皮芬太尼的转换过程中，每天60 mg静脉注射吗啡需要100 μg/h的经皮芬太尼贴剂，每72小时更换一次。因为氢吗啡酮的效力大约是吗啡的5倍，所以60 mg/24 h的静脉注射吗啡将转化为12 mg/24 h的氢吗啡酮，并且再次等同于100 μg/h剂量的透皮芬太尼贴剂。

CYP 2D6酶与可待因及类可待因药物的效能

可待因、二氢可待因（Tylenol®#2、#3、#4、Synalgos®DC）和氢可酮（Vicodin®、Lortab®、Norco®等）不是完全活性阿片样物质。这些阿片类药物必须通过酶CYP2D6转化为吗啡或氢吗啡酮才能生效[64,65]。大约20%的人口在遗传上缺乏这种酶，因此在开这些药物时会报告较差的镇痛效果。此外，许多老年患者经常使用的药物也抑制CYP2D6的作用。其中一些药物列于表28-1中。

表28-1　药物——抑制酶CYP 2D6

氯胺酮（可达龙®）

氟西汀（百解忧®）

氟哌啶醇（哈尔多®）

帕罗西汀（百可舒®）

普罗帕酮（普罗帕酮®）

奎尼丁

利托那韦（诺韦®）

特比萘芬（兰美抒®）

甲硫哒嗪（硫醚嗪®）

数据来自参考[64]。

羟考酮通过CYP2D6代谢；因此，缺乏这种酶的患者服用羟考酮药物（例如羟考酮/对乙酰氨基酚（Percocet））将对机体产生更大的影响。

阿片类药物用于神经性疼痛和"广谱类阿片类药物"

许多老年患者患有神经性疼痛，这种疼痛对主要作用于μ受体的镇痛反应较差（表28-2）[66]。阿片对μ、δ和κ受体的亲和力是空间依赖性的，而就非阿片受体的作用如N-甲基-D-天冬氨酸（NMDA）拮抗剂和5-羟色胺和去甲肾上腺素再摄取的阻滞而言，"l"和"d"形式的亲和力几乎相等。广谱阿片类药物的多种作用似乎在镇痛作用上具有协同作用，类似于窄谱阿片类药物联合NMDA受体拮抗剂和三环类抗抑郁药使用。如表28-3中所列，对阿片受体和NMDA受体有双重作用的阿片样药物比窄谱阿片样物质对神经性疼痛更有效。这些被显示为广谱阿片样物质。

尽管美沙酮已广泛用于阿片类药物成瘾医学中的缓慢戒断程序或美沙酮维持程序，但由于其如上所述的三重作用，也广泛用于神经性疼痛的治疗。然而，由于其他阿片类药物向美沙酮的转化复杂，反之亦然，因此对于初级保健医师而言，这是一种困难的药物。道格拉斯（Douglas）等人对甲基化转化的复杂性进行了系统性回顾[67]。

左啡烷（左-3-羟基-N-甲基吗啡喃）是在20世纪40年代首次开发的作为替代吗啡的第3代阿片样物质。左啡烷属于吗啡喃阿片类药物系列，具有比吗啡更大的效力，并且是有效的NMDA受体拮抗剂。左啡烷干扰去甲肾上腺素（NE）和血清素的摄取，这使得它有可能用于神经性疼痛治疗。葡糖醛酸化通过肾脏排泄将左啡烷改变为左啡烷-3-葡糖醛酸内酯。左啡烷具有长的半衰期，并且可能随着重复给药而积累。左啡烷可以口服、静脉和皮下给药，因此是美沙酮的理想替代品。它不应该与单胺氧化酶抑制剂一起服用，因为这样会导致高血压危象[68]。

表28-2　窄谱类阿片物质之作用在阿片类受体

吗啡

二氢吗啡酮

可待因

芬太尼

舒芬太尼

羟考酮

羟吗啡酮

丁丙诺啡（可能有益于神经性疼痛）

表28-3　不作用于阿片类受体的广谱类阿片药物

广谱类阿片类药物也作为N-甲基-D天冬氨酸受体拮抗剂	广谱类阿片药物-5羟色胺和去甲肾的再摄取的抑制剂（类似于三环类抗抑郁药）
美沙酮	美沙酮
凯托米酮	左啡诺
右美沙芬	右美沙芬
哌替啶	曲马多
曲马多	哌替啶
左啡诺	他喷他多

因为哌替啶有一种代谢物在老年患者的大脑中起作用，会导致混乱甚至癫痫发作，所以目前唯一可用的广谱镇痛药是左旋啡烷、左啡烷和某种程度上的曲马多。曲马多仅为弱激动剂和弱NMDA受体拮抗剂，且与他喷他多类似可用于口服给药[69]。

临终关怀

2004年，67%的患者最后的护理场所是医疗机构，38.4%的患者死于医院，30.5%的患者死于疗养院。只有33%的人在家死亡；49.3%的人在家接受临终关怀；38.2%的人没有得到正式服务；12.5%的人在没有临终关怀参与的情况下接受家庭保健护理服务[70]。

有报告失去亲人的家庭成员对亲人照顾的满意程度，家庭临终关怀的总体满意度最高，达71%。在所有疼痛或呼吸困难的患者中，有25%没有接受"任何"或"足够"的治疗。与疗养院相比，在养老院或家庭保健服务机构中，疼痛管理不当的可能性高1.6倍，在医院发生疼痛的可能性高1.2倍[70]。

对于在家中接受治疗的患者，临终疼痛管理存在药物评估和管理方面的问题。仍然能够吞咽的患者可以通过口服药物进行治疗。直肠栓剂、透皮药物和经黏膜介质是可用的。

吗啡有多种制剂可供选择。Kadian®和Avinza®作为24 h单剂量缓释吗啡制剂上市。尽管它们的吸收特性不同，但它们都具有包装在胶囊中的性质，该胶囊可以作为小球撒在苹果酱上或添加到浆液中以沿NG-或G-管给药，同时保持缓释特性。美施康定®是一种不能破坏完整性的每12 h持续释放的吗啡。一旦破坏缓释胶囊的完整性，患者以速释制剂的形式接受全部剂量。奥施康定是羟考酮的12 h缓释制剂，也不能打开，不然也成为速释制剂。

目前有一种缓释氢吗啡酮制剂，据报道为单剂量24 h制剂，是长效制剂，但不是缓释制剂。芬太尼和丁丙诺啡是唯一可商购的透皮阿片样物质。缓释羟吗啡酮的市场名称为Opana®，而他喷他多缓释片的市场名称为Nycenta®。曲马多缓释片作为Ultram® ER上市已有一段时间了。盐酸唑氢酮缓释制剂消除了盐酸唑氢酮与对乙酰氨基酚产品联合使用的剂量限制。

芬太尼可用于口服吸收制剂。透黏膜枸橼酸盐芬太尼塑料手柄（OTFC），Actiq，是第一个该类型设计的用于快速吸收的强效镇痛药。现在，欧洲和/或美国同时批准的另外5种此类化合物（Effentora®/Fentora®、Abstral®、Instanyl®、Breakyl®/OnrisTM 和 PecFent®）已对此进行了补充，并已证明其在快速缓解突破性疼痛发作方面的功效[71]。

重要的是要记住,对于持续疼痛的患者,鼓励使用缓释药物。但也必须记住,运动往往会增加疼痛程度;必须给患者开快速起效的短效药物,以治疗这种突破性疼痛[72]。由于患者对疼痛药物的需求差异很大,特别是在误差幅度较小的老年人群中,用速效药物以确定如何转换为缓释药物是重要的。

尽管建议每12 h和每24 h服用1次胶囊中的吗啡缓释剂,但吸收特性将决定特定患者是否会产生不良反应,例如恶心或镇静或"剂量终止"失败。有时有必要降低剂量并改为每8 h或每12 h服用1次。区分因突破性疼痛或活动性疼痛引起的持续释放药物的"剂量终止"失败很重要[73]。

很少在急性疼痛的情况下,更多的是在临终护理中,患者的疼痛不能仅靠输入阿片类药物来控制。在这种情况下,用1 mg/mL吗啡和1 mg/mL氯胺酮的组合溶液可以获得具有最小不良反应的最佳疼痛控制,用PCIA具有8 min的锁定期[74]。这些药物也可以以相同的比例口服给药,例如:每3～4 h 30 mg速释吗啡硫酸盐和30 mg氯胺酮。

晚期Ⅲ期患者的镇静

当患者患了绝症,而传统的镇痛方式不能提供足够的镇痛和/或解除痛苦时,下列方案可以提供益处[75]:

氯胺酮(分离麻醉药,NMDA阻断剂)2 mg/mL;

咪达唑仑(苯二氮䓬类,减少幻觉,镇静作用,抗焦虑作用)0.1 mg/mL;

芬太尼(强效阿片类药物,较少恶心,较少瘙痒,较少便秘,与氯胺酮合用增强疗效)5 μg/mL;

静脉输注应以每小时3～5 mL滴定开始以起作用。如果需要,将浓度加倍以允许减少输注的体积。高浓度可用作皮下输注,只要每小时输注的体积保持小于2 mL。

区域麻醉技术,甚至四肢麻醉,可以通过提供良好的镇痛作用为临终关怀做出重要贡献,并减少阿片类药物的使用剂量。锁骨上臂丛神经阻滞已被报道用于治疗由累及末端患者手臂的Pancoast肿瘤引起的剧烈疼痛,减轻患者疼痛并增加活动性[76]。

神经轴索阻滞已使用多年,但尚未有前瞻性随机试验报道。效力报告以小案例报告研究为基础[77,78]。然而,腹腔神经丛阻滞治疗胰腺癌疼痛在较大的患者组中已有报道[79]。

非甾体类抗炎药

非甾体类抗炎药的抗前列腺素作用在软组织损伤的急性期可能是有益的。这种生化作用可控制对损伤的炎症反应并提供疼痛缓解。抗炎药物镇痛作用的持续时间可能与抗炎作用的持续时间不同,抗炎作用可能比镇痛作用持续更长时间。慢性炎性疾病疼痛,如关节炎,可能需要长期治疗。但一些作者担心非甾体抗炎药可能会干扰组织修复和重塑的后期,前列腺素仍有助于介导碎片清理。

环氧化酶2(COX-2)特异性抑制剂似乎不是这样。因此,应评估非甾体类抗炎药的剂量、时间和潜在不良反应。不可能通过化学分类或药代动力学来预测患者对某一特定非甾体抗炎药的反应[80]。

一些作者报道骨性关节炎可能不仅仅是关节炎(外周敏化),但也可能是中枢敏化疾病[81]。这使得老年患者骨性关节炎治疗复杂化。

必须记住,COX-2特异性抑制剂不影响血小板聚集,因此,如果患者停用阿司匹林治疗,可能导致心肌梗死。出于同样的原因,每天使用小剂量阿司匹林继续使用COX-2特异性抑制剂是安全的。从胃肠刺激的角度来看,COX-2抑制剂也具有更安全的特点,但对肾功能不全的患者仍应注意[82,83]。对于正在开始慢性昔布类药物治疗或ⅦID治疗的老年患者,可能应进行基础肾功能测试。每4～6个月30～60天的药物假期也是可取的。

三环类抗抑郁药与特异性5-羟色胺再摄取抑制剂

由于其抑制5-羟色胺和NE的再摄取,在治疗神经病理性疼痛中,三环磷酸常被用作佐剂。抑郁和疼痛之间的联系可能是心理上和生理上的。抑郁症的生物学基础集中在神经递质5-羟色胺(5-HT)、NE和多巴胺的失调[84]。

人们担心这会引起心律不齐。三环素钠对心脏病患者是安全的,除非在心肌收缩后几个月内,或者如果已经存在传导缺陷或持续的危险心律失常[85]。

特异性5-羟色胺再摄取抑制剂(SSRI)比三环类抑制剂更安全。SSRI对抑郁症有效,不像三环类抗抑郁药那样具有镇痛作用,因为它们只是5-羟色胺再摄取抑制剂,而不是去甲肾上腺素再摄取抑制剂。两者都是调节神经性疼痛所必需的。三环类抗抑郁药对疼痛和睡眠更有效,但也可能引起抽搐、认知变化和头晕。服用三环类抗抑郁药的老年患者有跌倒的危险,导致髋部或其他骨折。再次强调,滴定和频繁评估是治疗成功的关键。此外,许多较新的抗抑郁药抑制再摄取NE、血清素和多巴胺,而不伴有镇静表现[86,87]。

神经病理性疼痛的抗惊厥药

加巴喷丁和普瑞加巴林可能是治疗神经病理性疼痛最有效的药物,不良反应最少[88]。加巴喷丁被十二指肠吸收,不被肝脏代谢,不与蛋白质结合,以原形从肾脏分泌,无封顶剂量。它对肝脏和肾脏无毒。唯一显著的不良反应是镇静和认知障碍。类似地,普瑞巴林相对无毒性作用,但是在肾功能不全的情况下两者都需要减少。建议从低开始,并再次滴定反应,但快速滴定上升是可以容忍的。奥卡西平(Trileptal®)、拉莫三嗪和妥泰也是有效的替代品。

精神科医师的评估可能会产生有关临床抑郁症的信息,从而导致情绪痛苦,如疼痛与悲伤,沮丧和孤立无助,以应对未充分治疗的疼痛。这对于选择SSRI治疗与具有5-羟色胺、NE和/或多巴胺再摄取抑制作用的三环类或其他药物治疗是有价值的。

使用这些药物中的任何一种,三环类或其他抗抑郁药、抗惊厥药等,老年患者必须经常接受或耐受由药物引起的认知损害,以获得疼痛缓解。

疼痛和胰岛素抵抗

剧烈疼痛会降低胰岛素敏感性,提示急性疼痛的缓解对维持正常的糖代谢有重要意义。许多老年患者患有糖尿病,强调需要良好的疼痛缓解[89]。

局部镇痛

如前文所述,上肢手术可用臂丛麻醉和镇痛。臂丛神经阻滞在老年患者中具有延长的作用持续时间,大约延长2.5倍。这将导致更缓慢的疼痛恢复,从而更容易对术后药物进行滴定[90]。然而,老年患者在手术前经常有跌倒的危险,因此在进行区域护理后,必须更多地注意出院标准,以确保他们能够保持平衡,并且与之合作的护理人员能够保护他们免于跌倒。

如前所述,随着人口老龄化,越来越多的老年患者接受了越来越多的手术。这些手术中的许多是矫形手术,尤其适用于提供较快恢复、较早动员和较快出院的区域止痛技术。在这个成本意识和患者满意度以及改善的结果,外科医师有责任要求和鼓励将区域止痛技术结合到老年整形外科患者的护理中。考虑到医师不愿意给患者开阿片类药物,尤其是老年患者,即使阿片类药物可以安全地开处方,这一点尤其重要[91]。

常见疼痛综合征

由于退行性关节炎引起的慢性腰痛是很常见

的。骨关节炎是老年患者最常见的伤害性疼痛原因。炎性疼痛对镇痛药如抗炎药物和阿片类药物反应良好。但如前所述，一些作者报告骨关节炎可能不仅仅是关节的炎性疾病（外周致敏性），而且可能是中枢致敏性疾病[81]，这使得老年骨关节炎的治疗复杂化。

癌症疼痛、肌筋膜疼痛综合征、带状疱疹后神经痛、糖尿病性多发性神经病、神经根或淀粉样变、三叉神经痛、外周血管疾病和中央卒中后疼痛（CPSP）综合征在老年患者中均很常见。此外，膝关节、髋关节和肩关节的关节炎都是老年人常见的问题，手术置换是非常先进和成功的。诊断是容易的和肯定是正确的。但适当的疼痛管理对改善生活质量是至关重要的。全髋关节置换术后慢性疼痛似乎在至少12.1%的患者中是一个显著的问题[92]。13%的患者在全膝关节置换术后1年报告中度至重度疼痛，尽管没有临床或放射学异常[93]。

CPSP是一种神经性疼痛综合征，其特征是卒中后出现的身体部分的持续或间歇性疼痛。它与疼痛的身体部位的感觉异常有关。CPSP的发生率在第一年内为8%，但疼痛可在卒中后长达3年出现，63%的疼痛患者是在第1个月内发病的[94]。三分之二的疼痛患者经历中度至重度疼痛。这种8%的疼痛发生率（5%表达中度至重度疼痛）与其他神经病理性疼痛综合征（如幻肢痛[95]、脊髓损伤中枢疼痛[96]和糖尿病神经病变疼痛[97]）相似。

背痛

大约三分之二的成年人在某些时候会有腰痛。在美国6 500万腰痛患者中，每年约有15.1万人接受了脊柱融合术[98]。根据德约（Deyo）等人的说法，脊柱融合术的数量每年都在增加，部分原因是适应证的扩大，包括椎间盘造影术对背痛的诊断[99,100]。阿莱格里（Allegri）等人对与腰痛的诊断和治疗相关的问题进行了全面的回顾[101]。

由于开放脊柱手术的不满意率较高，且老年患者接受和耐受开放脊柱手术的身体条件较脆弱，因此开发了较少侵入性的治疗椎间盘源性疼痛的技术。一种这样的手术是使用植骨技术的经皮椎间盘切除术。这是一种经皮技术，以减少内部破坏的椎间盘材料的体积[102]。脊髓刺激和鞘内给药对于控制不缓解的腰痛和放射性疼痛也是中等有效的[103-105]。对于慢性腰锁关节（脊柱小关节）疼痛，对脊神经后支内侧支的射频神经切断术在颈部和腰部都是有效的[106,107]。

尽管腰背部疼痛是相当大比例的所有年龄人口的生活事实，但是老年人比其余的人口具有更大的普遍性，并且对他们的生活质量具有更大的影响。同时，他们在研究中的代表性不足[108]。老年患者的治疗方案定义不清，需要适当的历史和综合评估以制定适当的策略[109]。

胸腰椎压缩性骨折

硬膜外注射有助于治疗老年人常见的急性椎体压缩性骨折。连续硬膜外输注局部麻醉药也是一种选择，但需要住院。椎体成形术也是一种选择，这涉及在透视引导下通过注射骨水泥来加固病理椎体的技术[110-112]，该手术已被证明对体弱的老年患者是安全的，并且可以改善生活质量[113]。

椎管狭窄

神经源性跛行是腰椎管狭窄症的常见症状。患者抱怨步行时腿部疼痛，休息时疼痛减轻。硬膜外注射有时对早期疾病有帮助。在晚期疾病，如果手术不是一个选择，脊柱灌注疗法可能是有益的替代[114]。

带状疱疹（AHZ, Shingles）

疱疹这个词来源于希腊的疱疹，意思是"爬行"，而"zoster"的意思是"腰带"。这种疾病每年在美国感染800 000人，并且发病率随着年龄的增长而增加。疱疹的致病作用始于水痘之后，此时变异型病毒在脊神经中休眠。当细胞介导的免疫功能降低时，带状疱疹再激活。再激活的带状疱疹导致沿着神经到皮肤的感染，伴随着皮肤损伤的爆发。炎症也可以传播到脊髓或三叉神经干复合体[115]。

带状疱疹的第一个症状是剧烈疼痛或瘙痒，甚至在皮肤上出现病变之前，病变只沿着身体一侧的一条神经分布，应尽快应用抗病毒药物，疼痛药物和类固醇药物治疗。类固醇药物在急性带状疱疹治疗中是安全的，因为带状疱疹是免疫球蛋白G介导的免疫应答[115]。硬膜外注射通常仅在发作后的前3天有帮助。皮下局部注射长效类固醇药物可以缓解症状，加速愈合。星状神经节交感和颈上交感神经节局部张力阻滞有助于面部带状疱疹的三叉神经分布。Manabe等人[116]证明了连续硬膜外注射局麻药能缩短带状疱疹相关性疼痛的持续时间。

带状疱疹后遗神经痛

通常这种疾病被定义为超过6周至2个月的正常愈合期的疼痛。疼痛具有神经病理性疼痛、异常疼痛和痛觉过敏的特征。莫拉加斯(Moragas)和基尔兰德(Kierland)[117]报道了不同年龄组持续疼痛少于6个月和多于12个月的频率。对于29岁以下的患者，在"带状疱疹"后持续疼痛少于6个月和多于12个月的患者的百分比为4%或更少。

对于30～69岁的老年人，持续超过12个月的持续疼痛的发生率在10%～37%。但是对于70岁以上的患者，持续疼痛少于6个月的发生率增加到近75%，而持续疼痛超过1年发生率接近50%，并且这随着年龄的增加而继续增加。这就是积极治疗急性带状疱疹如此重要的原因，即使积极治疗不能阻止带状疱疹后神经痛的发展。但是，它将使疼痛的质量从剧烈的无法支持的疼痛综合征改变为可以缓解的更广泛、更深的疼痛[118]。

多年来，对带状疱疹后神经痛的治疗选择并没有显著改善。镇痛剂，甚至传统的镇痛剂，都不能缓解疼痛。如果患者能忍受，这是很有帮助的。在老年患者中，滴定是一种困难的治疗方法。如果病毒没有影响到脊髓的后角，脊髓刺激在大约50%的患者中是有益的。已发现5%利多卡因局部贴剂可减少约30%～40%的带状疱疹后神经痛症状。科塔尼(Kotani)等人[119]报道了鞘内注射甲基强的松龙60 mg每周1次，每次3 mL的3%利多卡因，持续4周，可减轻疼痛70%。普瑞巴林也是FDA批准的治疗疱疹后神经痛的药物。

目前，关于水痘和带状疱疹疫苗接种的未来影响，存在相当大的关注和不确定性[120]。数学建模研究的共识观点是，从长远来看，与水痘相关的总体负担可能会降低，而与疫苗覆盖水平无关。另一方面，最近的证据表明带状疱疹的发病率似乎有可能增加，而预防水痘的疫苗接种越有效，带状疱疹的发病率增加越大。

案例

当评估疼痛问题和为老年患者的治疗做出临床决策时，情况并不总是看起来那样，并且必须注意不要走上错误的道路。下面3个案例说明了这个问题。

案例1 腰神经根病

1位67岁的男性医师突然出现背部和腿部疼痛，并伴有足下垂。磁共振成像(MRI)扫描显示突出的椎间盘，其神经根撞击对应于足下垂的一侧。患者选择不去外科医师那里，而是要求作者用硬膜外类固醇注射疗法治疗。他接受了最初的腰椎硬膜外类固醇注射，随后在3周的时间间隔内进行了两次尾部类固醇注射。在硬膜外注射后3年，他经历了包括足下垂在内的所有症状的快速缓解，并且在没有足下垂恢复的情况下再次回到打高尔夫球。MRI图像如图28-1a（2001年12月10日）所示。图28-1b是当患者自愿为需要校准的新扫描仪进行扫描时拍摄的比较MRI图像（1995年1月1日）。椎间盘突出症于1995年出现，但直到2001年才出现症状。同样清楚的是，面对2001年的MRI图像，除了疼痛和足下垂，大多数神经外科医师都认为这是外科急诊（图28-2）。很明显，硬膜外类固醇注射不能溶解椎间盘突出。然而，在这个病例中，问题是在长期无症状椎间盘突出的情况下出现急性神经根刺激，这确实对硬膜外类固醇注射有反应。

类固醇注射对不同的脊柱问题是有效的。硬膜外类固醇注射是在经图像增强器针引导下通过椎板绕线术以及经椎弓根入路的方法治疗颈椎和腰部神经根神经炎和神经根病[121-123]。

案例2 漏诊的过度治疗

一位健康、不卧床、独立生活的85岁妇女，在一天早上起床后，突然出现了右髋部疼痛，沿着她的腿向下放射。一周内什么都没做，但她没能把重量放在那条腿上。一周后，她去看了主治医师，医师立即要求对她的腰椎进行MRI扫描。基于该扫描的结果，她被转到疼痛诊所，在那里她接受了3次经椎板腰椎硬膜外类固醇注射和一次左侧L3和S1经椎间孔硬膜外类固醇注射，但没有获益。她仍然不能走路。建议对她的背部进行手术，但幸运的是患者拒绝了。6个月后，她被转交给了这位作者。在记录病史并进行检查后，很明显，最有可能的诊断是右髋关节骨折。患者从未主诉背部疼痛，也从未主诉左腿疼痛。她的疼痛总是从右

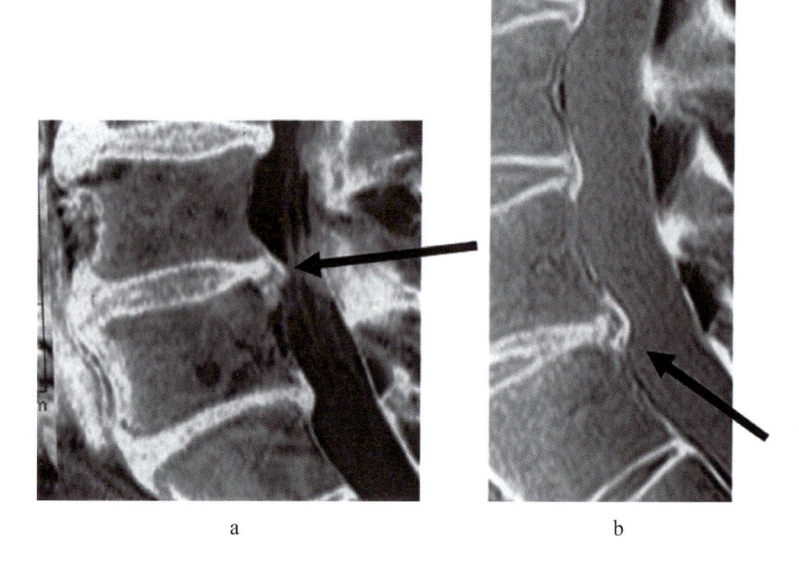

图28-1 a. 从2001年12月10日开始的MRI。患者出现L4~L5（箭头）处椎间盘突出的症状；b. 1995年1月1日开始的MRI。该患者在L4~L5椎间盘突出无症状（箭头）。

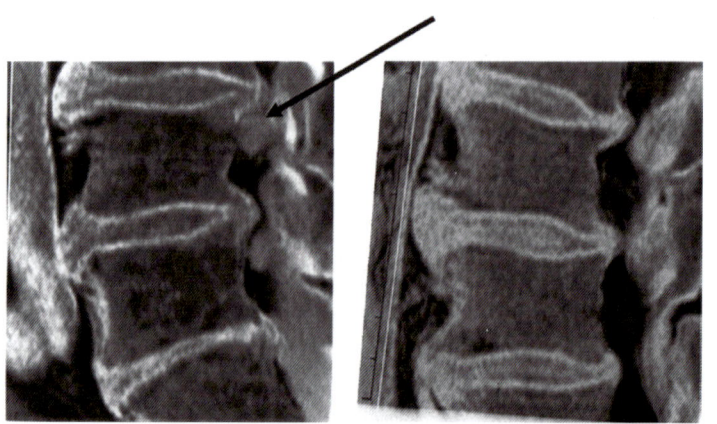

图28-2 注意到明显突出（箭头）（2001年12月10日）。

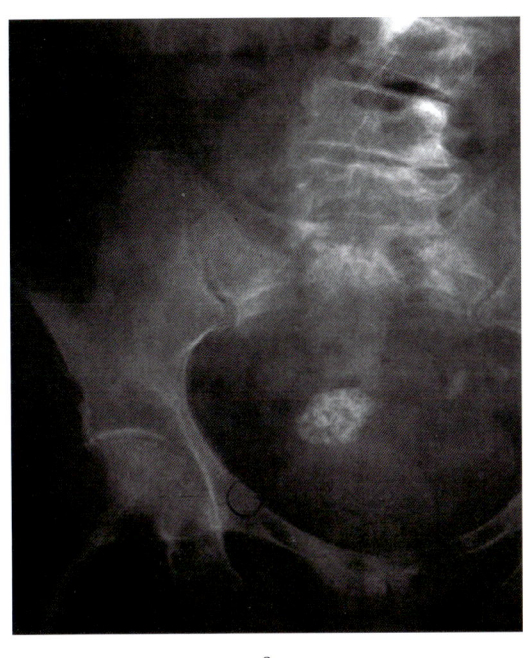

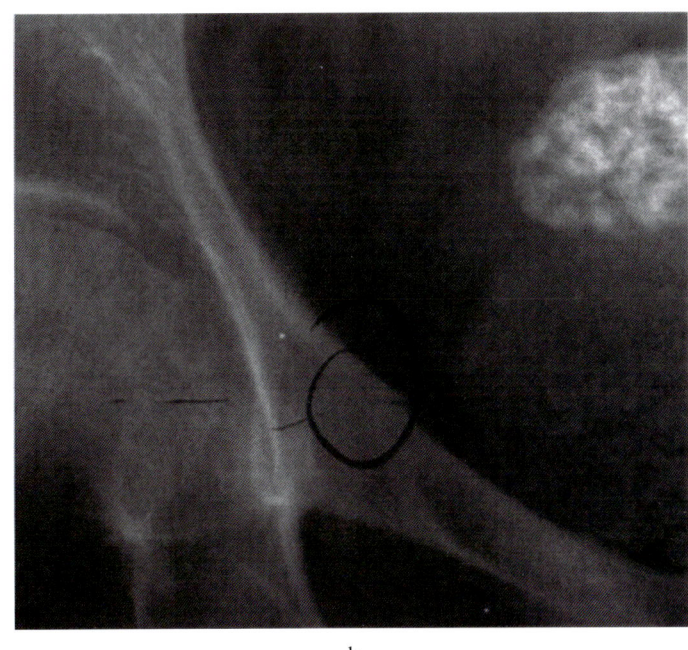

图28-3　a. 下腰椎和骨盆的A-P X射线照片显示广泛的椎间盘和椎体变性，左侧有脊柱侧弯，左侧有骨赘和终板异常；b. 右髋臼的放大图，显示了小的骨折（黑色圆圈）。患者未主诉过背痛。

臀部发出。作者安排了一次普通的X线片检查，发现右侧髋臼附近的骨盆骨折。然而，在看X线片时，令人惊奇的是，患者从未遭受腰痛（图28-3）。

案例3

一名56岁的女性抱怨左侧腰痛持续2至3天。疼痛突然从左腰中部向后退至左侧臀部到左膝，直至10/10疼痛。该患者发热，并且由于疼痛无法承受腿部重量。一位疼痛管理医师为她诊治，进行了硬膜外类固醇注射以缓解疼痛。进行了MRI和CT检查，并进行了IVP和腹部超声检查，所幸所有检查均无病理。该患者因疼痛控制和推定性带状疱疹而入院，带状疱疹是沿左L3神经分布无皮损的急性带状疱疹[124]。

她通过连续硬膜外输注局部麻醉药以控制疼痛，大剂量类固醇，抗病毒药和加巴喷丁治疗。所有这些都是基于这样的事实，即影像学检查未显示出任何椎间盘突出、肾结石、卵巢病理、感染的外在迹象，没有发热和白细胞计数升高。很少有情况会在单神经分布中产生这种严重疼痛。急性带状疱疹患者中有20%的患者没有皮肤病变。数周后，该患者恢复了Zoster的阳性，而且她确实完全康复了，而没有带状疱疹后遗神经痛。如果她的MRI在L3～L4处显示椎间盘突出，那么她很可能会因错误的原因而接受了手术，结果会大不相同，这是失败的背部手术综合征患者，伴有神经根性背痛。

结论

老年护理的主要目标通常是安慰和控制慢性病的症状[10]。以下指南可用于老年患者的疼痛管理：

1. 持续地去问老年患者有关疼痛的问题。
2. 接受患者关于疼痛及其强度的说法。
3. 永远不要低估慢性疼痛对患者整体状况和生活质量的潜在影响。
4. 对疼痛的评估是强迫性的，准确的诊断将导致最有效的治疗。
5. 治疗疼痛以方便诊断程序，不要等待诊断来减轻痛苦。

6. 尽可能采用药物和非药物策略相结合的方法。
7. 从身体和心理上动员患者，让患者参与他们的治疗。
8. 正确使用止痛药。开始剂量低，慢慢增加，达到足够的剂量并预期不良反应。
9. 预见并关注焦虑和抑郁。
10. 重新评估对治疗的反应。改变治疗方法以最大限度地提高功能状态和生活质量。
11. 预测与手术和其他治疗相关的疼痛程度，并将局部麻醉和镇痛阻滞纳入疼痛管理的多模式方法中。

参考文献

[1] Mather M. Fact sheet: aging in the United States. 2016. Retrieved from: http://www.prb.org/Publications/Media-Guides/2016/aging-unitedstates-fact-sheet.aspx.

[2] Dall TM, Gallo PD, Chakrabarti R, West T, et al. An aging population and growing disease burden will require a large and specialized health care workforce by 2025. Health Aff (Millwood). 2013; 32(11): 2013–20.

[3] Rooke GA. Cardiovascular aging and anesthetic implications. J Cardiothorac Vasc Anesth. Aug 2003; 17(4): 512–23.

[4] Critchley LA. Hypotension, subarachnoid block and the elderly patient. Anaesthesia. Dec 1996; 51(12): 1139–43.

[5] Hang J. The controversy of regional vs. general anesthesia in surgical outcomes. In: Seiber F, editor. Geriatric anesthesia. Philadelphia: McGraw Hill; 2007. p. 253–66.

[6] Cullen KA, Hall MJ, Golosinskiy A. Ambulatory surgery in the United States, 2006 by Division of Health Care Statistics National Health Statistics Reports Number 11, 28 Jan 2009–Revised 4 Sept 2009.

[7] Vadivelu N, Kai AM, Kodumudi V, Berger JM. Challenges of pain control and the role of the in the ambulatory pain specialist in the outpatient surgery setting. J Pain Res. 2016; 9: 1–11.

[8] Cleeland C. Undertreatment of cancer pain in elderly patients. JAMA. 1998; 279(23): 1914–5.

[9] Ferrell BA, Ferrell BR, Osterweil D. Pain in the nursing home. J Am Geriatr Soc. 1990; 38: 409–14.

[10] Ferrell BA. Pain management in elderly people. J Am Geriatr Soc. 1991; 39: 64–73.

[11] Chevlen E. Optimizing the use of opioids in the elderly population. Am J Pain Manage Suppl. 2004; 14(2): 19S–24S.

[12] Otis J, McGeeney B. Managing pain in the elderly. Clin Geriatr. 2001; 9: 82–8.

[13] Fine P. Difficulties and challenges in the treatment of chronic pain in the older adult. Am J Pain Manage. 2004; 14(2): 2S–8S.

[14] Parmelee PA, Katz IR, Lawton MP. The relation of pain to depression among institutionalized aged. J Gerontol. 1991; 46: 15–21.

[15] Williamson G, Schulz RL. Pain, activity restriction, and symptoms of depression among community-residing elderly adults. J Gerontol. 1992; 47: 367–72.

[16] Currie SR, Wang J. More data on major depression as an antecedent risk factor for first onset of chronic back pain. Psychol Med. 2005; 35: 1275–82.

[17] Casten R, Parmelee P, Kleban M, et al. The relationships among anxiety, depression, and pain in a geriatric institutionalized sample. Pain. 1995; 61: 271–6.

[18] Yeoh JC, Pike JM, Slobogean GP, O'Brien PJ, Broekhuyse HM, Lefaivre KA. Role of depression in outcomes of low-energy distal radius fractures in patients older than 55 years. J Orthop Trauma. 2016; 30(5): 228–33.

[19] Gaston-Johansson F, Johansson F, Johansson C. Pain in the elderly: prevalence, attitudes and assessment. Nurs Home Manage. 1996; 4(11): 325–31.

[20] Gaston-Johansson F, Johansson F, Johansson N. Undertreatment of pain in the elderly: causes and prevention. Ann Long-Term Care. 1999; 7(5): 190–6.

[21] Postone N. Alexithymia in chronic pain patients. Gen Hosp Psychiatry. 1986; 8: 163–7.

[22] Gibson S, Ferrell M. A review of age differences in the neurophysiology of nociception and the perceptual experience of pain. Clin J Pain. 2004; 20(4): 227–39.

[23] Shin S, Eisenach J. Peripheral nerve injury sensitizes the response to visceral distension but not its inhibition by the antidepressant Milnacipran. Anesthesiology. 2004; 100(3): 671–5.

[24] Staud R, Robinson ME, Price DD. Temporal summation of second pain and its maintenance are useful for characterizing widespread central sensitization of fibromyalgia patients. J Pain. 2007; 8(11): 893–901.

[25] Fine P. Pharmacological management of persistent pain in older patients. Clin J Pain. 2004; 20(4): 220–6.

[26] Shafer SL, Flood P. The pharmacology of opioids, chapter 15. In: Silverstein JH, Rooke GA, Reves JG, Mcleskey CH, editors. Geriatric anesthesiology. 2nd ed. New York: Springer; 2008. p. 209–28.

[27] Ahmad SR, Kortepeter C, Brinker A, Chen M, Beitz J. Renal failure associated with the use of celecoxib and rofecoxib. Drug Saf. 2002; 25(7): 537–44.

[28] Zukerman LA, Ferrante FM. Nonopioid and opioid analgesics. In: Ashburn MA, Rice LJ, editors. The management of pain. New York: Churchill-Livingstone; 1998. p. 111–40.

[29] Auburn F, Monsel S, Langeron O, et al. Postoperative titration of intravenous morphine in the elderly patient. Anesthesiology. 2002; 96(1): 17–23.

[30] Hagen NA, Elwood T, Ernst S. Cancer pain emergencies: a protocol for management. J Pain Symptom Manag. 1997; 14(1): 45–50.

[31] Aubrun F, Mazoit J-X, Riou B. Postoperative intravenous morphine titration. Br J Anaesth. 2012; 108(2): 193–201.

[32] Cook D, Rooke A. Priorities in perioperative geriatrics. Anesth Analg. 2003; 96: 1823–36.

[33] Dyer C, Ashton C. Postoperative delirium: a review of 80 primary data-collection studies. Arch Intern Med. 1995; 155(5): 461–5.

[34] Gustafson Y, Berggren D, Brännström B, et al. Acute confusional states in elderly patients treated for femoral neck fracture. J Am Geriatr Soc. 1988; 36: 525–30.

[35] Gagliese L, Jackson M, Ritvo P, et al. Age is not an impediment to effective use of patient controlled analgesia by surgical patients. Anesthesiology. 2000; 93(3): 601–10.

[36] Mann C, Pouzeratte Y, Bocarra G, et al. Comparison of intravenous or epidural patient-controlled analgesia in the elderly after major abdominal surgery. Anesthesiology. 2000; 92(2): 433–41.

[37] Carli F, Phil M, Mayo N, et al. Epidural analgesia enhances functional exercise capacity and health related quality of life after colonic surgery. Results of a randomized trial. Anesthesiology. 2002; 97(3): 540–9.

[38] Mariano ER, Afra R, Loland VJ, Sandhu NS, et al. Continuous interscalene brachial plexus block via an ultrasound-guided posterior approach: a randomized, triple-masked, placebo-controlled study. Anesth Analg. 2009; 108: 1688–94.

[39] Welch MB, Brummett CM, Welch TD, Tremper KK, et al. Perioperative peripheral nerve injuries: a retrospective study of 380,680 cases during a 10-year period at a single institution. Anesthesiology. 2009; 111: 490–7.

[40] Martin F, Martinez V, Mazoit JX, Bouhassira D, et al. Antiinflammatory effect of peripheral nerve blocks after knee surgery: clinical and biologicevaluation. Anesthesiology. 2008; 109(3): 484–90.

[41] Rodríguez J, Taboada M, Blanco M, Oliveira J, et al. Intraneural catheterization of the sciatic nerve in humans: a pilot study. Reg Anesth Pain Med. 2008; 33: 285–90.

[42] Capdevila X, Pirat P, Bringuier S, Gaertner E, French Study Group on Continuous Peripheral Nerve Blocks, et al. Continuous peripheral nerve blocks in hospital wards after orthopedic surgery: a multicenter prospective analysis of the quality of postoperative analgesia and complications in 1,416 patients. Anesthesiology. 2005; 103: 1035–45.

[43] Vlessides M. Nerve injury rare in knee surgery with regional techniques. Anesthesiol News. 2010; 36(8): 1–78.

[44] Chidiac EJ, Perov S. Outpatient continuous peripheral nerve catheters. Anesth Analg. 2007; 104(5): 1303–4.

[45] Swenson JD, Bay N, Loose E, Bankhead B, et al. Outpatient management of continuous peripheral nerve catheters placed using ultrasound guidance: an experience in 620 patients. Anesth Analg. 2006; 103(6): 1436–43.

[46] Borgeat A, Blumenthal S, Lambert M, Theodorou P, et al. The feasibility and complications of the continuous popliteal nerve block: a 1001-case survey. Anesth Analg. 2006; 103: 229–33.

[47] Richardson J, Lönnqvist PA, Naja Z. Bilateral thoracic paravertebral block: potential and practice. Br J Anaesth. 2011; 106(2): 164–71.

[48] Capdevila X, Coimbra C, Choquet O. Approaches to the lumbar plexus: success, risks, and outcome. Reg Anesth Pain Med. 2005; 30(2): 150–62.

[49] Lund J, Jenstrup M, Jaeger P, Sørensen A, et al. Continuous adductor-canal-blockade for adjuvant postoperative analgesia after major knee surgery. Acta Anaesthesiol Scand. 2011; 55(1): 14–9.

[50] Droney J, Riley J, Ross JR. Evolving knowledge of opioid genetics in cancer pain. Clin Oncol (R Coll Radiol). 2011; 23: 418–28.

[51] Somogyi AA, Barratt DT, Coller JK. Pharmacogenetics of opioids. Clin Pharmacol Ther. 2007; 81: 429–44.

[52] Hwang IC, Park JY, Myung SK, Ahn HY, et al. *OPRM1* A118G gene variant and postoperative opioid requirement: *A systematic review and meta-analysis.* Anesthesiology. 2014; 121: 825–34.

[53] Jacox A, Carr DB, Payne R, et al. Management of cancer pain. Clinical practice guideline no. 9. AHCPR publication no. 94–0592. Rockville: Agency for Health Care Policy and Research/ U.S. Department of Health and Human Services/Public Health Service; 1994.

[54] Weissman DE, Haddox JD. Opioid pseudoaddiction—an iatrogenic syndrome. Pain. 1989; 36: 363–6.

[55] Dowell D, Haegerich TM, Chou R. CDC guideline for prescribing opioids for chronic pain—United States, 2016. JAMA. 2016; 315(15): 1624–45.

[56] CDC Guideline for Prescribing Opioids for Chronic Pain—United States, US Department of Health and Human Services/Centers for Disease Control and Prevention. Morb Mortal Wkly Rep. March 18, 2016; 65(1): 1–49.

[57] Tegeder I, Geisslinger G. Opioids as modulators of cell death and survival—unraveling mechanisms and revealing new indications. Pharmacol Rev. 2004; 56: 351–69.

[58] Bajic D, Commons KG, Soriano SG. Morphine-enhanced apoptosis in selective brain regions of neonatal rats. Int J Dev Neurosci. 2013; 31(4): 258–66.

[59] Watkins LR, Hutchinson MR, Ledeboer A, Wieseler-Frank J, Milligan ED, Maier SF. Norman Cousins Lecture. Glia as the "bad guys": implications for improving clinical pain control and the clinical utility of opioids. Brain Behav Immun. 2007; 21(2): 131–46. http://www.ncbi.nlm.nih.gov/pubmed/17175134.

[60] Olin MR, Choi K, Lee J, Peterson PK, Molitor TW. Morphine modulates gammadelta lymphocytes cytolytic activity following BCG vaccination. Brain Behav Immun. 2007; 21(2): 195–201.

[61] Dunn AJ, Swiergiel AH, de Beaurepaire R. Cytokines as mediators of depression: what can we learn from animal studies? Neurosci Biobehav Rev. 2005; 29(4–5): 891–909.

[62] Lasagna L, Beecher H. Optimal dose of morphine. J Am Med Assoc. 1954; 156(3): 230–4.

[63] Gammaitoni A, Fine P, Alvarez N, et al. Clinical application of opioid equianalgesic data. Clin J Pain. 2003; 19(5): 286–97.

[64] Supernaw J. CYP2D6 and the efficacy of codeine-like drugs. Am J Pain Manage. 2001; 11(1): 30–1.

[65] Fishbain DA, Fishbain D, Lewis J, et al. Genetic testing for enzymes of drug metabolism: does it have clinical utility for pain medicine at the present time? A structured review. Pain Med. 2004; 5(1): 81–93.

[66] Morley J. New perspectives in our use of opioids. Pain Forum. 1999; 8(4): 200–5.

[67] Weschules DJ, Bain KT. A systematic review of opioid conversion ratios used with methadone for the treatment of pain. Pain Med. 2008; 9(5): 595–612.

[68] Prommer E. Levorphanol: revisiting an underutilized analgesic. Palliat Care. 2014; 8: 7–10.

[69] Vadivelu N, Kai A, Maslin B, Kodumudi G, Berger JM. Tapentadol extended release in the management of peripheral diabetic neuropathic pain. Ther Clin Risk Manag. 2014; 11: 1–11.

[70] Teno J, Clarridge B, Casey V, et al. Family perspectives on end-of-life care at the last place of care. JAMA. 2004; 291(1): 88–93.

[71] Elsner F, Zeppetella G, Porta-Sales J, Tagarro I. Newer generation fentanyl transmucosal products for breakthrough pain in opioidtolerant cancer patients. Clin Drug Investig. 2011; 31(9): 605–18.

[72] Portenoy RK, Hagen NA. Breakthrough pain: definition, prevalence and characteristics. Pain. 1990; 41: 273–81.

[73] Mercadante S, Costanzo BV, Fusco F, Butta V, et al. Breakthrough pain in advanced cancer patients followed at home: a longitudinal study. J Pain Symptom Manag. 2009; 38(4): 554–60.

[74] Sveticic G, Gentilini A, Eichenberger U, et al. Combinations of morphine with ketamine for patient-controlled analgesia. A new optimization method. Anesthesiology. 2003; 98(5): 1195–205.

[75] Berger JM, Ryan A, Vadivelu N, et al. Use of ketamine-fentanyl-midazolam infusion for the control of symptoms in terminal life care. Am J Hosp Palliat Care. 2000; 17(2): 127–36.

[76] Berger JM, Bang J, O'Shaughnessy T. Pancoast predicament, case report. American Society of Regional Anesthesia meeting, Las Vegas, NV, 8 May 2011.

[77] Watanabe A, Yamakage M. Intrathecal neurolytic block in a patient with refractory cancer pain. J Anesth. 2011; 25(4): 603–5.

[78] Candido K, Stevens RA. Intrathecal neurolytic blocks for the relief of cancer pain. Best Pract Res Clin Anaesthesiol. 2003; 17(3): 407–28.

[79] Brown DL, Bulley CK, Quiel EL. Neurolytic celiac plexus block for pancreatic cancer pain. Anesth Analg. 1987; 66(9): 869–73.

[80] Kellett J. Acute soft tissue injuries—a review of the literature. Med Sci Sports Exerc. 1986; 18: 489–500.

[81] Goldenberg DL. Osteoarthritis and central pain. Pract Pain Manag. 2016; 16(6): 36–41.

[82] Gilron I, Milne B, Hong M. Cyclooxygenase-2 inhibitors in postoperative pain management; current evidence and future directions. Anesthesiology. 2003; 99: 1198–2008.

[83] Gajraj N. Cyclooxygenase-2 inhibitors: review article. Anesth Analg. 2003; 96: 1720–38.

[84] Moultry AM, Poon IO. The use of antidepressants for chronic pain. US Pharm. 2009; 34(5): 26–34.

[85] Vieth R, Raskind M, Caldwell J, et al. Cardiovascular effects of tricyclic antidepressants in depressed patients with chronic heart disease. N Engl J Med. 1982; 306: 954–9.

[86] Jann MW, Slade JH. Antidepressant agents for the treatment of chronic pain and depression. Pharmacotherapy. 2007; 27: 1571–87.

[87] Dworkin RH, O'Connor AB, Backonja M, et al. Pharmacologic management of neuropathic pain: evidence-based recommendations. Pain. 2007; 132: 237–51.

[88] Gilron I. Gabapentin and pregabalin for chronic neuropathic and early postsurgical pain: current evidence and future directions. Curr Opin Anaesthesiol. 2007; 20: 456–72.

[89] Greisen J, Juhl C, Grofte T, et al. Acute pain induces insulin resistance in humans. Anesthesiology. 2001;

[90] Paqueron X, Boccara G, Bendahou M, et al. Brachial plexus nerve block exhibits prolonged duration in the elderly. Anesthesiology. 2002; 97(5): 1245–9.

[91] Guerriero F, Sgarlata C, Marcassa C, Giovanni Ricevuti G, Rollone M. Efficacy and tolerability of low-dose oral prolongedrelease oxycodone/naloxone for chronic non oncological pain in older patients. Clin Interv Aging. 2015; 10: 1–11.

[92] Nikolajsen L, Brandsborg B, Lucht U, Jensen TS, Kehlet H. Chronic pain following total hip arthroplasty: a nationwide questionnaire study. Acta Anesthesiol Scand. 2006; 50: 495–500.

[93] Brander VA, Stulberg SD, Adams AD, Harden RN, et al. Predicting total knee replacement pain: a prospective, observational study. Clin Orthop Relat Res. 2003; 416: 27–36.

[94] Andersen G, Vestergaard K, Ingeman-Nielsen M, et al. Incidence of central post-stroke pain. Pain. 1995; 61: 187–93.

[95] Jensen TS, Rasmussen P. Phantom pain. In: Wall PD, Melzack R, editors. Textbook of pain. Edinburgh: Churchill-Livingstone; 1994. p. 651–65.

[96] Beri'c A, Dimitrijevi'c MA, Lindblom U. Central dysesthesia syndrome in spinal cord injury patients. Pain. 1988; 34: 109–16.

[97] Melton LJ, Dyck PJ. Epidemiology. In: Dyck PJ, Thomas PK, Asbury AK, et al., editors. Diabetic neuropathy. Philadelphia: Saunders; 1987. p. 27–35.

[98] Lipson S. Spinal-fusion surgery—advances and concerns. N Engl J Med. 2004; 350(7): 643–4.

[99] Deyo RA, Nachemson A, Mirza SK. Spinal-fusion surgery—the case for restraint. N Engl J Med. 2004; 350(7): 722–6.

[100] Cohen SP, Larkin TM, Barna SA, et al. Lumbar discography: a comprehensive review of outcomes studies, diagnostic accuracy, and principles. Reg Anesth Pain Med. 2005; 30(2): 163–83.

[101] Allegri M, Montella S, Salici F, Valente A, et al. Mechanisms of low back pain: a guide for diagnosis and therapy [version 1; referees: 3 approved] F1000 Research 2016, 5(F1000 Faculty Rev): 1530 Last updated: 28 Jun 2016.

[102] Singh V, Piryani C, Liao K. Role of percutaneous disc decompression using coblation in managing chronic discogenic low back pain: a prospective, observational study. Pain Physician. 2004; 7: 419–25.

[103] Deer T, Chapple I, Classen A, et al. Intrathecal drug delivery for treatment of chronic low back pain: report from the national outcomes registry for low back pain. Pain Med. 2004; 5(1): 6–13.

[104] Taylor RS, Van Buyten JP, Buchser E. Spinal cord stimulation for chronic back and leg pain and failed back surgery syndrome: a systematic review and analysis of prognostic factors. Spine. 2005; 30(1): 152–60.

[105] Patel VB, Manchikanti L, Singh V, Schultz DM, et al. Systematic review of intrathecal infusion systems for long-term management of chronic non-cancer pain. Pain Physician. 2009; 12(2): 345–60.

[106] Faclier G, Kay J. Cervical facet radiofrequency neurotomy. Tech Reg Anesth Pain Manage. 2000; 4(3): 120–5.

[107] Dreyfuss P, Halbrook B, Pauza K, et al. Efficacy and validity of radiofrequency neurotomy for chronic lumbar zygapophysial joint pain. Spine. 2000; 25: 1270–7.

[108] Manchikanti L. Chronic low back pain in the elderly: part I. Am J Pain Manage. 1997; 7(3): 104–17.

[109] Manchikanti L. Chronic low back pain in the elderly: part II. Am J Pain Manage. 1997; 7(4): 133–45.

[110] Mathis JM, Barr JD, Belkoff SM, et al. Percutaneous vertebroplasty: a developing standard of care for vertebral compression fractures. AJNR Am J Neuroradiol. 2001; 22: 373–81.

[111] Sesay M, Dousset V, Liguoro D, et al. Intraosseous lidocaine provides effective analgesia for percutaneous vertebroplasty of osteoporotic fractures. Can J Anesth. 2002; 49: 137–43.

[112] Jensen ME, Evans AJ, Mathis JM, et al. Percutaneous polymeth-ylmethacrylate vertebroplasty in the treatment of osteoporotic vertebral body compression fractures: technical aspects. Am J Neuroradiol. 1997; 18: 1897–904.

[113] McKiernan F, Faciszewski T, Jensen R. Quality of life following vertebroplasty. J Bone Joint Surg. 2004; 86(12): 2600–6.

[114] Dougherty P, Staats P. Intrathecal drug therapy for chronic pain: from basic science to clinical practice. Anesthesiology. 1999; 91(6): 1891–2003.

[115] Toliver KT, Berger JM, Pardo ES. Review of herpes zoster. Semin Anesth. 1997; 16(2): 127–31.

[116] Manabe H, Dan K, Hirata K, et al. Optimum pain relief with continuous epidural infusion of local anesthetic shortens the duration of zoster-associated pain. Clin J Pain. 2004; 20(5): 302–8.

[117] de Moragas JM, Kierland RR. The outcome of patients with herpes zoster. AMA Arch Derm. 1957; 75: 193–6.

[118] Pardo ES, Berger JM, Toliver KT. Post herpetic neuralgia. Semin Anesth. 1997; 16(2): 132–5.

[119] Kotani N, Kushikata T, Hashimoto H, et al. Intrathecal methyl-prednisolone for intractable postherpetic neuralgia. N Engl J Med. 2000; 343(21): 1514–9.

[120] Edmunds WJ, Brisson M. The effect of vaccination on the epidemiology of varicella zoster virus. J Infect.

2002; 44(4): 211-9.
[121] Abram S. Treatment of lumbosacral radiculopathy with epidural steroids: clinical concepts and commentary. Anesthesiology. 1999; 91(6): 1937-41.
[122] Rowlingson J. Epidural steroids in treating failed back surgery syndrome. Anesth Analg. 1999; 88: 240-2,
[123] Fredman B, Nun M, Zohar E, et al. Epidural steroids for treating "failed-back surgery syndrome." is fluoroscopy really necessary? Anesth Analg. 1999; 88: 367-72.
[124] Kennedy PGE. Zoster sine herpete. Neurology, 2011; 76(5): 416-7.

29. ICU管理

罗纳德·波尔丁（Ronald Pauldine）

背景

任何成人重症监护医学的医护工作者都有可能在日常诊疗工作遇到老年患者。从这个意义上说，所有的重症监护医师都会进行"老年重症治疗"。然而，这一差异化患者群体往往受到许多复杂因素影响。事实上，很难准确定义老年危重症患者的临床诊疗活动。本书第二部分和第三部分讨论的老年生理学、老年药理学和常见并发症是学习ICU老年患者诊疗的一个极好的起点。除了这些基本原则，老年重症诊疗的简单框架应囊括以满足老年人需求为基础的以患者和家庭为中心的临床诊疗概念。该医疗过程应包括对年龄、并发症（包括常见的老年性综合征）及可获得的最佳医学证据的透彻考虑。重要的是要确定一个疗程或治疗干预的目标，其中包括对预期结果的准确评估，对患者及其家庭价值观的理解，并认识到老年人医源性并发症发生的频率、严重程度及其他任何治疗风险均会增加。重症监护专业的医师必须意识到，患者的治疗目标可能会根据其价值观和认知不同而不同，甚至在同一次诊疗过程中也可能不同。对于许多老年患者来说，主要的治疗目标包括改善或维持功能、保持一定程度的自理能力、减轻疼痛和控制症状。越来越多的研究强调老年危重患者的预后，而有可靠的数据来源的基础治疗建议及能为患者和家属提供预后指导的相关研究却很少。本章将探讨老年重症监护病房的使用，重症老年患者治疗结果包括关于老年综合征的影响，并讨论老年人重症诊疗方面的知识空白。

就诊、分诊和结局

在为老年重症患者提供治疗时，确定谁能从重症监护中受益是存在很大的困难，且在很大程度上是个未知的问题。哪种患者能在提供更高水平的护理、监测或治疗的重症监护病房（ICU）的医疗环境下获得较好的或可接受的结果？或者，哪些入住ICU的患者不仅不能获得明显的好处，反而会增加成本，甚至造成伤害？了解证据中潜在的局限性有助于对这些问题的考量。老年患者在ICU的治疗效果不易统计。需要仔细研究临床实验的流程设计及终点选择。目前随机对照试验的结果很少。许多已发表的文献包括队列研究都需要考虑实验本身的内在偏倚，只能作为假设研究的结果。较早的研究主要关注ICU或住院死亡率。这些终点对于衡量重症老年患者愈后的价值有限，通常对于这些老年患者最有意义评价标准应该是自理能力或机体功能的恢复。近期有针对出院后不同时期的死亡率的研究，但这些研究终点仍未能反映出任何功能性残疾的存在和程度。除了死亡率外，老年患者在罹患急危重症之前通常还存在严重的基础疾病。随着时间的推移，这些疾病有其自身的死亡率，因此对照组的选择尤为重要。一些研究试图对比入住ICU与年龄调整后的未入住ICU的住院患者的疾病严重程度，而另一些研究则对比评估ICU幸存者与年龄调整后的一般人群的总体死亡率。严重程度对功能的影响同时受到先天性功能残疾的干扰。一些研究试图通过使用健康相关生活质量（HRQOL）调查量表来评估结果。但这些研究结果因为容易受到幸存者偏见和代理人回忆偏见的影响而值得质疑[1]。越来越多的研究使用了包括可用的细节数据的固有限制性数据库[2]。使文献解读复杂化的其他因素包括报告结果、ICU的类型、患者类型、流程、老年年龄的定义、数据收集时间的不同，以及缺乏区分住院（ICU）死亡率与长期生存率[3]。考虑到这些局限性和注意事项，正文提出了危重老年患者治疗的一些切实可行的方案，并建议了一些能进一步进行研究的方向。

尽管老年人在美国人口中所占比例不高，但他们占据了美国所有ICU床位的一半以上[4]。老年人获得重症监护资源的方式、接纳老年人进入重症监护室的决定及治疗结果的不同与复杂隐匿的临床路径相关。患者、家庭、代理人、重症监护提供者、地域和本地实践模式及与年龄相关的偏见等许多因素都与结果有息息相关的联系[5,6]。同时，治疗结果还很大程度上受特定疾病状态、并发症，老年综合征以及高龄的影响。对于患者及其家属来说，什么样的结果是可以接受的，这是一个经常发生变化的问题，从而进一步影响了其复杂性[7]。

目前老年群体的持续增长是一个值得关注的问题，对医疗资源及有限的重症医疗资源的需求也将出现前所未有的增长[8]。由于心血管和癌症领域医疗的发展，许多老年患者相关疾病的死亡率降低、寿命延长。随着"微创"或"减创"治疗方式包括经导管心脏瓣膜置换术的迅速发展，复杂血管病变的血管内治疗选择越来越多，腹腔镜或机器人手术有可能为既往认定的手术风险大的患者提供更多的选择，并进一步加大对ICU病床的需求。这些发展在一定程度上推动了美国重症医疗能力的提高，现有重症床位从2000年的67 579张增加到2010年的77 809张[9]。然而，最近的数据表明，老年患者对ICU资源消耗的持续增加可能并非普遍现象。毫无疑问这个问题要复杂得多。

来自不同国家和医疗系统的一些现有研究表明，老年患者人数的增加并不一定会导致进入重症监护室的人数相应增加。多彻蒂（Docherty）等人研究了2005年至2009年苏格兰老年患者进入重症监护室的数据[10]，发现在研究期间，老年患者的入院人数显著减少。有趣的是，入住重症监护病房的老年患者的并发症与年轻患者相似，这表明并发症的程度可能决定了诊疗结果。作者还注意到在年龄最大的队列中器官支持措施使用减少，包括肾替代治疗的减少，并强调了有基础疾病非手术患者的高死亡率。尽管预期老年患者的死亡率会增加，但25%的确诊为肺炎的患者和45%的急诊腹部手术患者在之后的12个月内的自理能力的丧失是合理的。我们很难知道报道的住院人数的减少是否与准确适当的分诊、ICU治疗及年龄相关的医疗配给的成功有关。

舍丁（Sjoding）等人研究了美国重症医疗的使用趋势，称1996年至2010年重症监护的入院率下降了29.2%[11]。心血管疾病的入院率下降，而感染性疾病的入院率上升，脓毒症成为ICU入院的主要原因。这一发现表明脓毒症日益增加地成为威胁老年人健康的主要原因。因为脓毒症的老年幸存者似乎远期不良预后的风险增加[12]。与苏格兰研究的结果相反，在研究期间，器官功能障碍及使用器官支持治疗变得更加普遍。

尽管关于ICU分诊的共识建议，年龄不应该是分诊决策的唯一因素，但仍有证据表明年龄可能起一定作用[13]。对法国15个急诊科就诊的29名ICU管理患者的ICU分诊分析表明，ICU资源的使用存在很大差异[14]。少数符合ICU入院标准的老年患者实际入院率为5.6%~38.8%。安徒生（Andersen）等人研究了挪威80岁老人的分诊报告，认为拒绝ICU入院的比率为30%[15]。参与评估的医师列出了患者拒绝入住ICU的主要原因，包括高龄、功能低下和病情严重性。对于未分到ICU的患者，被认为获益不佳，主要因素包括年龄、男性、大学医院护理站、并发症较少和疾病严重程度较低。然而，这项研究确实表明了这样一种趋势，即医护人员在确认患者进入ICU治疗前通常会评估患者前期治疗反应，并了解更多后期治疗局限性相关的信息。在这项研究中，83%的非存活者有治疗局限性的记录，其中64%的患者又在分诊后2天内死亡。有些人将不是及时明确的转入治疗策略称为"ICU试验"[16]。挪威的相关数据还显示，大量的中级医疗资源主要集中在大学医疗中心。这可能会导致患者被建议从没有中级医疗资源的医疗机构转出，导致一般的医疗机构整体较低的ICU收治率。有研究表明，在医疗资源有限的情况下，年龄增大可能是拒绝ICU入院的重要因素[17]。进一步治疗的方向同样可能导致转入ICU的患者减少[18]。然而澳大利亚和新西兰的相关研究则持有相反的观点：其高龄的老年人的ICU入院率和资源利用率反而有所增加[19]。从慢性护理机构入院的高龄患者常合并更多的基础疾病，入院时病情更严重，然而接受机械通气治疗的可能性反而较小。高龄患者住院时间更长，ICU和住院死亡率更高，更有可能被转入长期护理机构。德国一项针对非老年人的ICU住院研究显示，ICU和医院死亡率分别为18.3%和30.9%，1年生存率为34.9%。功能恢复的相关数据未见报道[20]。

福克斯(Fuchs)等人[21]研究了ICU床位数、疾病急性程度及老年非计划性ICU入院的预后之间的关系。这项回顾性观察性队列研究通过观察增加ICU床位产生的影响（通过新增一个医疗单元）。研究发现，床位增加导致ICU住院人数增加，患者疾病急性程度降低，粗死亡率降低，并改变了28天死亡率。然而，ICU幸存者的1年生存率没有变化。

勒罗尔(Lerolle)等人报道了在法国的一个外科教学医院ICU中向老年重症患者提供的治疗方法的积极性变化[22]。与1992～1995年住院的老年患者相比，2001～2004年住院的老年患者接受了更高强度的治疗和生命支持。然而，这两个组并不相同，因为2001～2004年组在发病时疾病的急性程度更高，患者在病前的功能丧失较少。ICU的存活率分别为65%和64%，但是当存活率根据观察与预期死亡率比例进行调整后，积极治疗组的存活率明显提高。然而，疾病严重程度和发病前生理功能水平对整体预后产生的影响不明，仍导致结果值得怀疑。

如前所述，年龄可能会决定ICU的收入，但年龄似乎也会影响入院后的医疗过程。安徒生等人[14]的研究指出，限制性生命支持治疗对是否决定进行积极治疗（包括进入重症监护）具有明显的影响。尽管这种局限性的治疗在严重的并发症、慢性衰退性、严重急性疾病的情况下可能非常合适。但有证据表明，仅高龄就可能影响限制生命维持疗法的决定。特恩布尔(Turnbull)等人报道了一组老年轻度急性呼吸窘迫综合征患者的前瞻性队列研究[23]。在控制了院前功能状态、并发症、疾病的初始严重程度和日常器官功能障碍评分差异之后，每年长10岁，生命支持疗法出现新限制的可能性增加24%。这一发现表明，急性疾病发作期间病情的恶化可能会影响限制性治疗的决定，但这并不是唯一的影响因素。动态的评估对治疗方案的决定也有影响，因为患者一开始入院时一般没有治疗限制。限制性治疗与预后相关，因为有新的治疗限制，患者在ICU出院时存活率为14%，在实施限制性治疗后，患者的死亡率几乎为70%。这些结果因为医师对临床病程的评估准确程度，或者护理人员和代理人的年龄产生的偏移影响，尚不清楚。

虽然人们普遍认为，在许多情况下，年龄的增长与死亡率的增加有关，但其他与年龄相关因素可能会影响医护人员接纳老年患者进入ICU的决定。医护人员可能不会完全理解患者接受积极的、有创的治疗的意愿[24]。此外，一些老年患者可能愿意接受严重疾病后更大程度的功能残疾，但这在急性疾病发作前和需要紧急治疗之前并不容易预测[25]。从以上讨论中可以清楚地看出，ICU 入院与患者的选择及疾病的严重程度均存在很大变化。地域似乎也起有很大的影响。奇尔哈特（Tschirhart）等人发现，在生命最后阶段使用是否采取积极治疗受到地区差异的严重影响，以医院治疗强度指数（HCI）反映。HCI 是根据转诊地区患者每次住院的平均住院天数和就诊次数与全国平均值的比率计算得出的[26]。该研究中涉及的积极治疗措施只要指许多与 ICU 相关的常见干预措施，例如插管、机械通气、胃造口术管插入、肠内或肠外营养、心肺复苏和气管切开术。在评估生命的最后 6 个月接受了更多治疗的高 HCI 患者的个人医疗、社会和功能特征后等因素后，HCI 仍然是一个重要影响原因。温施（Wunsch）等人研究了在临床中的其他变量。他们观察了医疗保险受益人在择期手术（包括食管切除术、胰十二指肠切除术、膀胱切除术、开腹主动脉瘤修补术或血管内主动脉瘤修补术[27]）后重症医疗资源的使用情况。年龄与食管切除术、膀胱切除术和胰十二指肠切除术后 ICU 收治率独立相关，但与开放性或血管内 AAA 修复术后 ICU 收治率无关。目前还不清楚为什么年龄与 AAA 级修复的 ICU 入院无关，但它可能与 ICU 的常规医疗路径有关。在这些手术中，年龄与所有这些手术的并发症和医院死亡率的增加有关。另一篇文章指出，老年外科手术患者术后常规进入 ICU 治疗并没有降低死亡率[28]。ICU 资源使用并不局限于外科手术人群。阿德蒙（Admon）等研究了因充血性心力衰竭、急性心肌梗死、卒中、肺炎、慢性阻塞性肺疾病恶化或关节置换术治疗的髋部骨折住院的老年患者[29]。这项研究将医院 ICU 分为低、中、高配置。不同医院之间不同入院诊断患者的 ICU 的入住率也有很大的差异，但是医院内部是一致的，这表明医院的临床实践是 ICU 资源的主要使用者。作者提出了许多可能导致临床实践差异的因素，包括医院政策、临床规范、路径及可能的经济原因。此外，护理技能水平、护患比、下一级病房的可用性等因素可能会影响医院的临床路径。

目前对影响老年患者 ICU 预后的因素的关注点已从仅将年龄作为和疾病严重程度相关的最大变量，发展为将患者的病前功能状态作为主要关注点。贾亚民（Djaiani）和里德利（Ridley）证明，与 70～85 岁的患者相比，85 岁以上的患者 1 年的存活率明显下降[30]。除了年龄之外，疾病的诊断类型和严重程度也是 1 年生存率的独立预测因素。索姆（Somme）等人认为年龄不是短期 ICU 生存的最佳预测因素[31]。他们对法国一所大学的重症监护病房收治的 410 名 75 岁以上的老年患者进行了为期 2 年的跟踪调查。该研究分了 3 组：年龄较大（75～79 岁）、年龄非常大（80～84 岁）和年龄最大（85 岁以上）。这些组的 ICU 存活率分别为 68%、75% 和 69%，3 个月存活率分别为 54%、56% 和 51%。在 ICU 中存活下来的患者的死亡率远远高于年龄匹配的普通人群对照组。然而，出院 1 年后，这些差异显著降低。APACHE Ⅱ 评估的疾病急性程度是与 ICU 死亡相关的唯一变量。入院前的年龄和活动受限是确定的长期生存的唯一决定因素。针对 817 名 65 岁以上进行了至少 48 小时机械通气的患者的研究也支持了这些结果。在这项研究中，年龄、功能状态和既往疾病与 2 个月的死亡率增加有关[32]。

轩尼诗（Hennessy）等人的一篇综述强调了研究中的异质性问题。他们在 16 项研究中回顾了与功能状态和健康相关的生活质量（HRQOL）相关的结果[3]。总体结果好坏参半。有 10 项研究显示患者的 HRQOL 相对较好，对治疗结果总体满意，或与发病前状态无明显变化，3 项研究显示入院前和出院后功能无显著差异。2 项研究反映了 ICU 幸存者的功能状态下降，但仍有一定的生活质量。1 项只关注身体功能恢复的研究发现，HRQOL 降低，但不包括主观评估。

卡斯伯特森（Cuthbertson）等人对苏格兰一家重症监护病房收治的 300 名患者进行了为期 1 年的跟踪调查[33]。他们使用了一个有效的量表来评估 HRQOL。64 岁以上的患者占所有研究患者的36%。据报道，64岁以上的幸存者的生理和心理健康得分在3个月和6个月时下降，但在1年后逐渐恢复到发病前的水平。心理健康评分在3个月时下降，在6个月时恢复到病前水平。所有入住ICU的患者的评分均显著低于普通人群对照数据，表明在入住ICU前患者的基础功能水平就较低。综上所述，生活质量至关重要，但客观功能的轻微下降未必会转化为患者的主观不满[25]。

近期相关研究显示，当将老年入住ICU的情况分为择期术后进入及急诊医疗或紧急外科进入，两者的结果对比似乎有显著差异[8,34]。巴什(Bagshaw)等人调查了来自澳大利亚和新西兰57个ICU的120 123例入院病例。在这些病例中，计划手术是80岁以上患者重症监护入院的主要指征。ICU死亡率为12%，住院死亡率为25%。72%的幸存者出院回家[19]。来自荷兰的一项研究报告显示，计划手术的老年患者1年生存率为57%，其中75%的患者术前就可以自行居家生活[34]。值得注意的是，选择进行择期手术的老年患者可能已经存在一种选择偏差，因为这些老年患者入组前即被评估认定有条件接受所制定的手术。相比之下，急性医学诊断和计划外的手术入院的结果要差得多，某些组别的死亡率高达80%[34,35]。

机械通气似乎与长期的不良预后相关。机械通气超过96小时的高危手术后的老年患者1年的死亡率增加，许多患者可能会长期住院或转至长期急性护理机构(LTAC)[36]。巴尔纳托(Barnato)等研究了机械通气对功能预后的影响。重要的是，本研究测量了入院前的功能状态，并且结果表明，与不需要机械呼吸机支持的患者相比，老年ICU患者的机械通气需求与1年后的更严重残疾相关[37]。对比未入住ICU的对照组，从ICU出院的医疗保险受益人似乎在出院后的前3年死亡率增加，前6个月时风险最高。接受机械通气的ICU幸存者和需要高级护理的所有医院幸存者的死亡风险增加[38]。所有ICU幸存者6个月的死亡率为14%，而接受机械通气者的死亡率为30%。出院到护理机构的幸存者6个月的死亡率为26%。莫伊特拉(Moitra)等人研究了ICU住院时间对死亡率的影响，报告了ICU住院时间与1年死亡率之间的关系[39]。重要的是，这种影响对于所有不需要机械通气的患者都存在。此外，40%的重症监护资源在ICU以不成比例消耗趋势，导致11%的患者需要在ICU治疗1周或更长时间。

据报道，严重脓毒症的老年患者比非脓毒症患者的认知障碍和功能受限的发生率要高得多[12]。已有研究表明，危重症可加速与已存在的老年综合征相关的残疾的进展。在一项脓毒症幸存者的研究中，伊瓦希纳(Iwashyna)等人发现低体重指数、跌倒、失禁、视力丧失、听力丧失和急性疼痛的发生率增加。当将脓毒症后这些后遗症与脓毒症前的前瞻性测量结果相比较时，只有BMI降低程度比脓毒症前预测的幅度大[40]。这一发现质疑了危重症是否会导致潜在残疾的加速，或者这是否更能表明了残疾的自然进展。因此，在评估危重症与既往疾病恶化之间的关系时，应考虑危重症后的疾病发展，并强调准确评估急症前功能限制的情况，并了解基础病情、急性疾病和长期预后之间的复杂关系。

预测重症患者功能恢复是很重要并且值得进一步研究的领域。普遍认为，老年ICU幸存者经常出现残疾的增加，并不能保证恢复到疾病前的认知和生理功能水平[41]。恢复通常是一个漫长的过程[42]。费特尔(Ferrante)等人对754名70岁以上的社区居民进行了为期14年的跟踪调查[43]。这些人每月接受13项功能活动的筛查。在这一队列中，302名受试者有ICU入院经历，共计ICU入院388次。其中186名患者(219次ICU入院)在首次出院后评估时存活下来。6个月后，有114例(52.3%)的患者恢复了正常生活，功能恢复的程度等于或少于入ICU之前的残疾评估程度。69例存活患者(31.7%)残疾加重。35例(16.1%)患者在ICU出院后6个月内死亡。听力障碍和视力障碍与功能恢复的可能性降低密切相关。功能自身使用率越高，BMI越高，功能恢复的可能性越大。目前尚不清楚针对这些因素的干预措施是否会影响结果。

埃兰特（Heyland）等人报道了一种临床预测模型的开发，该模型用于评估ICU入院后1年的生存率和功能表现[44]。对加拿大22个ICU收治的434名80岁或80岁以上的患者随访了1年，采用临床虚弱量表和姑息性表现量表评分。在ICU出院后的第1年，死亡率为50%，只有29%的患者从危重病中恢复过来，其姑息性表现量表大于60。与康复相关的因素包括已婚、有急诊冠状动脉搭桥或瓣膜置换手术的既往病史、基线姑息性表现量表分数较高。恢复差的预测因素包括男性、卒中的既往病史、APACHE Ⅱ所测得的较高疾病急性度、Charlson并发症指数所测得的更广泛的并发症以及临床虚弱量表所测得的更大的虚弱。对于许多危重患者及其家属来说，早期的姑息治疗会诊可能有助于促进沟通、理解和讨论护理目标、帮助减轻痛苦和支持家庭成员。第31章详细讨论了对老年人的姑息治疗。

老年综合征

老年综合征是老年人正常生理性衰老、慢性疾病和功能应激之间复杂相互作用的结果。常见的综合征包括跌倒、尿失禁、虚弱、行动不便和认知障碍[45]。目前的理解是有限的，并且由于对特定症状的不同定义和不同的评估方法而变得更加复杂[46]。一般而言，老年综合征的出现和发展与生活质量下降和依赖性增加有关。这进一步增加了应对刺激和不良事件（如危重症、创伤和外科手术）的脆弱性。越来越多人关注到在将衰弱作为老年综合征的各种临床状况的预后指标[47]。最近已就ICU入院患者对预后的影响进行了探讨。

虽然定义不同，但虚弱可以根据常见的临床表现来评估，包括跌倒、谵妄和突然动不了。肌肉无力可能与肌肉量减少及多发性伤害（包括视力或听力下降的感觉障碍以及认知障碍）有关。社区的虚弱评估通常包括步态速度的评估或定时起床和行走测试[45]。这些评估可能在择期手术的术前评估中有用，但它们无法在大多数ICU入院时的紧急情况下进行。通常与虚弱相关的评估包括营养状况、体力活动、活动能力、能量、力量、认知、情绪和心理社会支持性。有许多评估工具可供使用，但所需数据收集的复杂性和对特殊培训的需要是临床实施的主要障碍。例如，虚弱指数包括92项评估。亦有更简短的问卷，如PRISMA 7、加拿大健康与衰老临床虚弱量表，或临床评估工具，如Fried等人提出的表型定义[48-50]。Fried的评估将虚弱定义为3种或3种以上的因素，包括握力下降、自我疲劳感、体重减轻、缓慢的步行速度或低体力活动[50]。对危重病患者虚弱的替代评估已被报道，包括院前功能状态评估、认知障碍评估和护理设备评估。在65岁以上的人群中，大约一半的人肌肉质量和力量明显下降。这被认为是由于年龄相关的变化，被称为肌肉减少症。多项研究表明，肌肉减少症与虚弱有关。肌肉减少症的病因包括废用性萎缩、炎症、营养缺乏和内分泌功能改变。在功能上，肌肉减少症表现为进行性衰弱、疲劳、步态速度下降和长距离行走困难。危重症常伴有严重的炎症过程、蛋白质分解代谢增加和制动，增加了老年人ICU获得性虚弱的发生风险。肌肉减少症的替代测量，包括对肌肉大小的影像学评估，也被用来评估虚弱[51,52]。

在ICU患者中，虚弱与不良预后相关，包括非心脏手术、心脏手术和计划外的ICU入院。虚弱与30天内死亡率、发病率的增加以及血管内和开放腹主动脉修复术后并发症的抢救失败有关[53]。在加拿大6所教学型ICU中，32.8%的患者存在衰弱。年龄大、女性、并发症更多、生活上依赖性更大的患者更有可能被评估为体弱。虚弱与住院死亡率和1年死亡率增加有关。体弱的ICU患者经历了更多的重大不良事件，并且更容易出现功能依赖[54]。一项对1 000多名患者进行的多中心队列研究表明，临床虚弱评分越高，3个月和12个月死亡率越高，IADLs得出的残疾概率越大，报告的HRQOL越低[55]。有趣的是，在这项研究中，超过一半的临床虚弱患者年龄在65岁以下。与非体弱多病的老年人相比，住进ICU的体弱多病的患者的死亡率也更高[56]。临床虚弱评分在预测死亡率方面可能比经常使用的危重症老年人疾病严重程度评分系统更准确，或有助于改善传统风险模型的性能[57,58]。虚弱的存在意味着更大的疾病负担和预期寿命的降低。对于根据出院后4天之内测得的Fried虚弱指数诊断为虚弱的患者，出院后6个月内死亡率会相应增加[59]。与其他ICU患者相比，择期心脏手术后入住ICU的老年患者的预后较好，但虚弱与心脏手术后死亡率、发病率和功能依赖性增加有关[60,61]。在一些ICU患者中，老年评估包括虚弱评估已被应用，并且可能与那些面临择期手术的患者特别相关[62,63]。有证据表明，运动和营养有助于改善社区居民的身体虚弱的情况[64,65]。针对肌肉进一步丧失的治疗，如早期活动和早期营养优化，是提高住院和ICU住院愈后的有效策略。

谵妄

术后谵妄在本书第30章有详细讨论。本节将回顾与ICU相关的谵妄。谵妄是指急性发作的大脑功能改变，包括精神状态波动，注意力不集中，思维混乱或意识紊乱[66]。谵妄的病理生理学仍不清楚。目前的观点认为，兴奋性多巴胺系统与抑制性γ-氨基丁酸（GABA）和乙酰胆碱系统之间的神经递质的失衡会促使谵妄的发生[67]。炎症介质（肿瘤坏死因子和白细胞介素-1）的影响、脑血流量减少、低氧血症、电解质和代谢紊乱，以及中枢活性药物的影响，包括镇静剂、催眠剂、止痛药和抗胆碱能药等均可能会造成危重症患者的精神状态的改变。危重症中谵妄的发展可能是多因素的，神经递质功能紊乱和脑储备减少的直接或共同表现为对各种病理或药理学损伤的易感性增加。对于ICU的患者，谵妄是一个普遍的问题，在机械通气中80%的成年患者会受此影响[68]。谵妄表现为3种运动类型，包括躁动型、安静型和混合型。躁动型谵妄与激动、好斗行为或冲动幻觉有关。在ICU中，躁动型谵妄患者占谵妄患者的少数[69]。安静型谵妄是老年患者较常见的类型。这些患者通常看起来安静，但实际上更容易表现出思维混乱和注意力不集中。第三类患者可能同时表现为躁动和安静。这被定义为混合型谵妄。一项对ICU患者进行的队列研究评估了各种类型谵妄的患病率，发现躁动型占5%，安静型和混合型各占45%。不同类型的谵妄与预后相关，一项研究表明，在择期外科手术后进入ICU的安静型谵妄患者死亡率更高[70]。ICU谵妄的诊断具有挑战性，因为其临床表现的差异和安静型谵妄的普遍存在，常常使患者表现为舒适的休息状态。为了防止漏诊，有必要进行系统性的筛查[71]。

ICU中的谵妄通过使用有效的评分系统进行评估。首选工具包括ICU意识模糊评估法（CAM-ICU）和重症监护谵妄筛查表（ICDS）[68]。这些评估方法已在ICU患者中证实可以应用于机械通气患者或非机械通气患者。与美国精神病学协会公布的诊断标准相比，它们已显示出较高的可靠性、敏感性及特异性[72-74]。ICU患者谵妄与许多不良预后有关，包括死亡率升高、机械通气时间延长、住院时间延长、护理费用增加和长期认知障碍。在许多研究中，谵妄的存在和持续时间与死亡率有关[75,76]。最近的一项荟萃分析表明，这种频繁报道的相关性可能有待考究[77]。这项研究包括减少谵妄的护理与标准护理相关的随机试验。干预组较低的谵妄发生率并没有导致短期死亡率的降低。前瞻性队列研究表明，谵妄持续时间的增加与长达12个月的认知障碍之间相关[78,79]。米尔布兰特（Milbrandt）等人报告说，有一次或多次谵妄发作的患者住院总费用增加了40%。谵妄的严重程度也与住院费用增加有关[80]。谵妄发作可能会带来不同的风险。有证据表明，与谵妄相关的预后差异在停止使用镇静药物后迅速逆转[81]。在102名医学ICU患者的前瞻性队列研究中，Patel等报道了与持续性谵妄患者相比，快速可逆型谵妄患者的呼吸机使用时间、ICU和住院时间均较短,1年死亡率较低[81]。谵妄状态是指由CAM-ICU评估确定,在终止镇静药物后2小时或更长时间内存在持续性谵妄状态。有人提出了许多谵妄的危险因素[74,82]。一般来说,危险因素可分为患者易感因素和ICU环境下治疗诱发的获得性因素。最主要的患者自身的危险因素包括先前存在的痴呆症、高血压既往史、酒精中毒史、昏迷及入院时的疾病急性程度高。(尽管最近的研究不支持疾病的严重程度、酒精使用或昏迷是增加谵妄风险的因素[68,83])。令人惊讶的是,年龄并不是ICU患者谵妄的重要危险因素,但与ICU以外的患者有很强的相关性[68]。与治疗相关的危险因素包括苯二氮䓬类药物、抗胆碱能药物和阿片类药物[74]的使用。一项研究表明休克状态下血管加压和心肌支持时使用的多巴胺,显示出与谵妄发病率增加有很强的相关性,但该研究存在多种混杂因素[84]。但在此研究中,对疾病严重程度进行调整后,这种相关性仍然存在。值得注意的是,许多与谵妄相关的不良预后是没有因果证据关联的。人们很容易接受这样一种观点,即减少谵妄的发生或持续时间将给预后带来好处,但这远未得到证实。尽管如此,了解预防或对既定谵妄进行治疗干预似乎是明智的。一般来说,预防或治疗谵妄措施可分为药物治疗和非药物治疗。ICU患者的干预措施是混合的。在非心脏手术患者中应用氟哌啶醇预防谵妄的试验表明,接受腹部手术患者的谵妄发生率下降[85]。一项对ICU患者进行的研究表明,间歇性静脉注射氟哌啶醇可以降低谵妄的发生率,缩短谵妄的持续时间[86]。但使用高剂量间歇性氟哌啶醇的随机对照试验显示,治疗组在存活或昏迷的天数上和无谵妄的对照组没有差异[87]。氟哌啶醇在混合ICU人群中的双盲安慰剂对照试验显示,氟哌啶醇对亚谵妄状态的患者预防转换为谵妄并无益处[88]。利培酮已被研究用于心脏外科患者作为预防药物,以减少谵妄的发生率,并可用于术后亚谵妄状态患者的早期干预[89,90]。这些试验报告显示,谵妄的发生显著降低。除了关注

预防谵妄的预防措施,其他还应避免使用促进谵妄发生的相关治疗。对于ICU的患者来说,经常关心的是止痛药和镇静剂的选择。越来越多的证据表明,苯二氮䓬类药物和深度的镇静治疗会增加谵妄发生的风险[74]。一项对106名危重患者的研究显示,将劳拉西泮与右美托咪定进行比较,发现使用右美托咪定组的患者较少出现谵妄和昏迷[91]。一项比较咪达唑仑与右美托咪定的多中心试验还显示,接受右美托咪定的患者谵妄发生率较低[92]。一项荟萃分析对比了7项将右美托咪定镇静与包括苯二氮卓和丙泊酚在内的标准护理进行比较的随机对照试验。因为这些实验存在高度的异质性,因此对研究结果的解读也有一定的限制。该分析结果显示,右美托咪定组谵妄发生率较低,但无统计学意义[93]。

有几项研究探讨了非药物治疗对谵妄发生率的影响,包括ICU的早期活动和改善睡眠卫生。Schweickert等人在医疗中心ICU患者的多中心随机对照试验中,将谵妄作为次要结果纳入了一项治疗干预,该干预包括每日镇静和物理治疗相结合。干预组的谵妄持续时间明显缩短[94]。由于环境的性质、急性疾病引起的正常睡眠结构的中断以及镇静药物的使用,ICU的睡眠卫生存在问题[95]。从这个方向考虑,右美托咪定可能比丙泊酚有优势。右美托咪定似乎可以保持正常的睡眠结构,而丙泊酚则不能[96,97]。据观察,严重脓毒症患者褪黑激素的正常昼夜释放量改变,术后有谵妄症状的ICU患者与无谵妄症状的相比,褪黑激素水平较低[98-100]。褪黑激素或褪黑激素拮抗剂的给药是另一种预防谵妄的方法,该方法试图解决睡眠不足的问题。数据好坏参半。令人沮丧的是,对睡眠质量改变似乎与谵妄的转变不一致[101]。镇静剂、睡眠和谵妄之间的相互作用是复杂的,且缺乏确切的数据[102]。

对已确立的谵妄的治疗是有争议的,而且现有的数据仍相互矛盾。目前的策略包括使用典型的抗精神病药物,如氟哌啶醇或非典型的抗精神病药物,如奥氮平、喹硫平和齐拉西酮[103-105]。

当在这种情况下使用抗精神病药物时,药物不良反应并不少见[106]。报告的不良反应包括QTc延长、嗜睡、药物引起的发热、中性粒细胞减少和室性心动过速。当采用药物治疗时,必须谨慎,以确保该药物在患者出院后不会继续被不适当的使用[107,108]。右美托咪定已被研究证实在临床可在躁动型谵妄患者拔管时应用。

ICU后护理

危重症与新发的身体和认知障碍有关,可能会长期不良后果的严重残疾。重症监护室综合征这一术语,已经被建议用来描述危重症时新发的身体、认知或精神健康状况及在住院治疗之后继续加重的损害[110]。身体损伤可能包括肺、神经肌肉或身体功能的问题。认知障碍可能表现为执行能力、记忆、注意力或反应速度的改变。可能有焦虑、急性应激障碍、抑郁或创伤后应激障碍等心理健康问题。如前所述,恢复自主能力是老年人治疗的一个重要目标。生理和功能储备的丧失使老年人在罹患严重疾病时面临特别高的致残风险。日常生活活动(ADLs)和工具性日常生活活动(IADLs)能力的丧失是ICU幸存者的一个主要问题。虽然随着时间的推移,残障的状态似乎有所改善,但有相当多研究表明,日常生活能力在一年内出现困难,包括新的日常生活能力残缺或先前残缺能力的恶化。

长期在ICU住院的患者通常被认为是"慢性危重病",其生理变化与免疫抑制、医疗获得性感染、营养不良、内分泌功能障碍、ICU获得性虚弱、认知功能障碍和创伤后应激障碍等因素有关[111]。慢性危重病的患病率随着年龄的增长而增加,在75~79岁人群中患病率最高[112]。慢性危重病患者标志性的需要长期机械通气。患者通常需要进行气管切开以帮助其脱机进入下一个疗程。由于危重患者一般不能参与医疗决策,医师提出的治疗建议常需要得到代理决策者的同意。不幸的是,代理决策者和护理提供者可能对转移到长期护理后的生存率、功能预后和生活质量抱有不现实的乐观预期[113]。更重要的是,医疗人员和家庭成员之间关于预期结果的沟通可能并不理想。由于持续性器官衰竭或其他因素,选择继续机械通气的危重病患者中,多达20%需要长期护理。其中许多患者,包括相当多的老年ICU幸存者,目前只能在急症护理医院之外的地方,包括专业的护理医院、康复医院和长期急症护理医院(LTAC),接受治疗护理。其中。关于使用ICU后护理的数据有限,但已知结果令人担忧。卡恩(Kahn)等人对1997—2006年医疗保险受益人使用LTAC情况进行了流行病学研究[114]。他们发现,从ICU转到LTAC机构的患者增加了,同时专业的护理和康复设施的使用也增加了。患者出院回家的人数相应减少,但死亡率相对不变。出院到LTAC机构的患者的1年死亡率为48.2%~52.2%。在那些转出的需要机械呼吸机支持的患者死亡率更高。建议提高LTAC利用的原因包括研究期间LTAC床位的增加及长期住院的患者从昂贵的短期的医院转移到LTAC接受复杂护理或呼吸机脱机的可能性增加。这项研究与其他研究一致,对LTAC模型在改善患者预后方面的功效提出了质疑。理想情况下,长期的急性护理可通过提供专业护理,使慢性危重老人受益[115]。确定最有可能受益的人群以及最有可能改善结果的具体预措施仍然是个问题。

我们知识的重大差距

用于指导危重症老年人护理的高质量文献有限。由普通ICU人群通过衰老的生理变化、器官功能的降低、器官储备的受损、对许多药物的药代、药效动力学的改变、基础并发症的相互作用推断的数据通常决定了临床治疗的方向。老年患者历来被排除在许多临床试验之外,这使人们对老年患者应用结果的可行性产生了疑问[116]。也有证据表明,循证疗法在老年人中常常未得到充分利用[117]。需要开发改进工具,帮助对危重老年人进行适当的分类，了解虚弱等老年综合征如何影响治疗反应和影响长期预后，以便更好地为患者和家属提供功能预后方面的咨询。这些问题的答案反过来可能会带来一个难题，即确定哪些老年患者能从进入重症监护病房中受益。现有大量数据表明，ICU老年幸存者经常会出现严重的残疾。理清ICU医疗的各个方面及与不良预后潜在的因果关系，寻找新的替代方案，发现促进康复的新疗法或干预措施，这些领域都需要进一步的探索。因为需要确认与各种状况相关的许多预后的因果关系，这确实不是一件容易的事情。例如，如果发现谵妄导致死亡率增加，预防或治疗这种情况的措施可以提高生存率。看起来是可行的，然而，谵妄是大脑储备减少的结果，避免或缩短谵妄发作的过程对生存没有影响。老年危重症后最严重的两种残疾是认知能力下降和行动能力受损。在这一领域确定可改善的危险因素和有效的治疗方法有可能对老年患者及其家庭产生很大影响[118]。

参考文献

[1] Baldwin MR. Measuring and predicting long-term outcomes in older survivors of critical illness. Minerva Anestesiol. 2015; 81(6): 650–61.

[2] Garland A, Gershengorn HB, Marrie RA, Reider N, Wilcox ME. A practical, global perspective on using administrative data to conduct intensive care unit research. Ann Am Thorac Soc. 2015; 12(9): 1373–86.

[3] Hennessy D, Juzwishin K, Yergens D, Noseworthy T, Doig C. Outcomes of elderly survivors of intensive care: a review of the literature. Chest. 2005; 127(5): 1764–74.

[4] Angus DC, Shorr AF, White A, Dremsizov TT, Schmitz RJ, Kelley MA, et al. Critical care delivery in the United States: distribution of services and compliance with Leapfrog recommendations. Crit Care Med. 2006; 34(4): 1016–24.

[5] Garrouste-Orgeas M, Boumendil A, Pateron D, Aergerter P, Somme D, Simon T, et al. Selection of intensive care unit admission criteria for patients aged 80 years and over and compliance of emergency and intensive care unit physicians with the selected criteria: an observational, multicenter, prospective study. Crit Care Med. 2009; 37(11): 2919–28.

[6] Philippart F, Vesin A, Bruel C, Kpodji A, Durand-Gasselin B, Garcon P, et al. The ETHICA study (part I): elderly's thoughts about intensive care unit admission for life-sustaining treatments. Intensive Care Med. 2013; 39(9): 1565–73.

[7] Frost DW, Cook DJ, Heyland DK, Fowler RA. Patient and healthcare professional factors influencing end-of-life decisionmaking during critical illness: a systematic review. Crit Care Med. 2011; 39(5): 1174–89.

[8] Nguyen YL, Angus DC, Boumendil A, Guidet B. The challenge of admitting the very elderly to intensive care. Ann Intensive Care. 2011; 1(1): 29. https://doi.org/10.1186/2110-5820-1-29.

[9] Halpern NA, Goldman DA, Tan KS, Pastores SM. Trends in critical care beds and use among population groups and medicare and medicaid beneficiaries in the United States: 2000–2010. Crit Care Med. 2016; 44(8): 1490–9.

[10] Docherty AB, Anderson NH, Walsh TS, Lone NI. Equity of access to critical care among elderly patients in Scotland: a national cohort study. Crit Care Med. 2016; 44(1): 3–13.

[11] Sjoding MW, Prescott HC, Wunsch H, Iwashyna TJ, Cooke CR. Longitudinal changes in ICU admissions among elderly patients in the United States. Crit Care Med. 2016; 44(7): 1353–60.

[12] Iwashyna TJ, Ely EW, Smith DM, Langa KM. Long-term cognitive impairment and functional disability among survivors of severe sepsis. JAMA. 2010; 304(16): 1787–94.

[13] Sprung CL, Artigas A, Kesecioglu J, Pezzi A, Wiis J, Pirracchio R, et al. The Eldicus prospective, observational study of triage decision making in European intensive care units. Part II: intensive care benefit for the elderly. Crit Care Med. 2012; 40(1): 132–8.

[14] Boumendil A, Angus DC, Guitonneau AL, Menn AM, Ginsburg C, Takun K, et al. Variability of intensive care admission decisions for the very elderly. PLoS One. 2012; 7(4): e34387.

[15] Andersen FH, Flaatten H, Klepstad P, Follestad T, Strand K, Kruger AJ, et al. Long-term outcomes after ICU admission triage in octogenarians. Crit Care Med. 2017; 45(4): e363–71.

[16] Leblanc G, Boumendil A, Guidet B. Ten things to know about critically ill elderly patients. Intensive Care Med. 2016; 43(2): 217–9.

[17] Sinuff T, Kahnamoui K, Cook DJ, Luce JM, Levy MM. Values ethics and rationing in critical care task force. Rationing critical care beds: a systematic review. Crit Care Med. 2004; 32(7): 1588–97.

[18] Orsini J, Butala A, Ahmad N, Llosa A, Prajapati R, Fishkin E. Factors influencing triage decisions in patients referred for ICU admission. J Clin Med Res.

[19] Bagshaw SM, Webb SA, Delaney A, George C, Pilcher D, Hart GK, et al. Very old patients admitted to intensive care in Australia and New Zealand: a multicentre cohort analysis. Crit Care. 2009; 13(2): R45.

[20] Becker S, Muller J, de Heer G, Braune S, Fuhrmann V, Kluge S. Clinical characteristics and outcome of very elderly patients >/=90 years in intensive care: a retrospective observational study. Ann Intensive Care. 2015; 5(1): 53.

[21] Fuchs L, Novack V, McLennan S, Celi LA, Baumfeld Y, Park S, et al. Trends in severity of illness on ICU admission and mortality among the elderly. PLoS One. 2014; 9(4): e93234.

[22] Lerolle N, Trinquart L, Bornstain C, Tadie JM, Imbert A, Diehl JL, et al. Increased intensity of treatment and decreased mortality in elderly patients in an intensive care unit over a decade. Crit Care Med. 2010; 38(1): 59–64.

[23] Turnbull AE, Lau BM, Ruhl AP, Mendez-Tellez PA, Shanholtz CB, Needham DM. Age and decisions to limit life support for patients with acute lung injury: a prospective cohort study. Crit Care. 2014; 18(3): R107.

[24] Hamel MB, Lynn J, Teno JM, Covinsky KE, Wu AW, Galanos A, et al. Age-related differences in care preferences, treatment decisions, and clinical outcomes of seriously ill hospitalized adults: lessons from SUPPORT. J Am Geriatr Soc. 2000; 48(5 Suppl): S176–82.

[25] Montuclard L, Garrouste-Orgeas M, Timsit JF, Misset B, De Jonghe B, Carlet J. Outcome, functional autonomy, and quality of life of elderly patients with a long-term intensive care unit stay. Crit Care Med. 2000; 28(10): 3389–95.

[26] Tschirhart EC, Du Q, Kelley AS. Factors influencing the use of intensive procedures at the end of life. J Am Geriatr Soc. 2014; 62(11): 2088–94.

[27] Wunsch H, Gershengorn HB, Guerra C, Rowe J, Li G. Association between age and use of intensive care among surgical Medicare beneficiaries. J Crit Care. 2013; 28(5): 597–605.

[28] Wunsch H, Gershengorn HB, Cooke CR, Guerra C, Angus DC, Rowe JW, et al. Use of intensive care services for medicare beneficiaries undergoing major surgical procedures. Anesthesiology. 2016; 124(4): 899–907.

[29] Admon AJ, Wunsch H, Iwashyna TJ, Cooke CR. Hospital contributions to variability in the use of ICUs among elderly Medicare recipients. Crit Care Med. 2017; 45(1): 75–84.

[30] Djaiani G, Ridley S. Outcome of intensive care in the elderly. Anaesthesia. 1997; 52(12): 1130–6.

[31] Somme D, Maillet JM, Gisselbrecht M, Novara A, Ract C, Fagon JY. Critically ill old and the oldest-old patients in intensive care: short- and long-term outcomes. Intensive Care Med. 2003; 29(12): 2137–43.

[32] Quality of Life After Mechanized Ventilation in the Elderly Study Investigators. 2-month mortality and functional status of critically ill adult patients receiving prolonged mechanical ventilation. Chest. 2002; 121(2): 549–58.

[33] Cuthbertson BH, Scott J, Strachan M, Kilonzo M, Vale L. Quality of life before and after intensive care. Anaesthesia. 2005; 60(4): 332–9.

[34] de Rooij SE, Govers AC, Korevaar JC, Giesbers AW, Levi M, de Jonge E. Cognitive, functional, and quality-of-life outcomes of patients aged 80 and older who survived at least 1 year after planned or unplanned surgery or medical intensive care treatment. J Am Geriatr Soc. 2008; 56(5): 816–22.

[35] Tabah A, Philippart F, Timsit JF, Willems V, Francais A, Leplege A, et al. Quality of life in patients aged 80 or over after ICU discharge. Crit Care. 2010; 14(1): R2.

[36] Nabozny MJ, Barnato AE, Rathouz PJ, Havlena JA, Kind AJ, Ehlenbach WJ, et al. Trajectories and prognosis of older patients who have prolonged mechanical ventilation after high-risk surgery. Crit Care Med. 2016; 44(6): 1091–7.

[37] Barnato AE, Albert SM, Angus DC, Lave JR, Degenholtz HB. Disability among elderly survivors of mechanical ventilation. Am J Respir Crit Care Med. 2011; 183(8): 1037–42.

[38] Wunsch H, Guerra C, Barnato AE, Angus DC, Li G, Linde-Zwirble WT. Three-year outcomes for Medicare beneficiaries who survive intensive care. JAMA. 2010; 303(9): 849–56.

[39] Moitra VK, Guerra C, Linde-Zwirble WT, Wunsch H. Relationship between ICU length of stay and long-term mortality for elderly ICU survivors. Crit Care Med. 2016; 44(4): 655–62.

[40] Iwashyna TJ, Netzer G, Langa KM, Cigolle C. Spurious inferences about long-term outcomes: the case of severe sepsis and geriatric conditions. Am J Respir Crit Care Med. 2012; 185(8): 835–41.

[41] Govers AC, Buurman BM, Jue P, de Mol BA, Dongelmans DA, de Rooij SE. Functional decline of older patients 1 year after cardiothoracic surgery followed by intensive care admission: a prospective longitudinal cohort study. Age Ageing. 2014; 43(4): 575–80.

[42] Vest MT, Murphy TE, Araujo KL, Pisani MA. Disability in activities of daily living, depression, and quality of life among older medical ICU survivors: a prospective cohort study. Health Qual Life Outcomes. 2011; 9(9). https://doi.org/10.1186/1477-7525-9-9.

[43] Ferrante LE, Pisani MA, Murphy TE, Gahbauer EA, Leo-Summers LS, Gill TM. Factors associated with

functional recovery among older intensive care unit survivors. Am J Respir Crit Care Med. 2016; 194(3): 299–307.

[44] Heyland DK, Stelfox HT, Garland A, Cook D, Dodek P, Kutsogiannis J, et al. Predicting performance status 1 year after critical illness in patients 80 years or older: development of a multivariable clinical prediction model. Crit Care Med. 2016; 44(9): 1718–26.

[45] Carlson C, Merel SE, Yukawa M. Geriatric syndromes and geriatric assessment for the generalist. Med Clin North Am. 2015; 99(2): 263–79.

[46] de Vries NM, Staal JB, van Ravensberg CD, Hobbelen JS, Olde Rikkert MG, Nijhuis-van der Sanden MW. Outcome instruments to measure frailty: a systematic review. Ageing Res Rev. 2011; 10(1): 104–14.

[47] Bagshaw SM, McDermid RC. The role of frailty in outcomes from critical illness. Curr Opin Crit Care. 2013; 19(5): 496–503.

[48] Raiche M, Hebert R, Dubois MF. PRISMA-7: a case-finding tool to identify older adults with moderate to severe disabilities. Arch Gerontol Geriatr. 2008; 47(1): 9–18.

[49] Rockwood K, Song X, MacKnight C, Bergman H, Hogan DB, McDowell I, et al. A global clinical measure of fitness and frailty in elderly people. CMAJ. 2005; 173(5): 489–95.

[50] Fried LP, Tangen CM, Walston J, Newman AB, Hirsch C, Gottdiener J, et al. Frailty in older adults: evidence for a phenotype. J Gerontol A Biol Sci Med Sci. 2001; 56(3): M146–56.

[51] Lang T, Streeper T, Cawthon P, Baldwin K, Taaffe DR, Harris TB. Sarcopenia: etiology, clinical consequences, intervention, and assessment. Osteoporos Int. 2010; 21(4): 543–59.

[52] Lee JS, He K, Harbaugh CM, Schaubel DE, Sonnenday CJ, Wang SC, et al. Frailty, core muscle size, and mortality in patients undergoing open abdominal aortic aneurysm repair. J Vasc Surg. 2011; 53(4): 912–7.

[53] Arya S, Kim SI, Duwayri Y, Brewster LP, Veeraswamy R, Salam A, et al. Frailty increases the risk of 30-day mortality, morbidity, and failure to rescue after elective abdominal aortic aneurysm repair independent of age and comorbidities. J Vasc Surg. 2015; 61(2): 324–31.

[54] Bagshaw SM, Stelfox HT, McDermid RC, Rolfson DB, Tsuyuki RT, Baig N, et al. Association between frailty and short- and long- term outcomes among critically ill patients: a multicentre prospective cohort study. CMAJ. 2014; 186(2): E95–102.

[55] Brummel NE, Bell SP, Girard TD, Pandharipande PP, Jackson JC, Morandi A, et al. Frailty and subsequent disability and mortality among patients with critical illness. Am J Respir Crit Care Med. 2017; 196(1): 64–72.

[56] Hope AA, Gong MN, Guerra C, Wunsch H. Frailty before critical illness and mortality for elderly medicare beneficiaries. J Am Geriatr Soc. 2015; 63(6): 1121–8.

[57] Le Maguet P, Roquilly A, Lasocki S, Asehnoune K, Carise E, Saint Martin M, et al. Prevalence and impact of frailty on mortality in elderly ICU patients: a prospective, multicenter, observational study. Intensive Care Med. 2014; 40(5): 674–82.

[58] Makary MA, Segev DL, Pronovost PJ, Syin D, Bandeen-Roche K, Patel P, et al. Frailty as a predictor of surgical outcomes in older patients. J Am Coll Surg. 2010; 210(6): 901–8.

[59] Baldwin MR, Reid MC, Westlake AA, Rowe JW, Granieri EC, Wunsch H, et al. The feasibility of measuring frailty to predict disability and mortality in older medical intensive care unit survivors. J Crit Care. 2014; 29(3): 401–8.

[60] Sepehri A, Beggs T, Hassan A, Rigatto C, Shaw-Daigle C, Tangri N, et al. The impact of frailty on outcomes after cardiac surgery: a systematic review. J Thorac Cardiovasc Surg. 2014; 148(6): 3110–7.

[61] Sundermann SH, Dademasch A, Seifert B, Rodriguez Cetina Biefer H, Emmert MY, Walther T, et al. Frailty is a predictor of short- and mid-term mortality after elective cardiac surgery independently of age. Interact Cardiovasc Thorac Surg. 2014; 18(5): 580–5.

[62] Rajabali N, Rolfson D, Bagshaw SM. Assessment and utility of frailty measures in critical illness, cardiology, and cardiac surgery. Can J Cardiol. 2016; 32(9): 1157–65.

[63] Sundermann S, Dademasch A, Praetorius J, Kempfert J, Dewey T, Falk V, et al. Comprehensive assessment of frailty for elderly high-risk patients undergoing cardiac surgery. Eur J Cardiothorac Surg. 2011; 39(1): 33–7.

[64] Cruz-Jentoft AJ, Landi F, Schneider SM, Zuniga C, Arai H, Boirie Y, et al. Prevalence of and interventions for sarcopenia in ageing adults: a systematic review. Report of the International Sarcopenia Initiative (EWGSOP and IWGS). Age Ageing. 2014; 43(6): 748–59.

[65] Beaudart C, Dawson A, Shaw SC, Harvey NC, Kanis JA, Binkley N, et al. Nutrition and physical activity in the prevention and treatment of sarcopenia: systematic review. Osteoporos Int. 2017; 28(6): 1817–33. https://doi.org/10.1007/s00198-017-39809. Mar 1. [Epub ahead of print].

[66] Jackson P, Khan A. Delirium in critically ill patients. Crit Care Clin. 2015; 31(3): 589–603.

[67] Hughes CG, Patel MB, Pandharipande PP. Pathophysiology of acute brain dysfunction: what's the cause of all this confusion? Curr Opin Crit Care. 2012; 18(5): 518–26.

[68] Barr J, Fraser GL, Puntillo K, Ely EW, Gelinas C,

Dasta JF, et al. Clinical practice guidelines for the management of pain, agitation, and delirium in adult patients in the intensive care unit. Crit Care Med. 2013; 41(1): 263–306.

[69] Peterson JF, Pun BT, Dittus RS, Thomason JW, Jackson JC, Shintani AK, et al. Delirium and its motoric subtypes: a study of 614 critically ill patients. J Am Geriatr Soc. 2006; 54(3): 479–84.

[70] Robinson TN, Raeburn CD, Tran ZV, Brenner LA, Moss M. Motor subtypes of postoperative delirium in older adults. Arch Surg. 2011; 146(3): 295–300.

[71] van Eijk MM, van Marum RJ, Klijn IA, de Wit N, Kesecioglu J, Slooter AJ. Comparison of delirium assessment tools in a mixed intensive care unit. Crit Care Med. 2009; 37(6): 1881–5.

[72] Luetz A, Heymann A, Radtke FM, Chenitir C, Neuhaus U, Nachtigall I, et al. Different assessment tools for intensive care unit delirium: which score to use? Crit Care Med. 2010; 38(2): 409–18.

[73] Bergeron N, Dubois MJ, Dumont M, Dial S, Skrobik Y. Intensive care delirium screening checklist: evaluation of a new screening tool. Intensive Care Med. 2001; 27(5): 859–64.

[74] Hayhurst CJ, Pandharipande PP, Hughes CG. Intensive care unit delirium: a review of diagnosis, prevention, and treatment. Anesthesiology. 2016; 125(6): 1229–41.

[75] Ely EW, Shintani A, Truman B, Speroff T, Gordon SM, Harrell FE Jr, et al. Delirium as a predictor of mortality in mechanically ventilated patients in the intensive care unit. JAMA. 2004; 291(14): 1753–62.

[76] Pisani MA, Kong SY, Kasl SV, Murphy TE, Araujo KL, Van Ness PH. Days of delirium are associated with 1-year mortality in an older intensive care unit population. Am J Respir Crit Care Med. 2009; 180(11): 1092–7.

[77] Al-Qadheeb NS, Balk EM, Fraser GL, Skrobik Y, Riker RR, Kress JP, et al. Randomized ICU trials do not demonstrate an association between interventions that reduce delirium duration and short-term mortality: a systematic review and meta-analysis. Crit Care Med. 2014; 42(6): 1442–54.

[78] Girard TD, Jackson JC, Pandharipande PP, Pun BT, Thompson JL, Shintani AK, et al. Delirium as a predictor of long-term cognitive impairment in survivors of critical illness. Crit Care Med. 2010; 38(7): 1513–20.

[79] Pandharipande PP, Girard TD, Jackson JC, Morandi A, Thompson JL, Pun BT, et al. Long-term cognitive impairment after critical illness. N Engl J Med. 2013; 369(14): 1306–16.

[80] Milbrandt EB, Deppen S, Harrison PL, Shintani AK, Speroff T, Stiles RA, et al. Costs associated with delirium in mechanically ventilated patients. Crit Care Med. 2004; 32(4): 955–62.

[81] Patel SB, Poston JT, Pohlman A, Hall JB, Kress JP. Rapidly reversible, sedation-related delirium versus persistent delirium in the intensive care unit. Am J Respir Crit Care Med. 2014; 189(6): 658–65.

[82] Zaal IJ, Devlin JW, Peelen LM, Slooter AJ. A systematic review of risk factors for delirium in the ICU. Crit Care Med. 2015; 43(1): 40–7.

[83] Mehta S, Cook D, Devlin JW, Skrobik Y, Meade M, Fergusson D, et al. Prevalence, risk factors, and outcomes of delirium in mechanically ventilated adults. Crit Care Med. 2015; 43(3): 557–66.

[84] Sommer BR, Wise LC, Kraemer HC. Is dopamine administration possibly a risk factor for delirium? Crit Care Med. 2002; 30(7): 1508–11.

[85] Wang W, Li HL, Wang DX, Zhu X, Li SL, Yao GQ, et al. Haloperidol prophylaxis decreases delirium incidence in elderly patients after noncardiac surgery: a randomized controlled trial*. Crit Care Med. 2012; 40(3): 731–9.

[86] van den Boogaard M, Schoonhoven L, van Achterberg T, van der Hoeven JG, Pickkers P. Haloperidol prophylaxis in critically ill patients with a high risk for delirium. Crit Care. 2013; 17(1): R9.

[87] Page VJ, Ely EW, Gates S, Zhao XB, Alce T, Shintani A, et al. Effect of intravenous haloperidol on the duration of delirium and coma in critically ill patients (hope-ICU): a randomised, double-blind, placebo-controlled trial. Lancet Respir Med. 2013; 1(7): 515–23.

[88] Al-Qadheeb NS, Skrobik Y, Schumaker G, Pacheco MN, Roberts RJ, Ruthazer RR, et al. Preventing ICU Subsyndromal delirium conversion to delirium with low-dose IV haloperidol: a double-blind, placebo-controlled pilot study. Crit Care Med. 2016; 44(3): 583–91.

[89] Prakanrattana U, Prapaitrakool S. Efficacy of risperidone for prevention of postoperative delirium in cardiac surgery. Anaesth Intensive Care. 2007; 35(5): 714–9.

[90] Hakim SM, Othman AI, Naoum DO. Early treatment with risperidone for subsyndromal delirium after on-pump cardiac surgery in the elderly: a randomized trial. Anesthesiology. 2012; 116(5): 987–97.

[91] Pandharipande PP, Pun BT, Herr DL, Maze M, Girard TD, Miller RR, et al. Effect of sedation with dexmedetomidine vs lorazepam on acute brain dysfunction in mechanically ventilated patients: the MENDS randomized controlled trial. JAMA. 2007; 298(22): 2644–53.

[92] Riker RR, Shehabi Y, Bokesch PM, Ceraso D, Wisemandle W, Koura F, et al. Dexmedetomidine vs midazolam for sedation of critically ill patients: a randomized trial. JAMA. 2009; 301(5): 489–99.

[93] Chen K, Lu Z, Xin YC, Cai Y, Chen Y, Pan SM.

Alpha-2 agonists for long-term sedation during mechanical ventilation in critically ill patients. Cochrane Database Syst Rev. 2015; 1: CD010269.
[94] Schweickert WD, Pohlman MC, Pohlman AS, Nigos C, Pawlik AJ, Esbrook CL, et al. Early physical and occupational therapy in mechanically ventilated, critically ill patients: a randomised controlled trial. Lancet. 2009; 373(9678): 1874–82.
[95] Weinhouse GL, Schwab RJ, Watson PL, Patil N, Vaccaro B, Pandharipande P, et al. Bench-to-bedside review: delirium in ICU patients-importance of sleep deprivation. Crit Care. 2009; 13(6): 234.
[96] Kondili E, Alexopoulou C, Xirouchaki N, Georgopoulos D. Effects of propofol on sleep quality in mechanically ventilated critically ill patients: a physiological study. Intensive Care Med. 2012; 38(10): 1640–6.
[97] Alexopoulou C, Kondili E, Diamantaki E, Psarologakis C, Kokkini S, Bolaki M, et al. Effects of dexmedetomidine on sleep quality in critically ill patients: a pilot study. Anesthesiology. 2014; 121(4): 801–7.
[98] Mundigler G, Delle-Karth G, Koreny M, Zehetgruber M, Steindl-Munda P, Marktl W, et al. Impaired circadian rhythm of melatonin secretion in sedated critically ill patients with severe sepsis. Crit Care Med. 2002; 30(3): 536–40.
[99] Yoshitaka S, Egi M, Morimatsu H, Kanazawa T, Toda Y, Morita K. Perioperative plasma melatonin concentration in postoperative critically ill patients: its association with delirium. J Crit Care. 2013; 28(3): 236–42.
[100] Mekontso Dessap A, Roche-Campo F, Launay JM, Charles-Nelson A, Katsahian S, Brun-Buisson C, et al. Delirium and circadian rhythm of melatonin during weaning from mechanical ventilation: an ancillary study of a weaning trial. Chest. 2015; 148(5): 1231–41.
[101] Kamdar BB, Combs MP, Colantuoni E, King LM, Niessen T, Neufeld KJ, et al. The association of sleep quality, delirium, and sedation status with daily participation in physical therapy in the ICU. Crit Care. 2016; 19(261). https://doi.org/10.1186/s13054-016-1433-z.
[102] Flannery AH, Oyler DR, Weinhouse GL. The impact of interventions to improve sleep on delirium in the ICU: a systematic review and research framework. Crit Care Med. 2016; 44(12): 2231–40.
[103] Devlin JW, Michaud CJ, Bullard HM, Harris SA, Thomas WL. Quetiapine for intensive care unit delirium: the evidence remains weak. Pharmacotherapy. 2016; 36(2): e12–3. discussion e13–4.
[104] Mo Y, Yam FK. Rational use of second-generation antipsychotics for the treatment of ICU delirium. J Pharm Pract. 2017; 30(1): 121–9.
[105] Michaud CJ, Bullard HM, Harris SA, Thomas WL. Impact of quetiapine treatment on duration of hypoactive delirium in critically ill adults: a retrospective analysis. Pharmacotherapy. 2015; 35(8): 731–9.
[106] Hale GM, Kane-Gill SL, Groetzinger L, Smithburger PL. An evaluation of adverse drug reactions associated with antipsychotic use for the treatment of delirium in the intensive care unit. J Pharm Pract. 2016; 29(4): 355–60.
[107] Flurie RW, Gonzales JP, Tata AL, Millstein LS, Gulati M. Hospital delirium treatment: continuation of antipsychotic therapy from the intensive care unit to discharge. Am J Health Syst Pharm. 2015; 72(23 Suppl 3): S133–9.
[108] Kram BL, Kram SJ, Brooks KR. Implications of atypical antipsychotic prescribing in the intensive care unit. J Crit Care. 2015; 30(4): 814–8.
[109] Reade MC, Eastwood GM, Bellomo R, Bailey M, Bersten A, Cheung B, et al. Effect of Dexmedetomidine added to standard care on ventilator-free time in patients with agitated delirium: a randomized clinical trial. JAMA. 2016; 315(14): 1460–8.
[110] Needham DM, Davidson J, Cohen H, Hopkins RO, Weinert C, Wunsch H, et al. Improving long-term outcomes after discharge from intensive care unit: report from a stakeholders' conference. Crit Care Med. 2012; 40(2): 502–9.
[111] Nelson JE, Cox CE, Hope AA, Carson SS. Chronic critical illness. Am J Respir Crit Care Med. 2010; 182(4): 446–54.
[112] Kahn JM, Le T, Angus DC, Cox CE, Hough CL, White DB, et al. The epidemiology of chronic critical illness in the United States*. Crit Care Med. 2015; 43(2): 282–7.
[113] Cox CE, Martinu T, Sathy SJ, Clay AS, Chia J, Gray AL, et al. Expectations and outcomes of prolonged mechanical ventilation. Crit Care Med. 2009; 37(11): 2888–94. quiz 2904.
[114] Kahn JM, Benson NM, Appleby D. Carson SS, Iwashyna TJ. Long-term acute care hospital utilization after critical illness. JAMA. 2010; 303(22): 2253–9.
[115] Scheinhorn DJ, Hassenpflug MS, Votto JJ, Chao DC, Epstein SK, Doig GS, et al. Post-ICU mechanical ventilation at 23 long-term care hospitals: a multicenter outcomes study. Chest. 2007; 131(1): 85–93.
[116] Saunderson CE, Brogan RA, Simms AD, Sutton G, Batin PD, Gale CP. Acute coronary syndrome management in older adults: guidelines, temporal changes and challenges. Age Ageing. 2014; 43(4): 450–5.
[117] Milbrandt EB, Eldadah B, Nayfield S, Hadley E, Angus DC. Toward an integrated research agenda for critical illness in aging. Am J Respir Crit Care Med. 2010; 182(8): 995–1003.
[118] Brummel NE, Balas MC, Morandi A, Ferrante LE, Gill TM, Ely EW. Understanding and reducing disability in older adults following critical illness. Crit Care Med. 2015; 43(6): 1265–75.

30. 老年患者术后认知功能障碍

米歇尔·休梅丹（Michelle Humeidan），史黛西·G. 戴纳（Stacie G. Deiner），尼古拉斯·凯尼格（Nicholas Koenig）

缩略语

ACS	美国外科医师学院
ADL	日常生活活动
AGS	美国老年医学学会
ASA	美国麻醉医师学会
BIS	脑电双谱指数
CABG	冠状动脉旁路移植术
CAM	混淆评估法
CAM-ICU	重症监护病房的混淆评估法
CCI	Charlson并发症指数
CPB	心肺转流
CRP	C-反应蛋白
CVD	脑血管病
DRS-98R	1998年修订的谵妄评定量表
DSI	谵妄症状访谈
DSM V	精神障碍诊断与统计手册第5版
ICD-10	国际疾病分类第10版
ICU	重症监护病房
IL	白细胞介素
IQCODE-SF	老年人认知功能减退简易问卷
MCI	轻度认知障碍
MDAS	记忆性谵妄评定量表
MMSE	简易精神状态评价表
NIRS	近红外光谱
NASIDS	非甾体抗炎药
NSQIP	国家外科质量改进计划
NU-DESC	护理谵妄筛查量表
PAD	周围动脉疾病
PCA	患者自控镇痛
PD	术后谵妄
POCD	术后认知功能障碍
POD	术后第一天
QOL	生活质量
RCI	可靠变动指数
SIRS	系统性炎症反应综合征
TIA	短暂性脑缺血发作
TNF-α	肿瘤坏死因子-α

术后协作性的改进介绍

65岁以上的个人是人口中增长最快的部分，这将导致到2020年对外科手术的需求显著增长[1]。术后认知功能损害是老年人常见的并发症，根据出现时间有不同的定义。术后谵妄（postoperative delirium, PD）多发生于术后24~72 h，表现为意识波动紊乱，以注意力不集中和思维活跃为特征。术后认知功能障碍（POCD）发生在外科手术后的几周到几个月，其特征是基线检查后的认知能力下降，并且可能是基于领域的（例如学习和记忆、语言能力、感知、注意力、执行功能和抽象思维）[2]。PD的发病率差异很大从4%到7%的择期门诊手术，到超过65%的髋关节骨折修复或心胸外科手术[3,4]。有研究报告了类似范围的

POCD发生率(5.6%～12.7%，重大非心脏手术后3个月[5]，至21%～29%，心脏手术后3个月)[6]。

发生术后认知障碍的后果是显著的。患有PD的患者住院时间更长，发病率、死亡率和养老院安置率更高[7,8]。术后认知恢复和相关并发症的损害相当于每年数十亿美元的医疗费用[9,7,10]，着重提示了PD是老年患者的健康问题。同样，POCD的长期后果包括死亡率上升[5]、丧失劳动力以及对社会福利的依赖[11]。

改善老年外科患者预后的措施是医疗政策和安全措施的主要重点。多学科小组，包括来自美国外科医师学会(ACS)、美国麻醉医师学会(ASA)和美国老年医学学会(AGS)称为ACS老年医学手术特别工作组和AGS老年医学专家倡议的代表，汇集了关于老年医学患者围手术期管理的最佳实践指南，重点是术前、术中和术后的即时阶段[12]。《老年患者术后谵妄的AGS临床实践指南》(AGS指南)[13]为面临术后认知问题风险的患者的管理提供了集中的建议和指导。ASA已经启动了大脑健康倡议，并致力于研究和未来开发额外的最佳实践指南，以避免术后认知障碍。本章回顾了这些专业协会的重要贡献，并概述了PD和POCD筛查、诊断、分类和病理生理学。还详细介绍了与患者有关的各种危险因素、围手术期进程和围手术期处理，重点是预防和治疗。一般来说，与POCD相比，PD的识别、预防和治疗的描述要好得多，原因我们将详细讨论。尽管术后认知障碍的影响是众所周知的，但对于如何与需要手术的患者达成知情同意还没有达成共识。然而，本章中的信息将有助于讨论手术患者的术后认知损伤。

识别高风险患者及术后认知障碍

现有各种筛选评估以促进识别有谵妄风险的个体，并且已经在许多不同的设置中被用于老年手术患者的日常术后评估。AGS指南建议术后患者的护理卫生专业人员应接受培训，以识别和记录与谵妄有关的体征和症状[13]。最常见的谵妄评估包括《精神障碍诊断和统计手册》(DSM V)、《国际疾病分类》第十版(ICD-10)和《混淆评估法》(CAM)。我们将描述许多其他工具，尽管完整的说明超出了本章的范围。POCD对患者的评估更具挑战性，因为诊断需要术前和术后的神经认知测试[14]。

验证谵妄评估

理想的谵妄筛选评估是容易和可快速管理的，识别各种亚型的谵妄，允许在谵妄消长变化过程中重复使用，并适用于各种患者(医疗、外科、重症监护)。尽管多年来使用了几种不同的检查表和评估方法[15]，但今天存在着一组经过验证的谵妄评估的核心方法(表30-1)。

也许混淆评估法(CAM)是最著名的谵妄测试。井上(Inouye)等人开发了一种可以由非精神病学家快速实施的谵妄的床边评估。CAM分为诊断问卷(CAM Long)和缩短筛选算法(CAM Short)。CAM Long识别急性发作和波动过程、注意力不集中、思维紊乱、意识水平改变、定向障碍、记忆障碍、知觉障碍、异常的精神运动活动和睡眠-觉醒周期改变。CAM Short仅评估CAM Long的前4个组成部分，需要出现急性发作或波动过程和注意力不集中，加上混乱的思维或意识水平改变，用于谵妄识别。CAM被确认为一种灵敏、特异、可靠、易于使用的谵妄识别工具[13,16]。与CAM Short类似，CAM-ICU是针对ICU沟通困难患者修改的4个部分评估(关于机械通气、留置口胃管、心理干预等)[17]。其他有效的谵妄筛查工具包括谵妄症状访谈(DSI)、NEECHAM混淆量表、重症监护谵妄筛查检查表(ICDSC)和Nu-DESC(护理谵妄筛查量表)(表30-1)。

DSM V对谵妄的诊断要求症状相对于基线快速发展(通常是几小时到几天)，并且随着时间的推移严重程度会发生经典的波动。谵妄的特征是① 意识改变(例如，对环境的定向减少)；② 额外的认知障碍(例如记忆缺陷、语言改变、视觉-空间能力或感知)；③ 注意力不集中(例如

表30-1 验证性谵妄评估

工具	临床应用	附加信息
混淆评估法(CAM) 敏感性： 94%~100% 特异性： 90%~95%[13,16]	通常用于存在风险的患者 CAM Long： 面向非精神科临床医师的综合性问卷 CAM Short：仅评估CAM Long的前4个部分，由临床医师和护士使用	可能存在高达10%的假阳性率
重症监护室的混淆评估法(CAM-ICU) 敏感性： 95%~100% 具体性： 89%~93%[17]	适用于重症监护室的临床医师和护士的快速实施，允许对有潜在沟通障碍的危重患者进行谵妄评估(例如机械通气、精神药物治疗、保留口胃管)	对精神错乱患者的有效性存疑
谵妄症状访谈(DSI) 敏感性：90% 特异性：80%[18]	通常用于存在风险的患者，由临床医师和护士实施	只从患者收集信息。评估不包括急性发作和可能的病因。
护理谵妄筛查量表(Nu-DESC) 敏感性：85% 特异性：86%[19]	通常用于存在风险的患者，由护士实施	评估精神运动迟缓(不躁动)，13%的假阳性率
重症监护谵妄筛查量表(ICDSC) 敏感性：99% 特异性：64%[20]	用于危重患者，由临床医师和护士实施	不把重点放在认知任务上

Michelle Humeidan, Stacie G.Deiner 和 Nicholas Koenig 提供

减少维持、转移、引导和集中注意力的能力)。为了诊断谵妄，这些症状不能被另一种先前存在的神经认知障碍(例如痴呆)更好地解释。同样，症状不能是另一种医学状况的直接生理后果。表30-2列出了导致急性意识混乱和可能类似术后谵妄的情况的例子。可以说缺氧和缺血是这10种疾病中最重要的两种，我们应该及时排除它们。除了评估DSM V标准(ICD-10, CAM)之外，类似于1998年修订的谵妄评定量表(DRS-98R)和记忆谵妄评定量表(MDAS)的工具也可用于谵妄的诊断[13]。

谵妄的亚型分类

PD按病程和病因学分类。PD可以根据其持续时间和时间进程(分别为小时至天与周至月)分为急性的或持续性的，并且可以基于运动活动

表30-2 术后谵妄的鉴别诊断

麻醉药物的急性反应(多药合用、撤药、抗胆碱能药、抗组胺药、巴比妥类药物和苯二氮䓬类药物)

内分泌和代谢紊乱(低血糖、甲状腺功能减退、低钠血症、高血氨症等)

精神障碍(痴呆、抑郁和焦虑)

缺氧和通气障碍

感染

感觉剥夺或超负荷

缺血(TIA, CVA)

颅内肿瘤

癫痫障碍(发作后状态)

Michelle Humeidan, Stacie G.Deiner 和 Nicholas Koenig 提供

被进一步分为过度活跃的、过度减退的或混合性的。过度活跃的谵妄的特征在于增加的精神活动，例如情绪不稳定性、激动和/或拒绝与医疗人员合作。过度减退表现为精神活动减退，如嗜睡或接近昏迷。在混合性中，个体在其临床过程中的不同时间可能具有过高和过低活跃的特征[21]。活动亚型(无亚型、全身过动、全身低动、全身混合、随病程变化)的纵向评估显示，大多数谵妄患者在其谵妄过程中是稳定的，其中不超过40%患者出现亚型变化。低活跃亚类型与最坏的总体症状有关[22]。

POCD的诊断

与认知能力相关的能力范围很广，包括学习和记忆、语言能力、感知、注意力、执行功能和抽象思维[2]，文献[23]中用于报告POCD的术语和方法缺乏一致性。认知问题的自我报告与客观测试相关性较差，因此POCD的诊断需要术前和术后的认知测试[24]。通常，一组神经认知测试已经被合并及实施，包括语言学习和工作记忆、情景记忆、处理速度和设置转换，作为最敏感的认知测试领域。这些测试的一些例子包括逻辑记忆测试、CERAD词表记忆、波士顿命名测试、类别流畅性测试、数字跨度测试、跟踪测试和数字符号替换[2]。使用基线刺激和术后表现的变化评分可用于识别POCD。POCD的定义可以基于两次以上测试的显著下降或神经心理测试组的更细微下降[25]。

为了对不同的研究进行比较，并融入有关认知障碍的更多文献，已组建了一个多学科工作组，包括麻醉医师、外科医师、妇产科医师、神经心理学、神经心理学和精神病学家，在2016年底之前为POCD提供获得共识的定义和命名法。主观判断不足以定义POCD；然而，它在未来的POCD诊断标准中可能有一定的权重[26]。

术后认知功能障碍的病理生理学

术后认知功能障碍的病理生理学正在通过基础、翻译和临床研究进行研究。有新的证据表明谵妄可能是长期认知障碍的前兆[27]。PD和POCD的可能机制有显著的重叠，并且目前的研究评估了一般的健康状态、炎症、氧化应激和生物钟的破坏。中枢神经系统内最终改变的神经传导和细胞和区域通讯的丧失可能是PD和POCD功能紊乱的原因[28]。

由手术创伤和/或感染引起的全身性炎症表现为一系列促炎症事件。循环炎症介质(包括细胞因子和急性期蛋白)的基线水平随着年龄增长而增长数倍。同样，衰老的中枢神经系统中的小胶质细胞呈现"启动的"表型，导致对应激或免疫应答的夸张的病理反应[29,30]。有报道谵妄患者的免疫活化标志物如C-反应蛋白(CRP)、白介素-6、IL-1RA、白介素-10、白介素-8、新蝶呤、S-100β、肿瘤坏死因子-α(TNF-α)和皮质醇的水平升高，并且可以在多种组织中测量，包括血浆、尿液和脑脊液[29]。在促炎症状态期间，发热、疾病行为和下丘脑-垂体-肾上腺(HPA)轴发生激活[32]。免疫激活最终导致中枢神经系统功能障碍，继发于血脑屏障改变、氧化应激和一定程度的神经元和胶质细胞功能受损[30]。

在免疫系统之外，氧化应激可以发生在身体激发活性氧的能力被压倒的任何情况下。基本上，活性氧与能量失衡和局部缺血有关，后者可导致兴奋性中毒、细胞凋亡和局部炎症的升级。组织缺氧与PD有关，在心脏大手术中干预纠正脑氧饱和度降低可减少PD的发生[33]。近红外光谱仪(NIRS)在其他老年手术人群中的应用显示了大脑氧合的显著位置相关变化(俯卧与仰卧)，但是这对PD和POCD的影响需要进一步研究[34]。术前鉴别非心脏手术患者术前局部脑氧饱和度降低可能鉴别PD高危患者，尽管缺乏显示术中脑氧饱和度监测有益的研究支持[35,36]。

据报道，小手术和大手术后会出现昼夜节律紊乱，影响术后睡眠质量和恢复。睡眠不足可导致认知功能下降，并可能导致术后谵妄[37]；因此，使用药理学和非药理学方法维持正常昼夜节律可能减少或改善PD。褪黑激素是正在研究的药物之一,因为它的睡眠-觉醒周期调节作用,也因为它的抗炎和抗氧化特性[30]。术后第1天血浆褪黑激素内源性节律的破坏和尿代谢物的排泄与大手术的持续时间有关[38],在PD患者中报道了褪黑激素的低分泌[39]。然而,最近的一项试验未能证实术后补充褪黑激素对预防大手术后重症监护病房患者PD的益处,此外,褪黑激素给药并没有改变谵妄亚型(低活性与高活性)的发生率[40]。

乙酰胆碱利用率降低,多巴胺、去甲肾上腺素和/或谷氨酸的释放以及5-羟色胺、组胺和/或g-氨基丁酸(GABA)的过度释放与PD有关。神经元网络的连通性和受体的可用性和功能也可能牵涉在内[29,30]。乙酰胆碱神经传递在免疫应激和合成代谢改变的时期(例如手术、缺血、脱水、严重疾病)易引起功能障碍。暴露于麻醉药可改变胆碱能神经传递[41]。根据阿尔茨海默病的病理生理学,在患有痴呆的患者中,胆碱能机制可能导致术后认知问题的风险增加[42,43](见第10章)。

手术应激、炎症、药物和围手术期激素调节的改变可能对PD和POCD都有影响。需要更多的研究来阐明各种机制,这些机制可能随着术后认知损害的严重程度和类型而变化。

术后认知障碍的危险因素

与术后认知问题发展相关的危险因素,可以根据它们在患者围手术期护理期间首先被引入的点,而被分为术前、术中或术后。这些因素还经常被分为易感因素(即在基线时存在的那些因素)和促发因素(即在患者的临床过程期间发生的那些因素)。许多易感因素,如人口统计学和健康史是不可改变的,但其他因素可能随着治疗或干预而改善。

术前因素

某些统一的主题与一些报告的术前危险因素相关:人口统计学、减少的"认知储备"、疾病负担、某些物质/药物的使用、社会心理因素和不良功能状态。高龄、既往谵妄史、抑郁史、多发病史、酗酒史和手术前ASA评分(对重要的并发症的系统性评估)的报告最为一致(见表30-3)。

表30-3 PD术前危险因素

风 险 因 素	研 究	人 口
高龄	Katznelson等[44]	心脏手术患者
	Krzych等[45]	心脏手术患者
	Norkiene等[46]	心脏外科患者(CABG)
	Gao等[47]	脊柱手术患者
	Böhner等[48]	血管手术患者
	Fineberg等[49]	脊柱手术患者(腰椎)
	Ushida等[50]	脊柱手术患者(颈椎)
	Miyazaki等[51]	心脏手术(CABG)
	Smulter等[52]	心脏手术
卒中、短暂性脑缺血发作或痴呆史	Shah等人[53]	重大头颈癌手术

续表

风 险 因 素	研 究	人 口
记忆障碍的个例报道	Veliz-Reissmüller等[55]	心脏手术（可选）
	Kazmierski等[56]	心脏手术
	Rurit等[57]	心脏手术
MMSE得分	Saczynski等[95]	心脏手术
	Orit等[58]	心脏手术
	Veliz-Reissmüller等[55]	择期心脏外科手术
	Schoen等[74]	心脏手术
根据IQCODE-SF的认知损害	Juliebø等[59]	髋部骨折修复手术
	Litaker等[54]	重大择期手术
先前存在的认知障碍	Kazmierski the use of DSM-IV and ICD-10 criteria and diagnostic scales for delirium among cardiac surgery patients: results from the IPDACS study[56]	心脏手术患者
	Shah等[53]	重大头颈癌手术
	Freter等[60]	矫形外科（择期）
	Greene等.[61]	择期非心脏手术
	Böhner等[48]	血管手术
分娩史	Litaker等[54]	重大择期手术
睡眠/睡眠干扰不良	Leung等[37]	重大非心脏手术
已经存在的糖尿病	Kazmierski等[56]	心脏手术
	Smulter等人[52]	心脏手术
外周动脉疾病	Kazmierski等[56]	心脏手术
	Otomo等[63]	心脏手术（CABG）
脑血管病	Kazmierski等[56]	心脏手术
	Öonen等[64]	心脏手术（CABG）
心房纤颤	Bucch等[65]	心脏手术
	Miyazaki等[51]	心脏手术（CABG）
心力衰竭	Öonen等[64]	心脏手术（CABG）
	Katznelson等[44]	心脏手术
阻塞性睡眠呼吸暂停	Flink等人[66]	膝关节置换手术
肾衰竭	Sasajima等[67]	下肢动脉硬化症患者接受旁路手术

续 表

风 险 因 素	研 究	人 口
颈动脉狭窄50%或以上	Miyazaki等[51]	心脏手术患者
主动脉闭锁的动脉粥样硬化	Otomo等[63]	心脏手术患者
增加的医学共病数量，通常用查尔森共病指数（CCI）衡量。	Robinson等[68]	需要术后ICU的非心脏、非神经大手术
	Guenther等[69]	心脏手术
	Tan等[70]	心脏手术
	Pol等[71]	血管手术
	Lee等[72]	髋部骨折修复手术
	Smulter等[52]	心脏手术
术前疼痛评分较高	Tan等[70]	心脏手术
	Behrends等[73]	非心脏大手术
大脑局部氧饱和度水平下降	Schoen等[74]	心脏手术
	Zhomoto等[35]	腹部手术
抑郁（表现为持续的抑郁发作）	Kazmierski等[56]	心脏手术
	Böhner等[48]	血管手术
抑郁症（表现为抑郁症状）	Leung等[75]	非心脏择期手术
抑郁症史	Stransky等[76]	心脏手术
	Litaker等[54]	重大择期手术
使用酒精	Shah等[53]	重大头颈癌手术
	Patti等[77]	直肠癌结肠直肠手术
药物滥用	Fineberg等[49]	脊柱手术（腰椎）
吸烟史	Benoit等[78]	腹主动脉瘤修复手术
	Miyazaki等[51]	心脏手术（CABG）
	Juliebø等[59]	髋部骨折修复手术
功能能力下降/术前虚弱	Pol等[71]	血管手术
	Brown等[82]	心脏手术患者
增加ADL依赖性/减少ADL	Leung等[83]	非心脏手术
	Hattori等[84]	血管、矫形和胃肠道手术
术前营养状况差	Ganai等[85]	腹部手术
	Tei等[86]	结直肠癌手术

续 表

风 险 因 素	研 究	人 口
脱水	Harasawa & Mizuno[87]	脑血管手术
液体禁食	Radtke等[88]	手术
低BMI	Lee等[72]	髋部骨折修复手术
	Juliebø等[59]	髋部骨折修复手术
苯二氮䓬的使用	DO等[79]	矫形手术
精神活性药物	Benoit等[78]	腹主动脉瘤修复手术
多种药物	Goldenberg等[93]	髋部骨折修复手术
	McAlpine等[94]	妇科手术

Michelle Humeidan、Stacie G.Deiner和Nicholas Koenig提供

研究表明，成人患PD的风险随着年龄的增加而增加，60岁以后的手术患者作为一个临界值，更可能患PD[44-52]。术前"认知储备"减少和/或既往神经损伤是PD主要的危险因素，如脑卒中史、短暂性脑缺血发作(TIA)、痴呆[53]、失忆[54]、记忆力受损的个例报告[55]或在MMSE[56,58]或老年人认知功能减退简易问卷(IQCODE-SF)[48,53,54,59-61]等测试中低于预定标准参考分数。尽管术前认知缺陷和术后认知损害风险之间有很强的联系，但阿尔茨海默病的遗传标记物并不能预测PD或POCD风险[62]。

各种并发症如糖尿病[52,56]、外周动脉疾病(PAD)[56,63]、脑血管疾病(CVD)[56]、房颤[65,51]、心力衰竭[44,64]、阻塞性睡眠呼吸暂停[66]和肾功能衰竭[67]与PD发生的风险增加有关。研究还表明，某些术前血管因素，包括术前颈动脉狭窄50%或以上[51]和升主动脉粥样硬化[63]，在心脏外科人群中是PD的重要预测因素。一般来说，更多的医学并发症，例如更高的Charlson共病指数(CCI)，被广泛认为是PD的风险因素[68-72]。术前疼痛评分越高，PD发生的可能性就越大[52,70,73]，大脑中较低的基线区域氧饱和度也是如此[35,74]。

心理社会因素在术后认知障碍的发生中也起一定作用。抑郁已被证明是PD的危险因素，无论患者是否出现持续的抑郁发作[56]、抑郁症状[48,75]或抑郁史[76]。饮酒与罹患PD的风险有关[53,54,77]，也与药物滥用[49]和吸烟史相关[51,78]。一项研究表明，对其社会支持水平不满的患者更有可能发展为PD[79]。研究还表明，性格乐观的患者（一种行为特征，表现为以对具有积极结果预期的情况做出反应的倾向）更不可能发展为PD[80]。

功能下降和术前虚弱是PD的危险因素[59,71,81]。最近的一项研究在55岁以上的心脏手术患者中进行，虚弱的患病率约为31%，与非虚弱患者相比，虚弱患者患PD的风险显著增加[82]。术前，对日常生活活动(ADL)的依赖性增加[83]，整体生活质量下降，增加了发生PD的风险[84]。术前营养状况差[85,86]，脱水[87]和禁食液体[88]，以及低BMI都与PD有关[59,72]。

避免在老年患者中使用多种药物和使用适当的药物可以降低PD的发生率。由于多种原因，AGS Beers标准列出的药物被认为不适合于老年患者的，其中一些与认知问题有关[89,90]。手术患者常用的药物包括苯二氮䓬类药物、非甾体类抗炎药、抗高血压药和胰岛素。抗胆碱能药物是Beers标准药物的另一个例子，通常用于抗组胺、抗痉挛和止吐[91,92]。同样，由于增加了PD的风险，开处方者也应避免使用皮质类固醇和哌啶类

药[13,90]。多药治疗与PD相关,表明除了避免特定药物外,评估患者整体药物暴露的重要性[93,94](见第21章)。

PD的许多危险因素也已被确定为POCD的危险因素,包括年龄增长、先前存在的认知障碍(PD、MCI、痴呆)、功能状态下降、多病、低教育水平、酗酒史、冠状动脉旁路移植术(CABG)和暴露于精神药物[5,43,95-99]。

术中因素

导致术后认知损伤风险的术中过程和患者管理特征包括手术变量、药物特异性风险和血流动力学稳定性(表30-4)。

急诊手术与PD的发展有关[45,100,101]。手术的持续时间[53,72,102]以及更具侵袭性的手术[49,58,101,103,104]也被证明是PD的重要因素。

麻醉药物和麻醉深度与PD的关系已有研究。有证据表明,深度麻醉会增加PD的风险[105]。一项研究报告,异丙酚轻度镇静(即靶向BIS设为80)的患者的PD患病率显著低于深度镇静(即靶向BIS设为50)的患者[106]。虽然麻醉深度是否影响PD发展尚不清楚,但文献一致表明麻醉方式(即区域麻醉与全身麻醉)与PD无关[107-109]。

术中应用长效阿片类药物是预测PD的重要指标[88],许多研究表明芬太尼与PD的发生有关[88,110,111]。然而,术后疼痛控制不良也与PD有关[112-114]。使用咪达唑仑作为麻醉剂[79]和作为术后镇静用药增加了PD的风险[115]。

液体管理和患者血流动力学与PD发展相关。较大的术中容量负荷会增加PD的风险[52]。患者失血[116]和输血都与PD的发展有关[47,117]。同样,术中低血压和术中低体温也是预测因素[77,118,119]。术中应用心肺转流(CPB)可能导致胸心外科患者PD的高发生率,其中一个潜在的机制是CPB期间大脑的栓塞风险增加[120,121]。

与术前危险因素一样,与PD和POCD相关的术中危险因素存在一定的重叠。高风险手术,包括心脏和血管手术,与POCD的增加有关。接受

表30-4 PD术中危险因素

风险因素	研究	人口
急诊手术	Krzych等[45]	心脏手术
	Kalisvaart等[100]	髋关节手术
	Koebrugge等[101]	主动脉血管内手术
手术时间较长	Shah等[53]	重大头颈癌手术
	Norkienr等[102]	心脏手术
	Lee等[72]	髋部骨折修复手术
	Fineberg等[49]	脊柱手术(腰椎)
	Koebrugge等[101]	主动脉血管内手术
侵入性手术	Salata等[103]	主动脉瘤修复手术
	Hudetz等[104]	心脏手术
	Orit等[58]	心脏手术
	Radtke等[88]	手术
芬太尼的使用	Andrejaitiene & Sirvinskas[110]	心脏手术
	Zhart等[111]	心脏手术
咪达唑仑的使用	DO等[79]	矫形手术
术中液体负荷较大	Smulter等[52]	心脏手术
术中体温过低	Zhiyer等[119]	心脏手术
失血	Marcantonio等[116]	重大择期非心脏手术
输血	Whitlock等[117]	心胸外科
	Gao等[47]	脊柱手术
术中低血压	Patti等[77]	结肠直肠手术
	Tognoni等[118]	泌尿外科手术

Michelle Humeidan、Stacie G.Deiner和Nicholas Koenig提供

CABG手术的患者5年后发生认知功能障碍比未患冠心病的对照组多[122]。尽管CABG手术有显著的POCD发生率,但避免使用CPB并不能预防

长期认知功能下降（5年预后）[123]。围手术期的脑栓塞事件、温度、平均动脉压和颈静脉球氧饱和度等因素具有不同的预测能力[99]。较长的麻醉时间和较深的麻醉深度、术中低血压和脑氧饱和度下降可能是POCD的原因，尽管这里有显著的平衡[43,96,124]。麻醉类型（区域麻醉和全身麻醉）的一致效应尚未得到证实[107]。对于药物预防POCD，包括阿托伐他汀、氯胺酮、异丙酚、利多卡因或硫酸镁在内的任何单一药物都没有被证实有明显的益处[125]。

术后因素

术后认知功能障碍的危险因素还表现为分类主题：术后疼痛和疼痛控制、术后并发症和术后管理特点（表30-5）。

欠佳的疼痛控制和使用阿片类药物的并存增加了PD的风险，使术后疼痛管理复杂化[112-114]。哌替啶给药[126-128]和曲马多[129]也与PD风险有关。患者自控镇痛（PCA）与口服阿片类药物相比更容易发生PD[88-112]。对于接受全髋关节置换术的患者，腰丛阻滞加PCA与单独PCA相比显著降低了PD的风险[130]。一般来说，麻醉医师应在必要时与外科医师和疼痛管理医师合作，在大手术前为老年患者制定适当的镇痛计划（见第9章和第28章）。这个计划应考虑老年人的生理和代谢变化，并结合限制阿片类药物技术，如辅助药物（如对乙酰氨基酚加巴喷丁）和局部镇痛（如外周神经阻滞和硬膜外麻醉）。由于麻醉药会降低胃肠动力，应在适当的时候开始预防性肠道药物疗法[12]。

除了与术后疼痛管理相关外，许多术后并发症与PD[61,131]有关，包括肺炎[64,131]、全身炎症反应综合征（SIRS）[69]和低心输出量综合征[46,102]。虽然术中体温降低已被证明是一个危险因素[119]，但术后体温升高也与PD风险增加有关，即使患者没有发热[52]。术后输血与PD发展有关[116]，术后红细胞压积低也与PD发展有关[116]。术后氧饱和度低[132]、术后钠、钾或葡萄糖水平显著异常[133]

表30-5 PD术后危险因素

风险因素	研 究	人 口
疼痛	Vaurio等[112]	重大择期非心脏手术
	Leung等[113]	重大非心脏手术
	Nie等[114]	髋部骨折修复手术
哌替啶	Adunsky等[126]	髋部骨折修复手术
	Marcantonio等[127]	重大择期非心脏手术
	Morrison e等[128]	髋部骨折修复手术
苯二氮䓬类药物	Marcantonio等[127]	重大择期非心脏手术
	Leung等[83]	非心脏手术
	Takei等[131]	舌癌手术
曲马多	Brouquet等[129]	腹部大手术
肺炎	Loponen等[64]	心脏手术（CABG）
	Takei等[131]	舌癌手术
全身炎症反应综合征	Guenther等[69]	心脏手术
低心输出量综合征	Norkiene等[46]	心脏手术（CABG）
	Norkiené等[102]	心脏手术
术后体温升高	Smulter等[52]	心脏手术
术后输血	Marcantonio等[116]	重大择期非心脏手术
术后低血供	Marcantonio等[116]	重大择期非心脏手术
术后氧饱和度低	Wang等[132]	头颈大手术
术后钠、钾或葡萄糖水平明显异常	Yildizeli等[133]	胸外科
C反应蛋白水平升高	Zhart等[111]	心脏手术
	Dillon等[134]	重大择期手术
重症监护病房准入	Pol等[71]	血管手术
机械通气时间明显延长	Norkiené等[102]	心脏手术
机械通气时间明显延长	Burkhart等人[111]	心脏手术

Michelle Humeidan、Stacie G. Deiner和Nicholas Koenig提供

和CRP水平升高[111,134]增加了PD风险。进入重症监护病房[71]和机械通气时间显著延长[102,111]也与PD有关。

术后早期认知功能障碍与长期认知功能下降的风险增加有关[98]。苯二氮䓬类药物和抗胆碱能药物也会增加POCD的风险[127]。并发症如贫血(血细胞比容<30%)、术后感染和呼吸并发症也与POCD有关[43]。

治疗

如果预防措施不成功,可采用非药物和/或药物干预来治疗PD。非药物干预主要涉及多模式治疗策略和一般健康维持(即管理谵妄的潜在患者)。药物治疗包括谨慎服用抗精神病药物和审查所有药物。

PD的综合治疗包括进行环境调整、安排适当的诊断试验和获得必要的临床咨询(表30-6)。用于治疗PD的非药物干预通常包括以下一项或多项内容:移动性/锻炼/物理疗法、认知再定向、治疗活动、认知刺激、维持营养和水平衡、促进睡眠卫生、视觉和听觉适应、护理干预和老年医学咨询。对住院非手术治疗患者谵妄最广泛研究的干预措施是医院老年生活计划(HELP)。基于耶鲁谵妄预防计划,HELP提供一项针对6个谵妄风险因素(先前存在的认知损害、睡眠剥夺、静止不动、视力损害、听力损害和脱水)的标准化方案已被证

表30-6 预防和治疗PD的最佳实践摘要[a]

围手术期护理	最 佳 实 践	推荐强度	证据质量
术前(预防)	改善对流行病学、评估、预防和治疗认识的教育项目	强	低
术前(预防)	多成分非药物干预项目(如认知调整、睡眠改善、早期活动、感官障碍适应、营养、补液、疼痛管理、充分氧合、预防便秘)	强	中等
术后(管理/治疗)	多因素干预项目(认知再定向、活动/运动/理疗、治疗活动/认知刺激、感觉适应、护理教育和老年咨询)	弱	低
术后(管理/治疗)	进行医疗评估,进行药物和/或环境调整,安排适当的诊断测试,并获得适当的临床咨询,以确定和管理潜在的PD原因	强	低
术前/术后(预防)	在手术时和术后提供局部麻醉,以改善疼痛控制	弱	低
术后(预防)	如有可能,用非阿片类药物优化术后疼痛控制	强	低
术后(预防)	避免服用引起谵妄的药物(如苯二氮䓬类、抗胆碱能药、催眠镇静药、哌替啶)	强	低
全部(预防和管理)	避免使用新的胆碱酯酶抑制剂来预防或治疗PD	强	低
术后(管理/治疗)	在尽可能短的时间内使用最低有效剂量的抗精神病药物治疗严重焦虑或烦躁的患者(只有在行为干预失败的情况下)-每日评估持续使用的情况	弱	低
术后(管理/治疗)	除特别注明外(如戒断治疗),避免将苯二氮䓬类药物作为烦躁患者的一线治疗药物。	强	低
术后(管理/治疗)	避免使用抗精神病药物和苯二氮䓬类药物治疗不烦躁的老年PD患者(如PD低活跃性患者)	强	低

根据参考文献中的数据[13]及Michelle Humeidan, Stacie G. Deiner, and Nicholas Koenig 提供
[a] 表中排除了美国老年医学会专家小组没有提出建议或者反对缺乏足够疗效证据的做法

明可使住院患者的谵妄发生率减少14.4%，在一家500张病床的社区教学医院，估计每年可节省120万美元以上的成本[135]。最近，仅关注早期运动、营养和认知活动的改良HELP方法被应用于手术人群，179名老年患者中没有人在择期腹部手术后发生PD，而对照组中77名患者的PD发生率为16.7%[136]。

当非药物干预不成功时，AGS指南建议，只有当患者严重躁动或焦虑并对自身和/或他人造成实质性伤害的威胁时，才应使用抗精神病药物进行药物干预。应使用最低的有效剂量和最短的给药时间，并应每天亲自评估是否需要继续使用。接着应进行药物调整（如可能的话，停用或减少会引起谵妄的及无关的药物）。

为降低PD风险而提出的一些围手术期干预措施也可以降低POCD的风险，但是需要更多的研究来制定POCD的治疗策略。应积极治疗术后感染。应定期检查药物，以确保在充分治疗疼痛的同时，谨慎使用麻醉类、苯二氮䓬和抗胆碱能药物。脱水和电解质失衡应得到纠正[43]。认知训练在改善执行功能中的作用已经在健康患者中被证明[137]，但是这种干预是否会改善POCD需要更多的研究[43]。

摘要

PD和POCD是老年人术后最常见的认知并发症。对患者和保健系统的负担是巨大的。风险因素可能会或不会受到改变和干预。认识到关键的可干预的风险因素有助于指导护理PD和POCD风险患者的最佳实践。筛选有危险因素的患者可以识别出在手术前和手术后可能需要增强服务的患者。药物治疗和非药物治疗目前都被用于PD和POCD，但是迄今为止最有希望的干预是使用多学科的专家团队来优化老年外科手术患者的围手术期护理。医疗保健专家团队对老龄化外科人口产生重大影响在于药物管理领域，努力避免AGSBeers标准药物和积极瞄准多药联合用药。PD筛查评估的工作知识和识别PD症状的能力对于为老年外科患者提供护理的所有人员都是重要的。POCD研究的领导者的主要目标是统一命名和诊断标准，以允许跨研究的一致性，并最终促进临床上对这些患者的识别和评估。在未来，老年医学家、外科医师、麻醉医师和护理人员之间的围手术期协作将通过为高龄人群中的高危患者提供最佳护理，促进手术后的认知恢复和健康。

参考文献

[1] Etzioni D, Liu J, Maggard M, Ko C. The aging population and its impact on the surgery workforce. Ann Surg. 2003; 238(2): 170–7.

[2] Deiner S, Silverstein J. Postoperative delirium and cognitive dys-function. Br J Anaesth. 2009; 103(Suppl 1): i41–6.

[3] Dyer C, Ashton C, Teasdale T. Postoperative delirium. A review of 80 primary data-collection studies. Arch Intern Med. 1995; 155(5): 461–5.

[4] Dasgupta M, Dumbrell A. Preoperative risk assessment for delirium after noncardiac surgery: a systematic review. J Am Geriatr Soc. 2006; 54(10): 1578–89.

[5] Monk T, Weldon B, Garvan C, Dede D, van der Aa M, Heilman K, et al. Predictors of cognitive dysfunction after major noncardiac surgery. Anesthesiology. 2008; 108(1): 18–30.

[6] van Dijk D, Jansen E, Hijman R, Nierich A, Diephuis J, Moons K, et al. Cognitive outcome after off-pump and on-pump coronary artery bypass graft surgery: a randomized trial. JAMA. 2002; 287(11): 1405–12.

[7] Rudolph J, Marcantonio E. Review articles: postoperative delirium: acute change with long-term implications. Anesth Analg. 2011; 112(5): 1202–11.

[8] Franco K, Litaker D, Locala J, Bronson D. The cost of delirium in the surgical patient. Psychosomatics. 2001; 42(1): 68–73.

[9] Silverstein J, Timberger M, Reich D, Uysal S. Central nervous system dysfunction after noncardiac surgery and anesthesia in the elderly. Anesthesiology. 2007; 106(3): 622–8.

[10] Leslie D, Marcantonio E, Zhang Y, Leo-Summers L, Inouye S. One-year health care costs associated with delirium in the elderly population. Arch Intern Med. 2008; 168(1): 27–32.

[11] Steinmetz J, Christensen K, Lund T, Lohse N, Rasmussen L. Long-term consequences of postoperative cognitive dysfunction. Anesthesiology. 2009; 110(3): 548–55.

[12] Mohanty S, Rosenthal R, Russell M, Neuman M, Ko

[12] C, Esnaola N. Optimal perioperative management of the Geriatric Patient: a best practices guideline from the American College of Surgeons NSQIP and the American Geriatrics Society. J Am Coll Surg. 2016; 222(5): 930–47.

[13] American Geriatrics Society Expert Panel on Postoperative Delirium in Older Adults. American Geriatries Society abstracted clinical practice guideline for postoperative delirium in older adults. J Am Geriatr Soc. 2015; 63(1): 142–50.

[14] Lewis M, Maruff P, Silbert B, Evered L, Scott D. Detection of postoperative cognitive decline after coronary artery bypass graft surgery is affected by the number of neuropsychological tests in the assessment battery. Ann Thorac Surg. 2006; 81(6): 2097–104.

[15] Parikh S, Chung F. Postoperative delirium in the elderly. Anesth Analg. 1995; 80(6): 1223–32.

[16] Inouye S, van Dyck C, Alessi C, Balkin S, Siegal A, Horwitz R. Clarifying confusion: the confusion assessment method. A new method for detection of delirium. Ann Intern Med. 1990; 113(12): 941–8.

[17] Ely E, Margolin R, Francis J, May L, Truman B, Dittus R, et al. Evaluation of delirium in critically ill patients: validation of the confusion assessment method for the intensive care unit (CAM-ICU). Crit Care Med. 2001; 29(7): 1370–9.

[18] Albert M, Levkoff S, Reilly C, Liptzin B, Pilgrim D, Cleary P, et al. The delirium symptom interview: an interview for the detection of delirium symptoms in hospitalized patients. J Geriatr Psychiatry Neurol. 1992; 5(1): 14–21.

[19] Gaudreau J, Gagnon P, Harel F, Tremblay A, Roy M. Fast, systematic, and continuous delirium assessment in hospitalized patients: the nursing delirium screening scale. J Pain Symptom Manag. 2005; 29(4): 368–75.

[20] Bergeron N, Dubois M, Dumont M, Dial S, Skrobik Y. Intensive care delirium screening checklist: evaluation of a new screening tool. Intensive Care Med. 2001; 27(5): 859–64.

[21] American Psychiatric Association. Diagnostic and statistical manual of mental disorders. 5th ed. Arlington: American Psychiatric Publishing; 2013.

[22] Meagher D, Leonard M, Donnelly S, Conroy M, Adamis D, Trzepacz P. A longitudinal study of motor subtypes in delirium: relationship with other phenomenology, etiology, medication exposure and prognosis. J Psychosom Res. 2011; 71(6): 395–403.

[23] Berger M, Nadler JW, Browndyke J, et al. Postoperative cognitive dysfunction: minding the gaps in our knowledge of a common postoperative complication in the elderly. Anesthesiol Clin. 2015; 33(3): 517–50.

[24] Jorm A, Christiansen H, Korten A, Henderson A, Jacomb P, Mackinnon A. Do cognitive complaints either predict future cognitive decline or reflect past cognitive decline? A longitudinal study of an elderly community sample. Psychol Med. 1997; 27(1): 91–8.

[25] Morandi A, Pandharipande P, Jackson J, Bellelli G, Trabucchi M, Ely E. Understanding terminology of delirium and long-term cognitive impairment in critically ill patients. Best Pract Res Clin Anaesthesiol. 2012; 26(3): 267–76.

[26] Berger RE, Eckenhoff R. ASA brain health initiative: the science behind the scene. ASA Monitor. 2016; 80(6): 12–4.

[27] Jackson J, Gordon S, Hart R, Hopkins R, Ely E. The association between delirium and cognitive decline: a review of the empirical literature. Neuropsychol Rev. 2004; 14(2): 87–98.

[28] Cerejeira J, Firmino H, Vaz-Serra A, Mukaetova-Ladinska E. The neuroinflammatory hypothesis of delirium. Acta Neuropathol. 2010; 119(6): 737–54.

[29] Maldonado J. Pathoetiological model of delirium: a comprehensive understanding of the neurobiology of delirium and an evidence-based approach to prevention and treatment. Crit Care Med. 2008; 24(4): 789–856.

[30] Maldonado J. Neuropathogenesis of delirium: review of current etiologic theories and common pathways. Am J Geriatr Psychiatry. 2013; 21(12): 1190–222.

[31] Cerejeira J, Batista P, Nogueira V, Vaz-Serra A, Mukaetova-Ladinska E. The stress response to surgery and postoperative delirium: evidence of hypothalamic-pituitary-adrenal Axis hyper-responsiveness and decreased suppression of the GH/IGF-1 axis. J Geriatr Psychiatry Neurol. 2013; 26(3): 185–94.

[32] Dantzer R, Konsman J, Bluthé R, Kelley K. Neural and humoral pathways of communication from the immune system to the brain: parallel or convergent? Auton Neurosci. 2000; 85(1–3): 60–5.

[33] Palmbergen W, van Sonderen A, Keyhan-Falsafi A, Keunen R, Wolterbeek R. Improved perioperative neurological monitoring of coronary artery bypass graft patients reduces the incidence of postoperative delirium: the haga brain care strategy. Interact Cardiovase Thoracic Surg. 2012; 15(4): 671–7.

[34] Deiner S, Chu I, Mahanian M, Lin H, Hecht A, Silverstein J. Prone position is associated with mild cerebral oxygen desaturation in elderly surgical patients, PLoS One. 2014; 9(9): 1–7.

[35] Morimoto Y, Yoshimura M, Utada K, Setoyama K, Matsumoto M, Sakabe T. Prediction of postoperative delirium after abdominal surgery in the elderly. J Anesth. 2009; 23(1): 51–6.

[36] Soh S, Shim JK, Song JW, Kim KN, Noh HY, Kwak YL. Postoperative delirium in elderly patients undergoing major spinal surgery: role of cerebral Oximetry. J Neurosurg Anesthesiol. 2016; [Epub ahead of print].

[37] Leung J, Sands L, Newman S, Meckler G, Xie Y, Gay C, et al. Preoperative sleep disruption and postoperative delirium. J Clin Sleep Med. 2015; 11(8): 907–13.

[38] Gogenur I. Postoperative cireadian disturbances. Dan Med Bull. 2010; 57(12): B4205.

[39] Miyazaki T, Kuwano H, Kato H, Ando H, Kimura H, Inose T, et al. Correlation between serum melatonin circadian rhythm and intensive care unit psychosis after thoracic esophagectomy. Surgery. 2003; 133(6): 662–8.

[40] Robinson T, Dunn C, Adams J, Hawkins C, Tran Z, Raeburn C, et al. Tryptophan supplementation and postoperative delirium-a randomized controlled trial. J Am Geriatr Soc. 2014; 62(9): 1764–71.

[41] Chen R, Zhang T, Kuang L, Chen Z, Ran D, Niu Y, Xu K, Gu H. Cholinergic synaptic transmissions were altered after single sevoflurane exposure in Drosophila Pupa. Biomed Res Int. 2015; 2015(3): 1–7.

[42] Hshieh T, Fong T, Marcantonio E, Inouye S. Cholinergic deficiency hypothesis in delirium: a synthesis of current evidence. J Gerontol A Biol Sci Med Sci. 2008; 63(7): 764–72.

[43] O'Brien H, Mohan H, Hare C, Reynolds J, Kenny R. Mind over matter? The hidden epidemic of cognitive dysfunction in the older surgical patient. Ann Surg. 2016; 265(4): 677–91. EPub ahead of print.

[44] Katznelson R, Djaiani G, Borger M, Friedman Z, Abbey S, Fedorko L, et al. Preoperative use of statins is associated with reduced early delirium rates after cardiac surgery. Anesthesiology. 2009; 110(1): 67–73.

[45] Krzych L, Wybraniec M, Krupka-Matuszczyk I, Skrzypek M, Bolkowska A, Wilczyński M, et al. Complex assessment of the incidence and risk factors of delirium in a large cohort of cardiac surgery patients: a single-center 6–year experience. Biomed Res Int. 2013; 2013; 1–9.

[46] Norkiene I, Ringaitiene D, Misiuriene I, Samalavicius R, Bubulis R, Baublys A, et al. Incidence and precipitating factors of delirium after coronary artery bypass grafting. Scand Cardiovasc J. 2007; 41(3): 180–5.

[47] Gao R, Yang Z, Li M, Shi Z, Fu Q. Probable risk factors for postoperative delirium in patients undergoing spinal surgery. Eur Spine J. 2008; 17(11): 1531–7.

[48] Böhner H, Hummel T, Habel U, Miller C, Reinbott S, Yang Q, et al. Predicting delirium after vascular surgery: a model based on pre- and intraoperative data. Ann Surg. 2003; 238(1): 149–56.

[49] Fineberg S, Nandyala S, Marquez-Lara A, Oglesby M, Patel A, Singh K. Incidence and risk factors for postoperative delirium after lumbar spine surgery. Spine (Phila Pa 1976). 2013; 38(20): 1790–6.

[50] Ushida T, Yokoyama T, Kishida Y, Hosokawa M, Taniguchi S, Inoue S, et al. Incidence and risk factors of postoperative delirium in cervical spine surgery. Spine (Phila Pa 1976). 2009; 34(23): 2500–4.

[51] Miyazaki S, Yoshitani K, Miura N, Irie T, Inatomi Y, Ohnishi Y, et al. Risk factors of stroke and delirium after off-pump coronary artery bypass surgery. Interact Cardiovasc Thorac Surg. 2011; 12(3): 379–83.

[52] Smulter N, Lingehall H, Gustafson Y, Olofsson B, Engström K. Delirium after cardiac surgery: incidence and risk factors. Interact Cardiovasc Thoracic Surg. 2013; 17(5): 790–6.

[53] Shah S, Weed H, He X, Agrawal A, Ozer E, Schuller D. Alcoholrelated predictors of delirium after major head and neck cancer surgery. Arch Otolaryngol Head Neck Surg. 2012; 138(3): 266–71.

[54] Litaker D, Locala J, Franco K, Bronson D, Tannous Z. Preoperative risk factors for postoperative delirium. Gen Hosp Psychiatry. 2001; 23(2): 84–9.

[55] Veliz-Reissmüller G, Agüero TH, van der Linden J, Lindblom D, Eriksdotter JM. Pre-operative mild cognitive dysfunction predicts risk for post-operative delirium after elective cardiac surgery. Aging Clin Exp Res. 2007; 19(3): 172–7.

[56] Kazmierski J, Kowman M, Banach M, Fendler W, Okonski P, Banys A, et al. Incidence and predictors of delirium after cardiac surgery: results from the IPDACS study. J Psychosom Res. 2010; 69(2): 179–85.

[57] Rudolph JL, Jones RN, Levkoff SE, Rockett C, Inouye SK, Sellke FW, Khuri SF, Lipsitz LA, Ramlawi B, Levitsky S. Derivation and validation of a preoperative prediction rule for delirium after cardiac surgery. Circulation. 2009; 119: 229–36.

[58] Osse R, Fekkes D, Tulen J, Wierdsma A, Bogers A, van der Mast R, et al. High preoperative plasma neopterin predicts delirium after cardiac surgery in older adults. J Am Geriatr Soc. 2012; 60(4): 661–8.

[59] Juliebø V, Bjøro K, Krogseth M, Skovlund E, Ranhoff A, Wyller T. Risk factors for preoperative and postoperative delirium in elderly patients with hip fracture. J Am Geriatr Soc. 2009; 57(8): 1354–61.

[60] Freter S, Dunbar M, MacLeod H, Morrison M, MacKnight C, Rockwood K. Predicting post-operative delirium in elective orthopaedic patients: the delirium elderly at-risk (DEAR) instrument. Age Ageing. 2005; 34(2): 169–71.

[61] Greene N, Attix D, Weldon B, Smith P, McDonagh D, Monk T. Measures of executive function and depression identify patients at risk for postoperative delirium. Anesthesiology. 2009; 110(4): 788–95.

[62] Abildstrom H, Christiansen M, Siersma V, Rasmussen L. Apolipoprotein E genotype and cognitive dysfunction after noncardiac surgery. Anesthesiology. 2004; 101(4): 855–61.

[63] Otomo S, Maekawa K, Goto T, Baba T, Yoshitake A. Pre-

[64] Loponen P, Luther M, Wistbacka J, Nissinen J, Sintonen H, Huhtala H, et al. Postoperative delirium and health related quality of life after coronary artery bypass grafting. Scand Cardiovasc J. 2008; 42(5): 337–44.

[65] Bucerius J, Gummert J, Borger M, Walther T, Doll N, Falk V, et al. Predictors of delirium after cardiac surgery delirium: effect of beating-heart (off-pump) surgery. J Thorac Cardiovasc Surg. 2004; 127(1): 57–64.

[66] Flink B, Rivelli S, Cox E, White W, Falcone G, Vail T, et al. Obstructive sleep apnea and incidence of postoperative delirium after elective knee replacement in the nondemented elderly. Anesthesiology. 2012; 116(4): 788–96.

[67] Sasajima Y, Sasajima T, Azuma N, Akazawa K, Saito Y, Inaba M, et al. Factors related to postoperative delirium in patients with lower limb ischaemia: a prospective cohort study. Eur J Vasc Endovasc Surg. 2012; 44(4): 411–5.

[68] Robinson T, Raeburn C, Tran Z, Angles E, Brenner L, Moss M. Postoperative delirium in the elderly: risk factors and outcomes. Ann Surg. 2009; 249(1): 173–8.

[69] Guenther U, Theuerkauf N, Frommann I, Brimmers K, Malik R, Stori S, et al. Predisposing and precipitating factors of delirium after cardiac surgery: a prospective observational cohort study. Ann Surg. 2013; 257(6): 1160–7.

[70] Tan M, Felde A, Kuskowski M, Ward H, Kelly R, Adabag A, et al. Incidence and predictors of post-cardiotomy delirium. Am J Geriatr Psychiatry. 2008; 16(7): 575–83.

[71] Pol R, van Leeuwen B, Visser L, Izaks G, van den Dungen J, Tielliu I, et al. Standardised frailty indicator as predictor for postoperative delirium after vascular surgery: a prospective cohort study. Eur J Vasc Endovasc Surg. 2011; 42(6): 824–30.

[72] Lee H, Mears S, Rosenberg P, Leoutsakos J, Gottschalk A, Sieber F. Predisposing factors for postoperative delirium after hip fracture repair in individuals with and without dementia. J Am Geriatr Soc. 2011; 59(12): 2306–13.

[73] Behrends M, DePalma G, Sands L, Leung J. Association between intraoperative blood transfusions and early postoperative delirium in older adults. J Am Geriatr Soc. 2013; 61(3): 365–70.

[74] Schoen J, Meyerrose J, Paarmann H, Heringlake M, Hueppe M, Berger K. Preoperative regional cerebral oxygen saturation is a predictor of postoperative delirium in on-pump cardiac surgery patients: a prospective observational trial. Crit Care. 2011; 15(5): 1–10.

[75] Leung J, Sands L, Mullen E, Wang Y, Vaurio L. Are preoperative depressive symptoms associated with postoperative delirium in geriatric surgical patients? J Gerontol A Biol Sci Med Sci. 2005; 60(12): 1563–8.

[76] Stransky M, Sehmidt C, Ganslmeier P, Grossmann E, Haneva A, Moritz S, et al. Hypoactive delirium after cardiac surgery as an independent risk factor for prolonged mechanical ventilation. J Cardiothorac Vasc Anesth. 2011; 25(6): 968–74.

[77] Patti R, Saitta M, Cusumano G, Termine G, Di Vita G. Risk factors for postoperative delirium after colorectal surgery for carcinoma. Eur J Oncol Nurs. 2011; 15(5): 519–23.

[78] Benoit A, Campbell B, Tanner J, Staley J, Wallbridge H, Biehl D, et al. Risk factors and prevalence of perioperative cognitive dysfunction in abdominal aneurysm patients. J Vasc Surg. 2005; 42(5): 884–90.

[79] Do T, Lemogne C, Journois D, Safran D, Consoli S. Low social support is associated with an increased risk of postoperative delirium. J Clin Anesth. 2012; 24(2): 126–32.

[80] Hudetz J, Hoffmann R, Patterson K, Byrne A, Iqbal Z, Gandhi S, et al. Preoperative dispositional optimism correlates with a reduced incidence of postoperative delirium and recovery of postoperative cognitive function in cardiac surgical patients. J Cardiothorac Vasc Anesth. 2010; 24(4): 560–7.

[81] Gruber-Baldini A, Zimmerman S, Morrison R, Grattan L, Hebel J, Dolan M, et al. Cognitive impairment in hip fracture patients: timing of detection and longitudinal follow up. J Am Geriatr Soc. 2003; 51(9): 1227–36.

[82] Brown C, Max L, LaFlam A, Kirk L, Gross A, Arora R, et al. The association between preoperative frailty and postoperative delirium after cardiac surgery. Anesth Analg. 2016; 123(2): 430–5.

[83] Leung J, Sands L, Vaurio L, Wang Y. Nitrous oxide does not change the incidence of postoperative delirium or cognitive decline in elderly surgical patients. Br J Anaesth. 2006; 96(6): 754–60.

[84] Hattori H, Kamiya J, Shimada H, Akiyama H, Yasui A, Kuroiwa K, et al. Assessment of the risk of postoperative delirium in elderly patients using E-PASS and the NEECHAM confusion scale. Int J Geriatr Psychiatry. 2009; 24(11): 1304–10.

[85] Ganai S, Lee K, Merrill A, Lee M, Bellantonio S, Brennan M, et al. Adverse outcomes of geriatric patients undergoing abdominal surgery who are at high risk for delirium. Arch Surg. 2007; 142(11): 1072–8.

[86] Tei M, Ikeda M, Haraguchi N, Takemasa I, Mizushima T, Ishii H, et al. Risk factors for postoperative delirium in elderly patients with colorectal cancer. Surg Endosc. 2010; 24(9): 2135–9.

[87] Harasawa N, Mizuno T. A novel scale predicting postoperative delirium (POD) in patients undergoing

cerebrovascular surgery. Arch Gerontol Geriatr. 2014; 59(2): 264–71.
[88] Radtke F, Franck M, MacGuill M, Seeling M, Lütz A, Westhoff S, et al. Duration of fluid fasting and choice of analgesic are modifiable factors for early postoperative delirium. Eur J Anaesthesiol. 2010; 27(5): 411–6.
[89] Fick D, Semla T. American Geriatrics Society beers criteria: new year, new criteria, new perspective. J Am Geriatr Soc. 2012; 60(4): 614–5.
[90] American Geriatries Society 2015 Beers Criteria Update Expert Panel. American Geriatrics Society 2015 updated beers criteria for potentially inappropriate medication use in older adults. J Am Geriatr Soc. 2015; 63(11): 2227–46.
[91] Tune L, Carr S, Cooper T, Klug B, Golinger R. Association of anticholinergic activity of prescribed medications with postoperative delirium. J Neuropsychiatry Clin Neurosci. 1993; 5(2): 208–10.
[92] Luukkanen M, Uusvaara J, Laurila J, et al. Anticholinergic drugs and their effects on delirium and mortality in the elderly. Dement Geriatr Cogn Dis Extra. 2011; 1(1): 43–50.
[93] Goldenberg G, Kiselev P, Bharathan T, Baccash E, Gill L, Madhav V, et al. Predicting post-operative delirium in elderly patients undergoing surgery for hip fracture. Psychogeriatrics. 2006; 6: 43–8.
[94] McAlpine J, Hodgson E, Abramowitz S, Richman S, Su Y, Kelly M, et al. The incidence and risk factors associated with postoperative delirium in geriatric patients undergoing surgery for suspected gynecologic malignancies. Gynecol Oncol. 2008; 109(2): 296–302.
[95] Saczynski J, Marcantonio E, Quach L, Fong T, Gross A, Inouye S, et al. Cognitive trajectories after postoperative delirium. N Engl J Med. 2012; 367(1): 30–9.
[96] Moller J, Cluitmans P, Rasmussen L, Houx P, Rasmussen H, Canet J, et al. Long-term postoperative cognitive dysfunction in the elderly ISPOCD1 study. ISPOCD investigators. International study of postoperative cognitive dysfunction. Lancet. 1998; 351(9106): 857–61.
[97] Silbert B, Evered L, Scott D, McMahon S, Choong P, Ames D, et al. Preexisting cognitive impairment is associated with postoperative cognitive dysfunction after hip joint replacement surgery. Anesthesiology. 2015; 122(6): 1224–34.
[98] Newman M, Kirchner J, Phillips-Bute B, Gaver V, Grocott H, Jones R, et al. Neurological outcome research group and the cardiothoracic anesthesiology research endeavors investigators. Longitudinal assessment of neurocognitive function after coronaryartery bypass surgery. N Engl J Med. 2001; 344(6): 395–402.
[99] Newman M, Croughwell N, Blumenthal J, Lowry E, White W, Spillane W, et al. Predictors of cognitive decline after cardiac operation. Ann Thorac Surg. 1995; 59(5): 1326–30.
[100] Kalisvaart K, Vreeswijk R, de Jonghe J, van der Ploeg T, van Gool W, Eikelenboom P. Risk factors and prediction of postoperative delirium in elderly hip-surgery patients: implementation and validation of a medical risk factor model. J Am Geriatr Soc. 2006; 54(5): 817–22.
[101] Koebrugge B, van Wensen R, Bosscha K, Dautzenberg P, Koning O. Delirium after emergency/elective open and endovascular aortoiliac surgery at a surgical ward with a high-standard delirium care protocol. Vascular. 2010; 18(5): 279–87.
[102] Norkienė I, Ringaitienė D, Kuzminskaitė V, Šipylaitė J. Incidence and risk factors of early delirium after cardiac surgery. Biomed Res Int. 2013; 2013(4): 1–5.
[103] Salata K, Katznelson R, Beattie W, Carroll J, Lindsay T, Djaiani G. Endovascular versus open approach to aortic aneurysm repair surgery: rates of postoperative delirium. Can J Anaesth. 2012; 59(6): 556–61.
[104] Hudetz J, Iqbal Z, Gandhi S, Patterson K, Byrne A, Pagel P. Postoperative delirium and short-term cognitive dysfunction occur more frequently in patients undergoing valve surgery with or without coronary artery bypass graft surgery compared with coronary artery bypass graft surgery alone: results of a pilot study. J Cardiothorac Vasc Anesth. 2011; 25(5): 811–6.
[105] Radtke F, Franck M, Lendner J, Krüger S, Wernecke K, Spies C. Monitoring depth of anaesthesia in a randomized trial decreases the rate of postoperative delirium but not postoperative cognitive dysfunction. Br J Anaesth. 2013; 110(S1): i98–i105.
[106] Sieber F, Zakriya K, Gottschalk A, Blute M, Lee H, Rosenberg P, et al. Sedation depth during spinal anesthesia and the development of postoperative delirium in elderly patients undergoing hip fracture repair. Mayo Clin Proc. 2010; 85(1): 18–26.
[107] Mason S, Noel-Storr A, Ritchie C. The impact of general and regional anesthesia on the incidence of post-operative cognitive dysfunction and post-operative delirium: a systematic review with meta-analysis. J Alzheimers Dis. 2010; 22: S67–79.
[108] Slor C, de Jonghe J, Vreeswijk R, Groot E, Ploeg T, van Gool W, et al. Anesthesia and postoperative delirium in older adults undergoing hip surgery. J Am Geriatr Soc. 2011; 59(7): 1313–9.
[109] Ellard L, Katznelson R, Wasowicz M, Ashworth A, Carroll J, Lindsay T, et al. Type of anesthesia and postoperative delirium after vascular surgery. J Cardiothorac Vasc Anesth. 2014; 28(3): 458–61.
[110] Andrejaitiene J, Sirvinskas E. Early post-cardiac surgery delirium risk factors. Perfusion. 2012; 27(2): 105–12.

[111] Burkhart C, Dell-Kuster S, Gamberini M, Moeckli A, Grapow M, Filipovic M, et al. Modifiable and nonmodifiable risk factors for postoperative delirium after cardiac surgery with cardiopulmonary bypass. J Cardiothorac Vasc Anesth. 2010; 24(4): 555–9.

[112] Vaurio L, Sands L, Wang Y, Mullen E, Leung J. Postoperative delirium: the importance of pain and pain management. Anesth Analg. 2006; 102(4): 1267–73.

[113] Leung J, Sands L, Wang Y, Poon A, Kwok P, Kane J, et al. Apolipoprotein E e4 allele increases the risk of early postoperative delirium in older patients undergoing noncardiac surgery. Anesthesiology. 2007; 107(3): 406–11.

[114] Nie H, Zhao B, Zhang Y, Jiang Y, Yang Y. Pain and cognitive dysfunction are the risk factors of delirium in elderly hip fracture Chinese patients. Arch Gerontol Geriatr. 2012; 54(2): e172–4.

[115] Taipale P, Ratner P, Galdas P, Jillings C, Manning D, Fernandes C, et al. The association between nurse-administered midazolam following cardiac surgery and incident delirium: an observational study. Int J Nurs Stud. 2012; 49(9): 1064–73.

[116] Marcantonio E, Goldman L, Orav E, Cook E, Lee T. The association of intraoperative factors with the development of postoperative delirium. Am J Med. 1998; 105(5): 380–4.

[117] Whitlock E, Torres B, Lin N, Helsten D, Nadelson M, Mashour G, et al. Postoperative delirium in a substudy of cardiothoracic surgical patients in the BAG-RECALL clinical trial. Anesth Analg. 2014; 118(4): 809–17.

[118] Tognoni P, Simonato A, Robutti N, Pisani M, Cataldi A, Monacelli F, et al. Preoperative risk factors for postoperative delirium (POD) after urological surgery in the elderly. Arch Gerontol Geriatr. 2011; 52(3): e166–9.

[119] Detroyer E, Dobbels F, Verfaillie E, Meyfroidt G, Sergeant P, Milisen K. Is preoperative anxiety and depression associated with onset of delirium after cardiac surgery in older patients? A prospective cohort study. J Am Geriatr Soc. 2008; 56(12): 2278–84.

[120] Bakker R, Osse R, Tulen J, Kappetein A, Bogers A. Preoperative and operative predictors of delirium after cardiac surgery in elderly patients. Eur J Cardiothorac Surg. 2012; 41(3): 544–9.

[121] Rodriguez R, Rubens F, Wozny D, Nathan H. Cerebral emboli detected by transcranial Doppler during cardiopulmonary bypass are not correlated with postoperative cognitive deficits. Stroke. 2010; 41(10): 2229–35.

[122] van Dijk D, Moons K, Nathoe H, van Aarnhem E, Borst C, Keizer A, et al. Cognitive outcomes five years after not undergoing coronary artery bypass graft surgery. Ann Thorac Surg. 2008; 85(1): 60–4.

[123] van Dijk D, Spoor M, Hijman R, Nathoe H, Borst C, Jansen E, et al. Cognitive and cardiac outcomes 5 years after off-pump vs on-pump coronary artery by pass graft surgery. JAMA. 2007; 297(7): 701–8.

[124] Ballard C, Jones E, Gauge N, Aarsland D, Nilsen O, Saxby B, et al. Optimised anaesthesia to reduce post operative cognitive decline (POCD) in older patients undergoing elective surgery, a randomised controlled trial. PLoS One. 2012; 7(6): 1–9.

[125] Bilotta F, Gelb AW, Stazi E, Titi L, Paoloni FP, Rosa G. Pharmacological perioperative brain neuroprotection: a qualitative review of randomized clinical trials. Br J Anaesth. 2013; 110(suppl 1): i113–20.

[126] Adunsky A, Levy R, Heim M, Mizrahi E, Arad M. Meperidine analgesia and delirium in aged hip fracture patients. Arch Gerontol Geriatr. 2012; 35(3): 253–9.

[127] Marcantonio E, Juarez G, Goldman L, Mangione C, Ludwig L, Lind L, et al. The relationship of postoperative delirium with psychoactive medications. JAMA. 1994; 272(19): 1518–22.

[128] Morrison R, Magaziner J, Gilbert M, Koval K, McLaughlin M. Orosz G, et al. Relationship between pain and opioid analgesics on the development of delirium following hip fracture. J Gerontol A Biol Sci Med Sci. 2003; 28(1): 76–81.

[129] Brouquet A, Cudennec T, Benoist S, Moulias S, Beauchet A, Penna C, et al. Impaired mobility, ASA status and administration of tramadol are risk factors for postoperative delirium in patients aged 75 years or more after major abdominal surgery. Ann Surg. 2010; 251(4): 759–65.

[130] Marino J, Russo J, Kenny M, Herenstein R, Livote E, Chelly J. Continuous lumbar plexus block for postoperative pain control after total hip arthroplasty. A randomized controlled trial. J Bone Joint Surg Am. 2009; 91(1): 29–37.

[131] Takeuchi M, Takeuchi H, Fujisawa D, Miyajima K, Yoshimura K, Hashiguchi S, et al. Incidence and risk factors of postoperative delirium in patients with esophageal cancer. Ann Surg Oncol. 2012; 19(12): 3963–70.

[132] Wang S, Lee U, Goh E, Chon K. Factors associated with postoperative delirium after major head and neck surgery. Ann Otol Rhinol Laryngol. 2004; 113(1): 48–51.

[133] Yildizeli B, Ozyurtkan M, Batirel H, Kuşcu K, Bekiroğlu N, Yüksel M. Factors associated with postoperative delirium after thoracic surgery. Ann Thorac Surg. 2005; 79(3): 1004–9.

[134] Dillon S, Vasunilashorn S, Ngo L, Otu H, Inouye S, Jones R, et al. Higher C-reactive protein levels predict

postoperative delirium in older patients undergoing major elective surgery: a longitudinal nested case-control study. Biol Psychiatry. 2017; 81(2): 145–53.

[135] Rubin F, Williams J, Lescisin D, Mook W, Hassan S, Inouye S. Replicating the hospital elder life program in a community hospital and demonstrating effectiveness using quality improvement methodology. J Am Geriatr Soc. 2006; 54(6): 969–74.

[136] Chen C, Lin M, Tien Y, Yen C, Huang G, Inouye S. Modified hospital elder life program: effects on abdominal surgery patients. J Am Coll Surg. 2011; 213(2): 245–52.

[137] Anguera J, Boccanfuso J, Rintoul J, Al-Hashimi O, Faraji F, Janowich J, et al. Video game training enhances cognitive control in older adults. Nature. 2013; 501(7465): 97–101.

31. 麻醉提供者的姑息治疗

小艾伦·N. 古斯廷（Allen N. Gustin Jr.）

导言

美国人口越来越老。2014年，65岁以上的美国人总计4 620万，占总人口的14.5%（约1/7）[1]。到2060年，这一数字将增加到9 800万人，年龄超过65岁人群几乎占美国人口的30%，即1/3的美国人[1]。随着人口的老龄化，严重疾病的负担也在加重。近2/3的65岁以上的患者患有多种慢性疾病[2]。由于多种因素，包括老年患者数量的增加、为老年患者提供医疗服务的结构性障碍以及分散的医疗体系[3,4]，提供高质量的临终关怀已成为一项挑战。1997年，美国医学研究所的一份评估临终关怀的报告描述了与临终关怀有关的患者和家庭遭受的重大痛苦，并强调需要改进（表31-1）[3]。在过去的15年里，临终关怀服务的使用增加了一倍，姑息治疗指南在治疗慢性病

表31-1 美国医学研究所关于提供高质量临终关怀的建议和挑战

1997年关于临终关怀的建议

1. 提出这个问题。当他们或他们所爱的人接近死亡时，人们应该思考、谈论和学习他们可能面临的决定
2. 提高期望值。垂死的人和他们的家人应该期望得到良好的、可靠的照顾。他们应该期望自己的信仰和愿望得到尊重
3. 尽我们所能帮助。医师、护士、社工和其他人需要使用我们已经知道的预防和治疗方法减轻疼痛和其他症状
4. 去除良好治疗的障碍。这样做通常需要立法者、选民、媒体和医疗管理者的支持
5. 积累知识。国家卫生研究所和其他公共/私人团体应共同努力，更多地了解终末期疾病和临终关怀

2014年美国提供优质临终关怀面临的挑战

1. 越来越多的美国老年人，包括那些体弱多病、身体和认知能力严重受损、患有多种慢性病和功能受限的老年人
2. 美国人口的文化多样性日益增加，这使得临床医师以个人身份对待所有患者变得越来越重要，而无需对他们可能做出的治疗选择做出假设
3. 对某些人口群体不利的获得治疗的结构性障碍
4. 患者和家庭最需要的服务以及他们可以轻松获得的服务之间的不匹配
5. 姑息治疗服务供不应求
6. 浪费和昂贵的系统性问题，包括不正当行为的财政激励、分散的医疗服务系统、限制沟通的时间，以及各计划之间缺乏服务协调
7. 在过去几十年中，当前医疗保健提供系统的成本出现了不可持续的增长

和/或重症老年患者的质量措施方面也取得了进步[4-6]。医学研究所2014年的后续报告显示，姑息治疗服务未得到充分利用，而且经常无法获得，目前的提供者应寻求进一步的姑息治疗技能培训（表31-1）[4,7]。显而易见的是，姑息治疗方法不仅在普通治疗过程中而且在任何老年患者呈现给任何围手术期环境的任何围手术期间都可以使老年患者、他们的家庭和他们的医疗服务提供者受益。

姑息治疗、临终关怀所和临终关怀

"姑息治疗"一词最初是由加拿大内科医师鲍尔弗·芒特（Balfour Mount）提出的。他曾将"临终关怀"服务引入加拿大的多家医院[8]。此后多年以来，姑息医学的定义一直在发展，详见表31-2[4,7,9-12]。

表31-2 姑息治疗定义

世界卫生组织（1990）	为病程中对治疗无反应的患者提供积极全面的治疗
世界卫生组织（1993）	研究和管理患有急性、进展性晚期疾病的患者，这些患者的预后有限，治疗的重点是生活质量
全国伴侣项目（2004）	无论疾病状况如何，都要预防和减轻痛苦，并为患者/家庭提供尽可能最好的生活质量
世界卫生组织（2007）	以姑息治疗为途径，提高患者和家庭的生活质量，缓解痛苦
医学研究所（2014）	提供缓解疼痛和其他症状的治疗，支持生活质量，并关注患有严重晚期疾病的患者及其家属
高级姑息治疗中心	对严重疾病患者的专科医疗服务

最初，姑息治疗被概括为与癌症死亡患者相关的治疗。随着该领域的发展和姑息治疗的益处出现，很明显，可以为范围更广的重症患者提供这种类型的治疗，并且该领域为具有急性和慢性健康问题的许多不同患者群体扩大了机会和选择。

目前，姑息治疗最现代的定义包括以下3个部分：① 积极的、基于专家的症状管理；② 患者和患者家属的社会心理支持；③ 广泛讨论患者对其医疗治疗的目标[4]。

在努力实现所有这3个目标的同时，无论诊断如何，无论在哪里，无论结果如何，姑息治疗优先考虑为患有严重疾病的患者及其家人减轻症状，痛苦和压力。姑息治疗的最终目标是改善患者和家庭的生活质量。姑息治疗可以在任何疾病的治疗过程中尽早开始（不管严重程度如何），并且可以在整个医疗机构［包括家庭、疗养院、长期急性治疗机构、治疗医院、重症监护病房（ICU）、任何围手术期设施、急诊室或门诊诊所］设置[4,13-15]。

当延长生命的治疗开始时，在延长生命的治疗被停止或取消后，甚至在患者死亡后的任何患者家人丧亲期间，都可以获得姑息治疗（图31-1）[16]。图31-1a描述了传统的姑息治疗模式，患者首先接受延长生命/维持生命的治疗，直到治疗失败，然后才提供姑息治疗[4,10]。许多医师认为围手术期的环境符合这种模式，因为外科医师有时会缓慢地考虑姑息药物，直到一切恢复患者健康的努力都失败。图31-1b描述了一个重叠模型，其中姑息治疗逐渐增加，而患者接受的延长寿命治疗逐渐减少[4,10]。图31-1c描述了一个综合模型，其中在疾病开始时提供姑息药物，并同时提供延寿命疗法[4,10]。姑息治疗量可以根据患者和家庭的偏好和需要而增加和减少[4,10]。图31-1d描述了ICU个体化综合模型，其中患者在ICU治疗的同时接受姑息治疗[4,10]。在ICU中，临终关怀既不能也不可以整合到危重患者的治疗中，因为尽管姑息性治疗可以同时提供给危重患者，但临终关怀却不能。应该指出的是，在任何治疗环境中，通常的"延长寿命"医疗治疗都以患者的死亡而告终，而姑息治疗的参与和应用在死亡时达到顶峰，并在死亡后继续解决患者家属的丧亲之痛和问题[4,10]。

无论是在重症监护病房、急诊室、围手术期临

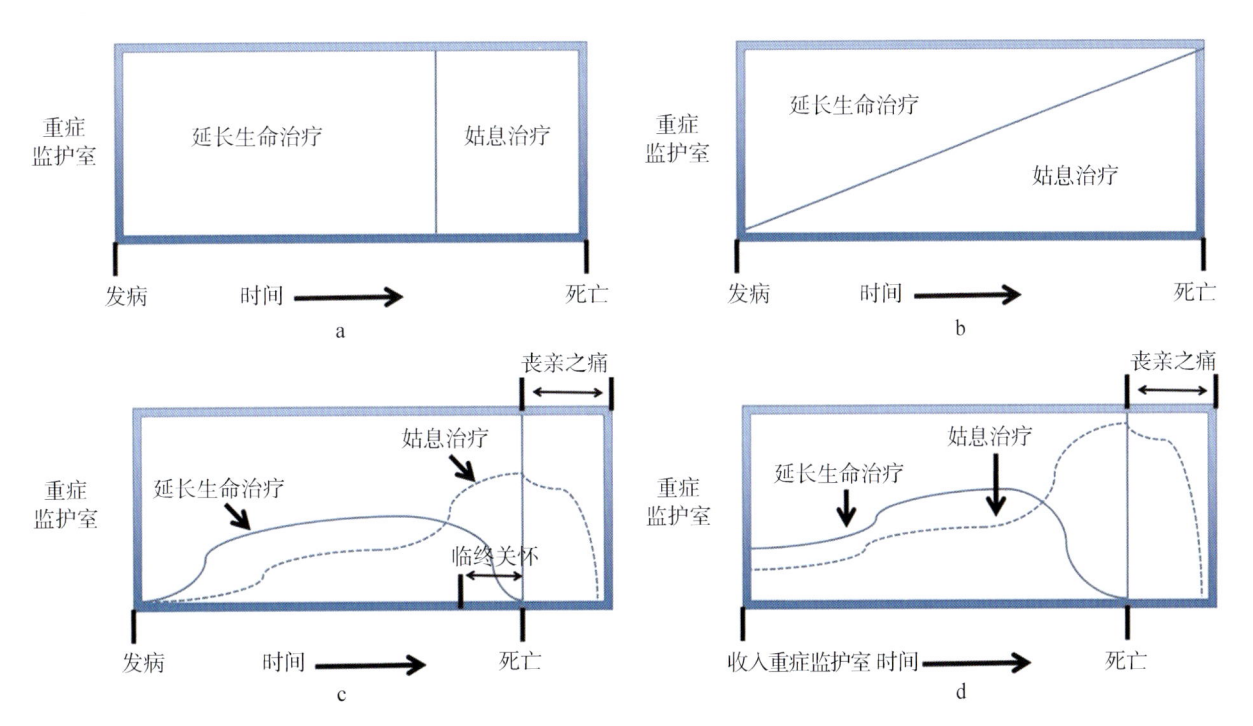

图31-1 a. 传统的二分模型；b. 姑息性治疗的重叠模型；c. 姑息性治疗的个性化综合模型；d. 姑息治疗的个别综合模型（经美国胸外科协会许可再版）。版权©2016美国胸外科协会。Lanken等[10]。《美国呼吸与重症监护医学杂志》是美国胸外科学会的官方杂志。

床医疗或任何患者医疗领域，专家声明建议将姑息性治疗延长寿命治疗协调起来。维持生命的医疗/外科治疗和姑息治疗可以是互补的，只要患者的医疗/外科状况和患者的治疗目标是并行和互补的。2013年，美国临终关怀与姑息医学学会（AAHPM）的"明智选择"倡议列出了在任何患者治疗中都应考虑的五大举措[16]。前五项中的一项包含了这样的观点，即姑息性治疗应该提供给患有严重疾病的患者，并且在患者被积极治疗时不应该被延迟[16]。总之，在任何年龄（从儿科到老年）和任何严重疾病的每个阶段，姑息治疗都是合适的，并且可以与治疗或其他延长寿命疗法同时提供[17]。

尽管姑息性治疗可以纳入老年治疗的延续中，但在美国仍未得到充分利用[4,17]。尽管各国努力改善临终关怀，但在过去10年中，关于生命最后一年中疼痛和其他令人震惊的症状困扰的报告一直在增加[18]。此外，医疗保健的进步已经将许多以前致命的疾病（人类免疫缺陷病毒和艾滋病、心力衰竭、慢性阻塞性肺疾病、某些形式的癌症、终末期肾病和痴呆）转变为患者及其家人都存在明显生理和心理负担的慢性疾病[4]。为了满足对姑息治疗的日益增长的需求，以医院为基础、家庭为基础、临终关怀为基础、急诊室为基础以社区为基础的姑息治疗，每年都有越来越多的相关治疗项目得到开发和利用[19]。然而，仍没有足够的经过培训的专门姑息治疗提供者来满足公众需求；推进姑息治疗中心关注的事实是，每71名经历心肌梗死的患者中大约有1名心脏病专家，每141名新诊断的患有某种形式癌症的患者中有1名肿瘤学家。每1 200名患有严重或危及生命的疾病的患者中，只有1名专门的姑息治疗理疗师[4,10]。

在美国，临终关怀发展的早期，许多卫生保健提供者和患者认为临终关怀和姑息治疗是同一实体。许多卫生保健提供者对姑息治疗和临终关怀之间的关系或区别感到困惑。简单地说，临终关怀和姑息治疗领域可以相互补充，但确实存在差异。生命终期治疗在全球范围内被用来指解决接近生命终期的患者的医疗、社会、情感和精神需求的过程。临终关怀可能包括广泛的医疗、外科和社会服务,包括针对特定疾病的干预和对晚期严重疾病患者的姑息/临终关怀[7]。临终关怀比姑息治疗更具体,是为垂死的患者提供的[4]。另一方面,与之相反,姑息治疗是基于患者或家庭的需要以患者的预后为基础的临终关怀。任何维持生命的治疗(包括重症监护病房治疗),与恢复患者健康相关的一切努力都可以提供姑息性治疗。然而,临终关怀治疗往往集中于患者生命结束时的治疗目标,并且不能/通常不能与积极的治疗或延长生命的治疗选择同时提供[4]。姑息治疗可以提供没有任何限制的治疗,甚至使用心肺复苏(CPR)、插管和所有其他生命维持疗法[7]。临终关怀倾向于不鼓励患者选择以维持生命为目标的治疗,并且高度鼓励每个患者或代理人考虑具有积极的不复苏/不插管命令。

姑息治疗相关的围手术期问题

心肺复苏(CPR)/不复苏(DNR)指令/不插管(DNI)指令/麻醉CPR每年在美国实施约80万次[4,20]。这是唯一不需要知情同意的医疗干预,暂缓患者的知情同意和明确的医嘱是绝对必要的[4,20]。1983年,总统的医学伦理问题研究委员会澄清说患者有权期望CPR作为所有心脏骤停情况下的治疗标准[4,21]。只有在有记录表明患者的意愿被明确记录为CPR被中止的情况下,CPR才应被中止[22]。在20世纪80年代,当进入围手术期区域时,患者的DNR指令被常规撤销,因为围手术期工作人员认为手术室的常规麻醉和外科治疗(例如:容量复苏/给药和使用血管活性药物)会被考虑与"复苏"混淆[4,21,22]。在过去20年中,越来越多的观点认为,DNR指令应仅适用于实际心脏骤停情况下的实际CPR,且在实际心脏骤停事件之前的所有医疗措施实际上都不是CPR(因此不应受现行DNR指令的影响)[23]。此外,研究仍然支持关于如何管理手术室内外进行手术的围手术期患者的主动DNR命令的实践中的变化。

在一项研究中,麻醉医师认为DNR患者很容易在手术室中止DNR顺序的可能性是其他医疗服务提供者的两倍[4,24]。此外,当将这些提供者与其他提供者进行比较时,他们更不可能与他们的患者讨论主动DNR命令的含义,更可能拒绝为DNR患者提供治疗,并且更可能忽略患者的主动DNR请求,即使患者在知情讨论[4,24]之后明确表达了他/她的意愿。

1990年《患者自决法》确立为美国法律规定。患者的自决权是医学伦理的最高标准,优先于慈善[4,9,25]。由于该行为,在围手术期常规中止有效的DNR指令被认为是对患者自决权的侵犯[4,26-28]。因此,美国麻醉医师协会(ASA)的实践指南驳斥了要求在围手术期撤销有效DNR指令的做法,而是支持在进行任何外科手术和暴露于麻醉之前"要求重新考虑"患者的有效DNR状态的行为[4,29]。在与患者的讨论中,麻醉医师或外科医师应在麻醉或外科手术的风险和益处的背景下解决患者的治疗目标和核心价值[21]。根据作者估计,存在这一DNR讨论的4种可能结果。这些结果如下:① 在整个围手术期保持DNR命令有效;② 完全撤销DNR命令,并在术后某个时间点重新激活DNR命令;③ 同意提供复苏的某些方面,但否认DNR命令的其他方面;④ 允许外科医师或麻醉医师基于患者的意愿对患者进行有根据的判断[4,30]。许多麻醉医师对于向具有DNR或DNI命令的患者提供麻醉感到不舒服。当麻醉医师实施麻醉以实现患者舒适的期望效果以便耐受外科手术时,与确保气道或管理血流动力学变化的可能需要有关的患者安全问题可能与主动DNR/DNI顺序不一致。因此,一些麻醉医师可能不愿意带着有效的DNR/DNI命令进入手术室。另一方面,与患者进行真实的讨论可以允许麻醉医师理解患者的主动DNR/DNI命令的真实性质。许多患者有DNR命令的时候,患者会认为情况是徒劳的或完全没有好处。当患者被告知如何提供麻醉的性质时,作者发现患者是相当合理的,并且在手术过程中和手术后的一段时间内,大多数时间完全愿意撤销DNR/DNI命令。临床麻醉和外科治疗应该与患者讨论,同时保持患者的整体治疗目标作为讨论的中心。医疗团队并没有确保特定的结果,而是确保治疗是围绕患者的个人治疗目标和价值观设计的,并且在医学上继续符合治疗标准[4,21]。

但是如果患者需要DNR和DNI在手术室或程序区域内提供的所有治疗中保证命令？根据前面的讨论,DNR/DNI顺序有效的患者不能在手术室和整个围手术期保持他们的DNR/DNI愿望中的任何一个、部分或全部。管理这些患者的治疗限制和/或临终问题可能是心理和伦理上的挑战,一些医疗服务提供者,特别是麻醉医师[4]。当麻醉医师面对在生命末期为老年临终关怀或姑息治疗患者提供术中治疗时感到伦理上不舒服的临床情况时,他/她该怎么办？在这种情况下,美国医学会道德守则确实提供了一些帮助,并指出临床医师不应被迫进行他们认为与其个人价值不符的手术或治疗[4,31]。相反,医师应该让另一位临床医师参与,该医师愿意通过执行期望的手术来对患者进行麻醉,或者提供患者所期望的治疗[4,31]。与该指导一致,当麻醉医师对为患者提供麻醉治疗具有基本的伦理问题时,他或她可以拒绝为患者提供治疗,但是麻醉医师不能放弃患者,并且需要迅速找到愿意为患者提供治疗的另一个麻醉医师。类似于其他有治疗限制的患者(即拒绝输血的"耶和华见证会"*患者),麻醉治疗实践应考虑制定单独的实践指南,以支持和促进任何希望在整个围手术期保持有效DNR命令的患者的治疗[4]。

无创正压通气

有效DNR/DNI命令旨在限制积极的治疗,在入院时立即采取,以保护患者免受可能的干预,这些干预既妨碍他们的偏好,又可能使他们无法与其家人进行任何沟通,特别是在生命即将结束的时候[32]。特别是,有效的DNI指令特别限制了普通患者插管期间气管内导管的放置。无创正压通气和高流量鼻导管通气在治疗呼吸困难或其他呼吸损害症状(即低氧性呼吸衰竭或高碳酸性呼吸衰竭)中的作用一直在上升[33,34]。问题是确定无创正压通气(NPPV)或高流量鼻导管通气支持的临床实践是适当的还是无益的[33,34]。的确,一些治疗受限的围手术期患者可能拒绝在手术室外进行气管内插管,但可能接受NPPV或高流量鼻导管通气,因为它可能在预先插管的同时潜在地缓解各种形式的呼吸困难引起的痛苦。一些医师警告说,NPPV或高流量鼻导管通气在任何终末期疾病的情况下都可能是不合适的,因为增加了对医学资源的使用、死亡过程的延长以及痛苦的强化[4,35]。然而,NPPV或高流量鼻导管通气可能对进行性疾病患者有益,NPPV/高流量鼻导管通气的使用应根据每个患者的情况和每个患者的治疗目标而定[4,34,35]。

鼻饲管、水化和人工营养

患者之间存在许多文化和宗教差异,并且在患者的治疗目标和对接近或在生命末期的患者的水合/人工营养的关注之间产生冲突。AAHPM在伦理和法律上被接受的观点,即人工营养和水化,无论是经肠胃外或经胃内管(包括鼻胃管)输送,都是一种医疗干预[4,36]。人工的水化作用和营养可以像任何其他医疗干预一样保留或撤回,只要该干预不满足患者的治疗目标。AAHPM认识到,在某些信仰和传统中,家庭成员或代理人可能认为除了患者身体健康的任何可衡量的益处之外,人工营养和水合作用是基本的营养支持,或具有象征性的重要性[4,36]。一些国家组织提倡避免放置经皮营养管,特别是那些无法受益于使用人工水化和营养的患者。2013年,AAHPM指出,不应将经皮营养管置入晚期痴呆患者体内[16]。这些饲管被发现会加重谵妄,增加跌倒风险,增加误

---

*"耶和华见证会"是基督教的一个派别,目前有信徒600多万,主要分布在美国和北欧,其信徒反对输血。——译者注

吸的风险,并且当放置在患有晚期痴呆的患者中时,对褥疮的愈合没有帮助[37]。美国老年医学学会发布了一份立场声明,主张在患有晚期痴呆的患者中避免放置饲管[38]。应根据患者和家庭的价值观、信仰和文化,尽可能全面地探讨、讨论、充分理解和尊重这些观点[4,36]。罗马天主教信仰的成员倾向于将去除人工营养和水合作用视为消极的安乐死[4,39]。当营养或水合作用被抑制时,家庭成员可能会感到苦恼,因为他们可能相信患者"正在饿死"或"会渴死"[4]。因此,可能有同样好的、合乎道德的和有效的理由让患者,尤其是在生命的最后阶段,追求或不追求姑息性的水合作用和人工营养[4]。此外,麻醉医师可能会在手术室中治疗这些患者,以便放置饲管或其他用于提供肠内营养的产品。因此,参与这些程序通常需要与整个临床医师团队以及患者仔细讨论治疗计划和目标的目标。

姑息手术/姑息操作/姑息外科手术者

姑息手术不是一个新术语,它类似于姑息医疗,其重点是减轻患者的症状,但通过外科手术或其他非侵入性干预来达到这一目的。姑息性手术可被定义为旨在减轻症状以改善患者生活质量、对生存影响尽可能小的任何手术程序[40-42]。姑息手术并不是治愈的对立面,但有其独特的适应证/目标,应独立评估[42]。随着技术的进步,一些曾经由外科医师独自实施的姑息性手术现在可由非手术介入医师完成 这些手术的例子包括放置用于晚期食管癌的食管支架、用于晚期结肠直肠癌的结肠支架和用于胃出口阻塞的胃支架。任何姑息性手术/操作的有效性不应该由外科医师或操作者评估或对症状缓解[42]的评估来判断[42]。相反,任何姑息手术的有效性只能通过患者对症状缓解的存在性和持久性来判断[42]。随着老年患者中呼吸困难的发生率不断增加,可以进行若干姑息手术以帮助处理任何相关的症状困扰。这些手术的几个例子包括冠状动脉旁路移植术治疗心绞痛,肺移植治疗终末期肺病继发的呼吸困难,以及植入自动植入式心律转复除颤器或植入心室辅助装置治疗伴有晚期心力衰竭的呼吸困难。

姑息镇静、医师协助自杀和安乐死

姑息镇静的概念在1991年的文献中首次被阐明,目的是描述药物用于镇静晚期疾病患者[43]。这种镇静是为了治疗那些导致无法控制的患者痛苦的其他难治性症状[44]。一些批评者声称这种姑息镇静实际上是"缓慢安乐死"或变相的安乐死[45]。国家和国际组织都发布了关于适当实施姑息性镇静的建议、准则和标准[8]。支持者指出,姑息性镇静是"有意以必要的剂量和组合施用镇静药物,以降低晚期患者的意识,从而充分缓解一种或多种顽固性症状"[24]。这与内科医师辅助的自杀或安乐死形成了直接对比,在安乐死中,姑息镇静的目的是缓解症状,而不是结束患者的生命[4,8]。姑息镇静具有关键的伦理和法律考虑,需要在所有利益相关者(患者、家庭、护士、医师、牧师和其他)之间明确传达所有可用的治疗目标的具体基础。鉴于实践定义的差异很大[43,44],从文献中很难估计姑息性镇静的发生率(范围在<1%~30%)。许多团体建议,比例的伦理概念是姑息镇静的关键概念,因为建议的镇静深度应该与正在治疗的症状的严重程度成比例[8,45]。

美国临终关怀和姑息医学学会(AAHPM)关于姑息镇静的共识声明承认,姑息镇静的目的之一是减轻与疾病相关的患者痛苦,但不幸的是,并非所有与晚期疾病相关的症状都可以通过药物、操作或其他精神干预来控制[4,46]。AAHPM定义为使用药物干预措施有效控制或降低任何令人不适的难治性症状。镇静的程度与患者的痛苦程度成比例,并且尽可能地保持患者的警觉性,以减少进一步的痛苦[46]。AAHPM还具体定义了"姑息镇静至完全无意识"的情况。这发生在患者给药镇静后发展至完全无意识的程度时,可以在较低的镇静水平无法有效缓解患的痛苦时被考虑实施。这种无意识的做法只适用于生命末期最严重、最难以承受的痛苦[46]。

目前，伦理上的争论确实支持使用姑息性镇静来管理和缓解难治性或顽固性症状[4,47-49]。关键的伦理特征是：① 临床医师减轻患者痛苦的意图；② 镇静的程度与患者痛苦的严重程度成比例；③ 患者（或代理）应给予知情同意[4,49]。美国医学协会关于临终关怀的声明主张，患者应该有"值得信赖的保证，即身体和精神上的痛苦将得到精心照料，并有针对性地采取安慰措施"[50,51]。姑息镇静在美国的每个州都是合法的[4]。在 Vacco v Quill（521 US 793；1997）和 Washington v Glucksberg（521 US 702；1997）[4,50,51]一案中，美国最高法院已依法加强了姑息镇静作用。老年麻醉学家可能希望熟悉与姑息镇静有关的伦理问题，因为用于该实践的药物包括常见的麻醉药，如氯胺酮、异丙酚或巴比妥类药物[4]。由于药物短缺是最近麻醉学实践中的一个问题，一些医院中用于姑息镇静的药物可能仅限于麻醉医师[4]。因此，在将来的某个时候，麻醉医师可能会被要求参与姑息镇静的实践。

与此同时，安乐死在美国是非法的[52]。20年前，这个星球上没有一个国家允许安乐死。然而，目前有3个国家允许对安乐死进行认证。这些国家包括：比利时（2006年合法化）、卢森堡（2009年合法化）、荷兰（2001年合法化）[52]。在这些国家中，安乐死的认证过程各不相同，但患者可以在病情严重或接近生命终结时获得安乐死的认证。此外，患者还可以获得存在性痛苦的安乐死证明，这些痛苦包括严重抑郁症和其他精神疾病。至于医师协助的自杀，大约10年前，美国只有一个州允许这种做法，即俄勒冈州。2016年，以下各州目前医师协助的自杀合法：俄勒冈州、华盛顿州、加利福尼亚州和佛蒙特州。根据法院裁决，蒙大拿州允许医师协助的自杀是合法的[52]。内华达州关于医师协助的自杀（一个县）的法律正在接受该州最高法院的审查[52]。其他4个州（田纳西、纽约、康涅狄格、新泽西和马里兰）正在审查立法，以审议医师协助自杀的合法化[52]。除美国外，比利时（2002年合法化）、加拿大（2015年合法化）、哥伦比亚（2015年合法化）、卢森堡（2009年合法化）、荷兰（2001年合法化）、南非、德国和法国都有医师协助自杀的形式。与其他国家相比，应当指出的是，南非、德国和法国需要更正式的法律程序来实现由联合国军司令部协助进行自杀的权利[52]。

老年患者的姑息性治疗与围手术期治疗的整合

随着重症监护病房（ICU）幸存者人数的增加，并在ICU结束后进行研究，发现了一种新的综合征，称为"存活综合征"或"重症监护后综合征"[4,53,54]。在ICU期间和之后，广泛的身体和心理症状（包括功能和认知障碍）损害了患者在ICU期间和之后的生活质量[4,18]。患者在ICU住院后可能出现功能和神经认知缺陷[55-61]。患者不仅表现出幸存者的症状，而且危重患者的家属也可能表现出焦虑和抑郁的症状，以及复杂的悲伤和创伤后应激障碍的症状[55,56]。

许多ICU患者不能参与ICU团队的共同决策，因为他们需要ICU，导致由患者的代理人做出决策[62,63]。这些讨论可能特别困难，因为代理人关注细节而不是整体表现，依靠个人直觉或信仰，有时拒绝预后信息，从而对ICU工作人员的沟通做出反应[4,64]。在ICU，有时需要专科姑息治疗会诊。的确，ICU小组的成员应该这样做，为ICU内的所有患者提供基本的姑息治疗。然而，考虑到ICU人员不一定跟踪ICU外的患者，专业姑息医疗团队的参与可以提高这些患者在ICU内外（包括康复、出院和在家）的医疗的连续性。在任何ICU[4]中，实施正式姑息治疗方案可能存在独特的障碍。这些障碍包括对ICU治疗的不切实际的期望重症监护室是合理的。事实上，ICU团队的成员应该一直向ICU内的所有患者提供基本的姑息治疗。然而，鉴于ICU人员不一定要跟踪ICU外的患者，专门的姑息治疗介入可以帮助ICU内外对这些患者的持续治疗（全面康复、出院和在家）[4]。

在任何ICU实施正式的姑息治疗计划都可能存在独特的障碍[4]。这些障碍可能包括患者、家属、ICU治疗人员或ICU临床医师对患者ICU治疗的不切实际的期望、姑息性治疗和关键性治疗不是互补的且不是同时进行的方法的错误观念、姑息性治疗与临终治疗或临终关怀的融合、对姑息性治疗机构将加速死亡的担忧、增加对ICU或团队工作的进一步需求、没有足够的奖励来证明姑息治疗的卓越，以及未能/无法应用有效的方法来改变系统或文化以改善姑息治疗[4,17]。尽管存在所有这些障碍，姑息治疗日益被接受为重症患者综合ICU治疗的重要组成部分，无论诊断或预后如何[4,18]。

在外科ICU中实施任何姑息治疗服务都可能特别具有挑战性[4]。一些证据表明外科医师对患者的预后有夸大的责任感，并倾向于尽一切可能避免患者死亡[4,65]。外科医师已经被证明，他们与患者建立了一种"共同的"关系（通过引申，即家庭或外院），患者及其家属可能有意识或无意识地对该外科医师做出任何类型的决定，特别是与外科手术后患者的治疗目标有关[4,65]。在一项全国性的调查中，许多外科医师描述了在什么被认为是术后治疗的适当目标方面与ICU生理学家和ICU护士的冲突[4,66]。此外，外科医师描述了在管理患者不良结果的临床方面的困难，与家人和患者沟通这种不良结果，以及应对他们自己对这些不良结果的不适[4,31]。考虑到对患者结果的强烈责任感，外科医师可能会抵制ICU中的任何综合姑息治疗计划，进一步的外科医师参与/批准可能需要来自其他专业（包括麻醉医师）的额外鼓励，以考虑患者治疗的可能的姑息治疗选择[4,17,66]。

随着重症监护对幸存的急性重症患者的长期影响越来越多地被证明，姑息治疗无疑可以帮助每个患者或每个家庭ICU出院后做好准备并提供支持[4,18]。已经确定了姑息治疗措施的关键ICU质量指标并且已实施。护理和通讯套件是志愿医院协会开发和测试的，作为国家绩效改进的一部分[4]。此捆绑包是在入院到ICU经过一段特定的时间后触发的，涉及在ICU第2天之前确定医疗决策者和复苏状态，在ICU第4天之前提供社会工作和精神保健支持，并进行跨学科研究家庭会议不迟于ICU第5天[4,67]。由于慢性重症监护病房患者倾向于反复在手术室进行手术，麻醉医师提倡在其机构的外科重症监护病房中为围手术期患者提供更多的姑息治疗服务[4]。

难治性心力衰竭、机械循环支持设备和姑息性治疗咨询

超过80%的心力衰竭患者年龄在65岁以上，对这些患者的治疗可以是具有挑战性的[67]。随着时间的推移，这些患者的心力衰竭治疗的成功率逐渐提高；然而，随着我们治疗这些患者的能力的提高，老年患者所经历的症状困扰也在随之增加[68]。这就突显了在此患者群体中对姑息治疗咨询的持续需求。对于一些患者，心力衰竭将保持稳定，而其他患者将继续进展。对于那些心力衰竭进展的患者，进展到顽固性心力衰竭可能需要考虑机械循环支持（MCS）装置。关于MCS设备的候选资格的初始年龄问题已被证明不是问题。尽管临床试验中没有包括任何正式的"截止年龄"，但两项研究表明，老年患者与非老年患者相比，并发症发生率没有增加，也没有不同的结果[69,70]。

心力衰竭管理和使用机械循环支持（MCS）治疗晚期心力衰竭（难以接受药物治疗）在过去15至20年中都取得了巨大进展[4,72]。随着近年来在患者选择、外科技术和术后管理方面的改进，成千上万的患者成功地植入了MCS装置[66]。MCS广泛地包括临时植入以提高心输出量的装置（体外膜氧合）或更长时间的支持（最常见的是心室辅助装置）[4,59-69,71-75]。与单独的药物治疗相比，MCS装置的放置已经表明在适当选择的晚期心脏病患者中改善了存活率、生活质量和功能状态[76]。对于部分晚期心力衰竭的患者，可进行MCS设备植入直到患者可以进行心脏移植（称为"移植桥"）[72]。一些患者可能不需要心脏移植

(如从病毒性心肌炎或产后心肌病中恢复)的情况下就可以从心力衰竭中恢复过来,其间可植入MSC设备而没有进一步的问题(称为"通向恢复的桥梁")[4,72]。对于不适合心脏移植的患者(由于患者偏好、年龄或并发症),以及不太可能恢复其心脏功能以允许MSC的解释的患者,则可以放置MSC设备,其目的是该设备将在患者的生命期间保持在位(称为"目的地治疗")[4,72]。

因为MSC装置作为目的地治疗被更频繁地放置,所以移植不再限于可移植心脏的供应[4]。此外,目的地治疗可在患者接近生命末期时在MSC装置的过程期间增加患者的治疗选项和决策的复杂性[69]。一些分析已经得出结论,对于带有用于目的地疗法的MSC设备的患者,患者的护理目标常常是不确定的[68,69]。如果没有明确的目标或护理或任何高级指示,目的地疗法只能维持垂死患者的血液循环,这种情况有时被称为"无目的地到达目的地"[77]。尽管连续流动装置(即HeartMate II或HeartWare)已经显示出更高的发病率和死亡率,但是住院仍然频繁。并发症在所有使用MCS装置的患者中都很普遍,并且可能包括以下情况:出血发作(通常是胃肠道),心律不齐,感染(尤其是动力传动系统),呼吸衰竭,肾衰竭,右心衰竭和脑血管事件[78,79]。这些不良事件会严重影响患者的发病率和生活质量[4,79,80]。由于患者有权行使自己的自主权,因此,如果患者或其家庭成员认为不再使用MSC设备实现治疗目标,则可以选择停用MSC设备[81]。一些医疗保健提供者担心该设备的停用是医师协助自杀的一种形式。然而,停用不是医师协助自杀,当停用MCS设备时,死亡是由于潜在的心力衰竭,而不是由于设备的停用[81]。鉴于这些复杂性,专家和医师建议积极的围手术期姑息治疗咨询可能会有益于考虑放置MSC装置的患者。一项研究表明,在所有MSC患者的"准备计划"中进行主动姑息治疗是可行的[4,74,77,82]。2013年国际心脏和肺移植学会指南发布了实践指南,建议专家姑息治疗参与所有考虑使用MCS装置的患者的护理。

总结建议,在MSC评估阶段,将专门的姑息治疗作为晚期心力衰竭患者治疗的组成部分,并应与每位接受MCS作为目的地治疗的患者讨论其护理目标和生命终期偏爱[4,72]。此外,国际心脏和肺移植协会建议姑息治疗专家应参与所有MSC患者的住院治疗[4,69,72]。因此,麻醉医师和心脏麻醉医师应认识到在MSC设备患者的围手术期管理中需要更多地与姑息治疗专家合作。当围手术期需要时,麻醉医师和心脏麻醉医师应考虑更频繁地使用这些姑息治疗专家。

自动植入式心脏复律器(AICD)与创伤后应激障碍(PTSD)

随着心力衰竭患者寿命的延长,随着左心室功能的下降,放置AICD的适应证进一步扩大。植入AICD后,人们看到了意想不到的情况。高达40%的AICD患者达到了需要药物治疗来控制焦虑的水平[83]。高达40%的AICD患者达到严重的抑郁水平,需要治疗[83]。对于放置AICD超过2年的患者,31%的患者患有PTSD[83]。与抑郁症状有关的潜在心理社会困扰包括过度悲伤、快感不足和食欲下降[83]。这些患者表现出的PTSD症状往往被视为再体验、回避和多虑。焦虑症包括频繁的忧虑、精神运动性躁动和肌肉紧张。AICD患者抑郁的危险因素包括年龄小于50岁、女性、精神病早期诊断、社会支持低和除颤次数大于5个[83]。考虑到这些症状的负担,麻醉医师应意识到AICD患者在围手术期时出现的症状困扰增加,并在考虑为AICD放置患者的护理时进一步考虑这些问题。

摘要

姑息治疗和临终关怀计划的用途和作用每年在整个医疗保健中都在扩大。随着我们的人口老龄化以及慢性病/严重疾病的症状困扰增加,在整个医疗保健领域中,持续使用姑息医学从业者并参与其中的需求是显而易见的。姑息治疗和临终关怀都可以有效地满足老年患者的身体、情感和精神需求,并解决了这些患者在面临生命受限疾病时所表达的许多担忧[4,84]。确实存在患者亚群,麻醉医师和外科医师均无法为他们提供常规和惯常的疼痛和其他症状管理方法,无法提供足够的舒适度[40]。在这些情况下,应立即咨询具有治疗这些复杂患者及其复杂症状困扰专业知识的姑息治疗专家[41]。通常可以制定一个安全的、合乎伦理的、在法律上符合每位医师对患者治疗义务的治疗计划[41,85]。尽管姑息药物和临终关怀在不久前还刚刚起步,但随着这两个领域继续走向成熟,已经取得了长足的进步。姑息治疗和临终关怀帮助将患者治疗的重点从以医师为中心和以机构为中心的做法转移到以家庭为中心、以患者为中心和以证据为基础的做法范例[4,7,21,85,86]。姑息治疗允许在围手术期对老年患者进行积极的症状管理,即使患者选择了预防性或延长生命的治疗[18]。对于临终的患者,姑息治疗和临终关怀可以让患者安宁地死去,而不是以零零落落的方式死去[4,39]。对于那些没有走到生命尽头的人来说,这种治疗患者的方法也提供了同样的希望:生活在和平中,而不是破碎中[4,87]。

参考文献

[1] United States Department of Health and Human Services. Administration on aging. 2016. Available at http://www.aoa.acl.gov/aging_statistics/index.aspx. Accessed 1 Sep 2016.

[2] Centers for Disease Control and Prevention (CDC). The state of aging and health in America—2013. 2013. Available at: http://www.cdc.gov/features/agingandhealth/state_of_aging and_health_in_america_2013. pdf. Accessed 2 Sep 2016.

[3] Institute of Medicine. Approaching death: improving care at the end of life. Washington, DC: National Academic Press; 1997.

[4] Gustin AN, Aslakson RA. Palliative care for the geriatric anesthesiologist. Anesthesiology Clin. 2005; 33: 591–605.

[5] Teno JM, Gozalo PL, Bynum JP, et al. Change in end-of-life care for Medicare beneficiaries: site of death, place of care, and health care transitions in 2000, 2005, and 2009. JAMA. 2013; 309: 470–7.

[6] NIH State-of-the-Science Conference Statement on improving endof-life care. NIH Consens State Sci Statements. 2004; 21(3): 1–26. PMID: 17308546.

[7] Institute of Medicine. Dying in America: improving quality and honoring individual preferences near the end of life. Washington, DC: National Academies Press; 2014.

[8] ten Have H, Welie JV. Palliative sedation versus euthanasia: an ethical assessment. J Pain Symptom Manag. 2014; 47(1): 123–36.

[9] Mahler DA, Selecky PA, Harrod CG, et al. American College of Chest Physicians consensus statement on the management of dyspnea in patients with advanced lung or heart disease. Chest. 2010; 137(3): 674–91.

[10] Lanken PN, Terry PB, Delisser HM, et al. An official American Thoracic Society clinical policy statement: palliative care for patients with respiratory diseases and critical illnesses. Am J Respir Crit Care Med. 2008; 177(8): 912–27.

[11] World Health Organization. WHO definition of palliative medicine. 2015. Available at: http://www.who.int/cancer/palliative/definition/ en/. Accessed 20 Feb 2015.

[12] Center to advance palliative care. What is palliative care?. 2015. Available at: http://getpalliativecare.org/whatis/. Accessed 20 Feb 2015.

[13] Revels A, Sabo B, Snelgrove-Clarke E, et al. Experiences of emergency department nurses in providing palliative care to adults with advanced cancer: a systematic review protocol. JBI Database System Rev Implement Rep. 2016; 14(5): 75–86.

[14] MeEwan A, Siverberg JZ. Palliative care in the emergency department. Emerg Med Clin North Am. 2016; 34(3): 667–85.

[15] Mahn J, Magauran BG, Olshaker JS, et al. Current trends in geriatric emergency medicine. Emerg Med Clin North Am. 2016; 34(3): 435–52.

[16] The American Academy of Hospice and Palliative Medicine. Choosing wisely campaign. 2016. Accessed at http://aahpm.org/uploads/about/3.6.1._AAHPM_5_Things_-_Choosing_Wisely. pdf. on 10 Sep 2016.

[17] Aslakson RA, Curtis JR, Nelson JE. The changing role of palliative care in the ICU. Crit Care Med. 2014; 42: 2418–28.

[18] Singer AE, Meeker D, Teno JM, et al. Symptom trends in the last year of life from 1998 to 2010: a cohort study. Ann Intern Med. 2015; 162(3): 175–83.

[19] Center to Advance Palliative Care (CAPC) hospice and palliative care. 2015. Available at: www.capc.org/topics/hospice-and-palliative-care/. Accessed 20 Feb 2015.

[20] Rubulotta F, Rubulotta G. Cardiopulmonary resuscitation

and ethics. Rev Bras Ter Intensiva. 2013; 25(4): 265–9.
[21] President's Commission of the study of ethical problems in medicine and biomedical and behavior research. Deciding to forgo life sustaining treatment: ethical, medical, and legal issues in treatment decisions. Washington, DC: Library of Congress; 1983.
[22] Scott TH, Gavrin JR. Palliative surgery in the do not resuscitate patient: ethics and practical suggestions for management. Anesthesiol Clin. 2012; 30: 1–12.
[23] Clemency MV, Thompson NJ. "Do not resuscitate orders" (DNR) in the perioperative period—a comparison of the perspectives of anesthesiologists, internists, and surgeons. Anesth Analg. 1994: 78(4): 651–8.
[24] Knipe M, Hardman JG. Past, present, and future of 'do not attempt resuscitation' orders in the perioperative period. Br J Anaesth. 2013; 111(6): 861–3.
[25] Broeckaert B, Nunez Olarte JM. Sedation in palliative care: facts and concepts. In: ten Have H, Clark D, editors. The ethics of palliative care: European perspectives, Facing death series. Berkshire: Open University Press; 2002.
[26] Panetta L. Omnibus budget conciliation act of 1990. United States house of representatives. 1990.
[27] Cohen CB, Cohen PJ. Do-not-resuscitate orders in the operating room. N Engl J Med. 1991; 325(26): 1879–82.
[28] Truog RD. "do-not-resuscitate" orders during anesthesia and surgery. Anesthesiology. 1991; 74(3): 606–8.
[29] Walker RM. DNR in the OR. Resuscitation as an operative risk. JAMA. 1991; 266(17): 2407–12.
[30] Margolis JO, McGrath BJ, Kussin PS, et al. Do not resuscitate (DNR) orders during surgery: ethical foundations for institutional policies in the united states. Anesthesia Analgesia 1995; 80(4): 806–9: American Society of Anesthesiologists. 2016. Available at: http://www.asahq.org/formembers/medica/for%20members/documents/Standards%20Guidelines%20stmts/ethical%20guidelines%20for%20the%20anesthesia%20care%20of%20patients.ashx. Accessed 10 Sep 2016.
[31] AMA council on ethical and judicial affairs. Physician objection to treatment and individual patient discrimination. CEJA report 6-a-07. Chicago: AMA Press; 2007.
[32] Azoulay E, Demoule A, Jaber S, et al. Palliative noninvasive ventilation in patients with acute respiratory failure. Intensive Care Med. 2011; 37(8): 1250–7.
[33] Carlucci A, Guerrieri A, Nava S. Palliative care in COPD patients: is it only an end-of-life issue? Eur Respir Rev. 2012; 21(126): 347–54.
[34] Frat JP, Thille AW, Mercat A, et al. High-flow oxygen through nasal cannula in acute hypoxemic respiratory failure. N Engl J Med. 2015; 373(23): 2185–96.

[35] Curtis JR, Cook DJ, Sinuff T, et al. Noninvasive positive pressure ventilation in critical and palliative care setting: understanding the goals of therapy. Crit Care Med. 2007; 35(3): 932–9.
[36] American Academy of Hospice and Palliative Medicine. Consensus statement on artificial nutrition and hydration near the end of life. 2015. Available at: http://aahpm.org/positions/anh. Accessed 20 Feb 2015.
[37] Ayman A, Tawfik K, Cohen J, et al. PEG insertion in patients with demenita does not improve nutritional status and has worse outcomes as compared with PEG insertion for other conditions. J Clin Gastroenterol 2017; 51(5): 417–420.
[38] Flaschner E, Katz D. American Geriatrics Society position statement on feeding tubes in advanced dementia. J Am Geriatr Soc. 2015; 63(7): 1490–1.
[39] Brody H, Hermer LD, Scott LD, et al. Artificial nutrition and hydration: the evolution of ethics, evidence, and policy. J Gen Intern Med. 2011; 26(9): 1053–8.
[40] Ball ABS, Baum M, Breach NM, et al. Surgical palliation. In: Doyle D, Hanks GWC, MacDonald N, editors. Oxford textbook of palliative medicine. 2nd ed. Oxford: Oxford University Press; 1998. p. 282–99.
[41] Easson AM, Asch M, Swallow CJ. Palliative general surgical procedures. Surg Oncol Clin N Am. 2001; 10: 161–84.
[42] Dunn GP. Surgical palliative care: recent trends and developments. Surg Clin N Am. 2011; 90: 277–92.
[43] Enck RE. Drug-induced terminal sedation for symptom control. Am J Hosp Palliat Care. 1991; 8: 3–5.
[44] Claessens P, Menten J, Schotsman P, et al. Level of consciousness in dying patients. The role of palliative sedation: a longitudinal prospective study. Am J Hosp Palliat Care. 2012; 29(3): 195–200.
[45] Fine PG. The evolving and important role of anesthesiology in palliative care. Anesth Analg. 2005; 100: 183–8.
[46] American Academy of Hospice and Palliative Medicine. Consensus statement on palliative sedation. 2015. Available at: http://aahpm.org/positions/palliative-sedation. Accessed 20 Feb 2015.
[47] Carvalho TB, Rady MY, Verheijde JL, et al. Continuous deep sedation in end-of-life care: disentangling palliation from physicianassisted death. Am J Bioeth. 2011; 11(6): 60–2.
[48] Broeckaert B. Palliative sedation, physician-assisted suicide, and euthanasia: "same, same but different"? Am J Bioeth. 2011; 11(6): 62–4.
[49] Homsi J, Walsh D, Rivera N, et al. Symptom evaluation in palliative medicine: patient report vs. systematic assessment. Support Care Cancer. 2006; 14(5): 444–53.
[50] American Medical Association. AMA statement on

[50] end-of-life care. 2015. Available at: http://www.ama-assn.org/ama/pub/physician-resources/medical-ethics/aboutethics-group/ethics-resource-cen-ter/end-of-life-care/ama-statement-end-of-lifecare. page? Accessed 20 Feb 2015.

[51] Bruce SD, Hendrix CC, Gentry JH. Palliative sedation in end-of-life care. J Hosp Palliat Nurs. 2006; 8(6): 320–7.

[52] Emanuel EJ, Onwuteaka-Phillipsen BD, Urwin JW, et al. Attitudes and practices of euthanasia and physician assisted suicide in the united states, Canada, and Europe. JAMA. 2016; 316(1): 79–90.

[53] Needham DM, Davison J, Cohen H, et al. Improving long-term outcomes after discharge from intensive care unit: report from a stakeholders' conference. Crit Care Med. 2012; 40(2): 502–9.

[54] Stevens RD, Hart N, Heridge MS, editors. A textbook of post ICU medicine: the legacy of critical care. Oxford (United Kingdom): Oxford University Press; 2014.

[55] Pochard F, Darmon M, Fassier T, et al. Symptoms of anxiety and depression in family members of intensive care unit patients before discharge or death. A prospective multicenter study. J Crit Care. 2005; 20(1): 90–6.

[56] Anderson WG, Arnold RM, Angus DC, et al. Posttraumatic stress and complicated grief in family members of patients in the intensive care unit. J Gen Intern Med. 2008; 23(11): 1871–6.

[57] Cox CE, Docherty SL, Brandon DH, et al. Surviving critical illness: acute respiratory distress syndrome as experienced by patients and their caregivers. Crit Care Med. 2009; 37(10): 2701–8.

[58] Herridge MS, Tansey CM, Matte A, et al. Functional disability 5 years after acute respiratory distress syndrome. N Engl J Med. 2011; 364(14): 1293–304.

[59] Adhikari NK, Tansey CM, McAndrews MP, et al. Self-reported depressive symptoms and memory complaints in survivors five years after ARDS. Chest. 2011; 140(6): 1484–93.

[60] Iwashyna TJ, Ely EW, Smith DM, et al. Long-term cognitive impairment and functional disability among survivors of sever sepsis. JAMA. 2010; 304(16): 1787–94.

[61] Nelson JE, Meier DE, Litke A, et al. The symptom burden of chronic critical illness. Crit Care Med. 2004; 32(7): 1527–34.

[62] Apatira L, Boyd EA, Malvar G, et al. Hope, truth, and preparing for death: perspectives of surrogate decision makers. Ann Intern Med. 2008; 149: 861–8.

[63] Schenker Y, White DB, Crowley Matoka M, et al. "it hurts to know. And it helps": exploring how surrogates in the ICU cope with prognostic information. J Palliat Med. 2013; 16(3): 243–9.

[64] Buchman TG, Cassell J, Ray SE, et al. Who should manage the dying patient?: rescue, shame, and the surgical ICU dilemma. J Am Coll Surg. 2002; 194(5): 665–73.

[65] Buchman TG. Surgeons and their patients near the end of life. Crit Care Med. 2010; 38: 995–6.

[66] Shander A, Gandhi N, Aslakson RA. Anesthesiologists and the quality of death. Anesth Analg. 2014; 118(4): 695–7.

[67] Ahmed A. DEFEAT-heart failure: a guide to management of geriatric heart failure by generalist physicians. Minerva Med. 2009; 100(1): 39–50.

[68] Alpert CM, Smuityh MA, Hummel SL, et al. Symptom burden in heart failure: assessment, impact on outcomes, and management. Heart Fail Rev. 2016; 22: 1–15.

[69] Stpanenko A, Potapov EV, Jurmann B. Outcomes of elective versus emergenct permanent mechanical circulatory support in the elderly: a single center experience. J Heart Lung Transplant. 2010; 29: 61–5.

[70] Adamson RM, Stahovich M, Chillcott S. Clinical strategies and outcomes in advanced heart failure patients older than 70 years of age receiving the heart mate II left ventricular assist device, a community hospital experience. J Am Coll Cardio. 2011; 47: 2487–95.

[71] Nelson JE, Mulkerin CM, Adams LL, et al. Improving comfort and communication in the ICU: a practical new tool for palliative care performance measurement and feedback. Qual Saf Health Care. 2006; 15(4): 264–71.

[72] Feldman D, Pamboukian SV, Teuteberg JJ, et al. The 2013 international guidelines for heart and lung transplantation guidelines for mechanical circulatory support: executive summary. J Heart Lung Transplant. 2013; 32(2): 157–87.

[73] Swetz KM, Kamal AH, Matlock DD, et al. Preparedness planning before mechanical circulatory support: a "how to" guide for palliative medicine clinicians. J Pain Symptom Manag. 2014; 47(5): 926–35.

[74] Long JW, Healy AH, Rasmusson BY, et al. Improving outcomes with long-term "destination therapy" using left ventricular assist devices. J Thorac Cardiovasc Surg. 2008; 135(6): 1353–60.

[75] Park SJ, Tector A, Piccinoi W, et al. Left ventricular assist devices as destination therapy: a new look at survival. J Thorac Cardiovasc Surg. 2005; 129(1): 9–17.

[76] Lietz K, Long JW, Kfoury AG, et al. Outcomes of left ventricular assist device implantation as destination therapy in the post-REMATCH era: implications for patient selection. Circulation. 2007; 116(5): 497–505.

[77] Dudzinski DM. Ethics guidelines for destination

[78] Swetz KM, Mueller PS, Ottenberg AL, et al. The use of advance directives among patients with left ventricular assist devices. Hosp Pract. 2011; 39(1): 78–84.

[79] Bramstedt KA. Destination nowhere: a potential dilemma with ventricular assist devices. ASAIO J. 2008; 54(1): 1–2.

[80] Slaughter MS, Roberts JG, Milano CA, et al. Advanced heart failure treated with continuous-flow left ventricular assist device. N Engl J Med. 2009; 361(23): 2241–51.

[81] Rizzieri AG, Verheijde JL, Rady MY, et al. Ethical challenges with the left ventricular assist device as a destination therapy. Philos Ethics Humanit Med. 2008; 3(1): 20.

[82] Rose EA, Gelijns AC, Moskowitz AJ, et al. Long-term use of left ventricular assist devices for end-stage heart failure. N Engl J Med. 2001; 345(20): 1435–43.

[83] Sears SF, Hauf JD, Kirian K, et al. Post-traumatic stress therapy. Ann Thorac Surg. 2006; 81(4): 1185–8. and the implantable cardioverter-defibrillator patient: what the electrophysiologist needs to know. Circ Arrhythm Electrophysiol. 2011; 4(2): 242–50.

[84] Swetz KM, Freeman MR, AbouEzzeddine OF, et al. Palliative medicine consultation for preparedness planning in patients receiving left ventricular assist devices as destination therapy. Mayo Clin Proc. 2011; 86(6): 493–500.

[85] McCusker M, Ceronsky L, Crone C, et al. Institute for clinical systems improvement. Palliative Care for Adults. 2013. Available at: https://www.icsi.org/guidelines_more/catalog_guidelines_and_more/catalog_guidelines/catalog_palliative_care_guidelines/palliative_care/. Accessed 4 Sep 2017.

[86] Quill TE, Abernethy AP. Generalist plus specialist palliative care-creating a more sustainable model. N Engl J Med. 2013; 368(13): 1173–5.

[87] Dunn GP. Surgical palliative care: recent trends and developments. Anesthesiol Clin. 2012; 30(1): 13–28.